U0230421

实用糖尿病治疗学

主 编 肖新华

科学出版社

北 京

内 容 简 介

本书主要由中国研究型医院学会糖尿病学专业委员会组织编写，凝聚了我国糖尿病及相关领域众多专家的心血，以糖尿病优化及精准治疗为目标，深入阐述了糖尿病病因学分型、诊断标准、治疗目标、营养、运动治疗原则与实施细则，降糖药物的化学结构、作用机制和临床应用原则及一些特殊情况下的糖尿病处理等相关知识，对近年来糖尿病治疗方面的循证医学证据和国内外最新动态进行了总结与评述，旨在帮助广大医务工作者更加深入地了解糖尿病治疗领域的研究成果，共同促进我国糖尿病防治水平的提高。

本书可供内分泌代谢专业医师阅读，同时也能为其他临床医师和相关研究人员提供参考。

图书在版编目（CIP）数据

实用糖尿病治疗学 / 肖新华主编. —北京：科学出版社，2021.5
ISBN 978-7-03-068700-5

Ⅰ. ①实… Ⅱ. ①肖… Ⅲ. ①糖尿病–治疗 Ⅳ.①R587.1

中国版本图书馆 CIP 数据核字（2021）第 075302 号

责任编辑：戚东桂 / 责任校对：张小霞
责任印制：赵 博 / 封面设计：吴朝洪

科 学 出 版 社 出版
北京东黄城根北街 16 号
邮政编码：100717
http://www.sciencep.com

三河市春园印刷有限公司印刷
科学出版社发行 各地新华书店经销
*
2021 年 5 月第 一 版 开本：787×1092 1/16
2025 年 2 月第五次印刷 印张：36 3/4
字数：854 000
定价：188.00 元
（如有印装质量问题，我社负责调换）

《实用糖尿病治疗学》编委会

前　言

糖尿病是严重威胁人类健康的重大公共卫生问题。随着我国社会经济的高速发展、生活方式的转变、人口老龄化及超重肥胖人群不断增加，我国糖尿病患病人数正急剧增长，一跃成为全球糖尿病第一大国，给国家和家庭带来了巨大的经济挑战。糖尿病及其并发症的防治研究工作始终是摆在广大医务工作者和相关科技工作者面前的严峻任务及义不容辞的责任。

回首过往，我们对糖尿病的病因、预防及治疗等方面的问题已经有了深入的认识，在糖尿病多个领域的研究中也取得了长足进展。随着对糖尿病病理生理机制和流行病学的深入研究，糖尿病前期的诊断标准不断修订完善，糖尿病的分型方法进一步深入细化。在糖尿病治疗领域，各种不同机制的新型降糖口服药、胰岛素类似物和胰岛干细胞移植等治疗手段层出不穷，糖尿病管理理念及治疗策略也在不断更新。

鉴于此，我们组织了包括中国研究型医院学会糖尿病学专业委员会委员在内的全国知名专家编写了《实用糖尿病治疗学》，以期反映近年来有关糖尿病研究的最新进展，系统、全面地介绍糖尿病治疗学。本书深入阐述了糖尿病病因学分型、诊断标准、治疗目标、营养、运动治疗原则与实施细则，降糖药物的化学结构、作用机制和临床应用原则及一些特殊情况下的糖尿病处理等相关知识，又对近年来糖尿病治疗方面的循证医学证据和国内外的最新动态进行了总结与评述，旨在帮助广大医务工作者更加深入地了解糖尿病治疗领域的研究成果，为广大医务工作者的医疗、教学和科研工作提供参考，共同推动我国糖尿病防治水平的提高。本书以糖尿病优化及精准治疗为目标，希望广大读者能从中获得新的信息，启迪创新思维。

本书的顺利出版是所有参编人员共同努力的结果。本书凝聚了我国糖尿病领域众多专家的心血，诚挚地感谢他们在繁忙的医疗、教学和科研工作之余积极参与撰写。另外，向被引用资料和文献的所有专家，向为我们提供大量学术资料的同行们致谢，感谢所有参与本书撰写、审校的专家、编辑和工作人员。大家虽已竭尽全力，但书中仍会有不足甚至错误之处，恳请各位读者和广大同道不吝赐教，提出宝贵的批评指正意见。

肖新华

2020 年 7 月

目　　录

第一篇　总　　论

第二篇　糖尿病治疗学

第三篇　糖尿病急性并发症的诊断和治疗

第四篇　糖尿病慢性并发症的诊断和治疗

第五篇 糖尿病合并其他疾病

第六篇 糖尿病未来研究方向

第七篇　糖尿病的中医诊治

第一篇

总　　论

第一章　糖尿病简史

第一节　追本溯源糖尿病

2012 年 10 月 4 日,《新英格兰杂志》(*The New England Journal of Medicine*, *NEJM*) 刊登了一篇题为 "糖尿病过去的 200 年"(The Past 200 Years in Diabetes)的文章, 引起了学者的广泛关注。回首糖尿病的发展历史, 我们对糖尿病的病因、预防及治疗方面的认识已经取得了巨大的进步。自 1923 年以来, 共有 10 位科学家因从事糖尿病的相关研究而获得了诺贝尔奖(表 1-1)。在 1812 年 *NEJM* 创刊时, 糖尿病就已经被广泛认为是一种临床疾病了。不过当时该病的分布情况并未被记录, 尤其对于该病的发病率情况, 我们一无所知。患者会因为没有任何有效的治疗措施而在确诊后数周至数月内死亡。虽然目前糖尿病仍与预期寿命降低有关, 但患者的生活质量已经得到了很大的改善, 即使在确诊后的几十年, 他们仍可享受着积极而有创造力的生活。现在已经有了很多有效治疗高血糖症及其并发症的方法, 对糖尿病及与葡萄糖代谢相关的研究也成为科学研究上的一块沃土。经历了过去多年的努力, 在糖尿病方面的确有很多值得追述的东西。

表 1-1　10 位科学家因从事糖尿病的相关研究获得诺贝尔奖

年份	学科	获得者	贡献
1923	生理学或医学	F.G 班廷和 J.J.R. 麦克劳德	发现胰岛素
1947	生理学或医学	C.F. 科里和 G.T. 科里	发现糖原的催化转化过程
1947	生理学或医学	B.A. 奥塞	发现垂体前叶释放的激素在糖代谢中的作用
1958	化学	F. 桑格	关于蛋白质(尤其是胰岛素)结构的研究
1971	生理学或医学	E.W. 萨瑟兰	有关激素作用机制的发现
1977	生理学或医学	R. 亚洛	研发肽类激素的放射免疫测定法
1992	生理学或医学	E.H. 菲舍尔和 E.G. 克雷布斯	发现可逆性蛋白质磷酸化作为生物调节机制

(引自 Polonsky KS. N Engl J Med, 2012; 367: 1332-1340.)

一、古　　代

公元前 1550 年, 在埃及贵族墓群发掘出来的文物中发现, 在莎草纸古抄本中记载的多种疾病中就有 "多尿" 这一病证的详尽描述, 这一表现后来在临床上被怀疑为糖尿病的症状之一。这被古埃及史学家 Georg Ebers 在 1862 年发现, 这可能是迄今为止发现最早的关于糖尿病记录的文字资料。公元前 2 世纪, 卡帕多西亚的学者 Arctaeus 对糖尿病作了如下描述: 患者不能停止小便, 尿流不止, 如同开了闸门的渡槽。患者将不停地饮水, 但是与大量的尿液不成比例，并且引起更多的排尿。人们无法控制这些患者的饮水与小便，如果让这些患者禁水片刻，他们的嘴会变得非常炙热，身体会变得干枯，内脏如同被烧焦，患者会反复出现恶心、疲劳、烦渴，过不了多久，就会死亡。这些表现被认为是最早对"1 型糖尿病"的描述。公元 5～6 世纪，印度教医师 Charak 和 Sushrut 可能是首次认识到糖尿病患者尿液有甜味的科学家。而这是通过品尝尿液或注意到蚂蚁聚集在尿液周围所发现的。Charak 和 Sushrut 指出，可以将糖尿病区分为两种不同的类型：一类为肥胖患者，这种疾病在懒惰、超重和暴食的人群中更容易出现，在那些沉迷于甜食和高脂肪食物的人中最为普遍。体育锻炼和进食大量的蔬菜是肥胖人群的主要治疗方式；另一类为瘦小患者，这类患者病情更加严重，生存时间更为短暂。公元 9～11 世纪，阿拉伯医学文献也强调了糖尿病患者尿液有甜味的关键事实，特别是在阿拉伯学者 Avicenna（980—1037）所写的《医学百科全书》中就有描述。

二、16～18 世纪

16 世纪，瑞士医生 von Hoheouheim 发现糖尿病患者尿液中的水分蒸发后，含有一种异常的白色粉末物质。但遗憾的是，他认为这种物质是盐，因此他推论糖尿病是由于盐在肾脏的异常沉积而引起的。17 世纪，英格兰人 Thomas Willis（1621—1685）再次发现糖尿病患者的尿液有甜味这一事实。据他记载：糖尿病是一种古人罕见的疾病，许多著名的医生都没有提及它，但在我们这个时代，饮用了大量的葡萄酒，我可能每天都会见到这种疾病。他形容尿液"非常甜，像糖或蜂蜜"，但并不认为这可能是因为它含有糖。1776 年英格兰医生 Matthew Dobson（1735—1784）发现他的病人 Peter Dickonson 的血清和尿液味道甜美。他将尿液蒸发后留下的白色物质，其味道像糖一样甜。进一步研究发现，糖尿病患者的血清如同尿液一样含有糖分，从而肯定了糖尿病是一种全身性疾病的事实。

18 世纪，"diabetes mellitus"作为糖尿病的专有名词而被广泛使用。"diabetes"这一词来源于希腊文，意为虹吸或排出，"mellitus"是拉丁文，意为极甜（词根 mell），所以合起来就是糖尿病（尿液中含糖的病症）。1788 年英格兰医生 Thomas Gamley 发现胰腺损伤可以引起糖尿病。

三、19 世纪

1815 年，法国化学家 Michel Chevreul（1786—1889）证实，糖尿病患者尿中的糖是葡萄糖。在 19 世纪中叶，通过品尝尿液来进行诊断的过程逐渐被 1841 年 Trommer、1844 年 Moore 和 1848 年 Fehling 引入的葡萄糖还原剂的化学试验所替代。测量血液中的葡萄糖只能由技术熟练的化学家完成。但由于需要很多血液，因此很少用于临床护理或研究。1913 年，挪威医生 Ivar Christian Bang（1869—1918）介绍了一种能够反复测量葡萄糖的方法，从而促使了 1913～1915 年葡萄糖耐量试验的发展。

法国著名的生理学家 Claude Bernard（1813—1878）在代谢领域有许多重大发现，他经过不断尝试阐述了葡萄糖代谢的过程。1843 年，在 Claude Bernard 刚开始工作时，人们普遍认为糖只能由植物合成，并且动物代谢破坏了原来在植物中制造的物质。还有学者认为，只有在进餐后或者糖尿病等病理状态下血液中才含有糖分，其他情况下血液中是不含糖的。在 1846～1848 年，Claude Bernard 称正常动物的血液中存在葡萄糖，即使在饥饿时也是如此。他还发现肝脏中的葡萄糖浓度高于门静脉，肝脏中"大量"的淀粉样物质可以很容易地转化为糖。他称这种成分为"糖原"，并认为它与植物中的淀粉类似。他的假说"生糖"理论认为是从肠道吸收的糖在肝脏中转化为糖原，然后在禁食期间不断释放到血液中。Claude Bernard 的另一个发现认为中枢神经系统具有调控血糖的作用，当延髓受到损伤后，可以引起糖尿病。他发现第四脑室或第四脑室的病变产生了暂时的高血糖。因此在很长的一段时期，人们认为神经紧张是糖尿病的重要原因，并且认为由于精神紧张的原因，糖尿病在机车驾驶员中比其他铁路工作者中更为常见。1869 年德国医生 Paul Langerhans 发现，在胰腺外分泌腺及导管组织间，有一群很小的细胞团块，不同于胰腺的其他细胞，但在当时，他未能认识这些微小细胞的作用。1889 年另外两名德国医生发现切除犬的胰腺可以引起糖尿病。两位德国生理学家 Oskar Minkowski 和 Josef von Mering 在研究胰腺与脂肪消化关系时发现，去除胰脏的犬，排出大量吸引苍蝇的尿，在这些尿液中含有糖。基于上述实验基础，Edonard Laguesse 于 1893 年将 Langerhans 发现的胰腺内小细胞团块群命名为"Langerhans 胰岛"，并且认为此胰岛具有内分泌功能。其所分泌的物质具有降低血糖的作用。1909 年比利时医生 Jean de Meyer 将这种由胰岛分泌的具有降糖作用的物质命名为胰岛素。

第二节　糖尿病的科学治疗

一、胰腺的作用及胰岛素的发现

20 世纪初始，许多医学科学工作者致力于寻求"胰岛素"这一让人难以琢磨的物质。德国柏林的医生 Georg Zuelzer 发现在切除胰腺而引起糖尿病犬的动物模型上，胰腺提取物具有降低尿液中葡萄糖排泄量的作用。为了从理论研究中获取具有实际意义的结果，他进行了一项临床研究，他的研究对象是 8 名糖尿病患者，给这些受试者注射他制备的胰腺提取物，遗憾的是，他所制备的这些提取物具有严重的毒副作用，这使研究结果难以得到满意的解释，阻碍了他更深入的研究。罗马尼亚的生理学教授 Nicolae Paulescu 医生同样发现，冷却了的犬和牛的胰腺液态提取物具有降低血糖的作用，但他的胰腺提取物同样存在着引起发热及其他的毒副作用，这在很大程度上妨碍了他的进一步研究。1920 年 10 月 31 日加拿大医师 Frederiek Grant Brunting 用结扎犬的胰导管使犬继续存活直到滤泡衰退，残留胰岛、试管分离这些胰岛的内分泌物以缓解糖尿病。Banting 是一名训练有素的外科医师，没有糖尿病及其相关研究的经验，他求助于多伦多大学的生理学教授 J.J.R.Macleod。这位出生于西班牙首都马德里的科学家有着很高的国际声望，他给了 Banting 许多指导和建议，提供实验室、实验动物——犬，并指派一名学生助理 Charles H. Best 帮助 Banting 开展实验研究。Banting 和 Best 于 1921 年 5 月 17 日开始工作，7 月底开始给犬注射从萎缩的胰腺中获得的冷却了的提取物，注射后，他们多次发现犬的血糖水平有明显的下降。至 12 月份研究小组确认，从冷却了的整个胰腺组织中获得的提取物会产生同样的结果。在 1921 年 12 月 30 日美国生理学学会的会议上，此项研究结果第一次被报道，Banting 和 Best 的文章在许多方面遭到了非常严厉的批评，因为他们没有测定体温变化及观察其他不良反应症状。Macleod 教授将一名训练有素的生物化学家 James B. Collip 推荐给研究小组，Collip 改进了胰腺提取和提纯的方法，并且进行了一系列非常重要的支持性实验，证实了胰腺提取物能够使糖尿病患者的肝脏储存糖原，并能消除尿酮体。

1922 年 1 月 1 日 Banting 和 Best 给一位名叫 Leonard Thompson 的 14 岁男孩注射了胰腺提取物，这位男孩因患有糖尿病而住在多伦多综合医院，已处于死亡边缘。第一次的注射并没有改善这一位患者的症状，却在注射部位形成了脓肿。1 月 23 日再次给这位男孩注射了由 Collip 制备的提取物，让人惊喜的是，Thompson 的血糖下降到了正常水平，尿糖及尿酮体消失，这一简单的治疗实验开创了使用胰岛素治疗糖尿病的先河。

1922 年 5 月 3 日，在华盛顿召开的全美医师协会会议上，加拿大研究小组以"胰腺提取物对糖尿病的作用"一文，详尽报道了该研究结果。他们的报告引起全场听众起立鼓掌欢呼，欢庆现代医学史上的这一伟大成就。Banting 和 Macleod 教授在 1923 年被授予诺贝尔生理学或医学奖。随后 Banting 宣布他将与 Best 平分他的奖金，而 Macleod 也宣布与 Collip 分享获奖后的喜悦。

这就引发了生产更纯胰岛素的技术探索。通过"凝胶层析分离"和"离子交换层析"双层析分离技术获得了单组分胰岛素。动物的胰岛素分子在氨基酸序列上与人胰岛素不尽相同，但人细胞上的胰岛素受体能够识别结合某种动物胰岛素分子，动物胰岛素的抗原性使接受胰岛素注射的患者产生了抗胰岛素抗体。研究表明，使用牛胰岛素或者牛、猪混合胰岛素治疗的糖尿病患者，较单独使用猪胰岛素治疗的患者，产生了更多的胰岛素抗体。少数的糖尿病患者，由于其抗体结合力过高，需要使用超常剂量的胰岛素来控制其血糖水平，也就出现了"胰岛素抵抗"。1960 年，Berson 和 Yalow 博士创建了灵敏、特异的放射免疫方法测定含量极微的人血浆胰岛素，阐明了 1 型和 2 型糖尿病在病理生理上的某些区别，推动了糖尿病学和内分泌学的迅速发展。由于这一重大成就，Berson 和 Yalow 博士获得了诺贝尔奖。1969 年，Steiner 的研究小组分离出胰岛素原（proinsulin）并发现它是胰岛素生物合成的前体，从而引出临床上十分有用的 C 肽放射免疫测定。1963 年研制了人胰岛素，先从人尸体胰腺中进行人胰岛素的提取。1965 年，中国科学院上海生物化学研究所、美国和联邦德国的科学家独立进行了胰岛素的化学合成。我国首次获得了具有充分生物活性的晶体牛胰岛素，在国际上赢得了重大荣誉。1974 年，实现了人胰岛素的完全化学合成。1979～1981 年胰岛素生物合成技术和半合成技术得到了平行发展，满足了糖尿病患者的需求。通过重组 DNA 技术/基因工程生产的胰岛素，被称为生物合成人胰岛素。重组 DNA 技术/基因工程可以改变活有机体 DNA 编码的遗传特点，因此可以产生异源性的蛋白质用于插入活有机体的异源性基因，这种基因可以通过基因合成的方法获得。胰岛素的戏剧性发现及其对人体健康的必要性刺激了人们对胰岛素化学和生物学研究的兴趣。在众多具有里程碑式的发现里，有一部分甚至已经超出了糖尿病研究的范畴。例如，Frederick Sanger 因研究出了对蛋白质的氨基酸进行测序的方法而获得了诺贝尔化学奖，而他正是将胰岛素作为其研究对象的。胰岛素还是首个被确定三维晶体结构的激素（由 Dorothy Hodgkin 完成，他之前因确定了维生素 B_{12} 的结构而获得了诺贝尔化学奖）。Donald Steiner 在 1976 年发现由 2 条多肽链构成的胰岛素分子是来源于一种单链前体物质，即胰岛素原，后者不仅在了解胰岛素的生化特征方面尤为重要，而且还能应用于其他可转录为单链前体物的肽激素。胰岛素是首个被克隆的激素，并通过 DNA 重组技术进行生产，以供治疗之需。克隆技术提供了足够数量的分子，这才奠定了生物技术产业的基础。Rosalyn Yalow 和 Solomon Berson 于 1959 年开发出的胰岛素放射免疫检测技术，实现了对人和动物胰岛 B 细胞功能的定量检测，并奠定了放射免疫检测技术作为一种测定蛋白质、代谢物及其他极低浓度化学物的重要工具的地位。当前很多对糖尿病的了解都来源于我们能对血液中的胰岛素水平进行检测。

二、其他降糖药物的研究进展

1942 年，法国人 Lonbaties 在实验室中发现磺胺具有降血糖作用，经过多年系统且深入的研究，证实它具有促进胰岛 B 细胞分泌胰岛素的作用。1955 年 Franbe 和 Fuchs 首先报道磺胺衍生物—氨磺丁脲（carbutamide）既有抗菌作用，又有降糖作用，由于其毒副作用太大而被淘汰。1956 年以甲基取代苯环上的氨基而获得的甲苯磺丁脲（tolbutamide），虽失去了抗菌作用却保留了抗糖特征。从此，甲苯磺丁脲作为一种不良反应小、疗效好的口服降糖药而问世。20 世纪 20 年代，双胍类药物曾一度作为降糖药使用，但由于其肝脏毒性而停止使用。20 世纪 50 年代后期，合成的苯乙双胍（降糖灵）和二甲双胍（降糖片）应用于临床。20 世纪 60～70 年代，美国对苯乙双胍进行了深入研究后发现，该药易导致葡萄糖的无氧酵解和乳酸酸中毒，因而在大多数国家该药被停用。只有二甲双胍仍在一些国家继续使用。近 10 年，由于人们逐渐认识到二甲双胍在治疗中的许多优点，重新评价了它的药理作用及安全性，认为二甲双胍引发乳酸酸中毒的死亡危险性与磺胺类药物引发低血糖的死亡危险性大致相同。大型英国前瞻性糖尿病研究（UKPDS）收入了二甲双胍，近年来公布的结果对其有效性、安全性方面给予了肯定。20 世纪 60 年代以后，糖尿病的研究进入了崭新的阶段。70 年代以来，第二代磺酰脲类药物陆续问世，如格列本脲、格列奇特、格列吡嗪、格列波脲、格列喹酮。90 年代，第三代糖尿病口服药问世。α-糖苷酶抑制剂，如阿卡波糖、伏格列波糖，其共同的核心结构为苯环化合物与氨基葡萄糖苷。1997 年 12 月新一类的抗糖尿病药物瑞格列奈（repaglinide）[商品名为诺和龙，化学结构氨甲酰甲基苯甲酸（carbamylniethy benzoic acid, CMBA）]获美国食品药品监督管理局（FDA）批准，1998 年先后在美国上市。其主要机制是关闭 B 细胞膜上的钾通道，造成钙离子内流，细胞内钙离子浓度增加，从而刺激 B 细胞分泌胰岛素。该药与磺酰脲类药物作用的受体位点不同，且药物不进入 B 细胞，不抑制蛋白质合成或不直接引起胰岛素的胞吐作用。其吸收和代谢迅速，药物达高峰和半衰期约为 1 小时，模拟生理性胰岛素分泌，低血糖发生概率低，无严重低血糖反应。随后作为胰岛素增敏剂的新一类糖尿病药物——噻唑烷二酮问世，包括赛格列酮、帕格列酮、英格列酮、曲格列酮和罗格列酮等一系列化合物，它们的共同之处是都有一个 2，4-噻唑烷二酮的结构，均能改善胰岛素抵抗。因曲格列酮的肝脏毒性，美国 FDA 决定自 2000 年 3 月 21 日起将其撤出美国市场。第三代的磺酰脲类药物格列美脲面世。与其他磺酰脲类药物相比，其钾通道作用位点不同，与 65kDa 蛋白结合，而第二代磺酰脲类药物则与 140kDa 蛋白结合。随后，科学家从美洲希拉毒蜥的唾液中提取的 39 肽，称为 exendin-4，能促进胰岛素分泌，增加胰岛素敏感性及改善胰岛细胞功能，且不易被二肽基肽酶（DPP-Ⅳ）降解，血浆半衰期较长，其 N 端氨基酸残基与天然胰高血糖素样肽-1（GLP-1）高度同源。该药于 2005 年 4 月和 2007 年 5 月分别在美国、英国获得上市批准，商品名为艾塞那肽（exenatide）。2007 年 10 月 17 日，美国 FDA 批准了第一个上市的 DPP-Ⅳ 抑制剂——西格列汀（sitagliptin）。2007 年 3 月 30 日，西格列汀与二甲双胍复方制剂也通过了 FDA 的审批，成为第一个由 DPP-Ⅳ 抑制剂和其他降血糖药组成的复方制剂。钠-葡萄糖协同转运蛋白 2（SGLT-2）抑制剂是一类全新作用机制的降糖药物。它通过抑制葡萄糖在肾脏的重吸收以增加尿糖的排泄，调节体内的血糖浓度，从而达到治疗 2 型糖尿病的目的。2013 年 3 月和 2014 年 1 月，美国 FDA 已分别批准了卡格列净（canagliflozin）和达格列净（dapagliflozin）上市。强生公司研发了卡格列净与速释二甲双胍的复方片剂卡格列净/二甲双胍（invokamet），并于 2014 年 8 月获得美国 FDA 的批准。

第三节　糖尿病的发病机制

一、胰岛素抵抗和胰岛素缺乏/不足

在过去的 200 年里，我们已经知道糖尿病是一种复杂的异质性疾病。1 型糖尿病主要发生于年轻人，多因胰岛 B 细胞遭到选择性自身免疫性破坏，进而导致胰岛素分泌不足而引起。2 型糖尿病则要复杂得多，绝大多数患者都存在体重超重现象。由于高脂肪、高热量饮食和久坐不动的生活方式使得人群中体重增加现象普遍，而这是 2 型糖尿病发病率增加的重要相关因素。尽管在最近几年里年龄在发病率方面所占的地位有所下降，但年龄较大者还是极容易患 2 型糖尿病的，而且现在 2 型糖尿病在青少年和年轻的成年人当中也很普遍。Harold Himsworth 在 1936 年首次提出多数糖尿病患者存在的是胰岛素抵抗，而非胰岛素不足。我们现在知道胰岛素抵抗是 2 型糖尿病发病机制的关键因素，且该疾病与胰岛素抵抗和胰岛 B 细胞功能受损都有关。一种称为代谢综合征的临床表型涵盖了包括胰岛素抵抗、腹型肥胖、高血压、高三酰甘油血症和高密度脂蛋白胆固醇水平低下等症，可以明确患者葡萄糖耐受不良和糖尿病的风险很高。这样的人发生心血管疾病的风险也高，应相应采取针对性的预防措施。

二、遗　传　因　素

遗传因素在糖尿病的发病当中起到重要的作用。1 型和 2 型糖尿病都是多基因性疾病，多个基因和环境因素都会导致疾病的发生与进展。少数几种类型的糖尿病（如青少年发病的成年型糖尿病）是影响胰岛 B 细胞的单基因性疾病，但仅占所有病例的 1%～2%。对于

1 型糖尿病，位于 6 号染色体短臂的人类白细胞抗原等位基因似乎可以解释为什么 50%的病例都呈家族聚集。相比之下，对于 2 型糖尿病，我们尚未发现一个主要的遗传易感基因。遗传学研究发现，超过 40 种的遗传变异可以增加 2 型糖尿病的发病风险。但总体来看，这些遗传变异也仅约占这一遗传性疾病的 10%。就个体而言，携带遗传变异基因的人与未携带变异基因的人相比，患病风险会增加 10%～15%。多种基因助长 2 型糖尿病的发病风险，这使得准确地明确这一风险或者基于遗传学特征来制定选择性预防或治疗策略都很困难。

第四节　糖尿病的预防与治疗

胰岛素的发现带来了一种广泛适用的可挽救生命的新疗法，并带来了一系列的进步，从根本上改善了糖尿病患者的日常生活，并大大延长了患者的预期寿命。胰岛素的发现也带来了糖尿病治疗及预防方法的转变。在期刊或其他地方发表的一些重要的临床试验结果也带来了很多进步。这些研究里的重点内容包括合成的人胰岛素的应用，它几乎消除了注射局部的反应；小的胰岛素注射器和针头使用方便，并大大减少了注射的痛苦；家庭血糖监测与糖化血红蛋白检测一起使糖尿病治疗可根据血糖控制的具体情况进行调整；以及由计算机程序控制的胰岛素泵，它可根据对血糖水平的连续监测结果而调整胰岛素的剂量，以将葡萄糖浓度控制在生理范围之内（图 1-1）。糖尿病并发症的预防策略和治疗方法也发生了令人瞩目的改进。血管紧张素受体拮抗、血管紧张素转化酶抑制、限制蛋白质摄取等在预防糖尿病肾病中的益处已经被大家熟知。肾移植方面的进展延长了晚期糖尿病肾病患者的寿命，激光光凝术也让数百万糖尿病视网膜病变患者重见光明。胰岛细胞及胰腺移植方面的进展也非常令人瞩目。两项随机对照临床试验的结果证明对 2 型糖尿病患者实施减肥手术比单用常规或强化的药物治疗在降低血糖水平甚至缓解疾病方面更加有效。技术方面的进步已经深刻地提高了我们对糖尿病控制的监测能力（从尿液检测到家庭葡萄糖检测再到连续葡萄糖检测）、对疾病及并发症的治疗能力（激光治疗糖尿病视网膜病变、肾移植治疗糖尿病肾病、减肥手术诱导疾病缓解）。

糖尿病护理一直站在建立基于团队的患者护理方法及其他慢性疾病护理模式的最前沿。基于团队的患者护理方法涉及医生、护士、营养师、社会工作者、足病医师及其他人。糖尿病预防计划利用了这种方法，它显示体力活动及减肥可使有糖尿病发生倾向的人的糖尿病发生风险降低 58%。二甲双胍及吡格列酮的使用也显示出巨大的作用。糖尿病控制及并发症研究试验显示，加强血糖的控制可降低 1 型糖尿病患者的微血管并发症，英国前瞻性糖尿病研究也显示它在 2 型糖尿病患者中具有同样的作用。胰岛素强化治疗也改善了危重症患者的预后。

糖尿病的治疗对心血管事件及死亡率的影响是一个重要问题。Steno-2 研究显示针对改善葡萄糖、脂质水平及血压控制的多因素干预可使 2 型糖尿病患者心血管源性死亡率下降50%。而在 1 型糖尿病患者中，加强葡萄糖控制可使微血管病变减少，不过这需要在葡萄糖成功控制后的若干年才能显现出来。控制糖尿病心血管风险试验（ACCORD）显示，对

2 型糖尿病患者进行强化血糖控制可降低非致死性心肌梗死的发生风险，但会增加总体死亡率。造成这些研究结果差异的原因并不清楚，不过对于 2 型糖尿病患者来说，很多因素会增加高易感人群的心血管疾病发生率。实际上，对高血脂及高血压的治疗比对高血糖的治疗在降低心血管事件发生风险方面更有效。这些研究及其他研究的结果使可用于糖尿病患者的治疗方法取得巨大的进步，尤其是过去的 30～40 年。

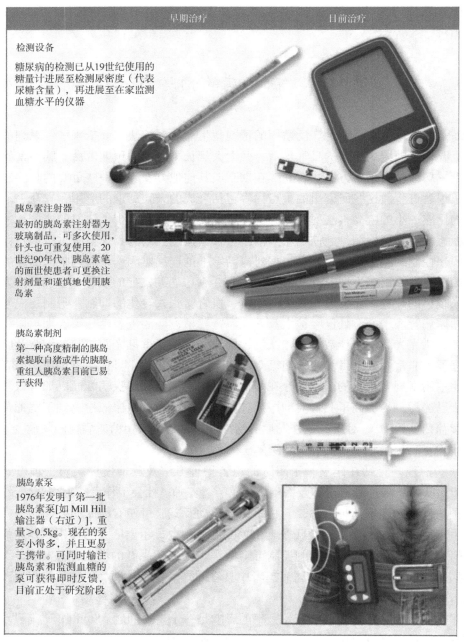

图 1-1　糖尿病诊断及管理的里程碑（糖量计和早期胰岛素制剂的图片来自科学与社会图片图书馆中的科学博物馆收藏品）（引自 Polonsky KS. N Engl J Med，2012；367：1332-1340.）

扫封底二维码获取彩图

第五节　葡萄糖控制和治疗目标

在 20 世纪 20 年代，学者们普遍认为年轻糖尿病患者应该使血糖正常化，理由是能够让胰腺"休息"，希望它能够再生。监测糖尿病控制的唯一方法是通过检测尿液中的葡萄糖并试图保持尿液不含糖，但是这不可避免地会导致严重的低血糖，并且经常导致心理损伤。这导致了所谓的"随意饮食"运动，尤其与 Adolf Lichtenstein（斯德哥尔摩）和 Edward Tolstoi（纽约）的理论联系一致，这种运动鼓励糖尿病患者随心所欲地吃东西，不要担心高血糖的严重程度。Tolstoi 认为，胰岛素挽救的生命应该值得活下去，糖尿病患者应该能够在每天早上注射胰岛素后忘记自己患有糖尿病，很多医生似乎在未来的 40 年内都遵循这一原则。1953 年英格兰只有 1/3 的糖尿病医生认为血糖正常可以预防糖尿病并发症，只有一半建议在家中进行尿液检测。

20 世纪 70 年代后期，在临床实践中，通过引入用于测量指尖血样本中血糖的试验证明大多数糖尿病患者可以在家中使用它们，使对糖尿病控制的实际监测变得可行。Samuel Rahbar（1929—2012）发现了糖化血红蛋白（HbA1c）的检测，该检测给出了总体葡萄糖控制的客观测量方法。这些方法反过来使得北美糖尿病控制和并发症试验（DCCT 研究）成为可能。DCCT 研究表明，良好的血糖控制延缓了 1 型糖尿病微血管并发症的发展。对于 2 型糖尿病，良好血糖控制的重要性已由 Robert Turner 所开展的另一项标志性研究——英国牛津大学的英国前瞻性糖尿病研究（UKPDS）所证实。UKPDS 于1998 年报道，改善血糖控制不仅显示出对微血管并发症的有益作用，而且确定了治疗高血压的重要性。到了 20 世纪 90 年代后期，发现分别降低血糖水平、血压或胆固醇均能显著降低心脏病和死亡的发生率，学者们很自然地想知道是否同时干预它们（多种危险因素干预）会更好。1992 年在丹麦开始的 Steno 2 研究中招募了患有微量白蛋白尿的 2 型糖尿病患者，经过 13 年的随访后显示，多重风险因素干预将死亡风险降低了 20%，肾病、视网膜病和神经疾病降低了 50%。

第六节　糖尿病并发症

一、糖尿病酮症酸中毒

胰岛素的引入只是治疗这种急性和以前致命的糖尿病并发症的一个方面。1923 年1 月 1 日至 1925 年 4 月 1 日，Joslin 和他的同事们治疗的 33 例患者中，有 31 人幸存下来。1933 年，波士顿的酮症酸中毒死亡率仅为 5%，但北美和欧洲的其他地区平均为 30%，可高达 75%。遵循德国 Karlsburg 的 Ruth Menzel 及其同事的例子，一个对治疗糖尿病酮症酸中毒的重要进展是接受相对低剂量的胰岛素替代治疗。这与高剂量胰岛素规范的传统治疗相违背，如美国 Howard Root 提出的高剂量规范，该规范在治疗的开始 24 小时内建议平均使用 1200 单位的胰岛素。向前迈出的另一步是 1946 年 Jacob Holler 承认低钾血症的危险。Holler 的观察有助于确定监测血浆钾水平的必要性，特别是随着血红素光度计的推出，使得监测变得十分可行。

二、糖尿病慢性并发症

人们一直认为动脉硬化引起了慢性糖尿病并发症，但是这个想法受到了 20 世纪 30 年代中期发表的两篇论文的挑战，这些论文指出了糖尿病与视网膜和肾脏疾病的特殊关联。1934 年，来自梅奥诊所的 Henry Wagener（1890—1961）和 Russell Wilder（1885—1959）报道了一例仅有视网膜出血但没有其他血管疾病的患者，并得出结论，仅存在视网膜炎而没有其他血管疾病迹象的病例必定意味着糖尿病本身会损伤视网膜的小动脉或小静脉。

1936 年，Paul Kimmelstiel（1900—1970）和 Cliord Wilson（1906—1997）描述了 8 名尸检患者的肾脏中"肾小球内肾小球硬化症"的显著组织学改变——肾小球大透明样结节。8 名患者中 7 名有糖尿病病史，Kimmelstiel 和 Wilson 指出了高血压的常见特征，伴有肾病型水肿的重度蛋白尿和肾衰竭。丹麦科学家 Knud Lundbæk 提出糖尿病血管疾病是糖尿病所特有的表现，并被学界广泛接受，他在 1953～1954 年出版了一本书及 1954 年在《柳叶刀》上发表了一篇论文显示，长期存在的糖尿病血管疾病主要源自动脉粥样硬化，男性、女性一样，微血管瘤和 Kimmelstiel-Wilson 结节是糖尿病特有的，通常同时发生。经过数十年的深入研究后，糖尿病组织损伤的分子和细胞机制仍然存在争议。J.H.Kinoshita（出生于1922 年）的工作是这个领域早期的标志之一，他在 20 世纪 70 年代早期指出，多元醇途径参与糖尿病性白内障的形成。

除控制血糖的普遍好处之外，对于某些慢性并发症还出现了一些特殊的治疗方法。20世纪 70 年代后期进行的临床试验显示了激光光凝预防黄斑病变和增殖性视网膜病变的视力丧失的有效性。这种技术源于 20 世纪 50 年代后期由德国埃森的 Gerd Meyer- Schwickerath（1921—1992）描述的氙弧灯。现在已经充分认识到血压控制在预防肾病发展中的重要性，并且对于肾素-血管紧张素系统的阻滞可能是特别有益的。20 世纪 70 年代早期，Carl-Erik Mogensen（生于 1938 年）和 Hans-Henrik Parving（生于 1943 年）发表的研究报道显示，血压控制减慢了肾病的进展。1969 年在伦敦的 Guy 医院，用 Guy Keen 和 Costas Chlouverakis 开发的放射免疫分析法测定了全世界目前用于筛查和监测糖尿病肾病进程中尿液的微量白蛋白浓度（微量白蛋白尿）。

第七节　糖尿病患者护理及组织机构

从胰岛素注射和尿液检测早期开始，显然糖尿病患者需要知识和实践技能来有效管理他们的疾病。1952 年，Samuel Beaser（1910—2005）在出席波士顿糖尿病博览会时询问了 128 位糖尿病患者，并发现所有患者对其疾病的认识都很明确，他认为这归功于医生和管理人员。20 世纪 60 年代 Donnell Etzwiler（1927—2003）在明尼阿波利斯的进一步研究表明，许多医生和护士对控制糖尿病一无所知。自 20 世纪 80 年代以来，糖尿病专科护士和护士教育工作者的数量越来越多，因此实现了 1916 年 Joslin 最初提出的建议。

各国兴起为糖尿病患者提供切实和道义帮助的组织，他们通过支持科学和临床研究为促进世界各地对糖尿病的护理、预防和治疗事业做出了重要贡献。这些组织中的第一个是葡萄牙糖尿病协会，由里斯本的埃内斯托罗马于 1926 年在波士顿的 Joslin 诊所进行了一次鼓舞人心的访问后成立。该协会的目标是为糖尿病患者及其家属提供免费的胰岛素和宣教。在英国，糖尿病协会由伦敦国王学院医院的罗宾劳伦斯于 1934 年在小说家 H.G. Wells 的帮助下建立。类似的组织后来在法国（1938 年）、美国（1940 年）和比利时（1942 年）分别建立，现在大多数国家都有类似组织。

在更广泛的范围内，国际糖尿病联合会成立于 1950 年，并于 1964 年成立了欧洲糖尿病研究协会（EASD）。这些组织致力于糖尿病护理的实践及该疾病的基础和临床研究，在协调国际一级的治疗目标和战略方面有很大的价值，一个重要的例子是 EASD 和世界卫生组织（WHO）于 1990 年联合发布的"圣文森特宣言"。

（郑　佳　肖新华）

参 考 文 献

Barnett AH，Bain SC，Bouter P，et al，2004. Angiotensin-receptor blockade versus converting-enzyme inhibition in type 2 diabetes and nephropathy. The New England Journal of Medicine，351（19）：1952-1961.

Beaser S，1956. Teaching the diabetic patient. Diabetes，5（2）：146-149.

Bergenstal RM，Tamborlane WV，Ahmann A，et al，2010. Effectiveness of sensor-augmented insulin-pump therapy in type 1 diabetes. The New England Journal of Medicine，363（4）：311-320.

Brogard JM，Vetter T，Blickle JF，1992. Discovery of pancreatic diabetes in Strasbourg. Diabete & Metabolisme，18（2）：104-114.

Frank RN，2004. Diabetic retinopathy. The New England Journal of Medicine，350（1）：48-58.

Gerstein HC，Miller ME，Genuth S，et al，2011. Long-term effects of intensive glucose lowering on cardiovascular outcomes. The New England Journal of Medicine，364（9）：818-828.

Kinoshita JH，1974. Mechanisms initiating cataract formation. Proctor Lecture. Investigative Ophthalmology，13（10）：713-724.

Lundbaek K，1954. Diabetic angiopathy：a specific vascular disease. Lancet，266（6808）：377-379.

Menzel R，Zander E，Jutzi E，1976. Treatment of diabetic coma with low-dose injections of insulin. Endokrinologie，67（2）：230-239.

Nathan DM，Singer DE，Hurxthal K，et al，1984. The clinical information value of the glycosylated hemoglobin assay. The New England Journal of Medicine，310（6）：341-346.

No authors listed，1990. Diabetes care and research in Europe：the Saint Vincent declaration. Diabet Med，7（4）：360.

No authors listed，1998. Effect of intensive blood-glucose control with metformin on complications in overweight patients with type 2 diabetes（UKPDS 34）. Lancet，352（9131）：854-865.

Patz A，Fine SL，Finkelstein D，et al，1978. Photocoagulation treatment of proliferative diabetic retinopathy：the second report of diabetic retinopathy study findings. Ophthalmology，85（1）：82-106.

Polonsky KS，2012. The past 200 years in diabetes. The New England Journal of Medicine，367（14）：1332-1340.

Rahbar S，1968. An abnormal hemoglobin in red cells of diabetics. Clinica Chimica Acta，22（2）：296-298.

Schauer PR，Kashyap SR，Wolski K，et al，2012. Bariatric surgery versus intensive medical therapy in obese patients with diabetes. The New England Journal of Medicine，366（17）：1567-1576.

Sönksen PH，Judd SL，Lowy C，1978. Home monitoring of blood-glucose. Method for improving diabetic control. Lancet，1（8067）：729-732.

Stolerman ES，Florez JC，2009. Genomics of type 2 diabetes mellitus：implications for the clinician. Nature Reviews Endocrinology，5（8）：429-436.

Stoy J，Steiner DF，Park SY，et al，2010. Clinical and molecular genetics of neonatal diabetes due to mutations in the insulin gene. Reviews in Endocrine & Metabolic Disorders，11（3）：205-215.

Tamborlane WV，Beck RW，Bode BW，et al，2008. Continuous glucose monitoring and intensive treatment of type 1 diabetes. The New England Journal of Medicine，359（14）：1464-1476.

Tamborlane WV，Sherwin RS，Genel M，et al，1979. Reduction to normal of plasma glucose in juvenile diabetes by subcutaneous administration of insulin with a portable infusion pump. The New England Journal of Medicine，300（11）：573-578.

Tattersall RB，1995. A force of magical activity：the introduction of insulin treatment in Britain 1922-1926. Diabetic Medicine，12（9）：739-755.

第二章　糖尿病病理生理学

糖尿病是以血糖升高为特征的一组代谢性疾病的总称。其包括 1 型糖尿病、2 型糖尿病、特殊类型糖尿病和妊娠糖尿病。糖尿病的主要危害在于长期慢性高血糖导致多种组织器官（尤其是眼底视网膜、肾脏和神经系统）的损伤和功能异常。

所有类型糖尿病的共同病理生理学基础是 B 细胞破坏或功能异常所致的胰岛素分泌相对或绝对不足而导致的高血糖。1 型糖尿病以产生胰岛自身抗体导致 B 细胞破坏、胰岛素明显缺乏为特征。2 型糖尿病同时伴有胰岛素分泌缺陷和胰岛素抵抗。特殊类型的糖尿病是各种已知病因的糖尿病，部分以胰岛素分泌缺陷为主，部分以胰岛素抵抗为主伴随胰岛素相对不足。妊娠糖尿病只是妊娠期高血糖的临时诊断，为胰岛素抵抗伴随胰岛素分泌的相对不足。

一、血糖的代谢

（1）组织细胞从血液中摄取和利用葡萄糖是提供细胞能量最简单有效的方法。机体维持正常血糖水平的机制是保持血糖来源和去路的平衡。这一平衡主要由胰岛 B 细胞分泌的胰岛素、A 细胞分泌的胰高血糖素调节，并与周围组织对胰岛素的敏感性密切相关。血糖可分为空腹血糖和非空腹血糖。

（2）在正常空腹状态下，血糖来自胰高血糖素促进的内源性葡萄糖生成（糖原分解和糖异生各占一半），其中 85% 来自肝脏，15% 来自肾脏。空腹状态的血糖 50%～60% 被大脑、25% 被内脏组织（胃肠道）摄取和利用，此过程为非胰岛素依赖性；其余 25% 左右由胰岛素依赖的骨骼肌和脂肪组织利用。大脑摄取葡萄糖的量在血糖 2.2mmol/L 即可达到饱和，即糖尿病患者并不会因为血糖升高而增加大脑葡萄糖摄取量。

（3）进食碳水化合物后，来自胃肠道的葡萄糖吸收使血糖升高，刺激胰岛素分泌，同时胰高血糖素分泌减少，两者协同减少内源性葡萄糖生成（主要是肝脏），同时胰岛素刺激周围组织摄取和利用葡萄糖。进食后的葡萄糖 80%～85% 被骨骼肌摄取，4%～5% 被脂肪组织摄取，内脏组织利用较少比例的葡萄糖。骨骼肌摄取的葡萄糖大部分用于糖酵解（90% 葡萄糖氧化），少部分用于肌糖原合成。

二、血糖的调节

正常血糖的维持有赖于降低血糖的胰岛素、升高血糖的胰高血糖素，以及胰岛素敏感组织（主要是肝脏、骨骼肌和脂肪）对胰岛素的敏感性三者之间的动态平衡。胰岛可以"感知"血糖变化，血糖轻度升高即可导致胰岛素分泌增加，从而促进组织利用葡萄糖，同时抑制肝糖生成，使血糖恢复正常。血糖低于 4.6mmol/L 则胰岛素停止分泌，低于 4.0mmol/L 则胰高血糖素分泌开始增加，促进肝葡萄糖生成而拮抗血糖下降。血游离脂肪酸在血糖稳定调节中起着重要作用，进食后的血糖升高和高胰岛素水平抑制脂肪分解，降低血游离脂肪酸可促进骨骼肌摄取葡萄糖，抑制肝葡萄糖生成。

三、高血糖的形成

（1）空腹高血糖的主要机制在于葡萄糖来源的增加（主要是肝糖输出增加，部分由于组织摄取利用减少）；非空腹高血糖主要为葡萄糖去路的减少，即周围组织摄取和利用葡萄糖的能力下降。虽然目前已知至少有 11 种组织或器官功能异常参与升高血糖的过程，但基本病理生理基础仍然是胰岛功能缺陷和（或）胰岛素抵抗，其中胰岛功能异常是关键，包括胰岛素分泌减少和胰高血糖素的不恰当分泌增加。

（2）空腹或吸收后状态下，由于基础胰岛素分泌相对或绝对不足、肝脏对胰岛素的抵抗、脂肪组织的胰岛素抵抗导致游离脂肪酸升高，以及胰高血糖素的不恰当分泌均促进内源性肝糖生成增加。大脑和内脏组织对葡萄糖的摄取与利用为非胰岛素依赖性，不会因为血糖升高而增加利用量；骨骼肌及脂肪由于胰岛素抵抗而摄取和利用葡萄糖的能力下降。血糖的来源多于组织摄取和利用，因此导致空腹血糖升高。

（3）通常糖尿病患者的营养吸收过程并没有显著异常。在进食状态，胰岛素分泌缺陷（尤其是早时相分泌缺陷）和周围组织（主要是骨骼肌）的胰岛素抵抗减少了组织对葡萄糖的摄取与利用，加上胰高血糖素分泌没有显著减少，导致内源性葡萄糖生成没有得到有效抑制，共同促使餐后血糖升高。

四、胰岛功能与糖尿病

（1）胰岛由多种细胞组成，功能了解较为清晰的主要是分泌胰岛素的 B 细胞和分泌胰高血糖素的 A 细胞。B 细胞功能减退和数目的减少，以及 A 细胞功能的相对增强，是促进高血糖的主要原因。胰岛中其他类型的细胞在糖尿病发病机制中的作用尚需进一步研究。B 细胞分泌胰岛素减少是血糖升高的决定性因素，只要 B 细胞代偿功能良好，即使存在胰岛素抵抗，依然可维持血糖正常。B 细胞分泌能力减退到一定程度，即使没有胰岛素抵抗，也会出现血糖升高，如典型的 1 型糖尿病。2 型糖尿病大多在胰岛素抵抗的基础上出现 B 细胞功能减退。其他类型糖尿病均有不同程度的 B 细胞功能减退，不伴或伴有不同程度的胰岛素抵抗。不同糖尿病类型的 B 细胞功能减退的速度和程度存在显著差别。胰岛素分泌水平取决于分泌胰岛素的 B 细胞数目及每一个 B 细胞的功能。胰岛素分泌的相对和绝对不足来自 B 细胞功能减退与数量的减少。

1）2 型糖尿病患者早期 B 细胞形态学和功能改变是为了克服胰岛素抵抗而代偿性增加胰岛素分泌。疾病晚期 B 细胞功能失代偿加剧，B 细胞出现去分化、转化及凋亡而数目减少。早期阶段是 B 细胞功能异常，随后逐渐出现 B 细胞数目的下降。早期表现为胰岛素脉冲分泌节律和幅度出现异常，随后出现胰岛素第一时相（早相）分泌的减弱和消失，以及晚相分泌的减退。当 B 细胞数目明显减少时出现显著的胰岛素水平下降，伴随严重高血糖。这种由代谢压力导致的 B 细胞功能异常和去分化在 2 型糖尿病早期可以部分逆转，如消除葡萄糖毒性和脂毒性之后 B 细胞功能可不同程度改善，但如果糖尿病病程超过 10 年则往往难以逆转。

2）1 型糖尿病可出现 B 细胞数目的急剧减少和胰岛素分泌衰竭，伴随明显高血糖。但典型临床表现的 1 型糖尿病患者残留的 B 细胞数目具有较大的异质性，与起病年龄等危险因素相关。发病年龄越轻，B 细胞功能减退越明显。免疫治疗可部分缓解和改善 1 型糖尿病患者的 B 细胞功能。

（2）胰高血糖素是促进肝糖输出的主要激素。正常状态下，胰高血糖素受胰岛素和高血糖抑制，而低血糖是其强有力的刺激因素。正常进食后，胰高血糖素水平迅速下降，而在空腹状态下维持一定的水平，保证肝糖输出，维持空腹血糖。胰岛素水平下降时，单纯高血糖不能有效抑制空腹和餐后胰高血糖素的分泌，胰高血糖素不恰当升高，持续刺激肝葡萄糖输出，参与糖尿病高血糖的发生发展。以往认为对于 2 型糖尿病患者，胰高血糖素不受抑制的机制在于 A 细胞对胰岛素和葡萄糖产生抵抗。近年来证实增加的胰高血糖素可能来自肠道分泌，而不是胰腺，这部分解释了显著高血糖反而刺激胰高血糖素分泌的现象。

（3）众多因子直接或间接调节胰岛细胞的功能和数量，影响胰岛素和胰高血糖素的分泌。其中肠道 L 细胞分泌的肠道激素 [胰高血糖素样肽-1（GLP-1）、葡萄糖依赖性促胰岛素分泌多肽（GIP）等]增强葡萄糖刺激的胰岛素分泌，加强血糖升高对胰高血糖素分泌的抑制作用；GLP-1 水平下降或 GLP 受体后功能缺陷均减少 B 细胞对葡萄糖刺激的反应能力，表现为胰岛素的分泌功能减弱，以及胰高血糖素不恰当升高。

五、胰岛素抵抗与糖尿病

（1）胰岛素和胰岛素受体结合后主要通过两条途径将信号下传至效应器，其中之一是经胰岛素受体底物（insulin receptor substrate，IRS）和磷脂酰肌醇-3-激酶（phosphatidyl inositol 3-kinase，PI3K），最后调节糖、脂肪、蛋白质代谢等，即所谓的代谢信号通路。另一个通路是经促分裂原活化蛋白激酶（Shc/Raf/MAPK）调节基因转录和细胞增殖，即生长信号通路。

1）胰岛素抵抗的经典定义是胰岛素维持正常血糖的能力下降，即一定浓度的胰岛素不能达到正常的生理效应或组织对胰岛素的反应下降的现象。血糖正常时的单纯胰岛素抵抗表现为高胰岛素血症。

2）胰岛素抵抗发生的主要部位是依赖胰岛素的葡萄糖利用器官，如骨骼肌、肝脏、脂肪组织。虽然胰岛素受体数目减少及受体的结合能力下降均可导致胰岛素抵抗，有证据显示这可能是继发于高胰岛素血症的结果。绝大多数胰岛素抵抗是胰岛素和胰岛素受体结合后信号转导过程发生障碍的结果，主要缺陷包括胰岛素受体的酪氨酸激酶活性下降、胰岛素信号转导的异常、葡萄糖转运子 4（GLUT4）数目和活性下降、葡萄糖转运减少、葡萄糖磷酸化和糖原合成酶活性减弱等。其中，糖原合成酶活性减弱是导致胰岛素抵抗的早期因素，可以在正常血糖或葡萄糖耐量受损的胰岛素抵抗患者的骨骼肌中发现。而糖原合成酶活性降低是继发于 IRS-1 酪氨酸磷酸化水平的下降，最终降低 PI3K 活性的结果，即胰岛素抵抗是细胞内的胰岛素代谢信号通路出现异常的结果。胰岛素抵抗时的生长信号通路，即胰岛素信号传导的 Shc/Raf/MAPK 途径保持完好，甚至在高胰岛素血症时得到加强，这种现象即是所谓的"选择性"胰岛素抵抗。

（2）胰岛素抵抗的原因和分子机制目前还不完全清楚。虽然胰岛素抵抗与肠道菌群异常、非特异性的亚临床炎症（如慢性牙周炎）、年龄、种族、吸烟、精神压力等有关，但肥胖是胰岛素抵抗最为重要的因素。虽然不是所有的超重或肥胖的人都会出现胰岛素抵抗，但绝大多数胰岛素抵抗的人会超重或肥胖。肥胖通过两条途径引起组织的胰岛素抵抗：分泌炎症因子（肥胖炎、obesitis）和游离脂肪酸。脂肪组织分泌众多的炎症因子，如肿瘤坏死因子（TNF-α）、白细胞介素-6（IL-6）等干扰胰岛素信号传导而引起骨骼肌的胰岛素抵抗。同时，脂肪组织的胰岛素抵抗导致游离脂肪酸释放增加，异位沉积到骨骼肌和肝组织内激活了丝氨酸激酶，可干扰正常胰岛素信号通路的酪氨酸磷酸化过程而导致胰岛素抵抗。由于胰岛素抵抗往往发生在能量过剩诱导细胞毒性（代谢应激）之后，因此胰岛素抵抗可能是胰岛素敏感组织器官拮抗能量过剩对细胞损伤的自我保护机制。

六、胰岛素分泌和胰岛素抵抗的相互关系

（1）胰岛素抵抗未必导致糖尿病，而单纯胰岛素分泌功能下降即可出现糖尿病。发生 1 型糖尿病的主要病理生理基础是 B 细胞破坏所导致的胰岛素分泌的严重缺乏。2 型糖尿病的发生与胰岛素抵抗密切相关，但胰岛素分泌缺陷仍然是决定糖尿病发生的关键因素。特殊类型糖尿病的发病机制或是胰岛素分泌缺陷（如线粒体糖尿病），或以胰岛素抵抗为主（矮妖精综合征），或同时伴有胰岛素分泌和作用的异常（如糖皮质激素等药物导致的糖尿病）。一旦出现明显的高血糖，高血糖本身又可以抑制胰岛素的分泌，加剧胰岛素抵抗，此为"葡萄糖毒性"。

（2）大多数肥胖或超重的 2 型糖尿病患者，甚至 2 型糖尿病患者的一级亲属，在出现糖调节异常之前的数年或数十年已经出现胰岛素抵抗。如果 B 细胞可以代偿分泌足够多的胰岛素克服胰岛素抵抗即可保持糖耐量正常，此时只表现为高胰岛素血症。如果由于遗传或环境因素的共同作用使 B 细胞功能和数目发生异常（去分化和凋亡），分泌的胰岛素不足以维持血糖的稳定则逐渐出现糖尿病。此外，脂肪组织的胰岛素抵抗导致游离脂肪酸在胰腺的异位沉积，以及胰岛 B 细胞本身的胰岛素抵抗均可以削弱 B 细胞对损伤因素的拮抗作用，增加凋亡的易感性。

目前新的证据提示胰岛素抵抗不仅是 2 型糖尿病 B 细胞功能异常的致病因素，甚至是 1 型糖尿病自身免疫异常的诱因。

七、炎症与糖尿病

（1）在最为常见的 1 型和 2 型糖尿病的发生过程中均有炎症的参与，表现为体循环的 C 反应蛋白和促炎因子水平的升高，以及局部组织的炎症细胞浸润。炎症过程损害 B 细

胞功能和诱导 B 细胞凋亡，干扰胰岛素信号传导通路导致胰岛素抵抗。1 型糖尿病的炎症过程为特异性免疫反应所致，包括针对 B 细胞的细胞免疫和体液免疫，形态学表现为胰岛多种炎症细胞浸润和 B 细胞的坏死、凋亡；临床表现在胰岛自身抗体形成和严重的胰岛素分泌不足。在 2 型糖尿病中，胰岛也存在较为轻微的炎症细胞浸润，炎症主要表现为非特异性的炎症过程（固有免疫）导致的胰岛素抵抗。

（2）炎症因子激活的炎症信号传导通路与胰岛素受体后的信号通路存在交叉作用，非特异性炎症所产生的炎症因子，如 TNF-α、IL-6 等在激活炎症过程中可干扰胰岛素 IRS/PI3K 信号传导通路，是炎症导致胰岛素抵抗的主要分子机制。非特异性炎症是指固有免疫系统所介导的亚临床过程，包括血液和（或）组织的单核细胞、巨噬细胞、抗原递呈细胞、树突细胞、内皮细胞等，以及上述细胞产生的炎症因子和肝组织产生的急性反应物质。近年来发现，脂肪细胞也是重要的炎症细胞。脂肪前体细胞在体内外可转化为类巨噬细胞，分泌许多炎症因子，包括 TNF-α、IL-1、IL-6、γ 干扰素（INF-γ）等，通过血液和（或）旁分泌的作用影响骨骼肌和脂肪细胞的胰岛素敏感性。炎症因子导致胰岛素抵抗的关键部位是 IRS。激活炎症通路的关键酶为核因子 κB（NF-κB）抑制物（IκB）激酶（IKK）。IKK 通过诱导 IRS 的丝氨酸/苏氨酸磷酸化，阻碍 IRS 正常的酪氨酸磷酸化，导致 IRS 与胰岛素受体的结合能力下降，并减弱 IRS 激活其下游的 PI3K 的磷酸化，干扰胰岛素信号经 IR/IRS/PI3K 通路下传。此外，IRS 的丝氨酸/苏氨酸磷酸化还可增加 IRS 的降解，以及使 IRS 成为胰岛素受体激酶的抑制物。

（3）炎症过程的起始因素目前尚未明确，也是遗传背景与环境因素相互作用的结果。1 型糖尿病的遗传背景、饮食成分、病毒感染等可能激活特异性免疫反应。而 2 型糖尿病的非特异性低度炎症与饮食结构、肠道菌群失调、肥胖、应激等环境因素有关。

八、免疫与糖尿病

（1）1 型糖尿病由针对 B 细胞的特异性（获得性）免疫激活介导，2 型糖尿病则主要由固有免疫（非特异性）参与，虽然新近的证据显示获得性免疫可能也参与 2 型糖尿病的发病过程。疾病自然病程进展速度与胰岛的炎症细胞浸润和炎症因子破坏 B 细胞的严重程度密切相关。

（2）在多种环境因素和遗传背景相互作用下，1 型糖尿病的自身免疫如何被激活依然是悬而未决的难题，有研究认为可能是由于"杂合胰岛素肽"（hybrid insulin peptide）作为新抗原诱导产生针对胰岛的自身免疫过程。多种环境因素（高糖饮食、肥胖、应激、感染和炎症等）导致整个机体对胰岛素的需求增加，使得胰岛素原合成和转化加快；加上感染、毒性物质和活性氧簇对 B 细胞的损害，产生 B 细胞内质网应激，导致无功能蛋白合成增加和胰岛素原降解增多，通过"转肽"（transpeptidation）作用将 C 肽片段的 C 端羧基与来自嗜铬粒蛋白派生的肽链 N 端氨基相连合成新的"杂合胰岛素肽"。"杂合胰岛素肽"及 HLA-DQ 和 HLA-DR 相关产物一起作为新的自身抗原激活物递呈给 T 细胞受体，引发随后的 B 细胞自身免疫过程，产生相应的胰岛自身抗体，即谷氨酸脱羧酶抗体、胰岛素抗体、胰岛素瘤相关抗原-2 或锌转运 8（ZnT8）等，最终破坏 B 细胞导致胰岛素绝对缺乏，从而发生 1 型糖尿病。

九、环境与糖尿病

（1）对单卵双生儿的研究发现，即使遗传背景完全一致，也并非 100% 双生儿均患糖尿病。而近年来的研究表明，2 型糖尿病患病率升高的同时亦伴随 1 型糖尿病患病率升高，均提示环境因素在糖尿病的发生发展中起着非常重要的作用。某些特殊类型糖尿病，即使伴有同样的致病基因，临床表现却不完全相同。

1）与 1 型糖尿病和 2 型糖尿病相关的共同环境因素包括饮食因子、内分泌干扰物、环境污染物、肠道菌群构成等。环境的变化增加超重/肥胖人群，肥胖和胰岛素抵抗在 2 型糖尿病的发病中起着重要作用，也可能是 1 型糖尿病的促进因素。

2）环境因素包括自然环境和社会环境，但后者对肥胖和 2 型糖尿病的作用尤其突出，可从多个层次影响个体行为。而个体行为受多层次、多方面的家庭和社会因素影响。家庭的饮食习惯、宗教背景、父母感情与关怀、家庭学校的关心、工作场所和社交场合的氛围，以及国家政府的健康政策与医疗保险、农产品的生产、交通运输、工业化的食品加工、娱乐休闲设备等媒介均可影响个体行为。如果增加食物或零食摄入、减少体力活动，使能量物质的供给超过机体能量消耗，并以脂肪形式沉积即导致超重/肥胖。超重/肥胖导致炎症和胰岛素抵抗是 2 型糖尿病发生前期变化的主要原因。因此，预防肥胖人群增多是减少 2 型糖尿病发病率的基础，但不应该完全取决于个体自身的努力，还应引起全社会的关注。

（2）在糖尿病发生发展过程中，肥胖、胰岛素抵抗与胰岛素分泌孰因孰果依然存在争议。有学者认为环境因素的变化导致了人群整体（基础）胰岛素水平升高，与遗传易感性相互叠加，导致肥胖和 2 型糖尿病。环境因素导致 B 细胞过度分泌胰岛素是肥胖和 2 型糖尿病的主要原因。在胰岛素抵抗出现之前，已经出现高胰岛素血症，其中食物中的游离脂肪酸、单酰基甘油、人工甜味剂、铁剂等均可刺激基础胰岛素和葡萄糖刺激后的胰岛素分泌。然而，减少胰岛素水平可减轻体重，改善胰岛素抵抗，产生有益作用。但也有研究提示，环境因素减少胰岛素分泌，导致胰岛素对中枢食欲的抑制作用减弱，摄食增多而导致肥胖。

（3）妊娠期间和出生后暴露的多种环境因素可增加胰岛素需求，参与激活胰岛自身免疫过程，促进了 1 型糖尿病的发生发展。妊娠期激发针对胰岛自身免疫的相关因素包括高龄孕妇、孕妇肠道病毒感染、先天性风疹、剖宫产、更高的出生体重。婴儿出生后激发因素包括频繁的呼吸道和肠道病毒感染、新生儿的体重增加、严重的精神应激事件（父母离异、亲人去世等）、早期接触（暴露）添加的食物及蔬菜、鸡蛋和牛奶等。胰岛自身抗体出现后，加速出现临床典型 1 型糖尿病的相关促进因素包括持续或反复肠道病毒感染、快速超重或增高、摄入更多的糖分或果糖、饮食中的亚硝酸盐和亚硝酸胺含量、青春期、类固醇激素治疗、胰岛素抵抗和心理应激。

（4）妊娠期保护因素有孕妇摄入更多的维生素 D 及妊娠晚期更高的血维生素 D 浓度。出生后的保护因素有摄入更高的 ε-3、母乳喂养、4 月龄后才添加固体食物等。

十、1型糖尿病和2型糖尿病病理生理学的差异

（1）1型糖尿病的自然病程可为三个阶段：免疫激活和抗体形成、胰岛素分泌减少和糖尿病前期、显著临床表现的糖尿病。在特殊的遗传背景下，1型糖尿病个体存在某些特殊基因位点，与抗原递呈、调节胸腺和（或）周围免疫细胞对胰岛抗原的反应等有关。某些特殊饮食成分和病毒感染等环境因素可诱导出现针对胰岛细胞的免疫异常，最终引发胰岛B细胞的破坏，导致胰岛素绝对缺乏。目前大多数的证据来自动物，人类1型糖尿病的发病原因和机制仍然需要行进一步的研究。1型糖尿病由于胰岛B细胞的严重破坏出现明显的B细胞减少，表现为胰岛素分泌总量的下降，即基础和餐时胰岛素均明显降低，出现显著的高血糖和自发性酮症。

（2）2型糖尿病除胰岛素分泌存在缺陷外，大多还伴有胰岛素抵抗。自然病程为遗传背景和胰岛素抵抗、代偿性高胰岛素血症、胰岛素分泌失代偿、糖尿病前期和糖尿病。部分2型糖尿病不经过胰岛素抵抗和高胰岛素血症阶段，直接出现胰岛素分泌缺陷而进入糖耐量异常和糖尿病。2型糖尿病疾病进展较为缓慢，不会出现自发性酮症。2型糖尿病的遗传或获得性缺陷涉及胎儿宫内因素（营养不良）、机体拮抗糖脂毒性的能力、线粒体功能、三酰甘油和游离脂肪酸循环、胰岛素合成、B细胞内的葡萄糖代谢和胰岛素分泌的偶联机制及胰岛素胞吐作用等因素。在疾病早期，糖毒性、脂毒性、氧化应激/活性氧族（ROS）、B细胞对葡萄糖的敏感性减退及内质网应激（ER应激）参与抑制B细胞功能和诱导凋亡。一旦出现明显的血糖升高，更显著的糖脂毒性和氧化应激/ROS，加上非特异性胰岛炎症、糖基化终末产物、胰淀素沉积等进一步损害B细胞功能和诱导凋亡。近年来发现，胰岛B细胞自身的胰岛素抵抗也是促进B细胞凋亡的重要因素。既往认为有功能的胰岛B细胞减少是凋亡的结果，为不可逆的结局；现有证据显示胰岛素分泌水平的下降可能与部分B细胞去分化或转分化有关，消除相关诱发因素后，部分B细胞可恢复分泌功能。

（3）在2型糖尿病发生之前即可出现胰岛素分泌模式的改变，即胰岛素分泌的节律和每次分泌量减少，随后出现分泌早相（第一时相）的减弱或消失，但分泌晚相可能因为餐后血糖升高而代偿性增加，导致高胰岛素血症。随着病程的进展，胰岛素分泌功能异常更加明显，B细胞凋亡增加、数目减少，胰岛素分泌量也逐渐下降。虽然部分2型糖尿病以胰岛素分泌下降为主，无明显胰岛素抵抗，但大部分2型糖尿病为胰岛素抵抗伴有胰岛素分泌的相对不足，即2型糖尿病空腹和餐后胰岛素分泌总量无明显下降，而存在与胰岛素抵抗和血糖水平不相符的相对胰岛素不足。

（4）1型糖尿病和2型糖尿病B细胞功能异常与凋亡的重要区别在于是否激活体内针对胰岛细胞产生特异性的免疫异常，产生针对B细胞的特异性抗体是典型1型糖尿病的标志。与2型糖尿病比较，1型糖尿病早期胰岛炎症反应更明显，B细胞凋亡、破坏的速度更快，数量减少更显著，胰岛素分泌呈现绝对缺乏。即使部分患者早期治疗可能诱导出现"蜜月期"而短暂停用外源性胰岛素治疗，绝大多数患者需要终身使用胰岛素以维持生命。虽然5%左右的2型糖尿病患者可检出低滴度的胰岛自身抗体，但这部分患者可

能实际是不典型的 1 型糖尿病而临床表现为 2 型糖尿病的患者。但近年来的研究发现 1 型和 2 型糖尿病的界限越来越模糊，甚至有学者提出应该以胰岛素功能水平作为糖尿病临床分型的依据。

十一、总　　结

无论何种类型的糖尿病均以血糖升高为特征，且具有相同的慢性微血管病变。虽然病因和发生机制略有差异，但共同的病理生理学基础为胰岛素水平不能满足机体维持血糖的要求，即 B 细胞的异常是导致糖尿病的基础。B 细胞功能异常和数量减少是胰岛素水平下降的原因。功能异常来自过多的脂肪酸异位沉积和胰岛素需求增加（胰岛素抵抗）等各种因素；数量的减少则源于免疫反应和氧化应激、炎症所致的坏死、凋亡和去分化。保护 B 细胞功能，延缓功能减退，阻止或减少凋亡，诱导再分化应该成为糖尿病治疗始终的关注点，这对于有效控制高血糖、防治糖尿病慢性并发症具有重要的意义。

（李　焱）

参 考 文 献

Chen C，Cohrs CM，Stertmann J，et al，2017. Human beta cell mass and function in diabetes：recent advances in knowledge and technologies to understand disease pathogenesis. Mol Metab，6（9）：943-957.

Corkey BE，2012. Banting lecture 2011：hyperinsulinemia：cause or consequence? Diabetes，61（1）：4-13.

DeFronzo RA，1988.Lilly Lecture，1987. The triumvirate：beta cell，muscle，liver. A collusion responsible for NIDDM. Diabetes，37（6）：667-687.

Donath MY，2014. Targeting inflammation in the treatment of type 2 diabetes：time to start. Nat Rev Drug Discov，13（6）：465-476.

Gylfe E，Gilon P，2014. Glucose regulation of glucagon secretion. Diabetes Res Clin Pract，103（1）：1-10.

Hædersdal S，Lund A，Knop FK，et al，2018. The role of glucagon in the pathophysiology and treatment of type 2 diabetes. Mayo Clin Proc，93（2）：217-239.

Hill JO，Galloway JM，Goley A，et al，2013. Scientific statement：socioecological determinants of prediabetes and type 2 diabetes. Diabetes Care，36（8）：2430-2439.

Kahn SE，Cooper ME，Del Prato S，2014. Pathophysiology and treatment of type 2 diabetes：perspectives on the past，present，and future. Lancet，383（9922）：1068-1083.

Katsarou A，Gudbjörnsdottir S，Rawshani A，et al，2017. Type 1 diabetes mellitus. Nat Rev Dis Primers，3：17016.

Kaul K，Apostolopoulou M，Roden M，2015. Insulin resistance in type 1 diabetes mellitus. Metabolism，64（12）：1629-1639.

Rehman K，Akash MSH，2017. Mechanism of generation of oxidative stress and pathophysiology of type 2 diabetes mellitus：how are they interlinked? J Cell Biochem，118（11）：3577-3585.

Rewers M，Ludvigsson J，2016. Environmental risk factors for type 1 diabetes. Lancet，387（10035）：2340-2348.

Saberzadeh-Ardestani B，Karamzadeh R，Basiri M，et al，2018. Type 1 diabetes mellitus：cellular and molecular pathophysiology at a glance. Cell J，20（3）：294-301.

Samuel VT，Shulman GI，2016. The pathogenesis of insulin resistance：integrating signaling pathways and substrate flux. J Clin Invest，126（1）：12-22.

Schwartz SS，Epstein S，Corkey BE，et al，2017. A unified pathophysiological construct of diabetes and its complications. Trends Endocrinol Metab，28（9）：645-655.

Schwartz SS，Epstein S，Corkey BE，et al，2016. The time is right for a new classification system for diabetes：rationale and implications of the β-cell-centric classification schema. Diabetes Care，39（2）：179-186.

Skyler JS, Bakris GL, Bonifacio E, et al, 2017. Differentiation of diabetes by pathophysiology, natural history, and prognosis. Diabetes, 66（2）：241-255.

Thomas CC, Philipson LH, 2015. Update on diabetes classification. Med Clin N Am, 99（1）：1-16.

Wang P, Fiaschi-Taesch NM, Vasavada RC, et al, 2015. Diabetes mellitus—advances and challenges in human β-cell proliferation. Nat Rev Endocrinol, 11：201-212.

White MG, Shaw J, Taylor R, 2016. Type 2 diabetes：the pathologic basis of reversible β-cell dysfunction. Diabetes Care, 39：2080-2088.

第三章　中国糖尿病流行病学

中国是世界上人口最多的国家，慢性非传染性疾病已经成为威胁居民身体健康的最主要原因，了解疾病的流行状况和危险因素对于防治糖尿病至关重要，本章将对最近 40 年全国性糖尿病流行病学调查结果进行简单介绍。

一、2 型糖尿病的流行病学

近 40 年，我国糖尿病患病率显著增加。1980 年全国 14 省市 30 万人的流行病学资料显示，糖尿病的患病率为 0.67%。1994～1995 年进行了全国 19 省市 21 万人的糖尿病流行病学调查，显示 25～64 岁年龄段的糖尿病患病率为 2.5%（人口标化率为 2.2%），糖耐量异常（IGT）的发生率为 3.2%（人口标化率为 2.1%）。

最近 15 年糖尿病流行情况更为严重。2002 年全国营养调查的同时进行了糖尿病的流行情况调查。该调查将空腹血糖＞5.5mmol/L 作为筛选指标，高于此水平的人做 OGTT。在 18 岁以上的人群中，城市人口的糖尿病患病率为 4.5%，农村为 1.8%。城市中年龄在 18～44 岁、45～59 岁及 60 岁以上的人群糖尿病患病率分别为 2.96%、4.41%和 13.13%，而农村相应年龄段的患病率则分别为 1.95%、0.98%和 7.78%。2007～2008 年，中华医学会糖尿病学分会（CDS）组织全国 14 个省市开展了糖尿病流行病学调查，我国 20 岁及以上成年人的糖尿病患病率为 9.7%。2010 年中华医学会内分泌学分会和中国疾病预防控制中心（CDC）调查了中国 18 岁及以上人群糖尿病的患病情况，显示糖尿病患病率为 9.7%（WHO 1999）。2013 年中国 CDC 报道了 18 岁及以上人群糖尿病患病率为 10.4%（WHO 1999）（表 3-1）。

每次的流行病调查方法不尽相同，因此无法直接比较。糖化血红蛋白是否能作为糖尿病或糖尿病前期的诊断标准，特别是作为流行病学调查方法，需要更多的资料证实。流行病学调查也不同于临床诊断，如临床无症状的患者，需要 2 次以上的结果才能确诊，因此估计的患病率可能会有偏差。但是，中国糖尿病流行状况的严重性是在近 10 年 3 次流行病学中反复证实的。

二、1 型糖尿病的流行病学研究

中国 1 型糖尿病的流行病学调查资料很少，在 20 世纪 80～90 年代国际项目 DIAMOND 计划中，中国儿童的发病率是最低的，每年发病率为（0.51～0.59）/10 万。

2018 年翁建平等报道，通过在中国有代表性的 14 个区域的 2010～2013 年登记资料，基于 5108 例新诊断的 1 型糖尿病病例分析，0～14 岁，15～29 岁，≥30 岁的人群 1 型糖尿病患病率分别为 1.93/10 万人年、2.28/10 万人年、0.68/10 万人年。20 岁以上的人群占 65.3%。在 0～14 岁人群中，女孩的患病率高于男孩，而在 15 岁以上的人群中，男性发病率高于女性。1 型糖尿病似乎有一种随纬度增加而发病率升高的趋势。在 1 型糖尿病患者中，糖尿病酮症酸中毒的患病率为 40.1%，15 岁以下组占 51.4%，显著高于其他的研究报道（15%～30%）。

表 3-1　我国 7 次全国性糖尿病流行病学调查情况汇总

调查年份 （诊断标准）	调查人数 （万）	人群范围	糖尿病 患病率（%）	IGT 患病率 （%）	筛选方法
1980[a]（兰州标准）	30	全人群	0.67	—	尿糖+馒头餐 2 小时 PG 筛选高危人群
1986（WHO 1985）	10	25～64 岁	1.04	0.68	馒头餐 2 小时 PG 筛选高危人群
1994（WHO 1985）	21	25～64 岁	2.28	2.12	馒头餐 2 小时 PG 筛选高危人群
2002（WHO 1999）	10	≥18 岁	城市 4.5	IFG 2.7	FPG 筛选高危人群
			农村 1.8	1.6	
2007～2008（WHO 1999）	4.6	≥20 岁	9.7	15.5[b]	OGTT
2010（WHO 1999）	10	≥18 岁	9.7	—	OGTT
2013（WHO 1999）[c]	17	≥18 岁	10.4	—	OGTT

注：WHO. 世界卫生组织；OGTT. 口服葡萄糖耐量试验；IGT. 葡萄糖耐量减低；IFG. 空腹血糖受损；FPG. 空腹血糖；2 小时 PG. 餐后 2 小时血糖。

a 诊断标准为空腹血浆血糖≥130mg/dl 和（或）餐后 2 小时血糖≥200mg/dl 和（或）OGTT 曲线上 3 点超过诊断标准（0 分钟 125mg/dl，30 分钟 190mg/dl，60 分钟 180mg/dl，120 分钟 140mg/dl，180 分钟 125mg/dl，其中 30 分钟或 60 分钟为 1 点；血糖测定采用邻甲苯胺法，葡萄糖为 100g）；

b 糖尿病前期，包括 IFG、IGT 或二者兼而有之（IFG/IGT）；

c 2013 年数据除了汉族人以外还包括其他少数民族人群。

总结我国糖尿病的流行情况，具有以下特点：

（1）在我国患病人群中，以 2 型糖尿病为主，2 型糖尿病占 90.0%以上；1 型糖尿病发病率低，成人中患者比例更高，发病率比 20 年前增长 2 倍以上。

（2）经济发达程度与糖尿病患病率有关：在 1994 年的调查中，高收入组的糖尿病患病率是低收入组的 2～3 倍。最新的研究发现，发达地区的糖尿病患病率仍明显高于不发达地区，城市仍高于农村。东部、中部和西部地区糖尿病患病率呈下降趋势，与经济发展程度类似。

（3）未诊断的糖尿病比例高于发达国家：2007～2008 年及 2013 年全国调查中，新诊断的糖尿病患者占总数的 60%以上，尽管较过去调查有所下降，但远高于发达国家（美国约 48%）。2013 年糖尿病的知晓率为 36.5%、治疗率为 32.2%、控制率为 49.2%。

（4）男性、低教育水平是糖尿病的易患因素：在 2007～2008 年的调查中，调整其他危险因素后，男性患病风险比女性增加 26%，而文化程度为大学以下的人群，糖尿病的发病风险增加 57%。

（5）表型特点：我国 2 型糖尿病患者的平均体重指数（BMI）约为 25kg/m^2，而高加索人糖尿病患者的平均 BMI 多超过 30kg/m^2；餐后高血糖比例高，在新诊断的糖尿病患者中，单纯餐后血糖升高者占近 50%。

（6）我国缺乏儿童糖尿病的流行病学资料，从临床工作中发现，近年来 20 岁以下的人群中 2 型糖尿病的患病率显著增加。

（7）糖尿病合并心脑血管疾病常见，糖尿病合并微血管病变更常见。由于我国糖尿病患者平均病程短，特异性并发症如糖尿病视网膜病变和糖尿病肾病是未来巨大的挑战。

（8）2013 年我国各民族的糖尿病患病率存在较大差异，但缺乏不同民族标化后的可比较的患病率。

三、我国糖尿病流行的可能原因

1. 城市化　随着经济的发展，中国的城市化进程明显加快。中国城镇人口占全国人口比例已从 2000 年的 34% 上升到 2016 年的 57%。

2. 老龄化　中国 60 岁以上老年人的比例逐年增加，2000 年为 10%，到 2006 年增加到 13%。2007～2008 年及 2013 年的调查中 60 岁以上的老年人糖尿病患病率在 20% 以上，比 20～30 岁的人患病率高 10 倍。在调整其他因素后，年龄每增加 10 岁，糖尿病的患病率增加 68%。

3. 生活方式改变　城市化导致人们生活方式的改变。体力活动明显减少，但热量的摄入城市居民略有下降，农村居民变化不大。生活节奏的加快也使得人们长期处于应激状态，这些改变可能与糖尿病的发生密切相关。

4. 肥胖和超重的比例增加　生活方式的改变伴随超重和肥胖的比例明显增加。2013 年 BMI 分层的糖尿病患病率分别是 BMI $<25kg/m^2$ 者为 7.8%，$25kg/m^2 \leqslant BMI <30kg/m^2$ 者为 15.4%，BMI $\geqslant 30kg/m^2$ 者为 21.2%。中国北方地区糖尿病患病率显著高于南方，这种差别与超重和肥胖者患病率的差别平行。

5. 中国人的易感性　当肥胖程度相同时，亚裔人糖尿病风险增加。与白种人相比，在调整性别、年龄和 BMI 后，亚裔人糖尿病的风险比为 1.6。发达国家和地区的华人糖尿病的患病率和发病率高于白种人，也支持中国人是糖尿病易感人群。根据 2013 年最新开展的全国糖尿病流行病学调查显示，中国 18 岁以上人群中糖尿病患病率高达 10.9%。目前全球已经定位了超过 100 个 2 型糖尿病易感位点，其中约 30% 的在中国人群中得到验证。这些基因比值比（odds ratio，OR）多在 1.05～1.25，对疾病遗传性的解释总共达 10%～20%。联合与中国人 2 型糖尿病显著相关的 40 个易感位点构建的遗传评分模型可以预测中国人 2 型糖尿病的发生。随着遗传评分的增加，疾病发生风险增加，同时胰岛 B 细胞代偿功能逐渐衰退。遗传因素对中国人 2 型糖尿病的影响是通过作用于胰岛 B 细胞功能实现的，而非胰岛素敏感性。

6. 糖尿病患者生存期增加　随着对糖尿病患者各种并发症的危险因素控制水平的改善及对并发症治疗水平的提高，糖尿病患者死于并发症的风险明显下降。

中国糖尿病严峻的流行现状、未诊断人群比例高、大量的糖尿病高危人群提示在糖尿病的预防中，我们还有很多的工作要做。

（肖建中）

参 考 文 献

纪立农，2014. 丰富中国 2 型糖尿病防治措施的临床证据链，建立基于中国人群证据的糖尿病防治指南——纪念第 1 版《中国 2 型糖尿病防治指南》发布 10 周年. 中国糖尿病杂志，22（1）：1-4.

李立明，饶克勤，孔灵芝，等，2005. 中国居民 2002 年营养与健康状况调查. 中华流行病学杂志，26（7）：478-484.

Bonnefond A，Froguel P，2015. Rare and common genetic events in type 2 diabetes：what should biologists know? Cell Metab，21（3）：357-368.

Cho YS，Chen CH，Hu C，et al，2011. Meta-analysis of genome-wide association studies identifies eight new loci for type 2 diabetes in east Asians. Nat Genet，44（1）：67-72.

Li H，Gan W，Lu L，et al，2013. A genome-wide association study identifies GRK5 and RASGRP1 as type 2 diabetes loci in Chinese Hans. Diabetes，62（1）：291-298.

Ma RC，Hu C，Tam CH，et al，2013. Genome-wide association study in a Chinese population identifies a susceptibility locus for type 2 diabetes at 7q32 near PAX4. Diabetologia，56（6）：1291-1305.

Pan XR，Yang WY，Li GW，et al，1997. Prevalence of diabetes and its risk factors in China，1994. National Diabetes Prevention and Control Cooperative Group. Diabetes Care，20（11）：1664-1669.

Wang L，Gao P，Zhang M，et al，2017. Prevalence and Ethnic Pattern of Diabetes and Prediabetes in China in 2013. JAMA，317（24）：2515-2523.

Weng J，Zhou Z，Guo L，et al，2018. Incidence of type 1 diabetes in China，2010-13：population based study. BMJ，360：j5295.

Xu Y，Wang L，He J，et al，2013. Prevalence and control of diabetes in Chinese adults. JAMA，310（9）：948-959.

Yan J，Peng D，Jiang F，et al，2016. Impaired pancreatic beta cell compensatory function is the main cause of type 2 diabetes in individuals with high genetic risk：a 9 year prospective cohort study in the Chinese population. Diabetologia，59（7）：1458-1462.

Yang W，Lu J，Weng J，et al，2010.Prevalence of diabetes among men and women in China.N Engl J Med，362（12）：1090-1101.

第四章 糖尿病及其并发症的实验室和辅助检查

第一节 葡萄糖的测定及监测

一、血液葡萄糖测定

葡萄糖（glucose，Glu）的化学分类为碳水化合物，分子式为 $C_6H_{12}O_6$（相对分子质量为 180）。血糖是指血液中的葡萄糖，主要来自食物，其他糖类只有在转化为葡萄糖并进入血液后才能称为血糖。以往血糖测定常用全血标本，现在多用血清或血浆代替全血，这是由于：①全血标本的血糖值受血细胞比容的影响，与其呈相反关系；②红细胞内含有较多的非糖还原性物质，使氧化还原法测定的血糖值升高；③红细胞和白细胞中含有较多的糖酵解酶，会使全血葡萄糖含量随标本放置时间延长而降低；④用血清或血浆标本易于在自动化分析仪上进行操作。因此，现在临床上的血糖是指血清或血浆葡萄糖，而不是全血血糖。血糖值动脉血＞毛细血管血＞静脉血，血清或血浆血糖值比全血血糖高约 15%，静脉血浆/血清生化分析仪是临床上对糖尿病患者进行血糖检测的常用仪器。测定葡萄糖的方法很多，主要分为氧化还原法、缩合法及酶法三大类，国际临床化学和检验医学联合会（IFCC）推荐的参考方法是己糖激酶（hexokinase，HK）法。我国已淘汰氧化还原法，推荐的方法是葡萄糖氧化酶（glucose oxidase，GOD）法和己糖激酶法。空腹血糖（fasting plasma glucose，FPG）测定主要采用 GOD 法和 HK 法，正常参考值为 3.6～6.1mmol/L。负荷后或餐后 2 小时血糖（2h PG）检查：早晨空腹时进食约 100g 的馒头或正常混合餐，然后于第一口进食开始计算 2 小时，抽血测 2h PG，正常参考值为 2h PG＜7.8mmol/L。血糖单位换算：葡萄糖（mmol/L）×18=葡萄糖（mg/dl）或葡萄糖（mg/dl）×0.0555=葡萄糖（mmol/L）。FPG 和 2h PG 检查是诊断糖尿病的最常用方法，但要排除药物、疾病和应激等因素对血糖的影响。

OGTT 是一种葡萄糖负荷试验，用以了解机体对葡萄糖的调节能力。方法：试验前 3 天要摄入足够热量的碳水化合物，一般应大于 250g/d，应注意维持正常活动；试验前一天起禁用咖啡或茶，不宜饮酒和吸烟；试验前患者应禁食 10 小时以上，但不超过 16 小时；试验当日早晨空腹静脉取血后，在 5 分钟之内，口服 300ml 含 75g 葡萄糖的糖水，于喝第一口糖水后 2 小时静脉取血测定葡萄糖水平。结果判定：当 FPG＜6.1mmol/L，OGTT 2h PG＜7.8mmol/L，说明人体对进食葡萄糖后的血糖调节能力正常，为糖耐量正常；当 FPG≥7.0mmol/L 或 OGTT 2h PG≥11.1mmol/L，说明人体处理进食后葡萄糖的能力明显降低，可以作为诊断糖尿病的依据之一；当 FPG＜6.1mmol/L，并且 OGTT 2h PG 为 7.8～11.0mmol/L 时，说明人体对葡萄糖的调节能力轻度下降，可以诊断糖耐量减低；当 FPG 为 6.1～6.9mmol/L，且 OGTT 2h PG＜7.8mmol/L，说明人体对进食葡萄糖后的血糖调节能力尚好，但对空腹血糖调节能力轻度减退，可以诊断为空腹血糖受损。

二、便携式血糖仪血糖测定

目前，医院血糖检测有实验室大型自动生化分析仪和便携式血糖仪测定法。便携式血糖仪也称即时检测（point-of-care testing，POCT），是指在患者身旁所进行的实时血糖检测，具有快速简便、检测效率高、检验周期短、标本用量少等优点，已被广泛应用于临床，甚至患者在家中自我检测。POCT采用手指血进行检测，免去了样本容器使用、样本标记、样本转运、标本储存与处理等诸多不便，是检验医学未来的发展方向与趋势，院内 POCT血糖检测应用日益广泛，在血糖检测过程中，医院应根据国家颁布的《医疗机构便携式血糖检测仪管理和临床操作规范（试行）》，结合医院实际情况，编制本院的 POCT 血糖检测操作规程，并要求检验操作人员从样本采集、仪器与试剂的使用、质控品检测及分析等方面严格按照操作规程进行操作才能保证检测的准确性。

三、无创血糖检测技术

传统的血糖检测虽十分有效，但需要采集指血，也存在不少隐患及不便，所以非侵入式血糖检测装置越发重要。无创血糖检测（图 4-1）是通过间接的方式计算出血糖含量。

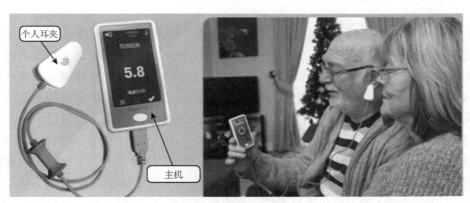

图 4-1　无创血糖仪

无创血糖检测方法主要分为以下几类：

（1）基于检测样本替换的无创血糖检测方法。该方法以易于获得、含有葡萄糖的其他液体样本代替血样，检测该液体样本中葡萄糖的含量，并根据其与血糖含量之间的关联计算出血糖含量。该类检测方法包括：①基于组织液的无创血糖检测方法。美国 Cygnus 公司利用反向离子电泳技术测定皮肤渗透液中葡萄糖的含量，对血糖进行连续监测。②基于唾液的无创血糖检测方法。该方法检测唾液葡萄糖的浓度，根据血糖和唾液葡萄糖浓度之间的相关性最终确定血糖浓度。③基于泪液中的葡萄糖的无创血糖检测方法。March 等研制出了可用于检测泪液中葡萄糖的角膜接触镜，通过角膜接触镜上荧光的强弱来了解泪液中葡萄糖的情况。Google 和诺华也致力于研究一种内置微型芯片的隐形眼镜，通过分析泪液中的葡萄糖检测人体的血糖。④基于尿液的无创血糖检测方法。Park 等提出通过检测尿中葡萄糖的含量来实现血糖的检测。但尿液中的葡萄糖浓度受浓缩、稀释的影响较大。

（2）基于能量代谢守恒法的无创血糖检测方法。该方法认为，人体手指末端血液中的葡萄糖氧化产生能量，该能量大部分通过手指局部的热传导、热辐射、热对流和热蒸发等途径散失。通过合适的装置和传感器检测这部分的能量散失及血液中的氧气水平就能计算出血液中葡萄糖的量，即血糖值。

（3）基于光谱分析技术的无创血糖检测方法。该方法主要通过收集透射过机体或被机体反射的光并将其与参考光进行比较而对血糖进行定量。目前比较成熟的无创血糖光谱检测技术主要有：①近红外光谱法，其检测原理为在近红外光谱区，葡萄糖的 C—H、N—H、O—H 振动合频和倍频提供丰富的信息，其光谱特征也随之发生变化，根据已知样品的光谱信息和葡萄糖浓度建立数学模型，并利用该模型和样品的光谱来预测葡萄糖浓度。②中红外光谱法，该方法根据葡萄糖在中红外区域的吸收光谱和葡萄糖浓度之间的关系，结合化学计量学方法进行分析，预测得到血糖浓度值。③光学相干层析法，该方法主要是根据组织内部因葡萄糖值不同所引起的光学参数变化来计算出葡萄糖的浓度，其优势在于能够对不同深度区域的光学特性参数变化进行精确测量，同时最大限度地排除其他层无关信号的干扰，从而找到与血糖变化最相关的组织区域来进行标定、预测。

四、动态血糖监测

动态血糖监测（continuous glucose monitoring，CGM）是指通过葡萄糖传感器监测皮下组织间液的葡萄糖浓度变化的技术，与自我血糖监测（SMBG）相比，CGM 可以提供更全面的血糖信息，了解血糖波动的趋势，发现不易被传统监测方法所检测到的高血糖和低血糖。CGM 系统于 1999 年获得美国 FDA 批准，2001 年获我国国家食品药品监督管理局（CFDA）批准并应用于临床及研究中。CGM 主要由葡萄糖传感器、发射器、记录仪或显示器、传感器辅助植入装置和分析软件等部分组成。不同 CGM 技术其监测原理存在差异，目前大多数应用电化学原理，通过固定在植入皮下组织中传感器上的生物酶，如葡萄糖氧化酶，测量组织间液中的葡萄糖浓度，传感器上的生物酶与组织间液中的葡萄糖反应产生的电信号，通过 CGM 的记录仪或显示器，将电信号转化为葡萄糖浓度，并最终形成 CGM 监测数据和图谱。目前 CGM 技术根据在使用过程中能否即时显示监测结果可分为回顾性 CGM 和实时 CGM。回顾性 CGM（图 4-2）不能即时显示血糖数据，佩戴结束后才能获得监测结果，经信息提取器将数据下载到计算机，用专门的分析软件进行数据分析，得到血糖图谱（图 4-3）和统计值，即可获得患者 3 天内血糖动态变化的完整资料，其中包括：①每天的血糖图谱，可以细致观察患者每天血糖的变化及与进餐、运动、药物的关系；②3 天融合的血糖图谱，可以分析患者血糖波动变化的总体规律；③具体的动态血糖指标，包括每天的平均血糖值、血糖最高值、血糖最低值、血糖超出预设值范围所占的比例和时间、血糖波动的大小、餐前餐后及夜间不同时间段血糖的情况等。相对于回顾性 CGM，实时 CGM 技术在提供即时葡萄糖信息的同时尚能提供高、低血糖报警、预警功能，有利于进行及时的血糖调节，但在决定调整治疗方案前应该使用血糖仪测定血糖以进一步证实。2016 年 CFDA 批准上市的扫描式葡萄糖监测系统由传感器、扫描检测仪和数据分析软件三部分组成，该系统配备有一枚小巧的（略大于一元硬币）圆形传感器，通过一个插入皮下的小型探头（长5mm，宽0.4mm），置于手臂上部背侧，进行实时组织间液的葡萄糖水平监测，最多可连续使用14天。当使用者将配套手持扫描检测仪置于传感器4cm之内，扫描检测仪会即刻获取当前葡萄糖数据。此外，每次扫描后，扫描检测仪不仅会即时显示当前葡萄糖读数，还能显示最近8小时葡萄糖图谱及指示葡萄糖变化的趋势箭头，检测仪最多可储存长达90天的葡萄糖数据。但目前国内尚无扫描式葡萄糖监测系统大规模的临床研究数据，其临床价值有待进一步研究。

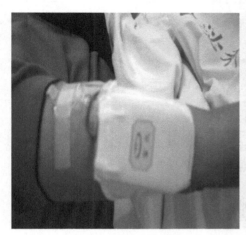

图 4-2　动态血糖监测

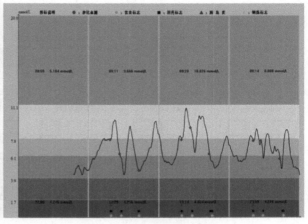

图 4-3　动态血糖图谱

扫封底二维码获取彩图

　　在实际应用过程中，CGM监测结果的质量受诸多因素的影响，如传感器是否有效、操作是否无菌、仪器有无故障等。因此，在CGM临床操作、护理过程中，应安排专职人员负责管理，规范临床应用的流程和操作，及时进行报警的处理和障碍的排除，以确保CGM的结果准确有效。目前大多数CGM系统要求每日至少进行1～4次的毛细血管血糖监测以进行校准。在CGM监测期间，应翔实记录饮食、运动、药物治疗等事件。佩戴CGM期间须远离强磁场，不能进行磁共振成像（MRI）及X线、CT等影像学检查以防干扰。手机使用不影响CGM仪器的工作。

五、医院信息化血糖管理系统

　　医院信息化血糖管理系统（图4-4）由医院用智能血糖仪、血糖管理软件、数据传输系统三部分组成。在内分泌病区医生工作站设血糖管理数据接收终端，与医院HIS系统连接。糖尿病患者入院后即可通过HIS系统获取相关信息，如所在病区、床号、住院号、诊断等；智能血糖仪用于床边快速血糖测定，数据线用于血糖数据实时上传，血糖值同步上传数据终端；血糖管理软件自动分析患者血糖数据，通过不同的颜色设置标注血糖是否在正常/高血糖/低血糖，并按照不同的时间段如空腹、早餐后2小时等形成图形、表格等，形成图文报告，医生可依据报告快速分析患者血糖波动趋势，及时调整降糖方案。目前较多大型综合医院均已实现了医院信息化管理系统，自动化、智能化、数字化、信息化血糖检测是糖尿病患者院内外血糖管理的发展趋势，信息化血糖监测系统的应用可有效服务于临床，通过血糖数据的准确采集、数据下载、存储与数据分析，为临床诊疗方案的确定提供大样本的数据支持，同时简化工作流程，建立全院高血糖快速高效的会诊模式，在改善医疗服务水平和质量方面发挥了重要的作用。

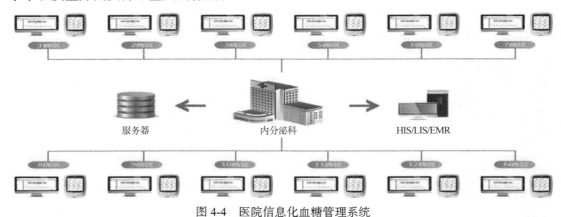

图 4-4　医院信息化血糖管理系统

六、尿 糖 测 定

糖尿病患者血糖水平超过肾阈值可出现尿糖，尿糖定量测定方法包括己糖激酶法和葡萄糖氧化酶法，定性检测包括尿糖班氏定性检测和葡萄糖氧化酶试纸法定性检测。正常参考范围：24 小时尿中排出的葡萄糖少于 0.5g，随意尿标本尿糖低于 1.67mmol/L（30mg/dl），尿糖定性检查为阴性。尿糖测定已广泛用于对糖尿病的初步筛查，当血糖超过 8.9～10mmol/L（160～180mg/dl）时，尿中才出现葡萄糖，尿糖呈阳性。尿糖阳性也常提示血糖的异常升高，但也有不一致的情况，如老年糖尿病患者及糖尿病肾病患者，因为肾糖阈升高，即使血糖超过 10mmol/L（180mg/dl）甚至达 13.9～16.7mmol/L（250～300mg/dl），尿糖也呈阴性。妊娠期妇女可能导致肾糖阈值下降而出现肾性糖尿。而有时受其他疾病影响或服用某种药物时，也可出现尿糖假阳性结果。另外，尿糖结果并不能完全反映当时的血糖水平，而反映的是尿液潴留在膀胱的这段时间内的平均血糖水平，如果糖尿病患者同时伴有膀胱自主神经病变，则导致新近形成的尿液与潴留的尿液的混合，影响尿糖检查结果。所以，不能单纯看有无尿糖就轻易诊断或排除糖尿病，还需通过血糖等进一步的检查才能确定诊断。

七、目标血糖范围内时间

目标血糖范围内时间（time in range，TIR）是指 1 天 24 小时中血糖在目标值 3.9～10.0mmol/L 内的时间所占的比例。2020 年 ADA《糖尿病医学诊疗标准》推荐 TIR 与微血管并发症风险相关，应作为临床试验终点，并用于评估血糖控制。4 项纳入 545 例成人 1 型糖尿病患者的 RCT 数据集分析发现，TIR 值对应的 HbA1c 范围可能较为宽泛，两者呈负相关，粗略估算，90%、70%、50%、30% TIR 分别相当于 HbA1c 6%、7%、8%和 9%。总的来说，TIR 每增加 10%，相当于 HbA1c 水平降低 0.6%。

第二节　糖化蛋白测定

葡萄糖可以和体内多种蛋白质中的氨基以共价键的形式不可逆地结合，形成糖化蛋白（glycated proteins），此过程不需酶的参与，反应速度主要取决于葡萄糖的浓度。糖基化过程进行缓慢，所以糖化蛋白主要是用于评估一段时间血糖的平均水平及血糖的控制效果，因为糖化蛋白较为稳定，对于血糖和尿糖波动较大的患者来说，采用糖化蛋白来诊断或追踪病情的发展有其独特的临床意义。临床上测定的糖化蛋白主要是糖化血红蛋白（glycohemoglubin，GHb）和糖化血清蛋白（glycated serum protein，GSP），GSP 又称为果糖胺（fructosamine，FA 或 FMN）。测定方法有比色法、电泳法、等电聚焦法、离子交换层析法、高效液相层析法、亲和层析法、毛细管电泳法、免疫化学法等，其中离子交换高效液相层析法是 GHb 测定的金标准。

一、糖化血红蛋白

血液中高浓度的葡萄糖不仅糖化了红细胞膜，还透过红细胞膜进入细胞质内糖化血红蛋白。在血红蛋白的每个珠蛋白长链上都有多个游离氨基，当血红蛋白与葡萄糖长期共存后会逐渐成为"糖化血红蛋白"。检测血液中红细胞内血红蛋白的糖化比例可以反映糖尿病患者约 3 个月内的血糖控制情况。血红蛋白 β 链 N 端缬氨酸的游离氨基及其他游离氨基（α 链 N 端缬氨酸、赖氨酸ε-氨基）可与不同的碳水化合物糖基化形成糖化血红蛋白亚组分（HbA1a1、HbA1a2、HbA1b 和 HbA1c），所有这些糖化血红蛋白亚组分被称为总糖化血红蛋白（即 HbA1）。临床上常用的糖化血红蛋白其实指的是 HbA1c，HbA1c 量的表示方式是以占总血红蛋白量的百分比，即 HbA1c（%）=HbA1c/HbA×100%，也可以用国际临床化学和检验医学联合会（the International Federation of Clinical Chemistry and Laboratory medicine，IFCC）推荐的单位表示，即糖化血红蛋白与总血红蛋白（包括非糖化的 HbA0 和糖化的 HbA1c）的比值 HbA1c/（HbA0+HbA1c）。影响糖化血红蛋白测定结果的因素国内外报道不一，常见的影响因素主要有血糖水平、红细胞寿命、影响红细胞寿命的疾病、异常血红蛋白及检测方法等，地域、民族、性别、年龄及社会环境等其他因素对糖化血红蛋白是否有影响目前尚不清楚。Sayarlioglu 等的研究表明，生活在海拔 1727m 和海平面的 2 型糖尿病患者，血糖、HbA1c 及视网膜病变患病率比较差异均无统计学意义。Hawkins 的研究表明，与白种人相比，亚洲正常健康人糖化血红蛋白增加 0.3%～0.6%，其增加的次序依次为印度人、马来西亚人、欧亚混血人和中国人。我国杨历新等对健康人的研究表明，平均海拔 6m 的苏州地区与平均海拔 2260m 的西宁市非糖尿病成年人空腹血糖、餐后 2 小时血糖和糖化血红蛋白水平无差异，但与海拔 2800m 的格尔木相比，苏州地区和西宁市成年人尽管空腹与餐后 2 小时血糖无差异，但糖化血红蛋白存在差异。我国鞠海兵等在海拔 1900m 的云南昆明、海拔 2420m 的丽江、海拔 500m 的景洪三个不同地区的研究表明，不同海拔对 2 型糖尿病患者的血红蛋白产生影响，但对血糖和糖化血红蛋白无明显影响；汉

族、纳西族、彝族、傣族、哈尼族、基诺族、白族等不同民族、不同性别及不同年龄的
2 型糖尿病患者之间血糖和糖化血红蛋白也无差异。

HbA1c 在糖尿病的筛查、诊断和治疗中发挥着重要作用。2010 年 ADA 已将 HbA1c≥
6.5%作为糖尿病的诊断标准之一，但由于我国各地实验室 HbA1c 检测方法种类繁多，检测
结果差异较大及对 HbA1c 的干扰因素了解不全面等原因，我国尚未将 HbA1c 作为糖尿病
诊断标准，但 HbA1c≤7%是国内外很多指南要求血糖控制达标的标准。无论临床实验室采
用什么方法检测 HbA1c，均应认真了解异常血红蛋白对 HbA1c 检测结果的影响。尤其是在
选择 HbA1c 检测产品时，一定要仔细阅读厂商提供的说明书，详细了解其分析性能。使用
免疫学方法或酶法检测 HbA1c 的临床实验室最好另外再准备类似离子交换高效液相色谱法
（HPLC）的产品以用于检测样品中有无异常血红蛋白。对于正在使用离子交换 HPLC 的临
床实验室，应备有免疫学方法或酶法的产品。一旦在 HPLC 层析图上发现并确定为异常血
红蛋白时，应使用其他方法进行比较，并及时与临床医生联系。由于血红蛋白变异体、检
测干扰和红细胞相关疾病等问题，HbA1c 检测存在潜在的局限性，2018 年 ADA 糖尿病诊
疗标准建议，HbA1c 和血糖水平的结果不一致时，应怀疑血红蛋白变异体（血红蛋白病）
干扰的可能，应该考虑使用不受干扰的检测方法，或者通过血糖标准来诊断糖尿病。在红
细胞更新加快的情况下，如镰状细胞病、妊娠期、血液透析或输血，或者促红细胞生成素
治疗，应该只使用血糖标准来诊断糖尿病。

二、糖化血清蛋白和糖化白蛋白

糖化血清蛋白（GSP）是血清中多种蛋白质（主要是白蛋白）与葡萄糖进行非酶糖化
反应形成的产物，蛋白质分子上非离子型氨基与醛糖上的羧基经过作用产生酮胺结构，故
又称为果糖胺（FMN）。白蛋白是血清蛋白中最主要的成分，半衰期为 14～20 天，故 FMN
可反映人体最近 2～3 周的平均血糖水平。FMN 浓度稳定，日间变异小，对血糖浓度临时
波动反应不敏感，不易受饮食、药物等因素影响，已广泛应用于糖尿病辅助诊断及疗效监
测。但 GSP 易受血清蛋白水平的影响，如肾病综合征、肝硬化、甲状腺功能异常的糖尿病
患者不够准确，限制了其在糖尿病诊治中的应用。目前测定 GSP 的方法包括果糖胺法、
HDLC、亲和层析和硫代巴比妥酸法。其正常参考值为 1.7～2.5mmol/L。

糖化白蛋白（GA）是以 GSP 测定为基础的定量检测，在通过计算糖化白蛋白及血清
白蛋白的百分比后得出 GA 水平。GA 是反映机体近 2～3 周平均血糖水平的指标，因其不
受血清蛋白量、抗凝剂、非特异性还原物质等的影响，成为评价糖尿病患者短期糖代谢控
制状况的有效指标。2015 年版《中国血糖监测临床应用指南》已将 GA 列为血糖控制监测
的有效方法之一。由于白蛋白与血糖的结合速度比血红蛋白更快，所以 GA 对于短期内血
糖变化较 HbA1c 敏感，GA 更适用于短期住院治疗、新诊断糖尿病患者，尤其适合作为评
价降糖方案调整后的短期疗效指标。研究提示，在 2 型糖尿病患者中 HbA1c 为 6.5%时对
应的 GA 值为 19.5%，GA 测定值约是 HbA1c 的 3 倍，HbA1c 每增加 1%，GA 约增加 2.87%。
GA 能否作为糖尿病慢性并发症的预测指标也是近年国内外的关注热点，虽然 GA 与血糖浓
度和高血糖持续时间呈正相关，并可通过诸多途径导致糖尿病慢性并发症的发生和发展，

但是由于 GA 在临床的应用时间不长，未来尚需进行更多相关的大规模临床研究以进一步评判 GA 在糖尿病筛查、诊断及预测慢性并发症等方面的作用，为 GA 在临床上的合理应用提供充分的循证医学证据。

第三节　胰岛功能检测

一、胰岛素和 C 肽测定

胰岛素（insulin）是体内唯一能降低血糖的蛋白类激素，由胰岛 B 细胞合成和分泌。胰岛素的合成首先是在粗面内质网上合成 102 个氨基酸残基的前胰岛素原。前胰岛素原进入内质网后切去前面 16 个氨基酸组成的信号肽，生成有 86 个氨基酸的胰岛素原，胰岛素原被输送并储存在高尔基体的分泌小泡内。胰岛素原两端分别是 21 肽的胰岛素 A 链和 30 肽的 B 链，A 链和 B 链由 2 个二硫键相连。A 链的氨基端和 B 链的羧基端与 35 个氨基酸组成的多肽相连，胰岛素分泌时，在蛋白水解酶的作用下，将与 A 链相连的精氨酸和赖氨酸连接肽及与 B 链相连的精氨酸和精氨酸连接肽切下，生成胰岛素和 31 个氨基酸的连接肽（connecting peptide）即 C 肽，一起分泌入血。

正常人胰岛素分泌可分为基础胰岛素分泌和餐时胰岛素分泌，基础胰岛素分泌是指在空腹或无葡萄糖负荷情况下的胰岛素分泌，以维持空腹血糖和餐前血糖或基础血糖。餐时胰岛素分泌是指进餐或葡萄糖负荷后的胰岛素分泌，在葡萄糖的刺激下，胰岛素呈二时相脉冲式分泌。胰岛素测定的方法有放射免疫分析法、酶联免疫吸附法（ELISA）、化学发光法等。血中胰岛素有游离胰岛素和结合胰岛素两种形式，游离胰岛素可用放射免疫法测定，故称为免疫反应性胰岛素，胰岛素正常空腹值为 5～25mU/L。血清 C 肽测定同胰岛素测定一样，可反映胰岛 B 细胞储备功能，也是判断糖尿病类型的重要方法，但较胰岛素的测定更为准确。由于 C 肽没有胰岛素的生理作用，与胰岛素抗体无交叉反应，不受胰岛素及胰岛素抗体的干扰，所以对那些已经使用胰岛素治疗的糖尿病患者，更是一种不可缺少的方法。用放射免疫法或化学发光法测定空腹血清 C 肽正常参考值为 0.25～0.6mmol/L（0.78～1.89ng/ml）。

二、胰岛素释放试验和 C 肽释放试验

试验方法同 OGTT，在采血测血糖的同时分出血标本测定胰岛素（或 C 肽）。葡萄糖激发的胰岛素释放试验和 C 肽释放试验是了解 B 细胞分泌功能有无障碍、B 细胞数量和有无胰岛素抵抗的重要方法。葡萄糖刺激后胰岛素分泌增多，其高峰与血糖高峰一致，一般在服糖后 30～60 分钟，为基础值的 5～10 倍，180 分钟恢复到基础水平。1 型糖尿病患者血基础胰岛素水平降低，服糖刺激后胰岛素分泌不增加或增加甚微，呈低平曲线。2 型糖尿病可呈现与正常人相似的反应，呈延迟曲线，但胰岛素分泌高峰与血糖高峰不平行，其高峰时间可延至 120～180 分钟，因此有些早期 2 型糖尿病患者可表现为餐后或下一餐前低血糖症。糖负荷后 30 分钟血胰岛素净增量（ΔIRI，μU/ml）与血糖净增量（ΔBS，mg/dl）的

比值 ΔIRI/ΔBS（30 分钟）称为胰岛素初期反应指数，反映了早时相胰岛素分泌功能，在鉴别诊断上有重要意义。ΔIRI/ΔBS（30 分钟）正常参考值为 1.49±0.62，1 型糖尿病患者低于 0.5。C 肽释放试验中血清 C 肽在 0.5～1 小时达峰值，为空腹基础值的 2～3 倍，3 小时可降至空腹水平。1 型糖尿病患者其血清 C 肽水平无论是空腹或餐后均明显降低，反映胰岛 B 细胞功能衰竭或其功能极差。2 型糖尿病患者早期其空腹血清 C 肽水平正常或高于正常人，C 肽释放曲线常呈高峰后移，病程到了一定程度后，C 肽水平逐渐降低。

三、静脉葡萄糖耐量试验

静脉葡萄糖耐量试验是利用快速静脉注射高浓度葡萄糖，迅速刺激机体胰岛 B 细胞产生胰岛素，观察胰岛素水平的变化幅度，评价胰岛 B 细胞功能。一些消化道疾病患者可用静脉注射葡萄糖的方法排除消化道因素对口服葡萄糖耐量试验的影响。早时相胰岛素释放的作用在于抑制内源性葡萄糖产生，使胰岛素敏感性组织快速反应，在数分钟内使葡萄糖代谢由内源性葡萄糖的产生转为组织对葡萄糖的利用，维持体内葡萄糖稳态。正常人血清胰岛素水平在静脉注射葡萄糖后 3～10 分钟达到最高峰。1 型糖尿病曲线低平，继发性糖尿病（如肝脏疾病、甲状旁腺功能亢进、肢端肥大症、类固醇性糖尿病等）的结果可正常或升高。具体方法：用葡萄糖 25g（50%葡萄糖 50ml）在 2 分钟内快速静脉注射，从注射葡萄糖起开始计时，分别在 7 个时间点（0 分钟、2 分钟、3 分钟、4 分钟、5 分钟、8 分钟、10 分钟）从留置针取血测血糖和胰岛素。以葡萄糖刺激后急性胰岛素反应（AIR），即 $AIR_{3\sim5}$、$AIR_{0\sim10}$ 表示第一时相胰岛素分泌功能指数。糖尿病患者 AIR 明显降低或消失，AIR 降低甚至见于 2 型糖尿病前期阶段，如葡萄糖耐量异常（IGT），早时相胰岛素分泌功能下降发生在糖尿病的早期。该试验一般仅用于研究工作，不作为常规检查。

四、高葡萄糖钳夹技术

1979 年 DeFronzo 等首次阐述了高葡萄糖钳夹技术（high glucose clamp technique，HGCT），首先输注葡萄糖迅速将血糖值升高至某一水平，再持续输注外源性葡萄糖，维持血糖处于高水平，刺激相应的胰岛素分泌，以此分析 B 细胞功能。具体操作：通过输注 20% 的葡萄糖，在 0～15 分钟使血糖迅速升高达一定水平（10mmol/L 以上），然后通过计算机操纵的输注泵调整葡萄糖的输注率，维持高血糖平台 120 分钟。前 10 分钟每 2 分钟抽血 1 次，以后每 10 分钟抽血 1 次。B 细胞功能以血浆胰岛素反应（I）表示，$I_{0\sim10}$ 反应胰岛素早期分泌功能，$I_{10\sim120}$ 反应胰岛素晚期分泌功能，一般以其均值表示。$I_{0\sim10}$ 也可以曲线下面积（area under curve，AUC）或峰值时间表示。该试验操作繁杂、费用高，不适宜大规模临床应用，仅用于一定个体的研究工作。

五、胰高血糖素试验

胰高血糖素是一强有力的胰岛素分泌刺激物，可以用于评价糖尿病患者胰岛功能。

胰高血糖素静脉注射后约 6 分钟，患者 C 肽达到最大值，且与血糖浓度无关，因此测定胰高血糖素刺激后的 6 分钟 C 肽能较好地反映胰岛 B 细胞功能。因胰高血糖素在刺激胰岛素分泌的同时促进肝糖原的分解，一般不会出现低血糖，因此胰高血糖素刺激试验为我们提供了一个判断胰岛 B 细胞功能、选择治疗手段的安全、有效的方法。方法：空腹 12 小时后快速静脉注射胰高血糖素 1mg，注射前 10 分钟、0 分钟和注射后 6 分钟、10 分钟采血，测定刺激之前和刺激之后各个时间点的 C 肽水平与血糖水平，评价胰岛功能，注射胰高血糖素前和后 2 分钟、4 分钟、6 分钟、8 分钟、10 分钟分别测血压与心率。以 0 分钟 C 肽＞0.60μg/L（0.2nmol/L），且 6 分钟 C 肽＞0.97μg/L（0.32nmol/L）为胰岛分泌功能正常。

六、精氨酸刺激 C 肽释放试验

精氨酸刺激试验主要反映胰岛细胞快速胰岛素分泌相和对非葡萄糖刺激的胰岛素释放反应，可用于各种人群的筛查，尤其是糖尿病患者 B 细胞功能的研究，评估糖尿病患者残存的胰岛功能及指导分型。正常人精氨酸刺激 B 细胞释放出来的胰岛素峰值可为基础值的 4～5 倍，静脉注射 Arg 后血胰岛素（INS）可迅速升高，2～4 分钟时分泌达高峰，随即迅速下降，8～10 分钟恢复至空腹水平（也有学者认为是 15～30 分钟）。试验方法：试验时排除应激或感染情况，糖尿病患者试验前停药 12 小时以上。试验前晚 20：00 以后禁食，早晨 7：00～8：00 到实验室静坐 0.5 小时后，在一侧肘部用静脉留置针获取空腹血样后，另一侧静脉注射 10%盐酸精氨酸 50ml，30～60 秒静脉注射完，注射后 2 分钟、4 分钟、6 分钟在留置管侧分别采血测血糖、胰岛素、C 肽。结果评价：以 2 分钟、4 分钟、6 分钟胰岛素均值与空腹胰岛素的差值或者胰岛素或 C 肽曲线下面积来判定胰岛素分泌功能。

七、胰岛素抵抗的评价方法

1. 高精度胰岛素抵抗评价方法

（1）高胰岛素正常葡萄糖钳夹试验（Clamp）：该方法是目前评价机体胰岛素抵抗的"金标准"，由 DeFronzo 创立于 1979 年，并被世界所公认。该方法是向机体同时静脉输注胰岛素和葡萄糖，使体内血糖水平低于特定浓度，然后调整葡萄糖输注速率使血糖稳定在 4.48～5.04mmol/L，在特定时间段取血检测血糖及胰岛素水平，共持续 2 小时，计算稳态情况下单位体表面积每分钟代谢葡萄糖的量，以此表达机体葡萄糖代谢速率，体现机体（特别是骨骼肌）对胰岛素的敏感性，主要反映外周胰岛素抵抗。本方法广泛适用于糖耐量正常、糖耐量减低及糖尿病人群。

（2）微小模型（minimal model）：该方法也是较为公认的胰岛素敏感性测定方法，较 Clamp 更为广泛地应用于科研实验中。经静脉注射葡萄糖耐量试验（0.3g/kg 葡萄糖），在 180 分钟内共抽血 26～30 次，同时测定血糖和胰岛素。用 Bergman 的最小模型可以对组织胰岛素依赖的葡萄糖摄取和不依赖胰岛素的葡萄糖摄取进行计算机综合评价，该法需借助计算机数学模型进行分析。

2. 简便粗略的胰岛素抵抗评价方法

（1）空腹血胰岛素水平：在非糖尿病人群中，空腹血胰岛素水平可被视为较好的胰岛素抵抗指数，其水平与 Clamp 测定的维持正常血糖时外源性葡萄糖输注量（M 值）具有高度相关性。

（2）空腹血糖[FPG（mg/dl）]/空腹胰岛素[FINS（μU/ml）]值：该比值可被看作最简单的胰岛素抵抗指标。当该值低于 6 时，即可认为具有向心性肥胖、糖耐量减低和胰岛素抵抗综合征的特征。

（3）稳态模型的胰岛素抵抗指数（HOMA-IR）：HOMA-IR=（FPG×FINS）/22.5。该模型基于血糖、胰岛素在机体不同器官（主要包括胰腺、肝、脂肪、肌肉等）的相互作用而建立。该模型通过测定空腹血糖和胰岛素值即可评估机体的胰岛素抵抗（HOMA-IR）和 B 细胞分泌功能（HOMA-IS）。该方法只涉及空腹状态下血糖和胰岛素值，操作方便，费用不高，对患者损伤较小，因而受到广泛使用，尤其适用于大规模流行病学调查及健康筛选。

（4）FPG 与 FINS 乘积的倒数，1993 年该公式由我国糖尿病学者李光伟与美国国立卫生研究院糖尿病流行病学家 Bennett 共同提出，该公式评估的胰岛素敏感性与 Clamp 测定的胰岛素介导的葡萄糖代谢率高度显著相关。

第四节　糖尿病相关抗体检测

一、谷氨酸脱羧酶抗体

谷氨酸脱羧酶（GAD）是人体内存在的酶蛋白，有 2 种同工酶 GAD65、GAD67，广泛存在于人的胰岛及脑组织中，人胰岛组织中主要表达 GAD65。GAD 是合成 γ-氨基丁酸（GABA）的关键酶，谷氨酸脱羧酶自身抗体（glutamate decarboxylase autoantibody，GAD-Ab）与 GAD 结合后，影响 GABA 的合成速度，干扰胰岛素合成及分泌的调节，使胰岛 B 细胞的胰岛素合成受到影响，导致体内循环中的胰岛素不足。血清 GAD-Ab 作为胰岛 B 细胞遭受免疫破坏的特异性标志是胰岛细胞损伤的预测指标，GAD-Ab 滴度是预测胰岛功能减退速度的非常重要的因素。

GAD-Ab 采用免疫印迹法、放射免疫法或 ELISA 法测定。由于 GAD-Ab 出现较早，并且持续时间长，阳性率高，所以 GAD-Ab 是迄今被公认的诊断 1 型糖尿病的最敏感的免疫学指标。GAD-Ab 的临床意义：①可作为 1 型糖尿病的预测，1 型糖尿病前期个体 81%～96% 抗体阳性，且结果非常稳定，特异度达 100%。因此，GAD-Ab 的存在，提示胰岛 B 细胞的破坏及部分功能的丧失，故作为 1 型糖尿病的预测、诊断、治疗都有独特的价值。②从 2 型糖尿病患者中鉴别成人迟发性自身免疫性糖尿病（latent autoimmune diabetes in adult，LADA），此类患者常可出现高水平的 GAD-Ab，并稳定维持，可考虑早期干预治疗。③可作为普查手段，以发现 1 型糖尿病的高危人群和个体。④用于 1 型糖尿病的免疫预防监测，由于 1 型糖尿病是一种自身免疫性疾病，早期给予机体自身抗原诱导免疫耐受可能预防 1 型糖尿病。

二、酪氨酸磷酸酶抗体

1994 年在 1 型糖尿病（type 1 diabetes mellitus，T_1DM）患者中又发现一种针对胰岛细胞抗原的抗体-蛋白酪氨酸磷酸酶抗体（protein tyrosine phosphatase antibody，IA-2A），或称为 ICA512-Ab。近年来研究表明，此抗体与 GAD 抗体联合检测在筛查自身免疫介导的 1 型糖尿病中有一定意义。人体的酪氨酸磷酸酶是 I 型跨膜糖蛋白，有 979 个氨基酸残基，编码基因定位在人体 2q35 染色体上。IA-2A 在 T_1DM 新发患者中的发生率比较高，在 50% 以上。在儿童患者中，这种抗体出现率高，消退率也高；在成年患者中，这种抗体存在的时间较长，但成年患者患病概率比儿童患者要低。检测 IA-2A 的方法有放射免疫沉淀法、免疫印迹法和酶联免疫法。

三、胰岛细胞抗体

胰岛细胞抗体（islet cell cytoplasmic antibody，ICA）首先发现于 1974 年，实际上是一组主要针对胰岛细胞内多种抗原的抗体，抗胰岛细胞抗体的靶抗原到目前的研究为止依然没有具体而且明确的阐述。在 1 型糖尿病新发患者人群中抗胰岛细胞抗体呈阳性的概率为 60%～90%，正常人群中抗胰岛细胞抗体呈阳性的概率只有 0.5%。抗胰岛细胞抗体水平不稳定，有波动的糖尿病患者要比持续性高者的患病率低，这种持续性的高滴度往往与 B 细胞受损呈正相关，与 C 肽的水平呈负相关。抗胰岛细胞抗体与其他胰岛细胞自身抗体（GAD-Ab 或 IA-2A）共存患者的糖尿病患病率比只有抗胰岛细胞抗体患者的糖尿病患病率高出 3～5 倍。大多数情况下，1 型糖尿病患者的抗胰岛细胞抗体的持续性升高不会超过 2 年。抗胰岛细胞抗体的检测方法有间接免疫荧光法、免疫印迹法和酶联免疫法。目前认为，ICA 阳性预示 B 细胞的自身免疫损害，可以作为糖尿病的高危指标。而儿童阳性或高水平持续阳性对 1 型糖尿病具有较高的预测率。其临床意义如下：①高危人群（糖尿病一级亲属）预测，ICA 阳性与将来发生临床 1 型糖尿病有直接关系，而且高滴度者比低滴度者有较大的发病危险性；②ICA 持续阳性比一过性阳性更危险，另外前者还可作为胰岛细胞缓慢进行性损伤的标志，而后者则可能无明显损伤；③一旦 ICA 阳性，应定期复查，特别是一级亲属，有的甚至认为应适当控制饮食、及早预防糖尿病的发生。

四、胰岛素自身抗体

胰岛素自身抗体（insulin autoantibody，IAA）首先发现于胰岛素自身免疫综合征患者，目前新发现的 1 型糖尿病患者阳性率可达 40%～50%，经胰岛素治疗的患者其阳性率更高。该抗体产生的机制可能为：①原发于 B 淋巴细胞的异常克隆或继发于胰岛 B 细胞的破坏，导致一种结构变异的胰岛素分子释放，被免疫系统认为是外源性物质而攻击之；②某些外来结构和胰岛素分子结构相似而导致的免疫交叉反应，如内源性病毒蛋白质 P73；③胰岛素治疗后机体的免疫反应。

目前的测定方法主要有放射免疫法、免疫印迹法和酶联免疫法。测定的临床意义：①IAA 和 ICA 均阳性时，其后发生 1 型糖尿病的预测值为 10%；②IAA 阳性而 ICA 为阴性时，其发生 1 型糖尿病的危险性仅稍高于普通人群，可能由外源性蛋白质引起的免疫反应所致；③预测糖尿病一级亲属中胰岛 B 细胞功能，若 ICA 和 IAA 均阳性，提示胰岛细胞 70% 分泌功能不足；若 ICA 阳性而 IAA 阴性时，提示 26% 胰岛细胞分泌不足。IAA 不是糖尿病的特异抗体，在胰岛素自身免疫综合征、甲状腺疾病中也可出现，甚至 33% 的正常人群也为阳性，因此普通人群仅单独测定 IAA 无临床意义。

五、锌转运体 8 抗体

锌转运体 8（zinc transporter 8，ZnT8）是一种胰腺特异性锌转运体，是由 369 个氨基酸组成的蛋白质，位于胰岛素分泌颗粒，由 *SLC30A8* 基因编码，定位于 8q24.11。ZnT8 在进化中高度保守，提示在胰腺 B 细胞 ZnT8 对锌的转运有核心作用。动物模型研究表明，鼠 B 细胞特异性 ZnT8 敲除导致明显的胰岛素分泌缺陷。有关信号通路的研究表明，急性细胞因子介导的 ZnT8 水平的急性下降损害 B 细胞功能及锌的稳态，有助于炎症细胞因子诱导改变 B 细胞功能。2007 年首次发现 ZnT8 是 1 型糖尿病的一种主要自身抗原，目前临床上有多种方法测定其自身抗体（ZnT8A）。

国际上糖尿病自身抗体标准化计划（Diabetes Autoantibody Standardization Program，DASP）工作组研究表明，与生物荧光检测法及免疫荧光法比较，ZnT8A 的放射结合沉淀法敏感度高，特异度强，适合大范围的临床应用。国内黄干等建立的 ZnT8A 的放射配体检测法及邢春燕等建立的放射免疫沉淀法均显示了其灵敏度高，特异度强，可广泛应用于临床。瑞典研制出一种新的 ZnT8A 的三聚放射结合测定法，在 2664 例儿童糖尿病患者中检测 ZnT8-TripleA，其阳性例数为 1678 例（65%），ZnT8-TripleA 测定法的假阳性率和假阴性率均很低，特别适用于分析新诊断的糖尿病患者，而且因为这种方法有高敏感度和高特异度，所以此方法也适合在一般人群中进行抗体筛查。美国报道称美国高加索人新发 1 型糖尿病患者 ZnT8A 阳性率高达 80%，而在 2 型糖尿病组中 < 3%，健康对照组中 < 2%。比利时、瑞典、德国等欧洲国家报道 1 型糖尿病患者 ZnT8A 阳性率为 58%～65%。中国和日本报道 1 型糖尿病患者 ZnT8A 阳性率为 24.5%～27.8%，提示 ZnT8A 可能存在种族差异性。

第五节　糖尿病相关基因检测

2 型糖尿病是由包括遗传因素及环境因素在内的多种因素共同作用导致的复杂性疾病，2 型糖尿病的发生是多基因相互作用的结果。单核苷酸多态性（single nucleotide polymorphism，SNP）是指基因组水平上由单个核苷酸的变异所引起的 DNA 序列多态性，常用于 2 型糖尿病相关 SNP 的检测方法包括等位基因特异性聚合酶链反应（AS-PCR）、限制性片段长度多态性（restriction fragment length polymorphism，RFLP）和基因芯片技术。AS-PCR 是根据 SNP 位点设计特异引物，其中特异链的 3′端与 SNP 位点碱基互补或相同，普通链按常规的方法进行设计，因此 AS-PCR 是一种基于 SNP 的 PCR 标记。由于特异引物在一种基因型中没有扩增产物，在另一种基因型中有扩增产物，因此用凝胶电泳就能分辨出扩增产物的有无，从而确定基因型的 SNP。RFLP 反映了常见的个体间 DNA 核苷酸的可遗传性变异，它按照孟德尔方式遗传。其原理为两种或两种以上的限制性内切酶作用于同一 DNA 片断，利用限制性内切酶的酶切位点的特异性，若存在 SNP 位点，酶切片断的数量和长度就会出现差异，根据电泳结果判断是否存在 SNP 位点。基因芯片技术是将多个特定的 SNP 或基因片段按特定的规律排列固定于支持物上，然后通过类似于 Southern、Northern 的方法与待测标记样品按碱基配对原则杂交，再通过检测系统进行扫描，用相应软件对信号进行检测，得到所需信息，进行基因的高通量、平行化、大规模、集约化的功能研究和信息处理。

全基因组关联研究（genome-wide association study，GWAS）是在一定人群中收集病例组和对照组 DNA，进行全基因组单核苷酸多态性芯片扫描，采用关联分析比较受检 SNP 标记的某一等位基因频率在病例组和对照组间有无显著性差异，筛选与疾病关联的基因序列变异，做出该 SNP 是否与疾病关联的判断，预测疾病的患病率及风险。随着寻找 2 型糖尿病（type 2 diabetes mellitus，T_2DM）相关基因研究的进展，GWAS 成为人们关注的热点。近 20 年，GWAS 已筛查出全球主要种族人群的 100 多个 2 型糖尿病易感基因（图 4-5），其中大部分在欧洲人群中发现，只有不到 50%的基因在东亚人群中得到证实。与胰岛素分泌相关基因有 TCF7L2、CDKAL1、CDKN1C/KCNQ1、HHEX-IDE、SLC30A8、IGF2BP2、KCNJ11、WFS1、IRS-1 和 MTNR1B 等；与胰岛素抵抗相关基因有 PPARγ、FTO 和 JAZF1 等，以及致 2 型糖尿病发病机制尚不明确的基因。TCF7L2（transcription factor 7 like 2）基因是 GWAS 发现的与 2 型糖尿病发生关联度最高的基因之一，位于人类 10 号染色体（10q25.3），表达 Wnt 信号通路中的转录因子，参与调节细胞增殖与分化及维持体内血糖稳态。SLC30A8 基因位于 8 号染色体（8q24.11），是仅次于 TCF7L2 基因的研究较多的 2 型糖尿病相关基因，SLC30A8 基因编码 ZnT-8，在胰岛 B 细胞中特异性高表达。KCNJ11 基因位于 11 号染色体（11p15.1），与新生儿糖尿病密切相关，基因变异体 T294M 纯合子还与婴儿持续性高胰岛素血症性低血糖的发生相关。CDKN2A/2B 基因位于 9 号染色体（9q21），其基因簇上游约 125kb 非编码区存在多个 2 型糖尿病风险位点。GWAS 通过测定 2 型糖尿病的 SNP，2013 年在汉族人群中发现了 3 个新的 2 型糖尿病易感基因，即 PAX4、GRK5 和 RASGRP1，PAX4 基因的 rs10229583 变异在胰岛 B 细胞发育中起到关键作用，导致 2 型糖尿病风险增加 18%。确定 2 型糖尿病易感区域和相关基因，寻找疾病标志物，不仅对 2 型糖尿病遗传学基础和发病机制的研究奠定了基础，而且为 2 型糖尿病基因诊断、靶向治疗、个体化治疗带来契机，并为开发新药及新的防治措施提供了新思路。但是基因多态性只能解释小部分 2 型糖尿病的发生，绝大多数 2 型糖尿病关联 SNP 位于基因内含子区或基因组中功能未知的非编码区域，GWAS 发现的新位点局限于 DNA 序列水平，只能用于预测和风险评估，临床应用还需更深入的研究。很多研究构建了遗传风险评分（genetic risk score，GRS）来评估目前遗传信息的预测能力，GRS 可以综合多个基因变异来预测糖尿病患病风险。2006～2016 年，共有 38 项研究构建了 GRS，并评估了 GRS 预测 2 型糖尿病患病或发病的能力。

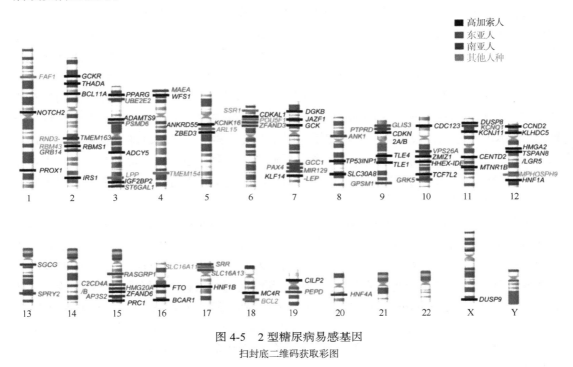

图 4-5　2 型糖尿病易感基因
扫封底二维码获取彩图

第六节　糖尿病其他相关指标检测

一、乳　　酸

乳酸由丙酮酸还原而成，是糖代谢的中间产物，在供氧充足时，葡萄糖进行有氧氧化，彻底氧化成二氧化碳和水，在缺氧情况下进行葡萄糖酵解生成丙酮酸转变成乳酸。乳酸中毒没有可接受的浓度标准，但一般认为乳酸浓度超过 5mmol/L 及 pH 小于 7.25 时提示有明显的乳酸中毒，正常人乳酸和丙酮酸比值为 10：1，处于平衡状态。乳酸/丙酮酸比例增加见于有先天性丙酮酸羧化酶缺陷和氧化磷酸化酶缺陷。在病理情况下，血乳酸可上升为 2～26mmol/L，血中升高的乳酸取代碳酸氢盐，通常在血乳酸超过 7mmol/L 时，临床上出现乳酸酸中毒。低氧血症时，血中乳酸增加比丙酮酸明显。运动、严重贫血、急性喘息、抽搐后可使血乳酸浓度中度升高。休克、周围循环衰竭、分流手术和心脏停搏时血乳酸浓度明显升高。糖尿病酮症酸中毒昏迷时，血乳酸浓度升高，但一般不超过 7mmol/L，而在非酮症糖尿病酸中毒患者中，血乳酸浓度可明显升高，多见于口服苯乙双胍治疗导致的糖尿病乳酸酸中毒患者。严重肝脏疾病可引起血乳酸浓度升高，尿毒症患者也常伴有乳酸酸中毒。当剧烈运动时血液乳酸可达 11.0mmol/L 以上，恢复时将迅速降低。乳酸在乳酸脱氢酶催化下脱氢生成丙酮酸，氧化型烟酰胺腺嘌呤二核苷酸（NAD^+）接受氢转变成还原型烟酰胺腺嘌呤二核苷酸（NADH）。于波长 340nm 处测定 NADH 的吸光度，可计算出血液中乳酸含量。乳酸的检测方法可分为化学氧化法、酶法、电化学法和酶电极法。正常参考值：静脉血 0.5～1.7mmol/L（5～15mg/dl）；动脉血 0.36～1.25mmol/L（3～11mg/dl）；空腹全血：0.5～1.7mmol/L（50～150mg/dl）；24 小时尿液：5.5～22mmol/L。

二、酮　体

酮体（ketone body）是脂肪酸在肝脏分解氧化时特有的中间代谢物，这是因为肝具有活性较强的合成酮体的酶系，而又缺乏利用酮体的酶系。脂肪酸经 β-氧化后生成大量的乙酰辅酶 A，一部分乙酰辅酶 A 在线粒体中通过三羧酸循环彻底氧化，一部分在线粒体酶的催化下合成酮体，通过血液运送至肝外组织氧化利用。酮体形成过多会导致其在血中浓度增加，形成酮血症，尿中的排泄量也会增加，形成酮尿。酮体由乙酰乙酸、β-羟丁酸和丙酮组成。乙酰辅酶 A 是合成乙酰乙酸的原料，乙酰乙酸可被还原生成 β-羟丁酸，部分乙酰乙酸可脱羧而成丙酮。在健康人中，β-羟丁酸与乙酰乙酸以等克分子浓度存在，二者基本构成血清中所有酮体，丙酮是次要成分。人体脂肪丰富的组织因脂肪动员导致脂肪过度代谢，产生的乙酰乙酸将会增加。糖尿病、饥饿、急性酒精中毒及能产生高血糖状态的激素刺激、精神紧张等都可使乙酰乙酸的含量升高。β-羟丁酸是血中酮体的主要成分（占 78%），可反映血中酮体的生成情况。酮症酸中毒时，β-羟丁酸水平升高远大于丙酮和乙酰乙酸，因此其是酮症酸中毒时更敏感的一个标志物，β-羟丁酸在酮体中最稳定（4℃可稳定 7 天），而丙酮和乙酰乙酸不稳定。尿酮体可用半定量试纸法检测，其主要反映尿中乙酰乙酸的水平，糖尿病酮症酸中毒（DKA）时机体处于缺氧的情况下，尿酮体以 β-羟丁酸为主要成分，因此尿酮体定性可呈阴性。当病情得以纠正而缺氧状态好转时，尿酮体以乙酰乙酸为主，此时尿酮体可出现阳性。因此，β-羟丁酸可用于酮症酸中毒的早期诊断与治疗监控，并可指导糖尿病的消酮治疗及疗效观察。测定尿液与血清中乙酰乙酸和 β-羟丁酸的方法主要有显色法、酶法、气相色谱法、放射化学法及毛细管等速电泳法等。测定血丙酮酸含量有酶法和丙酮酸氧化法。

三、1, 5-脱水葡糖醇

1, 5-脱水葡糖醇（1, 5-anhydroglucitol, 1, 5-AG）是具有吡喃环结构的六碳单糖。1, 5-AG 在血浆中以非结合的形式存在，分子较小，具有亲水性，可自由通过肾小球基膜，99.9% 在肾小管被重吸收。这种重吸收作用明显受到尿中葡萄糖的排出所抑制，说明葡萄糖可能与 1, 5-AG 在争夺肾小管负责重吸收的共同的"转运器"。人血清 1, 5-AG 浓度很稳定，不受饮食影响，无昼夜间差异，且与性别、年龄、体重无关。糖尿病患者血清 1, 5-AG 降低，归因于尿液排泄量的增加。血浆中 1, 5-AG 水平与血浆葡萄糖、HbA1c 和果糖胺呈显著负相关，糖尿病患者血浆 1, 5-AG 显著低于健康人，1 型糖尿病较 2 型糖尿病尤甚。对 2 型糖尿病患者的研究还发现，血浆 1, 5-AG 水平的下降能密切反映尿中葡萄糖的排泄，如果患者的血浆 1, 5-AG 维持在低于正常的稳定水平，提示有恒定量的葡萄糖从尿中排出。当糖尿病得到更好控制时，血浆 1, 5-AG 水平逐渐回升，当 2 型糖尿病患者的尿葡萄糖排泄量下降到可以忽略不计时，血浆 1, 5-AG 的日回升率十分稳定[（0.296±0.018）μg/ml]，且不受治疗方法（饮食、胰岛素或其他药物）、性别、年龄、体重、患病时间和血浆 1, 5-AG 初始浓度的影响。当良好的控制程度持续 1～2 个月，且在此阶段的尿葡萄糖排泄量也保持稳定时，血浆 1, 5-AG 水平与 HbA1c 呈高度相关。

第七节　糖尿病肾病的相关检查

美国糖尿病学会（American Diabetes Association，ADA）和英国国家健康与临床优化研究所（National Institute for Health and Clinical Excellence，NICE）推荐在诊断 2 型糖尿病时和以后每一年都要检测随机尿蛋白与肌酐的比值（UACR）及肾小球滤过率。指南推荐在 6 个月期间选择至少三次样本，并且当两次样本异常时定义为糖尿病肾脏病变。NICE 指南对尿蛋白进行了分期（A1 期＜3mg/mmol，A2 期为 3～30mg/mmol，A3 期＞30mg/mmol）。ADA 指南指出影响尿蛋白的因素包括运动、发热、充血性心力衰竭、显著的高血糖、月经期和显著的高血压，可能会提高尿白蛋白肌酐比。

一、尿微量白蛋白

白蛋白（Alb）是血清中含量最多的蛋白质（3.5～5.5g/L），半衰期约为 21 天。正常情况下，血浆 Alb 通过肾小球毛细血管网时很少进入原尿中，即使有少量通过，99%的可由近曲肾小管重新吸收，因此终尿中 Alb 几乎不存在。正常成人以每天排尿量 1500ml 计算，尿 Alb 含量小于 10mg/L。当肾脏结构与功能轻度受损或处于损伤初期时，尿中 Alb 排泄明显高于正常，但用常规生化检查方法难以测出，这一病理现象称为微量白蛋白尿（microalbuminuria）。一般认为尿白蛋白排泄增加系肾小球基膜病变所致，肾小球损伤时，尿 Alb 排出量明显升高，其升高程度与肾小球损伤的程度相关。尿 Alb 对糖尿病肾病的早期诊断具有重要意义。白蛋白排泄增加是糖尿病肾病最早的临床表现，开始可呈间歇性，排泄率一般为 20～200mg/L，即微量白蛋白水平，这个时期肾活组织电镜检查可能发现不了肾脏组织有明显的病理改变，蛋白尿逐渐加重可变为持续性。根据实验室要求，可按规定时间留取 24 小时尿、禁食 12～14 小时的晨尿、随机尿或短时段尿等，以 24 小时尿为最佳，患者留尿期间应避免做大量运动。当连续 3 次尿白蛋白排泄率≥30μg/min 或 30～300mg/d，尿白蛋白与肌酐比（UACR）＞30，夜尿 UACR＞10，可诊断为早期糖尿病肾病（diabetic nephropathy，DN）。

二、血清胱抑素 C

血清胱抑素 C（Cys C）属于半胱氨酸蛋白酶抑制剂，是机体内有核细胞以恒定速度产生的非糖基化低分子蛋白质，其产生不受年龄、性别、饮食、肿瘤、炎症及溶血等因素的影响，可自由通过肾小球滤过膜，并在肾小球近曲小管中被重吸收和分解代谢，因而肾小球滤过率直接影响血液中 Cys C 水平,其常被作为一种反映肾小球滤过率的内源性标志物。肾功能发生轻度损伤时,血清胱抑素 C 也会出现升高,对反映肾小球滤过功能具有更高的敏感度及特异度,可以反映早期肾损伤。血清胱抑素 C 可行全自动生化分析仪乳胶增强散射免疫比浊法检测。

三、β₂-微球蛋白

β₂-微球蛋白是淋巴细胞、血小板、多形核白细胞所产生的一种在人体血浆、尿液、脑脊液、唾液中广泛存在的小分子球蛋白类物质,相对分子质量可以达到 11 800。正常人体的 β₂-微球蛋白合成能力及从细胞膜上的释放量水平相对较为恒定,由于该物质的分子量相对较小且不会与血浆蛋白发生结合反应,可以通过肾小球进行自由滤过,90%以上都会通过近端肾小管重吸收,并在肾小管上皮细胞中被进一步分解和破坏,从而形成氨基酸类物质,故而在正常生理状态下,人体 β₂-微球蛋白的实际排出水平是相对微量的。血清 β₂-微球蛋白水平呈现异常升高状态,可以反映肾小球滤过功能的受损情况,而尿液中排出的 β₂-微球蛋白水平异常升高,则说明肾小管受到一定的损害或滤过的负荷量水平明显增加。β₂-微球蛋白含量的测定在实际应用中不受被检者年龄、性别和肌肉组织等因素的影响,与肌酐、尿素氮等指标比较,其准确性和敏感性更为理想。

四、肾动态显像和肾小球滤过率及肾小管排泌功能测定

肾小球滤过率(glomerular filtration rate,GFR)是指单位时间内从肾小球滤过的血浆容量(单位为 ml/min)。利用只从肾小球滤过而不被肾小管重吸收或分泌的显像剂,经 γ 照相机快速连续采集包括双肾和部分膀胱区域的放射性影像,可以依次观察到显像剂灌注双肾动脉后迅速聚集在肾实质,然后逐渐由肾实质流向肾盏、肾盂和输尿管,从而到达膀胱的动态过程。利用感兴趣区(region of interest,ROI)技术,通过肾脏早期对显像剂的摄取率计算出总的和单肾肾小球滤过率。腹主动脉上段显影后 2 秒左右,双肾同时显影,此时为肾内小动脉和毛细血管的血流灌注影像,双侧肾影形态、大小和浓度基本对称,双肾显影时间差<2 秒,双肾血流灌注曲线峰值差<25%,双肾最大放射性活度等于或超过腹主动脉最大放射性活度。最初 2～5 分钟双肾放射性影像均匀清晰,双肾大小对称,形态完整,此后双肾实质影像由外向内逐渐变淡,可见肾盏、肾盂放射性浓集。15～20 分钟时,双肾影放射性基本消失,而膀胱显影明显,输尿管通常不显影。由于使用仪器、测定方法和计算机软件等细节不同,GFR 正常值有所差异,正常参考值为 60 岁以下成人单肾 GFR>35ml/min,60 岁以上单肾 GFR>30ml/min。

肾动态显像和肾小管排泌功能测定:静脉注射肾小管上皮细胞分泌而不被回吸收显像剂,通过连续采集影像可以观察到显像剂从肾实质浓集及从肾盏、肾盂、输尿管排入膀胱的动态过程。利用 ROI 技术可获得显像剂通过肾脏的时间-放射性活度曲线和有关功能定量参数,以测定肾小管排泌功能,了解其病损的程度。

第八节　糖尿病视网膜病变相关检查

尽管糖尿病视网膜病变能导致逐步发生的视力丧失和最终的失明，但患者一般很难感觉到病变的发生和进展，约 10.5% 的 2 型糖尿病患者在被诊断时已有糖尿病视网膜病变的特征。尽管 2016 年美国眼科学会的指南推荐每年进行糖尿病视网膜病变的筛查，但在美国只有 60% 的患者能够做到，一些社区的研究报道称低收入地区和少数民族地区糖尿病视网膜病变的筛查率与检查率更低，主要原因是患者没有充分认识到筛查的重要性和必要性。有效的筛查和随访需要快速而精确地检查视网膜的病变，同时要教育患者认识到这项筛查的必要性。因为糖尿病视网膜病变往往在不知不觉中发生，早期没有明显症状和体征，因此筛查视网膜病变的目的在于疾病的早期诊断，从而指导进一步的二级预防的干预措施，防止疾病进展和不可逆性的损害。

荧光素眼底血管造影术（fundus fluorescein angiography，FFA）是 20 世纪 60 年代发展的一项技术。从这项技术应用以来，在了解眼底组织的生理、病理学基础和临床诊断、治疗选择、疗效观察、预后判定等方面的研究上其占了特殊地位，是目前眼底疾病的一项不可缺少的诊查技术。荧光素眼底血管造影术的基本原理是利用能够发出荧光的物质如荧光素钠快速注射入静脉的同时，利用有特殊滤光片组合的眼底照相机拍摄所发出的荧光，并用高速感光的胶片拍照或经数字化图像采集记录荧光素钠经血循环进入眼底血管的过程，从而动态的记录眼底血管的结构、血流动力学的改变及血管病理生理变化和病理改变的一

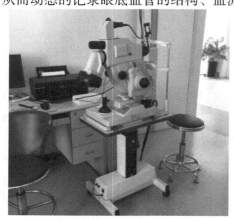

图 4-6　眼底照相仪

项技术。近年来，随着摄像、录像和计算机技术的高速发展，眼底照相仪（图 4-6）与高分辨率、低照明度的摄像机及计算机图像分析处理系统的联合应用使得荧光造影技术日臻完善，在眼底病的研究中发挥着越来越重要的作用。糖尿病视网膜病变可表现为微血管瘤合并小出血点，黄白色硬性渗出合并出血斑，灰白色软性渗出，静脉充盈扩张、迂曲，视网膜内微血管异常，毛细血管无灌注及渗漏，黄斑区可见强荧光，黄斑囊样水肿，新生血管合并玻璃体积血，新生血管和纤维增殖，视网膜渗漏严重，视网膜脱离等。

第九节　糖尿病神经病变相关检查

一、神经肌电图及传导速度检查

神经肌电图检查（图 4-7）对糖尿病周围神经病变的诊断有一定价值，可发现亚临床神

经损害，在糖尿病早期，甚至出现临床症状之前已有明显变化，故有早期诊断价值。神经传导速度（motor nerve conduction velocity，MCV）的测定已成为一种临床常用的检测周围神经功能的既简便又可靠的方法。周围神经传导速度的测定包括运动神经和感觉神经，对于运动神经，是测定在电刺激神经时所获得的肌肉动作电位，而对于感觉神经，是测定电刺激神经末梢或神经干时所获得的神经诱发电位。目前，临床上常规测定传导速度的神经包括上肢的正中神经和尺神经及下肢的腓总神经与胫后神经，且在一般情况下，只测定神经的远端。其中感觉神经传导速度（SCV）较运动神经传导速度（MCV）减慢出现更早，且更敏感。近端周围神经受累以应用 M 波及 H 波同时测定法为方便，患者痛苦小，结果准确。肌电图检测有助于区分神经源性和肌源性损害。有报道称糖尿病患者肢体远端肌肉中以神经源性损害为主，在肢体近端肌肉中则以肌源性损害为主。除交感神经皮肤反应（SSR）试验外，肌电图上的 R-R 单项变化（RRIV）为评价自主神经功能的简便而较可靠的方法，也有学者认为，测量神经电兴奋的不应期比传导速度更敏感。还可通过末梢感觉定量分析仪（图 4-8）检测外周神经病变。

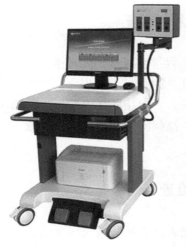

图 4-7　肌电图/诱发电位仪

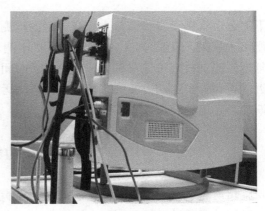

图 4-8　末梢感觉定量分析仪

二、心血管自主神经损伤的相关检查

1. 休息时心率　心血管系统自主神经病变患者休息时心率多＞90 次/分。

2. 深呼吸时每分钟心率差　患者取平卧位，先训练每分钟深呼吸 6 次，记录 Ⅱ 导联心电图上单次深吸气与深呼气时最大与最小的心搏间距（R-R 间期），分别计算深呼及深吸时每分钟心率的差（呼吸差），50 岁以下正常人呼吸差＞15 次/分，50～60 岁为 10～15 次/分，若＜10 次/分为异常。

3. 乏氏动作反应指数　嘱患者深吸气后掩鼻闭口用力做呼气动作，即乏氏动作 15 秒，然后放松自然呼气 10 秒，同时记录心电图，测定在乏氏动作后最大的 R-R 间期与乏氏动作时最小的 R-R 间期的比值，为乏氏动作反应指数，正常人应≥1.21，若≤1.10 为异常。

4. 立卧位时每分钟心率差　记录平卧位Ⅱ导联心电图后，于5秒内迅速立起，并继续记录心电图。测定立位时与卧位时R-R间期，计算出立位与卧位时每分钟心率之差（立卧差），正常＞15次/分，若＜15次/分为异常。

5. 站立后第30次与第15次心搏R-R间期比值（30/15值）　正常人30/15值≥1.03，若30/15值＜1.03为异常。

6. 直立性低血压试验　从卧位转为立位后3分钟内收缩压下降≥20mmHg和（或）舒张压下降≥10mmHg，则称为直立性低血压。

7. 核素扫描（SPECT）　用间碘苄胍（MIBG）单光子发射计算机断层扫描方法能反映心脏交感神经病变，此方法较上述方法能更早、更敏感地反映心脏自主神经病变，其缺点是价格昂贵、有放射性。

上述指标中以呼吸差、立卧差、乏氏动作反应指数及30/15值较敏感。凡60岁以下糖尿病患者，若静息卧位心率＞90次/分，呼吸差＜10次/分，立卧差＜15次/分，乏氏动作反应指数＜1.21，30/15值＜1.03，结合临床可考虑糖尿病心血管自主神经功能受损。

三、胃肠自主神经功能检查

下述方法有助于胃肠道自主神经病变的检测：①胃排空测量，以胃排空的闪烁图最敏感且能用于临床，闪烁图扫描技术仍是胃排空测定的"金标准"，表现为对固体和液体食物排空延迟。钡剂检查可见胃扩张，钡剂存留时间延长，十二指肠张力减低。②测压法，可发现近端胃和胃窦部动力减低，持续低幅胃窦运动，高幅幽门收缩。③胃电图，空腹时消化间期的复合运动波中胃窦成分缺失。

四、膀胱功能检查

膀胱超声测定残余尿量，糖尿病自主神经病变患者可有膀胱残余尿量增加。尿流动力学检测用尿道流量计、膀胱测压、神经传导速度和国际前列腺症状计分（IPSS）来评价尿道-膀胱的自主神经功能，但单凭下尿道症状（即IPSS）难以对神经病变做出诊断。研究结果显示，神经传导速度是确立糖尿病尿道-膀胱功能障碍的最好指标。

第十节　糖尿病足病的相关检查

一、周围神经病变检查

1. 10g尼龙丝触觉检查（图4-9、图4-10）　用一根特制的10g尼龙丝，一头接触患者大足趾、足跟和前足底外侧，用手按住尼龙丝的另一头，并轻轻施压，正好使尼龙丝弯曲，患者足底或足趾此时能感觉到足底的尼龙丝，则为正常，否则为不正常。异常者往往是糖尿病足溃疡的高危者（周围神经病变）。此法简单易行、重复性好。准确使用10g尼龙丝测定的方法：在正式测试前，在检查者手掌上试验 2～3 次，尼龙丝不可过于僵硬；测试时尼龙丝应垂直于测试处的皮肤，施压使尼龙丝弯曲约 1cm，去除对尼龙丝的压力；测定下一点前应暂停 2～3 秒，测定时应避开胼胝，但应包括容易发现溃疡的部位；建议测试的部位是大足趾，跖骨头 1、2、3、5 处及足跟和足背。如测定 10 个点，患者仅感觉到 8 个点或不足 8 个点，则视为异常。

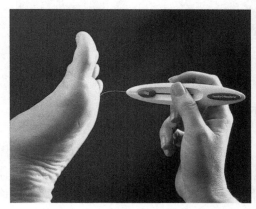

图 4-9　10g 尼龙丝触觉检查

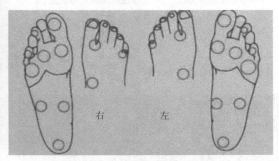

图 4-10　10g 尼龙丝触觉检查部位

2. 振动感觉阈值（VPT）检查（图 4-11）　早期发现周围神经病变，预测糖尿病足溃疡风险，0～15V 提示低风险，16～24V 提示中度风险，＞25V 提示高风险。另外，还可以用音叉对患者的振动感觉阈值及电流感觉阈值（CPT）进行检查（图 4-12）。

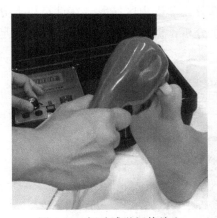

图 4-11　振动感觉阈值检查

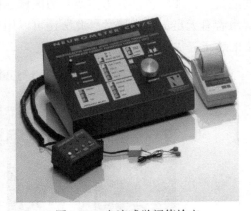

图 4-12　电流感觉阈值检查

3. 皮肤温度及刺痛检查（图 4-13、图 4-14）　检查皮肤对温度变化的感觉，反映神经功能是否受损。其分为定性检查和定量检查，定性检查即将音叉或一根细不锈钢棍置于温热水杯中，取出后测定患者不同部位的皮肤感觉，同时与正常人对照。定量检查需要用仪器，如红外线皮肤温度测定仪。临床上可用 40g 压力针头刺下肢和腿部的局部皮肤，以评判患者对疼痛的感觉。

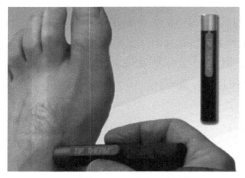

图 4-13　皮肤温度觉检查

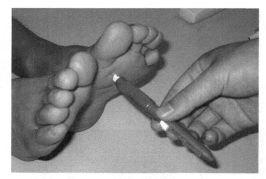

图 4-14　皮肤刺痛觉检查

二、压力测定和步态分析

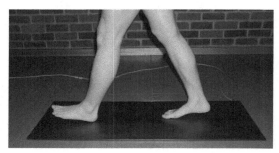

图 4-15　足底压力测试

足底压力测试和步态分析（图 4-15、图 4-16）是一项基于生物力学原理，探测人体下肢结构状况的检查，有利于糖尿病足的诊断，已有多种压力测定系统应用于临床工作中。这些系统通过测定足不同部位的压力，了解患者是否有足部压力异常。通常让受试者站在有多点压力敏感器的平板上，通过扫描成像传送给计算机，在屏幕上显示出颜色不同的足印，如红色部分为主要受力区域，蓝色部分为非受力区域等，在计算机上分析以了解患者有无足部压力异常。此法还可以用于步态分析，糖尿病足的步态分析可为足压力异常的矫正提供依据。

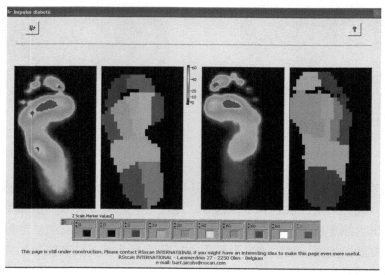

图 4-16　足底压力评估

扫封底二维码获取彩图

三、周围血管检查

1. 足部动脉搏动触诊　最简单的方法是用手触摸足背动脉（图 4-17）或胫后动脉（图 4-18）的搏动，以了解足部大血管病变，搏动消失提示有严重的大血管病变，需进行下一步检查。

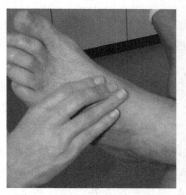 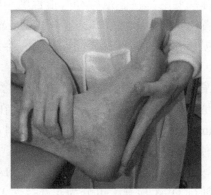

图 4-17　足背动脉搏动触诊　　　　图 4-18　胫后动脉搏动触诊

2. 经皮氧分压（TcPO$_2$）测定（图 4-19）　该检查反映微循环状态，同时能直接反映血管向组织供氧情况，是肢体缺血情况的定量评估方法。正常人足背 TcPO$_2$＞40mmHg。TcPO$_2$＜30mmHg 提示周围血液供应不足，足部易发生溃疡或易有溃疡形成。TcPO$_2$＜20mmHg 则提示足溃疡愈合的可能性很小，需要进行血管手术。

3. 踝肱指数（ABI）（图 4-20）　ABI=踝部动脉收缩压/肱动脉收缩压，其反映下肢血压与血管状态，正常值为 1.0～1.4。＜0.9 为轻度缺血；0.5～0.7 为中度缺血；＜0.5 为严重缺血。严重缺血的患者容易导致下肢（或足趾）坏疽。

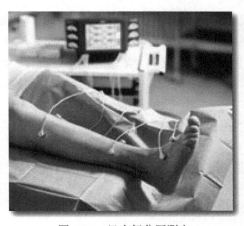 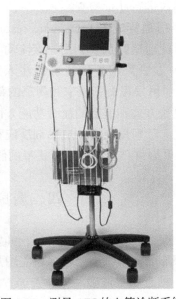

图 4-19　经皮氧分压测定　　　　图 4-20　测量 ABI 的血管诊断系统

4. 血管彩色多普勒超声检查　超声检查上肢的血管主要包括锁骨下动脉、腋动脉、肱动脉、桡动脉和尺动脉及其所伴行的静脉；下肢血管主要包括髂总动脉、髂外动脉、股总动脉、股浅动脉、股深动脉、腘动脉、胫前动脉、胫后动脉和足背动脉及其所伴行的静脉。糖尿病所致下肢动脉和静脉疾病的发病率明显高于上肢，糖尿病所致下肢动脉病变主要有动脉粥样硬化伴或不伴斑块、动脉狭窄或闭塞性疾病和动脉管腔扩张性疾病，超声检查可以确定动脉病变的部位、范围和严重程度，可作为糖尿病下肢动脉疾病的首选检查方法。糖尿病患者由于卧床和活动减少、高血糖、感染毒素和凝血因子激活，静脉血流速度减慢、静脉内膜损伤和血液黏稠及凝固性升高，容易形成静脉血栓，彩色多普勒超声能清楚显示静脉管壁、管腔、血流状态等。

5. 血管造影　是指将造影剂引入靶血管内，使目的血管显影，从而达到诊断目的，一直被认为是血管病变检查的"金标准"。现在的血管造影通常指数字减影血管造影（digital substraction angiography，DSA），是指利用计算机处理数字化的影像信息以消除骨骼和软组织影像，使血管被清晰显示的技术。DSA 的成像方式分为静脉注射数字减影血管造影（IVDSA）及动脉注射数字减影血管造影（IADSA）。前者指经静脉途径置入导管或套管针注射对比剂行 DSA 检查，可分为非选择性 IVDSA 即导管置入外周静脉或上腔静脉内显示血管影像，以及选择性 IVDSA 即导管头置于受检静脉或心腔内注射对比剂显影。后者也可分为非选择性动脉造影及选择性动脉造影。非选择性 IADSA 是指经动脉途径穿刺插管后，将导管头端置于靶动脉的主动脉近端注射造影剂做顺行显影；而选择性 IADSA 是指将导管头端进一步深入到靶动脉的主干或主干的分支内进行造影。CT 血管造影（CT angiography，CTA）是将 CT 增强技术与薄层、大范围、快速扫描技术相结合，通过合理的后处理，清晰显示全身各部位血管细节，具有无创和操作简便的特点，对于血管变异、血管疾病及显示病变和血管关系有重要价值。可以了解下肢血管闭塞程度和部位，为截肢平面或血管旁路手术提供依据，又可以为血管旁路手术做准备。动脉造影属于有创性检查，已有肾功能异常者不建议进行此项检查。

6. 磁共振血管成像（magnetic resonance angiography，MRA）　有两种方式，一种是不用经静脉注射造影剂，利用血液流动与静止的血管壁及周围组织形成对比而直接显示血管；另一种方法为用高压注射器注入造影剂（钆制剂）行血管造影，称为增强 MRA（CE-MRA），可发现血管狭窄和闭塞的部位。MRA 不仅是对血管腔内结构的简单描述，更是反映了血流方式和速度的血管功能方面的信息。MRA 与 CTA、DSA 比较更具有无创性、安全性，也无辐射性损害，造影剂反应和并发症显著减少。增强 MRA 对血管腔的显示比直接 MRA 更为可靠，出现血管狭窄的假象明显减少，对血管狭窄程度的反映比较真实。

四、溃疡合并感染的检查

用探针探查怀疑有感染的溃疡，如发现窦道，探及骨组织，要考虑骨髓炎；同时用探针取溃疡深部的标本做细菌培养，能增加培养出感染细菌的特异性。深部感染或骨病变还可用 X 线、核素扫描或磁共振检查等方法鉴别。

（鞠海兵）

参 考 文 献

陈海萍, 李璇, 孙锦文, 等, 2016. 糖尿病足定量感觉检查研究进展. 中国康复, 31 (4): 316-119.

陈霖, 卞成蓉, 李伯安, 2014. 浅析中国与美国 POCT 的应用与管理现状. 中华检验医学杂志, 37 (11): 804-807.

胡晖, 陆伟成, 刘伟才, 2016. 糖尿病自身抗体检测在成人隐匿型糖尿病诊断中的应用. 国际检验医学杂志, 37 (16): 2329-2330.

黄德珍, 徐向阳, 周红梅, 等, 2016. 双下肢 CTA 和增强 MRA 在双下肢动脉硬化闭塞症中的对比研究. 陕西医学杂志, 45 (9): 1175-1177.

鞠海兵, 舒子正, 李丽凤, 等, 2014. 2 型糖尿病患者不同时间血糖与糖化血红蛋白的相关性及其贡献. 中华糖尿病杂志, 6 (1): 32-36.

李洋, 唐飞, 李曙哲, 等, 2016. 基于阻抗谱法的无创血糖检测系统设计. 传感器与微系统, 35 (3): 77-79.

李中辉, 郑文岭, 马文丽, 2015. 2 型糖尿病相关基因的生物信息学分析. 基础医学与临床, 35 (6): 749-753.

母义明, 陆菊明, 潘长玉, 2014. 临床内分泌代谢病学. 北京: 人民军医出版社.

任风芹, 鄢盛恺, 王达勇, 等, 2003. 酶法测定血清 β-羟丁酸的方法学评价及其临床应用. 中国医学科学院学报, 25: 702-705.

王姮, 杨永年, 2005. 糖尿病现代治疗学. 北京: 科学出版社.

王晓玲, 李玲, 胡宏, 等, 2013. 蛋白酪氨酸磷酸酶抗体在糖尿病分型诊断中的价值. 标记免疫分析与临床, 20 (5): 359-360.

魏宇鹏, 2016. 糖化血红蛋白、β2-微球蛋白、视黄醇结合蛋白及胱抑素 C 在糖尿病肾病早期诊断中的价值. 中国实验诊断学, 20 (10): 1751-1752.

谢玮, 陶国华, 赵枰, 2016. 血清 GADA、ICA、IAA 检测对 2 型糖尿病患者的临床意义. 标记免疫分析与临床, 23 (4): 439-441.

杨静, 孙林, 孟志民, 等, 2013. 糖化白蛋白临床诊断切点的选择和评估. 中华检验医学杂志, 36 (12): 1120-1125.

郑铁生, 樊绮诗, 姜旭淦, 2010. 临床生物化学实验诊断与病例解析. 北京: 中国医药科技出版社.

中华医学会糖尿病学分会, 2018. 中国 2 型糖尿病防治指南（2017 年版）. 中华糖尿病杂志, 10 (1): 4-67.

周文娟, 吴云翔, 易军, 2015. 糖化血红蛋白标准化及其检测技术的发展. 生物化学与生物物理进展, 42 (5): 443-456.

Boom DT, Sechterberger MK, Jkenberg S, et al, 2014. Insulin treatment guided by subcutaneous continuous glucose monitoring compared to frequent point-of-care measurement in critically ill patients: a randomized controlled trial.Crit Care, 18 (4): 453.

Cho YS, Chen CH, Hu C, et al, 2012. Meta-analysis of genome-wide association studies identifies eight new loci for type 2 diabetes in east Asians. Nat Genet, 44: 67-72.

Haibing J, Liping Y, Jian F, et al, 2014. Comparison of blood sugar and glycosylated hemoglobin in type 2 diabeticpatients of Chinese provinces at different altitudes. Biomedical Research, 25 (3): 311-316.

Harashima S, 2013. Self-monitoring of blood glucose(SMBG)improves glycaemic control in oral hypoglycaemic agent(OHA)-treated type 2 diabetes. Diabetes Metab Res Rev, 29 (1): 77-84.

Hu C, Jia WP, 2018. Diabetes in China: epidemiology and genetic risk factors and their clinical utility in personalized medication. Diabetes, 67: 3-11.

Ju HB, Xu XM, Shu ZZ, et al, 2015. Blood glucose not hemoglobin influenced glycosylated hemoglobin in type 2 diabetes patients on plateau of China. Int J Diabetes Dev Ctries, 35 (3): 197-200.

Knowles JW, Assimes TL, Tsao PS, et al, 2013. Measurement of insulin-mediated glucose uptake: direct comparison of the modified insulin suppression test and the euglycemic, hyperinsulinemic clamp. Metabolism, 62: 548-553.

Li H, Gan W, Lu L, et al, 2013. A genome-wide association study identifies GRK5 and RASGRP1 as type 2 diabetes loci in Chinese Hans. Diabetes, 62: 291-298.

Ma X, Shen Y, Hu X, et al, 2015. Associations of glycated haemoglobin A1c and glycated albumin with subclinical atherosclerosis in middle-aged and elderly Chinese population with impaired glucose regulation. Clin Exp Pharmacol Physiol, 42 (6): 582-587.

Valencia WM, Florez H, 2017. How to prevent the microvascular complications of type 2 diabetes beyond glucose control. BMJ, 356: i6505.

Weykamp C, John G, Giliery P, et al, 2015. Investigation of 2 models to set and evaluate quality targets for hba1c: biological variation and sigma-metrics. Clin Chem, 61 (5): 752-759.

Wilmot-Roussel H, Levy DJ, Carette C, et al, 2013. Factors associated with the presence of glutamic acid decarboxylase and islet antigen-2 autoantibodies in patients with long-standing type 1 diabetes. Diabetes Metab, 39 (3): 244-249.

第五章 糖尿病诊断和分型

第一节 糖尿病诊断

目前国际通用的糖尿病诊断标准是 WHO（1999 年）标准。糖代谢状态分类、糖尿病诊断标准见表 5-1、表 5-2。

表 5-1 糖代谢状态分类（WHO 1999）

糖代谢分类	静脉血浆葡萄糖	
	空腹血糖（mmol/L）	糖负荷后 2 小时血糖（mmol/L）
正常血糖	<6.1	<7.8
空腹血糖受损	≥6.1，<7.0	<7.8
糖耐量异常	<7.0	≥7.8，<11.1
糖尿病	≥7.0	≥11.1

注：空腹血糖受损（impaired fasting glucose，IFG）和糖耐量异常（impaired glucose tolerance，IGT）统称为糖调节受损，也称为糖尿病前期。

表 5-2 糖尿病的诊断标准

诊断标准	静脉血浆葡萄糖（mmol/L）
典型糖尿病症状（烦渴多饮、多尿、多食、不明原因的体重下降）	
加	
（1）随机血糖	≥11.1
或	
（2）空腹血糖	≥7.0
或	
（3）无典型糖尿病症状者葡萄糖负荷后 2 小时血糖（需改日复查确认）	≥11.1

注：空腹状态指至少 8 小时没有进食热量；随机血糖指不考虑上次用餐时间，一天中任意时间的血糖，不能用来诊断空腹血糖异常或糖耐量异常。

糖尿病的临床诊断应依据静脉血浆血糖检测结果。空腹血浆葡萄糖或 75g 口服葡萄糖耐量试验（oral glucose tolerance test，OGTT）后的 2 小时血浆葡萄糖值可单独用于流行病学调查或人群筛查。我国资料显示仅查空腹血糖则糖尿病的漏诊率较高，理想的调查是同时检查空腹血糖及 OGTT 后 2 小时血糖值。OGTT 其他时间点血糖不作为诊断标准。建议已达到糖调节受损的人群应行 OGTT 检查，以提高糖尿病诊断率。

急性感染、创伤或其他应激情况下可出现暂时性血糖升高，若没有明确的糖尿病病史，就临床诊断而言不能以此时的血糖值诊断糖尿病，须在应激消除后复查，再确定糖代谢状态。

2011 年 WHO 建议在条件具备的国家和地区采用糖化血红蛋白（glycosylated hemoglobin A1c，HbA1c）诊断糖尿病，诊断切点为 HbA1c≥6.5%。

2018 年美国糖尿病学会（ADA）糖尿病医学诊疗标准指出，空腹血糖、OGTT 后 2 小时血糖和 HbA1c 同样适合诊断糖尿病。空腹血糖、糖负荷后 2 小时血糖诊断糖尿病的一致性欠佳，HbA1c 和血糖测试一致性存在相同的问题。与空腹血糖及口服葡萄糖耐量试验相比，测定 HbA1c 更方便（无须空腹），且 HbA1c 稳定性更高，受应激和疾病状态影响小。但是在已定的切点上，HbA1c 敏感性更低，花费更高，在发展中国家一些区域难以普及，在特定人群中 HbA1c 与平均血糖不匹配。

我国的 HbA1c 检测标准化程度逐步提高，但各地区差别仍较大。《中国 2 型糖尿病防治指南（2017 年版）》推荐，对于采用标准化检测方法并有严格质量控制的医院，可以开展将 HbA1c 作为糖尿病诊断及诊断标准的探索研究。

第二节　糖尿病分型

目前分型常采用 WHO（1999 年）糖尿病病因学分型体系，主要分为：1 型糖尿病、2 型糖尿病、特殊类型糖尿病和妊娠糖尿病（gestational diabetes mellitus，GDM），其中 1 型糖尿病、2 型糖尿病和 GDM 是临床常见类型，糖尿病分型标准见表 5-3。

表 5-3　糖尿病病因学分型（WHO 1999 年的分型体系）

1. 1 型糖尿病

（1）免疫介导性

（2）特发性

2. 2 型糖尿病

3. 特殊类型糖尿病

（1）胰岛 B 细胞功能遗传性缺陷：第 12 号染色体，肝细胞核因子 1α（HNF-1α）基因突变（MODY3）；第 7 号染色体，葡萄糖激酶（GCK）基因突变（MODY2）；第 20 号染色体，肝细胞核因子 4α（HNF-4α）基因突变（MODY1）；线粒体 DNA 突变；其他

（2）胰岛素作用遗传性缺陷：A 型胰岛素抵抗；矮妖精貌综合征（Leprechaunism）；Rabson-Mendenhall 综合征；脂肪萎缩性糖尿病；其他

（3）胰腺外分泌疾病：胰腺炎、创伤/胰腺切除术后、胰腺肿瘤、胰腺囊性纤维化、血色病、纤维钙化性胰腺病及其他

（4）内分泌疾病：肢端肥大症、库欣综合征、胰高血糖素瘤、嗜铬细胞瘤、甲状腺功能亢进、生长抑素瘤、醛固酮瘤及其他

（5）药物或化学品所致的糖尿病：Vacor（N-3 吡啶甲基 N-P 硝基苯尿素）、喷他脒、烟酸、糖皮质激素、甲状腺激素、二氮嗪、β 肾上腺素能激动剂、噻嗪类利尿剂、苯妥英钠、γ 干扰素及其他

（6）感染：先天性风疹、巨细胞病毒感染及其他

（7）不常见的免疫介导性糖尿病：僵人（stiff-man）综合征、胰岛素自身免疫综合征、胰岛素受体抗体及其他

（8）其他与糖尿病相关的遗传综合征：Down 综合征、Klinefelter 综合征、Turner 综合征、Wolfram 综合征、Friedreich 共济失调症、Huntington 舞蹈病、Laurence-Moon-Biedl 综合征、强直性肌营养不良症、卟啉病、Prader-Willi 综合征及其他

4. 妊娠糖尿病

注：MODY. 青少年发病的成人型糖尿病。

一、1 型糖尿病

1 型糖尿病是指因胰岛 B 细胞破坏导致胰岛素绝对缺乏所引起的糖尿病。1 型糖尿病的病因和发病机制尚不清楚，其显著的病理学和病理生理学特征是胰岛 B 细胞数量显著减少与消失所导致的胰岛素分泌显著下降或缺失，分为自身免疫性和特发性。1 型糖尿病患者的胰岛 B 细胞破坏程度不同，临床上大多表现为胰岛素依赖型糖尿病，早期可表现为非胰岛素依赖型糖尿病。

1 型糖尿病的发病年龄通常小于 30 岁，三多一少症状明显，以酮症或酮症酸中毒起病，体型非肥胖，空腹或餐后的血清 C 肽浓度明显降低；出现自身免疫抗体，如谷氨酸脱羧酶抗体（glutamic acid decarboxylase antibody，GADA）、胰岛细胞抗体（islet cell antibody，ICA）、人胰岛细胞抗原 2 抗体（human islet antigen-2 antibody，IA-2A）、锌转运体 8 抗体（zinc transporter 8 autoantibody，ZnT8A）等。利用新的技术如芯片可以联合检测多种胰岛自身抗体，有高度敏感性。在 1 型糖尿病中，有一种缓慢进展的亚型，即成人隐匿性自身免疫糖尿病（latent autoimmune diabetes in adult，LADA），在起病早期与 2 型糖尿病的临床表现类似，需要依靠 GADA 及其他胰岛自身抗体的检测才能明确诊断。

二、2 型糖尿病

2 型糖尿病曾被称为非胰岛素依赖型糖尿病、成人糖尿病，占糖尿病患者的 90%～95%。2 型糖尿病的病因和发病机制目前也不明确，遗传和环境等多重因素参与其中，其显著的病理生理学特征为胰岛素调控葡萄糖代谢能力的下降（胰岛素抵抗）伴随胰岛 B 细胞功能缺陷所导致的胰岛素分泌减少（或相对减少）。糖尿病酮症酸中毒也可以在 2 型糖尿病中出现。

三、特殊类型糖尿病

特殊类型的糖尿病病因相对明确，主要病因为：①胰岛 B 细胞功能遗传性缺陷；②胰岛素作用遗传性缺陷；③胰腺外分泌疾病；④内分泌疾病；⑤药物或化学品所致的糖尿病；⑥感染；⑦不常见的免疫介导性糖尿病；⑧其他与糖尿病相关的遗传综合征。

（一）胰岛 B 细胞功能遗传性缺陷所致特殊类型糖尿病

1. 线粒体 DNA 突变糖尿病　线粒体基因突变糖尿病是最为多见的单基因突变糖尿病，占中国成人糖尿病中的 0.6%。绝大多数线粒体基因突变糖尿病是由线粒体亮氨酸转运 RNA 基因[tRNALeu（UUR）]上的线粒体核苷酸序位 3243 上的 A→G（A3243G）突变所致。该突变首先被确定为肌病、脑病、乳酸酸中毒和卒中样发作综合征的病因。1992 年，van den Ouweland 和 Reardon 等各自独立报道了携带有该突变的糖尿病伴耳聋但无明显神经系统异常的家系。之后，多国学者陆续报道了不同人种中具有线粒体 nt3243 突变的糖尿病家系，指出该病临床可仅呈 2 型糖尿病，伴或不伴耳聋，支持此类 2 型糖尿病是一独立的亚型，1997 年 ADA 在新的糖尿病分型中将该突变所导致的糖尿病列为特殊类型糖尿病。最为常见的临床表现为母系遗传、糖尿病或伴耳聋。本研究组观察到早发糖尿病患者伴耳聋、体重指数正常或较低、有母系遗传倾向可强烈提示线粒体糖尿病的存在。在线粒体DNA3243 位点 A→G 突变 G/A 峰值比在一定程度上可对存在突变者线粒体糖尿病起病年龄及严重程度进行简单预测。对具有下列一种尤其是多种情况者应疑及线粒体基因突变糖尿病：①在家系内糖尿病的传递符合母系遗传；②起病早伴病程中胰岛 B 细胞分泌功能明显进行性减低或尚伴体重指数低且胰岛自身抗体检测阴性的糖尿病者；③伴神经性耳聋的糖尿病者；④伴中枢神经系统、骨骼肌表现、心肌病、视网膜色素变性、眼外肌麻痹或乳酸酸中毒的糖尿病患者或家族中有上述表现者。对疑似者首先应行 tRNALeu（UUR）A3243G 突变检测。

2. 青少年发病的成人型糖尿病（MODY）　是一种以常染色体显性遗传方式在家系内传递的早发但临床表现类似 2 型糖尿病的疾病。MODY 是临床诊断。目前通用的 MODY诊断标准有三点：①家系内至少三代直系亲属内均有糖尿病患者，且其传递符合常染色体显性遗传规律；②家系内至少有一个糖尿病患者的诊断年龄在 25 岁或以前；③糖尿病确诊后至少在两年内不需使用胰岛素以控制血糖。目前，国际上已发现了 14 种 MODY 类型，中国最常见的类型及特征见表 5-4。

表 5-4　中国人常见的 MODY

MODY 分型	责任基因	临床特征
1	肝细胞核因子 4α（HNF-4α）	青春期或成年早期进行性胰岛素分泌受损；高出生体重及新生儿暂时性低血糖；对磺脲类敏感
2	葡萄糖激酶（GCK）	病情稳定，非进行性空腹血糖升高；通常无须药物治疗；微血管并发症罕见；OGTT 后 2 小时血糖较空腹血糖轻度升高（<3mmol/L）
3	肝细胞核因子 1α（HNF-1α）	青春期或成年早期进行性胰岛素分泌受损；肾糖阈下降；OGTT 后 2 小时血糖较空腹血糖显著升高（>5mmol/L）；对碘脲类、磺脲类敏感
5	肝细胞核因子 1β（HNF-1β）	血糖升高伴肾发育性疾病（肾囊肿）；泌尿生殖道畸形；胰腺萎缩；高尿酸血症；痛风
10	胰岛素（INS）	胰岛素分泌缺陷，通常需要胰岛素治疗
13	钾离子通道 Kir6.2（KCNJ11）	胰岛素分泌缺陷，对磺脲类敏感

（二）胰岛素作用遗传性缺陷

胰岛素对三大代谢物质（脂肪、蛋白质、碳水化合物）的调节作用是通过胰岛素分子作用在不同器官组织内细胞膜上的胰岛素受体而介导的。因为胰岛素受体在介导胰岛素作用中起关键性作用，胰岛素受体的缺陷可以导致糖尿病。在这类特殊类型的糖尿病中，突出的病理生理学变化为胰岛素抵抗所导致的高胰岛素血症。除脂肪萎缩性糖尿病外，Leprechaunism 综合征、Rabson-Mendenhall 综合征和部分 A 型胰岛素抵抗均由胰岛素受体突变所导致。而脂肪萎缩性糖尿病患者胰岛素受体的结构正常，推测其导致胰岛素抵抗的缺陷可能发生在胰岛素受体后的胰岛素信号转导路径上。

（三）胰腺外分泌疾病

胰腺炎、胰腺创伤、胰腺切除术后、肿瘤、囊性纤维化、血色病、纤维钙化性胰腺病变等任何导致全部或大部分胰腺实质性病变的疾病或创伤，因累及了胰岛 B 细胞导致胰岛素分泌缺乏均可导致糖尿病。但是，胰脏的腺癌可以在仅影响一小部分胰腺的情况下导致糖尿病，估计其导致糖尿病的机制可能有对胰岛 B 细胞物理性破坏以外的原因。

（四）内分泌疾病

1. 肢端肥大症　肢端肥大症中与糖代谢相关的病理生理改变为明显的胰岛素抵抗。在高生长激素水平与高胰岛素水平之间似乎无明显的相关性，但有研究表明胰岛素样生长因子 1（insulin-like growth factor 1，IGF-1）水平与血糖代谢之间却有明显的相关性。在纠正了高生长激素或高 IGF-1 血症后，患者的糖代谢紊乱可以得到逆转。在高生长激素所致的糖尿病中，有一部分在原发的 1 型或 2 型糖尿病易感性的基础上诱导了糖尿病的发生，在这部分患者中常可见到 1 型或 2 型糖尿病的家族史，在高生长激素或高 IGF-1 血症被纠正后糖尿病并不消失。值得一提的是，在生长激素缺乏的患者中常可以见到表现为胰岛素缺乏的轻到中等程度的糖尿病。

2. Cushing 综合征　糖皮质激素是体内主要对抗胰岛素的激素。对于人类，生理性的糖皮质激素升高可造成轻度的血糖升高及较明显的酮体和支链氨基酸的升高。但体内长期的糖皮质激素升高（如患 Cushing 综合征或长期服用糖皮质激素类的药物）则可使糖代谢明显改变。在高糖皮质激素状态被纠正后，大部分患者的糖尿病或糖耐量减低状态可恢复正常，少数有糖尿病易感性的个体可发生真性的糖尿病。

3. 胰高血糖素瘤　胰高血糖素瘤多为恶性肿瘤，除肿瘤的浸润症状外，该病的其他临床表现还有转移的坏死性红斑、正色素正细胞性贫血、口腔炎、消瘦、糖耐量异常或糖尿病。胰高血糖素作用的主要靶器官为肝脏，在胰高血糖素的作用下，肝脏的糖原分解和糖异生增加。胰高血糖素还使肌肉和脂肪组织内蛋白与脂肪分解加速，释放出氨基酸和游离脂肪酸作为肝脏糖异生的原料。除此以外，胰高血糖素还可以促进肾上腺髓质分泌儿茶酚胺而进一步使肝脏的葡萄糖输出增加。由于上述机制，胰高血糖素瘤患者几乎 100% 都有糖耐量异常或者糖尿病。

4. 嗜铬细胞瘤　在嗜铬细胞瘤患者体内，增加的儿茶酚胺可直接对抗胰岛素的作用而使血糖升高，在胰岛中，α_2 肾上腺素能受体被激活后可抑制 B 细胞胰岛素的分泌，而 β_2 肾上腺素能受体被激活后可刺激 B 细胞胰岛素的分泌。但在胰岛中 α_2 受体的效应占主导地位，因此儿茶酚胺作用在胰岛的综合效应表现为胰岛素的分泌受抑制。在肝脏，儿茶酚胺促进肝脏糖原的分解和糖异生。在骨骼肌和脂肪组织，儿茶酚胺可通过 β 肾上腺素能受体的介导而促进脂肪的分解和肌糖原的分解。

5. 甲状腺功能亢进　甲状腺激素是一种促进分解代谢的激素，因代谢率的加快，胰岛素在体内的清除速度增加了 40%。甲状腺激素对儿茶酚胺的允许作用是导致血糖升高的主要原因。

6. 生长抑素瘤　1983 年，Pipeleers 等曾报道了 5 例确诊为生长抑素瘤的患者，其中一位患者并发糖尿病，另外两位患者患有严重的发作性低血糖。这些患者的共同特点是高生长抑素血症。因生长抑素瘤罕见，因此对继发于该病的糖尿病报道较少。

7. 醛固酮瘤 醛固酮增多导致体内失钾可导致胰岛 B 细胞胰岛素分泌减少。

（五）药物或化学品所致的糖尿病

表 5-5 列举了 ADA 分类中可导致糖尿病的药物和它们导致糖尿病的作用机制，表 5-6 中所列举的药物也可因干扰血糖代谢而导致高血糖。

表 5-5　可导致糖尿病的药物和它们导致糖尿病的作用机制

药物或化学物质	导致糖尿病的机制
Vacor（一种灭鼠剂）	破坏胰岛 B 细胞
戊脒	破坏胰岛 B 细胞
烟酸	增加胰岛素抵抗
糖皮质激素	同 Cushing 综合征
甲状腺激素	同高甲状腺激素血症
二氮嗪	B 细胞 ATP 敏感性 K^+ 通道开放剂，减少胰岛素分泌，增加内源性的儿茶酚胺分泌
β 肾上腺素能激动剂	同嗜铬细胞瘤
噻嗪类利尿剂	继发于低钾血症的胰岛素分泌减少，增加胰岛素抵抗
苯妥英钠	抑制胰岛素分泌
α 干扰素	诱发胰腺炎
其他，如避孕药	增加胰岛素抵抗

表 5-6　其他可导致高血糖的药物

呋塞米	苯巴比妥钠
布美他尼	环磷酰胺
乙酰唑胺	天冬酰胺酶
吲达帕胺	非甾体抗炎药
β 受体阻滞剂	咖啡因
钙通道阻滞剂	鱼油
PD-1/PD-L1 抑制剂	

（六）感染

风疹病毒、巨细胞病毒、柯萨奇病毒 B 感染与 1 型糖尿病相关。

（七）不常见的免疫介导性糖尿病

1. 僵人综合征 常在成年后发病，主要表现为进行性的僵硬和肌肉的痛性痉挛，常伴有其他的自身免疫性疾病，如 1 型糖尿病、甲状腺毒症、垂体功能减退症、肾上腺皮质功能不全等。在糖尿病患者的血清和脑脊液中曾发现与谷氨酸脱羧酶交叉反应的抗体，提示该患者的糖尿病可能由自身免疫所导致。

2. 抗胰岛素受体自身抗体症 胰岛素抵抗的原因为患者体内有高滴度的抗胰岛素受

体的自身免疫抗体。在一些自身免疫病（如红斑狼疮）的患者体内可以见到抗胰岛素受体的自身免疫抗体。这种抗体可与胰岛素受体结合而使胰岛素不能发挥作用。

（八）其他与糖尿病相关的遗传综合征

许多遗传综合征都与糖尿病患病的危险性增加相关，包括 Down 综合征、Klinefelter 综合征、Turner 综合征、Wolfram 综合征、Friedreich 共济失调症、Huntington 舞蹈病、Laurence-Moon-Biedl 综合征、强直性肌营养不良症、Prader-Willi 综合征及其他。

四、妊娠糖尿病

妊娠糖尿病（GDM）是指妊娠期间发生的不同程度的糖代谢异常，但血糖未达到显性糖尿病的水平，占孕期糖尿病的 80%～90%，与妊娠期的激素分泌相关。根据 2008 年高血糖与不良妊娠结局研究，以围产期不良结局增加 75% 的界值作为切点，国际妊娠合并糖尿病共识小组制定了新的 GDM 诊断切点，并于全球普遍应用。《中国 2 型糖尿病防治指南（2017 年版）》采用此标准：孕期任何时间行 75g OGTT，5.1mmol/L≤空腹血糖＜7.0mmol/L，OGTT 1 小时血糖≥10.0mmol/L，8.5mmol/L≤OGTT 2 小时血糖＜11.1mmol/L，上述血糖值之一达标即诊断 GDM。但孕早期单纯空腹血糖＞5.1mmol/L 不能诊断 GDM，需要随访。

（马池发　李玉秀）

参 考 文 献

王姮，杨永年，2005. 糖尿病现代治疗学. 北京：科学出版社.

项坤三，2011. 特殊类型糖尿病. 上海：上海科学技术出版社.

中华医学会糖尿病学分会，2018. 中国 2 型糖尿病防治指南（2017 年版）. 中华糖尿病杂志，10：4-67.

周美岑，闵锐，纪建军，等，2016. 母系遗传伴耳聋糖尿病患者线粒体 DNA 3243 A＞G 突变与临床特点之间的关系. 中华内分泌代谢杂志，32（1）：33-37.

Alberti KG, Zimmet PZ, 1998. Definition, diagnosis and classification of diabetes mellitus and its complications. Part 1：diagnosis and classification of diabetes mellitus provisional report of a WHO consultation. Diabetic Medicine，15（7）：539-553.

Association AD, 2018. Classification and diagnosis of diabetes：standards of medical care in diabetes-2018. Diabetes Care，41（Suppl.1）：S13-S27.

Goto Y，Nonaka I，Horai S，1991. A new mtDNA mutation associated with mitochondrial myopathy, encephalopathy, lactic acidosis and stroke-like episodes（MELAS）. Biochim Biophys Acta，1097（3）：238-240.

Horikawa Y，Iwasaki N，Hara M，et al，1997. Mutation in hepatocyte nuclear factor-1 beta gene（TCF$_2$）associated with MODY. Nat Genet，17（4）：384-385.

Kayne DM，Holvey SM，1998. Drugs and hormones that increase blood glucose levels//Lebovitz HE . Therapy for Diabetes Mellitus and Related Disorders. 3th ed. American Diabetes Association：260-266.

Kobayashi Y，Momoi MY，Tominaga K，et al，1990. A point mutation in the mitochondrial tRNA-leu（UUR）gene in MELAS（mitochondrial myopathy, encephalopathy, lactic acidosis and stroke-like episodes）. Biochem Biophys Res Commun，173（3）：816-822.

Liu L，Nagashima K，Yasuda T，et al，2013. Mutations in KCNJ11 are associated with the development of autosomal dominant, early-onset type 2 diabetes. Diabetologia，56（12）：2609-2618.

Liu Y，Li J，Wu J，et al，2018. A plasmon-enhanced fluorescence protein microchip with high-sensitivity for multiple islet autoantibodies measurements in autoimmune diabetes diagnosis. J Biomed Nanotechnol，14（8）：1496-1504.

Menzel R，Kaisaki PJ，Rjasanowski I，et al，1998. A low renal threshold for glucose in diabetic patients with a mutation in the hepatocyte nuclear factor-1α（HNF-1α）gene. Diabet Med，15（10）：816-820.

Ng MC，Cockburn BN，Lindner TH，et al，1999. Molecular genetics of diabetes mellitus in Chinese subjects：identification of mutations in glucokinase and hepatocyte nuclear factor-1alpha genes in patients with early-onset type 2 diabetes mellitus/MODY. Diabet Med，16（11）：956-963.

O'Byrne S，Feely J，1990. Effects of drugs on glucose tolerance in non-insulin-dependent diabetics（parts I and II）. Drugs，40（1）：203-219.

Pandit MK，Burke J，Gustafson AB，et al，1993. Drug-induced disorders of glucose tolerance. Ann Intern Med，118（7）：529-539.

Pearson ER，Boj SF，Steele AM，et al，2007. Macrosomia and hyperinsulinaemic hypoglycaemia in patients with heterozygous mutations in the HNF4A gene. PLoS Med，4（4）：e118.

Pipeleers D，Couturier E，Gepts W，et al，1983. Five cases of somatostatinoma：clinical heterogeneity and diagnostic usefulness of basal and tolbutamide-induced hypersomatostainemia. J Clin Endocrinol Metab，56（6）：1236-1242.

Rabkin R，Ryan MP，Duckworth WC，1984. The renal metabolism of insulin. Diabetologia，27（3）：351-357.

Randin JP，Tappy L，Scazziga B，et al，1986. Insulin sensitivity and exogenous insulin clearance in Graves' disease：measurement by the glucose clamp technique and continuous indirect calorimetry. Diabetes，35（2）：178-181.

Reardon W，Ross RJ，Sweeney MG，et al，1992. Diabetes mellitus associated with a pathogenic point mutation in mitochondrial DNA. Lancet，340（8832）：1376-1379.

Saeed MA，Thompson JJ，Fronczek FR，et al，2009. 3，6，9，16，19，22-Hexaazatricyclo-[22.2.2.211，14] triaconta-1（27），11（30），-12，14（29），24（28），25-hexaene hexakis（p-toluenesulfonate）dihydrate. Acta Crystallogr Sect E Struct Rep Online，65（10）：o2405-2406.

Shiba T，Morino Y，Tagawa K，et al，1995. Onset of diabetes with high titer anti-GAD antibody after IFN therapy for chronic hepatitis. Diabetes Res Clin Pract，30（3）：237-241.

So WY，Ng MC，Horikawa Y，et al，2003. Genetic variants of hepatocyte nuclear factor-1β in Chinese young-onset diabetic patients with nephropathy. J Diabetes Complications，17（6）：369-373.

Solimena M，Folli F，Aparisi R，et al，1990. Autoantibodies to GABA-ergic neurons and pancreatic beta cells in stiff-man syndrome. N Engl J Med，322（22）：1555-1560.

Solimena M，Folli F，Denis-Donini S，et al，1988. Autoantibodies to glutamic acid decarboxylase in a patient with stiff-man syndrome，epilepsy，and type I diabetes mellitus. N Engl J Med，318（16）：1012-1020.

van den Ouweland JM，Lemkes HH，Ruitenbeek W，et al，1992. Mutation in mitochondrial tRNALeu（UUR）gene in a large pedigree with maternally transmitted type II diabetes mellitus and deafness. Nat Genet，1（5）：368-371.

Vandenberg H，2017. The politics of hospital provision in early twentieth-century Britain by Barry M. Doyle The politics of hospital provision in early twentieth-century Britain Barry M. Doyle London：Pickering & Chatto，2014，xi+297 p.$42.36. Can Bull Med Hist，34（2）：522-524.

Wang C，Fang Q，Zhang R，et al，2004. Scanning for MODY5 gene mutations in Chinese early onset or multiple affected diabetes pedigrees. Acta Diabetol，41（4）：137-145.

Wang C，Zhang R，Lu J，et al，2012. Phenotypic heterogeneity in Chinese patients with hepatocyte nuclear factor-1β mutations. Diabetes Res Clin Pract，95（1）：119-124.

Wang Y，Zhou S，Yang F，et al，2019. Treatment-related adverse events of PD-1 and PD-L1 inhibitors in clinical trials：A systematic review and meta-analysis. JAMA Oncol，5（7）：1008-1019.

World Health Organization，2006. Definition and diagnosis of diabetes mellitus and intermediate hyperglycemia：report of a WHO/IDF consultation. Geneva：WHO Document Production Services.

World Health Organization，2011. Use of glycated haemoglobin（HbA1c）in the diagnosis of diabetes mellitus. Abbreviated report of a WHO consultation.Geneva：WHO Document Production Services.

XiaoYP，Xu XH，Fang Y L，et al，2016. GCK mutations in Chinese MODY2 patients：a family pedigree report and review of Chinese literature. J Pediatr Endocrinol Metab，29（8）：959-964.

Xu JY，Dan QH，Chan V，et al，2005. Genetic and clinical characteristics of maturity-onset diabetes of the young in Chinese patients. Eur J Hum Genet，13（4）：422-427.

Yan J，Jiang F，Zhang R，et al，2017. Whole-exome sequencing identifies a novel INS mutation causative of maturity-onset diabetes of the young 10. J Mol Cell Biol，9（5）：376-383.

Yang Y，Zhou TC，Liu YY，et al，2016. Identification of HNF4A mutation p.T130I and HNF1A mutations p.I27L and p.S487N in a Han Chinese family with early-onset maternally inherited type 2 diabetes. J Diabetes Res，2016：3582616.

第二篇

糖尿病治疗学

第六章 糖尿病的一般治疗

第一节 糖尿病的一般治疗原则

糖尿病治疗的目的是积极控制血糖及相关的多种代谢紊乱，防止或延缓各种并发症的发生，提高患者生活质量与生存年限。由于糖尿病是一种伴随患者终身的慢性疾病，饮食、起居、活动、精神心理等生活方式对血糖及其他代谢指标有较大影响，与病情的演变关系十分密切。因此，帮助糖尿病患者掌握以上各项内容常作为糖尿病一般治疗的主要组成部分，必须对患者进行细致、耐心、系统的健康教育，使患者充分了解疾病的性质、各种治疗措施实施的原则。必须掌握指尖血糖测定、胰岛素注射的方法，了解各种降糖药的作用与副作用，熟悉低血糖症状与处理，保持健康的生活方式。同时，调动患者家庭成员的积极参与，支持与督促患者坚持健康的生活方式，积极配合执行医务人员建议的治疗方案。糖尿病患者不仅有血糖升高，还常合并有高血压、血脂紊乱、超重或肥胖等多种心血管危险因素。因此，控制血糖、血压、血脂与抗血小板等的综合治疗在防止或延缓糖尿病慢性并发症中的作用十分重要。

第二节 糖尿病患者的自我管理教育

为糖尿病患者及其家庭成员提供糖尿病教育和必要的社会心理支持可预防或延缓糖尿病并发症的发生，提高生活质量。糖尿病教育的最终结果是实现有效的自我管理，因此糖尿病的教育治疗实际是实现糖尿病患者自我管理教育。ADA 定义糖尿病自我管理教育为持续促进糖尿病自我管理获取必需的知识和能力的过程。教育指导应基于糖尿病患者的需求、目标和生活经历，并且以循证标准为指导，以更灵活的方式开展，融入多种文化背景，需要患者、家庭成员和教育工作者之间有效合作。

糖尿病患者每日都要接受糖尿病治疗，他们需要得到家庭成员的积极支持。糖尿病患者及其家属有一定的糖尿病知识和行为管理能力。在 17 个国家进行的 DAWN2（diabetes，Attitudes，Wishes and Needs）研究显示，仅有 49% 的糖尿病患者曾参加过糖尿病教育计划。被研究者中，81% 认为糖尿病教育有助于提升生活质量和幸福感。家庭成员参与糖尿病教育项目的频率较低（平均为 23%），但参与者却能较多受益。这一结果表明，糖尿病教育非常有价值，但仅有少数人接收了相关知识。

1. 教育方式的转变 Adolfsson 等认为，随着医疗模式的改变，教育者需要从传统的"专家"角色转变为促进者和合作者的角色。在传统的单向教学中，教育者以师生关系向患者传递信息。但行为理论表明，教育者必须让对方参与才能有效地制定目标，提高自我效能，应对困难。当一种行为变成习惯，那么改变行为就会很难，持续的改变就会更难。例如，一名60岁的2型糖尿病患者从来不喜欢运动，不喜欢服药，有不健康的饮食习惯和饮酒习惯，在听取几次健康讲座后，很难有实质性的行为改变。所以，我们需要从家长式的说教转换成以个人需求为中心的教育模式。希望患者能够积极参与，并根据个人需求和喜好制订教学内容，而不再依赖于教育者自己的主观判断。许多教育工作者认为，他们推荐基于证据的具体行动并根据他们的知识对糖尿病患者进行教育。因为教育工作者经常在临床工作中以陈述的形式提出建议，并且如果患者偏离教育者的议程，他们通常会打断糖尿病患者。这些关系动态地使教育家成为专家的主导地位。除非糖尿病患者乐于接受这种类型的指导，否则可能导致其产生厌恶心理。所以，教育者的角色不是成为专家，而是合作者，是帮助患者理解疾病的演变和转归，共同探索改变方法。

2. 教育技巧 教育者需要接触不同的患者，不断转换自己的角色以适应不同的患者需求。角色的转换是具有挑战性的。因此，掌握不同角色之间的切换以满足个人和整个团体的需求，并在内容和学习方式上适合各个糖尿病患者，是教育工作者的重要技能。其中一些公认的技能包括：①谦逊，能够平易近人，不会将自己的理念强加于患者；②灵活，愿意尝试开放性的新方法，愿意改变；③专业，以专业的知识处理患者群体中遇到的各种不同问题；④同理心，这在教育和治疗中十分重要，因为这代表理解患者的愿望和能力。善于倾听是非常有益的。教育者在倾听中可以更好地展现其同理心，如教育者表示"我愿意听你讲述你的经历，并会提出任何我认为可能有用的建议"。研究表明，医生的同理心可带来更好的预后。

3. 心理支持 糖尿病患者必须长期坚持各种行为改善才能达到理想的治疗效果。然而，血糖水平的达标（如HbA1c<7.0%）并不能表明糖尿病患者生活质量改善，只有当两者同时达到时才是理想的治疗结果。社会心理问题与糖尿病的不良事件（如低血糖风险和频繁遗漏处方药）之间相互影响。不良事件可引起心理问题，如对低血糖的恐惧等。抑郁症在糖尿病患者中比较常见，而部分糖尿病并发症有时可能被误诊为抑郁症，因此经历了无效的治疗。这是糖尿病教育中要注意的一点。

4. 家庭教育 DAWN2研究包括对2057名成年糖尿病患者的家庭成员的调查。这项研究表明35%的家庭成员认为糖尿病是一个巨大的负担；40%的家庭成员经历了与糖尿病相关的痛苦；61%的人表示他们非常担心患有糖尿病的家庭成员发生低血糖。糖尿病患者通常在家庭环境中进行糖尿病的自我管理。家庭成员在膳食准备和时间管理等日常工作中都发挥着重要作用，并提供道德和情感的支持。因此，自我管理和血糖控制影响着整个家庭。而现实是大多数教育计划专门针对糖尿病患者，针对慢性疾病患者与其家人之间交流的研究相对缺乏。所以在教育中，应让患者和家属都可以认识到糖尿病是终身的疾病，需要全体家庭成员共同树立战胜疾病的信心和勇气，以良好地控制血糖，预防急、慢性并发症的发生。

5. 长期的教育管理 目前糖尿病教育的主要缺点是不连续。糖尿病患者完成教育项目后缺少必要的随访以适应和调整后续的糖尿病治疗需求。所有的糖尿病教育都应当成为终身教育。终身的糖尿病自我管理需要不断调整知识结构，提供心理支持。我们应当从诊断开始，将糖尿病自我教育管理作为糖尿病治疗护理的一个重要组成部分。

第三节 糖尿病的饮食治疗

饮食治疗（medical nutrition therapy，MNT）是糖尿病治疗中不可缺少的一部分，是2型糖尿病患者首选的治疗。一项对2型糖尿病患者进行的临床观察研究结果显示，严格控制饮食可以降低空腹和餐后血糖，同时使糖化血红蛋白降低。药物治疗时更应坚持饮食治疗。使用胰岛素或磺脲类药物治疗时，如不控制饮食，可能造成患者体重增加、胰岛素抵抗或胰岛素用量增加的恶性循环。

饮食治疗的重点包括为患者决定饮食中三大营养物质的理想比例及制订详细的实施方案以达到饮食治疗的目的。

（1）饮食配合内源性或外源性胰岛素，以及口服降糖药和运动，帮助糖尿病患者达到并维持接近正常的血糖水平。

（2）达到并维持理想的血脂水平。

（3）提供适当的热量，达到并维持成人理想体重，满足青少年正常生长发育、妊娠和哺乳期妇女增加的代谢需求及消耗性疾患康复的需求。

（4）预防和治疗急性并发症（如胰岛素治疗所致的低血糖、短期疾病、运动相关性问题等）和长期并发症（如糖尿病肾病、自主神经病变、高血压和心血管疾病等）。

（5）通过合适的营养增进健康。

一、饮食治疗的原则

1. 限制每日摄入的总热量 每天饮食总热量可以满足机体需求，达到或保持理想成人体重。肥胖者应通过限制热量逐步减轻体重，消瘦者应增加体重。

2. 合理的饮食结构 三大营养物质的组成比例合理。在总热量限定的前提下，适当提高碳水化合物的含量，保证蛋白质的供应，限制脂肪的摄入，尤其是饱和脂肪酸，限制胆固醇；食物品种多样化，适当增加膳食纤维和微量元素；限制食盐的摄入量。

3. 进食方法 每日规律进食，少食多餐，与运动、药物治疗密切配合。

4. 长期坚持 饮食治疗是糖尿病综合治疗中的基础治疗，不同类型的糖尿病患者都要进行饮食治疗。在具体实施过程中，应体现个人的饮食爱好。同时教育患者了解饮食治疗的意义和方法，主动配合饮食治疗，并乐于长期坚持。

二、能量摄入与消耗

人体维持生命、正常生长发育从事各项活动的能量需由摄入的食物提供。食物中的碳水化合物、蛋白质和脂肪经过氧化代谢产生能量。每克碳水化合物和蛋白质在体内产生4kcal（16.7kJ），每克脂肪产生9kcal（37.7kJ）。健康成年人每天能量的摄取量与消耗量应基本保持平衡。

人体能量的消耗主要包括以下三方面：

1. 维持基础代谢 基础代谢是指人体为了维持身体内各器官进行最基本的生理功能所消耗的能量，如维持正常体温、呼吸运动、血液流动、骨骼肌张力及腺体的功能等。在成人，维持基础代谢所需要的热量一般为 1200kcal（5016kJ），占总消耗能量的 60%～70%。在正常情况下，基础代谢率较为恒定。影响基础代谢率的因素包括：①体表面积，基础代谢率与体表面积呈正相关。体表面积与身高、体重相关。可以按照下列公式计算：$A=0.0659H+0.0126W-0.1603$[A 为体表面积（m^2），H 为身高（cm），W 为体重（kg）]。②环境气温，在舒适环境气温中代谢最低，在低温或高温环境中代谢都会升高。③年龄和性别，婴幼儿期，由于生长发育的需要，基础代谢率最高，以后随着年龄的增长而降低。女性的基础代谢率略低于男性。④甲状腺功能，甲状腺激素会增加基础代谢率和耗氧量。甲状腺功能亢进患者的基础代谢率明显升高，甲状腺功能减退者则降低。

2. 体力活动时的能量消耗 包括劳动与生活中所有体力活动的能量消耗，其多少与工作性质和劳动强度有关，相互间差异很大。劳动强度可以分为三级：①轻体力劳动，以坐、站或少量走动为主的动作，如办公室工作、组装和修理钟表、店员收受货和一般实验室操作等；②中等劳动，如机动车驾驶、学生日常活动等；③重体力劳动，如非机械化农业劳动、舞蹈、体育运动等。当然，除考虑劳动强度外，还应考虑劳动持续时间。

3. 食物特殊动力作用 指食物在消化、吸收、运转、代谢和储存过程中所需要的能量，与所进食物的总热量无关，而与进食的食物种类有关。进食碳水化合物与脂肪所需的这部分能量较低，持续时间也较短；而进食蛋白质所需的能量则较高，持续时间也较长。一般认为，高蛋白饮食习惯者的食物特殊动力作用所需的能量约占总能量的 10%，对一般膳食者而言，约占 6%。

4. 其他 孕妇和哺乳期妇女需额外的能量以保证胎儿正常发育或补偿分泌乳汁所消耗的能量。严重感染、创伤、手术及合并结核、肿瘤等分解代谢亢进状态时，能量消耗明显增加。正常成年人应尽量维持能量消耗与摄入之间的平衡，避免出现负平衡或正平衡。长期的负平衡会导致消瘦、水肿、对疾病产生抵抗力；反之，长期的正平衡则会导致体重持续增加，引起肥胖、高血脂等代谢性疾病，增加糖尿病、高血压及心血管疾病的发生风险。糖尿病饮食治疗的基础措施是控制每日总热量的摄入，以达到和（或）维持理想的体重为原则。糖尿病患者每天所需要的总热量应根据理想体重、劳动强度和身体状况来计算，对成人应满足维持理想体重，对儿童应保证其正常的生长发育，对妊娠期和哺乳期妇女应保证有充分的营养以供胎儿发育和乳汁分泌，对合并其他慢性消耗性疾病的患者应有利于其康复。因此，在计算患者的每日总热量需要量前，应仔细了解患者的身高体重、工作性质、体育运动、目前的饮食情况、有无合并症等。成人的营养状况可根据标准体重或体重指数（BMI）来判断。标准体重按下列公式计算：

$$标准体重（kg）=[身高（cm）-100]×0.9$$

Broca 法：

$$标准体重（kg）=[身高（cm）-105]（身高在 165cm 以下）$$

$$标准体重（kg）=[身高（cm）-110]（身高在 165cm 以上）$$

实际体重在标准体重上下 10% 范围内为理想体重，超过标准体重 20% 为肥胖，超过 10%

为超重，低于标准体重 10% 为体重不足，低于 20% 为消瘦。

BMI=体重/身高^2（kg/m^2），18.5～23.9kg/m^2 为正常范围，BMI≥24kg/m^2 为超重，BMI＞28kg/m^2 为肥胖，BMI＜18.5kg/m^2 为体重过低。肥胖或超重者应严格限制总能量摄入以降低体重，而体重不足或消瘦者应适当放宽以达到增加体重的目的。

不同营养状况、劳动强度的成年糖尿病患者的每日需要总热量计算见表 6-1。在具体实施过程中，应注意个人的习惯和爱好，注重饮食治疗方案能否为患者接受并坚持。对原进食总热量较高的患者，要在原饮食热量基础上逐步减少总热量，不要急于求成。

表 6-1　成年糖尿病患者的每日总热量（kcal/kg 标准体重）

营养状况	卧床休息	轻体力劳动	中等体力劳动	重度体力劳动
肥胖、超重	15	25	30	35
正常	20	30	35	40
消瘦、体重不足	25	35	40	45

三、营　养　素

1. 碳水化合物　又称为糖类，是人体重要的组成成分之一，又是人体主要的能量来源。并非所有含碳水化合物的食物都会同样程度地影响血糖。只有很好地了解不同食物中碳水化合物的种类、结构及消化、吸收、代谢过程和对血糖的影响，才能指导患者选择饮食中以碳水化合物为主的食物。

（1）分类和来源：糖类按其分子结构可以分为单糖、寡糖和多糖。单糖由 3～7 个碳原子构成，包括丙糖、丁糖、戊糖、己糖和庚糖，以己糖为主。食物中单糖主要有葡萄糖、果糖、半乳糖和甘露醇。寡糖由 2～10 个单糖聚合而成，最重要的为双糖，包括蔗糖、乳糖、麦芽糖、海藻糖等。蔗糖主要来源于食糖，由葡萄糖和果糖组成；乳糖由一分子葡萄糖和一分子半乳糖组成；麦芽糖由两分子葡萄糖组成；但与麦芽糖中葡萄糖的连接方式不同。多糖是指由较多葡萄糖分子组成的碳水化合物，分为能被消化、吸收的多糖和不能被消化、吸收的多糖两大类。能被消化、吸收的多糖包括淀粉、糊精和糖原。淀粉是通过 α-1，4 糖苷键连接而成的长链葡萄糖多聚体，又可分为支链淀粉和直链淀粉，一般淀粉类食物中两者比值为 70：30，但不同食物间也存在差异。支链淀粉易被消化，而直链淀粉不易溶于水，难以消化。不能被消化、吸收的多糖及膳食纤维，包括纤维素、半纤维素、木质素和果胶等。葡萄糖、果糖和蔗糖是水果与蔬菜中主要的天然成分，水果和果汁的总含量在 10% 左右，而在干果中，总糖量可高达 50%～70%。各类蔬菜的含糖量不一，但一般不超过 5%～8%。乳糖只存在于哺乳动物奶及其制品中，牛奶中乳糖含量为 5% 左右。淀粉存在于谷类、薯类、豆类和香蕉等水果中，不同谷类及其产品中淀粉含量不同，但多数为 70%～100%。薯类、豆类的淀粉含量为 20%～25%。香蕉中的淀粉含量随成熟度的增加而升高。

（2）消化、吸收和代谢：单糖可以直接被吸收，而蔗糖被小肠上的蔗糖酶水解为葡萄糖和果糖后被吸收，乳糖被乳糖酶水解为葡萄糖和半乳糖后被吸收。食物中的淀粉经肠腔内胰 α-淀粉酶作用水解生成 α-糊精、麦芽寡糖及麦芽糖，后者经小肠黏膜上皮细胞刷状缘

上的 α-葡萄糖苷酶进一步水解为葡萄糖。根据其消化的速度，淀粉可分为易消化、消化较慢和难以消化三种亚型。例如，大米中的淀粉容易消化，而豆类则消化较慢。不同来源的葡萄糖吸收后经门静脉进入肝脏，其中一部分转变为肝糖原，大部分葡萄糖经肝静脉进入血循环。因此，吸收的葡萄糖会引起外周血糖的急剧升高。吸收入血后的果糖大部分经肝脏代谢清除，一部分转变为糖原或三酰甘油，一部分转变为葡萄糖后进入血循环。果糖转变为葡萄糖或糖原的比例取决于胰岛素缺乏的程度，胰岛素缺乏或糖尿病越严重就有越多的果糖转变为葡萄糖。半乳糖吸收后，很快被肝脏清除（尤其是在与葡萄糖同时吸收时）。在肝脏，一小部分半乳糖转变为葡萄糖，多数以糖原的形式储存。半乳糖的吸收对血糖影响较小。

（3）对血糖的影响：不同碳水化合物对循环血糖的影响不一样。进食蔗糖后血糖的升高速度和程度与进食葡萄糖和果糖的混合物一样，因此糖尿病患者不应该进食精制蔗糖（食糖）。进食乳糖后血糖升高的速度与进食葡萄糖或葡萄糖和半乳糖相近。以淀粉为主的食物对血糖的影响相差较大，与所含淀粉水解的速度和完全性有关，如含难以消化淀粉较高的豆类对餐后血糖的影响较含易于消化淀粉较高的谷类小，因此豆类常被推荐给糖尿病患者。血糖指数（glycemic index，GI）反映各种食物对血糖的影响，以指导食物的选择。GI 的计算是指进食含 50g 碳水化合物的食物后在空腹血糖水平上的血糖反应下的面积，以 50g 白面包为对照，两者的比值即为血糖指数。常见食物的血糖指数见表 6-2。血糖指数低者对餐后血糖的影响相对较小，但血糖指数受食物来源、加工方法等因素的影响，且同一食物对血糖的影响可因人而异。在选择食物时，血糖指数可作为参考。

表 6-2 常见食物的血糖指数

食物	血糖指数	食物	血糖指数
甜玉米	78	燕麦（非速食）	87
白米饭	81	玉米片	119
糙米	79	白面包	100
速食米饭	128		

（4）膳食纤维：膳食纤维是指不能被人体吸收的多糖类物质，包括纤维素、半纤维素、木质素和果胶等，主要来源有麦麸、燕麦、荞麦、豆类、玉米等。膳食纤维通过其物理性状影响胃肠道功能和营养素的吸收速率、吸收部位，并发挥生理作用。生理作用包括：①降低血浆胆固醇水平。②改善血糖生成反应，延缓胃排空速率，延缓淀粉在小肠内消化和葡萄糖吸收的速率，从而降低餐后血糖和胰岛素的升高速度。③改善大肠功能，能缩短肠内容物通过时间，增加粪便量及排泄次数，稀释大肠内容物，为正常存在于大肠的菌群提供发酵底物。④降低营养素利用率，各种纤维能抑制消化三大营养物质的胰酶的活性。糖尿病患者应注意适当增加膳食纤维的摄入量，但摄入过多会引起胃肠道反应，患者难以长期坚持。

（5）需要量：低碳水化合物饮食可抑制内源性胰岛素的释放，如果每日碳水化合物的摄入量过少，则可引起体内脂肪分解过盛而导致饥饿性酮症，游离脂肪酸升高而加重胰岛素抵抗。高脂肪饮食可引起或加重血脂紊乱而增加心血管疾病的危险。因此，目前一致认为饮食中仍应以碳水化合物为主，所提供热量占总热量的 55%～65%。目前对糖尿病患者每天应摄入多少膳食纤维最佳尚无一致意见。美国 ADA 建议糖尿病患者每日的膳食纤维摄入量为 20～35g。

2. 蛋白质　是生命的物质基础和三大营养物质之一，具有广泛的生理作用。它的代谢在生命活动过程中起着重要的作用。

（1）蛋白质的生理作用

1）维持组织的生长、更新和修补：蛋白质是细胞组织的主要成分，因此参与构成各种细胞组织是蛋白质最重要的功能。膳食中必须提供足够质和量的蛋白质才能维持细胞组织生长、更新和修补的需要。对于发育期的儿童，供给丰富的蛋白质尤为重要。

2）参与多种重要的生理功能：体内具有多种特殊功能的蛋白质，如酶、多肽类激素、抗体和某些调节蛋白等。肌肉的收缩、物质的运输、血液的凝固等也均由蛋白质来实现。此外，氨基酸代谢过程中还产生胺类、神经递质、嘌呤与嘧啶等含氮物质。蛋白质和氨基酸的上述功能不能由糖与脂肪来代替。

3）氧化功能：体内蛋白质降解为氨基酸后，经脱氨基作用后生成的 α-酮酸可以直接或间接参加三羧酸循环而氧化分解。每克蛋白质在体内氧化分解可产生 17.2kJ（4.1kcal）的能量，是体内能量来源之一。一般成人每日约有 18% 的能量来自蛋白质，但蛋白质的供能功能可由糖或脂肪来代替。

（2）蛋白质组成及其营养价值：氨基酸是蛋白质的基本组成单位，有 20 种。其中有 8 种氨基酸是人体需要但不能合成的，必须由食物供应，称为营养必需氨基酸。它们是缬氨酸、异亮氨酸、亮氨酸、苏氨酸、甲硫氨酸、赖氨酸、苯丙氨酸和色氨酸。组氨酸和精氨酸虽能在体内合成，但合成量不多，若长期缺乏也会造成负氮平衡，因此有人将这两种氨基酸也归为营养必需氨基酸。酪氨酸和半胱氨酸虽可在体内合成，但要以必需氨基酸为原料，食物中增加摄入量可以减少对苯丙氨酸和半胱氨酸的需要量，故又称为半必需氨基酸。其余氨基酸在体内可以合成，不一定需要由食物供应，称为非必需氨基酸。蛋白质的营养价值取决于其所含氨基酸的种类和数量。一般来说，含有必需氨基酸种类多和数量足的蛋白质的营养价值高，反之其营养价值低。

（3）蛋白质的来源：食物中的蛋白质主要来源于蛋类、鱼类、肉类等动物食品及大豆等豆类食品。动物性蛋白所含必需氨基酸的种类和比例与人体需要相近，因此营养价值较植物蛋白高。营养价值较低的蛋白质混合食用，则必需氨基酸可以相互补充，从而提高营养价值，称为食物蛋白质的互补作用。例如，谷类蛋白质含赖氨酸较少而含色氨酸较多，豆类蛋白质所含赖氨酸较多而含色氨酸较少，两者混合食用即可提高营养价值。

1）消化、吸收和代谢：食物中蛋白质的消化从胃开始，经胃液中胃蛋白酶初步水解，分解成多肽和少量氨基酸；后者经胰蛋白酶和小肠黏膜细胞分泌的多种蛋白酶及肽酶的共同作用，进一步水解为氨基酸。氨基酸的吸收主要在小肠中进行，一般认为是一个耗能的主动过程。一些氨基酸（尤其是谷胺酰胺、谷氨酸和天冬氨酸）主要在肠黏膜内代谢，其余氨基酸则通过门静脉进入肝脏。在肝内，氨基酸（尤其是营养非必需氨基酸）大多进行脱氨基作用后生成尿素经肾脏从尿液中排出。每日从尿液中排出的含氮量可以反映人体蛋白质的代谢概况。氨基酸脱氨基后的碳架可以转换成葡萄糖，进入外周循环而影响血糖。

2）对血糖、激素的影响：进食蛋白质后外周血糖的升高程度明显低于碳水化合物。正常人或 2 型糖尿病患者摄入蛋白质后，循环中胰岛素升高，但升高程度低于摄入同量的葡萄糖。对于正常人，蛋白质和葡萄糖同时进食对胰岛素的促释放作用呈相加作用，在未治疗的 2 型糖尿病患者中则呈协同作用。蛋白质和葡萄糖同时进食后的血糖升高程度低于单独进食葡萄糖时的血糖升高程度，并与胰岛素升高程度有关。同时，进食蛋白质可以降低外周血游离脂肪酸水平。

3）需要量：体内蛋白质持续地进行合成和分解，每天的转换率估计约为 280g。蛋白分解后的氨基酸能被重新利用，但不完全。因此，必须进食蛋白质以保持平衡。根据氮平衡试验，在不进食蛋白质时，成人每日最低分解约 20g 蛋白质。由于食物蛋白质与人体蛋白质组成的差异，其不可能全部被利用，成人每日最低的蛋白质需要量为 30～50g。一般推荐糖尿病患者每日摄入蛋白质 0.8～1.2g/kg 体重，所提供热量占总能员的 10%～20%。处于生长发育阶段的儿童、妊娠期和哺乳期妇女、合并慢性消耗性疾病者应适当增加蛋白质摄入量。合并肝肾疾病时宜减少摄入量。

然而，蛋白质也不宜过多摄入。蛋白质的摄入量超过机体的需要量时，人体不能储存。分解吸收的氨基酸经脱氨基作用生成的 α-酮酸可以进入三羧酸循环释放能量或进一步代谢生成乙酰辅酶 A 转化为脂肪储存于体内，导致体重增加。在转化过程中产生的尿素经肾脏排泄又会加重肾脏负担。肝功能不全时，代谢过程中产生的氨会诱发或加重肝性脑病。因此，糖尿病患者不宜过多摄入蛋白质，尤其存在肝肾功能不全时，应限制蛋白质的摄入量。

3. 脂类

（1）来源、分类及组成：食物中的脂类来源有动物性脂肪（猪油、牛脂、羊脂、乳类、蛋类等）和植物性脂肪（菜油、豆油、麻油、花生油、花生、芝麻、核桃、瓜子仁等）。脂类是脂肪和类脂的总称，是一类不溶于水而易溶于有机溶剂并能为机体利用的有机化合物。脂肪即三酰甘油。类脂包括磷脂、糖脂、固醇及其酯等。体内脂肪酸来自体内自身合成或食物。一些不饱和脂肪酸，在体内不能合成，必须从植物油中摄取，称为必需脂肪酸。按是否含双键，脂肪酸可分为饱和脂肪酸和不饱和脂肪酸。不饱和脂肪酸又按双键的数目分为单不饱和脂肪酸和多不饱和脂肪酸。动物性脂肪（除鱼油）中饱和脂肪酸的含盐高于植物性脂肪。

（2）生理功能：各种脂类的生理功能不尽相同。脂肪在人体内含量最高，主要存在于脂肪组织中，受营养和体力活动状况等的影响变化很大。其主要作用是氧化供能和储能。1g 脂肪在体内完全氧化产生的能量约为 37.7kJ（9kcal），远远大于同量的碳水化合物或蛋白质。空腹状态下，机体需要的能量 50%以上来自脂肪；如果禁食 1～3 天，则机体需要的能量 80%以上来自脂肪。其次，脂肪还是脂溶性维生素的载体，是构成机体组织的成分，同时分布于皮下、内脏周围，起着热垫和保护垫的作用，并帮助维持正常的体温。类脂的主要功能是作为细胞膜结构的基本组成成分，约占膜重量的 50%。此外，胆固醇在体内还可转变为维生素 D、胆汁酸、类固醇激素。多不饱和脂肪酸是合成前列腺素、血栓烷及白三烯等生物活性物质的前体。

（3）消化、吸收和代谢：脂类消化的主要部位是小肠。食物脂类不溶于水，必须在小肠经胆汁中胆汁酸盐的作用，乳化并分散成细小的微团后被胰脂酶、磷脂酶 A、胆固醇酯酶、辅酯酶消化。消化产物包括单酰甘油、血脂肪酸、胆固醇、溶血磷脂等，可与胆汁酸盐乳化成更小的混合微团。后者体积更小，极性更大，易穿过小肠黏膜细胞表面的水屏障，被小肠细胞吸收。脂类消化物主要在十二指肠下段及空肠上段吸收。中链脂肪酸及短链脂肪酸构成的三酰甘油经胆汁酸盐乳化后即可被吸收，在肠黏膜细胞内脂肪酶的作用下水解为脂肪酸和甘油，通过门静脉进入血循环。长链脂肪酸及单酰甘油吸收入肠黏膜后，在光面内质网转酰酶的催化下合成三酰甘油，后者再与粗面内质网合成的载脂蛋白及磷脂、胆固醇结合成乳糜微粒，经淋巴进入血循环。就脂肪组织中存在的脂肪而言，一方面外源性脂肪通过血浆转运，以游离脂肪酸形式进入脂肪细胞，再合成脂肪而储存；肝脏中合成的内源性脂肪也通过血浆进入脂肪细胞储存。另一方面，当机体需要能量时，储存的脂肪由脂肪酶催化、水解，释放出脂肪酸，再经 β-氧化释放能量以满足机体的需要。

（4）糖尿病时的脂代谢异常及饮食中脂肪需要量、选择：糖尿病患者常合并存在脂代谢异常，包括高三酰甘油血症、VLDL 和 LDL 升高及 HDL 降低。脂代谢异常与糖尿病患者高心血管患病率有关，且过多的脂肪摄入会引起体重增加。大量的研究表明，不同的脂肪酸对机体的作用可能是有益或有害的。高胆固醇、高饱和脂肪酸饮食会加重血脂异常，增加心血管疾病的危险，饮食中应限制摄入；而不饱和脂肪酸能促进胆固醇代谢，有降低血清胆固醇防止心血管疾病的作用；主要来源于深海鱼油的 ω-3 脂肪酸则能降低血清三酰甘油，同时改善血小板聚集功能，但有可能引起血清 LDL 胆固醇的升高。一般建议糖尿病患者每日的脂肪摄入量为 $0.6\sim1.0g/kg$ 体重，所提供热量占总热量的 20%～25%。其中，饱和脂肪酸所占能量不超过 10%，单不饱和脂肪酸占 10%～15%，胆固醇摄入量低于300mg。若血清 LDL 高于正常，饱和脂肪酸应降至 7%，胆固醇摄入量降至 200mg。安排饮食时，应优先选用富含单不饱和脂肪酸的菜油、橄榄油等，同时少食用富含胆固醇的食物，如动物内脏和蛋黄。

4. 无机盐　又称为矿物质，可分为常量元素和微量元素，前者包括钙、镁、钠、钾、磷、硫、氯等，后者包括铬、铁、硒、钒、锌、铜、钴、氟、碘、锰、钼、镍、硅和锡。无机盐对人体的生命活动具有极为重要的作用，可概括为：①无机盐是构成人体组织的重要原料，如骨骼、牙齿中的钙、磷，蛋白质中的硫、磷；②无机盐是细胞内外液的重要成分，如钾、钠、氯等在维持细胞内外的渗透压方面起着重要的作用；③无机盐参与机体酸碱平衡的调节；④无机盐是维持神经和肌肉兴奋性、细胞膜的通透性及细胞正常功能所不可缺少的；⑤无机盐是人体某些重要物质（如激素、酶）的原料，如甲状腺激素中的碘、血红蛋白和细胞色素酶系中的铁、谷胱甘肽过氧化酶中的硒等；⑥无机盐参与某些酶和激素的作用过程。

各种无机盐在人体新陈代谢过程中每天都有一定量的丢失，因此必须通过膳食来补充。一般情况下，机体可从膳食的各种食物中获得足量的无机盐而不会引起缺乏。但如长期偏食或某些病理条件、生理条件下消耗增多或需求增加，易出现某些元素的缺乏，从而引起相应的功能障碍。

糖尿病时人体内无机盐的改变及其与糖尿病的关系、是否需要补充无机盐等一直是人们关心的问题，也存在较多模糊的观点。目前研究较多的有铬、镁等。铬是葡萄糖耐量因子（GTF）的重要组成成分，后者由铬、烟酸、谷氨酸、甘氨酸和半胱氨酸组成。GTF 作为胰岛素的辅助因子可能促进胰岛素与膜受体的互相作用，但是 GTF 只在胰岛素存在的情况下（餐后）降低血糖，对禁食 24 小时的动物则无此作用。动物实验发现，缺铬与血糖、胆固醇和三酰甘油升高有关。由于血清中铬的水平并不能很好地反映机体铬的情况，且目前尚无确切的方法来诊断机体是否存在铬缺乏，糖尿病患者铬缺乏的发生率尚不明确。Rabinowitz 等研究了糖尿病和非糖尿病患者的头发、血清、尿与红细胞中的铬含量，发现两组并无明显差别。补充铬并不改善正常人群的糖耐量，但可能会改善糖尿病伴随缺铬患者的代谢。国内有一项研究表明，大剂量（1000μg）的铬可降低 2 型糖尿病患者的 HbA1c、血糖、胰岛素和胆固醇的含量。饮食中铬的含量一般为 25μg/1000kcal，每天 50～200μg 的摄入量一般能满足机体的需要量。因此，糖尿病患者一般不需要额外补充铬。存在营养不良、偏食等特殊情况估计存在铬缺乏时，可适当补充。

镁在体内的分布很不均匀，约 50%存在于骨骼中，近 50%在肌肉中，主要在骨骼肌和心肌中，只有近 1%的镁在细胞外组成成分中，如血清和体液中。由于血清中镁含量仅占人体内镁总量的 0.5%左右，血清中镁水平并不是镁缺乏的敏感指标。镁参与体内许多重要的生化反应，是 300 多种酶的辅助因子，并能调节葡萄糖的转运，是葡萄糖氧化酶系的辅助因子。关于镁缺乏与人类糖尿病的关系研究甚少。镁水平降低可能是糖尿病的表现，也可能是其原因之一。一些短期的研究发现，饮食补充镁可以改善糖尿病患者的血糖控制和胰岛素敏感性。至于糖尿病患者是否需要补充镁，ADA 认为，除非找到确切反映体内镁水平的指标，否则不推荐对健康状况良好的糖尿病患者常规进行镁水平的评价；缺镁的高危人群包括充血性心力衰竭、急性心肌梗死、酮症、酗酒、长期胃肠外营养、低钾或低钙及长期服用利尿剂、地高辛、氨基苷等，可进行血清镁的测定。如确实存在低镁，应口服补充氯化镁，直至血清镁正常或去除导致低镁的因素。对存在低镁的高危因素而血清镁测定未能证实者，不推荐补镁。

另外，钠和氯主要来自食盐，是人体的必需营养素，也是烹调不可缺少的物质。但摄入过多的食盐与高血压的发病相关，而且糖尿病患者常合并高血压。因此，不宜过多摄入食盐，尤其是糖尿病、高血压、肾病患者。ADA 推荐糖尿病患者每日食盐摄入不超过 7.5g（含钠 3g），合并高血压者不超过 6g（含钠 2.4g），合并肾病者不超过 3g。

5. 维生素　是维持人体正常的生理功能必不可少的一类有机化合物。虽然不是能量的来源，也不是构成组织的原料，但参与人体许多重要的生理过程。大多数维生素不能在人体内合成或合成量远远不能满足机体的需要，故必须从膳食中摄取。维生素按其溶解性质可以分为脂溶性维生素和水溶性维生素两大类，前者包括维生素 A、维生素 D、维生素 E、维生素 K；后者包括 B 族维生素（维生素 B_1、维生素 B_2、维生素 B_6、维生素 B_{12}、泛酸、叶酸）和维生素 C 等。另外，胡萝卜素是维生素 A 原，麦角固醇是维生素 D 原。

（1）维生素 D：促进钙、磷的吸收和骨基质钙化，为骨生成所必需。近年研究还发现，其有免疫调节作用及改善胰岛 B 细胞功能的作用。食物中的维生素 D 主要来源于肝脏、鱼肝油、蛋、黄油等，人体皮肤受阳光照射后可合成维生素 D。缺乏时，人体吸收钙、磷的能力下降，血中钙、磷水平降低，钙、磷不能在骨组织中沉积，成骨作用受阻，甚至出现骨盐溶解，导致骨软化。对于儿童，严重缺乏维生素 D 会导致佝偻病及骨软化。1 型糖尿病患者（尤其是并发糖尿病肾病者）常发生维生素 D 和钙代谢的异常，表现为血清活性形式的 1，25-二羟维生素 D_3、离子钙降低。但儿童、妊娠期和哺乳期妇女及老年人是维生素 D、钙代谢失衡的高危人群，应进行钙磷代谢的评价，并进行相应的处理。

（2）维生素 C：又称为抗坏血酸，是一种水溶性抗氧化剂，参与人体胶原合成及对创伤的修复，同时影响白细胞和巨噬细胞的功能。人体内维生素 C 主要存在于细胞内，比血浆浓度高数倍，以白细胞中含量最高。食物中，以蔬菜和水果中含量最高，但在烹调过程中，有相当一部分维生素 C 被损伤。缺乏时会导致胶原纤维结构脆弱而引起广泛毛细血管性出血。糖尿病患者白细胞和血小板中维生素 C 含量较低，其与糖尿病患者白细胞和血小板功能异常的关系不清，但鼓励糖尿病患者多吃富含维生素 C 的食物。

（3）维生素 B 族：包括维生素 B_1（硫胺素）、维生素 B_2（核黄素）、维生素 B_3（烟酸）、维生素 B_6、泛酸、叶酸和维生素 B_{12}（钴胺素）等。它们在体内通过构成辅酶而发挥其对物质代谢的重要作用。控制不良的糖尿病患者常出现 B 族维生素的不足。维生素 B_1 在体内以硫胺素焦磷酸（TPP）的形式参与糖代谢过程中 α-酮酸的氧化脱羧反应，主要存在于种子外皮及胚芽中。维生素 B_2 具有可逆的氧化还原特性，在生物氧化过程中发挥递氢作用，主要存在于肉类、禽类、鱼类、牛奶及绿叶蔬菜中。维生素 B_6 包括吡哆醇、吡哆醛和吡哆胺，参与碳水化合物代谢和氨基酸的脱羧基作用及核苷酸代谢，一般食物中均含有维生素 B_6，在肉类、鱼类、蛋类、乳类及谷物种子外皮中其含量丰富，人体肠道细菌也可合成部分。维生素 B_{12} 是维生素中唯一含有金属元素的，是各种辅酶的组成成分，参与核酸合成，并与叶酸的作用相互关联。甲钴胺素还参与胆碱的合成。胆碱是磷脂的构成成分，而磷脂是神经鞘的重要组成成分。糖尿病神经病变的改变之一就是神经鞘的脱失，因此用维生素 B_{12} 预防和治疗糖尿病有一定的疗效。烟酸和烟酰胺化学结构相近，但两者的药理作用不同。烟酰胺（烟酸的胺类）是辅酶烟酰胺腺嘌呤二核苷酸（NAD）的前体，后者参与细胞内众多的能源转运过程。在烟酰胺与糖尿病的关系方面，目前有较多的研究结果。动物实验显示烟酰胺能保护胰岛 B 细胞免受毒性或免疫介导的损伤；临床观察发现烟酰胺能改善新诊断 1 型糖尿病患者的代谢控制并保存 B 细胞的分泌功能，降低胰岛细胞抗体阳性儿童糖尿病的发生率，但也有阴性的结果。

四、酒　精

酒精不是营养素，但它在膳食中有其特殊性。酒精在胃、十二指肠和回肠通过简单扩散的方式吸收，同时进食的食物（尤其是高脂肪食物）可以减少胃对酒精的吸收，但到了十二指肠，酒精吸收迅速而完全。饮酒可引起低血糖，也可引起高血糖。低血糖可以在血中酒精浓度并不是很高时发生。1 型糖尿病患者空腹饮酒时发生低血糖的危险性更高。酒精本身对大脑身体的影响常干扰低血糖的症状和判断，而且影响低血糖的治疗效果。2 型糖尿病患者长期饮酒会影响血糖控制，引起高三酰甘油血症、脂肪分解增加。对于多数血糖控制良好的糖尿病患者来说，偶尔饮酒对血糖或胰岛素的影响较小，但是酗酒者、合并胰腺炎、高三酰甘油血症、胃炎、频发低血糖、肾病、心脏病者应避免饮酒。对于可以饮酒的人，ADA 建议每日饮用量男子不超过两个饮用单位，女子不超过一个饮用单位。一个饮用单位的酒精含量约 15g，相当于 360ml 啤酒或 118ml 葡萄酒。胰岛素治疗者空腹饮用易引起低血糖，应注意避免。

五、甜 味 剂

目前市场上可供糖尿病患者选择的甜味剂很多，可分为营养性和非营养性两类。前者包括果糖、麦芽糖、三元醇（山梨醇、甘露醇、木糖醇）等，后者包括糖精、阿斯巴甜、甜叶菊等。每种甜味剂的成分、甜度和对机体的影响不一。了解它们的特点有助于选择。营养性甜味剂和葡萄糖一样，在体内氧化后会产生能量（约 4kcal/g），所以并非糖尿病患者的首选。不同的是果糖的甜度明显高于葡萄糖，要获得相同的甜味，果糖所用的量少，产生的热量也就少，同时进食果糖后血葡萄糖升高的速度和水平均低于葡萄糖。人体对糖醇的吸收率约为葡萄糖的 15%，且进食后对血糖的影响小，故将其作为甜味剂使用。但进食糖醇过多会引起腹泻、腹胀。

六、糖尿病饮食治疗实施方法

制订、实施和评价饮食治疗方案前必不可少的准备工作是了解患者的情况，具体如下：①糖尿病病史、身高体重情况、目前药物治疗方案；②实验室数据，血浆糖化血红蛋白、胆固醇、三酰甘油、脂蛋白及血压、有无微量蛋白尿等；③患者护理小组的目标，目标血糖、血压、体重范围及血糖监测频率等；④病史，有无脂代谢异常高血压、肾病、自主神经病变，尤其是胃肠道的神经病变；⑤了解并评价患者的饮食（包括总量、分配、嗜好等）、运动、工作等各方面的生活习惯。

制订饮食治疗方案应考虑患者目前各自的饮食情况，并根据治疗目标制订患者能接受的切实可行的方案。在实际临床工作中，饮食治疗原则对患者来说过于抽象，会让多数患者感到无所适从，无法实施饮食方案。针对如何确实有效、简单易行地指导患者进行饮食治疗，国内外提出了几种方法，包括细算法、食品交换法、碳水化合物计算法、参照血糖指数法等。其中细算法的科学性强，但需查阅食物成分表才能计算和设计食谱，非常烦琐，只适合住院患者。而食品交换法简单易行，自 20 世纪 50 年代提出后得到了广泛的应用，下面予以具体介绍。

1. 食品交换法

（1）食品分类：日常食品根据其所含的营养成分及食用价值不同，可归纳为下列六类（同类食品的营养成分结构相近）。①谷类、芋类、含淀粉多的蔬菜及豆类（大豆除外）：以碳水化合物为主；②水果类：以碳水化合物为主；③鱼、瘦肉、禽、蛋、大豆及豆制品类以蛋白质为主；④乳类以蛋白质为主；⑤油脂及多脂性食物：以脂肪为主；⑥蔬菜类（含淀粉多的除外）、藻类及菌菇类：以维生素、无机盐、纤维素为主。

（2）食品交换单位：目前国内外用于食品交换的单位尚不统一。这里推荐一种实施多年行之有效的方法，即将每种食品能产生 90kcal（376.7kJ）热能的重量作为一个食品交换单位。以 90kcal 为标准，是根据 90kcal 正好与大多数食物的日常摄入量所提供的热能相等或接近倍数关系，有利于食谱的设计与计算及同类食品的交换。六类食品均以 90kcal 为一个交换单位，但同类食品中各种食品的营养成分完全相同的可能性较小。即使同种食品，不同产地、不同品种的营养成分可能会有所差异。为了使烦琐的称量工作简易化，增加持久实施的可行性，建议实施过程中将每一类食品一个单位的重量简化。例如，第一类食品中的米类、面类、豆类（大豆除外）均以 25g 为一个交换单位；第二类食品中的多数以 200g 左右为一个交换单位。糖尿病患者尽可能记住常用食品一个单位的重量。

（3）食品交换原则

1）同类食品之间可相互交换。

2）第一类与第二类可以交换，第三类与第四类可以交换。但第二类水果含较多单糖或双糖，食用后易升高血糖，不宜过多食用，因此一般不能将第一类食品换为第二类。第二类食品则可以换为第一类。通过食品的交换，患者可以根据自己的爱好选择食品，同时保证膳食的多样化，使营养更加合理。

（4）食谱的设计与示例：实施饮食治疗时，根据患者的营养状态、身高、工作情况和伴随的情况，计算出每日可以摄入的总热量，再换算成单位数。根据机体对三大营养物质的需要，将总单位数合理分配到六类食品中。设计食谱时，根据交换原则，注意同类食品应经常变化品种，既满足患者的口味，又满足人体的营养平衡。食谱分"一日食谱"和"一周食谱"。一日食谱难以将各种食物编入，且其营养素摄入值难以与标准需要量完全相等。一周食谱在一日食谱的基础上编制，能统筹顾及每日摄入品种及营养素的摄入量，可弥补一日食谱的不足。在选择食品时，可参考各种食品的血糖指数选用血糖指数低、进食后对血糖影响相对较小的种类，以更好地控制血糖。

2. 细算法 又称为食物成分表计算法，依赖于食物成分表，科学性强但烦琐，适用于住院患者。具体方法如下：①了解患者的基本情况，做好饮食治疗的准备工作。②根据身高计算标准体重并判断营养状况。③根据身高、标准体重、劳动强度、营养状况和有无其他合并症等情况确定每日可摄入的总热量。④确定三大营养素每日供给量，在确定总热量的基础上，一般按碳水化合物占 50%～60%、蛋白质占 10%～20%、脂肪占 20%～25%的比例安排三大营养素的热量，再根据每种营养物质每克可产生的热量换算为重量。也可以按照成人每日每千克标准体重需 0.8～1.2g 蛋白质、0.6～1.0g 脂肪算出每日所需蛋白质和脂肪的量，再从总热量中减去蛋白质和脂肪的热量，剩余的热量除以 4 即为碳水化合物的量。

例如，男性患者，45 岁，身高 170cm，体重 80kg，轻体力劳动。步骤如下：

（1）计算标准体重：（170–100）×0.9=63（kg）

（2）判断营养状况：实际体重为 80kg，为标准体重的 127%，属于肥胖。

（3）计算每日总热量：患者为肥胖的轻体力劳动者，若患者能接受，每日每千克标准体重给予 25kcal，故总热量为 1575kcal。

（4）全日蛋白质：63×1.0=63（g）

全日脂肪：63×0.8=50.4（g）

全日碳水化合物：[1575–（63×4+50.4×9）]÷4=217.4（g）

（5）设计食谱：参阅食物成分表，先计算碳水化合物食物量，再计算蛋白质食物量，最后以炒菜油补足脂肪需要量。

七、不同情况的糖尿病饮食治疗特点

1. 1 型糖尿病患者的饮食治疗特点 1 型糖尿病最突出的特点是需要胰岛素治疗，因此在实施饮食治疗时必须将胰岛素治疗、饮食治疗和运动很好地结合在一起才能达到饮食治疗的目的。国外用"碳水化合物计算法"结合血糖监测来调整胰岛素的用量。患者需掌握的最基本的技能是了解碳水化合物的来源、计算食物中碳水化合物的含量和了解体积与碳水化合物含量的关系。随后，根据饮食、胰岛素、运动对血糖的影响模式调整非普通饮食和运动时短效胰岛素的用量。很多情况下，增加或减少 15~20g 碳水化合物可以增加或减少 1U 短效胰岛素。但胰岛素对每个人的效应不同，应个体化调整胰岛素用量。患者可以结合血糖监测寻找各自的碳水化合物与胰岛素的比值。例如，进食 75g 碳水化合物需 9U 胰岛素，则比值为 8:1。通过摸索，还可以找出特殊食物（如披萨、布丁）的胰岛素需要量。强化治疗患者通过碳水化合物计算法调整胰岛素剂量，可以很好地控制血糖，但往往忽略了饮食中脂肪和蛋白质含量，从而导致体重明显增加，甚至出现血脂紊乱。因此，必须向患者强调饮食控制的整体目的，在控制血糖的同时控制总热量的摄入。

例如，1 型糖尿病患者，男性，25 岁，轻体力劳动者，胰岛素治疗中（每日两次），不伴高血压、高血脂，无明显糖尿病慢性并发症，身高 180cm，实际体重 70kg。

（1）计算患者的标准体重：（180–100）×0.9=72（kg），属于正常体重。

（2）计算每日所需总热量：72×30=2160（kcal）（9039.6kJ）

（3）换算为食品单位数：2160/90=24（单位）

（4）将总单位数 24 分配到六类食品中去。

第 1 类：12 单位　　　　　第 2 类：1 单位

第 3 类：4~5 单位　　　　第 4 类：2 单位

第 5 类：2 单位　　　　　第 6 类：1.5~2 单位

（5）进餐分配：必须和胰岛素治疗相结合，鼓励每天多餐进食，并可结合自己的生活习惯安排进餐次数和六类食品在每餐中的分配。若某日运动量增加，可适当增加 1~2 单位进食量。

在选择食品时，可参考各种食品的血糖指数，选用血糖指数低、进食后对血糖影响相对较小的种类，以更好地控制血糖。

2. 2 型糖尿病患者的饮食治疗特点 大多数 2 型糖尿病患者常伴随的问题是肥胖、高血压、高血脂和心血管疾病，因此饮食治疗中强调减重、控制脂肪摄入，以达到和维持合理体重，控制血糖、血脂、血压。减少热量摄入可以改善代谢情况。应在减少碳水化合物摄入的同时减少脂肪摄入。可以根据标准体重、营养状况、活动情况计算每日可摄入的总热量。但对部分食欲很好、进食量大的患者，应先评价患者目前的进食情况，再结合治疗目标确定患者可以接受的每日摄入总热量，再逐步减量。此外，80%~90% 的 2 型糖尿病患者超重，因此控制体重是一个非常普遍的问题，也是一个非常困难的问题。越来越多的证据表明，减重可以通过增强胰岛素的作用、增加外周组织摄取和利用葡萄糖、减少肝糖输出而改善代谢情况。通过饮食治疗减重的方法有两种：一是极低热量饮食（very-low calorie diet，VLCD）；二是标准减重饮食（standard weight-reduction diet）。VLCD 是指每日仅摄入 800kcal 或更少的能量，摄入的能量主要来自优质蛋白质和碳水化合物，同时补充无机盐和维生素。这种方法能使 2 型糖尿病患者在很短时间内改善血糖和血脂并减轻体重，但不易坚持，容易反弹，因而其应用受到限制。折中的方法是间断性采用 VLCD，以达到持续逐步减轻体重。

2 型糖尿病患者易合并血脂紊乱，饮食治疗也是血脂紊乱的首选。合并血脂紊乱的糖尿病患者，饮食中饱和脂肪酸应降至 7%，胆固醇摄入应降至 200mg。减少脂肪的摄入不仅有助于恢复血脂水平，也有助于减轻体重。安排饮食时，应优先选用富含单不饱和脂肪酸的菜油、橄榄油等，同时少食用富含胆固醇的食物，如动物内脏和蛋黄。

3. 儿童和青少年糖尿病患者的饮食治疗　儿童和青少年糖尿病患者绝大多数为 1 型糖尿病，需胰岛素治疗。提供合适的热量以满足儿童和青少年的生长发育需要是饮食治疗的关键。胰岛素的剂量应与饮食相配合。活动量增加时，应相应增加热量摄入。通过平衡饮食与摄入胰岛素，以及适量运动，维持接近正常的血糖，避免低血糖。适当增加蛋白质的摄入以满足身体生长发育的需要。经过一段时间的饮食治疗后，评价营养、生长发育和代谢控制情况，然后进行适当的调整。每日所需热量的计算方法为每日热量（kcal）=1000+（年龄–1）×100。鼓励患者每天多餐进食，并可结合自己的生活习惯安排进餐次数和六类食品在每餐中的分配。若某日上体育课，可适当增加 1～2 单位的食物。在选择食品时，可参考各种食品的血糖指数，选用血糖指数低、进食后对血糖影响相对较小的种类，以更好地控制血糖。

4. 糖尿病合并妊娠及妊娠糖尿病的饮食治疗　妊娠期、哺乳期妇女需要额外的营养以满足胎儿的生长发育、母体胎盘和乳腺发育、血循环增加和哺乳的需要。因此，糖尿病合并妊娠或患妊娠糖尿病的妇女尤其应注意营养治疗，以更好地控制血糖并满足母儿的营养需要。

（1）妊娠期：早期妊娠需要增加的能量较少，中晚期则需增加 200kcal（837kJ）。中期妊娠推荐 25～30kcal/kg（104.6～125.6kJ/kg）理想体重，晚期妊娠为 30～35kcal/kg（125.6～146.5kJ/kg）理想体重，根据实际情况调整。适当增加蛋白质摄入，碳水化合物占 38%～45%（至少每天 150g，以免发生酮症），蛋白质占 20%～25%（1.3g/kg），脂肪占 30%～40%（以单不饱和脂肪和多不饱和脂肪为主）。适宜的宫内营养不仅影响新生儿出生时的体重，还对新生儿日后一生的健康状况有影响。而新生儿的体重与母亲的身材大小、妊娠期间体重增加情况相关。因此，妊娠期间妇女的体重应适当增加。由于早晨抗胰岛素激素释放较多，早餐后血糖比中餐或晚餐后血糖波动更大。早餐应避免太多的碳水化合物，一般限于 30g。孕妇可以结合血糖监测寻找血糖对不同食物的反应规律，从而指导食物的选择。一般来说，粗粮对血糖的影响小于精制食品。

（2）哺乳期：虽然妊娠时增加的母体脂肪可以提供部分能量，但哺乳期每日总热量仍应高于平时，所以应适当增加热量摄入。但应适当控制以适当减轻体重，尤其是肥胖者。哺乳会降低血糖，所以哺乳期控制血糖比较困难，需要经常检测血糖并调整饮食和药物。在哺乳前和哺乳时应进食含碳水化合物与蛋白质的小点心，以避免因哺乳发生低血糖。

5. 糖尿病合并高血压的饮食治疗　糖尿病患者合并高血压非常常见。40%～70% 的高血压患者本身常导致心脏病变、脑血管意外、外周血管病变、肾病和视网膜病变等，会加重或促进糖尿病慢性并发症的发生。大量的临床观察结果表明，饮食治疗有助于血压的控制。限制热量摄入和控制体重能降低血压，并能改善心室肥大。食盐摄入量与高血压显著相关，限制食盐摄入可以降低血压或减少降压药的用量。糖尿病患者对钠的敏感性增加，尤其应注意限制钠盐的摄入。ADA 推荐，糖尿病患者食盐的摄入量为每日不超过 7.5g，合并高血压者不超过 6g。安排饮食时应注意普通食物中的钠盐含量。

6. 糖尿病合并消耗性疾病的饮食治疗　结核病与恶性肿瘤均为消耗性疾病。糖尿病患者合并结核病时，通常改用胰岛素治疗，同时机体的消耗增加，因此应调整饮食治疗。而随着糖尿病和肿瘤发病率的增加，糖尿病患者并发恶性肿瘤并不少见。肿瘤本身也可诱发或加重代谢紊乱。患消耗性疾病时身体处于负氮平衡，应适当增加热量摄入以维持能量平衡和体重，促进康复。在遵循糖尿病饮食治疗原则的基础上，可适当增加蛋白质摄入，补充足够的维生素。当糖尿病患者由于糖尿病本身病情加重或因其他疾病需要住院治疗时，机体往往处于负氮平衡状态，而胃纳较差或围手术期则经常需要经肠或胃肠外行营养支持。此时，应避免血糖过高或过低，以维持在 5.6～11.1mmol/L 为佳。适当增加热量，避免补充过多而加重高血糖。若胃肠功能尚佳并允许进食，鼓励胃肠进食。可选的方式是胃管或鼻饲。皮下注射胰岛素的时间和剂量应与鼻饲的时间与量相配合，并监测血糖以助调整胰岛素剂量。应避免突然停止以防低血糖，同时要注意是否存在糖尿病胃瘫。如有必要补充脂肪时，应控制输入的量和速度。快速输入脂肪可能会破坏免疫功能。补充营养前或同时也应补充胰岛素。

第四节　糖尿病的运动治疗

Joslin's Diabetes（1935 年版）的首页有一枚"三驾马车"的图案标志，形象地提出了饮食控制、运动和胰岛素治疗相结合的糖尿病综合治疗方案。此后，许多研究都致力于探讨运动对 1 型、2 型糖尿病患者代谢平衡及全面身心健康的影响，尤其是循证医学的发展，为科学评价其作用提供了理论依据。

在讨论运动对糖尿病患者的影响时，必须将每次运动时及运动后的急性作用与长期体育锻炼的作用区分开。前者依每次运动的类型、强度、持续时间及身体和营养状况不同而不同；而后者则是规则运动后长期调节的结果，相对稳定。本章将讨论正常人、糖尿病患者运动后的急性代谢调节与长期体育锻炼对代谢及其他脏器的作用，以及运动方案的制订方法。

一、正常人运动时体内的代谢及激素调节

运动时机体对氧和代谢底物的需求增加，为了维持内环境的稳定，机体一方面提高心、肺反应，输送氧和代谢底物至运动的肌肉，去除代谢产物；同时神经-内分泌系统、肝、肌肉、脂肪组织协同调节胰岛素及其拮抗激素间的平衡，维持血糖的稳定，提供代谢底物参

与能量供应。安静时，血中的游离脂肪酸（FFA）是肌肉的主要能量来源，提供 85%～90% 的所需能量。运动初期，ATP 主要靠葡萄糖的迅速氧化代谢来提供。开始，葡萄糖主要为肌糖原的降解产物。随着运动时间的延长，肌糖原储备消耗，循环中的葡萄糖和 FFA 逐渐成为主要的能量来源。运动区肌肉的血流增加也保证了葡萄糖、FFA 的运输。

虽然运动时葡萄糖的摄取利用增加，但在神经-内分泌调节下正常人体内血糖并不会出现大幅下降。这是因为运动时，一方面交感神经兴奋，抑制了胰岛素的分泌，使循环中的胰岛素水平下降；另一方面，胰高血糖素和其他升糖激素（肾上腺素、去甲肾上腺素、生长激素、肾上腺糖皮质激素）的分泌增加。这些激素均参与了运动时的代谢调节，但其中胰岛素和胰高血糖素的作用尤为重要。

运动时胰岛素和胰高血糖素水平的改变起先是刺激肝糖原分解，其后则是刺激肝糖输出。肝糖原是可被迅速利用的能量，但非常有限。随着运动时间的延长，运动的肌肉释放出糖异生的前体（如丙酮酸、乳酸等），糖异生在肝糖输出中的比重增加。随着运动时间的延长，肝糖输出大为增加，但仍不足以满足运动时的能量需求。此时，FFA 氧化供能的重要性增加。脂肪组织中三酰甘油的释放和肌肉组织中脂肪酸的氧化逐渐增加，持续数小时的中等强度的运动后脂肪酸的氧化供能将是葡萄糖的 2 倍。正是由于肝糖输出和脂肪酸氧化之间的精细代谢调节，在正常非糖尿病患者大运动量之后也不会出现低血糖。

运动的强度和持续的时间是决定代谢葡萄糖和脂肪相对量的重要决定因素。一般来说，随运动强度的增加，葡萄糖的消耗增加。高强度运动（＞90%最大氧耗量）时，消耗的几乎全是葡萄糖，此时糖原的迅速耗竭、疲劳很早出现。在这样的情况下，尽管肌肉的葡萄糖摄取率很高，但血糖会升高，因为肝糖输出远超过了肌肉的利用。在中等强度的运动（70%～75%最大氧耗量）中，葡萄糖仍是主要的能源，尽管脂肪酸的供能已经增加。在低强度的运动（50%最大氧耗量）中，葡萄糖和脂肪酸的供能几乎相等。在运动过程中，氨基酸的能量供应在大多数情况下是很有限的。

体力活动可增加葡萄糖的摄取，因此就不难理解运动后整个机体能量的代谢增加，肌肉对胰岛素的敏感性及反应性均有所提高。研究提示，运动可以和胰岛素协同增加葡萄糖的摄取。一次急性运动后的这些代谢改变（包括对葡萄糖的利用增加和胰岛素敏感性的改善）可维持 12 小时以上，也许可达 48 小时。

二、正常人体育锻炼有益于健康的机制

近年来，许多回顾性、前瞻性研究表明，长期、规则的体育锻炼有益于健康和长寿。这种改善得益于多重方面：从社会心理的因素上讲，可增强自信心；定期进行较长时间的、具有一定强度的运动可提高机体的运动能力（如增加最大氧耗量、在亚极量的运动负荷时增加适应能力、二氧化碳的排出、降低心率、降低体脂率）；改善血脂及血脂谱，增加高密度脂蛋白（HDL），提高 HDL 对总胆固醇的比例，降低三酰甘油；运动可使骨骼肌线粒体的数量及体积增大，通过增加三羧酸循环及其他氧化代谢所需酶（如琥珀酸脱氢酶、还原型的 NADH 脱氢酶、细胞色素氧化酶）来提高线粒体的细胞代谢呼吸作用；另外，脂肪酸β-氧化所需酶的活性升高是经常从事体育锻炼者肌肉的另一特征，这将有助于运动时有效

地将脂肪酸作为能量底物，减少肌糖原的消耗。

运动对正常人糖耐量及胰岛素敏感性的作用尚有争议，但大多数学者认为长期运动者较运动量少者糖负荷后的胰岛素反应稍高。尽管体内的胰岛素水平稍低，但糖耐量没有改变，甚至稍强。高胰岛素-正常葡萄糖钳夹研究提示，运动训练可以提高胰岛素刺激的葡萄糖的利用。

三、1 型糖尿病患者运动时的代谢改变

与正常人相比，1 型糖尿病患者由于体内胰岛素分泌缺陷需依赖外源性胰岛素的补充，而外源性胰岛素在体内又不具可调节性，常易引起代谢紊乱。充分了解胰岛素不足及胰岛素过多时的代谢异常可助于避免这些不良事件的发生。

（一）胰岛素量不足

运动时若体内胰岛素水平不足则可加重糖尿病患者的代谢紊乱，表现为血糖升高甚至酮症。具体来说，表现为葡萄糖的利用下降、肝糖输出增加、脂肪的动员及氧化加强。这是因为运动是一种应激，可诱导升糖激素的分泌增加，这些激素水平的上升一方面受运动强度及时间的影响，同时也受胰岛素的调节。在胰岛素不足时，这些激素上升也失去了制约。另外，当严重高血糖和酮体出现时，代谢底物间的相互作用更加剧了代谢紊乱，因为此时脂肪的动员及氧化增加，酮体的生成超过了组织的利用，升高的 FFA 通过 Randle 循环抑制了葡萄糖的利用，最终导致血糖、酮体的进一步升高。因此，高血糖、酮体阳性的患者在代谢紊乱纠正前不宜运动，体内适当的胰岛素水平是 1 型糖尿病患者运动时代谢稳定的前提条件。

（二）胰岛素过量

中等强度运动时，正常人胰岛素的分泌可被抑制，这对于运动时内环境的稳定有着非常重要的意义，因为运动时胰岛素依赖及不依赖葡萄糖摄取增加，胰岛素水平下降可防止葡萄糖利用过多，也有利于胰高血糖素刺激的肝糖输出，保证运动时代谢底物的供应。在胰岛素治疗患者中，运动时相对的或绝对的胰岛素过量都有可能出现。这是因为运动时皮下胰岛素吸收加快，外源性胰岛素不能像内源性胰岛素一样水平下调，同时运动时肌肉的胰岛素敏感性增加。此时，相对或绝对的胰岛素过量可致运动时及运动后低血糖。

调节好运动的时间、估计准体内胰岛素水平是预防低血糖的重要方法。运动诱导的低血糖风险在清晨注射胰岛素前最低，因为此时体内胰岛素水平最低，但这是以高血糖为代价的。下午、傍晚运动有较高的夜间低血糖发生率，因为胰岛素的敏感性提高可持续 12～48 小时，同时肌糖原的储备再生仍在继续。在运动前适当地调节胰岛素的剂量也可帮助预防低血糖。例如，强化治疗的 1 型糖尿病患者在餐后以 55%最大耗氧量运动 45 分钟，其胰岛素减量 30%～50%较为适宜。运动时间延长，胰岛素可进一步减量。与严格控制血糖者不同，空腹血糖较高者胰岛素用量的减少程度可较少。

四、长期规律运动与 1 型糖尿病

据文献报道，长期规则的运动可提高 1 型糖尿病患者体内胰岛素的敏感性，减少胰岛素的用量，但目前尚无强有力的证据来证明运动可改善血糖控制。因此，目前并不把运动视为 1 型糖尿病治疗的必需组成部分，但考虑到运动的其他益处，如可提高心血管系统的适应性，改善血脂谱，从而降低心血管疾病的患病率及死亡率，增加心理健康。因此，仍鼓励 1 型糖尿病患者在代谢控制较为平稳时适当地运动。

五、2 型糖尿病运动时的代谢改变

大多数 2 型糖尿病患者运动后循环血糖可有不同程度的下降，这是由于肝糖输出被抑制而葡萄糖利用增加无变化。与正常人不同，这些患者胰岛素与 C 肽的分泌不因运动而下调。具体的机制尚不清楚，有可能是因为高糖掩盖了交感神经的兴奋，也可能由 B 细胞功能异常或神经病变所致。尽管血糖会有所下降，但在仅饮食控制的患者中并不会导致低血糖，而使用磺脲类药物或胰岛素治疗的患者则可能出现持续低血糖。

和非糖尿病患者一样，2 型糖尿病患者运动时及运动后会出现胰岛素的敏感性增加。剧烈的、耗竭糖原的运动可增加葡萄糖的利用和胰岛素的敏感性，作用维持 12 小时以上。这提示使糖原耗竭的周期性运动将有益于 2 型糖尿病患者的代谢控制。

六、长期规律运动与 2 型糖尿病

（一）血糖控制

长期规律锻炼后，糖尿病患者糖代谢的改变类似于非糖尿病患者。一项研究以肥胖的中等程度的糖尿病患者为研究对象，运动方案实施前行 75g 口服葡萄糖耐量试验中，平均空腹血糖为 7.77mmol/L（140mg/dl），3 小时血糖为 15.26mmol/L（275mg/dl）。实施 6～10 周的强化运动计划后，复行 75g 口服葡萄糖耐量试验，平均空腹血糖为 5.55mmol/L（100mg/dl），3 小时血糖为 9.71mmol/L（175mg/dl），糖耐量明显改善。其他的一些研究也证实了运动可增加胰岛素刺激的葡萄糖的利用，但糖耐量的变化研究结果则不一致。有可能研究对象的基础胰岛素抵抗及胰岛素缺乏的程度、运动的方式及频率、饮食及体重变化的差异等多种因素导致了此方面的疗效差异。另外，大样本长时间的研究表明，增加体育锻炼可有效地预防 2 型糖尿病，尤其是高危人群。

近年来的研究逐渐注意到，肌肉组织中三酰甘油的堆积和胰岛素抵抗之间存在正相关，其间的机制尚不完全清楚。有可能局部组织的脂肪酸代谢过高抑制了葡萄糖的利用，而长期运动者肌肉组织中的三酰甘油堆积较少，这可能也参与了运动改善胰岛素敏感性的机制。

（二）心血管疾病

运动可降低冠心病的危险性，这对 2 型糖尿病患者尤其重要，2 型糖尿病的大血管病变是糖尿病患者死亡的主要原因之一。在 2 型糖尿病患者中，越来越多的证据表明胰岛素抵抗是心血管疾病的危险因素。许多研究表明，缺乏运动者常有较多的心血管疾病的危险因素。降低这些危险因素都与降低血浆胰岛素水平相关，运动对心血管系统的益处考虑均与其改善胰岛素的敏感性相关。

（三）血脂

规则的锻炼可有效地降低循环中富含三酰甘油的极低密度脂蛋白（VLDL）水平。但有关降低密度脂蛋白（LDL）的研究结果并不一致。另外，几乎所有的研究均未发现运动可提高 2 型糖尿病患者血浆 HDL 的水平，这有些与运动强度较弱有关。

（四）高血压

胰岛素抵抗和高血压之间存在密切相关性。因此，在那些存在高胰岛素血症的患者中，血压的控制与胰岛素敏感性的提高相一致。

（五）体重控制

运动可减轻体重，与热量控制相配合可维持适宜的体重，这些大家已熟悉。

综上所述，运动可改善 2 型糖尿病患者的胰岛素敏感性，这一点对 2 型糖尿病患者极为重要，因为后者是 2 型糖尿病的重要表现，也是 2 型糖尿病大血管病变的重要危险因素。因此，ADA 提出，合理的运动疗法应能辅助饮食和（或）药物治疗来改善血糖控制，降低一定的心血管危险因素，有助于 2 型糖尿病患者的心理健康，改善中等程度的糖耐量异常和高胰岛素血症，但运动中应避免潜在的运动并发症。

七、运动处方的制订

（一）基本原则

1. 个体化。糖尿病患者间的个体差异很大。在制订方案时，一方面要考虑到其病因分类、代谢控制水平、是否存在慢性并发症；另一方面要充分结合其"个人情况"，如年龄、性别、体型、体力、生活习惯、日常的劳动、运动习惯、运动经验及运动爱好。处方应因人因时区别对待，既有相对的稳定性，又有灵活性。

2. 注意安全。运动治疗若要起效，必须达到一定的有效强度。但运动应从少量开始，逐步增加，直至找到合适个人的运动强度和运动量。同时要兼顾患者的具体情况和疾病的限制，选择安全适宜的运动方式。

3. 可操作性和便于长期坚持。

（二）运动处方的制订程序

1. **评估**　首先必须进行全面而细致的医学检查，了解是否适宜开始锻炼，是否存在限制因素。具体包括回顾近期的血糖控制情况，评估糖尿病慢性并发症及合并症的情况，以明确是否存在可能在运动中恶化的大、微血管并发症。对那些已存在病变的患者需拟订相应的方案以尽可能地减少运动的危险性。详细地询问病史和体检将着重于心血管、眼、肾脏、神经系统疾病的症状、体征。

（1）评估最近的血糖控制情况。如果血糖控制很差，则应首先控制血糖。一般来说，血糖应低于 13.86mmol/L（250mg/dl），酮体阴性，低血糖的发生也不频繁。

（2）心血管：若患者拟开始从中到大的运动负荷方案，同时有以下的心血管危险因素时，梯度运动负荷试验将是十分有益的。

1）年龄＞35 岁。

2）2 型糖尿病病程＞10 年。

3）1 型糖尿病病程＞15 年。

4）存在其他冠心病的高危因素。

5）存在微血管病变（增殖性视网膜病变或糖尿病肾病，包括微量白蛋白尿）。

6）外周血管病变。

7）自主神经病变。

那些运动时心电图未出现特征性改变、ST 段或 T 波呈非特异性改变的患者，可考虑行其他的辅助检查（如放射性核素、冠状动脉 CT 等）来帮助了解是否已存在病变。对拟行低运动负荷（＜60%最大心率）的患者，可考虑是否推荐运动应激试验。对那些已知患有冠心病的患者，则需仔细评价运动的缺血反应、缺血的阈值及发生心律失常的倾向。

（3）外周动脉病变：主要是基于对症状及体征的评价，包括是否存在间歇性跛行、足冷、动脉搏动减弱或消失、皮下组织萎缩、毛发消失。间歇性跛行的基本治疗方案即是戒烟和监控下的运动方案。足背动脉和胫后动脉搏动正常并不能完全排除缺血的可能，高度怀疑时可行多普勒超声检查以明确情况。

（4）视网膜病变：对增殖性病变活动期的患者，大运动量可致出血或收缩性视网膜脱离。这些患者应避免屏气、Valsalva 样动作及剧烈运动。

（5）外周神经病变：外周神经病变可导致足部丧失保护性感觉。对于严重的外周神经病变者，应限制负重性运动。不敏感的足部的反复运动最终会导致溃疡和骨折。外周神经的检查应包括深部肌腱反射、震动觉和定位觉。单纤维刺激评价触觉时，如 10g 刺激仍不能察觉，即意味着失去了保护性感觉。

（6）自主神经病变：自主神经病变限制了运动的能力，增加了运动时发生心血管不利事件的危险性。静息时心动过速、直立性低血压（直立时血压下降＞20mmHg）及其他自主神经病变（如皮肤、瞳孔、胃肠道、神经、泌尿系统病变）均可提示自主神经病变。在糖尿病患者中，相当部分的猝死和静息性心肌梗死是由心脏自主神经病变所引起的。运动后的高或低血压在自主神经病变患者中更易出现，尤其是刚开始运动方案时，同时因为这些患者热调节能力较差，他们不宜在过冷或过热的环境中运动。

2. 制订运动处方

（1）运动量：是运动处方的核心内容，是运动所消耗的热量。原则上，正常体重者的日常活动和运动所消耗的热量应与其摄入的热量保持平衡，但对肥胖和超重的人则要求其运动消耗热量大于摄入热量，这样才可达到减重的目的。运动疗法（使肌肉活动旺盛、糖代谢活跃、糖向细胞内转移增加、胰岛素敏感性增加）也可起到降糖作用，但运动强度必须对肌肉达到合适的刺激强度（一般为中等强度），即相当于 60% 的最大氧摄取量。由于检查、计算比较困难，因此常用不同年龄组的脉率表示这种强度（相对强度），把极限的强度定为 100%。具体方法如下：

1）计算法：最大耗氧量脉率=安静时脉率+（运动中最大脉率–安静时脉率）×强度。运动中最大脉率=210–年龄。

例如，一名 60 岁的患者，运动中最大脉率=210–年龄=210–60=150。安静时脉率为 70 次/分，其 60% 中等强度运动中脉率=70+（150–70）×60%=118 次/分。

2）简易法：运动中脉率=170–年龄。上例患者，运动中脉率=170–年龄=170–60=110 次/分。

（2）运动方式的选择：适于糖尿病患者的运动方式是一种低至中等强度的有氧训练，主要是中、大肌肉群，如下肢、肩背、腰背部肌群参加的持续性运动。常用的有氧运动形式多样，如步行、慢跑、游泳、划船、阻力自行车、中等强度的徒手体操（又称为有氧健身操）、适当的球类活动、太极拳、木兰拳、登楼梯或跳绳。

运动的方式主要是根据患者个人的目标、需求、爱好、习惯和环境调节加以选择。同时应兼顾患者具体的身体情况。例如，对那些存在周围神经病变的患者，下肢的运动应特别注意，以免发生足部损伤，对于有些病情严重的患者甚至是应禁止的。对于这些患者，可选择如游泳这样的运动，以减少对关节、软组织的损伤。

运动治疗的方案应包括三个部分：准备活动、锻炼部分和最后放松活动。三者均非常重要，有机的结合方能达到良好的效果。通常准备活动包括 5～10 分钟的四肢和全身活动，如步行、太极拳和各种保健操，其作用在于逐步增加运动强度，以使心血管适应，并可提高和改善关节、肌肉的活动效应。放松活动包括 5～10 分钟的慢走、自我按摩或其他低强度活动。其作用是为了促进血液回流，防止突然停止运动造成的肢体淤血、回心血量下降，甚至引起晕厥或心律失常。若在夏天，放松活动的时间可相应延长。

（3）运动时间：运动的强度和持续时间共同决定了每次运动的运动量。总运动量确定后，运动强度较大时则持续时间可相应缩短，强度低时则持续时间可相应延长。前者适用于年轻或体力较好的糖尿病患者，后者适用于年老体弱的患者。

运动的时间可自 10 分钟开始，逐步延长至 30～40 分钟，其中可穿插必要的间歇时间，但达到靶心率的累积时间一般以 20～30 分钟为宜。过短达不到有效的代谢效应，过长时间则需调节运动强度，以不太疲劳为度。当一运动方案确定后，非常重要的一点是运动的时间及强度应逐渐增加。对那些长期不运动的 2 型糖尿病患者，运动负荷的逐渐增加可以让心血管系统逐渐适应，也使全身的肌肉逐渐恢复柔韧性及强度。对于 1 型糖尿病患者，逐渐进行的运动方案可以使运动与饮食及胰岛素治疗间逐渐配合，相互适应。

对那些超过 30 岁或病程超过 20 年的患者，开始运动治疗前最好能做一次运动应激试验。对所有具有心血管疾病临床表现的患者均应做应激试验。对大多数患者而言，最简单而安全的方法就是进行适合心脏病患者的运动方案。这些运动包括一些合理的伸展、热身、放松运动，给予合适的运动强度、持续时间，同时减少损伤。

（4）运动的时间选择：应相对灵活。特别是尚在工作的患者，运动就比不运动好。但对糖尿病患者来说，空腹易发生低血糖，餐后运动则较为合理。餐后运动，因摄入食物，及餐前使用了胰岛素或其他降糖药物，既可阻止肝糖原的分解，又能促进肌肉利用外源性葡萄糖以达到代谢平衡。餐后立即运动易影响消化吸收，且此时所需热量尚未吸收。餐后进行运动时还应避开药物作用的高峰期，以免发生低血糖。普通胰岛素的高峰为注射后 2～4 小时；空腹降糖药的作用高峰因品种不同而异。运动时间一般以餐后 30 分钟至 1 小时为宜。

若要在其他时间运动，则需适当调节饮食和药物的剂量，以饮食、运动和药物相匹配为目标。

（5）运动的频率：一般认为每周运动锻炼 3～4 次是最适合的，可根据每次运动的运动量大小而异。但运动间歇超过 3～4 天则运动锻炼的效果及蓄积作用就将减少，难以产生疗效。因此，运动锻炼不应间断。若能耐受、不觉疲劳，也可每天运动一次。

（6）低血糖的预防：运动中最大的危险是发生低血糖。在运动的过程中，整个氧耗增加约 20 倍，在运动的肌肉中增加得更多。为保证大脑的氧供，运动中体内进行一系列的神经内分泌的调节以维持血糖基本保持稳定，但这些调节功能在糖尿病患者中已有不同程度的障碍。低血糖可能是由循环中胰岛素增加抑制肝糖输出并增加葡萄糖的利用、肌糖原的消耗及同时参与血糖调节的拮抗激素的反应受损等多项环节共同作用引起的。一般单纯饮食控制和口服双胍类、α-葡萄糖苷酶抑制剂治疗的 2 型糖尿病患者较少发生低血糖。而口服磺脲类药物或接受胰岛素治疗的患者发生低血糖的风险较高。许多措施有助于减少低血糖的发生，具体如下：

1）在运动前、运动时、运动后监测血糖，尤其是在开始一个新的运动方案、新的运动形式时，运动者需要了解自己对不同运动强度、时间的反应，应勤监测血糖。低血糖可以发生在运动后 24 小时内任何时间，因为运动时增加能量消耗，运动后提高了胰岛素的敏感性。

2）如果运动前血糖低于 5.6mmol/L，则应少量加餐。在进行长时间的持续运动时，每 30 分钟应加餐碳水化合物 15～30g，运动后 24 小时内都应适当增加饮食。

3）避免在胰岛素的作用高峰时运动，也避免在刚注射完短效胰岛素之后运动注射的肌肉。

接受胰岛素强化治疗的患者，在运动前、中、后都可补充适量能被迅速、充分吸收的碳水化合物。稀释的果汁是非常合适的，因为其可提高必要的能量和水分。

参加长时间剧烈运动的 1 型糖尿病患者，当增加饮食摄入仍不足以补偿运动的消耗时，胰岛素的剂量应逐渐减少，一般可减少 10%，运动强度及时间也应逐步增加。在每一方案调整前后都应密切监测血糖变化，逐渐寻找到饮食、运动、胰岛素治疗间的合理配合方案。

现代糖尿病检查及监测手段的发展使得运动治疗更为安全。广泛地开展糖尿病教育和血糖监测可保证运动方案的顺利实施。应教育患者充分了解运动的益处、方法及如何实行监控和自我保护。加强监护和指导、定期追踪、评估疗效也有助于适时调整方案，增强患者的信心。运动治疗贵在实施、贵在坚持。

（陈　弘　李小英）

参 考 文 献

王姮，杨勇年，2005. 糖尿病现代治疗学. 北京：科学出版社.

Abraham C，Michie S，2008. A taxonomy of behavior change techniques used in interventions. Health Psychol，27（3）：379-387.

Adolfsson ET，Smide B，Gregeby E，et al，2004. Implementing empowerment group education in diabetes. Patient Educ Couns，53（3）：319-324.

American Diabetes Assiociation，2017. Standards of medical care in diabetes. Diabetes Care，40：S1-S142.

Booker S，Morris M，Johnson A，2008. Empowered to change：evidence from a qualitative exploration of a user-informed psycho-educational programme for people with type 1 diabetes. Chronic Illn，4（1）：41-53.

Chida Y，Hamer M，2008. An association of adverse psychosocial factors with diabetes mellitus：a meta-analytic review of longitudinal cohort studies. Diabetologia，51（12）：2168-2178.

Cooper H，Booth K，Fear S，et al，2001. Chronic disease patient education：lessons from meta-analyses. Patient Educ Couns，44（2）：107-117.

Funnell MM，2000. Helping patients take charge of their chronic illnesses. Fam Pract Manag，7（3）：47-51.

Haas L，Maryniuk M，Beck J，et al，2014. National standards for diabetes self-management education and support. Diabetes Care，37 Suppl 1：S144-153.

Hermanns N，Kulzer B，Krichbaum M，et al，2006. How to screen for depression and emotional problems in patients with diabetes：comparison of screening characteristics of depression questionnaires，measurement of diabetes-specific emotional problems and standard clinical assessment. Diabetologia，49（3）：469-477.

Hojat M，Louis DZ，Markham FW，et al，2011. Physicians' empathy and clinical outcomes for diabetic patients. Acad Med，86（3）：359-364.

Holt RIG，Cockram C，Flyvbjerg A，et al，2017. Textbook of Diabetes.5th ed. New York：John Wiley & Sons Inc.

Kovacs BK，Nicolucci A，Holt RI，et al，2013. Diabetes Attitudes，Wishes and Needs second study（DAWN2）：cross-national benchmarking indicators for family members living with people with diabetes. Diabet Med，30（7）：778-788.

Mayberry LS，Osborn CY，2012. Family support，medication adherence，and glycemic control among adults with type 2 diabetes. Diabetes Care，35（6）：1239-1245.

Nicolucci A，Kovacs Burns K，Holt RI，et al，2013. Diabetes Attitudes，Wishes and Needs second study（DAWN2）：cross-national benchmarking of diabetes-related psychosocial outcomes for people with diabetes. Diabet Med，30（7）：767-777.

Norfolk T，Birdi K，Walsh D，2007. The role of empathy in establishing rapport in the consultation：a new model. Med Educ，41（7）：690-697.

Peyrot M，Rubin RR，Lauritzen T，et al，2005. Psychosocial problems and barriers to improved diabetes management：results of the Cross-National Diabetes Attitudes，Wishes and Needs（DAWN）Study. Diabet Med，22（10）：1379-1385.

Piette JD，Resnicow K，Choi H，et al，2013. A diabetes peer support intervention that improved glycemic control：mediators and moderators of intervention effectiveness. Chronic Illn，9（4）：258-267.

Rubin RR，Peyrot M，2001. Psychological issues and treatments for people with diabetes. J Clin Psychol，57（4）：457-478.

Torenholt R，Schwennesen N，Willaing I，2014. Lost in translation--the role of family in interventions among adults with diabetes：a systematic review. Diabet Med，31（1）：15-23.

Vallis M，2015. Are behavioural interventions doomed to fail? Challenges to self-management support in chronic diseases. Can J Diabetes，39（4）：330-334.

第七章　非胰岛素降糖药物的临床应用

目前临床应用的非胰岛素降糖药物的主要作用机制包括：①促进胰岛素分泌；②改善胰岛素抵抗；③调节肠道葡萄糖的吸收；④增强肠促胰岛素效应；⑤减少肾小管对葡萄糖的重吸收。根据作用机制的不同，分为胰岛素促泌剂、胰岛素增敏剂、双胍类、α-糖苷酶抑制剂、基于肠促胰岛素的药物及钠-葡萄糖共转运蛋白 2（sodium-dependent glucose transporters 2，SGLT-2）抑制剂。

第一节　二 甲 双 胍

目前临床上使用的双胍类药物主要是二甲双胍。近年来，虽然有多个新型降糖药物上市，但二甲双胍仍是全球应用最广泛的口服降糖药物。许多国家和国际组织制定的糖尿病诊治指南中均推荐二甲双胍作为 2 型糖尿病患者初始首选用药和联合用药中的基本用药。二甲双胍一旦起始应用，只要耐受且无禁忌，应持续使用。二甲双胍具有良好的安全性和耐受性，与其他降糖药物相比，二甲双胍也具有良好的卫生经济学效益。

一、作 用 机 制

二甲双胍属于双胍类药物，来源于山羊豆/法国丁香，自 20 世纪 50 年代以来就广泛应用于糖尿病的治疗。二甲双胍改善高血糖的主要机制包括：①作用于肝脏内线粒体的氧化还原过程来抑制糖异生，减少肝脏葡萄糖的输出；②作用于外周组织（肌肉、脂肪），改善肌肉糖原合成，降低游离脂肪酸，提高胰岛素敏感性，增加外周组织对葡萄糖的摄取和利用；③作用于肠道，抑制肠壁细胞摄取葡萄糖，提高 GLP-1 水平。

对临床试验的系统评价显示，去除安慰剂效应后二甲双胍可使糖化血红蛋白（HbA1c）下降 1.0%～1.5%，并可减轻体重。在我国 2 型糖尿病人群中开展的临床研究显示，二甲双胍可使 HbA1c 下降 0.7%～1.0%。剂量范围为 500～2000mg/d 时，二甲双胍疗效呈现剂量依赖效应。同时，二甲双胍可能通过减少心血管疾病的风险因素而达到心血管保护作用。英国前瞻性糖尿病研究（UKPDS）结果显示，二甲双胍还可减少肥胖的 2 型糖尿病患者心血管事件和死亡风险。在我国合并冠心病的 2 型糖尿病患者中开展的针对二甲双胍与磺脲类药物对再发心血管事件影响的随机对照试验结果显示，二甲双胍的治疗与主要心血管事件的显著下降相关。

除降糖外，二甲双胍还有许多其他作用。二甲双胍具有降低血管通透性、对抗动脉粥样硬化的作用；二甲双胍能改善脂肪合成与代谢，改善血脂谱，主要改善三酰甘油

（triglyceride，TG）、低密度脂蛋白胆固醇（low-density lipoprotein cholesterol，LDL-C）及总胆固醇（total cholesterol，TC），对高密度脂蛋白胆固醇（high-density lipoprotein cholesterol，HDL-C）的改善作用不明显；对非酒精性脂肪肝患者的肝脏血清学酶谱及代谢异常均有显著改善；可以降低多囊卵巢综合征患者的雄激素水平，提高雌二醇水平，改善多毛症，改善月经周期，诱导排卵。此外，二甲双胍还有利于降低 2 型糖尿病患者多种肿瘤的发生风险。

二、适 应 证

1. 二甲双胍首选用于单纯饮食控制及体育锻炼治疗无效的 2 型糖尿病患者，特别是肥胖的 2 型糖尿病患者。

2. 对于 1 型糖尿病或 2 型糖尿病，二甲双胍与胰岛素合用可增加胰岛素的降糖作用，减少胰岛素用量，防止低血糖发生。

3. 二甲双胍与其他种类口服降糖药物联合应用具有协同作用。

三、禁 忌 证

1. 中度（CKD3b 期）和重度肾衰竭或肾功能不全[肾小球滤过率（eGFR）＜45ml/（min·1.73m^2）]。

2. 可造成组织缺氧的疾病（尤其是急性疾病或慢性疾病的恶化），如代偿性心力衰竭、呼吸衰竭、近期发作的心肌梗死、休克等。

3. 严重感染和外伤，外科大手术，临床有低血压和缺氧等。

4. 已知对盐酸二甲双胍过敏者。

5. 急性或慢性代谢性酸中毒，包括有或无昏迷的糖尿病酮症酸中毒（diabetic ketoacidosis，DKA）和 DKA 需要胰岛素治疗。

6. 酗酒者。

7. 接受血管内注射碘化造影剂者应暂停应用二甲双胍。

8. 维生素 B$_{12}$、叶酸缺乏未纠正者。

四、用 法 用 量

二甲双胍起效的最小推荐剂量为 500mg/d，成人可用的最大剂量为 2550mg/d，最佳有效剂量为 2000mg/d。临床研究显示，在二甲双胍剂量为 500～2000mg/d 时，二甲双胍的降糖效果与剂量呈正相关。除去安慰剂效应后，500mg/d 二甲双胍可降低 HbA1c 0.6%；2000mg/d 二甲双胍可降低 HbA1c 2.0%，且与 1000mg/d 或 1500mg/d 相比，患者胃肠道反应无统计学差异。

二甲双胍的剂量调整原则为"小剂量起始，逐渐加量"。通常的起始剂量为每次 500mg，每日 2 次；或每次 850mg，每日 1 次。可每周增加 500mg 或每两周增加 850mg，逐渐加量至最大有效剂量 2000mg/d 或最大耐受剂量。二甲双胍可在进餐时或餐后立即服用。

五、不 良 反 应

1. 胃肠道反应　初始治疗时，最常见的不良反应有恶心、呕吐、腹泻、腹痛和食欲缺乏，大多数患者通常可以自行缓解。随着治疗时间的延长，上述不良反应可基本消失。为了避免这些不良反应，可以每日分 2～3 次服用二甲双胍，小剂量起始，并缓慢增加剂量。二甲双胍一旦起始应用，只要患者耐受且无禁忌，应持续使用。如果增加二甲双胍剂量后发生严重胃肠道反应，可以降至之前较低的剂量，耐受后可再尝试增大剂量。盐酸二甲双胍缓释制剂也可以减少患者的胃肠道症状。

2. 维生素 B_{12} 水平下降　已有多项交叉横断面试验及随机对照研究显示，长期服用二甲双胍可引起维生素 B_{12} 水平的下降。若患者出现巨幼红细胞贫血时，应考虑该原因。其可能的机制为：①小肠蠕动的改变刺激肠道细菌过度生长，竞争性抑制维生素 B_{12} 的吸收；②维生素 B_{12} 内因子水平的变化及钴胺素内吞受体的相互作用；③二甲双胍可以抑制回肠末端维生素 B_{12} 内因子复合物钙依赖性吸收。因此，建议长期使用二甲双胍治疗的患者适当补充维生素 B_{12}，不建议服用二甲双胍的患者常规监测维生素 B_{12} 的水平。

3. 乳酸酸中毒　是一种非常罕见但严重的代谢并发症。研究显示，在肾功能正常的患者中使用二甲双胍不增加乳酸酸中毒风险。但在肾功能损伤时，因二甲双胍易在体内蓄积而诱发乳酸酸中毒。在二甲双胍治疗的患者中，报告发生乳酸酸中毒的病例主要为肾衰竭或肾功能急性恶化的糖尿病患者。建议严重肾功能受损和低氧血症的患者避免使用二甲双胍。

4. 低血糖　单独使用二甲双胍不导致低血糖，但二甲双胍与胰岛素或胰岛素促泌剂联合使用时可增加患者低血糖发生的风险。

六、特殊人群用药

1. 肝功能不全者　二甲双胍不经过肝脏代谢，其本身无肝脏毒性。但肝功能严重受损者会明显限制乳酸的清除能力，因此建议血清丙氨酸转氨酶（ALT）或天冬酸转氨酶（AST）大于 3 倍正常上限或有严重肝功能不全的患者应避免使用二甲双胍。ALT 或 AST 轻度升高的患者使用二甲双胍时应密切监测肝功能。

2. 肾功能不全者　二甲双胍主要以原形通过肾脏从尿中排出，12～24 小时可清除90%。二甲双胍肾清除率约为肌酐清除率的 3.5 倍，且经肾小管排泄是二甲双胍清除的主要途径。因此，二甲双胍本身不会对肾功能有影响，但 eGFR 下降的患者会造成乳酸在体内蓄积，建议根据患者 eGFR 水平调整二甲双胍剂量。eGFR≥60ml/（min·1.73m²）时无须调整剂量，eGFR 为 45～59ml/（min·1.73m²）时减量，eGFR＜45ml/（min·1.73m²）时禁用。正在服用二甲双胍者当 eGFR 为 45～59ml/（min·1.73m²）时不需停用，可以适当减量继续使用。

3. 造影或全身麻醉术者　肾功能正常的糖尿病患者造影前不必停用二甲双胍，但使用造影剂后应在医生的指导下停用48～72小时，复查肾功能正常后可继续用药；而对于肾功能异常的患者，使用造影剂及全身麻醉术前48小时应当暂停用二甲双胍，之后还需停药48～72小时，复查肾功能结果无恶化后可继续用药。

4. 妊娠期、哺乳期妇女 不推荐孕妇使用二甲双胍。《中国2型糖尿病防治指南（2017年版）》建议，如妊娠期有特殊原因需要继续服用二甲双胍的患者，应在充分告知妊娠期使用二甲双胍利弊的前提下，在胰岛素基础上加用二甲双胍。2019年ADA制定的《糖尿病医学诊疗标准》中推荐，胰岛素是治疗妊娠期糖尿病的首选方法。在胰岛素不能使用的情况下可以考虑使用二甲双胍，但由于其能够通过胎盘，对胎儿的发育和出生后的长期影响尚需评估。哺乳期妇女应慎用二甲双胍，必须使用时，应停止哺乳。

5. 老年人和儿童 对于肾功能正常的老年2型糖尿病患者，二甲双胍仍是一线首选用药。由于老年患者可能出现肾功能减退，应用二甲双胍时应定期检查肾功能（3～6个月检查1次），并根据eGFR调整二甲双胍的剂量。无须以胰岛素作为起始治疗的10岁及以上2型糖尿病患儿，糖尿病得到诊断后可给予生活方式干预，不达标者以二甲双胍为起始治疗药物。10岁及以上2型糖尿病儿童和青少年使用二甲双胍的每日最高剂量为2000mg，不推荐10岁以下儿童使用二甲双胍。

第二节　胰岛素促泌剂

目前我国常用的胰岛素促泌剂包括磺脲类药物和格列奈类药物。磺脲类促泌剂包括半衰期较短的短效促泌剂（如格列吡嗪和格列喹酮）和半衰期较长的中长效促泌剂（如普通剂型的格列美脲、格列本脲和格列齐特，以及改良剂型的格列吡嗪控释片和格列齐特缓释片）。格列奈类促泌剂半衰期较短，包括瑞格列奈、那格列奈和米格列奈。

一、磺脲类胰岛素促泌剂

磺脲类药物仍是目前糖尿病治疗领域应用最为广泛的口服降糖药物之一。其应用时间长、降糖疗效肯定、安全性高，并且在国内外2型糖尿病指南中占据非常重要的治疗地位。《中国2型糖尿病防治指南（2017年版）》推荐磺脲类药物为重要的一线备选和二线降糖药物，可作为二甲双胍不耐受或存在禁忌证者的起始治疗，或二甲双胍治疗血糖控制不佳时的联合用药之一。目前在我国上市的磺脲类药物主要为格列本脲、格列美脲、格列齐特、格列吡嗪和格列喹酮。

（一）作用机制

磺脲类药物属于胰岛素促泌剂，改善高血糖的机制包括：①刺激胰岛B细胞分泌胰岛素，包括依赖胰岛B细胞膜上ATP敏感的钾通道（K_{ATP}）和不依赖K_{ATP}通道刺激胰岛素分泌，增加体内的胰岛素水平而降低血糖。②部分胰岛素增敏作用，人体葡萄糖钳夹试验表明，磺脲类药物可使外周葡萄糖利用率增加10%～52%。③其他降糖机制，有研究显示，磺脲类药物降低空腹血糖的作用还与其抑制基础肝糖产生密切相关。

磺脲类促泌剂与 K$_{ATP}$ 通道的磺脲类受体（SUR-1）结合，促使 K$_{ATP}$ 通道关闭，从而刺激内源性胰岛素分泌。促胰岛素分泌的差异取决于不同药物的药动学特性、与 SUR-1 结合的亲和力及解离速度。K$_{ATP}$ 通道也存在于其他许多组织中，包括大脑、心肌和血管平滑肌细胞。不同组织的 SUR 存在差异，且各胰岛素促泌剂会与 B 细胞不同分子量的 SUR 受体结合，这些是其产生药效学差异的原因。磺脲类药物可使 HbA1c 降低 1.0%～1.5%（去除安慰剂效应后）。前瞻性、随机分组的临床研究结果显示，磺脲类药物的使用与糖尿病微血管病变和大血管病变发生的风险下降相关。

（二）适应证

1. 磺脲类药物可作为二甲双胍不耐受或存在禁忌证 2 型糖尿病患者的起始治疗。

2. 口服降糖药物控制不佳的 2 型糖尿病患者，磺脲类药物可作为起始联合治疗的选择。

（三）禁忌证

1. 对磺脲类药物或磺胺类药物过敏者。

2. 1 型糖尿病患者。

3. DKA 患者。

4. 严重肝功能不全（ALT＞8～10 倍参考值上限或 ALT＞3 倍参考值上限且总胆红素＞2 倍参考值上限）。

5. 重度（CKD4 期）和严重肾衰竭或肾功能不全[eGFR＜30ml/（min·1.73m²），格列本脲 eGFR＜60ml/（min·1.73m²）]。

6. 妊娠期和哺乳期妇女禁用。

（四）用法用量

1. 格列本脲　起始剂量为 2.5mg，早餐前一次或早餐及午餐前各一次口服；轻症者 1.25mg，三餐前各一次口服，7 日后递增至 2.5mg，三餐前各一次口服。一般用量为每日 5～10mg，最大用量每日不超过 15mg。

2. 格列美脲　起始剂量为 1mg，每日 1 次，如果血糖得到满意控制，应以该剂量维持治疗；如果不能满意控制，应根据血糖控制情况增加剂量。每隔 1～2 周，逐步增加剂量至 2mg、3mg 甚至 4mg，每日 1 次。最大推荐剂量为 6mg，每日 1 次。每日 1 次顿服，建议早餐前或者早餐中服用，若不吃早餐，则于第一次正餐前或餐中服用。

3. 格列齐特片　起始剂量为 40～80mg，每日 1～2 次口服，以后根据血糖水平调整至每日 80～240mg，分 2～3 次服用，待血糖控制后，每日改服维持量。

4. 格列齐特缓释片　起始剂量为 30～60mg，每日 1 次，最大推荐剂量为每日 120mg，建议早餐时服用。

5. 格列吡嗪片　起始剂量为每日 2.5～5mg，早餐前 30 分钟服用。以后根据血糖情况增减剂量，每次增减 2.5～5mg，最大推荐剂量为每日 20mg。日剂量超过 15mg，分 2～3 次餐前服用。

6. 格列吡嗪控释片 起始剂量为 5mg，每日 1 次，早餐前服用，可根据血糖控制情况增加剂量至每日 10mg，最大推荐剂量为每日 20mg。

7. 格列喹酮 起始剂量为每日 15~30mg，根据血糖情况逐渐加量，每次加量 15~30mg，日最大剂量不超过 180mg。日剂量 30mg 以内者可于早餐前一次服用，大于此剂量者可酌情分为早、晚或早、中、晚分次服用。

（五）不良反应

1. 低血糖 是磺脲类药物治疗最常见的不良反应。为减少低血糖风险，服用磺脲类药物时宜从小剂量开始，根据血糖监测结果逐渐调整用量，一般每 1~2 周调整一次。任何一种磺脲类药物的每日用量不应超过其最大剂量。磺脲类药物如果使用不当可导致低血糖，特别是在老年患者和肝、肾功能不全者；有些病例中会很严重或持续很长时间，如有必要应住院控制血糖。为了减少低血糖发作的危险，必须小心选择患者及所用剂量，嘱患者每日规律饮食，并对患者解释清楚低血糖的情况。年龄较大、营养不良或身体状态有改变的患者，肾上腺功能不全或垂体功能减退的患者，对于抗糖尿病药物产生的降糖作用尤其敏感。同时，在老年患者和 β 受体阻滞剂治疗的患者中很难诊断出低血糖。

2. 体重增加 目前普遍认为长期使用磺脲类药物可导致患者体重明显增加，但不同磺脲类药物对体重的影响存在差异。剂型改良后的磺脲类药物和格列美脲对体重影响较小。

3. 其他少见不良反应 胃肠道紊乱、过敏、血细胞减少等。

（六）特殊人群用药

1. 肝功能不全者 目前所有磺脲类药物说明书均将重度肝功能不全列为禁忌证。ALT>3 倍参考值上限可作为肝损害的敏感而特异的指标，若 ALT>8~10 倍参考值上限或者 ALT>3 倍参考值上限且血清总胆红素>2 倍参考值上限则是预测重度肝损害的特异性指标，表明肝脏实质细胞受到损害，此时应禁用磺脲类药物。在临床使用中，伴有肝性脑病、腹水或凝血障碍的失代偿肝硬化患者应禁用该类药物以防发生低血糖。

2. 肾功能不全者 格列本脲本身及其代谢产物均具有降糖活性，肾功能不全的 2 型糖尿病患者使用格列本脲容易发生严重的低血糖事件；格列美脲的代谢产物在 eGFR 降低的患者中没有额外蓄积风险；其他常用的磺脲类药物如格列喹酮、格列齐特及格列吡嗪，代谢产物均为非活性物质，尤其是格列喹酮，其代谢产物只有 5%经肾脏排泄，受肾功能的影响很小，其可用于轻、中度肾功能不全的糖尿病患者。糖尿病与血管疾病行动研究（ADVANCE）表明，格列齐特缓释片具有肾脏保护作用，可降低患者蛋白尿和肾脏事件风险。

3. 老年人和儿童 针对老年糖尿病患者，实施个体化药物治疗方案控制血糖并避免或最小化药物相关的不良反应是必要的。老年糖尿病患者对低血糖耐受性差，易出现无症状性低血糖和严重低血糖，需要特别关注。因此，在选择降糖药物时，老年患者应着重考虑药物的低血糖风险。若患者既往有严重低血糖史、预期生存期较短或合并其他严重疾病，如果需要联合磺脲类药物治疗，宜选择降糖作用较温和、作用时间较短、低血糖风险小的磺脲类药物，避免使用格列本脲。无论选择何种磺脲类药物，都应从最小剂量开始，严密监测血糖变化，根据血糖逐步调整至合适剂量，将低血糖的发生风险降至最小。尚缺乏磺脲类药物儿童用药安全性和有效性的研究资料，因此不建议在儿童中应用磺脲类药物。

二、格列奈类胰岛素促泌剂

（一）作用机制

格列奈类与磺脲类降糖药的作用机制皆是与 K_{ATP} 的 SUR-1 相结合，进而使 K_{ATP} 的调节亚单位钾离子选择性通道（Kir6.2）关闭，钾离子浓度升高，B 细胞去极化，从而使电压依赖的钙通道开放，钙离子内流，细胞内钙离子浓度升高，促进胰岛素分泌至胞外。格列奈类促泌剂最大的特点是改善胰岛素的早时相分泌，起效快、作用时间短，以降低餐后血糖为主，且低血糖风险小、受肾功能影响小。去除安慰剂效应后，格列奈类促泌剂可将 HbA1c降低 0.5%～1.5%。此类药物需在餐前即刻服用，可单独使用或与其他降糖药联合应用。格列奈类促泌剂半衰期较短，包括瑞格列奈、那格列奈和米格列奈。

（二）适应证

经饮食及运动治疗未能有效控制高血糖，且其胰岛 B 细胞尚有一定的分泌胰岛素功能的 2 型糖尿病患者。

（三）禁忌证

1. 对格列奈类药物及其中的任何辅料过敏的患者。
2. 1 型糖尿病患者。
3. 目前存在的急性并发症包括 DKA、高渗高血糖昏迷、感染、手术等。
4. 严重肝功能不全（ALT＞3 倍参考值上限）。
5. 妊娠期和哺乳期妇女禁用。

（四）用法用量

1. 瑞格列奈　餐前半小时内口服，剂量因人而异以达到最佳血糖控制。推荐起始剂量为 0.5mg，以后如需要可每 1～2 周调整 1 次。最大推荐单次剂量为 4mg，随餐服用，但最大日剂量不超过 16mg。

2. 那格列奈　通常成人每次 60～120mg，每日 3 次，餐前 15 分钟内口服。建议从小剂量开始，如果效果不明显，可逐步增加剂量。

3. 米格列奈　餐前 5 分钟内口服，通常成人每次 10mg，每日 3 次。可根据患者的治疗效果酌情调整剂量。

（五）不良反应

格列奈类的低血糖发生率较磺脲类降糖药相对低，与其他类型降糖药物合用时低血糖风险增加。其他罕见不良反应包括超敏反应、胃肠道不适、肝功能异常等。

（六）特殊人群用药

1. 肝功能不全者　肝脏为格列奈类药物的主要代谢器官之一，因此有诱发低血糖的可能。此外，格列奈类药物也有使肝功能不全患者的肝功能进一步恶化的可能。

2. 肾功能不全者　虽然瑞格列奈水平与肌酐清除率仅有微弱联系，但其血浆清除率在严重肾功能损伤患者中略有降低。由于肾功能损伤的糖尿病患者对胰岛素敏感性增强，因此这些患者增加剂量时应谨慎。那格列奈在肾功能不全的患者中无须调整剂量，在中度至重度肾功能不全的糖尿病患者和需透析的患者中，那格列奈的生物利用度和半衰期与健康人相比，其差别未达到具有临床意义的程度。

3. 老年人和儿童　未观察到老年患者和普通人群之间存在药物安全性与有效性方面的差异。此外，年龄不影响那格列奈的药动学特征。因此，对于老年患者没有必要调整剂量。瑞格列奈尚未在 75 岁以上的患者中进行研究。尚未对格列奈类药物在儿童患者中使用的安全性和有效性进行评价，因此不建议在儿童中应用该类药物。

第三节　胰岛素增敏剂

噻唑烷二酮（thiozolidinedione，TZD）是一类具有提高胰岛素敏感性的降糖药物，被称为胰岛素增敏剂。最早进入临床开发研究的 TZD 为曲格列酮，后因肝脏毒性而退出市场。目前我国主要应用的 TZD 包括罗格列酮和吡格列酮。

一、作用机制

TZD 主要通过增加靶细胞对胰岛素作用的敏感性而降低血糖。TZD 的作用靶点包括过氧化物酶体增殖激活受体 γ（PPARγ）、磷脂酰肌醇-3 激酶（PI3K）等。TZD 药物作为经典的胰岛素增敏剂，可以 PPARγ 为桥梁，启动下游基因转录而发挥生物学作用。通常，PPARγ 与维甲酸 X 受体形成异二聚体，进而与靶基因启动子区的反应元件形成复合体，TZD 可以跟复合体中的 PPARγ 结合，引起异二聚体构型改变，从而调控多种与胰岛素效应相关的基因转录，改善胰岛素抵抗，促进靶组织（肝脏、肌肉、脂肪组织）中葡萄糖的转运，达到降糖目的。在我国 2 型糖尿病患者中开展的临床研究结果显示，去除安慰剂效应后 TZD 可使 HbA1c 下降 0.7%～1.0%。

二、适应证

经饮食及运动治疗未能有效控制高血糖，可单独使用或与其他类型降糖药物联合应用。

三、禁忌证

1. 有心力衰竭病史或心力衰竭危险因素的患者。

2. 有心脏病病史，尤其是缺血性心脏病病史的患者。

3. 严重 DKA 或 1 型糖尿病患者。

4. 骨质疏松症或发生过非外伤性骨折病史的患者。

5. 严重血脂紊乱的患者。

6. 活动性肝病或 ALT>2.5 倍正常上限的患者。

7. 对 TZD 过敏者。

四、用 法 用 量

1. 罗格列酮　起始用量为 4mg，每日 1 次。经过 12 周的治疗后，若空腹血糖控制不理想，可加量至 8mg，每日 1 次或早、晚各一次服用。最大推荐剂量为每日 8mg。

2. 吡格列酮　口服，每日 1 次。无充血性心力衰竭的患者起始推荐剂量为每日 15～30mg；充血性心力衰竭患者（NYHA 分级为Ⅰ级和Ⅱ级）的起始推荐剂量为每日 15mg。以后根据血糖情况增减剂量，最大推荐剂量为每日 45mg。

五、不 良 反 应

1. 体重增加　当 TZD 或与其他可能导致体重增加的降糖药物联合应用时，患者会出现与剂量相关的体重增加。体重增加的机制尚未明确，可能与液体潴留和脂肪蓄积的联合作用有关。

2. 水肿　TZD 可使循环血浆容量增加而引起水肿。水肿常见于女性患者，也与合用胰岛素或 TZD 快速加量有关。出现水肿时，应减少 TZD 剂量或停药。水肿无改善时，可考虑给予袢利尿剂改善症状。TZD 所致的水肿通常会随着停药而好转。

3. 心力衰竭　TZD 可增加 2 型糖尿病患者心力衰竭的发生风险。如出现水肿、体重突然增加和心力衰竭等症状或体征，应立即停药，并治疗心力衰竭。合并心脏疾病的患者服用 TZD 或与胰岛素合并使用时，更可能导致心力衰竭。

4. 低血糖　单用 TZD 治疗一般不出现低血糖，但与其他降糖药合用时发生低血糖的频率可能会增加。出现低血糖时，应减少 TZD 或合并使用的降糖药物剂量。

六、特殊人群用药

1. 肝功能不全者　TZD 可增加血清转氨酶升高或高胆红素血症风险。因此，在应用 TZD 治疗过程中，应监测肝功能情况。如果出现肝功能异常，应停药并给予相应治疗。

2. 肾功能不全者　CKD1～CKD3b 期患者无须调整剂量，CKD4～CKD5 期用药经验有限。

3. 妊娠期、哺乳期妇女　孕妇或有可能妊娠的妇女禁用 TZD；建议哺乳期妇女避免应用 TZD，如必须使用则应停止哺乳。

4. 老年人和儿童　通常老年人生理功能减退，治疗应从小剂量开始，密切关注服药期间是否发生心力衰竭等不良反应。对儿童使用 TZD 的安全性尚未确立，不建议小于 18 岁的患者使用。

第四节　α-葡萄糖苷酶抑制剂

α-葡萄糖苷酶抑制剂（α-glucosidase inhibitor，AGI）通过抑制小肠黏膜刷状缘的 α-葡萄糖苷酶以延缓碳水化合物的吸收，降低餐后高血糖。其适用于以碳水化合物为主要食物成分和餐后血糖升高的患者。其主要特点包括平稳降糖、安全性高，以及可降低心血管并发症的发生率，是少数可干预糖耐量受损（impaired glucose tolerance，IGT）的口服降糖药之一。《中国 2 型糖尿病防治指南（2017 年版）》推荐单药治疗时，对于不适合二甲双胍治疗者可选择 α-葡萄糖苷酶抑制剂或胰岛素促泌剂。国内上市的 α-葡萄糖苷酶抑制剂有阿卡波糖、伏格列波糖和米格列醇。

一、作 用 机 制

α-葡萄糖苷酶在食物吸收过程中起着重要的作用，必须与之结合后，食物才能被消化和吸收。AGI 的降糖机制是抑制肠黏膜上的 α-葡萄糖苷酶，使淀粉分解为葡萄糖的速度减缓，减少和延缓小肠对碳水化合物的吸收以降低血糖，对餐后高血糖的作用比较明显。葡萄糖苷酶抑制剂不刺激胰岛素的分泌，单独使用本类药物通常不会引发低血糖，因此其可帮助减少血糖的波动。

二、适 应 证

配合饮食控制，用于：
（1）2 型糖尿病。
（2）降低糖耐量低减者的餐后血糖。

三、禁 忌 证

（1）对该类药物过敏者。
（2）DKA 患者。
（3）有明显消化和吸收障碍的慢性胃肠功能紊乱的患者；慢性肠道疾病，如炎症性肠病等。
（4）患有由于肠胀气而可能恶化的疾患（如严重的疝气、肠梗阻和肠溃疡）的患者。
（5）严重肾功能损害 eGFR<30ml/（min·1.73m^2）的患者。

四、用 法 用 量

1. 阿卡波糖　与前几口食物一起咀嚼服用或用餐前即刻整片吞服，剂量需个体化。一般推荐剂量为起始剂量一次 50mg，每日 3 次；以后逐渐增加至一次 0.1g，每日 3 次；个别情况下，可增加至一次 0.2g，每日 3 次。

2. 伏格列波糖　餐前口服，服药后即刻进餐。一般推荐剂量为成人一次 0.2mg，每日 3 次，疗效不明显时，经充分观察可以将每次用量增至 0.3mg。

3. 米格列醇　进餐时或进餐前服用。使用剂量需参照其疗效与患者耐受量具体而定，但不可超过最大推荐量（一次 100mg，每日 3 次）。一般推荐剂量为初始剂量一次 25mg，每日 3 次，每日正餐前服用；维持剂量为一次 50mg，每日 3 次。

五、不　良　反　应

1. 胃肠道反应　主要表现为胃胀气、腹痛及腹泻，其中腹痛及腹泻会随着持续给药而有所减轻。少见表现有恶心、呕吐及消化不良。

2. 肝功能异常和肝损伤　少见有肝酶升高、黄疸及肝炎的患者。

3. 低血糖　单独服用本类药物通常不会发生低血糖。服用 AGI 的患者如果出现低血糖，治疗时需使用葡萄糖或蜂蜜，而食用蔗糖或淀粉类食物纠正低血糖的效果差。

4. 其他罕见不良反应　如过敏反应（皮疹、红斑及荨麻疹），头痛，眩晕，水肿，血红蛋白及血小板减少等。

六、特殊人群用药

1. 肝功能不全者　AGI 主要在肠道局部发挥作用、排泄，仅有很少量（1%～2%）被肠道吸收入血，一般对肝、肾功能无影响。轻、中度肝功能不全者可用，严重肝功能不全（ALT>8～10 倍参考值上限或 ALT>3 倍参考值上限且总胆红素>2 倍参考值上限）者禁用。

2. 肾功能不全者　轻、中度肾功能不全者可用，严重肾衰竭或肾功能不全[eGFR<30ml/（min·1.73m^2）]者禁用。

3. 妊娠期、哺乳期妇女　因缺乏有关 AGI 在妊娠妇女中使用的临床研究资料，不建议妊娠期妇女使用 AGI。哺乳期大鼠服用放射性标记的阿卡波糖，在其乳汁中发现了少量的放射性活性物质，在人类中尚无类似发现。即使如此，由于尚不能排除乳汁中 AGI 对婴儿的影响，原则上建议在哺乳期妇女中不使用 AGI。

4. 老年人和儿童　老年患者通常生理功能下降，应从小剂量开始用药，并注意观察血糖水平及消化系统症状。尚无 AGI 对儿童和青春期少年的治疗疗效与耐受性方面的足够资料，AGI 不应用于 18 岁以下的患者。

第五节　肠促胰岛素类药物

肠促胰岛素（incretin）是从肠道分泌的可刺激胰岛素分泌的物质的统称。肠促胰岛素包括 GLP-1 和葡萄糖依赖性促胰岛素分泌肽（GIP），分别由肠道 L 细胞和 K 细胞分泌。

肠促胰素效应受损与 2 型糖尿病患者代谢异常密切相关。由于肠促胰岛素分泌减少及受体或受体后信号缺陷，肠促胰岛素对总体胰岛素分泌的反应的贡献度明显减低，从而导致餐后高血糖的发生和发展。GIP 使胰岛素分泌效应减弱的主要原因是胰岛 B 细胞对 GIP 的反应性严重受损，故增加 GIP 浓度并不能有效促进胰岛素分泌。相反，B 细胞对 GLP-1 的反应性仍然存在，增加 GLP-1 浓度可促进 2 型糖尿病患者的胰岛素分泌反应。因此，升高 GLP-1 活性水平是解决 2 型糖尿病患者肠促胰岛素效应减弱的一种合理的治疗策略。

天然 GLP-1 半衰期很短，可被二肽基肽酶 4（dipeptidyl peptidase-4，DPP-4）迅速降解而失去促胰岛素分泌活性。针对 GLP-1 作用时间短的缺陷，目前有两种解决方案：一是给予不易被 DPP-4 降解的外源性 GLP-1 制剂，GLP-1 受体激动剂可在药理浓度下激活 GLP-1 受体和受体后信号；二是给予 DPP-4 抑制剂，从而增加内源性 GLP-1 在生理浓度范围内的作用强度和时间。肠促胰岛素类药物不仅可有效降低血糖，而且具有低血糖风险小、不增加或减轻体重等优势。因此，肠促胰岛素类药物已被广泛用于治疗 2 型糖尿病患者。

一、GLP-1 受体激动剂

GLP-1 受体激动剂是 2 型糖尿病治疗领域的一类重要的新型降糖药，近年来 GLP-1 受体激动剂在 2 型糖尿病治疗中的地位不断得到提升。该类药物的降糖疗效可靠且安全，并同时具有减轻体重、降低收缩压（systolic blood pressure，SBP）、改善血脂谱等降糖外优势。2019 年 ADA 制定的指南共识中推荐，对于存在动脉粥样硬化性心血管疾病（arteriosclerotic cardiovascular disease，ASCVD）、心力衰竭（heart failure，HF）或 CKD 的患者，在考虑药物特异性和患者因素后，GLP-1 受体激动剂或 SGLT-2 抑制剂作为二甲双胍首选的联合用药，具有降低心血管风险的作用。《中国 2 型糖尿病防治指南（2017 年版）》也将其列入二联降糖治疗选择之一。目前我国已上市的 GLP-1 受体激动剂包括艾塞那肽、利拉鲁肽、贝那鲁肽、利司那肽、艾塞那肽周制剂和度拉糖肽。

（一）作用机制

GLP-1 受体激动剂通过与 GLP-1 受体结合发挥作用。GLP-1 受体广泛分布于全身多个器官或组织，除胰腺外还包括中枢神经系统、心血管系统、肾脏、胃肠道、肝脏肌肉及脂肪组织等。因此，GLP-1 受体激动剂具有多重生物学效应。

1. 降糖作用机制 GLP-1 受体激动剂可纠正 2 型糖尿病的多重病理生理机制，从而调节机体血糖稳态，发挥降糖作用。①促进胰岛素生物合成和分泌：GLP-1 以葡萄糖浓度依赖性方式促进胰岛素释放，还可增加胰岛素合成；②抑制胰高血糖素分泌：GLP-1 可直接作用于胰岛 A 细胞或间接通过刺激分泌胰岛素和生长抑素的旁路效应，以葡萄糖浓度依赖性的方式抑制胰高血糖素释放；③保护 B 细胞：抑制 B 细胞凋亡，促进其增生、再生，增加 B 细胞数量和功能；④减少肝糖输出，抑制肝脏葡萄糖生成；⑤抑制食欲，增加饱腹感，从而减少热量摄入；⑥延缓胃排空和胃肠蠕动。GLP-1 受体激动剂可使 HbA1c 下降 0.8%～1.5%。

2. 减重作用机制 GLP-1 受体激动剂可通过中枢和外周机制来减轻体重，主要机制包括：①抑制食欲，减少摄食，显著增加下丘脑弓状核饱食信号的水平，并抑制弓状核饥饿信号的增加，从而增加饱食感，减少热量摄入；②增加能量消耗，促进内脏白色脂肪向棕色脂肪转化，并促进棕色脂肪产热；③作用于胃肠道，延缓胃排空和胃肠蠕动，并减少胃酸分泌。GLP-1 受体激动剂可使体重减轻 1～3kg。

3. 心血管保护机制　GLP-1 受体激动剂心血管保护作用的机制尚未被完全阐明，目前考虑可能通过直接或间接机制发挥作用。①直接作用：包括抗炎、增加心肌葡萄糖摄取、改善缺血性损伤、改善左心室功能；改善血管内皮功能、增加血管舒张、抑制平滑肌增生，以及抑制血小板聚集等。②间接作用：通过降低血糖、降低血压、调节血脂、减轻体重和改善胰岛素抵抗等来改善心血管危险因素。

（二）适应证

GLP-1 受体激动剂适用于成人 2 型糖尿病患者，可作为单药或多种口服降糖药物及基础胰岛素治疗控制血糖效果不佳时的联合治疗药物。

（三）禁忌证

GLP-1 受体激动剂禁用于：①对该类产品活性成分或任何其他辅料过敏者；②有甲状腺髓样癌病史或家族史患者；③多发性内分泌肿瘤综合征 2 型患者。

（四）用法用量

GLP-1 受体激动剂应皮下注射，部位可选择大腿、腹部或上臂。

1. 艾塞那肽　起始剂量为 5μg，每天 2 次，根据患者临床反应，在治疗 1 个月后剂量可增至 10μg，每天 2 次；注射时间在早餐和晚餐前 60 分钟内（或每天的 2 顿主餐前，给药间隔时间约 6 小时或更长）。

2. 利拉鲁肽　为长效制剂，起始剂量为 0.6mg，每天 1 次；至少 1 周后，剂量应增至 1.2mg；根据临床应答情况，为进一步改善降糖效果，可在至少 1 周后将剂量增至 1.8mg。利拉鲁肽每天注射 1 次，可在任意时间注射，无须根据进餐时间给药，推荐于每天同一时间注射，建议选择每天最为方便的时间。在改变注射部位和时间时无须进行剂量调整。

3. 贝那鲁肽　起始剂量为每次 0.1mg，每天 3 次，餐前 5 分钟皮下注射。治疗 2 周后，剂量应增加至 0.2mg，每天 3 次。

4. 利司那肽　起始剂量为 10μg，每天 1 次，治疗第 15 天剂量增至 20μg，每天 1 次；注射时间在每天任何一餐前 60 分钟内。

5. 艾塞那肽周制剂　为长效制剂，剂量为 2mg，每周 1 次；可在一天中任意时间注射，空腹或进食后均可。

6. 度拉糖肽　为长效制剂，推荐起始剂量为 0.75mg，每周 1 次；为进一步改善血糖控制，剂量可增加至 1.5mg，每周 1 次，最大推荐剂量为 1.5mg，每周 1 次。可在一天中任意时间注射，空腹或进食后均可。

（五）不良反应

1. 胃肠道反应　是 GLP-1 受体激动剂最常见的不良反应，包括恶心、呕吐、腹痛、腹泻、消化不良、食欲下降等。大部分恶心为轻至中度，呈一过性，且在治疗的开始阶段，胃肠道反应发生频率可能更高，在治疗持续数天或数周内减轻。在患者可能耐受的情况下应尽量避免停药。

2. 低血糖 GLP-1 受体激动剂单独使用不会导致严重低血糖，但与其他可导致低血糖的药物联合应用时，低血糖的发生风险升高。可适当减少联用的可导致低血糖的药物剂量来减少低血糖风险。

3. 免疫原性 与其他蛋白质或肽类的药物可能具有免疫原性相一致，接受 GLP-1 受体激动剂治疗后可能会产生抗体。少部分应用艾塞那肽注射液治疗的患者，由于产生抗艾塞那肽抗体效价高，可能会导致血糖控制不佳。利拉鲁肽抗体形成不会导致其疗效降低。

4. 胰腺炎 大型 GLP-1 受体激动剂的心血管结局研究（cardiovascular outcome trials，CVOT）数据显示，与安慰剂治疗相比，GLP-1 受体激动剂不增加胰腺炎的发生风险。但在临床试验及临床使用中观察到少数急性胰腺炎的病例，因此出于安全性考虑，当怀疑急性胰腺炎时，应立即停用该类药物。

（六）特殊人群用药

1. 肝功能不全者 轻、中度肝功能受损的患者无须调整剂量，不推荐用于重度肝功能受损患者。利司那肽、度拉糖肽在肝功能损伤患者中无须调整剂量。

2. 肾功能不全者 轻、中度肾功能不全的患者不需要进行剂量调整。在重度肾功能不全患者中的治疗经验有限。目前不推荐 GLP-1 受体激动剂用于包括终末期肾病（end stage renal disease，ESRD）患者在内的重度肾功能损害患者。

3. 妊娠期、哺乳期妇女 因在妊娠及哺乳期妇女中尚未获得 GLP-1 受体激动剂的安全性数据，目前不推荐该类药物用于妊娠期和哺乳期妇女。

4. 老年人和儿童 因在 18 岁以下儿童和青少年中尚未获得 GLP-1 受体激动剂的安全性数据，目前不推荐该类药物用于 18 岁以下人群。

5. 1 型糖尿病或 DKA 患者 GLP-1 受体激动剂不能替代胰岛素，不适用于 1 型糖尿病或 DKA 患者的治疗。

二、DPP-4 抑制剂

由于 DPP-4 抑制剂具有降糖疗效确切、安全性良好、使用简便等优点，其临床应用近年来不断增加。目前中国上市的 DPP-4 抑制剂有西格列汀、维格列汀、沙格列汀、利格列汀和阿格列汀。2019 年 ADA 指南推荐在二甲双胍单药治疗不达标时，可加用 DPP-4 抑制剂或其他降糖药。《中国 2 型糖尿病防治指南（2017 年版）》也将其列入二联降糖治疗选择之一。中国老年医学学会内分泌代谢分会制定的《中国老年 2 型糖尿病诊疗措施专家共识（2018 年版）》推荐 DPP-4 抑制剂作为老年 2 型糖尿病患者的基础用药之一。

（一）作用机制

DPP-4 抑制剂通过抑制 DPP-4 而增强肠促胰岛素效应。DPP-4 抑制剂可使内源性 GLP-1

水平升高 2～3 倍，从而增强胰岛素分泌并抑制胰高血糖素分泌，调节血糖稳态。临床研究显示，去除安慰剂效应后，DPP-4 抑制剂可降低空腹血糖 0.5～1.0mmol/L，降低餐后 2 小时血糖 2.0～3.0mmol/L，降低 HbA1c 幅度为 0.4%～0.9%。因 DPP-4 抑制剂刺激胰岛素分泌的作用具有葡萄糖依赖性，即在机体低血糖时不刺激胰岛素分泌，从而减少低血糖发生风险。

（二）适应证

DPP-4 抑制剂可单药治疗 2 型糖尿病，也可与其他降糖药联合治疗。DPP-4 抑制剂与其他降糖药联合治疗时的疗效与单药治疗时相当。

（三）禁忌证

对 DPP-4 抑制剂产品有严重过敏反应史的患者包括发生过敏反应、血管性水肿或严重皮肤不良反应的患者。

（四）用法用量

DPP-4 抑制剂口服吸收迅速，且服药时间不受进餐的影响。可在一天中任意时间服用，空腹或餐后均可，推荐于每天同一时间用药。

1. 西格列汀 单药或与二甲双胍联合治疗的推荐剂量为 100mg，每天 1 次。

2. 维格列汀 单药或与二甲双胍联合治疗的推荐剂量为 50mg，早晚各 1 次。

3. 沙格列汀 单药或与二甲双胍联合治疗的推荐剂量为 5mg，每天 1 次。

4. 利格列汀 单药或与二甲双胍联合治疗的推荐剂量为 5mg，每天 1 次。

5. 阿格列汀 单药或与二甲双胍联合治疗的推荐剂量为 25mg，每天 1 次。

（五）不良反应

DPP-4 抑制剂的主要不良反应有头痛、鼻咽炎、上呼吸道感染等；少见不良反应包括超敏反应（过敏反应、血管性水肿及荨麻疹等），急性胰腺炎，肝酶升高，肾功能减退等。当出现超敏反应或怀疑急性胰腺炎时，应立即停用该类药物。

DPP-4 抑制剂胃肠道反应轻微，具有良好的耐受性。DPP-4 抑制剂引起低血糖的风险小，但当与胰岛素或胰岛素促泌剂联合应用时，可适当减少联合药物的剂量以减小低血糖风险。DPP-4 抑制剂对体重的影响通常为中性，对患者的体重没有明显的影响。

此外，近年来 DPP-4 抑制剂的心血管安全性得到了广泛关注。多项研究显示，与安慰剂相比，DPP-4 抑制剂既不增加主要心血管复合终点的风险，也不增加次要心血管复合终点的风险。但对于基线无心力衰竭的患者，使用沙格列汀及阿格列汀则增加心力衰竭患者的住院风险。因此，对于存在心力衰竭危险因素的患者，在使用沙格列汀和阿格列汀治疗期间，应密切关注患者是否有心力衰竭的临床表现。如出现心力衰竭，应立即停用上述药物并积极治疗心力衰竭。

（六）特殊人群用药

1. 肝功能不全者

（1）利格列汀：在轻至重度肝功能不全时均不需要调整剂量。

（2）沙格列汀：在轻至重度肝功能不全时均不需要调整剂量。

（3）西格列汀：对于轻、中度肝功能不全患者（Child-Pugh 评分≤9 分），不需要调整剂量；对于重度肝功能不全患者（Child-Pugh 评分＞9 分），无用药经验，因此不推荐使用。

（4）维格列汀：禁用于用药前血清 ALT 或 AST 大于正常值上限 3 倍的患者。

（5）阿格列汀：肝功能不全时需慎用阿格列汀。

2. 肾功能不全者 DPP-4 抑制剂在轻度肾功能不全时均无须调整剂量。在中、重度肾功能不全患者中，除利格列汀外，均需要调整剂量，具体用法见表 7-1。

表 7-1 5 种国内上市的 DPP-4 抑制剂在肾功能不全时的剂量调整

药物	轻度肾功能不全	中度肾功能不全	重度肾功能不全
西格列汀	无须调整剂量	50mg，qd	25mg，qd
维格列汀	无须调整剂量	50mg，qd	50mg，qd
沙格列汀	无须调整剂量	2.5mg，qd	2.5mg，qd
利格列汀	无须调整剂量	无须调整剂量	无须调整剂量
阿格列汀	无须调整剂量	12.5mg，qd	6.25mg，qd

轻度肾功能不全：肌酐清除率（CrCI）≥50ml/min；中度肾功能不全：30ml/min≤CrCI＜50ml/min；重度肾功能不全：CrCI＜30ml/min 时或需要血液透析或腹膜透析的 ESRD 患者。

3. 妊娠期、哺乳期妇女 目前尚缺乏妊娠妇女 DPP-4 抑制剂用药经验，不推荐孕妇使用 DPP-4 抑制剂。在动物试验中，DPP-4 抑制剂可以分泌到乳汁中。目前尚不清楚 DPP-4 抑制剂是否会分泌到人乳汁中，不建议在哺乳妇女中使用 DPP-4 抑制剂。

4. 老年人和儿童 临床研究中，DPP-4 抑制剂在老年患者中使用的安全性和有效性与年轻患者相当，不需要依据年龄进行剂量调整。老年患者更易存在肾功能不全，同其他年龄患者一样，对于重度肾功能不全的患者需进行剂量调整。目前，尚未确定 DPP-4 抑制剂在 18 岁以下儿童患者中使用的安全性和有效性，因此不建议 18 岁以下儿童及青少年使用。

第六节　钠-葡萄糖共转运蛋白 2 抑制剂

钠-葡萄糖共转运蛋白 2（SGLT-2）抑制剂是一类新型口服降糖药物，凭借其全新的作用机制及其对机体的病理生理的影响引起了糖尿病学科和相关学科的高度关注。这类药物选择性地抑制肾脏近曲小管上皮细胞膜管腔侧的 SGLT-2，减少葡萄糖重吸收并促进尿糖排泄，导致非胰岛素依赖性的血清葡萄糖水平降低。目前我国批准临床使用的 SGLT-2 抑制剂有达格列净、恩格列净、卡格列净。CVOT 研究显示，SGLT-2 抑制剂有明确心血管及肾脏获益，具有广阔的应用前景。2019 年 ADA 指南推荐，对于 ASCVD 合并心力衰竭高风险或已存在心力衰竭的患者，优选 SGLT-2 抑制剂治疗。

一、作 用 机 制

SGLT-2 抑制剂可调节众多心血管和肾脏疾病危险因素，除改善血糖水平外，还可通过降低血压、体重及尿酸水平增加胰岛素敏感性，以及减少体液容量等机制发挥心血管保护效应。

1. SGLT-2 抑制剂对血糖的影响　人体每日约有 180L 血浆由肾脏滤过，肾脏对血糖最主要的调控作用是每日滤过和重吸收 160～180g 葡萄糖，以帮助机体维持正常的血糖状态。肾脏对葡萄糖的重吸收通过葡萄糖转运蛋白完成。葡萄糖转运蛋白分为两类：钠葡萄糖转运子（sodium-dependent glucose transporters，SGLT）和葡萄糖转运子（glucose transporter，GLUT）。葡萄糖和钠离子在肾小管上皮细胞刷状缘与 SGLT 结合，以继发性主动转运的方式逆浓度梯度进入肾小管上皮细胞，经由基底膜上的 GLUT 以易化扩散方式顺浓度梯度转运至周围毛细血管网中，从而完成肾小管对葡萄糖的重吸收。参与肾脏葡萄糖重吸收的 SGLT 为 SGLT-1 及 SGLT-2，其中 SGLT-1 主要分布于小肠黏膜、心肌细胞、肾近端小管远端 S2 和 S3 段；SGLT-2 主要分布于肾脏近端小管 S1 段。SGLT-2 负责肾小球滤液中 90%葡萄糖重吸收，剩余 10%的葡萄糖重吸收由 SGLT-1 来完成。2 型糖尿病患者 SGLT-2 转运蛋白基因表达和活性上调，葡萄糖的重吸收增强，同时提高了肾糖阈，进一步加重高血糖。因此，抑制 SGLT-2 成为糖尿病治疗的新靶点。

SGLT-2 抑制剂的糖苷配基通过与葡萄糖竞争性结合 SGLT-2 蛋白，减少肾脏近曲小管对葡萄糖和钠的重吸收，降低肾糖阈，增加尿糖的排出以降低血糖。在 eGFR 正常或升高的糖尿病患者中，肾脏中 SGLT-2 的抑制作用使肾脏葡萄糖重吸收能力降低 30%～50%，每天排泄 60～90g 的糖尿。通过这一机制，改善了血糖控制，使 HbA1c 降低 0.5%～1.0%。SGLT-2 在血糖得到充分控制时又迅速下调，因此 SGLT-2 抑制剂产生依赖于血糖水平的糖尿作用，当过滤的葡萄糖水平低于 80g/d 时不起作用，从而解释其本身具有低血糖发展的低风险。此外，用选择性 SGLT-2 抑制剂治疗期间保存的 SGLT-1 功能提供了针对低血糖的额外保护。因其不依赖于胰岛素状态而持续稳定地控制血糖，减少了糖毒性及炎症反应，SGLT-2 抑制剂还具有潜在预防胰岛 B 细胞功能受损和胰岛素抵抗的作用，适用于糖尿病的任何阶段。

2. SGLT-2 抑制剂对血压和血容量的影响　容量机制在 SGLT-2 抑制剂的早期心肾获益中发挥突出作用。SGLT-2 抑制剂通过促进尿糖及尿钠排泄的机制，产生渗透性利尿作用，增加血细胞比容，对血压和体重的降低提供显著有益的效果，此是心血管系统和肾脏获益的基础。SGLT-2 抑制剂可导致细胞外体积减小 5%～10%，然而没有观察到心率的增加，表明没有反射性激活交感神经系统。SGLT-2 阻断后血容量的适度减少及血压的降低减轻了水钠潴留，迅速降低了心脏前后负荷，起到了早期心血管保护作用，尤其是对于心力衰竭的患者。研究显示，该类所有药物的降压效果相似，且不存在剂量依赖性，可使收缩压和舒张压分别降低 4～6mmHg 和 1～2mmHg。在与其他降压药物的相互作用方面，与单独用药相比，SGLT-2 抑制剂与噻嗪类等利尿剂联合使用也不会产生更大的利钠作用，不会引起血压的进一步下降；而与肾素-血管紧张素-醛固酮系统（renin angiotensin aldosterone system，

RAAS）抑制剂联用可使收缩压额外下降 3～4mmHg，产生协同效应。SGLT-2 通过减少血浆容量而激活 RAAS 系统，血管紧张素Ⅱ也可增加 SGLT-2 mRNA 的表达和近端肾小管对钠的摄取，促进血容量增加，导致血压恶化。RAAS 抑制剂可拮抗上述反应，发挥进一步降压的作用。SGLT-2 抑制剂发挥降压作用的另一机制可能与抗动脉粥样硬化有关。SGLT-2 抑制剂可以改善血管内皮功能或血管结构，包括胶原蛋白、弹性蛋白、晚期糖基化终产物和参与动脉硬化过程的其他结缔组织成分。

3. SGLT-2 抑制剂对血脂的影响 SGLT-2 抑制剂对血脂的影响是双重的，既可以使 LDL-C 水平轻度升高，同时也可轻度降低三酰甘油，轻度升高 HDL-C，HDL-C/LDL-C 值不变。但恩格列净心血管事件结局（EMPA-REG OUTCOME）研究显示，LDL-C 水平在第一年上升，随后降至基线水平，但升高的 HDL-C 水平则保持稳定，机制尚不清楚。

4. SGLT-2 抑制剂对尿酸的影响 尿酸水平与高血压、心血管疾病及慢性肾脏病密切相关，其可能通过参与介导内皮功能紊乱、RAAS 的过度激活、炎性反应等途径推动心肾疾病的进展。SGLT-2 抑制剂可使血清尿酸水平降低 10%～15%，这可能是 SGLT-2 抑制剂发挥其心肾保护作用的机制之一。SGLT-2 抑制剂降低尿酸水平的机制尚不明确，可能与某些参与尿酸转运的蛋白有关。SGLT-2 抑制剂可使尿糖排泄增加，尿液中的 D-葡萄糖抑制 GLUT 9 及尿酸转运蛋白 1，使尿酸重吸收减少，从而促进尿液中尿酸排泄。

5. SGLT-2 抑制剂对体重的影响 对体重的影响，在治疗的最初数周内最为明显，而后下降开始缓慢。尿糖及尿钠排出增加所引起的容量减低和热量丢失可能有助于患者初始体重减低，但 SGLT-2 抑制剂治疗的大部分稳态体重减低与脂肪含量减少有关。SGLT-2 抑制剂可增强脂肪分解和脂肪酸氧化作用，使底物利用从碳水化合物转移到脂质，有助于减少总脂肪量和降低体重。一项纳入 51 个临床研究的 8710 例糖尿病患者的荟萃分析显示，SGLT-2 抑制剂平均可降低体重 2.01kg（1.83～2.18kg）。

6. SGLT-2 抑制剂对尿蛋白的影响 SGLT-2 可通过改善肾脏血流动力学而发挥其对肾脏的保护作用。糖尿病肾病发生发展的关键因素包括肾小球高灌注、高内压和高滤过。当糖尿病患者长期处于高血糖状态时，其近端肾小管 SGLT-2 介导的钠-葡萄糖转运增加，到达远端肾小管致密斑的钠离子减少，引起入球小动脉扩张，从而导致肾小球高滤过。SGLT-2 抑制剂可使钠-葡萄糖转运减少，到达远端肾小管致密斑的钠离子增加，引起入球小动脉收缩，改善肾小球高滤过状态，同时减少尿蛋白的排泄，从而延缓糖尿病患者肾脏疾病的发生发展。

二、适 应 证

SGLT-2 抑制剂可用于治疗成人 2 型糖尿病患者。

1. 单药治疗 SGLT-2 抑制剂可作为单药治疗，在饮食和运动的基础上，改善患者的血糖控制。

2. 联合治疗 ①当单独使用二甲双胍仍不能有效控制血糖时，SGLT-2 抑制剂可与二甲双胍联合使用，在饮食和运动基础上改善 2 型糖尿病患者的血糖控制。②可与其他不同作用机制的口服降糖药物联合使用，在饮食和运动基础上改善 2 型糖尿病患者的血糖控制。

③当单独使用胰岛素或胰岛素联合口服降糖药物血糖控制不佳时，可与胰岛素联合使用，在饮食和运动基础上改善 2 型糖尿病患者的血糖控制。

三、禁　忌　证

1. 对 SGLT-2 抑制剂有严重超敏反应病史者。
2. 重度肾损害、ESRD 或透析的患者。
3. SGLT-2 抑制剂不适用于治疗 1 型糖尿病或 DKA。

四、用　法　用　量

在血容量不足的患者中，建议开始使用 SGLT-2 抑制剂前，先对血容量的不足进行纠正。

1. 达格列净　推荐剂量为 5mg，每日 1 次，早晨服药，空腹或进食后给药。对于需要加强血糖控制且 5mg 每日 1 次耐受良好的患者，剂量可增加至 10mg，每日 1 次。

2. 恩格列净　推荐剂量为 10mg，每日 1 次，早晨服药，空腹或进食后给药。对于需要加强血糖控制且 10mg 每日 1 次耐受良好的患者，剂量可逐渐增加至 25mg，每日 1 次。

3. 卡格列净　推荐剂量为 100mg，每日 1 次，当天第一餐前服用。在耐受良好的患者中，对于 eGFR≥60ml/（min·1.73m^2）且需要额外血糖控制的患者，剂量可逐渐增加至 300mg，每日 1 次。

五、不　良　反　应

SGLT-2 抑制剂的常见不良反应为生殖泌尿系统感染。少见的不良反应包括低血容量、低血压、DKA、低血糖、急性肾损伤及 LDL-C 升高。罕见的不良反应包括骨折风险及下肢截肢（见于卡格列净）。

1. 泌尿生殖道感染　SGLT-2 抑制剂促进大量葡萄糖从尿液中排出，增加了泌尿生殖道局部的葡萄糖浓度，导致发生细菌和真菌感染的机会增加。临床研究数据显示，SGLT-2 抑制剂治疗后其生殖道感染的发生率为 4.8%～5.7%，但多为轻到中度感染，常规抗感染治疗有效。有既往泌尿生殖道感染史的患者，感染率升高。女性较男性的生殖道感染发生率稍高，较常见的生殖道感染疾病在女性中为外阴阴道真菌感染、阴道念珠菌病和外阴阴道炎；在男性中为念珠菌性龟头炎和阴茎包皮炎。女性生殖道感染大部分在用药的初始 4 个月内发生，而男性则在用药第 1 年内出现。为避免泌尿生殖道感染的发生，建议使用前询问病史，半年内反复发生泌尿生殖感染的患者不推荐使用。在使用过程中，如果发生感染并需要抗感染治疗时，建议暂停 SGLT-2 抑制剂的使用。感染治愈后，可继续使用。使用 SGLT-2 抑制剂过程中，尤其是使用的第 1 个月，需关注患者有无感染的症状和体征。如果患者出现尿频、尿急、尿痛或外阴瘙痒等泌尿和生殖道感染的症状，应就医并做相关检查以明确有无感染。使用 SGLT-2 抑制剂的患者，建议注意个人外阴卫生，适量饮水，保持小便通畅，以减少感染的发生。

2. DKA　在 SGLT-2 抑制剂临床研究及上市后临床应用中,曾发现出现 DK 及 DKA 的病例,但非常少见。临床报道的病例中,多数患者存在手术、过度运动、心肌梗死、卒中、严重感染、长时间禁食或极低碳水化合物摄入量和其他生理及病理的压力等诱因;部分联合使用胰岛素的患者对胰岛素减量过快。使用 SGLT-2 抑制剂时发生 DK 及 DKA 的患者症状不典型,血糖通常不超过 13.9mmol/L,因此被称为血糖不高的 DKA,往往不易被诊断。建议在使用 SGLT-2 抑制剂期间,如果患者出现和 DKA 相关的症状如腹痛、恶心、呕吐、乏力、呼吸困难,需检测血酮体和动脉血酸碱度以明确有无 DKA 的发生诊断。明确诊断为 DKA 的患者,应立即停用 SGLT-2 抑制剂,并立即治疗 DKA。为减少患者在使用 SGLT-2 抑制剂期间发生 DKA 的风险,建议在择期手术、剧烈体力活动前 24 小时停用 SGLT-2 抑制剂,同时注意停药后的后续效应;避免停用胰岛素或过度减量;对于紧急手术或大的应激状态,需立即停用 SGLT-2 抑制剂,采用其他合适降糖措施;口服 SGLT-2 抑制剂期间避免过多饮酒及极低碳水化合物饮食。

3. 低血糖　SGLT-2 抑制剂单药治疗不增加低血糖发生风险。与二甲双胍、DPP-4 抑制剂、TZD 等药物联合使用时,低血糖发生的风险也无明显增加。与胰岛素或磺脲类药物联合使用时低血糖发生风险增加。建议与胰岛素或磺脲类药物联合使用时,注意调整胰岛素或磺脲类药物的剂量,从而避免低血糖的发生。

六、特殊人群用药

1. 肝功能不全者　轻度肝功能不全患者无须调整剂量,不建议重度肝损害患者使用 SGLT-2 抑制剂。

2. 肾功能不全者　开始使用 SGLT-2 抑制剂前应评估患者肾功能,使用开始后应定期评估肾功能。治疗前评估 eGFR≥45ml/(min·1.73m²) 的患者无须调整 SGLT-2 抑制剂剂量;eGFR<45ml/(min·1.73m²) 的患者不建议使用 SGLT-2 抑制剂;eGFR<30ml/(min·1.73m²) 的患者禁用 SGLT-2 抑制剂。治疗后定期监测肾功能,如果 eGFR 持续低于 45ml/(min·1.73m²),应停用 SGLT-2 抑制剂。

SGLT-2 抑制剂可引起血容量下降,并可能引起肾功能损害。在开始使用 SGLT-2 抑制剂之前需考虑急性肾损伤的危险因素,包括低血容量、慢性肾功能不全、充血性心力衰竭及合用其他对肾功能有影响的药物(利尿剂、非甾体抗炎药、RAAS 抑制剂等)。若患者经口摄入量减少或存在液体丢失的情况,需暂停使用 SGLT-2 抑制剂。治疗过程中需要监测患者有无急性肾损伤的症状和体征,如果出现急性肾损伤,应立即停用 SGLT-2 抑制剂,并治疗急性肾损伤。

3. 妊娠期、哺乳期妇女　由于妊娠妇女使用 SGLT-2 抑制剂的数据有限,不足以确定与药物相关的重大出生缺陷及流产风险。根据动物数据显示,使用 SGLT-2 抑制剂存在肾脏不良反应,因此不建议妊娠中期及晚期的患者使用 SGLT-2 抑制剂。没有 SGLT-2 抑制剂是否会随人类乳汁分泌、对哺乳期婴儿的影响或对乳汁生成影响方面的报道。由于接受 SGLT-2 抑制剂的哺乳期婴儿可能发生严重不良反应,因此不建议在哺乳期使用 SGLT-2 抑制剂。

4. 老年人和儿童用药　对于老年患者，不建议根据年龄进行 SGLT-2 抑制剂的剂量调整。但在使用过程中，应关注是否有肾损害和尿路感染的发生。因 SGLT-2 抑制剂尚未在年龄小于 18 岁的患者中建立有效性和安全性研究，因此不建议在儿童患者中应用 SGLT-2 抑制剂。

第七节　降糖药物的心血管安全性研究

糖尿病是心、脑血管疾病的独立危险因素，与非糖尿病人群相比，糖尿病患者发生心、脑血管疾病的风险增加 2～4 倍。同时，有荟萃分析显示，单纯的血糖控制对减少 2 型糖尿病患者发生心、脑血管疾病及其致死风险作用有限。目前国内外糖尿病防治指南均推荐，对于 2 型糖尿病患者，必须加强高血糖、高血压、血脂异常、肥胖等多重心血管危险因素的综合管理，以最大限度地降低心血管事件和死亡风险。因此，随着能够改善糖尿病心血管疾病和死亡发生风险的降糖药物的问世，未来糖尿病的治疗策略将从以"控制血糖"为中心转向以"改善心血管和死亡结局"为中心兼顾控制血糖的治疗策略。

ASCVD 包括冠心病、缺血性卒中及外周动脉疾病，是 2 型糖尿病患者致死和致残的主要原因。对于 2 型糖尿病合并 ASCVD 患者，在选择降糖药物时，除关注降糖疗效外，还应特别注意心血管安全性问题；对于血糖控制不佳者，在二甲双胍等标准治疗的基础上应考虑优先选择具有明确心血管获益证据的降糖药物治疗。

2008 年，美国 FDA 发布了强制性指导意见，要求所有新批准上市的降糖药都必须进行心血管安全性评估。根据这一要求，目前全球已开展了一系列新型降糖药物的 CVOT。传统降糖药物由于不受这条强制性要求的制约，因此缺少 CVOT 证据，其心血管安全性评估通常基于针对降糖治疗策略的大型随机对照试验（randomized controlled trial，RCT）数据或基于针对降糖疗效的多项 RCT 的荟萃分析结果。

（一）SGLT-2 抑制剂

1. 恩格列净　是第一个通过 CVOT 证实的具有明确心血管获益的新型降糖药物，EMPA-REG OUTCOME 研究是一个大型、多中心、随机、双盲、安慰剂对照的 CVOT。研究共纳入 7020 例伴有心血管疾病的 2 型糖尿病患者，中位随访时间为 3.1 年。受试者平均年龄为 63 岁，57%的患者糖尿病病程＞10 年。其主要结果显示，恩格列净可降低主要心血管不良事件（major adverse cardiovascular events，MACE；主要包括 3 个终点事件，如心血管死亡、非致死性心肌梗死或非致死性卒中）风险 14%，降低全因死亡率 32%，降低心血管死亡风险 38%，降低心力衰竭住院风险 35%，其结果具有统计学差异。恩格列净可使肾脏事件复合终点（血清肌酐倍增、起始肾脏替代治疗或因肾病死亡）的风险降低 46%。恩格列净可使新发肾病或肾病恶化风险下降 39%，进展到大量蛋白尿风险下降 38%，肌酐水平倍增的风险下降 44%及启动肾脏替代治疗风险下降 55%。

2. 卡格列净　心血管评估研究（CANVAS）综合了两项试验的数据，包括在批准卡格列净之前于 2009 年开始的 CANVAS 试验，以及在卡格列净批准后于 2014 年开始的

CANVAS-Renal（CANVAS-R）试验。结合这两项试验，10 142 名 2 型糖尿病患者（2/3 已确诊 CVD）被随机分配到卡格列净组或安慰剂组，平均随访时间为 3.6 年。患者的平均年龄为 63 岁，66% 的有心血管疾病史。两项试验的综合分析发现，与安慰剂相比，卡格列净降低 MACE 14%，降低心力衰竭住院风险 33%，全因死亡率和心血管死亡风险差异无统计学意义。然而，卡格列净治疗组患者的截肢风险升高。

卡格列净肾脏结局研究（CREDENCE）旨在探讨卡格列净对 2 型糖尿病合并慢性肾脏病（CKD）患者的肾脏终点事件的影响。与安慰剂相比，卡格列净降低肾脏复合硬终点（ESRD、血清肌酐倍增、肾脏或心血管死亡的复合终点）风险达 30%。其中，降低 ESRD 风险达 32%。次要终点显示，MACE 风险降低 20%，心血管死亡或心力衰竭住院风险降低 31%。卡格列净安全性良好，不增加截肢和骨折风险。因此，卡格列净成为全球首个心肾硬终点获益的降糖药。

3. 达格列净　DECLARE 研究是一项多中心、随机双盲、安慰剂对照的临床研究，旨在进一步了解达格列净在 2 型糖尿病合并高心血管风险患者人群中的心血管结局。该研究纳入了来自 33 个国家的 17 160 位具有多种心血管危险因素或心血管基础疾病的 2 型糖尿病患者，中位随访时间为 4.2 年，是目前规模最大、人群最广、历时最长、最接近真实世界的随机对照研究。DECLARE 研究首次将 MACE 和心力衰竭住院或心血管死亡定义为双重主要终点。对于已经患有动脉粥样硬化性心血管疾病（ASCVD）或具有患病风险因素的 2 型糖尿病患者，使用达格列净治疗相比安慰剂并不会升高或降低 MACE 的发生率，但达格列净治疗组可使心血管死亡或心力衰竭住院风险降低 17%。DECLARE 研究是唯一以正常肾功能为主要人群的研究，研究结果显示达格列净治疗组肾脏硬终点事件风险降低达 47%，心肾复合硬终点事件风险降低达 24%。

（二）GLP-1 受体激动剂

1. 利拉鲁肽　利拉鲁肽心血管评估（LEADER）研究是一项随机双盲试验，纳入 9340 例伴有心血管疾病或心血管危险因素的 2 型糖尿病患者，其中 81.3% 的患者既往有心血管病史（包括心肌梗死、卒中或短暂性脑缺血发作、曾行血运重建术、冠状动脉或颈动脉或下肢动脉狭窄≥50%），中位随访时间为 3.8 年。研究参与者的平均年龄为 64 岁，平均糖尿病病程为 12.8 年。LEADER 显示，与安慰剂组相比，利拉鲁肽组主要心血管复合终点相对风险显著降低 13%，其中心血管死亡的相对风险显著降低 22%。扩展的心血管事件复合终点（心血管死亡、非致死性心肌梗死、非致死性卒中、血运重建、不稳定型心绞痛住院或心力衰竭住院）风险降低 12%，且不增加心力衰竭住院风险。

2. 索马鲁肽　来自另一种 GLP-1 受体激动剂索马鲁肽的中等规模试验（SUSTAIN-6）的结果与 LEADER 研究一致。索马鲁肽是一种每周 1 次的 GLP-1 受体激动剂，被 FDA 批准用于治疗 2 型糖尿病。在这项研究中，3297 例 2 型糖尿病患者被随机分配接受每周 1 次的索马鲁肽组（0.5mg 或 1.0mg）或安慰剂组治疗 2 年。发生 3 终点 MACE 的情况为索马鲁肽组 108 例（6.6%），安慰剂组 146 例（8.9%）（$P < 0.001$）。由于不良事件（主要是胃肠道），索马鲁肽组有更多患者终止治疗。

3. 艾塞那肽　艾塞那肽心血管事件结局研究（EXSCEL）试验也报道了每周 1 次的

GLP-1 受体激动剂艾塞那肽周制剂的结果，发现艾塞那肽周制剂与安慰剂相比，主要的不良心血管事件在数值上更低，尽管这种差异无统计学意义。共有 14 752 名 2 型糖尿病患者（其中 73.1%患者曾患有心血管疾病）被随机分配接受艾塞那肽周制剂 2mg 组或安慰剂组，随访时间中位数为 3.2 年。在 MACE 发生率方面，结果显示艾塞那肽具有心血管安全性（非劣效，11.4% *vs.* 12.2%，*P*=0.06）。然而，艾塞那肽组的全因死亡率较低。急性胰腺炎、胰腺癌、甲状腺髓样癌和严重不良事件的发生率在两组间无显著差异。

4. 利司那肽　利司那肽治疗 2 型糖尿病合并急性冠脉综合征（ACS）患者的心血管事件评估（ELIXA）试验研究了每天 1 次的利司那肽对最近发生急性冠状动脉事件的 2 型糖尿病患者的心血管结局的影响。该试验纳入 6068 例在既往 180 天内发生过 ACS 的 2 型糖尿病患者，中位随访时间为 25 个月。ELIXA 结果显示，在常规降糖治疗基础上，与安慰剂组相比，利司那肽组首要心血管事件复合终点（3 终点 MACE 或不稳定型心绞痛住院）的风险达到非劣效性标准，且不增加心力衰竭住院风险。

5. 度拉糖肽　REWIND 研究纳入 24 个国家/地区共 9901 例受试者，基线中位糖尿病病程为 9.5 年，中位 HbA1c 为 7.2%，并且仅 31.5%受试者基线时合并心血管病史，其他大部分患者基线仅具有心血管高危风险因素。在中位随访 5.4 年间，相较于安慰剂组，度拉糖肽组的受试者可使 3 终点 MACE 风险降低 12%，并且亚组分析显示，无论患者基线时是否合并心血管疾病，使用度拉糖肽对 3 终点 MACE 风险的影响与总体人群结果保持一致。该研究证明，在既往合并心血管病史或仅具有心血管高危因素的 2 型糖尿病患者中，在糖尿病标准治疗基础上加用度拉糖肽能有效降低心血管事件风险。

（三）DPP-4 抑制剂

1. 沙格列汀　沙格列汀心血管事件结局研究（SAVOR-TIMI53）纳入 16 492 例有心血管病史或伴有多重心血管危险因素的 2 型糖尿病患者，中位随访时间为 2.1 年。SAVOR-TIMI53 研究结果显示，在常规降糖治疗基础上，与安慰剂组相比，沙格列汀组 3 终点 MACE 的风险达到非劣效性标准，但心力衰竭住院相对风险增加 27%。

2. 阿格列汀　阿格列汀心血管事件结局研究（EXAMINE）主要纳入了 5380 例 15～90 天发生 ACS 的 2 型糖尿病患者，中位随访时间为 18 个月。EXAMINE 研究结果显示，与安慰剂组相比，阿格列汀组 3 终点 MACE 的风险达到非劣效性标准；次要复合终点（主要复合终点+因不稳定型心绞痛而进行血运重建）事件发生率无显著差异，且阿格列汀未显著增加心力衰竭住院风险。

3. 西格列汀　西格列汀心血管事件结局研究（TECOS）主要纳入 14 671 例有心血管病史的 2 型糖尿病患者，中位随访时间为 3 年。TECOS 研究的主要结果显示，在常规降糖治疗基础上，西格列汀组和安慰剂组相比，主要复合终点（3 终点 MACE 或因不稳定型心绞痛住院）的风险达到非劣效性标准，且不增加心力衰竭住院风险。

（四）二甲双胍

二甲双胍是 2 型糖尿病患者降糖治疗的一线药物，其心血管安全性证据来自 UKPDS 及其后续的 10 年随访研究。UKPDS 研究纳入了 1704 例合并超重或肥胖的新诊断的 2 型糖尿病患者，随机分为给予传统治疗（饮食控制为主，$n=411$）、二甲双胍强化降糖治疗（$n=342$）或其他药物（磺脲类药物或胰岛素）强化降糖治疗（$n=951$），中位随访时间为 10.7 年。结果显示，与传统治疗相比，二甲双胍可显著降低心血管事件风险，其中心肌梗死风险下降 39%，心血管事件复合终点（心肌梗死、猝死、心绞痛、卒中或周围血管疾病）风险下降 30%。二甲双胍与其他药物的两种强化降糖治疗方案之间相比，心血管事件风险差异无统计学意义。

（五）TZD

1. 罗格列酮　评估罗格列酮对糖尿病患者心血管结局和血糖控制影响（RECORD）研究是一项开放标签的 RCT 研究，4447 例二甲双胍或磺脲类单药治疗血糖控制不佳的 2 型糖尿病患者随机分为两组：在原有治疗基础上联合罗格列酮或在原有治疗基础上联合磺脲类或双胍类药物，平均随访时间为 5.5 年。RECORD 结果显示，与二甲双胍联合磺脲类药物治疗组相比，罗格列酮联合二甲双胍或磺脲类药物组的首要心血管终点事件（心血管疾病住院或心血管死亡）风险达到非劣效性标准；心力衰竭住院或死亡的相对风险显著增加。

2. 吡格列酮　评估吡格列酮对 2 型糖尿病患者大血管事件影响的临床试验（PROactive）是一项随机、双盲、安慰剂对照的前瞻性研究，在 5238 例伴有心血管疾病的 2 型糖尿病患者中评估吡格列酮的心血管安全性。受试者在常规治疗基础上联合吡格列酮或安慰剂治疗，平均随访时间为 34.5 个月。PROactive 结果显示，与安慰剂组相比，吡格列酮组的首要复合事件终点（全因死亡、非致死性心肌梗死、卒中、ACS、冠状动脉或下肢动脉的血运重建、踝关节以上的下肢截肢）风险差异无统计学意义；主要次级终点（全因死亡、非致死性心肌梗死或卒中）相对风险下降 16%。PROactive 研究结束后继续随访 7.8 年发现，两组在首要终点和主要次级终点方面比较，差异均无统计学意义。

多达 50% 的 2 型糖尿病患者可能发生心力衰竭。关于降糖药对心力衰竭结局影响的数据表明，TZD 与心力衰竭风险增加具有强烈且一致的关系。因此，对于有症状的心力衰竭患者应避免使用 TZD。

（六）阿卡波糖

阿卡波糖心血管评估（ACE）研究旨在评价阿卡波糖能否降低中国冠心病合并 IGT 患者的心血管事件。ACE 研究的主要终点是评估在合并冠心病的 IGT（WHO 诊断标准）患者中，阿卡波糖是否可以减少心血管事件，次要终点是观察阿卡波糖可否延缓糖尿病的发生。ACE 结果发现，阿卡波糖组主要复合终点的发生率为 14%，安慰剂组为 15%。阿卡波糖组糖尿病发生率显著低于安慰剂组（13% *vs.* 16%），相对风险降低达 18%。在安全性方面，ACE 研究中两组相比，轻度和重度低血糖发生率均无明显区别，胃肠道不良反应的发生率差别也不明显（7.7% *vs.* 5.5%）。

（七）甘精胰岛素

甘精胰岛素初始干预转归（ORIGIN）研究采用随机、双盲、2×2 析因设计。研究共纳入 12 537 例有心血管高危因素的空腹血糖调节受损、IGT 或 2 型糖尿病患者，随机分为甘精胰岛素或常规治疗，中位随访时间为 6.2 年。ORIGIN 结果显示，与常规治疗组相比，甘精胰岛素治疗组 3 终点 MACE 的风险差异无统计学意义。

（吴　晗　于　淼）

参 考 文 献

洪天配，母义明，纪立农，等，2017. 2 型糖尿病合并动脉粥样硬化性心血管疾病患者降糖药物应用专家共识. 中国糖尿病杂志，25（6）：481-492.

纪立农，郭立新，郭晓蕙，等，2016. 钠-葡萄糖共转运蛋白 2（SGLT2）抑制剂临床合理应用中国专家建议. 中国糖尿病杂志，24（10）：865-870.

纪立农，邹大进，洪天配，等，2018. GLP-1 受体激动剂临床应用专家指导意见. 中国糖尿病杂志，26（5）：353-361.

母义明，纪立农，宁光，等，2019. 二甲双胍临床应用专家共识（2018 年版）. 药品评价，16（5）：3-15.

母义明，杨文英，朱大龙，等，2016. 磺脲类药物临床应用专家共识（2016 年版）. 药品评价，14（1）：5-13.

中国老年医学学会老年内分泌代谢分会，国家老年疾病临床医学研究中心（解放军总医院），中国老年糖尿病诊疗措施专家共识编写组，2018. 中国老年 2 型糖尿病诊疗措施专家共识（2018 年版）. 中华内科杂志，57（9）：626-641.

中国医师协会内分泌代谢科医师分会，2018. DPP-4 抑制剂临床应用专家共识. 中华内分泌代谢杂志，34（11）：899-903.

中华医学会糖尿病学分会，2018. 中国 2 型糖尿病防治指南（2017 年版）. 中华糖尿病杂志，10（1）：4-67.

American Diabetes Association，2019. Standards of medical care in diabetes-2019. Diabetes Care，42（Suppl 1）：S13-S28.

Flory J，Lipska K，2019. Metformin in 2019. JAMA，321（19）：1926-1927.

Gerstein HC，Colhoun HM，Dagenais GR，et al，2019. Dulaglutide and cardiovascular outcomes in type 2 diabetes（REWIND）：a double-blind，randomised　lacebo-controlled trial. Lancet，394（10193）：121-130.

Green JB，Bethel MA，Armstrong PW，et al，2015. Effect of sitagliptin on cardiovascular outcomes in type 2 diabetes. N Engl J Med，373（3）：232-242.

Holman RR，Bethel MA，Mentz RJ，et al，2017. Effects of once-weekly exenatide on cardiovascular outcomes in type 2 diabetes. N Engl J Med，377（13）：1228-1239.

Holman RR，Coleman RL，Chan JCN，et al，2017. Effects of acarbose on cardiovascular and diabetes outcomes in patients with coronary heart disease and impaired glucose tolerance（ACE）：a randomised，double-blind，placebo-controlled trial. Lancet Diabetes Endocrinol，5（11）：877-886.

Mario SP，Bain SC，Consoli A，et al，2016. Semaglutide and cardiovascular outcomes in patients with type 2 diabetes. N Engl J Med，375（19）：1834-1844.

Marso SP，Daniels GH，Brown-Frandsen K，et al，2016. Liraglutide and cardiovascular outcomes in type 2 diabetes. N Engl J Med，375（4）：311-322.

Nauck MA，Meier JJ，2016. The incretin effect in healthy individuals and those with type 2 diabetes：physiology，pathophysiology，and response to therapeutic interventions. Lancet Diabetes Endocrinol，4（6）：525-536.

Neal B，Perkovic V，Mahaffey KW，et al，2017. Optimizing the analysis strategy for the CANVAS Program：a prespecified plan for the integrated analyses of the CANVAS and CANVAS-R trials. Diabetes Obes Metab，19（7）：926-935.

ORIGIN Trial Investigators，2012. Basal insulin and cardiovascular and other outcomes in dysglycemia. N Engl J Med，367（4）：319-328.

Perkovic V，Jardine MJ，Neal B，et al，2019. Canagliflozin and renal outcomes in type 2 diabetes and nephropathy. N Engl J Med，380（24）：2295-2306.

Pfeffer MA，Claggett B，Diaz R，et al，2015. Lixisenatide in patients with type 2 diabetes and acute coronary syndrome. N Engl J Med，373（23）：2247-2257.

Scirica BM，Bhatt DL，Braunwald E，et al，2013. Saxagliptin and cardiovascular outcomes in patients with type 2 diabetes mellitus. N Engl J Med，369（14）：1317-1326.

Wiviott SD，Raz I，Bonaca MP，et al，2019. Dapagliflozin and cardiovascular outcomes in type 2 diabetes. N Engl J Med，380（4）：347-357.

Zinman B，Wanner C，Lachin JM，et al，2015. Empagliflozin，cardiovascular outcomes，and mortality in type 2 diabetes. N Engl J Med，373（22）：2117-2128.

第八章 胰岛素及其类似物的临床应用

第一节 胰岛素的结构及制剂

一、胰岛素的分子结构

胰岛素是一种小而功能全面的蛋白质分子，它显示了天然存在的蛋白质的很多关键特性，如稳定的分子结构和生理功能，是十分具有代表性结构特征的一种蛋白质。胰岛素是目前已知的所有天然功能蛋白质里最小的蛋白质之一，但是它具有绝大部分十分典型的蛋白质结构特征，这其中包括了一个排列良好的疏水核心和二级结构中的很多典型元素，如α-螺旋、β-折叠、β-转角、T→R 变构等。

人胰岛素是一种由 51 个氨基酸组成的球状蛋白质分子，其分子质量为 5808Da，等电点为 5.35。胰岛素由 A 链和 B 链两条链组成（图 8-1），A 链有 21 个氨基酸残基，B 链则有 30 个残基，分子内共有三个二硫键，包括两个分别位于 A7 和 B7、A20 和 B19 之间的链间二硫键，以及一个位于 A6 和 A11 间的 A 链内部键。

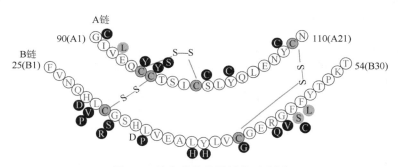

图 8-1　胰岛素的分子结构示意图

胰岛素在溶液中的结构基本类似于其各种晶体形式的 T 态结构：3 个 α-螺旋（B9-B19、A2-A8 和 A13-A19，分别将其命名为螺旋-1、螺旋-2 和螺旋-3），两个 β-转角（B7-B10 和 B20-B23），以及一个 β 链（B24-B28）。胰岛素分子的疏水核心由四个结构单元组成，分别是 B 链的中心螺旋（B9-B19）、大部分被掩埋的二硫键（A20-B19）、C 端螺旋的 A 链（A13-A19）和 B20-B23 处的 β-转角。如上所述，3 个螺旋形成胰岛素主体结构，这使胰岛素成为富含螺旋的蛋白质分子。

在 B 细胞中，六个胰岛素分子和两个锌离子组成胰岛素晶体颗粒，以六聚体的形式产生并储存在体内，但分泌到血液中的胰岛素是单体形式，另外胰岛素还可以二聚体的形式存在（图 8-2）。六聚体是具有长期稳定性的非活性形式，单体则是活性形式，六聚体比单体稳定得多，这是十分理想的；但由于扩散速率与粒径成反比，单体的反应速度更快，这意味着胰岛素注射不需要进餐前数小时进行，使糖尿病患者的日常时间表更加方便自主。

T→R 变构转换可以发生在各种形态的胰岛素晶体当中，天然胰岛素晶体结构的 T 态如图 8-3 所示。在 T 态下，胰岛素分子 B 链（B1-B8）的 N 端延伸臂变成 α-螺旋，并且在 R 态下形成 B2-B19 的长螺旋。在溶液中，所有胰岛素及其类似物溶解时的结构均以 T 态呈现。

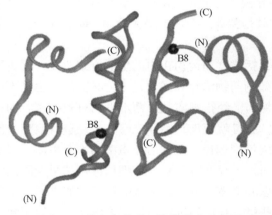

图 8-2　胰岛素分子二聚体形式示意图
扫封底二维码获取彩图

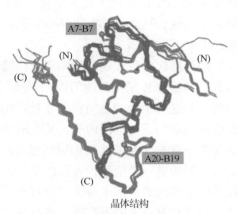

图 8-3　天然胰岛素 T 态结构示意图
扫封底二维码获取彩图

胰岛素结构在不同种属之间有所不同，正因为如此，使动物来源的胰岛素在人体中的有效性与人胰岛素有所不同。人胰岛素与猪、牛胰岛素氨基酸残基的差别在于 A 链第 8 位、第 10 位和 B 链第 30 位，对比如表 8-1 所示。相比之下，猪胰岛素和人类的很接近，所以人胰岛素可以通过重组 DNA 技术得以大量生产之前，猪胰岛素被广泛用于治疗 1 型糖尿病。

表 8-1　人、猪、牛、羊胰岛素氨基酸残基差别表

	A8	A9	A10	B30
人	苏氨酸	丝氨酸	异亮氨酸	苏氨酸
猪	苏氨酸	丝氨酸	异亮氨酸	丙氨酸
牛	丙氨酸	丝氨酸	缬氨酸	丙氨酸
羊	丙氨酸	甘氨酸	缬氨酸	丙氨酸

在介绍胰岛素的同时，还要提到一种与其相关的重要物质，即连接肽，又称为 C 肽。这是一种由 31 个氨基酸组成的多肽，在胰岛素原分子中连接 A 链和 B 链。在胰岛素合成过程中，首先包含 A 链、B 链、C 肽和信号序列的前胰岛素原被转运到 B 细胞的内质网中，信号肽酶将信号序列从肽链 N 端切下，留下胰岛素原。胰岛素原在高尔基体中被包装成囊泡后，C 肽就被特定的激素原转化酶去除，但保留了 C 结构域侧翼的二价位点，之后就只留下 A 链和 B 链，所以 C 肽和胰岛素以相同的摩尔量分泌进入血液，因此在某些情况下可以通过测定 C 肽水平来评价胰岛 B 细胞功能。

　　胰岛素一级序列和二硫键构型的阐明,在生物化学领域可以说是一项里程碑式的成就,为日后人们进一步探索胰岛素的结构和功能及它们之间的关系奠定了十分关键的科学基础。将单独 A 链和 B 链组装在一起是科学家们面临的一个长时间的困难,甚至可以说是代表了整整一个时代中的最主要的障碍,当时合成 9 个残基的激素——催产素都可以被认为是一个里程碑式的成就。除了胰岛素的分子总量大小这一困扰之外,合成由两个单链组成的单一二硫化物异构体还有许多其他挑战。统计上可能存在的二硫化物异二聚体(A∶B)的数量是 12 个,但实际上高分子量二硫化物异构体总数是无限的。虽然有可能从天然链重构胰岛素活性,但合成产率甚至小于 1%。这就是胰岛素合成的最大障碍,即便在今天也是如此。

　　2 型糖尿病患者在病程的早期可以接受包括饮食和运动在内的生活方式改变,促进延缓病程,但随着 B 细胞功能的逐渐下降,有效的药物治疗和强化是十分必需的,也是不可忽视的。当这类患者的血糖仅仅通过口服降糖药已经很难实现血糖水平的有效控制,即很难稳定在规定的正常范围内时,从此时开始,患者就应该开始补充胰岛素以进行治疗,然而胰岛素一直被认为是 2 型糖尿病患者的最终治疗选择。随着治疗指南的不断更新,以及胰岛素制剂的进一步精制,人们越来越认识到胰岛素可用于治疗 2 型糖尿病的早期阶段。现在的治疗指南通常都十分强调针对不同病患的个体化治疗,承认随着疾病的进展,生活方式治疗就具有一定的困难性,并且建议一些患者在疾病过程的早期阶段就可以使用胰岛素进行治疗,特别是基础胰岛素可以作为治疗的一部分。通过这种方式,基础胰岛素的地位从不可避免的进行性疾病的损害控制手段之一而转变成为预防性治疗手段的一种,并能以一种积极的方式改变疾病过程。

　　因为许多患者从一开始并不愿意每日多次注射胰岛素,所以通常情况下会采用基础胰岛素和现有的口服降糖药物二者相结合的联合治疗。作为补充疗法,外源性胰岛素可以使体内的 B 细胞得到一定程度的休息,便于恢复正常的餐时血糖反应,所以早期阶段的强化治疗可以为 2 型糖尿病的 B 细胞保存提供良好的帮助。

二、胰岛素制剂

　　临床上用的胰岛素制剂通常是胰岛素与其他物质包括防腐剂等物质一起制备出的混合物,这些添加的其他物质可以起到延迟胰岛素吸收、调节制剂 pH 及减少注射部位不良反应的作用。根据胰岛素来源生物的不同,可以将常用的胰岛素制剂分为基因重组人胰岛素和猪胰岛素两种。而根据胰岛素的作用时效长短的不同,其又可以分为四类,分别是短效胰岛素、中效胰岛素、长效胰岛素及预混胰岛素,接下来将详细介绍这四类不同的胰岛素制剂。

　　1. 短效胰岛素(regular insulin)　　即普通胰岛素,也被称为中性胰岛素或可溶性胰岛素,通常通过皮下注射给药,也可以通过静脉注射或肌内注射。短效胰岛素的起效时间为 15～60 分钟,2～4 小时可达到高峰,持续作用时间可至 5～8 小时。基因重组人短效胰岛素的 pH 为 7.0～7.8,猪短效胰岛素 pH 则为 2.5～3.5。

　　2. 中效胰岛素(intermediate-acting insulin)　　包括鱼精蛋白锌胰岛素和不含锌离子的

NPH（neutral protamine hagedorn），缓冲剂为磷酸钠，pH 为 6.5～8.0，一般是每天进行一次至两次皮下注射，肌内注射也可以采用，但不可以用于静脉注射。中效胰岛素的起效时间较长，通常为 2.5～3 小时，5～7 小时后会到达峰值水平，其作用可持续 13～16 小时。

3. 长效胰岛素（long-acting insulin）　即鱼精蛋白锌胰岛素混悬液（protamine zinc insulin，PZI），其缓冲液为醋酸钠，pH 为 6.9～7.3，可用于皮下注射或肌内注射，不得用于静脉注射。长效胰岛素的起效时间通常为注射后 3～4 小时，8～10 小时后达到峰值水平，作用持续时间较长，可长达 20 个小时。

4. 预混胰岛素　此类制剂是由短效胰岛素和长效胰岛素（通常是 NPH 胰岛素）按照不同的比例混合而来，以便适应于更多人的需要，现有不同比例的预混瓶装或笔芯胰岛素。

（1）70%中效胰岛素+30%短效胰岛素（30R）：起效时间短，通常在 30 分钟左右，2～12 小时后达到峰值，可持续作用 14～24 小时。

（2）50%中效胰岛素+50%短效胰岛素（50R）：起效时间短，通常在 30 分钟左右，2～3 小时达到峰值，持续时间可以达到 10～24 小时。

（3）75%中效胰岛素+25%短效胰岛素：胰岛素制剂最常见的副作用是低血糖反应的发生，还有包括疼痛、注射部位局部皮肤反应、低血钾和过敏反应等在内的一些不良反应，妊娠期间孕妇使用胰岛素制剂对胎儿来说是相对安全的选择。

三、胰岛素类似物制剂

将基因重组人胰岛素分子的氨基酸序列进行一些轻微的改变就可以产生胰岛素类似物，这些微小的变化改变了分子的吸收、分布、代谢和排泄等基本特征。同时，我们也可以将这个新的分子称为胰岛素受体配体，因为从理论的角度来考虑，它并不是真正意义上的胰岛素，只是它们保留了胰岛素调节体内葡萄糖水平这一功能。根据特点的不同，可以将这些胰岛素类似物制剂归纳为两类，第一种的特点是吸收十分迅速并且类似于真正的 B 细胞分泌胰岛素作用，如赖脯胰岛素（insulin lispro）、门冬胰岛素（insulin aspart）和赖谷胰岛素（insulin glulisine）；第二种则是注射后吸收十分稳定，甚至有的没有峰值的出现，如地特胰岛素（insulin detemir）和甘精胰岛素（insulin glargine）。同样，根据作用时效长短的不同，我们也可以将胰岛素类似物制剂分为以下几类。

1. 短效胰岛素类似物　吸收较快，起效时间短，可以在餐前 10～15 分钟注射，也可以在餐后立刻注射，可以有效地控制餐后血糖。

（1）赖脯胰岛素：是由礼来公司发明并生产的第一个短效胰岛素类似物，它是通过重组 DNA 技术产生的（图 8-4），是将胰岛素分子 B 链上第 28 位脯氨酸和第 29 位赖氨酸二者进行对换，并且这种对换行为并没有影响到该分子与胰岛素受体的结合，但是这种修饰却阻断了胰岛素二聚体和六聚体形式的形成，这就使得餐后注射时可以让更多有活性形式的胰岛素单体分子大量存在。赖脯胰岛素起效时间短，10～15 分钟即可起效，1.0～1.5 小时达到峰值水平，可以持续作用 4～5 小时。与普通胰岛素制剂相比，赖脯胰岛素对餐后血糖的控制作用是它的一大优势，由于其起效时间短，所以使用起来时间更为灵活。

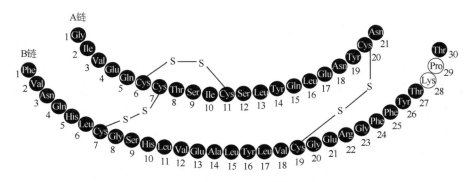

图 8-4　赖脯胰岛素分子结构示意图

（2）门冬胰岛素：丹麦诺和诺德公司构建了速效胰岛素类似物门冬胰岛素，并且将它推广进入市场，它的给药方案也相对灵活，可以让患者根据自己的饮食习惯进行调整。这种胰岛素类似物也是通过 DNA 重组技术产生的，是将胰岛素 B 链上的第 28 位脯氨酸由天冬氨酸取代而成（图 8-5）。这种类似物的 pH 为 7.2～7.6，分子之间增加了电荷排斥作用，这样可以防止六聚体的形成，从而使胰岛素样的作用更快地产生并作用于人体。门冬胰岛素的起效时间也非常短，可以在 10～15 分钟起效，1.0～2.0 小时达到高峰，持续时间可达 4～6 小时。

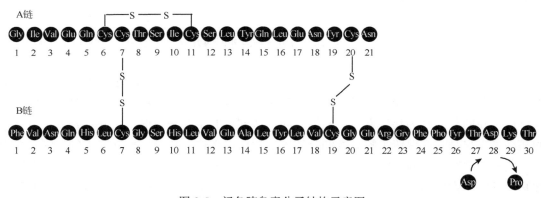

图 8-5　门冬胰岛素分子结构示意图

（3）谷赖胰岛素：胰岛素 B 链上第 3 位天冬氨酸被赖氨酸替代，B 链第 29 位赖氨酸被谷氨酸替代。

2. 长效胰岛素类似物

（1）甘精胰岛素：由安万特（Aventis）公司发明并生产，它由缓慢释放胰岛素的微晶组成。将基因重组人胰岛素 A 链第 21 位氨基酸用甘氨酸替代了在酸性环境下更敏感的天冬氨酸，这样是为了防止脱酰胺反应的发生；在 B 链 C 端第 30 位氨基酸苏氨酸后接上两个精氨酸分子，这样就得到了甘精胰岛素（图 8-6）。这种替换的结果使得该分子在酸性 pH 下更易溶解，而在生理 pH 下其溶解性更低。该胰岛素溶液 pH 为 4.0，在皮下组织中的 pH 为 7.4。因此，在皮下注射甘精胰岛素后会形成结晶，有沉淀析出，形成六聚体而进一步地延长吸收时间，继而以二聚体或单聚体的形式缓慢释放出来，进入毛细血管中，最后进入人体的血液循环中。因此，它在皮下注射后的起效非常缓慢，在 2～3 小时开始起效，并且它不会出现吸收高峰值，作用持续时间很长，一般会长达 30 个小时。这种制剂不能与其他胰岛素制剂混合使用，因为混合后会将其 pH 改变，这将直接影响该制剂的药物作用。由于甘精胰岛素的这些特性，它通常每日使用一次来控制糖尿病患者的血糖水平，可以作为基础胰岛素使用。其用于 6 岁以上的 1 型和 2 型糖尿病患者的血糖控制。

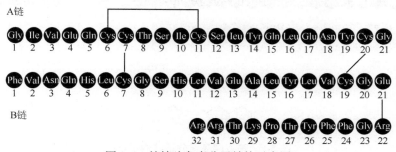

图 8-6　甘精胰岛素分子结构示意图

（2）地特胰岛素：是由诺和诺德公司生产的人长效胰岛素类似物。在该分子中，胰岛素 B 链上的第 29 位氨基酸（赖氨酸）与脂肪酸（肉豆蔻酸）相结合（图 8-7），使它在体内的吸收过程较为迅速，进入血液后其可以通过 B 链第 29 位的脂肪酸分子与血液中的白蛋白结合，在此之后才会缓慢地脱离这个复合体。地特胰岛素的起效时间十分缓慢，可以长达 3～4 小时，3～14 小时可以达到峰值，持续时间也很长，其作用可以持续 24 小时。

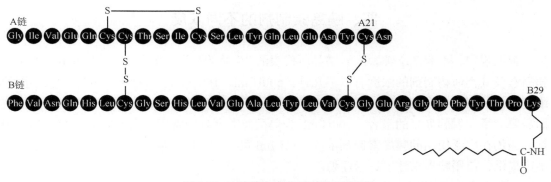

图 8-7　地特胰岛素分子结构示意图

3. 超长效胰岛素类似物　德谷胰岛素是由诺和诺德公司开发并生产的十分有代表性的超长效胰岛素类似物，是用于维持基础胰岛素水平的一种制剂。与人胰岛素分子相比，德谷胰岛素的特殊之处在于它缺失了胰岛素分子 B 链第 30 位的苏氨酸，并且在 B 链第 29 位氨基酸赖氨酸处通过 L-γ-谷氨酸连接子与十六烷二酸侧链相结合（图 8-8），在锌离子的作用下，德谷胰岛素分子可以形成六聚体。它与甘精胰岛素的不同在于，它在生理 pH 情况下是有活性的，与之结合的十六烷二酸分子使该结合体在皮下可以形成六聚体结构，这就意味着在体内时，胰岛素分子释放比较缓慢，进入机体循环的时间更长，这样就进一步延长了它在体内的作用时间。德谷胰岛素可以每天一次，皮下注射给药，其优势在于能够较长时间地帮助糖尿病患者控制他们的血糖水平，它的持续作用时间通常可长达 42 小时。

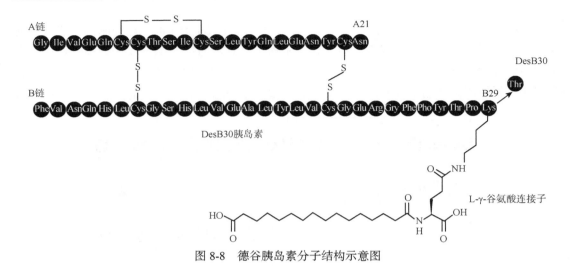

图 8-8 德谷胰岛素分子结构示意图

4. 预混胰岛素类似物 常用的预混胰岛素类似物制剂有预混门冬胰岛素 30、预混赖脯胰岛素 25、预混赖脯胰岛素 50，它们的应用范围和持续时间各不相同。预混门冬胰岛素 30 的注射后起效时间为 10~20 分钟，1~4 小时可以到达峰值，持续作用时间为 14~24 小时。预混赖脯胰岛素 25 和预混赖脯胰岛素 50 的作用时间和模式大致类似，起效时间为 15 分钟左右，30~70 分钟达到峰值水平，持续作用时间较与前者相近，为 16~24 小时。

四、胰岛素制剂的不同浓度

根据规定，将 34.7μg 纯胰岛素结晶所代表的"生物当量"定义为一个国际单位，即 1U。胰岛素及其类似物制剂的浓度有以下几种：500U/ml、100U/ml、40U/ml、10U/ml，不同的浓度它们的用途也多有不同。500U/ml 胰岛素属于高浓度胰岛素，常用于显著胰岛素抵抗而需要大量注射胰岛素的患者。100U/ml 为美国及欧洲各国常用胰岛素制剂浓度。40U/ml 是我国仍在广泛使用的胰岛素制剂浓度。10U/ml 可以用于婴儿期高血糖，由胰岛素生产厂生产提供，使用胰岛素注射针管注射。

由于现在 2 型糖尿病的患病率逐渐增加，而且发病年龄也越来越早，加强治疗手段从而控制血糖使其处于正常水平的需求也在不断增加。《中国 2 型糖尿病防治指南（2017 年版）》中鼓励医生了解其中新的进展及变化、每种药物的具体作用及推动临床治疗方案制定的患者相关因素。指导方针中均倡导治疗过程中的患者个性化，以患者为中心进行护理，使患者达到较低的血糖水平，并且要避免低血糖风险的产生，达到理想的身体状况。

（代　喆　王华蔚　黄　琦　徐焱成）

第二节　新型胰岛素制剂的开发研究

多年来，新型胰岛素制剂的开发是药剂学专家潜心研究的重要课题。经皮肤吸收、直肠黏膜吸收、口腔黏膜吸收、消化道及呼吸道吸收等给药途径均受到关注。需要解决的问题是：①与传统胰岛素制剂相比较，新型胰岛素制剂的生物利用度。②新型胰岛素制剂的有效性。③新型胰岛素制剂中，促吸收剂长期使用对于人体是否会产生不良影响。近 10 年来，鼻黏膜吸收制剂、口腔舌下黏膜吸收制剂、肺吸收制剂及口服制剂等新型胰岛素制剂已相继进入临床验证，以明确其生物利用度、有效性及安全性。

　　新型胰岛素制剂与传统的胰岛素制剂在给药途径等方面存在着显著差异，科学家们正在努力改变胰岛素只有注射作为唯一给药途径的现状。目前正处于研发过程中的新型胰岛素制剂剂型有可吸入胰岛素、鼻黏膜吸收型胰岛素、经皮肤递送型胰岛素、口服胰岛素等。有一些药物已进入临床试验阶段，这些制剂目前主要用于 2 型糖尿病的辅助治疗，少数生物利用度高、吸收迅速的制剂可用于 1 型糖尿病的治疗。

一、可吸入胰岛素

　　1924 年，德国研究人员首次提出了可吸入胰岛素的概念。20 世纪 80 年代，Nektar Therapeutics 开发了将胰岛素制成小颗粒的技术。2006 年 1 月，美国 FDA 批准使用第一种可吸入胰岛素 Exubera，Exubera 和目前可用的注射用速效胰岛素具有相似的药动学（PK）和药效学（PD）曲线，不会模拟生理性胰岛素释放，因此可导致胰岛素堆积和餐后晚期低血糖。同时 2007 年有文献指出，吸入式六聚胰岛素（Exubera）虽然效果不错，但并不比注射型短效胰岛素更好，而且额外成本更高，因此不太可能具有成本效益。由于缺乏接受度，2007 年第三季度，其制造商退出市场。在 Exubera 停药时，其他几家公司也在研究可吸入胰岛素，但到 2008 年 3 月，除 MannKind 的 Afrezza 产品外，其他产品都已停产。2009 年 3 月 16 日，MannKind 提交了可吸入胰岛素的 NDA。FDA 在 2011 年否认对 Afrezza 的批准，并且由于药品输送设备的设计已经改变，FDA 要求进行额外的临床试验，以确保患者的便利使用。MannKind 在进一步的研究之后提交了一份新的申请，并且在 2014 年 6 月，第二代可吸入胰岛素制剂——Technosphere 胰岛素吸入粉末（technosphere insulin，TI）获 FDA 批准用作短效胰岛素以控制患者的血糖。TI 由吸附在高度多孔 Technosphere 颗粒上的重组人胰岛素组成，使用新型赋形剂富马酰二酮哌嗪，在肺正常生理状态下的 pH 中可迅速溶解，通过肺泡吸收到血液中。使用呼吸驱动的吸入器装置（Afrezza 吸入器）将 Technosphere 颗粒（中值直径 2～3μm）直接吸入肺中。对先前吸入器（MedTone™）的研究表明，吸入后约 60% 的粉末被输送到肺部，其余的被吞噬（并且不能被生物利用）。尽管在 2010 年后，TI 临床研究中 MedTone 吸入装置被 Gen2 装置所取代，新装置可以更有效地吸入 TI，并且两种装置之间已经建立了生物等效性。但对患有哮喘、活动性肺癌或 COPD 的患者进行了限制。目前已有几种吸入式胰岛素进入了Ⅲ期临床试验，美国 FDA 要求对这些产品进行进一步的研究以验证其安全性，即长期输送大量的胰岛素到肺部是否安全。美国约翰斯·霍普金斯大学和美国德州大学正在研制能运输胰岛素分子进入肺部的物质，研究者希望能减少这些运输物质在肺部的积结，以在分子水平上更好地进行调控，使更多的物质粒子到达肺部。研究显示，与皮下注射门冬胰岛素相比，TI 的疗效稍差，HbA1c 降低的差异为 0.19%。与门冬胰岛素相比，使用 TI 可以降低低血糖和体重增加的风险。在口服降糖药物控制不良的 2 型糖尿病患者中加用餐前吸入胰岛素 TI 可以进一步促进 HbA1c 含量的下降。在 1 型糖尿病患者中使用 TI 与门冬胰岛素相比，血糖控制相似，但低血糖发生风险更低。我国徐培红等在 2007 年对胰岛素粉雾剂与注射剂治疗 2 型糖尿病进行了随机对照临床研究，他们发现胰岛素粉雾剂与注射剂相比，糖化血红蛋白、空腹和餐后 2 小时血糖均下降，两组下降幅度无显著差异。

吸入式胰岛素输送的主要优点在于：比之上呼吸道，肺泡的气血屏障仅约 0.5μm，肺泡物质较易转移至血循环。肺还提供了一个巨大的吸收面，总面积可达 50～100m²。吸入式胰岛素可以很快被吸收，胰岛素喷雾完全可以在餐前由糖尿病患者吸入，然后迅速起效以模拟正常人体的分泌。研究表明，与皮下注射胰岛素相比，吸入型胰岛素的药动学和药效学性质更接近于生理胰岛素，其起效更快、作用持续时间更短。而且，肺吸入胰岛素喷雾的输送可靠性、剂量灵活性很高，但由于吸入型制剂属于短效制剂，因此对那些需要持续摄入胰岛素的患者来说，需要在夜间注射一次胰岛素以维持基础胰岛素水平。

只有到达肺部气泡末梢的那些胰岛素喷雾才能被吸收，这部分胰岛素只占总喷量的 10%～15%。胰岛素气雾剂喷入呼吸道或固体粉末吸入呼吸道的动物实验显示其生物利用度为 11%～40%，这与制剂的 pH 有关。在酸性条件下吸收多，水溶液较干粉吸收多。但患者难以接受酸性水溶液制剂。因此，使用肺吸胰岛素喷雾的话，要达到皮下注射胰岛素同样的效果，其用量将是采用皮下注射用量的 6 倍以上，这将给吸入型胰岛素喷雾的广泛使用带来巨大的成本障碍。

吸入型制剂可能存在与药物发生相互作用，从而影响葡萄糖代谢，但一些吸入型制剂已被证明具有良好的耐受性。其最常见的副作用包括低钠血症、低血糖、咳嗽、咽喉疼痛或刺激、头痛、腹泻、疲劳和恶心。实验显示，吸入型制剂会导致肺功能下降，但在治疗终止的数周内，随着时间的推移，通常可返回到基准水平，表明肺部没有发生永久性改变。吸入型制剂禁用于患有慢性肺病如哮喘或 COPD 的患者。在开始使用吸入型制剂之前，临床医生应该询问患者详细的病史，对患者进行体格检查和肺功能测定来确定所有患者的潜在肺部疾病。吸入型制剂对于孕妇的疗效尚未研究，在妊娠期间不应使用吸入型制剂，除非潜在的益处超过对胎儿的风险。

现阶段，国际 DAWN（糖尿病态度、愿望和需求）研究表明，患者和医务人员开始胰岛素治疗时存在很大的阻力。医生担心患者会苦于胰岛素治疗方案的局限性，并担心患者低血糖的风险。尽管已证明胰岛素是有效治疗，但许多患者仍对胰岛素可以帮助他们达到血糖控制缺乏信心。患者通常对胰岛素治疗存在负面认识，几乎一半的患者认为胰岛素治疗意味着他们的疾病变得更加严重。注射胰岛素治疗需要良好的依从性，但有报道称有 20%～33% 的 2 型糖尿病患者没有遵医嘱用药。大部分患者惧怕长期皮下注射，这种情况使他们更容易接受吸入型胰岛素。这种新型制剂给患者提供了一种新的治疗选择，可以改善需要进行胰岛素注射治疗患者的依从性。

二、鼻黏膜吸收型胰岛素

鼻黏膜吸收型制剂是指通过鼻腔内给予胰岛素，达到与皮下注射传统胰岛素相同的治疗效果。鼻黏膜由柱状上皮细胞组成，细胞表面排列着很细的纤毛，纤毛运动可将黏膜上的液体推向鼻后部。鼻黏膜下有丰富的血管网，黏膜上蛋白酶含量比胃肠道少，为鼻黏膜给药提供了理论基础。通过鼻腔输送某些蛋白质，如脑垂体激素、降血钙素，早已经取得实际疗效。而且有研究显示，胰岛素鼻内给药可改善外周胰岛素敏感性。

1995 年的一次临床试验比较了鼻内胰岛素输送和注射胰岛素两种方式，发现胰岛素喷雾能更快起效但同样可能导致低血糖。鼻内胰岛素喷雾的生物可用性更低，所需的胰岛素量超过皮下注射胰岛素用量的 20 倍。这是由于鼻黏膜厚，可供吸收胰岛素的表面很小。为了解决这一问题，需要引入增强剂如胆酸盐、月桂醇酯等以改善胰岛素喷雾在鼻腔上皮的渗透性，延长在鼻腔的驻留时间。但鼻黏膜比较脆弱，易受寒冷、鼻炎、上呼吸道感染等影响。促吸收剂长期使用对鼻黏膜可能有不同程度的损害。

Nastech 制药公司开发的胰岛素鼻喷雾剂新产品最近完成一项 I 期临床试验，表明该产品可能较诺和诺德公司的胰岛素速释注射剂门冬胰岛素和辉瑞公司的胰岛素吸入粉雾剂 Exubera 更有效。此项试验中，12 名健康志愿者被分成 6 个组，分别给予鼻喷安慰剂、门冬胰岛素、Exubera 及 3 个剂量的该公司人胰岛素鼻喷雾剂专利产品。结果显示，鼻喷雾剂表现优异，其达到最大血药浓度所需时间短于速效胰岛素产品门冬胰岛素，且较 Exubera 更具速释特性；门冬胰岛素组受试者的胰岛素血药浓度最高，而鼻喷雾剂组次之，但高于 Exubera 组。此鼻喷雾剂产生作用的速度对于 2 型糖尿病患者尤为有效。该公司计划继续进行制剂研究工作，以期进一步提高此喷雾剂的生物利用度和延长其作用时间。

美国 Bentley 制药公司已经开始其人重组胰岛素鼻内喷剂的 II 期临床试验，用于治疗糖尿病餐后高血糖症。美国的这项 II 期临床试验评估计划选录 24 名 1 型糖尿病患者，采用随机、单一剂量四组交叉研究来确定与皮下注射胰岛素等效的鼻内喷剂剂量及最佳剂量疗效。公司预计在 12 个月内完成 1 型和 2 型糖尿病的 II 期临床试验。该公司说，以前在爱尔兰进行的两项试验研究选录的是正常人和 1 型糖尿病患者，结果显示鼻内喷剂药物吸收迅速、血糖反应良好。胰岛素水平在 15~20 分钟达到峰值，浓度上升时间持续达 1 小时，药物对血糖影响的峰值在用药 40 分钟内出现，1.5~2 小时后药效减弱。

曾有胶浆剂、气雾剂（雾状、糊状、泡沫状或粉末气雾剂）及滴鼻剂等研制产品用于动物及患者的临床试验。之前，丹麦诺和诺德公司曾上市胰岛素滴鼻剂，但几年后撤出市场。国内胰岛素喷鼻剂尚在临床试验与观察中。

总之，尽管经鼻输送胰岛素的研究起步很早，但直到今天，不耐性和疗效不佳预示着这种输送方式还有许多困难要克服。

三、经皮肤递送型胰岛素

经皮肤递送型胰岛素是指使用微型喷射器将胰岛素脉冲进入患者体内，模拟胰腺胰岛素的生理分泌物。与注射针相比，喷射注射具有不同的胰岛素递送峰值和持续时间。一些糖尿病患者发现使用喷射器可实现对疾病的控制，但皮下注射胰岛素的方法无法实现。

研究人员发现使用离子电渗疗法和超声波可以使皮肤暂时呈易穿透状态。研究人员制作了一种类似手表的设备，通过皮肤测试血糖水平，并通过皮肤毛孔矫正胰岛素的剂量。

这种穿透皮肤的"微针"装置在 2015 年进入动物实验阶段。Lee IC 等观测了应用溶解性微针技术制作的胰岛素贴剂在糖尿病小鼠中的降糖作用。该学者观测发现，胰岛素贴剂的胰岛素释放和皮肤渗透作用良好，且可以起到一定的降糖作用。Chen CH 等的研究也显示了胰岛素微针贴剂在糖尿病小鼠身上的良好渗透性和降糖作用，大部分的胰岛素可以在 1 小时内渗透入皮下。虽然胰岛素给药途径方面的研究仍然在进行中，但"腕式器械"的血糖测试方面已进入商业化。

四、口服胰岛素

大多数蛋白质药物通过注射给药，如果通过其他途径递送，它们的生物利用度较低。胰岛素皮下注射通常伴随着疼痛与创伤，造成患者依从性较低。约 60% 的糖尿病患者未能达到长期的血糖正常值，外源性胰岛素能够显著降低发病率和死亡率。不良的患者依从性会导致长期血糖控制不良和糖尿病酮症酸中毒，并引发一系列的大血管和微血管并发症。口服胰岛素于 1922 年首次试用，效果不佳。目前难以成功地实现口服胰岛素制剂，但口服胰岛素制剂预计能显著改善患者依从性，同时改善患者预后。

胰岛素由胰腺 B 细胞分泌到门静脉后，直接转移到肝脏，并受到肝脏首过效应，几乎一半的多肽激素发生降解，使得在肝门静脉和全身循环之间产生了胰岛素浓度梯度，其中肝脏中的胰岛素浓度比外周体循环中观察到的浓度高出 2～4 倍。而现在治疗可用的胰岛素制剂不能模拟内源性胰岛素途径，注射用胰岛素类似物直接递送至外周循环，因此逆转了正常生理学中的胰岛素浓度梯度。结果，胰岛素以低于非糖尿病个体的浓度到达肝脏。用可注射胰岛素制剂治疗的糖尿病患者会增加高胰岛素血症和低血糖的风险，而且有针头恐惧症的风险。另外，用传统的胰岛素制剂治疗存在黎明现象（特别是孕妇早晨的高血糖症）。

口服胰岛素能更好地复制正常的生理胰岛素途径并导致更好的葡萄糖稳态。从肠腔吸收胰岛素后，胰岛素通过门静脉循环输送到肝脏，形成正常的浓度梯度。口服途径降低了全身胰岛素的水平，因此降低了低血糖发作的风险。另外，肝脏对胰岛素高度敏感。口服胰岛素在保护胰腺 B 细胞免受自身免疫破坏方面起着重要作用。另一项研究指出，早期胰岛素治疗可能改善 B 细胞功能并提供 B 细胞休息的机会。

有学者提出，口服胰岛素可诱导免疫调节作用，可能有助于预防糖尿病。该现象背后的理论是，口服低剂量的抗原会改变全身性 T 细胞对自身免疫性疾病如 1 型糖尿病的抗原的应答性。这种效应已经用口服胰岛素治疗下的非肥胖糖尿病（NOD）小鼠进行了实验，其中外周 T 细胞不迁移到胰岛，这可能解释了 NOD 小鼠预防 1 型糖尿病的作用。尽管其生物利用度较低，但患者依从性高，接受程度高，降低了注射形式带来的疼痛与不适及可能感染的风险，且拥有较低的成本。这些都是有利于口服递送治疗性肽如胰岛素的因素。

但是口服胰岛素制剂在实际生产制造方面存在着很多障碍。首先，胃存在黏液层，黏液是第一个作为多肽遇到的扩散和酶障碍的屏障，它通过静电滤除带正电荷的药物。其次是肠道上皮，它由单层柱状上皮细胞组成，被动扩散限于分子质量小于 700Da 的亲脂性药物，并且因为胰岛素的分子质量为 5800Da，这使得胰岛素跨细胞被动扩散进入细胞非常困难。此外，两个细胞间的紧密连接对于小的亲水分子（营养物质、离子和某些药物）有选择性的渗透。分子半径超过 15Å 的溶质通常不能穿过这个屏障。

除了身体屏障之外，体内生化环境也会影响口服胰岛素。首先，肠腔内 pH 由胃中的高酸性（1.2～3.0）变为轻微碱性（6.5～8.0），这种 pH 变化会引起蛋白质药物的氧化和脱氨作用。其次，胃内存在胃蛋白酶，对胰岛素存在水解作用，肠道内也存在大量消化酶，会对胰岛素造成影响。研究还表明，在刷状缘膜上存在特异性胰岛素降解酶（IDE），胰岛素主要通过胰蛋白酶、α-胰凝乳蛋白酶和羧肽酶在黏膜层及肠腔中降解。最后，通过肠上皮屏障的肽药物在肝脏中进一步降解（肝脏首过代谢）。

最初认为，抑制 IDE 可能对保护口服胰岛素制剂免受酶降解影响有作用，从而改善其口服吸收和功效。最近的一项研究揭示了一种新型强效 IDE 抑制剂，虽然该药物并未改善口服胰岛素的输送，但 IDE 抑制剂在治疗 2 型糖尿病患者中仍然有益。

药物的制造方法可能是口服胰岛素制剂的最后障碍。作为一种多肽激素，分子结构的任何构象变化都会影响其生物活性。制造药物的其中两个焦点是克服胃肠障碍和随之而来的低生物利用度。新兴技术包括使用消化酶抑制剂、添加促吸收剂或轻微改变蛋白质化学结构。这些技术基本上旨在改善激素的药代动力学和药效学特征。

首先可以对胰岛素进行化学修饰。以前曾使用聚乙二醇（PEG）与治疗性肽共价连接，该技术被称为聚乙二醇化。与未修饰的皮下注射用胰岛素相比，聚乙二醇化可以降低清除速率并改善肽的药理学性质，并消除胰岛素的免疫原性、变应原性和抗原性。

其次可以对靶向受体或组织进行研究。我们可以利用受体的胞吞作用。据认为，内源性细胞转运系统可以增加某些药物的摄取，细胞膜转运蛋白可用于运送相对较小的治疗剂。另外，受体介导的内吞作用在大分子和蛋白质转运方面提供了更好的结果。凝血酶、转铁蛋白、免疫球蛋白、叶酸、维生素 B_{12}、表皮生长因子和内在蛋白复合物属于受体可识别的配体，与肽共价连接以提高特异性和细胞内传递。这一原则已被 Access Pharmaceuticals 采用，并开发出 CobOral™，这是一种涂有钴胺素的多肽负载葡聚糖纳米颗粒。载有胰岛素的维生素 B_{12} 包被的葡聚糖纳米颗粒在 STZ 糖尿病大鼠模型中可显著延长低血糖作用。还有一种相对较新的策略，可以利用细胞穿透肽（CPP）有效递送脂质体、纳米颗粒、小分子及肽类药物。该技术基于使用一类短肽，如穿膜素、寡聚精氨酸、运输蛋白和 HIV-1 反式转录激活因子（TAT）。CPP 显示在体内使用时没有毒性或副作用，并且跨 Caco-2 细胞的胰岛素/TAT 偶联物的转运有显著改善。研究显示，持续 1 个月在大鼠中应用 CPP 为载体的胰岛素鼻腔药物，鼻腔上皮完整性不受影响，并且血浆中的炎症和免疫原性介质的释放无明显差异。在糖尿病大鼠中连续 1 周应用 P-bis-CD 纳米复合物也提示未观察到毒性迹象。

在制药技术方面，通过肠溶包衣制剂包封屏蔽胰岛素，与蛋白酶抑制剂共同施用或添加促吸收剂已取得不同程度的成功。由于胰蛋白酶、α-胰凝乳蛋白酶和弹性蛋白酶会降解胰岛素，抑制这些酶的活性将降低胰岛素降解并改善其吸收。但长期使用这些抑制剂仍然是一个问题，可能会导致蛋白质消化不良。促吸收剂（PE）通过扰乱细胞膜以改善跨细胞转运，或通过对细胞紧密连接的选择性作用以增强细胞旁通透性来促进治疗剂吸收。但是，长期使用 PE 是一个有争议的问题，一些研究人员担心其在长时间使用后的毒性效应。其他学者认为，临床研究显示出良好的安全性。胆汁盐、乙二胺四乙酸、表面活性剂、脂肪酸等是通常用于改善口服肽生物利用度的促吸收剂的实例。

　　特异性结肠靶向递送肽类药物的方法已应用于临床，与十二指肠和空肠相比，低水平的苯巴比妥和刷状缘蛋白酶促使科学家们利用结肠靶向来规避恶劣的胃部疾病。胰岛素已被 pH 敏感性物质包裹以控制其释放，口服生物利用度得到改善。用大鼠进行实验，比较服用聚丙烯酸涂覆的装有胰岛素的明胶胶囊与腹膜内注射胰岛素这两种不同处理下血糖水平的变化，观察到服用胶囊组大鼠的血糖水平显著下降。在口服肽递送中有希望的方法是引入超级水凝胶（SPH）和超级多孔水凝胶复合物（SPHC）以将蛋白质靶向递送至肠的特定位点。新的核心和穿梭输送系统的开发是为了在肠腔中机械定位肽类药物。该药物被结合到核心中，该核心连接或嵌入 SPH 和 SPHC 的肠溶衣或输送器中。新型递送系统试图实现体外双相时间控制释放模型，并显示由于聚合物系统内的钙结合和酶截留导致的胰蛋白酶的部分失活。与皮下途径相比，胰岛素负载的 SPH-IPN 递送系统实现了约 4% 的药理学可用性，并且该系统部分地使胰蛋白酶和 α-糜蛋白酶失活。

　　除此之外，一些聚合物的黏膜黏附性已被用于通过增加与黏膜的接触来延长药物在其吸收部位的停留时间，这实际上增加了药物的浓度梯度。其中一些聚合物除了具有黏膜黏附特性外，还具有蛋白酶抑制剂或促吸收剂的双重作用。黏液渗透是另一种技术，胰岛素载体的有效黏液渗透需要高度致密的表面，亲水性的胰岛素载体包被黏液惰性聚合物和中性至稍带负电的表面。聚乙二醇化是使用 PEG 包衣作为亲水性黏液惰性聚合物以促进载有胰岛素载体的黏液渗透的方法之一。N-（2-羟丙基）甲基丙烯酰胺（HPMA）是另一种亲水性黏液惰性聚合物，HPMA 最近已被用于涂布载有胰岛素的 N-三甲基壳聚糖（Ins-TMC）纳米载体。该新方法利用 HPMA 的黏液渗透特性来递送黏膜黏附剂（Ins-TMC）纳米载体。给糖尿病大鼠口服后，已经观察到显著的低血糖，并且口服胰岛素输送可能成功。

　　颗粒载体系统用胶体颗粒载体配制药物已被广泛用于肽递送。亚微乳液、脂质悬浮液、脂质体、聚合物微米粒子和纳米粒子及聚合物胶束就是这方面很好的例子。这些方法规避了口服肽递送的现有障碍和苛刻的胃部条件，有生物活性的激素如胰岛素可以得到很好的保持。纳米球形式的胰岛素包封促进了它通过肠上皮细胞的吸收。纳米球被摄入发生聚合物降解的组织中，如肝脏。然后，胰岛素纳米球可作为目标器官（肝脏）内胰岛素的微小储库。固体脂质纳米颗粒（SLN）是脂质基纳米颗粒载体的一个实例，已经开发作为聚合物纳米颗粒系统的替代物。SLN 显示出良好的生物相容性和生物降解性，胰岛素负载的 PEG-硬脂酸酯包覆的脂质纳米粒子在与胃肠液接触时提供对包封的胰岛素的良好保护。

　　一般而言，理想的聚合物载体应该是可生物降解的，具有生物相容性，并且能够在抵抗胃内 pH 梯度和酶后，在肠道停留尽量长的时间。基于这些性质，用于制造胰岛素纳米颗粒的聚合物分为天然聚合物和合成聚合物。天然聚合物如壳聚糖、海藻酸盐、葡聚糖、淀粉和果胶，由于其无毒特性而广泛用于胰岛素载体的纳米颗粒设计。与天然聚合物相比，合成聚合物如聚乳酸、聚乳酸共乙醇酸和聚己内酯短期内在口服胰岛素制剂中的使用是有利的。这些合成聚合物都具有疏水性质。纳米颗粒的跨细胞途径和摄取过程取决于不同因素，如表面电荷、黏膜黏附性质和粒径。由于金纳米粒子的生物相容性和低毒性，它已被用于口服和鼻内递送胰岛素。

　　细胞毒性测试及免疫学反应可用于评估纳米粒子的安全性。生物降解的纳米粒子如果在细胞内累积，可能导致细胞器的完整性发生变化，这可能导致严重的毒性。纳米材料对细胞和亚细胞器的潜在毒性的数据不充分是许多纳米颗粒使用有限的主要原因。纳米颗粒表面对细胞内部的蛋白质，生物分子和生物液体表现出高反应性，导致这些亚细胞结构与纳米颗粒表面结合，形成双分子电晕现象。纳米颗粒的设计、化学组成、大小、形状、溶解度、表面功能与聚集状态都是控制和决定纳米颗粒的细胞与亚细胞转运，以及它们的生物动力学和生物分布的重要因素。纳米粒子的可能细胞毒性最好通过活性氧和氧化应激来解释。它们的表面电荷可能潜在影响靶向的亚细胞器（溶酶体、细胞质、线粒体甚至细胞核），造成了恶性环境，如线粒体活动紊乱，诱发促炎效应和核摄取。所有这些影响可能最终导致细胞损伤和死亡。由纳米颗粒引起的这种活动已被一些科学家标记为潜在毒性。

一种新型肠道胰岛素装置由 13mm 圆盘形式的黏膜黏附聚合物制成。该盘用乙基纤维素涂布三次，其中一个表面未涂覆以确保其单向释放胰岛素。将黏膜黏着盘与二甲基棕榈酰氨基丙磺酸盐（一种促吸收剂）一起放入胶囊（用 Eudragit L100 肠溶包衣）以供肠输送。在从胶囊壳中释放后，装载胰岛素的装置在 4 小时内完全释放其内含的激素。该装置在动物模型中有了初步结果。

一种淀粉基纳米载体：短链葡聚糖，SCG（脱支淀粉）已被用于胰岛素-SCC 纳米颗粒的制造。添加交联剂原花青素（PAC）改善了胰岛素包封效率。胰岛素 SCG/PAC 纳米颗粒在糖尿病大鼠模型中口服给药 8 小时后表现出胃稳定性和显著的低血糖症。

在一项研究中，通过离子交联还原技术来配制载有胰岛素的硒纳米颗粒。亚硒酸钠和谷胱甘肽在胰岛素/壳聚糖复合物中的添加导致硒离子的减少和硒在胰岛素/壳聚糖复合物上的沉淀。产生的硒纳米粒子具有良好的胰岛素包封率和胃稳定性。开发的纳米颗粒在糖尿病和非糖尿病大鼠中口服给药，观察到显著的低血糖症。该研究表明，硒可以增强胰岛素的抗糖尿病作用，并可作为激素的新型口服纳米载体。该研究还得出结论，载有胰岛素的硒纳米粒子可能有潜力减轻糖尿病相关的氧化应激反应，并改善胰岛 B 细胞功能。

在最近一项基于核壳纳米粒子技术的研究中，胰岛素被包裹在聚氨基甲酸酯-海藻酸盐的核心，载胰岛素的聚氨酯-海藻酸盐/壳聚糖纳米颗粒控制包载激素的释放。禁食的瑞士白化小鼠口服后观察到明显的降血糖作用。组织病理学研究表明，已开发的纳米颗粒可安全地用作口服胰岛素。

如何制备安全有效的口服胰岛素一直是所有研究员的挑战。胰岛素的有限施用途径和低口服生物利用度吸引了许多科学家来解决和改善更多的生理与非侵入性胰岛素递送选择，如口腔、鼻腔和眼睛递送途径。口服制剂一旦成功，无疑是糖尿病患者最乐于接受的。

（代　喆　徐焱成）

第三节　胰岛素治疗的适应证

一、人群适应证

1. 1 型糖尿病（type 1 diabetes mellitus，T_1DM）　1 型糖尿病常因胰岛细胞破坏和功能衰竭而表现为胰岛素绝对缺乏，因此一旦确诊，即可开始胰岛素治疗，但需注意胰岛素治疗方案的个体化。起始胰岛素治疗后，部分患者的胰岛 B 细胞功能不一定随病程进展而呈进行性衰竭，因此部分患者可出现"蜜月期"，起病数月或数年后可只需小剂量胰岛素或不需要胰岛素治疗。一旦"蜜月期"结束，胰岛 B 细胞大部分被破坏，需完全依赖外源性胰岛素以维持生命。

2. 2 型糖尿病（type 2 diabetes mellitus，T_2DM）

（1）经过饮食、运动及口服降糖药物治疗，血糖控制不满意者或不达标者：2 型糖尿病患者在生活方式和口服降糖药物联合治疗的基础上，若血糖仍未达到控制目标，即可开始口服降糖药物和胰岛素的联合治疗。一般经过较大剂量多种口服药物联合治疗后仍 HbA1c＞7%时，即可考虑启动胰岛素治疗。

（2）口服降糖药物原发或继发失效，即口服降糖药物治疗之初即不能有效控制血糖，或口服降糖药物开始阶段有效，应用一段时间（往往数年）后不再能有效控制血糖时，可加用胰岛素或换用胰岛素治疗。

（3）急性严重代谢紊乱，如糖尿病酮症酸中毒、非酮症高渗性昏迷、乳酸酸中毒等；一旦上述急性代谢紊乱控制后，需根据患者病情特点和胰岛功能决定是否应用含胰岛素的降糖治疗方案。

（4）严重慢性并发症：临床糖尿病肾病、3 期及以上糖尿病性视网膜病变、糖尿病足、糖尿病性自主神经病变所致严重腹泻、吸收不良综合征等。

（5）急、慢性应激状态：急性应激状态包括严重感染、急性心脑血管事件、外伤、大中型手术等；慢性应激状态包括慢性活动性肝炎、慢性活动性肺结核等。

（6）对于 HbA1c≥9%或空腹血糖≥11.1mmol/L 的新诊断 2 型糖尿病患者如有明显的高血糖症状，可首选胰岛素治疗。待血糖得到良好控制和症状得到显著缓解后再根据病情确定后续的治疗方案。

（7）在糖尿病病程中（包括新诊断的 2 型糖尿病），出现无明显诱因的体重显著下降时，应该尽早使用胰岛素治疗。

（8）新诊断糖尿病患者与 1 型糖尿病鉴别困难时，可首选胰岛素治疗。待血糖得到良好控制、症状得到显著缓解、确定分型后再根据分型和具体病情制订后续的治疗方案。

（9）2 型糖尿病的胰岛 B 细胞功能明显衰竭者。

（10）肝肾功能不全或不能耐受药物副作用者。

3. 妊娠糖尿病或者糖尿病合并妊娠者　当饮食与运动干预不足以维持血糖达到控制目标时，可首选胰岛素治疗。

4. 某些特殊类型糖尿病　如胰岛 B 细胞功能遗传性缺陷性糖尿病、胰源性糖尿病、糖皮质激素所致糖尿病者。

二、胰岛素剂型的选择

根据来源和化学结构的不同，胰岛素可分为动物胰岛素、生物合成胰岛素、人胰岛素和胰岛素类似物。根据作用特点的差异，胰岛素又可分为速效胰岛素类似物、短效胰岛素、中效胰岛素、长效胰岛素（包括长效胰岛素类似物）和预混胰岛素（包括预混胰岛素类似物）。

速效型和短效型主要用于控制餐后血糖，也用于糖尿病酮症酸中毒、非酮症高渗性昏迷、乳酸酸中毒等急性严重代谢紊乱，以及严重感染、急性心脑血管事件、外伤、大中型手术等。

中效型和长效型多用于经饮食、运动及口服降糖药物治疗后血糖控制不满意者或不达标者，口服降糖药原发或继发失效的 2 型糖尿病患者。

预混胰岛素可用于 1 型糖尿病"蜜月期"阶段、关注注射次数且依从性差的胰岛功能衰竭患者等。

三、胰岛素治疗方案的选择

胰岛素治疗方案应该尽可能地模拟生理性胰岛素分泌。因此，在临床治疗中，通常是用中、长效胰岛素补充基础胰岛素的不足；用速效或短效胰岛素补充餐时胰岛素的不足，并根据血糖波动调整胰岛素用量。根据患者的糖尿病类型、胰岛功能受损的程度、年龄大小、治疗依从性、并发症或合并症、治疗意愿、生活方式等综合考虑，胰岛素治疗方案分为胰岛素补充治疗、胰岛素替代治疗和胰岛素强化治疗。

1. 胰岛素补充治疗　是指在原口服药物降糖治疗的基础上，补充中、长效或者预混胰岛素进行治疗。该治疗主要适用于经饮食、运动及口服降糖药物治疗后血糖控制不满意或不达标的 2 型糖尿病患者及口服降糖药物继发失效的 2 型糖尿病患者。胰岛素补充治疗的常见治疗方案：①继续口服降糖药物治疗，联合中效人胰岛素或长效胰岛素类似物睡前皮下注射，基础胰岛素起始剂量为 0.1～0.3U/（kg·d）。根据患者空腹血糖水平调整胰岛素用量，通常每 3～5 天调整 1 次，根据血糖水平每次调整 1～4U，直至空腹血糖达标。②在生活方式干预及两种或两种以上口服降糖药物最大有效剂量治疗后血糖控制不达标者，基础胰岛素起始剂量一般为 0.2U/（kg·d），睡前皮下注射。

2. 胰岛素替代治疗　当外源性胰岛素用量接近生理需要量时改成胰岛素替代治疗，此时主要依靠胰岛素来控制全天血糖；胰岛素替代治疗的主要适用人群：①1 型糖尿病患者；②胰岛功能差且胰岛素补充治疗效果不佳的 2 型糖尿病患者，应停口服降糖药物改为胰岛素替代治疗；③存在口服降糖药物治疗禁忌证的 2 型糖尿病患者；④难以控制的血糖波动（高血糖、低血糖）者；⑤欲达到良好或几乎正常的血糖控制的糖尿病患者；⑥有一定体能与智能，会对饮食、活动量变化采取灵活处理者。胰岛素替代治疗的常见治疗方案：①每天 2 次胰岛素注射方案，每天 2 次预混胰岛素类似物注射方案；②每天多次胰岛素注射方案：基础-餐时胰岛素注射方案、每天 3 次预混胰岛素类似物注射方案。

3. 胰岛素强化治疗　当饮食控制和运动疗法不能使血糖控制达标时，可每天多次（3～4 次）皮下注射胰岛素或使用胰岛素泵持续皮下输注胰岛素（continuous subcutaneous insulin infusion，CSII）使血糖被满意控制，即为胰岛素强化治疗。国内多中心随机对照研究对新诊断的 2 型糖尿病患者给予短期胰岛素强化治疗 2～3 周，可显著修复患者 B 细胞功能，重塑第一时相，有 51% 接受 CSII 治疗和 45% 接受每天 4 次胰岛素注射治疗的患者获得了 1

年以上的血糖临床缓解（无须使用降糖药物，仅依靠生活方式干预使 FPG<7.0mmol/L、餐后 2 小时血糖（2h PG）<10.0mmol/L；另一项国内研究对病程为（6.8±5.6）年的 2 型糖尿病患者进行短期 CSII 治疗 1～2 周，患者的 B 细胞功能也得到显著改善。而国外对胰岛素强化治疗 4 周以上的研究结果表明，延长胰岛素强化治疗疗程不能带来更多获益。因此，对于短期治疗的疗程，已有的研究多数采用 2～3 周的治疗疗程，少数研究延长到 3 个月。结合临床，一般推荐治疗时间为 2 周至 3 个月为宜，但仍需强调降糖治疗的个体化。

胰岛素强化治疗的适应证：

1）新诊断的 2 型糖尿病患者，当 HbA1c>9.0%或 FPG>11.1mmol/L，或伴有明显高血糖症状时可启用短期胰岛素强化治疗。

2）已诊断 2 型糖尿病（具有一定病程）且正在接受降糖药物治疗，因血糖显著升高或血糖波动较大，需短期内纠正高血糖或严重血糖波动状态的患者，包括：①≥2 种口服降糖药最大耐受剂量联合治疗 3 个月以上 HbA1c>9.0%者；②已经使用基础胰岛素或每天 2 次预混胰岛素且经过充分的剂量调整治疗 3 个月以上仍然血糖控制不佳（HbA1c>7.0%）或反复发生低血糖者，以上情况均可考虑进行短期胰岛素强化治疗。

胰岛素强化治疗不推荐老年人、体质较差、低血糖风险高、预期寿命较短、伴有严重慢性并发症或伴发疾病的 2 型糖尿病患者。

胰岛素强化治疗的常见治疗方案：短期胰岛素强化治疗方案包括基础-餐时胰岛素注射方案、CSII 及每天 3 次预混胰岛素类似物注射方案。

（1）基础-餐时胰岛素注射方案：即每天睡前注射 1 次基础胰岛素（长效胰岛素类似物或中效人胰岛素）+3 次餐时胰岛素（速效胰岛素类似物或短效人胰岛素）。基础-餐时胰岛素治疗方案能较好地模拟生理性胰岛素分泌模式，是比较经典的胰岛素强化治疗方案。根据睡前与三餐前血糖的水平分别调整睡前和三餐前胰岛素用量，每 3～5 天调整 1 次，根据血糖水平每次调整的剂量为 1～4U，直至血糖达标。

基础-餐时胰岛素注射方案的主要适用人群：有良好的依从性，饮食组成相对固定，每天活动量变化不大的糖尿病患者或可针对空腹和三餐后血糖值方便灵活地调整基础与餐时胰岛素剂量的糖尿病患者。

（2）CSII：是胰岛素强化治疗的一种形式，需要使用胰岛素泵来实施治疗。经 CSII 给入的胰岛素在体内的药代动力学特征更接近生理性胰岛素分泌模式。与多次皮下注射胰岛素的强化胰岛素治疗方法相比，CSII 治疗与低血糖发生的风险减少相关。在胰岛素泵中只能使用短效胰岛素或速效胰岛素类似物。

CSII 的主要适用人群：1 型糖尿病患者、计划受孕和已孕的糖尿病妇女或需要胰岛素治疗的妊娠糖尿病患者及需要胰岛素强化治疗的 2 型糖尿病患者。

（3）每天 3 次预混胰岛素类似物注射方案：是一种简单的强化治疗方案，在模拟生理胰岛素分泌方面逊于 CSII 和基础-餐时胰岛素方案。根据睡前和三餐前血糖的水平分别调整睡前和三餐前胰岛素用量，每 3～5 天调整 1 次，根据血糖水平每次调整的剂量为 1～4U，直至血糖达标。

每天 3 次预混胰岛素类似物注射方案的主要适用人群：午餐量较大、每天注射 2 次预混胰岛素难以控制午餐后血糖的患者；预混胰岛素每天 2 次治疗后 HbA1c>7.0%的患者；

血糖控制不达标，需要基础+餐时胰岛素强化治疗，但不愿意接受该治疗方案的患者。

（代 喆 刘林杰 孙 力 徐焱成）

第四节 胰岛素剂量的调整

胰岛素是治疗糖尿病的重要用药。1 型糖尿病由于胰岛素分泌绝对不足，患者需终生胰岛素替代治疗以维持生命。2 型糖尿病是一种进展性疾病，当口服降糖药物效果不佳或者存在口服药物使用禁忌时，需要使用胰岛素控制血糖水平，减少微血管和大血管并发症发生的风险。妊娠糖尿病和一些特殊类型的糖尿病也需要应用胰岛素治疗。然而与口服药物相比，胰岛素治疗涉及更多环节，如药物选择、治疗方案、注射装置、注射技术、血糖监测的方式等。开始使用胰岛素治疗后，也需要医护人员与患者有更多的沟通和合作，帮助患者掌握更多的自我管理技能。在胰岛素应用的过程中，在不同的情况下胰岛素制剂的合适选择和胰岛素剂量的调整是需要重点关注的内容。

一、胰岛素制剂的类型

胰岛素制剂主要有基础胰岛素、餐前胰岛素和预混胰岛素。基础胰岛素的主要作用是抑制肝脏葡萄糖的产生，控制空腹血糖。因此，单独使用基础胰岛素是最方便的初始胰岛素的起始治疗方案，可以与口服降糖药物合并使用。基础胰岛素包括长效胰岛素类似物和中效胰岛素。

餐前胰岛素主要是短效和速效胰岛素，主要用于控制餐后血糖。餐前胰岛素的推荐剂量为每餐 4U 或基础剂量的 10%。然后根据血糖控制的情况进行调整。

预混胰岛素中同时包含基础胰岛素和餐前胰岛素，两种胰岛素以不同比例混合而成。一次注射即可满足两种组分的需求。目前可以提供的超短效/短效和中效胰岛素的预混制剂比例有 25∶75、30∶70 和 50∶50。预混胰岛素使用便捷，但由于比例固定，不易进行剂量调节，可能影响血糖达标。其可以用于胰岛素起始治疗或胰岛素强化治疗。

二、胰岛素起始治疗

《中国 2 型糖尿病防治指南（2017 年版）》建议，基础胰岛素起始剂量为 0.1～0.3U/（kg·d）。根据患者空腹血糖水平调整胰岛素用量：通常每 3～5 天调整 1 次，根据血糖水平每次调整 1～4U 胰岛素直至空腹血糖达标。如 3 个月后空腹血糖控制理想但 HbA1c 不达标，应考虑调整胰岛素治疗方案。预混胰岛素的使用：根据患者的血糖水平，可选择每天1～2 次的注射方案。在每天 1 次预混胰岛素的注射方式中，起始的胰岛素剂量一般为 0.2U/（kg·d），晚餐前注射。根据患者空腹血糖水平调整胰岛素用量。通常每 3～5 天调整 1 次，根据血糖水平每次调整 1～4U 胰岛素直至空腹血糖达标。当 HbA1c 比较高时，使用每天 2

次注射方案。在每天 2 次预混胰岛素注射方案中，起始的胰岛素剂量一般为 0.2～0.4U/（kg·d），按 1：1 的比例分配到早餐前和晚餐前。根据空腹血糖和晚餐前血糖分别调整晚餐前与早餐前的胰岛素用量，每 3～5 天调整 1 次，根据血糖水平每次调整的胰岛素剂量为 1～4U，直到血糖达标。美国糖尿病学会（ADA）、欧洲糖尿病研究协会（EASD）、美国临床内分泌医师学会（AACE）、美国内分泌学会（ACE）建议起始胰岛素制剂选择基础胰岛素，国际糖尿病联盟（IDF）建议起始胰岛素为基础或预混胰岛素。NICE 建议起始的胰岛素为基础胰岛素，基础胰岛素加三餐胰岛素或预混胰岛素。在基础胰岛素剂量优化之后，强化方案包括增加餐时胰岛素（1～3 次餐前胰岛素），或者转化成一天 2 次/一天 3 次预混胰岛素，或者增加 GLP-1 受体激动剂。对 100 项随机试验所做的系统评价提示，患者在使用口服降糖药物控制血糖不理想时会加用起始基础胰岛素，后续逐渐增加餐时胰岛素的应用。胰岛素治疗必须是个性化的。

三、胰岛素强化治疗

中国 2 型糖尿病短期胰岛素强化治疗临床专家指导意见提示，胰岛素强化治疗是强化血糖控制的重要方法之一。临床上，伴有明显高血糖的新诊断 2 型糖尿病患者（HbA1c＞9.0%或 FPG＞11.1mmol/L，或伴有明显高血糖症状），以及具有一定病程，已经使用两种或两种以上口服降糖药联合治疗但血糖仍明显升高（HbA1c＞9.0%），或已起始胰岛素治疗且经过充分的剂量调整血糖仍未达标（HbA1c＞7.0%）的 2 型糖尿病患者，往往需要进行短期的胰岛素强化治疗以改善血糖控制。

胰岛素强化治疗建议在不同地区的共识中有差异。AACE 和 ACE 建议，基础胰岛素联合口服药物或 GLP-1 受体激动剂的同时仍无法控制血糖的患者，可能需要加用餐时胰岛素来解决餐后高血糖。速效注射胰岛素类似物（赖脯胰岛素、谷赖胰岛素或门冬胰岛素）优于常规人胰岛素，因为前者具有更快速起效和作用的偏移，并且具有较少的低血糖。ADA/EASD 建议，在那些使用基础胰岛素和一种或多种口服药物但血糖控制不良的患者中，建议增加 GLP-1 受体激动剂或餐时胰岛素。对于那些联用基础胰岛素和 GLP-1 受体激动剂但血糖仍然控制不良的患者，建议改为基础-餐时的胰岛素注射方案。IDF 建议，当两种口服降糖药物不能将血糖控制达标时，可以考虑加用第三种口服药物，起始基础胰岛素，或者加用 GLP-1 受体激动剂，餐后血糖控制不良时开始使用餐时胰岛素。NICE 建议，当两种口服降糖药物不能控制达标时，可以考虑启用胰岛素治疗。

2013 年《中国 1 型糖尿病诊治指南》推荐 1 型糖尿病强化胰岛素治疗方案：所有的 1 型糖尿病患者采用强化胰岛素治疗方案。DCCT 研究及其后续的研究证实，通过强化胰岛素治疗、控制体重和自我管理教育等方式，可以降低患者多种慢性并发症的发生。随机临床试验也显示基础加餐时胰岛素或持续皮下胰岛素输注方案比每天 2 次预混胰岛素治疗方案的血糖控制水平更好，低血糖发生的机会更少。

常见的强化方案包括以下两种：

（1）基础加餐时胰岛素治疗：也称为每天多次胰岛素注射方案（multiple dose insulin injections，MDI），是目前 1 型糖尿病患者最常用的强化方案。根据正常人的胰岛素分泌模式，一般三餐前用短效胰岛素或速效胰岛素类似物，睡前用中效胰岛素（有些患者需要早餐前也注射 1 次）或长效胰岛素类似物。

（2）持续皮下胰岛素输注（CSII）：也称为胰岛素泵治疗，是采用人工智能控制的胰岛素输入装置，通过持续皮下输注胰岛素的方式，模拟胰岛素的生理性分泌模式，从而控制血糖的一种胰岛素治疗方法。CSII 更有利于 HbA1c 控制和生活质量的提高，减少严重低血糖的发生风险。CSII 治疗模式适合 MDI 控制不佳的 1 型糖尿病，尤其是血糖波动大、反复发生酮症酸中毒、无感知低血糖、频发低血糖、夜间低血糖及"黎明现象"、明显胃轻瘫或进食时间长的患者，以及 1 型糖尿病合并妊娠或准备妊娠的 1 型糖尿病患者。胰岛素泵治疗时可选用的胰岛素为短效胰岛素或速效胰岛素类似物。中效胰岛素、长效胰岛素及预混胰岛素不能用于 CSII 治疗。

四、胰岛素剂量调整

2019 年 ADA《住院糖尿病患者的标准治疗》建议对患者进行完善和持续的临床评估，包括血糖测量方案的改变、疾病严重程度、营养状况或联合用药方案（如糖皮质激素），这些均可以影响血糖水平，均可以影响胰岛素剂量的调整。

在胰岛素剂量调整中，有以下方面需要注意：

1. 胰岛素起始剂量 大多数研究建议每天 10U。空腹血糖目标值：大多数试验将 FBG 目标设定为 9mmol/L（100mg/dl）。影响基础胰岛素剂量调整的潜在因素包括：①每日血糖波动；②胰岛素剂量；③胰岛素剂量调整的复杂性。在基础胰岛素剂量调整阶段，患者可以每日自我监测血糖，如果空腹血糖仍在目标值以上，患者可以每周 1～2 次自行小幅度增加胰岛素剂量，如 1～2U。当 HbA1c 接近目标值时，剂量调整不能幅度太大和频率太频繁，在发生低血糖时，建议下调胰岛素剂量。每天基础胰岛素剂量在 0.5～1U/（kg·d）时，建议加用餐时胰岛素。餐时胰岛素类似物可以逐步增加，最初在餐后血糖最高的一餐中加用，然后间隔 8～12 周监测 HbA1c，如果仍未达标，建议加用第二餐和第三餐。餐时胰岛素的初始剂量为 2～4U，如果下一餐前的血糖下降值没有达到 3.8～7.2mmol/L（70～130mg/dl），可以每间隔 3 天增加 1～2U。餐时胰岛素剂量可以根据每餐碳水化合物的量来调整。建议当启动基础胰岛素加三餐方案，每天总剂量为 0.5U/kg，其中一半剂量是基础胰岛素量，另一半分为三餐前剂量。当每天总剂量大于 0.6U/kg，低血糖发生的概率会增加。当患者肾小球滤过率小于 45ml/（min·1.73m²）、体重指数低于 20kg/m²、年龄在 65 岁以上的患者，要考虑给予较低的起始每日总剂量（如 0.25U/kg）。随着糖毒性的改善，胰岛素剂量也应减少。当每日胰岛素用量小于 0.42U/kg 且能很好控制血糖时，很多患者可以考虑行单独口服药物或 GLP-1 受体激动剂治疗。

2. 1 型糖尿病 对于 1 型糖尿病患者，若胰岛素剂量仅根据餐前血糖水平而不考虑基础胰岛素需求量或能量摄入量，会增加低血糖或高血糖风险及发生糖尿病酮症酸中毒风险。基础胰岛素剂量应依据体重而定。有一些证据表明肾功能不全患者应给予更低剂量胰岛素。1 型或 2 型糖尿病在转换成皮下注射胰岛素之前应在停用静脉注射胰岛素前 2～4 小时给予皮下基础胰岛素治疗。每天注射胰岛素总剂量的 60%～80% 转换成基础胰岛素的量。

五、特殊情况下胰岛素的应用

1. 起始胰岛素应用困难　虽然大家公认早期胰岛素治疗获益很大，但实际情况是应用胰岛素延迟。研究发现，在美国 2 型糖尿病老年人中，早期启用胰岛素治疗可以更好地控制血糖，并且低血糖风险并没有明显增加。然而许多医生仍担心老年患者发生低血糖，这可能会导致老年人启动胰岛素治疗的延误。导致这种现象的原因很多，具体有以下几个：缺乏胰岛素治疗的信心，胰岛素治疗的多因素心理抵抗，对低血糖的恐惧，体重增加，需要进行频繁的血糖监测，扎针相关的疼痛，对需要使用胰岛素时的自我负面情绪（如认为胰岛素是疾病终末期或健康严重下降或出现并发症时使用的药物，甚至有时在心理上认为是一种自我惩罚）。因此，针对这类患者可以进行及时的沟通以消除其对使用胰岛素的抵触心理，如给患者讲解胰岛素使用的必要性，演示胰岛素注射装置，进行相关的糖尿病教育，从而更有利于启动胰岛素的治疗。

2. 接受肠内/肠外营养的患者　使用基础胰岛素治疗。给予患者入院前的基础胰岛素剂量或每天总胰岛素量的 30%～50%，以保证基础胰岛素的量。但是，如果没有基础胰岛素，考虑每间隔 12 小时皮下注射 NPH/地特胰岛素 5U 或每 24 小时给予甘精胰岛素 10U。对于持续插管鼻饲患者，每天每 10～15g 碳水化合物给予 1U 胰岛素，或者每天给予胰岛素总量为正常需要量的 50%～70%。每 6 小时皮下注射人常规胰岛素或每 4 小时皮下注射速效胰岛素类似物。对于那些接受肠内营养的患者，每餐前每 10～15g 碳水化合物给予 1U 常规人胰岛素或者速效胰岛素。每餐前均应对胰岛素剂量做出调整。对于持续接受外周或中心静脉来补充营养的患者，可在溶液中加入常规胰岛素，特别是过去 24 小时内胰岛素用量大于 20U 的情况。建议每 10g 葡萄糖要给予常规人胰岛素 1U。

3. 糖皮质激素治疗患者　糖皮质激素的种类和半衰期在选择胰岛素治疗方案时一定要考虑到。一天一次中效糖皮质激素如泼尼松，可以考虑应用 NPH。长效糖皮质激素如地塞米松或多次或持续使用糖皮质激素，可以考虑应用长效胰岛素。高剂量糖皮质激素或增加膳食量可能需要额外补充餐时胰岛素。

4. 围手术期处理　围手术期的处理缺乏可靠的文献证据。以下建议可以考虑：手术当天上午要继续口服降糖药的患者可以给予 NPH 或者基础胰岛素。当给予短效胰岛素时要间隔至少 4～6 小时检测血糖一次。最近的一项研究认为，术前一晚给予胰岛素剂量比平时减少 25%，可以使围手术期血糖水平达标且低血糖风险下降。对于非心脏手术的患者，同不含基础胰岛素的方案相比，基础胰岛素加餐前常规或短效胰岛素可以改善血糖控制，减少围手术期并发症。

5. 病情危重或者精神反应迟钝的糖尿病酮症酸中毒或高血糖高渗状态患者　持续静脉注射胰岛素是标准的治疗方法。但是，在治疗轻、中度糖尿病酮症酸中毒时，静脉注射常规胰岛素和皮下注射快速胰岛素类似物在预后方面没有明显差异。没有糖尿病酮症酸中毒并发症的患者有时可以在急诊室给予皮下胰岛素注射。

（代　喆　吴贵军　孙　力　徐焱成）

第五节 胰岛素泵的使用

所有 1 型糖尿病和相当多的 2 型糖尿病都需要使用胰岛素来控制血糖。在过去的几十年里，技术不断创新及生物工程领域不断进步，这大大提高了每天使用胰岛素的患者的管理水平，改变了糖尿病治疗的前景。在 20 世纪 70 年代末，患者几乎没有胰岛素种类和品牌可供选择，只有一种方式来输送胰岛素，即注射器。第一条血糖检测试纸是在 1965 年引进的，几年后即 1971 年第一台血糖监测仪问世，直到有了家庭血糖监测仪，患者才能进行胰岛素强化治疗。现在有几种不同的胰岛素和许多不同的注射方案可以使用，包括通过注射器或者胰岛素笔每天多次进行胰岛素注射。尽管已有注射器及胰岛素笔，但是单次或多次注射方案对患者的可接受性及血糖控制并没有达到所期望的水平。胰岛素泵输注也被称为持续皮下胰岛素输注，在近半个世纪前就已经出现了。它只使用短效或速效胰岛素，从而使给药的可变性最小化，并减少血糖波动。胰岛素泵技术现已经发展到精确模拟生理需求的程度，可编程的胰岛素基础和大剂量给药方式与葡萄糖生物传感器技术联合提供实时血糖控制和低血糖的早期检测。自从胰岛素泵被引入美国市场以来，使用它的患者数量急剧增加，现在临床中扮演着日益重要的角色，许多佩戴胰岛素泵的人即使在医院也继续使用这种技术，因此了解胰岛素泵是很重要的。

一、胰岛素泵的工作原理

胰岛素泵是一种具有非常可靠的软件设备的小型电池操作的外部装置，其尺寸相当小，适合置于口袋中或夹在腰带和衣服上，并且可通过皮下输送胰岛素来满足人体对胰岛素的生理需求。它由 4 个部分构成：含有微电子芯片的人工智能控制系统、电池驱动的机械泵系统、储药器、与之相连的输液管和皮下输注装置。输液管前端可埋入患者的皮下。在工作状态下，泵机械系统接收控制系统的指令，驱动储药器内的活塞，最终将胰岛素通过输液管输入皮下。

对于没有糖尿病的人，胰腺会在一天内持续产生少量的胰岛素即基础胰岛素以抑制肝脏葡萄糖的产生，进食时则需要大量的胰岛素。胰岛素泵通过持续皮下输注胰岛素的方式，最大程度地模拟胰岛素的生理性分泌模式，从而更好地控制高血糖。按照与进餐的关系，生理状态下胰岛素分泌可大致分为两部分：一是不依赖于进餐的持续微量分泌，即基础胰岛素分泌，此时胰岛素每间隔 8～13 分钟以脉冲形式分泌；二是由进餐后高血糖刺激引起的大量胰岛素分泌。胰岛素泵通过人工智能控制，以可调节的脉冲式皮下输注方式模拟体内基础胰岛素分泌；同时在进餐时，根据食物种类和总量设定餐前胰岛素及输注模式以控制餐后血糖。除此之外，胰岛素泵还可以根据活动量大小，随时调整胰岛素用量以应对高血糖和低血糖，而不是预先固定的某种模式。

二、胰岛素泵的发展历史和技术进步

20 世纪 60 年代，最早提出持续胰岛素皮下输注的概念；20 世纪 70 年代后期，出现生理性胰岛素皮下输注装置，胰岛素泵开始应用于临床；20 世纪 80 年代中期，胰岛素泵马达体积大，操作复杂，难以推广使用；20 世纪 90 年代后期，微型马达技术开始应用，胰岛素泵体积小，操作方便，调节剂量精确，开始在临床广泛使用；21 世纪初，新技术的发展、实时动态胰岛素泵系统的出现和低血糖阈值自动停泵技术的发明使得胰岛素泵更加智能化。

目前在美国，已有将胰岛素泵与血糖连续监测系统相结合的技术，可以很大程度地实现对血糖水平的动态控制，这种闭环系统在未来还需要不断改进，以进一步提高使用便利性和安全性。有学者提出双激素胰岛素泵概念，同时注入胰岛素和胰高血糖素，如果出现低血糖，输注胰高血糖素可使血糖升高；还有学者提出超快胰岛素概念，即这些胰岛素吸收的速度比目前可用的胰岛素都快，更快的胰岛素摄取在理论上可以更好地配合饮食，能更快地从餐后高血糖中恢复过来。

三、胰岛素泵使用的优缺点

1. 胰岛素泵使用的优点

（1）更有利于血糖的控制：平稳控制血糖，减少血糖波动。它能根据预期的碳水化合物摄入量、血糖水平和体内仍然起作用的胰岛素量计算出你还需要多少外源胰岛素，还可以提供一个准确的胰岛素使用记录，这段记录可以上传到计算机上，并绘制成图表进行趋势分析。它可以根据患者的需要定制基础剂量和大剂量。人体内血糖水平是波动的，会因为一些情况而改变，如食物摄入、运动、疾病、体内激素变化、昼夜节律、妊娠、月经、压力及某些药物作用等。胰岛素泵可以根据患者需要快速重新编程以适应体内对胰岛素的不同需求。例如，在运动时或者运动后可以减少胰岛素剂量，高脂饮食延长胰岛素作用时间，对于儿童来说，胰岛素泵可以根据在生长期或青春期期间激素水平的不同而有不同的编程程序；胰岛素泵治疗可以改善糖尿病患者的血糖控制，还因为它可以减少胰岛素多次注射所出现的日内和日间血糖变异性。这一效应可能与泵治疗期间胰岛素皮下库较小（约1U）及基础速率输注时吸收变异系数较低（约为±3%）有关，而大剂量注射胰岛素时则为±50%。血糖波动的减少使患者能够在不增加低血糖风险的情况下降低糖化血红蛋白水平，由胰岛素注射转为胰岛素泵治疗的患者，泵治疗对血糖控制是否具有优势的最重要的决定因素是基线糖化血红蛋白水平，在基线控制最差的患者中效果最好。例如，当基线糖化血红蛋白为 10%时，糖化血红蛋白水平预期平均下降约 2 个百分点，而糖化血红蛋白基线为7%时，则下降 0 个百分点。几项 Meta 分析也表明，胰岛素泵治疗与多次每日胰岛素注射对比，胰岛素泵治疗的平均糖化血红蛋白水平明显低于后者。

（2）明显减少低血糖发生的风险：Meta 分析表明，多次注射胰岛素治疗严重低血糖的发生率明显高于胰岛素泵治疗。在这些患者中，每天多次注射胰岛素的严重低血糖的发生率是胰岛素泵治疗的 30 倍；这是因为胰岛素泵治疗可以提供小到每小时 0.025U 的剂量，而且比注射器等其他胰岛素输送装置更准确；胰岛素泵模拟生理性胰岛素分泌模式，可以将夜间输注基础量适当减少或调整，避免夜间出现低血糖。同时用于餐前大剂量的胰岛素也有所减少，避免了多次注射治疗方式时胰岛素在体内的重叠作用，从而减少了低血糖的发生。胰岛素泵还可以灵活调整运动期间的基础量，减少因运动后胰岛素敏感性增加而引起的低血糖风险。

（3）更少的体重增加：胰岛素泵使用短效或速效胰岛素制剂，吸收较中长效胰岛素稳定，胰岛素吸收变异减小，还可以减少胰岛素用量，避免过大剂量使用胰岛素导致的体重增加。

（4）提高患者生活质量：几项试验采取多种措施来评估接受胰岛素泵治疗的患者的生活质量，在治疗满意度、生活质量、一般健康和心理健康的认知方面，泵疗法比多次胰岛素注射更可取。使用胰岛素泵的患者在食用食物的时间和数量及他们的生活方式、工作、锻炼安排方面有更大的灵活性，而且胰岛素注射方式更方便，有助于多时区旅行、改善心理健康和生活质量，从而进一步提升患者治疗满意度而增强他们对胰岛素强化治疗的依从性。

2. 胰岛素泵使用的缺点

（1）使用胰岛素泵的不良反应：即使是应用现代技术，使用胰岛素泵的不良事件也是常见的，每年有 40%以上的使用者会出现，少数特别是儿童因为这些不良事件需要住院治疗。这些不良事件可以分为代谢性不良事件和非代谢性不良事件；非代谢性不良事件通常表现在皮肤上，与输注部位及装置或泵本身有关；皮肤并发症是胰岛素泵治疗的一种常见但通常不严重的并发症。输注部位感染和炎症是胰岛素泵使用者最常见的并发症；留置几天的导管部位可能会引起皮肤反应、过敏性接触性皮炎、细菌感染等。瘢痕和脂肪肥大也很常见，脂肪萎缩也普遍存在。代谢性不良事件通常包括严重低血糖和糖尿病酮症酸中毒。高血糖和酮症是不良事件中最常见的后果，通常与输注失败有关。由于泵只使用快速或短效胰岛素，如果胰岛素输送中断，如泵出现故障、泵电池没电或者胰岛素因热暴露而失活，又或者套管在身体中弯曲或扭结而不能正常注射，当出现这些情况时高血糖和糖尿病酮症酸中毒就会迅速发生。

（2）胰岛素泵是一种需要编程的机械装置，有些患者很难学会编程及如何计算碳水化合物量而使他们得到胰岛素大剂量，还有一些其他关于胰岛素泵使用的规则对一些患者来说也是难以理解和掌握的。

（3）胰岛素泵需要一直佩戴，一直带着会不舒服或不方便，影响他们的一些日常活动，如一些剧烈运动和水中活动时需要格外注意。这对于很多人来说都是很难坚持的，特别是儿童。

（4）胰岛素泵、药盒和输液器可能比注射胰岛素用的注射器贵得多。使用胰岛素泵可能需要更多的胰岛素供应。当重新注满储液器或者改变注射部位时，可能浪费一些胰岛素，这可能会影响胰岛素泵的处方和剂量信息。如果患者没有足够的保险或财政资源来支持胰岛素泵治疗，那么治疗成本也可能是一个障碍。

四、胰岛素泵的应用

1. 胰岛素泵治疗的适应证与禁忌证

（1）短期胰岛素泵治疗的适应证

1）1 型糖尿病和需要长期强化胰岛素治疗的 2 型糖尿病患者住院期间。

2）需要短期胰岛素强化治疗的新诊断或者已诊断的 2 型糖尿病患者。

3）2 型糖尿病患者伴应激状态。

4）糖尿病患者围手术期准备。

5）妊娠糖尿病或糖尿病合并妊娠及糖尿病患者孕前准备。

（2）长期胰岛素泵治疗的适应证

1）1 型糖尿病患者。

2）需要长期胰岛素强化治疗的 2 型糖尿病患者，特别是：①血糖波动大，虽采用胰岛素多次皮下注射方案，血糖仍无法得到平稳控制的糖尿病患者或有糖尿病微血管、大血管等其他严重并发症者。②频发低血糖，尤其是夜间低血糖、无感知低血糖者或者严重低血糖。③黎明现象严重导致血糖总体控制不佳者。④作息时间不规律，不能按时就餐者；如轮班工作或没有规律上班时间者；忙碌的生活方式和频繁的旅行。⑤不愿接受胰岛素每天多次注射、希望使用胰岛素泵改善血糖控制、要求提高生活质量者：通常希望更少的限制和更大的灵活性的儿童或年轻人。⑥胃轻瘫或进食时间长的患者，泵可以减慢大剂量胰岛素作用，以更好地配合缓慢的肠道运动。

3）需胰岛素长期替代治疗的其他类型糖尿病，如胰腺切除术后等。

（3）胰岛素泵治疗的禁忌证：不需要胰岛素治疗的糖尿病患者；糖尿病酮症酸中毒急性期、高渗性昏迷期急性期；伴严重循环障碍的高血糖患者；对皮下输液管或胶布过敏者；不愿长期皮下埋置输液管或不愿长期佩戴泵及心理不能接受胰岛素泵治疗者；患者及其家属缺乏胰岛素泵使用相关知识，接受培训后仍无法正确掌握如何使用胰岛素泵者；有严重的心理障碍或精神异常者；无监护人的年幼或年长患者、生活无法自理者。

2. 胰岛素泵使用前的注意事项 胰岛素泵的使用需要注意以下问题：①患者要有意愿和动力使用胰岛素泵；使用前要有充分的精神准备和经济准备：胰岛素泵的价钱昂贵，除胰岛素的费用外，耗材（胰岛素储存器、连接管、特殊注射针头、特殊粘贴材料）要经常更换。②因为胰岛素泵治疗中胰岛素剂量调整的依据是自我血糖监测或动态血糖监测的数据，所以必须保证能经常监测血糖水平；在治疗开始阶段应每天监测 4～7 次，建议涵盖空腹，三餐前、后和睡前且如有低血糖表现可随时测血糖，如出现不可解释的空腹高血糖或夜间低血糖症状，应监测夜间血糖。达到治疗目标后每天自我监测血糖 4 次。血糖控制不佳者可通过动态血糖监测更详细地了解血糖波动的情况和指导胰岛素泵治疗方案的调整。③要有一定的文化知识和理解能力，能够听懂培训人员的讲解，在医生指导下学会胰岛素泵的基本操作，如更换电池及储药器等，出一些小问题，能够自己处理。还得学习如何进行泵程序编程、碳水化合物计数及如何根据预定膳食中估计的碳水化合物量调整胰岛素剂量等，使用前必须充分掌握胰岛素泵使用方法。④按要求定期更换针头和连接管，以防感染和堵塞。⑤要经常请内分泌医生或售后服务点的专业医生检查胰岛素泵的使用情况和调节胰岛素剂量，并能够遵照医生的要求按时就医，与医务人员随时保持联系，谨防胰岛素泵使用中不良事件的出现。

3. 胰岛素剂量计算 胰岛素泵治疗最早可在糖尿病诊断期开始，每天总胰岛素剂量可分为持续基础需要量和餐前胰岛素量，所以胰岛素泵有两种主要的工作模式将胰岛素输送给患者，即基础输注量和大剂量。

基础输注量模拟健康人群的基础胰岛素分泌量，是指维持机体基础血糖代谢所需的胰岛素量，即肝脏分泌的葡萄糖代谢所需的胰岛素，由胰岛素泵持续皮下注入，以维持餐间和睡眠期间的正常血糖；基础输注率是指胰岛素泵提供基础胰岛素的速度，一般以胰岛素用量 U/h 表示，它是一种恒定且持续的胰岛素输注；胰岛素泵可编程以提供各种基础输注率，基础输注率在一天中的不同时间内可以设定为不同的数值，以满足不同患者不同情况下的需要。对于各种因素，包括黎明现象、压力、经前时间、某些引起高血糖的药物，特别是糖皮质激素，都需要增加基础输注率。黎明现象是由生长激素、皮质醇和肾上腺素在睡眠周期的后半段增加引起的。大多数成年人，从青春期开始，需要在他们睡眠周期的后半段增加基础输注率，直到上午中旬，然后在接近中午时降低基础输注率，下午再逐渐增加。在运动期间或在其他预期出现低血糖时，基础量可减少。基础率可以每 30 分钟调整一次，但实际上，在任何 24 小时内 5～8 次调整就足够了。在理论上，一旦正确设定了基础输注率，禁食者就不需要额外的胰岛素了。

大剂量用于在饭后或加餐后维持血糖水平，还有在生病、额外压力或之前错误计算胰岛素剂量引起高血糖而需要纠正高血糖时所需要的胰岛素剂量。其可分为餐前大剂量、补充大剂量、校正大剂量。餐前大剂量，即在三餐前一次性快速输注的胰岛素量；补充大剂量即在临时加餐时所追加的一次性快速输注的胰岛素量；校正大剂量即纠正当前高于目标值的血糖时所补充的胰岛素量。胰岛素泵能进行非常精确的胰岛素大剂量注射，小至 0.025U，这使得患者每天可以频繁地进行大剂量胰岛素注射，使得餐前及餐时胰岛素注射更具灵活性。胰岛素泵可以根据预期碳水化合物摄入量和当前血糖水平计算出餐前大剂量；所以碳水化合物计数可以帮助确定胰岛素剂量。

对于之前就使用胰岛素治疗的患者来说最常用的计算胰岛素泵初始总剂量的方法是将每天注射的所有胰岛素单位的总剂量加起来，然后在此基础上减少 25%左右，具体情况还得根据不同人群来确定。在泵胰岛素的总剂量中，约 50%为基础剂量，约 50%为大剂量。然后，总基础剂量除以 24，以获得每小时起始基础剂量，即初始基础输注率。大剂量分为三餐，或者计算胰岛素与碳水化合物的比值；计算初始胰岛素与碳水化合物的比值最常用的公式是 500 规则。500 除以前胰岛素总剂量，得到初始胰岛素与碳水化合物的比值。例如，如果患者在开始使用胰岛素泵之前每天总共使用 60U 的胰岛素，那么初始胰岛素与碳水化合物的比值将是每 8g 碳水化合物使用 1U 胰岛素；如果血糖高于指标，则使用敏感因子，也称为校正因子。根据处方者的偏好，有几个计算初始敏感因子的数学公式。例如，如果处方者选择 1700 规则作为初始敏感因子，患者在开始使用胰岛素泵之前使用了 60U 的胰岛素，初始敏感系数为 28。胰岛素与碳水化合物的比值和敏感因子被编入胰岛素泵。患者数碳水化合物克数并在进食前检查血糖水平。患者将数据输入胰岛素泵，胰岛素泵计算正确的剂量。泵中的另一个变量是活性胰岛素时间，即大剂量胰岛素发挥作用持续的时间。持续时间取决于泵中使用的胰岛素类型，在活性胰岛素起效时间内，泵能监控胰岛素量；如果患者注射过大剂量一段时间后又临时想用补充大剂量来纠正高血糖，胰岛素泵就会减少之前的剂量或者甚至建议不要再补充大剂量。这种特征减少了胰岛素"堆叠"效应引起的低血糖风险。

4. 高血糖处理方案 通过注射器、笔或胰岛素泵注射胰岛素时，在所有胰岛素使用者中，最常见的问题之一都是高血糖。正如前面所讨论的，许多变量都会导致高血糖。胰岛素泵患者与使用注射器或笔的患者在查找高血糖原因方面的区别在于胰岛素泵及各其装置本身。所以所有泵患者及其家属都应知道高血糖处理方案，并且首先要排除是否是泵本身及其内部装置出现故障。例如，电池不足或电池失效、胰岛素泵未开机或停机状态未恢复、泵本身故障；或者输注系统出现问题导致胰岛素不能正常输出：更新输液管时未排气导致无胰岛素输注，输液管裂缝或连接松动导致胰岛素溢漏，储药器内胰岛素已用完；气泡阻塞储药器出口，储药器前端破裂，胰岛素漏出，未能经输入导管进入人体等。胰岛素泵输液器可能会弯曲、堵塞、卡住，或者会受到瘢痕组织的阻碍而导致胰岛素输注失败。当患者血糖水平高于 250mg/dl，应立即通过胰岛素泵输注校正大剂量的胰岛素，1 小时后复测血糖，如果复测血糖值下降到目标范围，无须再继续输注胰岛素。如果复测血糖值没有变化或者甚至比之前还高，应立即用胰岛素注射器或笔注射相应剂量的胰岛素；1 小时后再复测血糖，如果复测血糖值下降，请更换输液器并在 2 小时后再次复测血糖以确定新的输液器能正常工作；如果复测血糖值相同或更高，说明胰岛素可能已失效或者患者可能出现脱水等其他疾病问题，使用新胰岛素进行另一次注射，并立即与卫生保健者联系或前往最近的急诊室。

5. 低血糖处理方案　当出现低血糖症状怀疑低血糖时立即测定血糖以确诊，确诊后应了解发生低血糖原因，然后立即通过进食或者静脉输注葡萄糖等方式纠正低血糖；如需要可暂停胰岛素泵的治疗；每 15 分钟监测血糖 1 次，直至血糖稳定。然后检查泵是否工作正常，设定程序如时间、基础输注率、餐前大剂量、每日总量是否正确，还有状态屏和储药器如储药器内的胰岛素量少于状态屏的显示量，可能为胰岛素泵输注胰岛素过量；如考虑低血糖是胰岛素用量过大所致，宜调整胰岛素用量：①空腹低血糖，降低夜间基础输注率；②中晚餐前低血糖，降低餐前基础输注率或减少前一餐的餐前大剂量；③三餐后低血糖，减少餐前大剂量；④夜间低血糖，调整低血糖时段的基础输注率或减少晚餐前大剂量。发生低血糖后增加近期血糖监测次数。注意无感知低血糖，尤其夜间低血糖，必要时使用动态血糖监测以了解血糖的波动情况。

6. 何时需断开胰岛素泵使用　使用胰岛素泵的患者在住院期间有时不能戴泵。如果患者要接受辐射或磁共振成像，泵必须停止使用。患者应将胰岛素泵佩戴至检查室，并在检查开始前立即断开，医务人员应确保胰岛素泵远离辐射或磁共振；如果胰岛素泵断开时间少于 60 分钟，则不需要任何其他的处理。如果胰岛素泵断开超过 60 分钟，则需要监测血糖，当发现处于高血糖水平时要通过胰岛素注射器或胰岛素笔来治疗高血糖。如果患者严重脱水，胰岛素泵需要停用，因为患者不会吸收皮下输注的胰岛素，因此需要静脉滴注胰岛素。一旦脱水得到纠正，胰岛素泵就可以恢复使用，但是胰岛素泵需要在停止胰岛素滴注之前启动使用，因为静脉胰岛素的半衰期非常短。如果患者有自杀倾向、病情危重、精神状况有所改变、不能或不愿遵守医院有关使用胰岛素泵的政策等特殊情况时，则需停止使用胰岛素泵。如果糖化血红蛋白水平或低血糖的频率或严重程度没有持续改善，如果在开始泵治疗后患者有反复的皮肤感染或其他禁忌证，则应停止胰岛素泵治疗。此外，如果患者希望恢复每天多次胰岛素注射的方案，应当尊重患者的意向。然而，在大多数研究中心，胰岛素泵的停用率仅为 5%或更低。

五、胰岛素泵在儿童中的应用

胰岛素泵疗法是目前治疗 1 型糖尿病儿童和青少年的一种选择。许多儿科医生认为每天多次注射胰岛素对一些儿童,特别是小于 12 岁的儿童来说是不实际或不合适的,因为孩子们可能无法或不愿在学校注射胰岛素,而且可能需要父母的帮助。因此,一些专家建议儿童可以直接考虑接受泵式治疗,而不是因为多次胰岛素注射没有控制血糖的情况下再考虑。与多次注射胰岛素相比,胰岛素泵在胰岛素的使用和饮食规划方面提供了更大的灵活性,并且可能特别适合儿童,在治疗青少年的过程中,每天多次注射胰岛素和胰岛素泵治疗都面临着特别的挑战,包括依从性问题、胰岛素抵抗、活动改变及睡眠模式。虽然胰岛素泵疗法比每日多次胰岛素注射出现上述问题更少,但一些研究表明青少年最有可能在接受胰岛素泵治疗时,糖化血红蛋白水平升高,并随后停止治疗。

由青春期及其他生理因素所致的胰岛素需求范围很广,因此预先编程基础胰岛素的能力及满足整个 24 小时内胰岛素的增加或减少需求尤为重要。处于青春期的少年由于性激素的大量分泌使胰岛素需要量增大、变化加大、血糖波动大,特别是月经初潮后的少女与青年妇女,月经周期常会有血糖的波动,造成胰岛素需要量的较大变化。对处于快速生长期的儿童,为对抗入睡后迅速大量分泌的生长激素,常需要从晚餐后到前半夜增加基础率,这样可有效地抑制生长激素分泌增加引起的夜晚及黎明高血糖。儿童与青少年因快速生长的需要,每天除了三顿正餐外还需要加餐 1~2 次,以保证有足够的热量与营养,所以胰岛素的追加量和基础率比例与成人有所不同。因为胰岛素泵可以根据预期碳水化合物摄入量和当前血糖水平计算出餐前大剂量,所以碳水化合物计数同样也可以帮助确定胰岛素剂量。有几种方法能帮助患者和父母计算食物中的碳水化合物含量,如营养含量标签、测量匙、秤等。然而,每个人对胰岛素的反应都不一样,这意味着任何两位糖尿病患者的胰岛素与碳水化合物的比值,即 1U 速效胰岛素所能作用的碳水化合物量都会有很大的不同。对于年幼的儿童,1U 的快速作用胰岛素可以覆盖 20g 碳水化合物,而对于青少年,它可能只覆盖 10g。

为此,对于糖尿病儿童与青少年及他们的父母这一特定人群,让他们在开始胰岛素泵治疗前正确认识胰岛素泵的治疗是非常重要的,因为孩子的糖尿病比成人更难控制,要想让孩子正常生长,需要付出更大的努力与耐心才能获得良好的疗效。

胰岛素泵是治疗糖尿病的一种很好的选择方案,我们需要在临床使用中注意对患者进行合适的评估和使用,并在使用过程中进行持续的跟踪和监测。

(代　喆　柯孟婷　徐焱成)

第六节　胰岛素治疗的不良反应

自胰岛素问世以来,越来越多的糖尿病患者接受并使用胰岛素。即使胰岛素被认为是安全的，但各种胰岛素制剂因本身来源、结构、成分特点及含有一定量的杂质，因此胰岛素有抗原性和致敏性。因此，我们需要了解胰岛素常见的不良反应，如低血糖反应、过敏反应、胰岛素抗药性、注射部位脂肪萎缩、脂肪肥厚、水肿、眼屈光不正、体重增加、低钾血症等不良反应，以便在临床实践中更好地应对胰岛素治疗的不良反应，更好地提高患者的血糖控制水平，减少或延缓糖尿病并发症的出现，进一步提高患者的生活质量。

一、糖尿病性低血糖反应

低血糖症最初是由 Whipple 描述的，被称为 Whipple 三联征：低血糖症状，发作时确切的低血浆葡萄糖浓度，血浆葡萄糖浓度升高时症状、体征迅速缓解。一般来说，一个血浆葡萄糖浓度≤3.9mmol/L（70mg/dl）是截止值定义为糖尿病性低血糖症，但这个简单的生化截止方法不能用于准确定义低血糖，低血糖症状也可发生在糖尿病患者的高血糖或正常血糖范围内。因此，ADA 和 ACE 根据糖尿病患者的血糖水平及有无低血糖症状对糖尿病性低血糖症进行分类：①严重低血糖，是指发生低血糖症后，患者不能自救，需要他人协助才能恢复神智，发生时可能缺乏血浆葡萄糖浓度的测定；②症状性低血糖症，是指明显的低血糖症状，且血糖≤3.9mmol/L；③无症状性低血糖症，是指无明显的低血糖症状，但血糖≤3.9mmol/L；④可疑症状性低血糖症，有低血糖症状，但未检测血糖；⑤相对低血糖症，是指明显的低血糖症状，但血糖高于 3.9mmol/L。

糖尿病性低血糖反应是胰岛素治疗过程中最常见而难以避免的不良反应，是糖尿病患者血糖达标的主要障碍。ADVANCE、ACCORD 等大型临床研究表明，严格的血糖控制目标并不能减少心血管事件的发生，反而会增加低血糖的发生风险，而一次严重低血糖诱发的心血管事件可能会抵消强化降糖带来的所有获益，因此临床医师需尽量减少低血糖的发生，并避免出现严重低血糖。

低血糖反应的临床表现：发生低血糖症时可表现为出汗、饥饿、心悸、颤抖、感觉异常、流涎、紧张、焦虑、乏力、面色苍白、四肢冰凉、反应迟钝、嗜睡，甚至可出现意识模糊、昏迷等。但有些患者发生低血糖症时可无明显症状，应引起重视，尤其是夜间熟睡后发生的低血糖，需警惕 Somogyi 效应。

胰岛素治疗下发生糖尿病性低血糖反应的可能原因：①注射胰岛素后饮食减少、饮食结构不合理或未按时进食；②运动持续时间过长、强度过大；③胰岛素使用不当，剂量过大或预混制剂使用前未充分摇匀、预混胰岛素治疗时胰岛素比例不当；④轻度或重度复发性低血糖（脆性糖尿病）；⑤原有视网膜病变；⑥肝、肾功能不全，营养不良或饮酒者；⑦药物，应用某些能增强胰岛素作用的药物，如磺胺类、水杨酸制剂等；⑧合并特殊情况，如呕吐、腹泻、分娩后，以及合并甲状腺功能减退症、肾上腺皮质功能减退症、恶性肿瘤、认知功能障碍、心血管自主神经病变等疾病；⑨其他，血糖控制目标设定过于严格或片面追求短期达标，胰岛素强化治疗方案制订或胰岛素剂量调整不合理，血糖监测时间点有误或频率不足，老年人和婴幼儿等。

应对低血糖的对策：

（1）针对不同类型的患者，应首先评估其低血糖风险，根据年龄，糖尿病病程，糖尿病并发症和伴发病等情况设立不同的血糖控制目标。

（2）应尽量避免上述引起低血糖的诱因，当怀疑低血糖时应立即测定血糖以确诊。

（3）低血糖的处理：首先可以迅速给予糖水或碳水化合物食物，如果是重症者需静脉输注 50%的葡萄糖。对于使用胰岛素泵治疗的患者应暂停泵治疗并检查泵是否正常工作；设定程序是否正确，如时间、基础输注率、餐前大剂量、每天总量；同时应检查状态屏和储药器：当储药器内的胰岛素量少于状态屏的显示量，提示可能为胰岛素泵输注过量胰岛素。

（4）最后调整胰岛素用量：①基础和餐时胰岛素用量在建议范围内宜从小剂量起始，逐渐加量直至血糖达标。②纠正高血糖毒性后胰岛素敏感性会有一定程度的增加，尤其是某些新诊断的 2 型糖尿病患者在使用胰岛素强化治疗后更易发生低血糖，因而胰岛素应及时减量。

二、胰岛素过敏反应

在 1920 年开展胰岛素制剂治疗后，人们已经注意到胰岛素的过敏反应。1922 年胰岛素过敏反应第一次正式报道，胰岛素过敏的发生率尚未知，据估计胰岛素过敏反应的发生率为 5%～15%，其中胰岛素过敏表现为全身反应的发生率少于 1%。但有研究表明，胰岛素产品过敏反应的发生率约为 2%，而这些事件不到 1/3 被认为与胰岛素本身有关；胰岛素分子、储存过程中胰岛素分子聚集、胰岛素制剂的添加剂或注射材料的组分，胰岛素递送类型；胰岛素给药频率；用药 pH；溶解度、添加剂、纯度和患者特定因素如年龄、性别和人类 leukocyte antigen（HLA）类型等均有可能引起胰岛素过敏反应。胰岛素的 I 型、III 型和 IV 型过敏反应已有报道，I 型过敏反应由嗜碱性粒细胞和肥大细胞分泌的 IgE 抗体介导，该类反应一般在使用胰岛素制剂 1 周后或间隔一段时间重新使用同一种胰岛素时发生，但也有部分患者在使用胰岛素后迅速发生过敏反应的报道。临床表现一般是注射部位的肿胀、红疹及瘙痒，个别患者也可能进展到全身性荨麻疹、哮喘、心悸等危及生命的程度。局部过敏反应一般在数小时后可逐渐消退，重复使用同种胰岛素制剂时，过敏常复发。III 型过敏反应由胰岛素-抗体复合物介导，一般发生在注射胰岛素 4～6 小时后，过敏症状常持续 24 小时以上或者数天。IV 型过敏反应是由 T 细胞介导的延迟型过敏反应，一般发生在注射胰岛素后 24 小时或更久以后，过敏症状通常持续 4～7 天。其中，最常见的过敏反应是 I 型 IgE 介导的超敏反应，I 型 IgE 介导的超敏反应包括全身反应和局部反应。局部反应主要表现为注射部位瘙痒、荨麻疹、皮下脂肪萎缩或增生。通常，风团或潮红出现在胰岛素注射后 10～20 分钟，而弥漫性红肿和红斑发生在胰岛素注射后 2～3 小时开始出现，6～12 小时达到峰值，在 12～24 小时消退。全身反应主要表现为荨麻疹、神经血管性水肿、呼吸困难，重者可发生过敏性休克。全身过敏反应可能是对胰岛素的添加成分，如鱼精蛋白和锌离子过敏所致。

应对过敏反应的对策：首先，在给予胰岛素治疗前应该仔细询问患者是否有过敏史，结合患者的实际情况，对于病情允许的患者可以给予口服降糖药。其次，对动物/人胰岛素过敏的患者可以换用胰岛素类似物或换用不同厂家的胰岛素，而对于使用了胰岛素治疗后过敏反应较轻的患者可以加用抗过敏的药物。最后，对于必须使用胰岛素的患者可以进行胰岛素脱敏疗法。

脱敏方案：首先，可以将胰岛素与生理盐水稀释混合，稀释到每 0.1ml 生理盐水含 0.001U 胰岛素，接着进行胰岛素皮试，如果无过敏反应出现，则可每 4 小时皮下注射 1 次，并逐渐加倍直至需要量。其次，可以将胰岛素与生理盐水进行稀释混合，稀释到每 0.1ml 生理盐水含 0.001U 的胰岛素，然后进行胰岛素皮试，如果无过敏反应，则每 15～30 分钟加倍注射 1 次，直至需要剂量；若出现休克等症状，那么应立即给予糖皮质激素治疗，并皮下注射肾上腺素 1.0mg。同时需要注意的是，在进行脱敏治疗时需给予患者相适应剂量的口服降糖药，注意检测血糖以防止发生低血糖等严重不良反应。

三、胰岛素的抗药性

胰岛素抗药性是胰岛素抵抗的一种特殊类型，主要指糖尿病患者在使用胰岛素治疗过程中，机体对外源性胰岛素产生耐药性，患者往往需要注射很大量的胰岛素方能将血糖维持在基本正常的水平。胰岛素抗药性的概念是指在无糖尿病酮症酸中毒和无拮抗胰岛素因素存在的情况下，成人患者每天胰岛素需要量超过200U 或 14 岁以下儿童每天每千克体重胰岛素需要量超过 3U，并且持续时间超过 48 小时以上者。其极少发生，机制尚不清楚。治疗上可改用人胰岛素或胰岛素类似物，必要时可加用糖皮质激素和口服降糖药物，经适当治疗数日后，胰岛素的抗药性可消失。

四、注射部位皮下脂肪萎缩、脂肪肥厚

皮下注射胰岛素的常见并发症包括脂肪萎缩和脂肪肥厚。脂肪萎缩的发展可能有一定的免疫学基础，易受某些胰岛素脂解成分的影响。重复使用相同的注射部位则增加了脂肪肥厚的风险，从脂肪萎缩或者脂肪肥厚区吸收胰岛素是不稳定的，容易导致血糖控制欠佳。研究表明，改用高纯度胰岛素或人胰岛素可以减少脂肪萎缩，而定期更换注射部位可减少脂肪肥厚的风险。因此，为减少胰岛素的皮下注射部位的脂肪萎缩或脂肪肥厚，需要定期更换注射部位，改用高纯度的胰岛素或人胰岛素。

五、水　　肿

胰岛素水肿被定义为 1 型或 2 型糖尿病患者在引入或强化胰岛素治疗后出现水肿综合征，需排除所有其他已知的水肿原因；胰岛素水肿多次出现在新诊断的 1 型糖尿病和控制不佳的 2 型糖尿病患者开始或强化胰岛素治疗时。胰岛素水肿通常是短暂的和良性的，并且经常是一个自我限制的状态，可在没有任何治疗或利尿剂治疗的情况下自发缓解；然而，它可以以多种方式呈现，从轻微的周围水肿到心力衰竭、大量浆膜积液。它的发生机制尚未明确，可能发生机制为胰岛素具有直接的抗利尿作用，通过增强肾小管钠的再吸收，引起血管舒张，并增加血管通透性。此外，慢性高血糖也与毛细血管通透性增加有关，也可

能是降糖治疗中低血糖刺激反调节激素（皮质醇、肾上腺素、醛固酮、肾素和抗利尿激素）的释放，它们具有水钠潴留的作用。

六、屈　光　不　正

糖尿病患者的屈光变化的生物学基础尚未建立，其潜在机制尚不清楚。研究表明，短暂性屈光不正发生在糖尿病的过程中，并与治疗引起的血糖浓度变化有关。有的研究表明，1～2 个月的急性血糖浓度改变引起远视，然而也有研究表明，当血糖浓度改变时，近视或远视均可能发生。在开始胰岛素治疗时，因血糖迅速改变，致使晶状体和玻璃体中渗透压改变，屈光率改变而致屈光不正，一般无须特殊处理，视力可自行恢复。

七、体　重　增　加

胰岛素是机体内唯一降低血糖的激素，也是唯一同时促进糖原、脂肪、蛋白质合成的激素。对糖代谢：促进组织细胞对葡萄糖的摄取和利用，促进糖原合成，抑制糖异生，使血糖降低；对脂肪代谢：促进脂肪酸合成和脂肪储存，减少脂肪分解；对蛋白质：促进氨基酸进入细胞，促进蛋白质合成的各个环节以增加蛋白质合成。体重增加与胰岛素使用的剂量、方法、剂型相关。剂量过大、睡前使用胰岛素均会使体重增加。胰岛素治疗引起的体重增加是 2 型糖尿病患者血糖控制达标的主要障碍之一。部分患者甚至因胰岛素治疗会增加体重而不愿意接受胰岛素治疗。另外，超重或肥胖对糖尿病患者心血管疾病发生风险可能会产生不利影响。因此，需要对接受胰岛素治疗的患者进行饮食和运动的指导，选择合适的胰岛素治疗方案，尽可能减少体重增加或维持体重稳定。此外，胰岛素与双胍类及α-葡萄糖苷酶抑制剂合用能减少胰岛素的用量及防止体重的增加。

八、低　钾　血　症

胰岛素治疗所致的低钾血症多见于糖尿病酮症酸中毒的患者，由于胰岛素有合成糖原及活化细胞膜上 Na^+-K^+-ATP 酶的作用，两个作用均促使细胞外钾大量向细胞内转移，导致体液缺钾。因此，在治疗糖尿病酮症酸中毒等急性并发症时需要注意补钾。

（代　喆　吴贵军　孙　力　徐焱成）

第七节　胰岛素治疗中应注意的问题

胰岛素是糖尿病治疗中使用频率很高的药物。1 型糖尿病患者，应用口服药物无法理想控制血糖的 2 型糖尿病患者，妊娠糖尿病患者及合并心脏、肝、肾功能不全的糖尿病患者等多种人群都具有胰岛素使用的适应证。因此，在胰岛素治疗的过程中，需要注意到胰岛素治疗的相关问题。

一、低 血 糖

《中国 2 型糖尿病防治指南（2017 年版）》指出，糖尿病患者在治疗过程中可能发生血糖过低现象。低血糖可导致不适甚至生命危险，也是血糖达标的主要障碍，应该引起特别注意。低血糖的诊断标准：对非糖尿病患者来说，低血糖症的诊断标准为血糖<2.8mmol/L。而接受药物治疗的糖尿病患者只要血糖水平≤3.9mmol/L 就属低血糖范畴。低血糖分层：①血糖警惕值，血糖≤3.9mmol/L，需要服用速效碳水化合物和调整降糖方案剂量。②临床显著低血糖，血糖<3.0mmol/L，提示有严重的、临床上有重要意义的低血糖。③严重低血糖，没有特定血糖界限，伴有严重认知功能障碍且需要其他措施帮助恢复的低血糖。糖尿病患者常伴有自主神经功能障碍，影响机体对低血糖的反馈调节能力，增加了发生严重低血糖的风险。同时，低血糖也可能诱发或加重患者自主神经功能障碍，形成恶性循环。

低血糖的临床表现：与血糖水平及血糖的下降速度有关，可表现为交感神经兴奋（如心悸、焦虑、出汗、饥饿感等）和中枢神经症状（如神志改变、认知障碍、抽搐和昏迷）。但老年患者发生低血糖时常可表现为行为异常或其他非典型症状。夜间低血糖常因难以发现而得不到及时处理。有些患者屡发低血糖后可表现为无先兆症状的低血糖昏迷。

ACCORD、ADVANCE 等临床研究显示，严格的血糖控制会增加低血糖的风险，并且严重低血糖可能与患者死亡风险升高有关，因而对糖尿病患者需要制订个体化的血糖控制目标。

2018 年 ADA 住院糖尿病患者应用胰岛素建议：住院患者低血糖预警值≤3.9mmol/L（70mg/dl）。临床显著低血糖时葡萄糖值≤3.0mmol/L（54mg/dl）。严重低血糖的定义为无论血糖水平多少而出现严重认知障碍。一项包括 26 项研究（包括 NICE-SUGAR 研究）的 Meta 分析提示，严格血糖控制与适度血糖控制方案相比，严重低血糖<2.2mmol/L（40mg/dl）发病率和死亡率增加。

《2017 年 AACE/ACE 2 型糖尿病综合管理指南》指出，将严重和不严重低血糖的风险最小化是需要优先考虑的事项。严重低血糖经常发生在强化血糖控制的情况下。

低血糖的可能诱因及预防对策：①胰岛素或胰岛素促泌剂，应从小剂量开始，逐渐增加剂量，谨慎地调整剂量；②未按时进食或进食过少，患者应定时定量进餐，如果进餐量减少则相应减少降糖药物剂量，有可能误餐时应提前做好准备；③运动量增加，运动前应增加额外的碳水化合物摄入；④酒精摄入，尤其是空腹饮酒，酒精能直接导致低血糖，应避免酗酒和空腹饮酒；⑤严重低血糖或反复发生低血糖，应调整糖尿病的治疗方案，并适当调整血糖控制目标；⑥使用胰岛素的患者出现低血糖时，应积极寻找原因，精心调整胰岛素治疗方案和用量；⑦糖尿病患者应常规随身备用碳水化合物类食品，一旦发生低血糖，立即食用。

低血糖的治疗：糖尿病患者血糖≤3.9mmol/L，即需要补充葡萄糖或含糖食物。严重的低血糖需要根据患者的意识和血糖情况给予相应的治疗和监护。低血糖是糖尿病患者长期维持正常血糖水平的制约因素，严重低血糖发作会给患者带来巨大危害。预防和及时治疗低血糖可以帮助患者达到最适血糖水平，延缓并减少并发症的发生。

二、胰岛素储存

1. 保持凉爽　根据所有三个美国胰岛素制造商的产品标签，建议胰岛素储存在 2～8℃（36～46°F）的冰箱里。但不能冷冻胰岛素，不要使用已经冷冻的胰岛素。

2. 了解胰岛素有效期　在上述温度范围内冷藏未开封的胰岛素可以保持胰岛素疗效一直到产品标签上标示的有效期。保存在小瓶或墨盒中的胰岛素不经冷藏放置在 15～30℃（59～86°F）下 28 天后疗效仍存在。如胰岛素被稀释或从制造商的原始小瓶中移出，则两周内应丢弃。泵装置（如储液器、管、导管）的输液器中所含的胰岛素应该在 48 小时后丢弃。泵装置的输液器中的胰岛素同时暴露温度超过 37℃（98.6°F）时应丢弃。

3. 避免极端温度　胰岛素暴露在极端温度时会失去一些效用。暴露在极端温度下的时间越长，胰岛素疗效越差。这可能导致血糖控制失败。胰岛素要远离高热和阳光。

三、胰岛素注射相关问题

胰岛素最常见的应用方式是皮下注射。不正确的胰岛素注射技术可能会导致不良的临床后果，如血糖波动和不明原因低血糖，这种低血糖在某些情况下是由于反复注射引起皮肤并发症（脂肪萎缩和脂肪肥大），从而干扰胰岛素吸收导致。改进胰岛素注射的方法正在研究中，包括皮下注射技术的改进和微量注射器的开发。到目前为止，从依从性等问题来看，注射技术方面仍然有很大的改进空间。

1. 注射器长度　目前皮下注射胰岛素方法改进上受到限制的原因之一是注射器的长度并没有根据患者的年龄、体重指数进行相应的改变。选择恰当的注射器长度对于优化药物输送到皮下这个过程是很重要的，它直接跟注射的安全性有关，尤其是儿童。目前，仍然存在关于最佳针长的一些争论，最近建议在成人和儿童中使用更短的针头（4～6mm）。

2. 注射部位　关于最佳注射部位的选择存在争议。人胰岛素的药代动力学受注射部位、皮下组织厚度和皮下血流量的影响。注射部位不同（腹部、三角肌和大腿）药代动力学/药效学图谱也不同。因此，不同的胰岛素由于具有不同的结构和吸收特性，最佳的注射部位可能是不同的。胰岛素注射的并发症包括出血、淤血、脂肪肥大、皮下脂肪萎缩和皮肤色素沉着。脂肪肥厚是皮下注射胰岛素的一个重要的并发症，它能延缓胰岛素吸收和恶化血糖控制，需要增加胰岛素剂量。脂肪肥厚可导致血糖水平较大幅度波动，低血糖和高血糖可以相继发生。

3. 针的直径　针头外径可能是导致不适和疼痛的另一个因素，针的内径也会影响注射性能。很多研究已经描述了使用窄针的好处，但是也有研究并未提示这种好处。

4. 针尖　有几项研究对针尖的不同斜面进行对比，发现 5-bevel 要比 3-bevel 使用更少的穿透力、更轻的疼痛感、更好的依从性和改善胰岛素的药代动力学。

5. 注射安全性　一直以来注射安全问题都是皮下注射胰岛素所关注的。对患者进行安全注射的培训可以减少针刺伤，也开发了一系列产品来提高注射安全性。与传统胰岛素和注射器相比，胰岛素笔芯和预充式胰岛素笔更方便、更易于使用且提供更精确的胰岛素剂量。2018 年 ADA 对住院糖尿病患者应用胰岛素时建议，FDA 对于胰岛素笔引起相关的血源性疾病提出了警告，所以应该在笔上贴上标签"仅限单个患者使用"。胰岛素笔不应在患者之间共享。胰岛素笔共享时很容易发生交叉污染。有几个外观很像的胰岛素制剂很容易混淆，尤其是用英文开处方时，如 Novolin® 和 NovoLog®，Humulin® 和 Humalog® 容易混淆。最重要的是每位医生必须能正确地确定需要应用的胰岛素类型和浓度。对于不同类型和浓度的胰岛素制剂给予辅助的彩色标签能减少这种错误，将基础胰岛素和一次性、餐时胰岛素放置在不同地方也有助于减少这种错误。另一个容易出现错误的地方是注射胰岛素时的注射器类型错误。一些胰岛素注射器上标注"units"意味着和 U-100 关联，有些意味着一个单位的增量，有些意味着两个单位的增量。这些注射器不能在注射浓缩胰岛素时应用，一般浓缩胰岛素应用结核菌素注射器且单位以毫升而不是以"units"来注射，这就会导致混乱。和胰岛素笔一样，如果每次应用胰岛素时不认真阅读标签，胰岛素瓶也是容易混淆的。使用大字体和不同颜色标识会防范这些潜在的错误。

6. 减少皮下注射药物的渗漏　胰岛素皮下注射后有时会回流到皮肤表面，显然应尽量减少渗漏以确保药物全部注射到皮下。最近的临床和动物实验数据探讨了如何优化注射技术，有学者发现使用 90° 角针头比 45° 角针头插入、每次注射量不超过 800μl、注射前后等待至少 3 秒再从皮肤中拔出针头（而不是立即撤回）等措施更能减少药物渗漏。

（代　喆　吴贵军　孙　力　徐焱成）

参 考 文 献

陈颉，冯晓红，杨雪辉，等，2014. 胰岛素泵持续皮下胰岛素输注治疗胰岛素过敏 1 例. 浙江医学，36（23）：1954-1955.

陈钟黎，2014. 胰岛素给药途径的研究进展. 内蒙古中医药，（3）：77.

黄敏燕（摘），2007. Bentley 公司开始胰岛素鼻喷剂的 II 期临床试验. 国外药讯，（5）：15.

李延兵，马建华，母义明，2017. 2 型糖尿病短期胰岛素强化治疗临床专家指导意见. 药品评价，14（9）：5-12，26.

李颖，李超，2009. 2 型糖尿病的胰岛素治疗. 中国民康医学，18：2288-2289.

李智晖，2005. 输送胰岛素的无创方式. 中国医疗器械信息，11（2）：47-50.

彭妙官，邓雪峰，叶慧玲，等，2011. 胰岛素抗药性 1 例及文献复习. 广州医学院学报，39（1）：77-79.

杨文英，纪立农，陆菊明，等，2010. 中国 2 型糖尿病防治指南. 北京：北京大学出版社：63.

佚名，2007. NASTECH 制药公司开发出新型胰岛素鼻喷雾剂产品. 药学进展，（3）：142.

佚名，2014. 胰岛素鼻内给药可改善全身胰岛素敏感性. 世界最新医学信息文摘（连续型电子期刊），14（34）：369.

于向涛，宋霞，商淑婉，等，2017. 胰岛素过敏反应现状及处理策略. 中国药师，20（5）：907-910.

中国医师协会内分泌代谢科医师分会，2014. 中国胰岛素泵治疗指南（2014 版）节选（上）. 糖尿病临床，8（8）：353-359.

中国医师协会内分泌代谢科医师分会，2014. 中国胰岛素泵治疗指南（2014 版）节选（下）. 糖尿病临床，8（9）：404-409.

中华医学会内分泌学分会，2016. 预混胰岛素临床应用专家共识（2016 年版）. 药品评价，（9）：5-11.

中华医学会糖尿病学分会，2013. 新诊断 2 型糖尿病患者短期胰岛素强化治疗专家共识. 中华医学杂志，93（20）：1524-1526.

中华医学会糖尿病学分会，2018. 中国 2 型糖尿病防治指南（2017 年版）. 中国糖尿病杂志，10（1）：4-67.

Abdullah N, Pesterfield C, Elleri D, et al, 2014. Management of insulin pump therapy in children with type 1 diabetes. Arch Dis Child Educ Pract Ed, 99（6）：214-220.

ACCORD Study Group, Gerstein HC, Miller ME, et al, 2011. Long-term effects of intensive glucose lowering on cardiovascular outcomes. N Engl J Med, 364：818-828.

ADVANCE Collaborative Group, Patel A, MacMahon S, et al, 2008. Intensive blood glucose control and vascular outcomes in patients with type 2 diabetes. N Engl J Med, 358: 2560-2572.

Ahmann A, Szeinbach SL, Gill J, et al, 2014. Comparing patient preferences and healthcare provider recommendations with the pen versus vial-and-syringe insulin delivery in patients with type 2 diabetes. Diabetes Technol Ther, 16 (2): 76-83.

Almeida AJ, Souto E, 2007. Solid lipid nanoparticles as a drug delivery system for peptides and proteins. Adv Drug Deliv Rev, 59 (6): 478-490.

American Diabetes Association, 2017. Standards of medical care in diabetes-2017. Diabetes Care, 40 (Suppl 1): S1-S135.

American Diabetes Association, 2018. Pharmacologic Approaches to Glycemic Treatment: Standards of Medical Care in Diabetes-2018. Diabetes Care, 41 (Supplement 1): S73-S85.

Andrade-Castellanos CA, Colunga-Lozano LE, Delgado-Figueroa N, et al, 2016. Subcutaneous rapid-acting insulin analogues for diabetic ketoacidosis. Cochrane Database Syst Rev, (1): CD011281.

Arbit E, Kidron M, 2009. Oral insulin: the rationale for this approach and current developments. J Diabetes Sci Technol, 3: 562-567.

Aronson R, Gibney MA, Oza K, et al, 2013. Insulin pen needles: effects of extra-thin wall needle technology on preference, confidence, and other patient ratings. Clin Ther, 35 (7): 923-933.

Association AD, 2018. Management of diabetes in pregnancy: standards of medical care in diabetes-2018. Diabetes Care, 41 (Supplement 1): S137-S143.

Baldwin D, Zander J, Munoz C, et al, 2012. A randomized trial of two weight-based doses of insulin glargine and glulisine in hospitalized subjects with type 2 diabetes and renal insufficiency. Diabetes Care, 35 (10): 1970-1974.

Banerjee A, Wong J, Gogoi R, et al, 2017. Intestinal micropatches for oral insulin delivery. J Drug Target, 25 (7): 608-615.

Bergenstal RM, Johnson M, Powers MA, et al, 2008. Adjust to target in type 2 diabetes: comparison of a simple algorithm with carbohydrate counting for adjustment of mealtime insulin glulisine. Diabetes Care, 31 (7): 1305-1310.

Bergerot I, Arreaza GA, Cameron MJ, et al, 1999. Insulin B-chain reactive CD 4+regulatory T-cells induced by oral insulin treatment protect from type 1 diabetes by blocking the cytokine secretion and pancreatic infiltration of diabetogenic effector T-cells. Diabetes, 48: 1720-1729.

Bhattacharya R, Zhou S, Wei W, et al, 2015. A real-world study of the effect of timing of insulin initiation on outcomes in older medicare beneficiaries with type 2 diabetes mellitus. J Am Geriatric Soc, 63 (5): 893-901.

Bhattacharyya A, Mukherjee D, Mishra R, et al, 2017. Preparation of polyurethane-alginate/chitosan core shell nanoparticles for the purpose of oral insulin delivery. Eur Polymer J, 92 (Suppl C): 294-313.

Brady V, Thosani S, Zhou S, et al, 2014. Safe and effective dosing of basal-bolus insulin in patients receiving high-dose steroids for hyper-cyclophosphamide, doxorubicin, vincristine, and dexamethasone chemotherapy. Diabetes Technol Ther, 16 (12): 874-879.

Campbell F, Macdonald AL, Gelder C, et al, 2009. Embedding CSII therapy in the routine management of diabetes in children: a clinical audit of this service in Leeds. Practical Diabetes International, 26 (1): 24-28.

Carlotti AP, St George-Hyslop C, Bohn D, et al, 2013. Hypokalemia during treatment of diabetic ketoacidosis: clinical evidence for an aldosterone-like action of insulin. J Pediatr, 163 (1): 207-212.

Chen CH, Shyu VB, Chen CT, 2018. Dissolving microneedle patches for transdermal insulin delivery in diabetic mice: potential for clinical applications. Materials (Basel), 11 (9): 1625.

Davies M, Storms F, Shutler S, et al, 2005. Improvement of glycemic control in subjects with poorly controlled type 2 diabetes: comparison of two treatment algorithms using insulin glargine. Diabetes Care, 28 (6): 1282-1288.

Demma LJ, Carlson KT, Duggan EW, et al, 2017. Effect of basal insulin dosage on blood glucose concentration in ambulatory surgery patients with type 2 diabetes. J Clin Anesth, 36: 184-188.

Deng W, Xie Q, Wang H, et al, 2017. Selenium nanoparticles as versatile carriers for oral delivery of insulin: insight into the synergic antidiabetic effect and mechanism. Nanomed Nanotechnol Biol Med, 13 (6): 1965-1974.

Dorkoosh FA, Verhoef JC, Borchard G, et al, 2001. Development and characterization of a novel peroral peptide drug delivery system. J Control Release, 71 (3): 307-318.

Fonseca V, Gill J, Zhou R, et al, 2011. An analysis of early insulin glargine added to metformin with or without sulfonylurea: impact on glycaemic control and hypoglycaemia. Diabetes Obes Metab, 13 (9): 814-822.

Frid A, Hirsch L, Gaspar R, et al, 2010. New injection recommendations for patients with diabetes. Diabetes Metab, 36 Suppl 2: S3-S18.

Frid A, Linde B, 1992. Intraregional differences in the absorption of unmodified insulin from the abdominal wall. Diabet Med, 9 (3):

236-239.

Garber AJ, Abrahamson MJ, Barzilay JI, et al, 2016. Consensus statement by the American Association of Clinical Endocrinologists and American College of Endocrinology on the comprehensive Type 2 diabetes management algorithm-2016 executive summary. Endocr Pract, 22（1）: 84-113.

Garber AJ, Abrahamson MJ, Barzilay JI, et al, 2019. Consensus statement by the American association of clinical endocrinologists and american college of endocrinology on the comprehensive type 2 diabetes management algorithm-2019 executive summary. Endocr Pract, 25（1）: 69-100.

Gedawy A, Martinez J, Al-Salami H, et al, 2018. Oral insulin delivery: existing barriers and current counter-strategies. J Pharm Pharmacol, 70（2）: 197-213.

Gentile S, Guarino G, Giancaterini A, et al, 2016. A suitable palpation technique allows to identify skin lipohypertrophic lesions in insulin-treated people with diabetes. Springer Plus, 5（1）: 1-7.

Ghazavi MK, Johnston GA, 2011. Insulin allergy. Clinics in Dermatology, 29（3）: 300-305.

Giugliano D, Chiodini P, Maiorino MI, et al, 2016. Intensification of insulin therapy with basal-bolus or premixed insulin regimens in type 2 diabetes: a systematic review and meta-analysis of randomized controlled trials. Endocrine, 51（3）: 417-428.

Graff MR, Rubin RR, Walker EA, 2000. How diabetes specialists treat their own diabetes: findings from a study of the AADE and ADA membership. Diabetes Educator, 26（3）: 460-467.

Greco D, 2015. Severe weight gain and generalized insulin edema after the starting of an insulin pump. Can J Diabetes, 39（1）: 21-23.

Hanas R, Lytzen L, Ludvigsson J, 2000. Thinner needles do not influence injection pain, insulin leakage or bleeding in children and adolescents with type 1 diabetes. Pediatr Diabetes, 1（3）: 142-149.

Herdman ML, Larck C, Schliesser SH, et al, 2013. Biological contamination of insulin pens in a hospital setting. American Journal of Health-System Pharmacy, 70（14）: 1244-1248.

Hinds KD, Kim SW, 2002. Effects of peg conjugation on insulin properties. Adv Drug Deliv Rev, 54（4）: 505-530.

Hirsch L, Gibney M, Berube J, et al, 2012. Impact of a modified needle tip geometry on penetration force as well as acceptability, preference, and perceived pain in subjects with diabetes. J Diabetes Sci Technol, 6（2）: 328-335.

Hoffman AG, Schram SE, Ercan-Fang NG, et al, 2008. Type I allergy to insulin: case report and review of localized and systemic reactions to insulin. Dermatitis, 19（1）: 52-58.

Hua QX, 2010. Insulin: a small protein with a long journey. Protein & Cell, 1（6）: 537-551.

International Diabetes Federation Guideline Development Group, 2014. Global guideline for type 2 diabetes. Diabetes Res Clin Pract, 104: 1-52.

International Hypoglycaemia Study Group, 2017. Glucose concentrations of less than 3.0 mmol/L（54 mg/dL）should be reported in clinical trials: a joint position statement of the American Diabetes Association and the European Association for the Study of Diabetes. Diabetes Care, 40（1）: 155-157.

Inzucchi SE, Bergenstal RM, Buse JB, et al, 2012. Management of hyperglycemia in type 2 diabetes: a patient-centered approach: position statement of the American Diabetes Association（ADA）and the European Association for the Study of Diabetes（EASD）. Diabetes Care, 35（6）: 1364-1379.

Inzucchi SE, Bergenstal RM, Buse JB, et al, 2015. Management of hyperglycaemia in type 2 diabetes, 2015: a patient-centred approach: update to a position statement of the American Diabetes Association and the European Association for the Study of Diabetes. Diabetes Care, 58（3）: 140-149.

Inzucchi SE, Bergenstal RM, Buse JB, et al, 2015. Management of hyperglycemia in type 2 diabetes, 2015: a patient-centred approach: update to a position statement of the American Diabetes Association and the European Association for the Study of Diabetes. Diabetologia, 58（3）: 429-442.

Ji N, Hong Y, Gu Z, et al, 2017. Binary and tertiary complex based on short-chain glucan and proanthocyanidins for oral insulin delivery. J Agric Food Chem, 65（40）: 8866-8874.

Jia W, Xiao X, Ji Q, et al, 2015. Comparison of thrice-daily premixed insulin（insulin lispro premix）with basal-bolus（insulin glargine once-daily plus thrice-daily prandial insulin lispro）therapy in east Asian patients with type 2 diabetes insufficiently controlled with twice-daily premixed insulin: an open-label, randomised, controlled trial. Lancet Diabetes Endocrinol, 3（4）: 254-262.

Joshi HM, Bhumkar DR, Joshi K, et al, 2006. Gold nanoparticles as carriers for efficient transmucosal insulin delivery. Langmuir, 22（1）: 300-305.

Khafagy ES, Morishita M, 2012. Oral biodrug delivery using cell-penetrating peptide. Adv Drug Deliv Rev, 64（6）: 531-539.

Khafagy ElS, Kamei N, Nielsen EJB, et al, 2013. One-month subchronic toxicity study of cell-penetrating peptides for insulin nasal delivery in rats. Eur J Pharm Biopharm, 85（3 Pt A）: 736-743.

Kitabchi AE, Umpierrez GE, Fisher JN, et al, 2008. Thirty years of personal experience in hyperglycemic crises: diabetic ketoacidosis and hyperglycemic hyperosmolar state. J Clin Endocrinol Metab, 93（5）: 1541-1552.

Krpetić Ž, Anguissola S, Garry D, et al, 2014. Nanomaterials: impact on cells and cell organelles//Advances in Experimental Medicine and Biology. Adv Exp Med Biol, 811: 135-136.

Lee IC, Lin WM, Shu JC, et al, 2017. Formulation of two-layer dissolving polymeric microneedle patches for insulin transdermal delivery in diabetic mice. J Biomed Mater Res A, 105（1）: 84-93.

Maher S, Ryan B, Duffy A, et al, 2014. Formulation strategies to improve oral peptide delivery. Pharm Pat Anal, 3（3）: 313-336.

Maianti JP, McFedries A, Foda ZH, et al, 2014. Anti-diabetic activity of insulin-degrading enzyme inhibitors mediated by multiple hormones. Nature, 511: 94-98.

Mayer G, Knappertz V, Kinast P, 2009. Needles: a comparison study. Med Device Technol, 20（7）: 30, 32-34.

Mayer JP, Zhang F, DiMarchi RD, 2007. Insulin structure and function. Biopolymers（Peptide Science）, 88（5）: 687-713.

Maynard G, Wesorick DH, O'Malley C, et al, 2008. Subcutaneous insulin order sets and protocols: effective design and implementation strategies. J Hosp Med, 3（S5）: 29-41.

Mcadams BH, Rizvi AA, 2016. An overview of insulin pumps and glucose sensors for the generalist. Journal of Clinical Medicine, 5（1）: 5.

Mccrea DL, Mccrea CA, 1991. Emergency department care of the patient with an insulin pump. Journal of Emergency Nursing Jen Official, 17（4）: 220-224.

McCrea D, 2013. Management of the hospitalized diabetes patient with an insulin pump. Crit Care Nurs Clin North Am, 25（1）: 111-121.

McNally PG, Jowett NI, Kurinczuk JJ, et al, 1988. Lipohypertrophy and lipoatrophy complicating treatment with highly purified bovine and porcine insulins. Postgrad Med J, 64（757）: 850-853.

Mikhail N, 2017. Safety of technosphere inhaled insulin. Curr Drug Saf, 12（1）: 27-31.

Miller ME, Williamson JD, Gerstein HC, et al, 2014. Effects of randomization to intensive glucose control on adverse events, cardiovascular disease, and mortality in older versus younger adults in the ACCORD Trial. Diabetes Care, 37（3）: 634-643.

Misso ML, Egberts KJ, Page M, et al, 2010. Continuous subcutaneous insulin infusion（CSII）versus multiple insulin injections for type 1 diabetes mellitus. The Cochrane Database of Systematic Reviews,（1）: CD005103.

Moghissi ES, Korytkowski MT, DiNardo M, et al, 2009. American Association of Clinical Endocrinologists and American Diabetes Association consensus statement on inpatient glycemic control. Diabetes Care, 32: 1119-1131.

Moghissi ES, Korytkowski MT, DiNardo M, et al, 2009. American Association of Clinical Endocrinologists and American Diabetes Association consensus statement on inpatient glycemic control. Diabetes Care, 32（6）: 1119-1131.

Moore A, 2005. Think like a pancreas: a practical guide to managing diabetes with insulin. Diabetes Educator, 31（2）: 209-211.

Müller RH, Mäder K, Gohla S, 2000. Solid lipid nanoparticles（SLN）for controlled drug delivery a review of the state of the art. Eur J Pharm Biopharm, 50（1）: 161-177.

National Institute for Health and Care Excellence, 2017-01-01. Type 2 diabetes in adults: management（NG 28）. National Institute for Health and Care Excellence 2015. http: //www.nice.org.uk. 2020-7-20.

NICE-SUGAR Study Investigators, Finfer S, Chittock DR, et al, 2009. Intensive versus conventional glucose control in critically ill patients. N Engl J Med, 360: 1283-1297.

Nosek L, Coester HV, Roepstorff C, et al, 2014. Glucose-lowering effect of insulin degludec is independent of subcutaneous injection region. Clin Drug Investig, 34（9）: 673-679 [62]Richardson T, Kerr D, 2003. Skin-related complications of insulin therapy: epidemiology and emerging management strategies. Am J Clin Dermatol, 4（10）: 661-667.

Okamoto F, Sone H, Nonoyama T, et al, 2000. Refractive changes in diabetic patients during intensive glycaemic control. Br J Ophthalmol, 84（10）: 1097-1102.

Pereira de Sousa I, Moser T, Steiner C, et al, 2016. Insulin loaded mucus permeating nanoparticles: addressing the surface characteristics as feature to improve mucus permeation. Int J Pharm, 500（1/2）: 236-244.

Peyrot M, Barnett AH, Meneghini LF, et al, 2012. Factors associated with injection omission/non-adherence in the Global Attitudes of Patients and Physicians in Insulin Therapy study. Diabetes Obes Metab, 14（12）: 1081-1087.

Peyrot M, Rubin RR, Khunti K, 2010. Addressing barriers to initiation of insulin in patients with type 2 diabetes. Prim Care Diabetes,

4 Suppl 1: S11-S18.

Pichardo-Lowden AR, Fan CY, Gabbay RA, 2011. Management of hyperglycemia in the non-intensive care patient: featuring subcutaneous insulin protocols. Endocr Pract, 17 (2): 249-260.

Pickup JC, Sutton AJ, 2008. Severe hypoglycaemia and glycaemic control in Type1 diabetes: meta-analysis of multiple daily insulin injections compared with continuous subcutaneous insulin infusion. Diabetic Medicine, 25 (7): 311-312.

Pickup JC, 2012. Insulin-pump therapy for type 1 diabetes mellitus. N Engl J Med, 366 (17): 1616-1624.

Pittas AG, Westcott GP, Balk EM, 2015. Efficacy, safety, and patient acceptability of Technosphere inhaled insulin for people with diabetes: a systematic review and meta-analysis. Lancet Diabetes Endocrinol, 3 (11): 886-894.

Richardson T, Kerr D, 2003. Skin-related complications of insulin therapy: epidemiology and emerging management strategies. Am J Clin Dermatol, 4 (10): 661.

Rosenstock J, Franco D, Korpachev V, et al, 2015. Inhaled technosphere insulin versus inhaled technosphere placebo in insulin-naïve subjects with type 2 diabetes inadequately controlled on oral antidiabetes agents. Diabetes Care, 38 (12): 2274-2281.

Ross PL, Milburn J, Reith DM, et al, 2015. Clinical review: insulin pump-associated adverse events in adults and children. Acta Diabetol, 52 (6): 1017-1024.

Rubin DJ, Rybin D, Doros G, et al, 2011. Weight-based, insulin dose-related hypoglycemia in hospitalized patients with diabetes. Diabetes Care, 34 (8): 1723-1728.

Satake S, Moore MC, Igawa K, et al, 2002. Direct and indirect effects of insulin on glucose uptake and storage by the liver. Diabetes, 51: 1663-1671.

Scheen AJ, Castillo MJ, Lefèbvre PJ, 1993. Combination of oral antidiabetic drugs and insulin in the treatment of non-insulin-dependent diabetes. Acta Clin Belg, 48 (4): 259-268.

Schmeltz LR, DeSantis AJ, Thiyagarajan V, et al, 2007. Reduction of surgical mortality and morbidity in diabetic patients undergoing cardiac surgery with a combined intravenous and subcutaneous insulin glucose management strategy. Diabetes Care, 30 (4): 823-828.

Seaquist ER, Blonde L, McGill JB, et al, 2020. Hypoglycaemia is reduced with use of inhaled Technosphere (®) Insulin relative to insulin aspart in type 1 diabetes mellitus. Diabet Med, 37 (5): 752-759.

Seaquist ER, Miller ME, Bonds DE, et al, 2012. The impact of frequent and unrecognized hypoglycemia on mortality in the ACCORD study. Diabetes Care, 35 (2): 409-414.

Shalitin S, Phillip M, 2008. The use of insulin pump therapy in the pediatric age group. Horm Res, 70 (1): 14-21.

Shomali ME, Herr DL, Hill PC, et al, 2011. Conversion from intravenous insulin to subcutaneous insulin after cardiovascular surgery: transition to target study. Diabetes Technol Ther, 13 (2): 121-126.

Sindelka G, Heinemann L, Berger M, et al, 1994. Effect of insulin concentration, subcutaneous fat thickness and skin temperature on subcutaneous insulin absorption in healthy subjects. Diabetologia, 37 (4): 377-380.

Sorli C, 2014. New developments in insulin therapy for type 2 diabetes. The American Journal of Medicine, 127: S39-S48.

Tamir O, Wainstein J, Abadi-Korek I, et al, 2012. The patient-perceived difficulty in diabetes treatment (PDDT) scale identifies barriers to care. Diabetes Metab Res Rev, 28 (3): 246-251.

The American College of Obstetricians and Gynecologists Committee, 2018. ACOG practice bulletin No.190 summary: gestational diabetes mellitus. Obstet Gynecol, 131 (2): 406-408.

Umpierrez GE, 2009. Basal versus sliding-scale regular insulin in hospitalized patients with hyperglycemia during enteral nutrition therapy. Diabetes Care, 32 (4): 751-753.

Umpierrez GE, Smiley D, Hermayer K, et al, 2013. Randomized study comparing a basal-bolus with a basal plus correction insulin regimen for the hospital management of medical and surgical patients with type 2 diabetes: basal plus trial.Diabetes Care, 36 (8): 2169-2174.

Vergès B, Brun JM, Tawil C, et al, 2012. Strategies for insulin initiation: insights from the French LIGHT observational study. Diabetes Metab Res Rev, 28 (1): 97-105.

Vora JP, Burch A, Peters JR, et al, 1993. Absorption of radiolabelled soluble insulin in type 1 (insulin-dependent) diabetes: influence of subcutaneous blood flow and anthropometry. Diabet Med, 10 (8): 736-743.

Wallia A, Molitch ME, 2014. Insulin therapy for type 2 diabetes mellitus. JAMA, 311 (22): 2315-2325.

Wang HF, Yeh MC, 2012. Psychological resistance to insulin therapy in adults with type 2 diabetes: mixed-method systematic review. J Adv Nurs, 68 (4): 743-757.

Watada H, Su Q, Li PF, et al, 2017. Comparison of insulin lispro mix 25 with insulin lispro mix 50 as an insulin starter in Asian patients with type 2 diabetes: a phase 4, open-label, randomized trial (CLASSIFY study). Diabetes Metab Res Rev, 33 (1): e2816.

Weng J, Li Y, Xu W, et al, 2008. Effect of intensive insulin therapy on beta-cell function and glycaemic control in patients with newly diagnosed type 2 diabetes: a multicentre randomised parallel-group trial. Lancet, 371 (9626): 1753-1760.

Wiemer N G, Dubbelman M, Ringens P J, et al, 2009. Measuring the refractive properties of the diabetic eye during blurred vision and hyperglycaemia using aberrometry and Scheimpflug imaging. Acta Ophthalmologica, 87 (2): 176-182.

Yun JS, Ko SH, 2015. Avoiding or coping with severe hypoglycemia in patients with type 2 diabetes. The Korean Journal of Internal Medicine, 30 (1): 6-16.

Zhu X, Shan W, Zhang P, et al, 2014. Penetratin derivative-based nanocomplexes for enhanced intestinal insulin delivery. Mol Pharm, 11 (1): 317-328.

第九章　1型糖尿病的治疗

第一节　1型糖尿病

1型糖尿病（T_1DM）是一种由 T、B 淋巴细胞共同参与的自身免疫性疾病，主要是因自身免疫系统对胰岛 B 细胞特异性破坏而导致体内胰岛素的绝对缺乏。成人迟发性自身免疫性糖尿病又称为自身免疫性缓慢进展型（latent autoimmune diabetes in adults，LADA），1997 年 WHO 对糖尿病分型提出新建议，将 LADA 归属于 1型糖尿病的亚型。

目前对于经典 1型糖尿病、成人迟发性自身免疫性糖尿病和 2型糖尿病的鉴别主要依据以下几点：

1. 发病年龄　1型糖尿病发病年龄轻，多为儿童及青少年；LADA 及 2型糖尿病发病年龄相对 1型糖尿病较晚，均为成年发病。

2. 胰岛自身抗体　1型糖尿病及 LADA 均为自身免疫性糖尿病，可合并多种胰岛自身抗体阳性，如谷氨酸脱羧酶抗体（glutamic acid decarboxylase antibody，GADA65）、胰岛素自身抗体（insulin autoantibody，IAA）、蛋白酪氨酸磷酸酶-2 抗体（IA-2A）、锌转运蛋白 8 抗体（ZnT8A），LADA 以 GAD65-Ab 阳性最常见，1型糖尿病以 IAA-Ab 阳性最常见；2型糖尿病通常无胰岛自身抗体阳性。

3. 胰岛功能　1型糖尿病胰岛功能呈低平曲线，2型糖尿病胰岛功能一般高峰延迟，LADA 发病初期胰岛功能尚可，但胰岛功能衰退较快。

4. 并发症及伴随症状　1型糖尿病多见糖尿病急性并发症，患者体型偏瘦，多为酮症酸中毒起病，口干、多饮多尿症状多见；2型糖尿病临床症状可不明显，多为体检时发现血糖升高，体型偏胖，多伴随高血压、高血脂、肥胖、高尿酸血症等伴随症状；LADA 临床症状可明显或无明显临床症状，体型多偏瘦或正常。

5. 治疗　1型糖尿病依赖外源性胰岛素治疗，2型糖尿病可予以口服降糖药或胰岛素治疗，LADA 胰岛功能减退快，发病半年内可予以口服降糖药物治疗，后续依赖胰岛素治疗。

第二节　胰岛素治疗

1型糖尿病患者由于内源性胰岛素分泌的绝对缺乏，均应尽早启用外源性胰岛素治疗（完全性或部分性），以保证良好的血糖控制，缓解高血糖症状，预防各种急、慢性并发症的发生和发展，提高患者生活质量，减轻社会和家庭的经济负担与精神负担。

一、胰岛素的治疗原则

胰岛素的治疗从小剂量开始逐渐增加剂量，至血糖达到控制目标，一旦患者发生无明显原因的低血糖，立即减少胰岛素用量，同时需结合患者胰岛功能状态、血糖控制目标、血糖波动幅度、低血糖风险等制订个体化的胰岛素治疗方案。

二、血糖控制目标

血糖控制的程度是糖尿病代谢控制的评价指标，根据美国 DCCT 的研究结果证实，若将血糖和 HbA1c 控制在一定水平之内，糖尿病微血管并发症可显著下降，因而把这一血糖值定义为血糖的控制目标。最新的 ADA 指南指出在选择血糖控制目标时，实现较低的 HbA1c 所带来的远期健康获益需与强化治疗过程中低血糖风险及儿童和青少年的发育负担相平衡。表 9-1 列出了儿童和青少年 1 型糖尿病患者血糖与 HbA1c 的目标控制水平。

表 9-1　儿童和青少年 1 型糖尿病患者血糖与 HbA1c 的目标控制水平

餐前血糖	夜间血糖	HbA1c（%）
90～130mg/dl（5.0～7.2mmol/L）	90～150mg/dl（5.0～8.3mmol/L）	<7.5（58mmol/mol）

注意事项：血糖和 HbA1c 的控制目标应该遵循个体化原则，在充分评估利弊的基础上可选择更低的血糖控制目标，在没有明显低血糖的情况下 HbA1c<7.0%的控制目标也是合理的；若患者频繁地发作低血糖或无感性低血糖需调整血糖控制目标；当餐前血糖与 HbA1c 的结果存在较大差异时需监测餐后血糖，以评估餐前胰岛素注射剂量。

成人 1 型糖尿病患者 HbA1c 控制目标通常<7.0%；无低血糖史、病程较短、预期寿命较长及无明显心血管并发症者建议执行更严格的 HbA1c 目标（<6.5%）。老年 1 型糖尿病患者如无并发症且预期寿命长，HbA1c 目标为<7.5%；合并轻中度并发症者 HbA1c 目标为<8.0%；合并严重并发症、一般情况差者 HbA1c 目标为<8.5%。

三、胰岛素初始剂量的选择

初始胰岛素剂量的选择应根据血糖的控制情况、饮食习惯、运动情况、体重等来决定。有些文献提出可根据每天每千克体重 0.5～1.0U 计算每天所需的胰岛素的总量。影响胰岛素敏感性的因素很多，这些因素也会影响患者胰岛素的用量。剂量的选择应根据患者年龄的不同、对胰岛素的敏感性不同而做相应的调整，如低龄患者的胰岛素用量就会相应地减少。表 9-2 列出了各年龄段对胰岛素的敏感性及胰岛素用量之间的关系，供参考。

表 9-2　年龄和胰岛素用量之间的关系

年龄（岁）	胰岛素用量	
≤2	<0.5U/（kg·d）	2～10U/d
3～12	0.7～1.0U/（kg·d）	8～30U/d
13～18	0.9～2.0U/（kg·d）	28～60U/d
≥18	1.0U/（kg·d）	40U/d

　　运动可增加胰岛素的敏感性，运动后血糖会下降，患者运动前应酌情减少胰岛素的用量。妊娠也会降低胰岛素的敏感性，妊娠时胰岛素的用量会明显增加，应以血糖控制良好为目标。其他，如月经、发热等都会影响到胰岛素的敏感性。

四、1 型糖尿病胰岛素治疗方案的选择

（一）基础胰岛素治疗

　　尽管目前很多指南仍推荐每天一次或每天两次注射中效胰岛素作为起始治疗，但是选择长效胰岛素类似物每天一次注射控制血糖的方案逐渐被采纳，长效胰岛素类似物每天一次注射治疗也更易于被患者接受，但每天一次胰岛素注射不是对每一名患者都适用，对于少数初发或处于"蜜月期"尚残存一定的胰岛功能的患者可选择此种治疗方式，同时根据患者自身胰岛功能及血糖情况联合餐时口服降糖药物控制血糖。如果每天注射量超过 20～30U 仍不能取得良好的血糖控制或者夜间有低血糖发生，且其他时间血糖控制不佳的情况下，应该选择每天两次或多次胰岛素注射来控制血糖。

（二）预混胰岛素治疗

　　部分患者采用每天早餐前及晚餐前注射预混胰岛素控制血糖，此种方案较适用于初诊 1 型糖尿病经胰岛素规范治疗后可出现受损胰岛功能部分缓解的患者，每天两次注射可维持血糖达标。但是这种胰岛素在剂量调整方面缺乏灵活性。这种注射方法可为全天提供足够的胰岛素，主要缺点为易在下午和半夜时发生低血糖，同时午餐后出现高血糖，血糖波动较大。有些患者可能需要调整为每天三餐前注射预混胰岛素控制血糖，因 50：50 的预混胰岛素能提供更多的餐前速效胰岛素的剂量，可能比通常情况下使用的每天两次注射的 25：75 或 30：70 的预混胰岛素更适用于此类患者。

　　血糖检测是调整胰岛素剂量的依据，根据血糖的情况调整胰岛素的剂量，3～4 天调整一次，每次调整幅度为 10%～20%。血糖和胰岛素的关系见表 9-3。

表 9-3　血糖与胰岛素类型及注射时间的关系

注射时间	胰岛素种类	相应时段的血糖
早餐前	中效胰岛素	午餐后血糖
	短效胰岛素	早餐后血糖
晚餐前	中效胰岛素	空腹血糖
	短效胰岛素	晚餐后血糖

测定相应时段的血糖以调整与之相对应的胰岛素剂量。每天预混胰岛素要求注射时间应相对固定，同时进餐时间及进餐量也应相对固定，否则会出现血糖波动较大，反复出现低血糖及高血糖。

（三）基础胰岛素加餐时胰岛素治疗

由于1型糖尿病患者胰岛功能通常很差，为模拟生理性胰岛素分泌模式，基础胰岛素联合三餐前短效胰岛素注射治疗是1型糖尿病患者首选的胰岛素治疗方案。胰岛素注射种类和与之相对应时间的血糖如表9-4所示。

表9-4　胰岛素类型与相应时段的血糖关系

注射时间	胰岛素种类	相应时段的血糖
早餐前	短效胰岛素	早餐后血糖
午餐前	短效胰岛素	午餐后血糖
晚餐前	短效胰岛素	晚餐后血糖
睡前	长效或中效胰岛素	空腹血糖

三餐前的胰岛素剂量根据相对应的餐后血糖来调整，睡前长效或中效胰岛素则根据空腹血糖来调整，每次剂量可根据血糖情况增减1~4个单位。每天多次胰岛素注射治疗方案在避免低血糖发生的前提下能更好地控制血糖达标，减少1型糖尿病患者远期并发症的发生发展，同时避免了每天注射预混胰岛素带来的固定进餐时间和固定进餐量的影响，有助于患者选择更灵活的生活方式。但此种治疗方案的注射次数较多，患者依从性较差。

（四）胰岛素泵的治疗

胰岛素泵通过持续输注短效胰岛素或速效胰岛素类似物，为患者同时提供基础及餐时胰岛素，能够更有效地模拟生理胰岛素分泌模式，同时与多次皮下注射使用的中长效胰岛素相比，能减少胰岛素吸收的变异度，平稳控制血糖、减少血糖波动，为1型糖尿病患者提供了良好的血糖控制和灵活的生活方式，但因价格昂贵，同时对患者知识水平要求较高而限制了它的临床应用。胰岛素泵只能输注短效胰岛素或速效胰岛素类似物，而中效胰岛素、长效胰岛素及长效胰岛素类似物及预混胰岛素不能应用于胰岛素泵。

胰岛素泵需提前设定好基础量，目前的胰岛素泵可以达到24小时内每小时甚至每半个小时设定一个基础量以控制基础血糖，三餐前或加餐前均可使用餐前大剂量注射胰岛素以控制餐后高血糖，从而使全天血糖得到良好控制。

1. 1型糖尿病患者胰岛素泵初始剂量设定

（1）未接受过胰岛素治疗的患者：每天胰岛素总量（U）＝体重（kg）×（0.4~0.5）。在使用过程中应根据血糖监测水平进行个体化的剂量调整。

（2）用泵前已接受胰岛素治疗的患者泵用胰岛素的剂量计算见表9-5。

表 9-5 已接受胰岛素治疗的患者换用胰岛素泵时每天胰岛素用量换算

用泵前血糖控制情况	开始胰岛素泵治疗时推荐剂量
血糖控制良好，无低血糖	用泵前的胰岛素总量×（75%～85%）
经常发生低血糖	用泵前的胰岛素总量×70%
高血糖、极少或无低血糖	用泵前的胰岛素总量×100%

2. 剂量分配

（1）每日基础量的设定：每日基础输注量=全天胰岛素输注总量×（40%～60%）（平均50%）

初始胰岛素泵治疗时，基础率占总剂量的比例建议如下：

成人　　　　　　　全天胰岛素总量×（40%～60%）

青少年　　　　　　全天胰岛素总量×（30%～40%）

儿童　　　　　　　全天胰岛素总量×（20%～40%）

剩余部分为餐前大剂量。

（2）餐前大剂量的设定：通常情况下按照三餐前 1/3、1/3、1/3 分配，最佳情况下根据饮食成分，特别是碳水化合物情况及血糖监测结果进行个体化设定。

使用胰岛素泵治疗也具有潜在的危险性，最主要是在剂量设定不合理、使用前未考虑其他降糖药物洗脱期或不规律饮食及运动情况下发生低血糖反应，其发生率和皮下注射短效胰岛素治疗相似；同时因为胰岛素泵输注管道阻塞、电池电量不足、胰岛素泵故障而患者未能及时发现，致使无胰岛素输注，易导致糖尿病酮症酸中毒的发生；胰岛素泵需要持续的皮下埋针，埋置部位有发生感染、硬结、瘢痕甚至断针的可能。

第三节　口服药物治疗

胰岛素是治疗 1 型糖尿病的基石，患者需要依赖胰岛素维持生命。目前 1 型糖尿病不能单独采用口服降糖药物治疗，不推荐用口服药物治疗糖尿病。但 1 型糖尿病患者尤其是青少年 1 型糖尿病患者，因生理、社会、心理因素的影响，血糖达标较困难。许多口服降糖药物可通过不同的机制降糖，从原理上推断对 1 型糖尿病患者的血糖也会有不同程度的调节作用，目前对于 1 型糖尿病患者的口服药物治疗仍处于研究探索阶段。

一、二甲双胍

二甲双胍对糖代谢的作用不依赖于 B 细胞，对 1 型糖尿病的治疗具有潜在价值，随着儿童及青少年肥胖率逐渐增加，胰岛素抵抗在 1 型糖尿病患者中越来越多，降糖的同时减轻胰岛素抵抗也十分重要。二甲双胍联合胰岛素治疗对于超重 1 型糖尿病患者，胰岛素的日平均剂量可降低，生活满意度明显增加。在非超重 1 型糖尿病患者中，低剂量的二甲双胍对体重指数及胰岛素敏感性均有益处。对 1 型糖尿病患者血糖影响结论并不一致，但大部分研究显示二甲双胍与体重增加减少、体重指数、脂肪下降即每天胰岛素剂量减少相关。因此，超重或肥胖的 1 型糖尿病患者存在胰岛素抵抗，必要时可联合二甲双胍（10 岁以下儿童禁用）进行治疗。由于肥胖率的增加，我们可以预期二甲双胍在 1 型糖尿病的治疗中将被更广泛地使用，但需要注意二甲双胍联合胰岛素治疗有增加低血糖的风险，需密切关注低血糖事件。

二、α-葡萄糖苷酶抑制剂

餐后血糖的调控对于总体血糖达标十分重要，1 型糖尿病患者血糖波动大，且由于患者进食种类及量的多样性，仅仅应用胰岛素调节餐后血糖达标仍有一定难度。葡萄糖苷酶抑制剂是一类抑制碳水化合物消化吸收的药物，主要降低餐后血糖，目前药物主要包括阿卡波糖和米格列醇。胰岛素联合 α-葡萄糖苷酶抑制剂治疗 1 型糖尿病对餐后血糖有明显改善作用，但对 HbA1c 影响结果并不一致，对于胰岛素用量及体重指数的调整作用也尚不明确，多数研究未发现胰岛素用量减少，对体重也无明显影响。因此，对于餐后血糖达标较差的 1 型糖尿病患者及饮食结构中碳水化合物含量较高的患者，可考虑加用 α-葡萄糖苷酶抑制剂用以调整餐后血糖，此类药物联合胰岛素降糖一般不增加低血糖发生风险。

三、噻唑烷二酮类降糖药物

噻唑烷二酮类降糖药是胰岛素增敏剂，能够减少外周组织及肝脏胰岛素抵抗，能够降低肝脏脂肪含量、炎症标志物、血压及微血管病变，在改善胰岛素敏感性方面具有优势。这类药物主要包括罗格列酮、吡格列酮等。几项在 1 型糖尿病患者中进行的研究表明，罗格列酮或吡格列酮联合胰岛素与单用胰岛素相比，对血糖的影响较小，可减少胰岛素用量，但由于其有体重增加、水肿及贫血风险，以及出于对骨代谢及心血管风险的顾虑，有些国家已经限制了这类药物在临床的使用。因此，噻唑烷二酮类降糖药物作为 1 型糖尿病患者胰岛素治疗的潜在辅助药物，其价值较小。

四、二肽基肽酶-4 抑制剂

二肽基肽酶-4（dipeptidyl peptidase，DPP-4）抑制剂可通过调节 GLP-1 的水平而发挥降糖作用。这类药物主要包括西格列汀、沙格列汀、维格列汀、利格列汀等。DPP-4 抑制剂联合胰岛素在有残存胰岛素分泌的患者中可能改善血糖控制并减少胰岛素需要量，目前的随机对照研究多以西格列汀为研究药物，入组样本多为十几人或几十人，最大样本量的一项研究是美国开展的纳入 125 名受试者的随机双盲安慰剂对照试验，从目前现有的这些临床研究看，该效应并没有得到明确证实，HbA1c 结果不一致，半数研究结果显示能降低，其他研究提示无明显降低。在血糖变异度及餐后血糖波动幅度方面的影响也较小。尽管 DPP-4 抑制剂可能对 1 型糖尿病有益，但现有的临床研究并不强烈支持加用 DPP-4 抑制剂调节 1 型糖尿病患者的血糖。此外，1 型糖尿病患者除胰岛素分泌不足外，还伴有胰高血糖素异常升高，维格列汀可以降低餐后胰高血糖素的分泌，但西格列汀未发现此作用。

五、钠-葡萄糖协同转运蛋白抑制剂

钠-葡萄糖协同转运蛋白（sodium-dependent glucose co-transporter）抑制剂有两种亚型，SGLT-1 分布在小肠黏膜上，在胃肠道吸收葡萄糖过程中发挥作用，而 SGLT-2 在肾小管细胞上，在肾脏重吸收葡萄糖过程中发挥作用。多个 SGLT-2 抑制剂已被批准用于 2 型糖尿病的治疗，SGLT-1/2 双抑制剂（sotagliflozin）也在临床研究中。这类药物从作用机制方面不依赖于胰岛 B 细胞，可与任何一种糖尿病治疗药物协同降糖，单用极少发生低血糖，因此从机制方面考虑也可用于 1 型糖尿病患者的治疗。现有研究显示其对 HbA1c 有降低作用，胰岛素剂量主要是基础胰岛素剂量也有所减少，同时伴有体重下降，但此类药物酮症酸中毒或血酮体升高风险增加，目前关于这类药物在 1 型糖尿病患者中的应用仍需更多的证据加以阐述其安全性及有效性。

目前可用于 1 型糖尿病治疗的药物除了胰岛素外仍有许多理论上可辅助调节血糖的药物，二甲双胍、α-葡萄糖苷酶抑制剂及 DPP-4 抑制剂类降糖药在 1 型糖尿病患者中的治疗经验较为丰富，对于血糖控制不良的 1 型糖尿病患者可根据不同特点选择不同的协助胰岛素调节血糖的药物。尽管这些药物在 1 型糖尿病患者中的研究尚未被指南推荐，也未开始大规模使用，但仍为 1 型糖尿病患者的治疗提供了新的选择和希望。

第四节　1 型糖尿病患者教育

1 型糖尿病是需依赖胰岛素治疗的终身性疾病，发病率逐年上升，多数见于儿童和青少年，少数为 40 岁以后的成年。由于患者发病年龄小，依从性差，认知能力较低，饮食及运动控制差，自发酮症倾向明显，易受社会因素影响，因此需要特殊的照护和教育以预防急性并发症及降低远期并发症的发生，提高 1 型糖尿病患者的生活质量。

一、完整的病情记录

糖尿病是终身性疾病，完整准确的记录非常重要，通过记录可以督促患者认真对待自身疾病，也有利于让医生在诊疗过程中详细地了解病情和疾病发生发展的过程，做出正确的判断和处理。记录内容包括：①身高、体重的变化；②饮食、运动和日常活动量；③胰岛素品种、剂量和注射时间，剂量调整及调整的原因；④自我监测的血糖和酮体的结果及其他的各项实验室检查结果；⑤低血糖反应出现的时间、症状、处理过程，并分析可能的原因；⑥记录每次就诊时间和所做的各项检查及治疗调整。

二、饮食和运动教育

目前饮食和运动教育已经成为 1 型糖尿病患者的基础治疗。糖尿病儿童饮食计划原则是应该满足其生长发育和日常活动的需要，过于严格的饮食控制必然影响其正常生长发育，医护人员需告知父母在患儿饮食治疗方面的重要性。此外，运动是儿童正常生长发育所必需的，运动对于糖尿病患儿可以增加胰岛素的敏感性，增加胰岛素的吸收和糖的利用，抑制肝糖生成，有助于血糖控制，对糖尿病的治疗和并发症的防治有积极意义。因此，患儿应养成合理的运动习惯，必须在血糖控制良好的情况下，根据年龄、运动能力安排适当的项目，每天定时定量进行运动。行走、慢跑、爬楼梯、游泳、骑车等有氧运动都对患儿有益。

三、规范的胰岛素治疗

糖尿病教育的另外一个目的是让患者和家属充分认识到糖尿病是终身的疾病，目前对于 1 型糖尿病的治疗还是以胰岛素为主，其他治疗目前尚只能作为辅助治疗，这一点是临床实践中医生、护士及患者和家属必须明确的。树立正确、科学的观念对于 1 型糖尿病的治疗是非常重要的，否则这些年轻的患者会失去良好的治疗时机，较早就出现明显的并发症。目前胰岛素治疗主要是皮下注射的方法，会给低龄患者带来很多不便和痛苦，甚至带来自卑或不平的心理，医生和家长需要及时地发现和引导这些不良的情绪才能使这些低龄患者不仅在生理上得到治疗，而且在心理上也得到健康发展。

四、有效的心理干预

1 型糖尿病疾病的特殊性易引起患者的诸多心理问题，继而影响血糖和并发症的控制。许多患者存在抑郁悲观、自暴自弃的情绪，不主动与医护人员配合，导致病情恶化，出现并发症，甚至可能导致死亡。因此，有效的心理干预能提高患者的治疗依从性，对血糖水平的控制有着积极的意义，进而可以延缓病情发展，减少并发症的发生。医生、护士及患者家属应了解患者的需求，有意识地多开导，适时鼓励，解除患者心中的疑惑，消除负面情绪和心理，帮助患者建立积极乐观的心理，树立坚定的信念和战胜疾病的信心，使患者改变自己的不良情绪。

五、良好的同伴支持教育

同伴支持教育在 1 型糖尿病中会发挥良好的作用。同伴支持教育是指具有相同背景、共同经历或某些原因使具有共同语言的人在一起分享信息、观念或行为技能，以实现教育目标的一种教育形式。这种教育可以使其他医疗服务得到强化，提高患者依从性，不断调整日常生活，激发患者面对疾病的勇气，从而帮助患者通过自我行为管理来达到疾病的缓解。国外研究显示，同伴支持教育模式改善了患者的自我管理能力，缓解了其抑郁、焦虑等不良情绪，提高了其生活质量。

六、家长角色的重要性

儿童和青少年自我控制能力较差，因此家长在 1 型糖尿病的治疗和管理过程中起着重要的作用，1 型糖尿病患儿的教育很大一部分是家长教育。糖尿病教育中很重要的一点是使患儿和家长明确了解与认识到糖尿病虽然是需要终身治疗的疾病，但是如果能够持之以恒地坚持科学合理的治疗就可以避免慢性并发症的发生和发展，患儿就可以和同龄孩子一样健康的成长和生活。患者和家属要了解 1 型糖尿病知识及治疗和监测等相关知识，如胰岛素的使用、剂量的调整、低血糖反应的识别和处理原则等，树立战胜疾病的信心和勇气，配合医务人员的各项检查和治疗，以达到良好控制血糖，预防急、慢性并发症的发生。

第五节　医学营养治疗

医学营养治疗（medical nutrition therapy，MNT）是糖尿病综合治疗的重要组成部分，是糖尿病自然病程中任何阶段预防和控制必不可少的措施。随着研究进展，营养治疗的概念也在不断更新，MNT 并不是简单节食，而是临床条件下由专业营养师（营养医师）对糖尿病的营养问题采取的特殊干预措施的总称，是综合考虑各项代谢指标如血糖、血脂、血压、肾功能及正常生长发育曲线后，制订与患者年龄相符的健康饮食和用餐方案。

1 型糖尿病发病可见于任何年龄，但是发病高峰期集中于儿童和青春期，因其生长发育阶段的特殊营养需求，以及对胰岛素需求量的变化，其膳食及生活也要随之进行调整。

一、1 型糖尿病 MNT 治疗目标

1. 供给热量充足、营养素全面的平衡膳食，保证儿童健康生长和青少年正常发育；成年人能够达到并维持合适的体重；妊娠期和哺乳期及疾病恢复期需增加热量供应以满足高代谢。

2. 通过平衡饮食、胰岛素用量或降血糖药物及活动量，达到或接近理想的血糖和血脂水平，维持正常血压，尽可能防止和延缓糖尿病急、慢性并发症的发生发展。

3. 通过对患者本人、患儿家长和看护人员等进行糖尿病饮食方面的教育，明确理解饮食治疗的要点及调配多样化饮食的方法，科学安排一日三餐及加餐，从而改善患者及家人的健康状态及生活方式。

二、1 型糖尿病 MNT 治疗原则

1. 热量　0～12 岁儿童每天总热量应供给充足，按照以下简单公式进行计算：

$$每天热量（kcal）=1000+年龄×（70～100）$$

公式中决定热量的系数 70～100，与年龄、胖瘦程度、活动量大小及平日饮食习惯有关，在体重、生长发育正常的前提下，特殊情况需由营养师依据个人情况进行个性化调整，热量选择可参见表 9-6。

表 9-6 儿童及青少年每天应供给总热量

年龄	每天热量
3 岁以下	1000+年龄×（95～100）kcal
4～6 岁	1000+年龄×（85～90）kcal
7～10 岁	1000+年龄×（80～85）kcal
10 岁以上	1000+年龄×（70～80）kcal
12～15 岁	1500～2000kcal
15～20 岁	女性：（29～33）kcal/kg 理想体重
	男性：（33～44）kcal/kg 理想体重

现代研究进展认为，糖尿病儿童及青少年的营养应趋于正常化的生活方式，尤其在病情稳定后的热量需求应与健康同龄儿相同。根据实际情况，因营养不良及消耗性疾病而导致的体重减轻者，可酌情增加热量；超重或肥胖患儿应适当降低热量摄入以确保患儿维持最佳的生长状态和理想体重。

2. 产能营养素热量分配 总热量确定以后，国际儿童和青少年糖尿病学会（ISPAD）建议的能量分配比例可以参见表 9-7。

表 9-7 儿童糖尿病每天摄入总热量的分配比例

分类	具体分配
碳水化合物（50%～55%）	蔗糖摄入量＜10%总热量
脂肪（30%～35%）	单不饱和脂肪酸＜20%，多不饱和脂肪酸＜10%，饱和脂肪酸＜10%；n-3 脂肪酸（顺式构型）0.15g/d；胆固醇＜300mg
蛋白质（10%～15%）	1～3 岁幼儿 RNI 为 25～30g/d
	4～5 岁学龄前儿童 RNI 为 30～35g/d

3. 碳水化合物 对餐后血糖的影响最为明显，在计算碳水化合物总量和在食物中的比例的同时，还要考虑每一种含碳水化合物食品的升糖指数（GI）。GI 值是衡量食物摄入后引起血糖反应的一项有意义的指标，提示含有 50g 有价值的碳水化合物的食物与相当量的葡萄糖或白面包相比，在一定时间内引起血糖应答水平的百分比值。一般认为，GI 值＜55 为低 GI 食物；55≤GI 值＜75 为中等 GI 食物，75≤GI 值为高 GI 食物。选用 GI 值较低的食物有利于血糖的控制，如果碳水化合物的来源为低 GI 食物，其供能比可达 60%。碳水化合物计数法是美国儿童和青少年糖尿病患者最常用的膳食计划方法。碳水化合物计数法是指所有含碳水化合物的食物，按照食物的种类，将含有 15g 碳水化合物的食物作为一个交换份，据此可进行同类食物的替换。常见的一份食物，举例如下：苏打饼干 2 片，无糖面包 1 片，馒头 1 两，1/3 个水果，250ml 低脂牛奶，上述食物均含有 15g 的碳水化合物，可以作为一个交换份。基础碳水化合物计数法通过合理、准确地分配一天中允许摄入的碳水化合物，并且保持每餐摄入固定的碳水化合物数量，进而计划、制订每天的饮食。研究表明，保持每一顿正餐和加餐所摄入的碳水化合物量相同，可以保持对血糖影响的相对一致性，有助于胰岛素的合理使用，从而实现最佳血糖控制。

4. 蛋白质　根据儿童生长发育特点，需充分保证对蛋白质，特别是乳、蛋、奶等优质蛋白的摄入，以纠正营养不良。年龄越小的儿童，蛋白质的需要量就越多，同时需谨防蛋白质摄入过量，若出现微量蛋白尿和糖尿病肾病时应减少蛋白质摄入量。对于高血脂患者，植物来源的蛋白质，尤其是大豆蛋白，相比动物蛋白有助于降低血脂水平。超重或肥胖患者，短期内（3 个月）高蛋白膳食有助于减轻体重，但不建议长期应用。最新研究表明，乳清蛋白有助于促进胰岛素分泌，提高胰岛素敏感性，改善糖代谢，并在短期内减轻体重。

5. 脂肪　是热量的良好来源，应鼓励体重和血脂正常的患者合理摄入健康脂肪，即瘦红肉、去皮白肉、鱼虾海鲜、脱脂和低脂牛奶及奶制品、豆类等。脂肪的优先选择顺序：单不饱和脂肪酸＞多不饱和脂肪酸＞饱和脂肪酸＞反式脂肪酸，尽量不要摄入反式脂肪酸。对于肥胖和高血脂的儿童来说，减少饮食中脂肪和胆固醇的摄入有助于降低血胆固醇，减少糖尿病心血管疾病的发生风险。

6. 维生素和矿物质　糖尿病患儿与健康儿童每天所需基本一致，提供适量的新鲜水果和足量蔬菜摄入的均衡饮食，有助于满足患儿每天的营养所需。研究显示，接受饮食治疗的 1 型糖尿病患者常存在维生素 A、维生素 B_1、维生素 B_2、维生素 B_6、维生素 C、维生素 D、维生素 E 等缺乏，特别是维生素 D 缺乏症很常见，应注意定期检测微量营养素，进行营养评估，酌情补充，可防止维生素和矿物质缺乏。

7. 膳食纤维　鼓励儿童进食粗粮、蔬菜和适量水果，增加可溶性和不可溶性膳食纤维的摄入，有助于消化，增加饱腹感，降低血胆固醇和三酰甘油水平，并有利于调节血糖。膳食纤维摄入建议：1 岁以上儿童为 0.8g/kcal（3.3g/MJ），2 岁以上为（年龄+5）g/d。

8. 盐　摄入食盐过多会增加高血压风险，目标盐摄入量应该<4g/d。

9. 糖尿病功能性食品　并不推荐食用贴有"无糖"标签的食品，一方面通常脂肪含量较高，另一方面使用的甜味剂可能有导致腹泻等副作用，包括糖醇（如山梨糖醇）。

10. 乙醇　儿童、青少年饮酒是被普遍禁止的。乙醇摄入可能会导致成年糖尿病患者发生延迟性低血糖，一般发生在喝酒之后的 16 小时。饮酒前、饮酒中及饮酒后都需要保证摄入适量的碳水化合物，同时还应该降低胰岛素的使用量，谨防低血糖的发生。

11. 乳糜泻　研究表明约有 10% 的 1 型糖尿病儿童有乳糜泻反应。小肠活检结果呈阳性或是有明显症状的患者需要使用无麸质饮食进行治疗，剔除饮食中的小麦、黑麦、大麦、黑小麦制品，并用土豆、大米、大豆、木薯粉、荞麦或者燕麦替代。大部分患儿是无症状的，未经治疗的乳糜泻和自身免疫性肠病需要长期食用无麸质饮食。

12. 餐次　儿童进食的餐次分配鼓励少食多餐，除了三餐定时定量外，每天尽量保证固定时间进行 2～3 次加餐。这样不仅可以使血糖得到良好的控制，同时能够有效地预防低血糖的发生。当睡前血糖低于 7mmol/L（130mg/dl）或白天活动过多时，许多儿童需要睡前加餐。

1 型糖尿病的研究显示，餐前胰岛素剂量对餐后血糖的影响和进餐的食物中碳水化合物的总量具有显著的相关性，应根据每餐中的碳水化合物的总量来调整餐前胰岛素的剂量。如果每天餐前胰岛素的剂量是固定的，那么恒定饮食中碳水化合物的量是保持血糖控制良好的重要因素。1 型糖尿病患者均需接受胰岛素治疗，几乎所有患者的胰岛素剂量都是相对固定的，因此保证定时、定量进餐非常重要。

　　随着患儿年龄的增长，对于热量及各种营养素的需要量都会增加，1 型糖尿病 MNT 的膳食计划应以家庭生活方式和食物营养价值为基础，根据生长发育的需要进行调整。初发 1 型糖尿病患者和家庭应在诊断后病情稳定的情况下尽早（2 周内）开始 MNT。年幼儿童每 3～6 个月更新 1 次 MNT，较大儿童每 6～12 个月更新 1 次。总之，针对 1 型糖尿病患者，MNT 必须个性化，由专职营养师（营养医师）采用碳水化合物计数法和（或）食物交换份法为患者长期制订 MNT 方案。

第六节　运 动 治 疗

　　1 型糖尿病的管理具有一定挑战性，涉及多种生理和行为管理。定期锻炼对于 1 型糖尿病患者同样重要。目前大量研究表明，规律的运动锻炼对所有年龄段的 1 型糖尿病患者能产生健康效益。2017 年 5 月 *Lancet Diabetes Endocrinol* 杂志发表了《1 型糖尿病的运动管理共识声明》，为 1 型糖尿病患者的运动管理给予了详细的指导。1 型糖尿病患者的运动可能存在以下几个难题：对低血糖的恐惧、害怕血糖无法控制、运动时间不足、设施使用不当、缺乏运动的动力及对运动管理知识的缺乏，因此无论对于患者还是医务人员，1 型糖尿病患者的运动管理更具挑战性。1 型糖尿病患者与普通人群相比运动更少，60% 的成年 1 型糖尿病患者超重或肥胖，约 40% 患有高血压，60% 患有血脂异常。1 型糖尿病患者血糖波动更大，定期锻炼可以帮助其达到理想的 HbA1c、血压、体重指数目标，降低心血管疾病的患病风险。该共识为 1 型糖尿病患者提供了运动管理的最新指导，包括安全有效运动的血糖目标、饮食和胰岛素剂量的调整及防止出现运动相关的血糖波动。对于成年糖尿病患者，推荐每周进行 150 分钟的体育锻炼，且不建议连续 2 天以上不参加体育锻炼；同时建议每周进行 2～3 次的抗阻力运动。对于患有糖尿病的儿童和青少年，推荐每天至少要进行 60 分钟的体育锻炼。其具体内容如下：

一、运动生理学

　　有氧运动和无氧运动对于大部分糖尿病患者均有益。现在，共识也将高强度间歇训练作为糖尿病前期及 2 型糖尿病的一种运动方式。一些研究表明，高强度间歇训练相较于连续有氧运动在改善心血管功能和糖代谢参数上更有效。共识指出，目前尚不确定改善 1 型糖尿病患者心血管功能最有效的运动方式。共识亦指出，1 型糖尿病患者在做有氧运动时血糖水平下降，大多数患者的低血糖症状发生在有氧运动开始后的 45 分钟左右；而抗阻力运动使 1 型糖尿病患者的血糖更为稳定，且短暂而剧烈的无氧运动（如短跑、举重和一些竞技运动）或高强度间歇训练使血糖水平上升。对于 1 型糖尿病患者，血糖对运动的反应受胰岛素给药、循环胰岛素量及运动前血糖水平的影响。1 型糖尿病患者在不同形式运动下的血糖反应如图 9-1 所示。

　　如图 9-1 中的箭头和灰色阴影部分所示，对不同形式的运动产生的血糖反应在个体间存在显著差异。一般来说，有氧运动降低血糖水平，无氧运动升高血糖水平，混合形式运动时血糖较稳定。血糖对运动的反应受多种因素影响，这些因素包括运动持续时间和强度、初始血糖浓度、胰岛素和胰高血糖素浓度及其他循环激素水平、个人健康状况及营养状况。

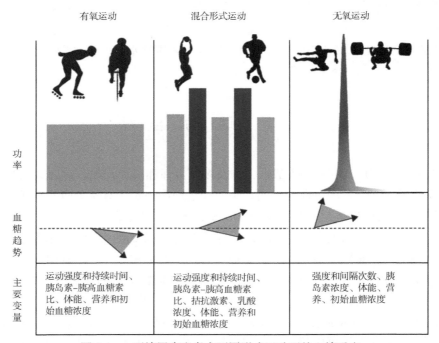

图 9-1　1 型糖尿病患者在不同形式运动下的血糖反应

二、运动和血糖控制目标

尽管运动对年轻 1 型糖尿病患者可能有益，但定期运动是否可以改善成年 1 型糖尿病患者代谢水平目前尚缺乏充分证据。运动开始前血糖应该在一个合适范围。运动开始时，如果循环胰岛素浓度高，则碳水化合物的摄入量需要增加。共识指出了运动开始前、运动过程中血糖的适宜范围：对于持续 1 小时的有氧运动，初始血糖范围可在 7～10mmol/L，当然，若是为了防止低血糖的发生，血糖水平也可高于 7～10mmol/L；对于无氧运动和高强度间歇训练，运动前血糖可稍低，保持在 5～7mmol/L，因为这两种运动可使葡萄糖水平保持相对稳定或者下降程度低于持续的有氧运动，甚至使血糖水平略有上升。在运动过程中，血糖水平控制在 6～8mmol/L 比较理想。此外，共识还根据患者运动开始前不同血糖水平给予不同运动建议，具体如表 9-8 所示。

表 9-8　运动开始前血糖浓度及血糖管理推荐策略

血糖水平	运动建议
开始血糖低于目标水平（＜5mmol/L）	·运动前摄取 10～20g 葡萄糖 ·延迟运动直到血糖超过 5mmol/L，密切监测低血糖
开始血糖接近目标水平（5～6.9mmol/L）	·在开始有氧运动前摄取 10g 葡萄糖 ·无氧运动和高强度间歇训练可以开始

续表

血糖水平	运动建议
开始血糖在目标水平 （7～10mmol/L）	·有氧运动可以开始 ·无氧运动和高强度间歇训练可以开始，但血糖浓度会上升
开始血糖轻度高于目标水平 （10.1～15.0mmol/L）	·有氧运动可以开始 ·无氧运动和高强度间歇训练可以开始，但血糖浓度会上升
开始血糖高于目标水平 （＞15.0mmol/L）	·如果高血糖原因不明（与最近进食不相关），则检查血酮体。如果血酮体轻度升高（达1.4mmol/L），则仅限于低强度短时（＜30分钟）运动。运动开始前可能需小剂量胰岛素帮助，如果血酮升高（≥1.5mmol/L），禁忌运动，建议快速进行血糖管理 ·如果血酮较低（＜0.6mmol/L）或尿酮体小于（2+）（或＜4.0mmol/L）可开始轻至中度的有氧运动，运动时应检测血糖浓度，以检测血糖浓度是否进一步升高

三、运动注意事项

对于 1 型糖尿病患者而言，运动期间的注意事项十分重要。共识总结了几种 1 型糖尿病患者在运动中可能出现的情况，并给予了相关建议。

（1）酮症的处理：首先应鉴别血酮升高的原因，包括疾病本身、饮食、运动时间过长及胰岛素遗漏等。若运动前血酮升高（≥1.5mmol/L）或尿酮升高（≥2+或≥4.0mmol/L），需要判断是高血糖造成的糖尿病酮症还是长期饥饿引起的饥饿性酮症，二者处理方式截然不同，前者需给予胰岛素，而后者则是补充碳水化合物。若血酮≥3.0mmol/L，需立即去医院进一步处理。因此，医疗保健人员需要对血酮、尿酮进行监测，判断病因并给予相应的处理。

（2）低血糖的处理：①运动前 24 小时内曾发生严重低血糖者（定义为血糖水平≤2.8mmol/L 或需要他人协助的低血糖事件）禁忌运动，因为运动可增加更严重事件风险；②发生轻度低血糖者（血糖水平为 2.9～3.9mmol/L，可自行处理），应考虑复发风险，避免特别不安全的运动（如高山滑雪、攀岩、游泳或徒步旅行）。对于糖尿病患者而言，身体活动获益大于久坐风险。伴有糖尿病慢性并发症的患者可从轻度身体活动中获益并降低不良事件风险，对于伴有长期疾病或 HbA1c 远高于目标水平的患者，剧烈运动、涉及提拉重物的活动及竞争性耐力项目应予以避免，特别是伴有不稳定的增殖性视网膜病变、严重自主神经功能障碍或肾衰竭的患者。

（3）运动性低血糖准备不足：1 型糖尿病患者运动开始前一定要知晓运动前血糖水平，准备好血糖监测设备及用于纠正低血糖的零食。

四、营养管理建议

共识强调，对 1 型糖尿病患者而言，在运动中采用个体化的膳食及胰岛素调整策略是提高血糖管理水平的关键。共识根据运动前、运动中、运动后及运动持续时间的不同，对有氧运动（有或无糖尿病人群）碳水化合物所需量及低血糖预防策略总结如表 9-9 所示。

五、结　论

定期运动有益于 1 型糖尿病患者健康和体型的维持，其应作为患者的一项常规目标。应注意无论哪种运动形式，均需对运动前、运动期间及运动后的血糖进行严密的监测。目前 1 型糖尿病患者和他们的健康护理团队在运动与运动管理方面仍面临着相当大的挑战。需要更多的研究来确定如何在基础胰岛素剂量调整的基础上最大程度地预防运动相关低血糖的发生，以及如何在运动后的恢复期内良好地控制血糖等。

表 9-9　运动前、运动中、运动后及运动持续时间的不同，有或无糖尿病人群
有氧运动碳水化合物所需量及低血糖预防策略

项目	伴或不伴有糖尿病运动员 有氧运动所需	预防低胰岛素状态下 低血糖所需	预防高胰岛素状态下 低血糖所需
运动前进食（低脂肪、低升糖指数碳水化合物）	根据运动强度和类型，每千克体重应至少给予1g碳水化合物	根据运动强度和类型，每千克体重应至少给予1g碳水化合物	根据运动强度和类型，每千克体重应至少给予1g碳水化合物
运动前立即进食（高升糖指数碳水化合物）	无须摄入碳水化合物	如果血糖浓度<5mmol/L，摄入10～20g碳水化合物	如果血糖浓度低于5mmol/L，摄入20～30g碳水化合物
运动后进食	摄入每千克体重1.0～1.2g碳水化合物	应遵循运动营养指南以最大限度地恢复胰岛素对血糖的调节	应遵循运动营养指南以最大限度地恢复胰岛素对血糖的调节
运动（持续30分钟）	不需要碳水化合物	如果血糖浓度<5mmol/L，摄入10～20g碳水化合物	可能需要15～30g碳水化合物来预防和治疗低血糖
运动（持续30～60分钟）	少量碳水化合物(10～15g/h)可提高表现	低至中等强度运动（有氧运动）；碳水化合物需要量（10～15g/h）取决于活动过程中测得的运动强度与血糖浓度；高强度运动（无氧运动）：血糖<5mmol/L 时摄入10～20g碳水化合物，否则无须摄入碳水化合物	每30分钟可能需要15～30g碳水化合物以防止低血糖
运动(持续60～150分钟)	摄入碳水化合物30～60g/h	摄入碳水化合物30～60g/h 以预防低血糖	每小时75g碳水化合物以预防低血糖
运动（>150分钟）	摄入碳水化合物60～90g/h	遵循运动营养指南（摄入碳水化合物60～90g/h），适当调整胰岛素剂量以改善血糖	遵循运动营养指南（摄入碳水化合物60～90g/h），适当调整胰岛素剂量以改善血糖

第七节　血糖监测

一、血糖监测种类

目前的医疗实践中，糖化血红蛋白和血浆葡萄糖是两种最常用的血糖监测指标。

1. 糖化血红蛋白　HbA1c 可以提示近 6～8 周血糖的总体控制情况，其水平与治疗效果及发生并发症的风险相关，因此 HbA1c 在糖尿病管理中起着核心作用。

2. 果糖胺 白蛋白所含的游离氨基可与葡萄糖进行非酶反应,从而形成果糖胺。果糖胺可反映近1~3周的血糖水平,但其不适合常规使用,因为该测定显著受到白蛋白排泄的影响。但在血糖需求迅速变化的妊娠中,或者在备孕期,测定果糖胺依然有用。

3. 血浆葡萄糖 测量血浆葡萄糖可提供患者血糖的日常控制水平及对治疗的反馈。采集后的红细胞可继续进行糖酵解,有可能导致报告时的葡萄糖水平比采血时低。通过快速离心并储存在冰箱中可以避免继续糖酵解。如果在室温下运输血液,则应将其收集到含氟化物的管中,从而防止葡萄糖进一步代谢。如果患者正在进行静脉输液,则应从与输液相反的手臂抽血,以防止样本受到干扰。

4. 监测毛细血管血糖 自我血糖监测(self-monitoring of blood glucose,SMBG)即测定固定时间的瞬间末梢血糖值来评估血糖水平。SMBG是T_1DM患者自我管理不可缺少的一部分,可使血糖控制得更为平稳,从而最大限度地降低并发症发生的风险。医务工作者应鼓励1型糖尿病患者进行SMBG,建议每天测量4次或更多次血糖,并详细记录以供临床医生调整用药。

5. 连续动态血糖监测 1型糖尿病患者需要更频繁地进行血糖测量来指导生活方式和药物治疗,动态血糖监测系统(continuous glucose monitoring systems,CGMS)是指通过葡萄糖感应器监测皮下组织间液的葡萄糖浓度而间接反映血糖水平的监测技术,可持续监测患者的血糖水平,从而加强血糖控制,并降低低血糖事件的发生率。

二、血糖控制标准

ADA指南推荐对全年龄组的儿童和青少年1型糖尿病患者统一采用HbA1c<7.5%的标准,这一做法与ISPAD、儿童内分泌学会(PES)和国际糖尿病联盟(IDF)一致。但血糖及HbA1c的标准需因人而异,以期望在达到血糖控制目标的同时避免低血糖、高血糖事件的发生,并可以维持正常的生长发育。成人1型糖尿病患者年龄分布广、大多数病程较长,但其身体状态(如并发症、合并症、躯体及认知障碍等方面)却不尽相同,医务工作者在为其制定治疗计划时需个体化。因此,指南推荐:①HbA1c≤7%可以降低微血管并发症发病风险,因此对于大多数1型糖尿病成人患者而言,HbA1c应控制在7%以下。②对于病程短、预期寿命长、未曾发生过无症状低血糖事件、未合并心血管疾病的成年患者,可适当降低糖化血红蛋白的控制标准(HbA1c<6.5%),但要同时保证不会明显增加低血糖的发生频率及发作程度或是其他不良事件的发生频率。③对于那些曾经出现严重低血糖事件、无症状低血糖、预期寿命短、合并大血管/微血管并发症终末期、合并多种疾病的患者可适当放宽糖化血红蛋白的控制标准(HbA1c<8.5%)。

值得注意的是,任何年龄段的1型糖尿病患者控制血糖时,不仅应关注糖化血红蛋白,还需参考自我血糖监测记录的数据(包括连续血糖监测的数据),以便及时调整治疗方案。

第八节 脆性糖尿病的治疗

脆性糖尿病又称为不稳定型糖尿病,是指病情极不稳定、血糖波动范围大且难以控制的糖尿病。它具有血糖昼夜波动大，病情极不稳定、不易控制，容易发生酮症酸中毒和低血糖两极分化现象的特点。女性多发、无意识低血糖、胰岛素敏感、饮食失调及相关心理和社会行为问题常同时发生。

一、临 床 特 点

脆性糖尿病约占 1 型糖尿病患者的 5%，这种患者大多比较消瘦、营养不良，胰岛功能极差或完全衰竭。患者病情极不稳定，即便是在饮食量、运动量和胰岛素剂量不变的情况下，血糖也会出现没有缘由的显著波动，特别容易发生低血糖、酮症酸中毒甚至昏迷。与一般糖尿病患者不同，这种患者对胰岛素注射剂量的调节十分敏感，当血糖升高时，略增加胰岛素注射剂量（如 1 个单位）就可能发生低血糖，而血糖下降时，略减少胰岛素剂量，血糖又明显升高，因此治疗难度甚大。

所有影响血糖变化和胰岛素作用的因素都会使脆性糖尿病患者产生显著的血糖波动。例如，精神因素：焦虑、失眠等情绪变化；饮食因素：失调、胃肠功能紊乱（如顽固性腹泻）；运动因素：运动量过大、过于疲劳；气候因素；应激因素：感染、感冒发热、各种创伤；药物因素：胰岛素治疗方案不合理（如 Somogyi 反应等）或胰岛素注射方法不当，导致胰岛素吸收障碍，尤其使用中效或长效胰岛素时；糖尿病合并自主神经功能损害（如糖尿病性胃轻瘫、胃排空延迟、影响食物的吸收）；胰岛素自身抗体的存在。

二、诊 断

对于脆性糖尿病的诊断，目前没有明确的共识，《实用内分泌学》中提出以下标准：在连续数月保持恒定进食量、运动量及胰岛素用量、注射方法不变的情况下，如果患者仍同时出现以下 5 种情况，即可诊断脆性糖尿病：反复测定每天早上空腹血糖，每天变动在 5.55mmol/L 以上，变动百分率呈 V 型曲线；日间尿糖排出量在 30g 以上范围内波动；有不能预期的低血糖发作；频繁地出现尿酮体阳性；血糖日内变动幅度达 11.1mmol/L 以上，而无明确原因（需除外 Somogyi 反应及黎明现象）。

三、治 疗

脆性糖尿病的治疗目的在于避免严重低血糖，减少血糖波动，使患者血糖长期控制达标。健康教育、血糖控制及强化治疗是治疗脆性糖尿病的基础。

（一）健康教育

对于脆性糖尿病的教育，应着重于对饮食及运动的严格控制，减少低血糖的发生及发生低血糖后的紧急应对措施。血糖的极度不稳定会给患者带来精神上的巨大压力，甚至出现自暴自弃、放弃治疗，给予患者充分的鼓励可增加患者对于血糖长期控制的信心，有利于提高依从性。对脆性糖尿病患者有必要进行心理评估，对存在的焦虑、抑郁状态给予心理疏导并建议在专科医师的指导下进行一定的药物干预。

（二）血糖控制

脆性糖尿病血糖控制的方法包括：①一日多次注射胰岛素，将每天 2 次注射改为每天 4 次注射，根据进餐情况调整胰岛素的剂量。三餐前注射短效胰岛素（或超短效胰岛素），睡前注射中效胰岛素（或超长效胰岛素）。胰岛素持续皮下泵入，可提供足够量的基础胰岛素，灵活地调整餐前量能更好地模拟胰岛素的生理作用模式，减少血糖波动，避免低血糖发生，是目前最为理想的治疗方式。②在胰岛素治疗的基础上，适当加用某些口服降糖药物可以有效地减少血糖波动，并减少胰岛素用量及由于长期注射胰岛素导致的体重增加。可以用于脆性糖尿病辅助治疗的口服降糖药物有二甲双胍、α-糖苷酶抑制剂、二肽基肽酶抑制剂、胰岛素增敏剂。由于脆性糖尿病患者的胰岛功能较差，不建议使用胰岛素促泌剂。

（三）强化治疗

积极纠正可能引起血糖波动的诱因，如积极治疗酮症、高渗等急性并发症，对于合并感染者，应选用敏感抗生素抗感染治疗。针对存在的慢性并发症尤其是胃肠病变进行治疗，尤其对于合并胃肠病变者，建议少食多餐，并食用低脂肪、易消化的食物，适当给予胃肠动力药物促进胃排空。慎用易诱发消化性溃疡的药物。同时给予治疗神经病变药物如维生素 B_1、硫辛酸、依帕司他等进行辅助治疗。

第九节　1型糖尿病伴发疾病

1 型糖尿病常合并其他自身免疫性疾病，如自身免疫性甲状腺疾病（autoimmune thyroid disease，AITD）、乳糜泻、原发性肾上腺皮质功能减退、自身免疫性肝炎、自身免疫性胃炎、皮肌炎、重症肌无力和白癜风等，其中最常见的是 AITD 和乳糜泻，而这些疾病会影响血糖的控制和增加合并症及并发症的发生率。因此，诊断 1 型糖尿病后，如有症状应立即评估与其相关的自身免疫性疾病。

一、自身免疫性甲状腺疾病

AITD 是最常见的与 1 型糖尿病密切相关的自身免疫性疾病，在 1 型糖尿病中占 17%～30%，包括毒性弥漫性甲状腺肿（Graves disease，GD）和桥本甲状腺炎（Hashimoto thyroiditis，HT）。约 25%的患者在诊断 1 型糖尿病时已存在甲状腺特异性自身抗体。这些抗体的存在表明甲状腺功能障碍，其中 HT 在 1 型糖尿病患者中占 14%～18%，而 GD 约占 0.5%。最近的一项瑞典研究通过多变量分析表明，甲状腺过氧化物酶抗体（thyroid peroxidase autoantibody，TPOAb）比抗甲状腺球蛋白抗体（anti-thyroglobulin autoantibody，TgAb）更具有预测性。然而，高血糖、酮症或酮症酸中毒及体重减轻等均会影响甲状腺功能，从而影响 AITD 诊断。因此，甲状腺功能检测应该在代谢水平稳定和血糖控制较好的情况下进行。另外，亚临床甲状腺功能减退能够增加低血糖事件的发生，而甲状腺功能亢进可以改变血糖代谢水平且不利于血糖控制。

因此，1 型糖尿病患者在诊断后，应立刻考虑检测甲状腺相关自身抗体，同时应立刻测定 TSH。如果 TSH 正常，考虑每 1~2 年复查一次；如果患者出现甲状腺功能异常的症状、甲状腺肿、生长速率异常或罕见血糖变异者，应立即复查。

二、乳糜泻

乳糜泻是一种携带有遗传易感基因的个体因摄入含麸质蛋白的谷物（如小麦、大麦和裸麦）及其制品而诱发的自身免疫性肠病，又称为麦胶性肠病、非热带口炎性腹泻。乳糜泻在 1 型糖尿病患者中的发病率为 1.6%~16.4%，是正常人群发病率的 20 倍（正常人群的发病率为 0.3%~1%），且该病多见于女性和糖尿病初发年龄较早的患者。1 型糖尿病诊断后，通过检测血清 IgA 水平和组织转谷氨酰胺酶抗体（tissue transglutaminase antibody, tTGA）筛查乳糜泻，而如果血清 IgA 缺乏，考虑测定 tTGA 或脱酰胺醇溶蛋白抗体 IgG 以筛查乳糜泻。自身抗体阳性或无症状高风险患儿建议行小肠镜活检以明确诊断。此外，HLA-DQ 基因分型也可作为辅助的诊断手段，主要用于当小肠组织活检结果和血清学结果不一致时，根据基因检测结果，进行乳糜泻排除诊断。如果患者已出现明显的临床症状、特异抗体阳性、高滴度 tTGA IgA（高于正常上限 10 倍）和特异 HLA-DQ2/DQ8 基因型，则患者可以不用小肠镜活检以确诊。

乳糜泻一般在患者诊断为 1 型糖尿病后 5 年内发生，因此乳糜泻在糖尿病诊断的 2 年内重复筛查，5 年后再次筛查，且考虑在有症状的儿童或乳糜泻一级亲属中进行更频繁的筛查。虽然乳糜泻在糖尿病 10 年后也可以诊断，但是 5 年后的最佳筛查频率目前还无有效的数据支持。

活检确诊的乳糜泻患者应该进行无麸质饮食以减轻症状并减少低血糖的发生。然而，这种饮食限制对于 1 型糖尿病和乳糜泻患者均是一种沉重的负担，因此在确定无麸质饮食之前，建议对无症状的患儿进行活检确诊。另外，有研究表明无麸质饮食对那些无症状但已活检确诊的抗体阳性的成人也有很大的益处。

第十节　1 型糖尿病的预防

1 型糖尿病是儿童及青少年最常见的慢性自身免疫性疾病，以胰岛 B 细胞不可逆性损伤为特点。遗传易感个体在环境因素的作用下，针对胰岛 B 细胞自身抗原的免疫耐受被打破，引起胰岛 B 细胞免疫损伤、胰岛素分泌减少，最终导致血糖升高并需要依赖外源性胰岛素治疗。在 1 型糖尿病临床发病前的数年即已存在体液和细胞免疫的证据，临床上在 1 型糖尿病发病前即检测到一种或多种针对胰岛 B 细胞自身抗原的抗体，给 1 型糖尿病的早期干预及预防提供了时间和机会。1 型糖尿病与其他众多疾病一样，有三级预防措施。

一级预防主要通过控制各种危险因素、终止自身免疫的启动以预防 1 型糖尿病的发生，目标人群为1型糖尿病的高危人群即1型糖尿病的一级亲属或携带HLA易感基因且胰岛自身抗体阴性者。因目标人群主要为婴幼儿，因此一级预防的研究主要集中于饮食干预，如牛乳蛋白、谷物蛋白、维生素D、ω-3脂肪酸。TRIGR研究中期结果虽提示酪蛋白水解牛乳组的自身抗体阳性率较低，但最终随访11.5年后的结果表明，早期接触牛乳蛋白并不增加1型糖尿病的累积发病率。有研究表明，婴儿分别在3个月前和7个月后接触谷蛋白，其胰岛自身抗体的检出率明显不同。维生素D有调节免疫及抗炎作用，基于流行病学资料显示，维生素D缺乏与1型糖尿病及其他多种自身免疫性疾病相关，有研究表明补充维生素D可降低1型糖尿病发病风险，饮食中富含或补充ω-3脂肪酸对易感人群也有保护作用。尽管大量研究提示特定的饮食干预可减少胰岛自身抗体的阳性率，但对1型糖尿病发病率的影响暂无明确定论，需进一步研究。

二级预防主要通过延缓或阻止自身免疫介导的胰岛B细胞损害的进展而延缓或阻止1型糖尿病发病，主要针对1型糖尿病前期人群即两个或以上自身抗体阳性且血糖正常的人群；二级预防多采用抗原特异性疗法，胰岛素为研究最多的胰岛自身抗原，众多研究提示口服胰岛素并未延缓1型糖尿病发病，但在IAA持续高滴度（≥80μ/ml）阳性的人群中，口服胰岛素可延缓1型糖尿病发病。但停止口服胰岛素后，1型糖尿病病程反而加速，提示口服胰岛素在IAA滴度高的人群中干预可能有效，但须延长疗程。皮下注射胰岛素及鼻吸入胰岛素对1型糖尿病的发病无影响。维生素B_6（烟酰胺）在动物模型中被证实可以减轻B细胞炎性浸润，从而可预防1型糖尿病，但在人群中的研究结果不一；非抗原特异性干预有酮替芬（组胺拮抗剂）、口服环孢素、卡介苗注射等。虽然口服环孢素有轻微延缓1型糖尿病发病作用，但这些研究均无预防糖尿病作用。尽管这些大型研究未能预防1型糖尿病的发病，但证实了1型糖尿病二级预防的可实施性。我们需要发现新的治疗方法以预防或延缓1型糖尿病的发生。

不论是一级预防还是二级预防，目前没有一种方法可预防1型糖尿病的发病。但这些大型的临床试验可为后续的研究提供方向，可帮助我们更好地理解1型糖尿病的自然病程及其异质性，可更及时地诊断患者，减少诊断时糖尿病酮症酸中毒等急性并发症的发生率，及时治疗，更好更早地保护胰岛功能。

三级预防强调糖尿病的规范治疗和管理、加强血糖控制、保护残存的B细胞功能，减少1型糖尿病患者并发症的发生，降低致残率和死亡率。三级预防的主要对象是1型糖尿病患者，尤其是新发病的患者。对1型糖尿病患者的规范化治疗和综合管理包括教育、饮食、运动、胰岛素的使用及胰岛功能的保护，针对病因的免疫治疗正在不断深入探索，相信不久的将来我们将会对1型糖尿病的病因及治疗方案有新的认识。

第十一节　1型糖尿病的随访和观察

随着治疗手段的进步及1型糖尿病新发病例的检出率增加，成人1型糖尿病患者的数量已经超过儿童患者，甚至出现越来越多的老龄1型糖尿病患者，而且这类1型糖尿病患者人群从未受到过关注。因此，我们在随访中除了重点关注年龄小的病儿外，对所有年龄段的 1 型糖尿病患者都应该予以密切随访。

年龄小的患儿在随访观察中是存在特殊性的，应重视生长发育等相关指标。定期观察儿童的身高、女孩乳腺和月经初潮情况，男孩睾丸发育、变声、心理健康及血糖、血压、血脂及并发症等情况。

所有年龄段 1 型糖尿病患者治疗过程中应重点检测微血管并发症的出现（表 9-10）。

表 9-10　首诊和随诊计划与内容

首诊内容	
1. 病史	h. 性征检查（青春发育期）
a. 症状及与诊断有关的实验室检查	3. 实验室检查
b. 营养情况和体重史	a. 空腹血糖、血脂分析、血清肌酐
c. 以前的治疗情况包括用药情况、饮食治疗、自我监测等情况和结果、药物等自我调整等	b. 糖化血红蛋白
	c. 尿常规、尿培养（有指征）
d. 目前的治疗情况	d. 甲状腺功能检测（有指征）
e. 锻炼	e. 心电图
f. 急性并发症、感染史、慢性并发症	4. 治疗计划
g. 家族史、冠心病的高危因素、其他用药情况、心理和情绪	a. 短期和长期目标
2. 体格检查	b. 用药选择
a. 身高、体重、血压、脉搏	c. 饮食治疗
b. 眼科检查	d. 生活方式的改变
c. 甲状腺触诊	e. 自我治疗的教育
d. 心脏检查	f. 治疗的监测
e. 足部和皮肤检查	g. 眼科专科检查
f. 神经系统检查	h. 特殊咨询（有指征）
g. 口腔检查	i. 长期的随访计划
随访内容	
1. 随诊频度	h. 心理和情绪方面的问题
a. 开始胰岛素治疗者或胰岛素换剂量时每天随诊	3. 体格检查
b. 开始口服药物治疗者或改换剂量时每周随诊	a. 每年一次体格检查
c. 常规糖尿病患者 3～6 个月	b. 每年一次眼科检查
2. 病史（评价治疗效果）	c. 每次随诊检查体重、血压和上次体检有异常的地方
a. 高血糖或低血糖发生的频度和程度	d. 每年足部检查一次，高危人群检查次数应增加
b. 自我血糖监测结果	4. 实验室检查
c. 患者对治疗方案的自我调整	a. HbA1c 未达标者 3 个月一次，血糖稳定者 6 个月一次
d. 相关的问题	b. 每次随诊检查空腹血糖或餐后 2 小时血糖
e. 生活方式的改变	c. 每年检查血脂一次
f. 并发症的症状	d. 每年检查尿微量白蛋白一次
g. 其他的医学情况和用药情况	

1. 糖尿病视网膜病变　每年由有经验的眼科医生检查眼底，早期发现糖尿病眼底改变并进行早期治疗，预防失明。

2. 糖尿病肾脏改变　青春期糖尿病或者年龄＞10岁，且病程＞5年的患儿至少每年定量评估尿白蛋白（如随机尿的尿白蛋白/肌酐值）和估算肾小球滤过率（eGFR），以期早期发现糖尿病肾病。高血压在1型糖尿病患者中常是糖尿病肾脏病变的临床表现之一，也是加速肾脏病变等重要因素之一，故控制高血压非常重要。

一旦出现微量尿蛋白阳性，随访中应密切关注患者血糖、血压是否达标，以及患者每天蛋白质摄入量等，尤其是使用血管紧张素转化酶抑制剂、血管紧张素受体阻滞剂或利尿剂治疗的患者，应定期监测血清肌酐及血钾水平，观察是否发生肌酐升高或血钾变化，必要时持续监测尿白蛋白/肌酐值以评估糖尿病肾脏疾病的进展是合理的。

3. 神经病变和糖尿病足　糖尿病周围神经病变主要表现为四肢末梢的感觉减退、亢进或疼痛等；自主神经病变主要表现为排尿异常、大便异常、直立性低血压等，对于这些神经病变等临床表现应该高度重视，每次就诊应详细询问和检查。每次就诊时还应该做足部的详细检查，如足背动脉搏动情况，有无溃疡、感染、畸形等，还要注意患者的鞋袜穿着是否合适，及时提醒患者注意。

治疗开始时医生应该和患者讨论，根据患者的具体情况制订合理而切实可行的治疗目标。治疗目标是一项综合的考虑，包括血糖、血压、体重、生长发育情况、并发症的预防等各个方面。然后在治疗过程中，每次随诊均应该对整个治疗进行评估，以明确是否达到了治疗的目的，并根据患者的具体情况做出相应调整。

随访还应该包括其他自身免疫性疾病相关自身抗体的检测，包括甲状腺自身抗体（TPOAb、TgAb），自身免疫性肾上腺疾病自身抗体（21-OH抗体），以及乳糜泻自身抗体（TG）等。

其中，乳糜泻在糖尿病诊断的2年内应重复筛查，5年后再次筛查，考虑在有症状的儿童或乳糜泻一级亲属中进行更频繁的筛查。1型糖尿病诊断后，应立刻测定TSH浓度是否合理，如果正常，考虑每1~2年复查一次。如果患者出现甲状腺功能异常的症状、甲状腺肿、生长速率异常或罕见血糖变异者，应立即复查。

（刘　煜）

参 考 文 献

贾伟平，李红，2011. 中国血糖监测临床应用指南（2011年版）. 中华糖尿病杂志，3（1）：13-21.

刘新民，2004. 实用内分泌学. 第3版. 北京：人民军医出版社.

冉兴无，2014. 中国胰岛素泵治疗指南2014//中华医学会、中华医学会内分泌学分会. 中华医学会第十三次全国内分泌学学术会议会议指南.

中华医学会糖尿病学分会，2012. 中国1型糖尿病诊治指南. 北京：人民卫生出版社.

中华医学会糖尿病学分会，2012. 中国动态血糖监测临床应用指南（2012年版）. 中华糖尿病杂志，4（10）：582-590.

中华医学会糖尿病学分会，2016. 中国1型糖尿病胰岛素治疗指南. 中华糖尿病杂志，8（10）：591-597.

Abid N，McGlone O，Cardwell C，et al，2011. Clinical and metabolic effects of gluten free diet in children with type 1 diabetes and coeliac disease. Pediatr Diabetes，12（4 Pt 1）：322-325.

Akerblom HK，Virtanen SM，Ilonen J，et al，2005. Dietary manipulation of beta cell autoimmunity in infants at increased risk of type

1 diabetes: a pilot study. Diabetologia, 48（5）: 829-837.

American Diabetes Association, 2018.Standards of medical care in diabetes-2018. Diabetes Care, 41（Suppll）: S1-S159.

Association AD, 2018. Children and adolescents standards of medical care in diabetes-2018. Diabetes Care, 41（Suppl 1）: S126-S136.

Barker JM, 2006. Type 1 diabetes-associated autoimmunity: natural history, genetic associations, and screening. J Clin Endocrinol Metab, 91（4）: 1210-1217.

Bolli GB, Andreoli AM, Lucidi P, 2011. Optimizing the replace-ment of basal insulin in type 1 diabetes mellitus: no longer an elusive goal in the post-NPH era. Diabetes Technol Ther, 13（Suppl 1）: 43-52.

Cowie MR, 2015. National Institute for Health and Care Excellence（NICE）. Eur Heart J, 36（4）: 195.

DIAMOND Project Group, 2006. Incidence and trends of childhood Type 1 diabetes worldwide 1990-1999. Diabet Med, 23（8）: 857-866.

Dost A, Rohrer TR, Fröhlich-Reiterer E, et al, 2015. Hyperthyroidism in 276 Children and Adolescents with Type 1 Diabetes from Germany and Austria. Horm Res Paediatr, 84（3）: 190-198.

Dulin WE, Wyse BM, 1969. Reversal of streptozotocin diabetes with nicotinamide. Proc Soc Exp Biol Med, 130（3）: 992-994.

Elliott RB, Pilcher CC, Stewart A, et al, 1993. The use of nicotinamide in the prevention of type 1 diabetes. Ann N Y Acad Sci, 696: 333-341.

Frandsen CS, Dejgaard T F, Madsbad S, et al, 2016. Non-insulin drugs to treat hyperglycaemia in type 1 diabetes mellitus. Lancet Diabetes Endocrinol, 4（9）: 766-780.

Gale EA, Bingley PJ, Emmett CL, et al, 2004. European Nicotinamide Diabetes Intervention Trial（ENDIT）: a randomised controlled trial of intervention before the onset of type 1 diabetes. Lancet, 363（9413）: 925-931.

Harrison LC, Honeyman MC, Steele CE, et al, 2004. Pancreatic beta-cell function and immune responses to insulin after administration of intranasal insulin to humans at risk for type 1 diabetes. Diabetes Care, 27（10）: 2348-2355.

Hughes JW, Riddlesworth TD, DiMeglio LA, et al, 2016. Autoimmune diseases in children and adults with type 1 diabetes from the T1D exchange clinic registry. J Clin Endocrinol Metab, 101（12）: 4931-4937.

Hummel S, Pfluger M, Hummel M, et al, 2011. Primary dietary intervention study to reduce the risk of islet autoimmunity in children at increased risk for type 1 diabetes: the BABYDIET study. Diabetes Care, 34（6）: 1301-1305.

Jonsdottir B, Larsson C, Carlsson A, et al, 2017. Thyroid and islet autoantibodies predict autoimmune thyroid disease already at type 1 diabetes diagnosis. J Clin Endocrinol Metab, 102（4）: 1277-1285.

Kahaly GJ, Hansen MP, 2016. Type 1 diabetes associated autoimmunity. Autoimmun Rev, 15（7）: 644-648.

Knip M, Akerblom HK, Al Taji E, et al, 2018. Effect of hydrolyzed infant formulavs conventional formula on risk of type 1 diabetes: the TRIGR randomized clinical trial. JAMA, 319（1）: 38-48.

Knip M, Virtanen SM, Seppa K, et al, 2010. Dietary intervention in infancy and later signs of beta-cell autoimmunity. N Engl J Med, 363（20）: 1900-1908.

Kordonouri O, Deiss D, Danne T, et al, 2002. Predictivity of thyroid autoantibodies for the development of thyroid disorders in children and adolescents with Type 1 diabetes. Diabet Med, 19（6）: 518-521.

Kurppa K, Paavola A, Collin P, et al, 2014. Benefits of a gluten-free diet for asymptomatic patients with serologic markers of celiac disease. Gastroenterology, 147（3）: 610-617.

Lampeter EF, Klinghammer A, Scherbaum WA, et al, 1998. The Deutsche Nicotinamide Intervention Study: an attempt to prevent type 1 diabetes. DENIS Group. Diabetes, 47（6）: 980-984.

Lazarow A, 1947. Protection against alloxan diabetes. Anat Rec, 97（3）: 353.

Libman IM, Miller KM, DiMeglio LA, et al, 2015. Effect of metformin added to insulin on glycemic control among overweight/obese adolescents with type 1 diabetes: a randomized clinical trial. JAMA, 314（21）: 2241-2250.

Mayer-Davis EJ, Lawrence JM, Dabelea D, et al, 2017. Incidence trends of type 1 and type 2 diabetes among youths, 2002-2012. N Engl J Med, 376（15）: 1419-1429.

Mohn A, Di Michele S, Di Luzio R, et al, 2002. The effect of subclinical hypothyroidism on metabolic control in children and adolescents with Type 1 diabetes mellitus. Diabet Med, 19（1）: 70-73.

Nanto-Salonen K, Kupila A, Simell S, et al, 2008. Nasal insulin to prevent type 1 diabetes in children with HLA genotypes and autoantibodies conferring increased risk of disease: a double-blind, randomised controlled trial. Lancet, 372（9615）: 1746-1755.

Norris JM, Yin X, Lamb MM, et al, 2007. Omega-3 polyunsaturated fatty acid intake and islet autoimmunity in children at increased risk for type 1 diabetes. JAMA, 298（12）: 1420-1428.

Pham-Short A, Donaghue K C, Ambler G, et al, 2015. Screening for celiac disease in type 1 diabetes: a systematic review. Pediatrics, 136（1）: e170-e176.

Riddell MC, Gallen IW, Smart CE, et al, 2017. Exercise management in type 1 diabetes: a consensus statement. Lancet Diabetes Endocrinol, 5（5）: 377-390.

Roldan MB, Alonso M, Barrio R, 1999. Thyroid autoimmunity in children and adolescents with Type 1 diabetes mellitus. Diabetes Nutr Metab, 12（1）: 27-31.

Roy T, Lloyd CE, 2012. Epidemiology of depression and diabetes: a systematic review. J Affect Disord, 142: S8-S21.

Rubio-Tapia A, Hill ID, Kelly CP, et al, 2013. ACG clinical guidelines: diagnosis and management of celiac disease. Am J Gastroenterol, 108（5）: 656-677.

Sachmechi I, Wang A, Kim P, et al, 2013. Impact of diabetes education and peer support group on the metabolic parameters of patients with diabetes mellitus（type 1 and type 2）. BJMP, 6（4）: 635-641.

Skyler JS, Krischer JP, Wolfsdorf J, et al, 2005. Effects of oral insulin in relatives of patients with type 1 diabetes: the diabetes prevention trial--type 1. Diabetes Care, 28（5）: 1068-1076.

Snellbergeon JK, Smith J, Dong F, et al, 2012. Early childhood infections and the risk of islet autoimmunity: the Diabetes Autoimmunity Study in the Young（DAISY）. Diabetes Care, 35（12）: 2553-2558.

Sorensen IM, Joner G, Jenum PA, et al, 2012. Maternal serum levels of 25-hydroxy-vitamin D during pregnancy and risk of type 1 diabetes in the offspring. Diabetes, 61（1）: 175-178.

Triolo TM, Armstrong TK, McFann K, et al, 2011. Additional autoimmune disease found in 33% of patients at type 1 diabetes onset. Diabetes Care, 34（5）: 1211-1213.

Vaarala O, Ilonen J, Ruohtula T, et al, 2012. Removal of bovine insulin from cow's milk formula and early initiation of beta-cell autoimmunity in the FINDIA pilot study. Arch Pediatr Adolesc Med, 166: 608.

Vandemeulebroucke E, Gorus FK, Decochez K, et al, 2009. Insulin treatment in IA-2A-positive relatives of type 1 diabetic patients. Diabetes Metab, 35（4）: 319-327.

Vehik K, Cuthbertson D, Ruhlig H, et al, 2011. Long-term outcome of individuals treated with oral insulin: diabetes prevention trial-type 1（DPT-1）oral insulin trial. Diabetes Care, 34（7）: 1585-1590.

Voulgari C, Pagoni S, Paximadas S, et al, 2012. "Brittleness" in diabetes: easier spoken than broken. Diabetes Technol Ther, 14（9）: 835-848.

Weng JP, Zhou ZG, Guo LX, et al, 2018. Incidence of type 1 diabetes in China, 2010-13: population based study. BMJ, 360: j5295.

Woodbury MG, Botros M, Kuhnke JL, et al, 2013. Evaluation of a peer-led self-management education programme PEP Talk: Diabetes, Healthy Feet and You. Int Wound J, 10（6）: 703-711.

Writing Committee for the Type 1 Diabetes TrialNet Oral Insulin Study Group, Krischer JP, Schatz DA, et al, 2017. Effect of oral insulin on prevention of diabetes in relatives of patients with type 1 diabetes: a randomized clinical trial. JAMA, 318（19）: 1891-1902.

Yamada K, Nonaka K, Hanafusa T, et al, 1982. Preventive and therapeutic effects of large-dose nicotinamide injections on diabetes associated with insulitis. An observation in nonobese diabetic（NOD）mice. Diabetes, 31（9）: 749-753.

第十章　2 型糖尿病的治疗

2 型糖尿病（T$_2$DM）的病因和发病机制迄今尚未充分明确，因此缺乏针对病因的治疗。目前糖尿病治疗强调早期、长期、综合及个体化原则。现如今 T$_2$DM 治疗已不再是单纯控制血糖，治疗目标也不再是单纯将血糖控制良好，而应该是降低患者心脑血管疾病发病率、病死率及总死亡率，提高患者生活质量和生存寿命。要达到这些目标，就需要全面控制患者的各种危险因素，包括超重/肥胖、吸烟、多坐少动、高血压、高血脂等。此外，T$_2$DM 涉及的群体庞大，患者表现又各有不同，因此需根据患者的具体情况设计个体化的治疗方案。

第一节　2 型糖尿病患者教育

一、教　育　目　的

糖尿病是一种慢性疾病，需要终身治疗，治疗计划应遵从慢病管理模式。国际糖尿病联盟（IDF）推荐综合疗法，包括饮食、运动、药物、自我监测和糖尿病教育 5 个方面（即"五驾马车"）。其中，糖尿病教育是糖尿病治疗最经济、最有效的手段之一，其核心理念是以患者为中心，尊重患者喜好、需求与价值观，指导临床决策。临床实践时应基于循证证据，有具体综合目的、教育目标和相应的教学材料，由经培训获得资质授权的教育者实施；同时，项目本身应有质量评价来定期评估教育效果。糖尿病教育可将医生、教育者和患者三方有机地联系在一起，涵盖所有重要的糖尿病自我管理内容；根据患者需求、文化程度及文化背景，调整教育内容，尤其注重项目质量保证与审核。多项国内外研究（如 DAFNE、DESMOND 和 X-PERT 等）表明，在糖尿病治疗中良好的糖尿病教育优势作用明显，真正能够帮助患者实现心理与行为改变，从而提高患者治疗依从性，改善糖尿病相关生化指标，降低并发症发生与发展，降低住院次数及减少住院费用，改善生活质量和行为，缓解糖尿病相关的抑郁状态及延长寿命。

二、教　育　方　式

糖尿病教育方式是灵活多样的，包括个体教育、集体教育、个体与集体相结合教育和远程教育（可通过手机或互联网传播糖尿病自我管理健康教育相关资讯）等。医护工作者应在最佳时机为糖尿病患者提供尽可能全面的、全程的糖尿病知识与技能教育，以增加糖尿病自我管理能力。

糖尿病自我管理教育与支持的需求存在四个关键节点：其一，在疾病诊断时；其二，在每年的教育、营养和情感需求的评估时；其三，在出现新问题（健康状况、身体缺陷、情感因素或基本生活需要）而影响自我管理时；其四，在需要加强护理时。应根据患者不同需求层次、不同理解能力选择不同的教育方式。其中，以患者为中心的沟通方式尤为重要，包括主动倾听、询问患者嗜好与习惯，并评估识字率、计算能力和潜在的治疗障碍（包括医保给付与经济能力）等。

最基本教育方式是个体教育，即患者就诊时由医生或护士给予"一对一"的知识与技能指导，包括自我注射胰岛素、自我血糖监测（SMBG）等。在健康教育目标制订时，要重视患者主动参与；在方案实施过程中，要细化行为改变的目标，重视患者的感受与反馈，以随时对方案做出调整。

集体教育的方式，包括小组教育和大课堂教育。小组教育是指教育者针对多个糖尿病患者的共性问题，同时与他们进行有效沟通并给予指导。每次教育时间约1小时，人数10～15人为佳。大课堂教育是指以课堂授课的形式，由医学专家或糖尿病专业护士为患者讲解糖尿病相关知识，每次课时约1.5小时，人数在50～200人不等，主要针对缺乏糖尿病认识的患者及糖尿病高危人群。

三、教 育 内 容

糖尿病教育内容主要从健康生活方式（生活方式矫治对所有糖尿病患者都是至关重要的，调整生活方式是所有治疗的基础，包括饮食、运动、营养、体重、睡眠等）、血糖监测及其管理（包括避免低血糖、血糖达标需要个体化、要尽快在3个月内调整至达标等）、胰岛素治疗方案调整、心理调适和糖尿病并发症防治（预防急性并发症及慢性并发症筛查）等5个模块开展入门教育。或根据具体需求编写科普教材、制作幻灯片、采用食物模型等进行现场演示；或利用物联网平台（包括网络平台远程视频交流和手机APP等），由家属及照护者组成的QQ或微信交流群，以获得同伴的支持；或通过专业学会、多学科合作和专业论坛等获取最新资讯。

四、效 果 评 估

糖尿病患者应该做好各项疾病资料的记录。记录内容包括体重、饮食、活动量、血糖监测，口服降糖药物的种类和剂量调整，是否使用胰岛素治疗及胰岛素种类、剂量和注射时间，低血糖反应发生时间及其可能原因，吸烟、饮酒情况，微血管和大血管并发症情况。医生和护士应该指导患者做好记录，定期通过电话、APP或门诊进行随访，从临床指标、生活方式、用药依从性、就医习惯、自我评价等方面对患者进行评估，以利于观察病情变化、及时调整治疗方案。

第二节 饮食和运动

一、饮   食

饮食治疗是提高生活质量，改善血糖控制的基础。2型糖尿病患者需要接受个体化饮食干预指导，由熟悉糖尿病治疗的营养师或综合管理团队（包括糖尿病教育者）来完成。

在评估患者营养状况的前提下，设定合理的饮食治疗目标。维持健康体重：超重/肥胖患者的减重目标是 3～6 个月减轻体重 5%～10%；消瘦者应通过合理营养计划达到并长期维持理想体重；供给营养均衡膳食，满足患者对微量营养素的需求；达到并维持理想的血糖水平，降低 HbA1c 水平；减少心血管疾病的危险因素，包括控制血脂异常和高血压；控制添加糖的摄入，不喝含糖饮料。通过调整总热量摄入，合理、均衡分配各种营养素，达到患者的代谢控制目标，并尽可能满足个体饮食喜好。

合理控制能量摄入是糖尿病营养治疗的首要原则。不能只关注患者的碳水化合物摄入量，总能量摄入似乎更关键，最佳状态是保持能量消耗和能量摄入平衡。糖尿病患者应当接受个体化能量平衡计划，目标是既要达到或维持理想体重，又要满足不同情况下营养需求。超重或肥胖患者应减轻体重，但不建议以长期极低能量（<800kcal/d）摄入方式减重；消瘦患者需要合理安排饮食，使体重达标并维持理想体重水平。

迄今为止，并无适合所有糖尿病患者的理想碳水化合物、蛋白质和脂肪的热量来源比例。因此，宏量营养素的分配应根据总热量摄入和代谢控制目标来进行个体化规划。建议碳水化合物所提供的能量应占总能量的 50%～65%。给糖尿病患者选择食物时，除关注食物血糖指数（GI）外，同时也要关注血糖负荷（GL）。食物中碳水化合物组成不同，血糖升高幅度也不同，其影响程度可用 GI 来衡量。一般而言，GI 越低的食物，对升高血糖的反应越小。血糖负荷是指食物 GI 和碳水化合物含量的乘积，即使食物 GI 很低，大量摄入一样会增大血糖负荷，增加对血糖的影响。因此，GI 和 GL 都要考虑。

膳食中由脂肪提供的能量应占总能量的 20%～30%。参考《中国居民膳食指南（2016）》控制膳食中胆固醇过多摄入。肾功能正常的糖尿病患者，蛋白质摄入量可占供能比的 15%～20%，保证优质蛋白质比例超过 1/3，推荐蛋白摄入量约 0.8g/（kg·d）。过高蛋白摄入[如>1.3g/（kg·d）]与蛋白尿升高、肾功能下降、心血管及死亡风险增加有关；低于 0.8g/（kg·d）蛋白摄入，也不能延缓糖尿病肾病进展；正在透析治疗的患者，蛋白质摄入量可适当增加。蛋白质来源应以优质动物蛋白为主，必要时可补充复方 α-酮酸制剂。

生酮饮食，即高脂肪低碳水化合物饮食，是目前全球关注的热点内容。其主要在饮食结构配比上和平时常用饮食有所区别，即脂肪含量更高，碳水化合物含量更低，要求每天摄入碳水化合物能量构成比少于 45%。这类饮食的主要代谢产物是酮体，它将代替葡萄糖作为大脑进行能量转换的主要能源物质。生酮饮食在减重方面的作用较为明确。临床研究显示，生酮饮食组在 6 个月后平均减重 12%，减重效果保持率高达 89%。一项为期 5 年的探究生酮饮食对糖尿病获益的临床研究结果显示，生酮饮食能够显著降低糖尿病患者 HbA1c 水平，其中 56.8%的患者减少或停用降糖药物。

生酮饮食也有不足之处。首先，在制作和学习过程中需要花费时间和精力，需要营养师的指导。其次，生酮饮食可能存在各种短期或长期不良反应，短期反应包括恶心、呕吐、便秘、营养脱水、厌食症、嗜睡、低血糖和酸中毒等；长期反应有脂代谢紊乱、严重肝脂肪变性、低蛋白血症、矿物质缺乏、心肌病和肾结石等，尤其存在其他疾病状态下，长期生酮饮食可能会带来更多负面影响。

一项纳入美国 4 个社区 15 400 名受试者的前瞻性研究（平均随访 25 年 ARIC 研究）结

果显示，碳水化合物消耗的能量百分比（平均48%）和死亡率之间呈现U型关系，即碳水化合物占能量摄入50%~55%的人群死亡率最低。Seidelmann等一项包含43万余人数据的荟萃分析结果显示，50%~55%碳水化合物摄入拥有最低死亡率，低于40%或高于70%都会导致较高死亡风险，尤其对于碳水化合物低于20%的生酮饮食践行者，其健康风险远远高于其他人，平均比50%~55%区间者预期寿命缩短4.4年。值得一提的是，以动物蛋白和脂肪（肉类、黄油和奶油等）来代替碳水化合物，相比于以植物蛋白或脂肪（豆类和坚果等）代替碳水化合物的人，其死亡风险更高。

因此，饮食干预要在专业医生指导下进行，以制订个体化饮食方案，提高长期依从性和成功率。

二、运 动

坚持规律运动是2型糖尿病患者健康管理的重点之一。适当的运动有利于减轻胰岛素抵抗，增强胰岛素敏感性，促进肌肉对葡萄糖的利用，有利于血糖控制。对于改善体重和血脂也有很好的作用，或可减少大血管并发症发生。

2型糖尿病患者运动治疗应遵循三大原则：适当运动、增加体力活动、减少静坐少动行为。美国ADA最新指南强调，应将坚持规律体力活动或锻炼作为2型糖尿病健康管理的重点内容。

运动方式包括有氧运动、抗阻运动、柔韧性运动和综合性运动。让糖尿病患者获益的常用运动方式是中等至较大强度的有氧运动，包括有氧运动和无氧运动相结合的运动方式，即在高强度运动之间穿插低强度运动，或者稍事休息的高强度间歇性训练（静坐少动和初始锻炼者不宜采用此方式）；老年患者可采用40%储备心率（最大心率-静态心率）与70%储备心率交替进行的运动方式。抗阻运动是另一种可使糖尿病患者获益的运动方式，可改善肌肉质量、身体成分和胰岛素敏感性等。糖尿病患者可选择步行（散步）、慢跑、游泳、骑自行车等运动方式。此外，平衡性练习、瑜伽和太极等运动能改善平衡能力，预防跌倒，糖尿病患者同样可以选择。在众多运动方式中，最容易做到并能够坚持的就是步行。

运动要循序渐进、由慢到快；运动强度要由小到大。在运动之初，运动持续时间以5~10分钟为宜；在自我感觉良好情况下再逐渐增加运动量。一般中等强度运动20~30分钟，低强度运动可持续45~60分钟。在运动频率方面，一般每周至少3~5次；有条件者，最好每天定时运动，以利于血糖和体重控制；肥胖患者可以每日运动2次以减轻体重。劝诫患者改变静坐少动习惯，每30分钟中断一次久坐，进行5分钟站立或者轻度体力活动，有利于血糖控制。

运动强度是否合适，可用脉搏或心率变化和自我适应度2个方面做出评估。运动后脉搏或心率的变化直接反映人体对运动强度的耐受能力。一般以脉搏或心率小于"170-年龄（岁）"为适中的运动量。例如，60岁患者运动后脉率（心率）为170-60=110次/分，即以不超过110次/分为宜。同时，糖尿病患者可根据自己身体情况酌情制订运动强度。一般而言，运动后有微汗，感到轻松愉快、精神放松、食欲及睡眠良好，虽稍感疲乏、肌肉酸痛，但休息后很快消失，次日体力充沛，并且有运动愿望，即为强度合适。

运动疗法需重视运动安全。老年人或有较严重并发症（大血管并发症、眼底病变和肾脏疾病）不适合剧烈运动，否则可引发脑血管意外、心肌梗死或眼底出血等严重情况。糖尿病患者不宜在清晨空腹时剧烈运动，应避免在使用胰岛素或口服降糖药物后未能及时进食时运动，最好选择在进食 1 小时后进行，以免发生低血糖。ADA 指南要求运动前应行风险评价，如体力活动水平、有无已知心肺疾病和预设运动强度。运动中及运动后如发生血糖过低或过高情况，应积极寻找原因和对策。血糖过低的可能原因有运动前血糖偏低、血糖波动大、运动时间长、严格控制饮食、运动与降糖药物作用叠加等，要注意调整运动前饮食、运动时间点和时间长度，调整药物用量，调整运动方式。引起血糖过高的原因包括运动强度太大、血糖应激升高、饮食摄入过多、胰岛素用量不足，此时以调整胰岛素剂量、减少碳水化合物摄入、降低运动强度等应对之。慢性高血糖可与胶原蛋白发生糖基化结合，影响关节功能，再加上体重增加、胰岛素作用等因素，糖尿病患者更易发生运动损伤。在运动中可采取交叉训练、少量多次运动、加强力量练习等方式减少运动损伤。

住院医生和门诊医生应给患者开具个体化运动处方，鼓励患者坚持运动，告诉患者运动的好处；在每次就诊时，检查患者坚持运动的情况，督促患者运动。

第三节　2 型糖尿病口服降糖药物的治疗

2 型糖尿病自然进程中，即显现糖尿病症状之前多年，就已经存在各种不同原因导致的胰岛素抵抗；当胰岛 B 细胞代偿性分泌胰岛素不足以克服胰岛素抵抗时，就会发生血糖升高。也就是说，临床诊断糖尿病时，胰岛素抵抗和胰岛素分泌不足同时存在。因此，选择药物治疗时一定要考虑到这两方面的病理生理学异常。

目前临床上口服降糖药物（oral hypoglycemic agents，OAD）主要分为以下几类：双胍类、胰岛素促泌剂（磺脲类和格列奈类）、噻唑烷二酮类、α-糖苷酶抑制剂、二肽基肽酶 4 抑制剂和钠-葡萄糖共转运蛋白 2 抑制剂。各类 OAD 作用机制不同，必然存在各自的优势、不足和特点。

一、双　胍　类

双胍类（biguanides，BG）主要通过减轻胰岛素抵抗促进外周组织利用葡萄糖，同时通过抑制肝糖输出，使血糖降低。二甲双胍是目前治疗糖尿病的一线降糖药物，既可单独使用，也可作为各种药物联合方案的核心用药。其优点在于能有效降低血糖、减轻体重，具有一定的心血管保护作用，从而显著改善患者长期预后，是超重或肥胖糖尿病患者的首选药物；其安全性好，单独应用不会引起低血糖，诱发乳酸酸中毒的风险极低；二甲双胍的价格便宜，性价比高。其缺点是胃肠道反应多见，长期应用会影响维生素 B_{12} 吸收。对于心力衰竭缺氧，以及严重肝、肾功能不全者应忌用，以免发生乳酸酸中毒。

二、磺 脲 类

磺脲类（sulphonylurea，SU）是使用最早、应用最广的 OAD，主要通过刺激胰岛 B 细胞分泌胰岛素以降低血糖。临床上常用制剂有格列齐特缓释片（达美康）、格列美脲（亚莫利）、格列吡嗪控释片（瑞易宁），还有经典的格列本脲（优降糖）和格列喹酮（糖适平）等。SU 的优点在于疗效突出、价格便宜，对心血管无不良影响，也没有癌症风险；其主要缺点是易发生低血糖和增加体重；对于老年人和轻中度肾功能不全者，建议服用短效、经胆道排泄的 SU，如格列喹酮。个别患者可发生皮肤过敏反应、白细胞计数减少等。此外，使用过程中会发生继发性失效。

三、格 列 奈 类

格列奈类（glinide，GL）属于胰岛素促泌剂，代表药物有瑞格列奈（诺和龙）、那格列奈（唐力）。可与其他非胰岛素促泌剂及基础胰岛素联合使用。其优点在于可模拟餐时胰岛素分泌，有效降低餐后高血糖，且不易发生低血糖，对体重影响也较小；轻、中度肾功能不全患者仍可使用。餐时即服，方便灵活，患者依从性好，更适用于进餐不规律者或老年病患者。磺脲类失效时，改用格列奈类药物仍可有效。其缺点在于价格较高，使用不当也会引起低血糖。

四、噻唑烷二酮类

噻唑烷二酮类（thiazolidinedione，TZD）可改善胰岛素抵抗，代表药物有罗格列酮钠（太罗）和盐酸吡格列酮（艾可拓）。其降糖作用是增强组织对胰岛素的敏感性，适用于 2 型糖尿病和代谢综合征患者，单独使用不会引起低血糖，与双胍类、磺脲类药物或胰岛素联合使用，可进一步改善血糖控制。其缺点是起效较慢，可导致水钠潴留，引起水肿、增加体重，增加心力衰竭风险，因此心功能 3 级以上者禁用。膀胱癌或有膀胱癌病史者应避免使用吡格列酮。

五、α-糖苷酶抑制剂

α-糖苷酶抑制剂（α-glucosidase inhibitor，AGI）主要通过延缓肠道吸收碳水化合物来降低血糖尤其是餐后血糖，非常适合以碳水化合物为主食的患者，可与饮食、运动及其他降糖药物联合使用。代表药物有阿卡波糖（拜唐苹或卡博平）和伏格列波糖（倍欣）。其用法是进餐时需与第一口主食同时嚼服。AGI 降糖效果肯定，因主要作用在肠道，仅 2%吸收入血，肝肾等全身副作用少，不增加体重，甚至能减轻体重，单独服用不引起低血糖，对心血管亦有一定的保护作用，尤其适用于老年糖尿病和伴肾功能损害的患者。其缺点是部分患者初用时有腹胀、排气增多等胃肠道反应；胃肠功能紊乱者、孕妇和哺乳期妇女及儿童患者禁用。必须指出，AGI 与其他降糖药联用可引起低血糖；一旦发生低血糖，应使用葡萄糖进行纠正，进食淀粉类食物常无效。

六、二肽基肽酶 4 抑制剂

二肽基肽酶 4 抑制剂（dipeptidyl peptidase 4 inhibitor，DPP-4I）是基于肠促胰岛素（incretin）机制的新型 OAD，通过抑制胰高血糖素样肽-1（GLP-1）和葡萄糖依赖促胰岛素分泌多肽（GIP）的灭活，提高内源性 GLP-1 和 GIP 水平，促进胰岛 B 细胞分泌胰岛素、抑制胰岛 A 细胞分泌胰高血糖素，双调控降低血糖。临床上常用的有西格列汀（捷诺维）、沙格列汀（安立泽）、维格列汀（佳维乐）、利格列汀（欧唐宁）和阿格列汀（尼欣那）。相比传统降糖药物，其优势在于单用或联用均能有效控制血糖，不增加体重且减轻超重或肥胖患者体重，低血糖风险低，不增加老年患者低血糖风险，心血管风险低，不影响肾功能，无胃肠道不良反应，对骨质无不良影响。只需每天 1 次用药，患者依从性好。其缺点有头痛、鼻咽炎、咳嗽、便秘、头晕和增加出汗量等副作用，但发生率很低。此外，其价格较贵，但我国已将其纳入二线医保范畴。

七、钠-葡萄糖共转运蛋白 2 抑制剂

钠-葡萄糖共转运蛋白 2 抑制剂（sodium-glucose co-transporter 2 inhibitor，SGLT-2I）是以肾远曲小管上皮细胞 SGLT-2 为治疗靶点的新型 OAD，通过抑制肾小管重吸收葡萄糖，促进肾脏对葡萄糖排泄，从而降低空腹及餐后血糖。目前临床上可用制剂有达格列净（安达唐）、恩格列净（欧唐静）和卡格列净（怡可安）等。其优点是除降糖之外，还能减轻体重、降低血压和调节脂代谢，显著改善心血管预后和生存，且低血糖发生风险低，其他不良事件发生风险不增加。在泌尿系统感染方面，亚洲人群发生风险显著低于欧洲人群，具有较好的安全性。只需每天 1 次用药，患者依从性好。缺点是可能与女性生殖系统真菌感染有关，泌尿生殖系统感染发生率增加，长期用药的安全性有待进一步观察。

总之，可用于临床的 OAD 品种很多。每类药物都有各自的特点，包括降糖效果、低血糖风险、体重影响、心血管安全与获益及肾功能影响等（表 10-1）。

表 10-1　常用口服抗糖尿病药物概况

药物	疗效	低血糖	体重变化	心血管影响		费用	肾功能影响	
				ASCVD	CHF		DKD 进展	剂量
二甲双胍	高效	无	不变（轻度减轻趋势）	潜在有益	中性	低	中性	禁忌：eGFR<30
SGLT-2 抑制剂	中效	无	减轻	有益：坎格列净、恩格列净	有益：坎格列净、恩格列净	高	有益：坎格列净、恩格列净	坎格列净：eGFR<45 不推荐；达格列净：eGFR<45 不推荐；恩格列净：禁忌，eGFR<30

续表

药物	疗效	低血糖	体重变化	心血管影响		费用	肾功能影响	
				ASCVD	CHF		DKD 进展	剂量
DPP-4 抑制剂	中效	无	不变	中性	潜在有益：沙格列汀、阿格列汀	高	中性	肾损伤时可调整剂量
噻唑烷二酮类	高效	无	增加	潜在有益：吡格列酮	风险增加	低	中性	无须调整剂量 由于可潜在导致肾衰竭，一般不推荐用于肾损伤患者
第2代磺脲类药物	高效	有	增加	中性	中性	低	中性	格列本脲：不推荐 格列吡嗪和格列美脲：起始保守治疗避免低血糖

注：ASCVD. 动脉粥样硬化性心血管疾病；CHF. 慢性心力衰竭；DKD. 糖尿病肾脏疾病；eGFR. 肾小球滤过率。

ADA/EASD 和中华医学会糖尿病学分会（CDS）均推荐以患者为中心进行分层选择，考量因素包括降糖疗效、低血糖风险、心血管风险、体重影响、肾脏效应、不良反应、药物费用及患者意愿等。

对于新诊断 2 型糖尿病患者的起始治疗，若 HbA1c＜9%且无禁忌证，则首选二甲双胍降糖治疗，因其良好的有效性和安全性，价格便宜，可降低心血管事件及死亡风险，为各大指南所推荐。最新 ADA 指南放宽二甲双胍在肾病患者中的使用限制，认可在 eGFR≥30ml/（min·1.73m²）人群中使用的安全性。胃肠道反应是二甲双胍的常见副作用，如果以 500mg 一天 1 次或一天 2 次起始且随餐服用，逐渐加量至最大有效剂量（2g/d），胃肠道副作用可减少或减轻。如果出现恶心、呕吐或脱水等症状，则应停药。糖尿病预防计划结局研究（DPPOS）发现，二甲双胍长期应用可能导致维生素 B_{12} 缺乏，因此应定期检测，尤其应针对贫血或外周神经病变患者。若存在二甲双胍不耐受或禁忌证，需要考虑选择其他药物治疗。治疗 3 个月 HbA1c 仍未达标，则考虑二联用药。9%≤HbA1c＜10%且没有急性症状的患者可起始二联用药，使 HbA1c 尽快达标；若二联用药治疗 3 个月 HbA1c 仍未达标，则可考虑三联用药或联用胰岛素治疗。然而，多数情况下单一药物不能达到良好的治疗效果，需要及时克服"临床惰性"启动两种或两种以上的不同作用机制的药物联合治疗方案，针对疾病发生机制，通过药物协同作用以达到最佳治疗效果和最小不良反应。

所谓"临床惰性"，就是对于 HbA1c 不达标的患者未积极予以方案调整或启动强化治疗。业已明确，"临床惰性"是影响 2 型糖尿病达标管理和疾病预后的关键因素与临床挑战。其原因是多方面的，包括患者和医疗保健专业因素，卫生系统和流程缺陷等。改善临床惰性的策略包括强调早期治疗、联合治疗理念、优化治疗方案、简化服药方式、改善当地卫生资源和系统、增强对患者和卫生专业人员教育。克服"临床惰性"应尽早启动联合治疗，全球指南推荐时间切点是 3 个月，即起始治疗方案开始约 3 个月时应进行 HbA1c 达标评估；如果未达标，治疗应升级。不同作用机制的药物均可联合使用，在二甲双胍治疗基础上，可选择联用 SU、GL、AGI、TZD、DPP-4I 及 SGLT-2I，甚至胰岛素。选择联用药物时，需考虑综合目标，包括疗效、患者饮食习惯、低血糖风险、体重变化、肾功能影响、药物花费等。联合用药时，医生应充分与患者沟通，根据具体病情制订个体化方案。对社区医生而言，为患者制订个体化治疗方案应以效优价廉、方便适用为基本原则；要结合社区实际情况，充分考虑治疗方案对患者的便利性和可操作性，有利于提高患者治疗依从性及社区日常管理的可持续性。

2018 年 ADA 共识纳入最新心血管结局研究（cardiovascular outcomes trials，CVOT），强调糖尿病合并动脉粥样硬化性心血管疾病（ASCVD）患者，首先在采取生活方式干预和二甲双胍治疗基础上，考虑药物特异性和患者因素后，建议联合已明确可降低主要心血管不良事件和（或）心血管死亡率的降糖药物，包括恩格列净、坎格列净和利拉鲁肽（图 10-1）。

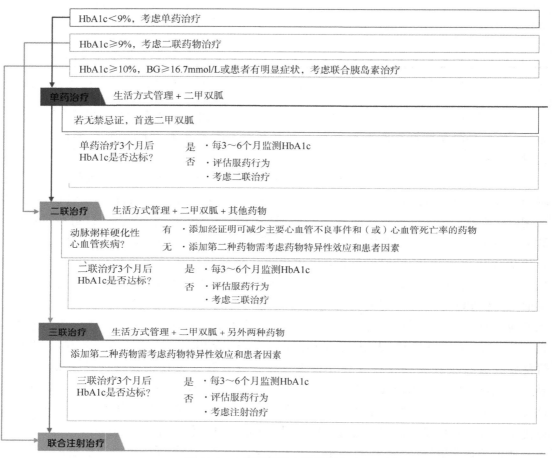

图 10-1　2 型糖尿病血糖控制策略

第四节　2 型糖尿病的注射类药物治疗

一、胰　岛　素

在很多情况下，2 型糖尿病患者需要使用胰岛素治疗，其应用指征如下：

（1）OAD 无效：一般是指使用两种或两种以上足量降糖药物不能将血糖控制在理想目标之内。

（2）发生急性代谢紊乱：如糖尿病酮症酸中毒、高糖高渗非酮症昏迷等。

（3）合并急性或慢性严重感染时。

（4）糖尿病慢性并发症：如糖尿病肾病、严重视网膜病变或神经病变。

（5）需要外科手术、妊娠期及哺乳期时。

（6）心肌梗死、脑卒中急性期。

（7）新诊断 2 型糖尿病，HbA1c≥9.0%或空腹血糖（FPG）≥11.1mmol/L，即可考虑首选胰岛素强化治疗（图 10-2）。临床研究显示，新诊断 2 型糖尿病患者进行早期胰岛素强化治疗可显著改善胰岛 B 细胞功能。

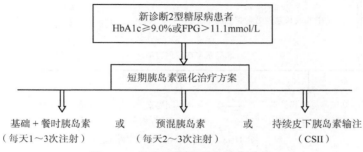

图 10-2　胰岛素短期强化治疗路径

胰岛素分类方法主要有两种：按来源分类和按作用时间分类。根据来源不同，可分为动物胰岛素、重组人胰岛素和胰岛素类似物三类。根据作用时间不同，可分为超短效胰岛素、短效胰岛素、中效胰岛素、长效胰岛素、超长效胰岛素及预混胰岛素六类。其中按作用时间长短分类与胰岛素治疗方案密切相关，是临床上最常采用的分类方法（表 10-2）。

表 10-2　常用胰岛素分类

分类	通用名	商品名	起效时间	峰值时间	持续时间	给药方式
超短效胰岛素	门冬胰岛素	诺和锐	10~20 分钟	1~3 小时	3~5 小时	餐前 5 分钟，每天 3 次
	赖脯胰岛素	优泌乐	10~20 分钟	0.5~1 小时	4~5 小时	
短效胰岛素	普通胰岛素		30~60 分钟	2~4 小时	5~7 小时	餐前 30 分钟，每天 3 次
	生物合成人胰岛素	诺和灵 R、优泌林 R	30~60 分钟	2~4 小时	5~8 小时	
中效胰岛素	低精蛋白锌重组人胰岛素	诺和灵 N、优泌林 N	2.5~3 小时	5~7 小时	13~18 小时	早餐或晚餐前 1 小时，每天 1~2 次
长效胰岛素	甘精胰岛素	来得时、长秀霖	2~3 小时	无峰	20~24 小时	早餐或晚餐前 1 小时，每天 1 次
	地特胰岛素	诺和平	3~4 小时	无峰	24 小时	
超长效胰岛素	德谷胰岛素	诺和达	1 小时	无峰	42 小时	任意时间，每天 1 次
预混胰岛素	人胰岛素预混 30	诺和灵 30R、优泌林 70/30	0.5 小时	2~8 小时	24 小时	早餐或晚餐前 30 分钟，每天 2 次
	人胰岛素预混 50	诺和灵 50R	0.5 小时	2~12 小时	16~24 小时	
	门冬胰岛素 30	诺和锐 30	10~20 分钟	1~4 小时	14~24 小时	早餐或晚餐前 5 分钟，每天 2~3 次
	门冬胰岛素 50	诺和锐 50	15 分钟	30~70 分钟	16~24 小时	
	赖脯胰岛素 25	优泌乐 25	15 分钟	30~70 分钟	16~24 小时	
	赖脯胰岛素 50	优泌乐 50	15 分钟	30~70 分钟	16~24 小时	

　　根据患者具体情况，选择单用胰岛素治疗或联合 OAD 的胰岛素治疗。需要胰岛素治疗的患者，大部分是因为 OAD 血糖控制不佳，所以联合治疗常是其必然选择。若使用两种或两种以上 OAD 治疗后血糖控制仍不达标，则应克服"临床惰性"及时启用胰岛素治疗（图 10-3）。

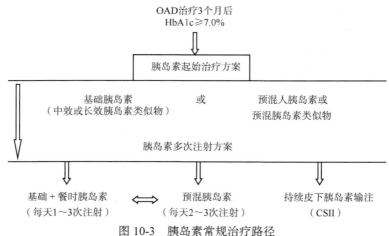

图 10-3　胰岛素常规治疗路径

　　基础胰岛素包括中效或长效胰岛素，其起始方案是给予每天 10U 或 0.1～0.2U/kg 的基础胰岛素，根据患者空腹血糖水平调整胰岛素用量，通常每 3～5 天调整 1 次，根据血糖水平，每次调整 1～4U，直至空腹血糖达标。如 3 个月后空腹血糖控制理想但 HbA1c 不达标者，应考虑治疗方案调整。

　　选择胰岛素时，费用也是重要的考虑因素。尽管新型胰岛素的低血糖发生率较低，但有些患者对中效胰岛素（NPH）更易负担。预混胰岛素含有固定比例的基础与餐时胰岛素，可同时针对空腹及餐后血糖，也是另一种可供选择的简便方案。不足之处在于需要相对固定的进餐安排与食物中的碳水化合物含量。

二、胰高血糖素样肽-1 受体激动剂

　　肠促胰岛素是人体内的一类肠源性激素，由肠上皮细胞分泌，可刺激胰岛素分泌。肠促胰岛素主要有胰高血糖素样肽-1（GLP-1）和葡萄糖依赖促胰岛素分泌多肽（GIP），临床上肠促胰岛素类药物均基于 GLP-1 而开发。GLP-1 通过与其特异性受体结合发挥生理效应，其受体广泛分布于全身多个器官或组织，除胰腺外，还包括中枢神经系统、胃肠道、心血管系统、肝脏、脂肪组织等，具有多重生物学效应。GLP-1 可通过葡萄糖依赖方式作用于胰岛 B 细胞，增加胰岛素的生物合成和分泌；可刺激 B 细胞的增殖和分化，抑制 B 细胞凋亡，从而增加 B 细胞数量；此外，还可抑制胰高血糖素的分泌；可抑制食欲及摄食，延缓胃内容物排空等。综合其作用结果，有利于降低餐后血糖并使血糖维持恒定。内源性 GLP-1 极易被体内二肽基肽酶 4（DPP-4）降解，其血浆半衰期不足 2 分钟。因此，GLP-1 用于临床基于两种策略：其一，开发 GLP-1 类似物即 GLP-1 受体激动剂（GLP-1RA），让其既保有 GLP-1 的功效，又能抵抗降解；其二，开发 DPP-4 抑制剂，使体内自身分泌的

GLP-1 不被降解。目前已上市的 GLP-1RA 包括艾塞那肽、贝那鲁肽、利司那肽等短效制剂和利拉鲁肽、艾塞那肽周制剂等长效制剂（表 10-3）。

表 10-3   各种 GLP-1RA 的临床应用要点和主要推荐意见

项目	艾塞那肽	利拉鲁肽	贝那鲁肽	利司那肽	艾塞那肽周制剂
降糖治疗应用时机	联合治疗				
用法用量					
用法	起始 5μg，常规 10μg	起始 0.6mg，常规 1.2～1.8mg	起始 0.1mg，常规 0.2mg	起始 10μg，常规 20μg	常规 2mg
用量	2 次/天，早餐和晚餐前 60 分钟内皮下注射	1 次/天，任意时间皮下注射	3 次/天，餐前 5 分钟皮下注射	每天任何一餐前 60 分钟内皮下注射	每周 1 次，任意时间皮下注射
不良反应					
胃肠道反应	常见				
低血糖	单独使用不增加低血糖风险				
特殊人群应用					
心血管高危人群	安全性尚未得到评价	保护作用，在有心血管疾病患者中优先使用	安全性尚未得到评价	安全	安全
超重/肥胖	有明显改善体重作用				
肾功能受损	肌酐清除率<30ml/min 禁用	终末期肾病禁用	未知	肌酐清除率<30ml/min 禁用	肌酐清除率<30ml/min 禁用，30～50ml/min 慎用
肝功能受损	未知	重度肝功能受损者禁用	未知	肝功能受损者无须调整剂量	未知
胰腺炎病史	慎用				
严重胃肠道疾病	慎用				
甲状腺髓样癌病史或家族史	不推荐				

GLP-1RA 可作为单药或多种 OAD 及基础胰岛素治疗控制血糖效果不佳时的联合治疗药物。GLP-1RA 禁用于对该类产品活性成分或任何其他辅料过敏者；有甲状腺髓样癌病史或家族史患者；2 型多发性内分泌肿瘤综合征（MEN2）患者。GLP-1RA 不可替代胰岛素，不适用于 1 型糖尿病或 DKA 患者的治疗。另外，目前不推荐该类药物用于妊娠期和哺乳期妇女及 18 岁以下人群。

临床证据表明，与 OAD 相比，GLP-1RA 有明显优势。与 SU 相比，GLP-1RA（利拉鲁肽）降低 HbA1c 和体重效果更显著；与 TZD 相比，GLP-1RA（艾塞那肽、利拉鲁肽、艾塞那肽周制剂）降 HbA1c 疗效更优或相当，降体重效果显著优于 TZD；与 DPP-4I 相比，GLP-1RA（利拉鲁肽、艾塞那肽周制剂）降 HbA1c 及降体重效果更显著；与甘精胰岛素相比，GLP-1RA（艾塞那肽、利拉鲁肽、艾塞那肽周制剂）降 HbA1c 效果更优或与甘精胰岛素相当，降体重效果显著优于甘精胰岛素。GLP-1RA 在有效降糖和减重的同时还具有改善血压、调节血脂等改善多重心血管危险因素的作用。

糖尿病患者是心血管疾病的高危人群,对于合并动脉粥样硬化性心血管疾病(ASCVD)的患者,在降糖治疗时应关注药物的心血管安全性问题。已在中国上市的 GLP-1RA 中,利拉鲁肽已被 CVOT 证实具有心血管获益,可以显著改善心肌梗死、卒中及与心肌梗死和卒中相关的死亡风险。ADA 指南推荐,对于生活方式联合二甲双胍单药治疗效果欠佳的患者,在二联治疗前应先进行 ASCVD 评估,对于合并 ASCVD 的 2 型糖尿病患者,优先推荐已证实可降低主要心血管不良事件风险的药物,如利拉鲁肽等。

GLP-1RA 最常见的不良反应为胃肠道不适,但多为轻至中度,呈一过性,其症状严重程度和发生频率通常随治疗时间延长而减轻。由于胃肠道反应呈剂量依赖性,为减少胃肠道反应,可从小剂量起始,逐渐加量。在患者可耐受的情况下,尽量避免停药。GLP-1RA 单独使用一般不会导致低血糖,但与其他可导致低血糖的药物联合应用时,发生低血糖的风险升高。适当减少联用药物的剂量可减少低血糖风险。

三、含注射药物的联合策略与方案

在联合治疗方面,如果没有使用禁忌且能够耐受,胰岛素常与二甲双胍联用,或再加一种非促胰岛素分泌类药物。仅使用基础胰岛素治疗时,不必停用胰岛素促分泌剂。SU、DPP-4I 及 GLP-1RA 常可与基础胰岛素联用,但在采用基础-餐时或预混方案时,常需减量或者停用。在需要大剂量胰岛素时,联用 TZD 或 SGLT-2I 可能改善血糖控制并减少胰岛素需要量,但仍需注意潜在的不良反应。联合治疗的优点在于克服胰岛素带来的体重增加和需要很大剂量方能满意控制血糖的缺点。超重/肥胖常和 2 型糖尿病同时存在,且和大血管病变直接相关,因此避免胰岛素大剂量应用对 2 型糖尿病患者是有益的。联合治疗方案有多种,可以根据患者具体情况来选择。选择药物时还要考虑到价格因素,因为糖尿病药物治疗几乎都要维持终身,要考虑患者的经济承受能力。最好的治疗策略应该是达到最佳的降糖效果、最小的不良反应及最小的花费。

如果基础胰岛素经过剂量调整后空腹血糖已达标或剂量>0.5U/kg HbA1c 仍未达标,可能需要联合注射治疗。临床上常有以下三种方案。

1. 在最大餐前加一针速效胰岛素类似物　与加一针 GLP-1RA 或转为 2 针预混胰岛素相比,具有非劣效性。如果 HbA1c<8%,推荐的起始餐时剂量为餐前 4U、0.1U/kg 或基础胰岛素量的 10%,并减少同剂量的基础胰岛素。

2. 加一针 GLP-1RA　可以降低体重及低血糖风险,但患者耐受性较差且价格昂贵。FDA 最近批准了两种含固定比例基础胰岛素和 GLP-1RA 的药物——利司那肽+甘精胰岛素和利拉鲁肽+德谷胰岛素。

3. 换为预混胰岛素,早晚餐前注射　换为 70/30 剂型预混胰岛素每天 1～2 次餐前注射。接受基础+最大餐前速效胰岛素的患者,如果 HbA1c 仍不能达标,应强化至≥2 次速效胰岛素的基础-餐时方案。研究表明,短程胰岛素强化治疗具有改善新诊断 2 型糖尿病患者的胰岛 B 细胞功能、诱导长期无药缓解、重建口服药物治疗反应性、延缓 2 型糖尿病并发症的发生发展、减少远期心血管事件和全因死亡等诸多获益。对于长病程患者,其缓解率较低,但也有相同获益。在短期胰岛素强化治疗时,采用胰岛素联合口服药的方案可能获得减少胰岛素剂量、改善胰岛素敏感性、提高缓解率等诸多收益。应用预混人胰岛素每天2次而HbA1c仍不达标的患者，强化为预混胰岛素类似物每天3次（门冬胰岛素30或赖脯胰岛素25或赖脯胰岛素50），与基础-餐时方案相比，有非劣效性及相似的低血糖发生率。如果HbA1c仍不达标或有其他的考量，应考虑方案转换（每天三次预混胰岛素类似物转换为基础-餐时方案，反之亦然）。

第五节　2型糖尿病的代谢手术

　　世界范围内肥胖患病率迅速增长，并且与2型糖尿病流行加重相平行。肥胖和超重人群糖尿病患病率显著增加，资料表明肥胖人群糖尿病患病率升高了2倍。随着我国居民生活水平的提高和老龄化的加剧，2型糖尿病伴肥胖的发病率及与之相关的心脑血管疾病风险也同步升高，已成为我国健康事业的巨大负担。作为治疗2型糖尿病伴肥胖的新手段，代谢手术的价值已经被确认，其疗效已得到广泛认可。国际肥胖外科/代谢性疾病联合会（IFSO）公布的报道显示，2014年全球开展约580 000例代谢手术。荟萃分析表明，许多接受代谢手术的2型糖尿病患者达到糖尿病完全缓解（无降糖药应用下HbA1c或空腹血糖正常超过1年）。与没有接受代谢手术的患者相比，接受代谢手术的患者2年糖尿病缓解率（血糖<110mg/dl且无降糖药使用）更高，分别为72%和16%（$P<0.001$），且相对应的15年缓解率分别为30%和7%（$P=0.001$）。此外，代谢手术还可以降低并发症风险，改善患者的生活质量。代谢手术相比单纯内科药物治疗具有明显优势，甚至是目前唯一能够使重度肥胖伴2型糖尿病患者获得稳定的减重、糖尿病完全缓解的方法。

　　我国肥胖2型糖尿病患者的代谢手术适应证日趋完善。中华医学会糖尿病学分会及内分泌医师协会建议：年龄18～60岁，一般情况较好，评估手术风险较低，采取生活方式干预和各种最佳的药物治疗难以控制的2型糖尿病（HbA1c<7%）患者；根据患者体重指数（BMI）和具体临床情况来判断是否行手术治疗。具体建议如下：

　　1. 积极手术　BMI≥32kg/m²，无论是否存在其他合并症（多囊卵巢综合征、非酒精性脂肪性肝炎、阻塞性睡眠呼吸暂停综合征、高尿酸血症、肾功能异常等）。

　　2. 慎选手术　BMI为28～32kg/m²，至少存在额外两个代谢综合征组分（高三酰甘油、低高密度脂蛋白胆固醇水平和高血压）或存在合并症。

　　3. 暂不推荐　BMI为25～28kg/m²。如果患者合并向心性肥胖，且至少存在额外两个代谢综合征组分，可酌情提高手术推荐等级。

　　目前常用的代谢手术均可通过腹腔镜完成，包括Roux-en-Y胃旁路术（RYGB）、胃袖状切除术（SG）、可调节胃束带术（AGB）、胆胰分流术四种。其中胃袖状切除术最近已取代胃旁路术成为世界范围最常用的代谢手术。胃袖状切除术是以限制胃容积为主的手术类型，保持胃肠道原解剖关系，可改变部分胃肠激素水平。对患者的糖代谢及其他代谢指标改善程度较好，可作为独立手术应用，也可作为重度肥胖（BMI>50kg/m²）人群第一阶段的代谢手术。腹腔镜Roux-en-Y胃旁路术是外科常用、有效的术式，除减重效果显著外，对糖代谢及其他代谢指标改善程度也较高。可调节胃束带术为单纯限制胃容积、减少摄食量而达到减重目的的手术方式，但缺少中长期疗效数据，暂不推荐应用于以治疗 2 型糖尿病为目的的患者。胆胰分流术为减少营养物质在肠道吸收为主的术式，在减重和代谢指标控制方面均优于其他三种术式，可纠正胰岛素抵抗，但操作难度大且随着共同肠道长度缩短，营养缺乏风险相应增加，术后营养相关并发症多，应谨慎选择。

针对代谢手术治疗肥胖 2 型糖尿病，目前尚无统一的缓解标准。美国内分泌医师学会、国际糖尿病联盟建议 HbA1c 控制在 6.5%以内即为 2 型糖尿病缓解；ADA 及 EASD 则推荐 HbA1c＜7.0%，同时 ADA 认为治疗 3 个月后患者 BMI 降低＜5%则考虑该治疗方式无效。而《中国 2 型糖尿病防治指南（2013 年版）》则认为，术后仅依靠改善生活方式治疗情况下就可使 HbA1c≤6.5%，空腹血糖≤5.6mmol/L，且餐后 2 小时血糖＜7.8mmol/L，且保持上述状态 1 年以上即可视为 2 型糖尿病完全缓解，保持 5 年以上则可视为长期缓解。

手术治疗后需终身随访。在术后 1 年内，至少进行 3 次门诊随访，以及更多的电话或其他方式随访。随访的目的是掌握患者体重减轻情况，是否有手术并发症，有无营养物质、维生素和矿物质缺乏以便开展相应检查并及时调整治疗方案。如有必要，还需给予心理辅导。

饮食指导是保证手术治疗效果和避免远期并发症至关重要的一环，其目的是促使患者形成新的饮食习惯以保持减重。具体措施有饮用足量液体、进食足够蛋白质、补充必须维生素和矿物质；避免过度饮食、进食缓慢、避免高热量食物及碳酸饮料，坚持体育锻炼。

第六节　影响糖尿病患者血糖控制的因素

长期大规模的前瞻性研究均已证实血糖控制对糖尿病预后的积极作用。血糖控制十分重要，但在临床实践中达到血糖的良好控制有时是十分困难的。当患者血糖控制欠佳时，不仅会出现高血糖，还会出现低血糖，血糖显著波动，临床处理比较棘手。影响血糖的因素有多种，医生应该加强与患者的沟通，找到血糖控制不好的原因，尽量避免对血糖控制不利的因素，达到良好的血糖控制。

一、饮食和运动

如果血糖控制欠佳，首先需要检查的就是饮食和活动情况。饮食量超过机体的需要量，血糖就会升高。饮食量的增多不仅是每日三餐，还包括每天所吃的所有零食、水果等。如果食欲不佳或进食量不足或者漏餐及进餐不及时又很容易造成低血糖，因为糖尿病患者"稳态调控"血糖的能力减弱。需关注的是，患者很容易把控制饮食理解成饥饿疗法或严重偏食，沟通时需要详细了解饮食控制的具体情况。

运动量和血糖指标也直接相关。运动本身就是一个消耗能量的过程，规律性的有氧运动（如慢跑、快步走、游泳等）可以促进肌糖原的分解及外周组织对葡萄糖的利用；运动还有利于降低体重，改善胰岛素抵抗，增强降糖药物的疗效；此外，运动还有助于缓解紧张情绪、保持心理平衡及减少血糖波动。但是运动过量又因为能量消耗过多而导致低血糖，每天保持适当的活动量对于稳定血糖非常重要。日常生活中应注意饮食和活动量的平衡以保证血糖维持在最佳的水平。需将饮食量维持在规定的范围内，不要随血糖的高低来增减，从而保证机体所需的营养。

二、药　　物

降糖药物是影响血糖的主要因素之一，降糖药物种类很多，用法各异，对于糖尿病患者来说，遵照医嘱按时服药很重要。同时糖尿病患者用药讲究个体化，应当针对每个患者的具体情况合理用药，如胰岛功能状况、血糖谱特点、年龄、胖瘦及有无并发症等。

除了我们所使用的降糖药物外，还有一些因为患有其他疾病而需要使用的药物也会对血糖产生不同程度的影响。有的药物会使血糖升高，有的药物则会使血糖降低，在同时使用这些药物时就需要经常监测血糖，以免出现血糖过高和过低的情况。能使血糖升高的药物有糖皮质激素、雌激素、甲状腺激素、生长激素、β受体阻滞剂、噻嗪类利尿剂、水杨酸、烟酸等；能使血糖降低的药物有乙醇等。

部分糖尿病患者的治疗依从性较差，经常忘记服药，甚至血糖降至正常后就自行停用降糖药，导致血糖波动较大。需仔细告知患者，要长期坚持服用降糖药物及监测血糖。

三、合并其他内分泌疾病

部分2型糖尿病患者可合并其他内分泌疾病，如甲亢、肢端肥大症（生长激素分泌过多）、库欣综合征（皮质醇分泌过多）等，这些内分泌疾病同样可以导致血糖升高。

四、应　激　状　态

感染、外伤、手术、急性心脑血管疾病等应激因素皆可使糖皮质激素等升血糖激素分泌增加，从而导致血糖升高。对于某些血糖居高不下的患者，一定要注意排查潜在感染因素，如呼吸道感染、泌尿系统感染、牙周炎等。

五、月经和妊娠

女性月经期可能会有血糖的波动，但一般无须调整胰岛素或降糖药物的剂量。育龄糖尿病妇女妊娠后由于胎盘分泌一些升血糖的激素导致血糖升高，原有胰岛素剂量也会明显增加。未曾发现糖尿病的女性妊娠后期血糖升高，称为妊娠糖尿病，大部分妇女分娩后血糖会恢复正常。一定要注意妊娠全程的血糖情况，因为此期间血糖控制不佳将会对孕妇及胎儿产生近期及远期影响，而恰当处理妊娠高血糖会给母婴近期和远期带来获益。胰岛素是目前证实可以安全用于妊娠期间血糖管理的药物。规范化、专业化、多学科合作的全程血糖管理可降低妊娠糖尿病各种并发症的发生和发展。

六、情绪和睡眠

情绪的波动也会影响血糖的控制，如过度兴奋、过度劳累、精神压力大等情绪变化都会引起交感神经兴奋，使儿茶酚胺等升糖激素分泌增加，导致血糖升高。因此，经常保持情绪稳定是健康的重要保障之一。长期失眠或熬夜会导致交感神经过度兴奋，抑制胰岛素分泌，使肾上腺素等升糖激素分泌增加，从而使血糖升高。2 型糖尿病患者每天需要保证 6～8 小时的睡眠时间。

第七节　2 型糖尿病的综合治疗

业已明确，2 型糖尿病不仅是血糖控制的问题，还包括肥胖、高血压、血脂异常等综合征的管理。因此，2 型糖尿病的治疗已经从单纯以血糖为中心的降糖治疗模式转变为全面代谢控制（包括高血压和血脂异常等）的综合治疗模式。英国糖尿病前瞻性研究（UKPDS）证实，血压下降可使心血管终点事件减少；各种大规模的降血脂研究也表明，血脂改善对于减少糖尿病患者死亡率有很大的益处。降低血糖、血压、血脂和体重对于 2 型糖尿病的治疗都是至关重要的。临床治疗应制订 2 型糖尿病综合控制目标才能真正改善患者的生活质量，延长其寿命（表 10-4）。

表 10-4　2 型糖尿病综合控制目标

项目	检测指标	目标值
血糖（mmol/L）	空腹	4.4～7.0
	非空腹	<10.0
HbA1c（%）		<7.0
血压（mmHg）		<130/80
TC（mmol/L）		<4.5
HDL-C（mmol/L）	男性	>1.0
	女性	>1.3
TG（mmol/L）		<1.7
LDL-C（mmol/L）	未合并冠心病	<2.6
	合并冠心病	<1.8
体重指数（kg/m²）		<24.0
尿白蛋白/肌酐比值	男性	<2.5mg/mmol（22.0mg/g）
	女性	<3.5mg/mmol（31.0mg/g）
尿白蛋白排泄率		<20μg/min（30.0mg/d）
主动有氧运动（分钟/周）		≥150

注：TC. 总胆固醇；HDL-C. 高密度脂蛋白胆固醇；TG. 三酰甘油；LDL-C. 低密度脂蛋白胆固醇。

一、血　糖　控　制

2018年美国临床内分泌医师学会（AACE）/美国内分泌学会（ACE）2型糖尿病综合管理策略指出HbA1c目标应根据多因素进行个性化制订，包括患者年龄、预期寿命、合并症、糖尿病病程、低血糖风险或低血糖的不良后果、患者意愿及依从性等因素。在保证安全性及患者可负担的情况下，HbA1c理想水平值应控制在≤6.5%，某些患者可能适合较高的控制目标值，并需要随时间而调整。血糖控制目标应包括空腹血糖及餐后血糖的自我监测（SMBG）。2018年ADA标准再一次强调患者SMBG和定期检测HbA1c的重要性，指出二者是评估血糖控制管理方案有效性和安全性的重要手段；同时还进一步指出，CGM在评估2型糖尿病血糖控制方案的有效性和安全性方面同样发挥着重要作用。患者在血糖尚未稳定前应定期（如每3个月）进行治疗评估，包括HbA1c、SMBG记录（空腹及餐后血糖）、动态血糖监测结果、确诊或疑似低血糖事件、血脂及血压值、不良事件（体重增加、体液潴留、肝肾损害或心血管疾病）、合并症、其他相关实验室数据、伴随用药、糖尿病并发症及影响患者管理的社会心理因素等。当患者血糖稳定达标后可减少监测频率。治疗方案应尽可能简单化，以提高治疗依从性，同时将严重及非严重的低血糖风险降至最低。

二、血　脂　异　常

糖尿病增加了血管硬化的危险性，血脂异常是独立于高血糖之外的动脉硬化的危险因素。应尽量将血脂控制在低危险的范围内。2018年ADA标准指出，对于所有年龄段患有糖尿病和ASCVD的患者，应将高强度的他汀类药物治疗纳入生活方式干预中；对年龄<40岁伴ASCVD危险因素的糖尿病患者，应考虑中至高强度的他汀类药物治疗和生活方式干预。研究表明，中等强度的他汀类药物治疗在老年和中年人群中具有相似的益处，对于年龄>75岁和40~75岁的无ASCVD危险因素的糖尿病患者，则统一考虑在生活方式干预之外予以中等强度的他汀类药物治疗。对于有ASCVD的糖尿病患者，若已服用了最大耐受剂量的他汀类药物，且低密度脂蛋白胆固醇（LDL-C）≥1.8mmol/L（70mg/dl），则在进一步评估该药对ASCVD的风险降低效能、药物特异性不良反应及患者选择等因素后，可加用非他汀类调脂药物（如依泽替米贝或PCSK9抑制剂），其中依泽替米贝在非他汀类降脂药物中具有费用更低的优势。以三酰甘油升高和高密度脂蛋白胆固醇（HDL-C）降低为主的血脂异常患者应首选贝特类调脂药物，目前不主张两种调脂药物联合应用。

三、高　血　压

高血压是ASCVD和糖尿病微血管并发症的一个主要危险因素。研究表明，降压治疗可减少ASCVD事件、心力衰竭及微血管并发症的发生。新近研究表明，在家测量血压与ASCVD相关性比在医院测量的相关性更好，且在家测量血压可以通过提高患者药物依从性而降低心血管事件的发生风险。因此，2018 年 ADA 标准在关于高血压筛查的推荐中，新增建议：所有患糖尿病的高血压患者应在家测量血压，以帮助识别隐匿性高血压或白大衣高血压，同时帮助改善用药行为。

在高血压治疗策略方面，2018 年 ADA 标准为对于 120/80mmHg＜血压＜140/90mmHg 的患者，主要采取生活方式干预，超重或肥胖者应同时进行减重锻炼；对于 140/90mmHg≤血压＜160/100mmHg 的患者，除了生活方式干预外，还需及时采取药物治疗以达到目标血压；若患者血压≥160/100mmHg，则应在生活方式干预之外通过两种药物联合治疗以减少心血管事件的发生风险。

目前常用于临床的降压药物有四大类，通常首选用于糖尿病患者的降压药物为血管紧张素转换酶抑制剂（angiotensin converting enzyme inhibitors，ACEI）和血管紧张素 II 受体阻滞剂（angiotensin receptor blocker，ARB），这两类药物不仅可以降低血压，还对肾脏有保护作用；第二类药物是利尿药，糖尿病患者多有水钠潴留，利尿药可达到很好的降压效果；第三类降压药物是钙通道阻滞药，长效钙通道阻滞药对肾脏也有保护作用；第四类降压药物为 β 受体阻滞剂，这类降压药物同样对心脏及肾脏有保护作用。

值得注意的是，针对顽固性高血压患者，2018 年 ADA 标准提出可考虑盐皮质激素受体拮抗剂治疗。这主要基于下列原因：在已使用 ACEI、ARB、噻嗪类利尿剂或二氢吡啶钙通道阻滞药治疗的顽固性高血压患者中，加用盐皮质激素受体拮抗剂后可以有效地改善其血压情况；盐皮质激素受体拮抗剂也可减少蛋白尿，并对心血管事件有额外的收益。然而，在原有 ACEI 或 ARB 方案中加入盐皮质激素受体拮抗剂可能会增加患者发生高钾血症的风险。因此，对这部分患者进行定期血肌酐和血钾的监测十分重要。

四、心血管病变

心绞痛、脉搏变慢、血管杂音、间歇性跛行及心电图异常均为心血管病变的表现，在治疗中除了解决心血管问题外，还应对危险因素进行处理，如肥胖、吸烟、高血压、血脂异常、血糖控制欠佳和不良的生活方式等。对于病程较长、老年、已经发生过心血管疾病的 2 型糖尿病患者，应依据分层管理的原则继续采取降糖、降压、调脂（主要是降低 LDL-C）、应用阿司匹林治疗等综合管理措施，以降低心血管疾病及微血管并发症发生及其死亡风险。对已出现严重糖尿病慢性并发症的患者，应推荐至相关专科进行治疗。

五、足 部 护 理

糖尿病患者应加强足部护理，包括日常应该注意穿着吸汗的棉袜和舒适宽松的鞋，不要用过热的水洗脚等。每次就诊，医生都应查看患者的足部有无破溃及足背动脉的搏动情况。严重的糖尿病足部病变可能需要足科医生、血管外科医生进行检查和治疗。多项证据显示，糖尿病足溃疡患者应用高压氧治疗（hyperbaric oxygen therapy，HBOT）有助于伤口愈合并预防截肢，因此 2018 年 ADA 标准对此进行了推荐。

六、减 轻 体 重

　　2型糖尿病的发生发展很大程度和体重相关，超重和肥胖也是心血管事件的独立危险因素，而且也是可以改变的危险因素之一。糖尿病健康行动（Look AHEAD）试验显示了生活方式干预的有效性：对于伴有2型糖尿病的超重或肥胖个体，8年的强化生活方式干预（每天1200～1800kcal，且每周≥175分钟中等强度体力活动）带来具有临床意义的体重下降，一半的肥胖患者体重下降超过最初体重的5%（平均4.7%），对照组达到此目标的患者比例仅为1/3。提倡健康生活方式的行为治疗应作为所有个体超重/肥胖及其相关并发症一级、二级和三级预防措施。对于肥胖患者，生活方式疗法的主要组成部分包括减少热量摄入、体力活动和行为干预。能量摄入一般控制在每天500～750kcal；每周>150分钟的适度有氧运动及每周2～3次的抗阻训练。其他干预应包括自我监测和目标设定。糖尿病前期或代谢综合征患者减重目标为下降10%。

　　目前美国批准5种减肥药，包括奥利司他、氯卡色林、纳曲酮-安非他酮、芬特明-托吡酯和利拉鲁肽。每一种减肥药都可通过多种机制发挥减重作用，且对相关合并症有积极作用。与安慰剂相比，这些药物治疗1年均可带来显著体重获益。对比试验显示，体重下降在2.6～8.8kg不等。目前指南建议，BMI≥30kg/m² 或 BMI≥27kg/m² 且至少伴有一种肥胖相关合并症的患者，在生活方式干预基础上可加用减肥药。对于 BMI≥27kg/m² 且伴有严重体重相关并发症的患者，在开始生活方式治疗的同时也可启动药物治疗。如果治疗3个月后体重下降没有达到≥5%或存在耐受性或安全性问题，应停用减肥药。如果达到减肥目标，可以继续应用减肥药。值得注意的是，停药后体重有可能反弹性恢复，尤其在没有采取行为干预措施的情况下。考虑到降糖药不同的疗效和安全性并未有统一的治疗方案，仅利拉鲁肽已证明可带来临床心血管获益。因此，治疗应个体化。

　　对于伴有2型糖尿病的超重/肥胖患者，降糖药的选择应考虑对体重的影响。具有减重作用的降糖药物包括双胍类药物（二甲双胍）、α-葡萄糖苷酶抑制剂，SGLT-2I及GLP-1RA可能更有效。其他降糖药（如胰岛素、磺脲类药物、DPP-4I）则增加体重或对体重影响为中性。抗抑郁药和抗精神病药与体重增加有关，应尽可能限制使用。代谢手术是肥胖人群获得实质性及持久减重效果的有效手段。最近的随机试验显示，在改善血糖及降低心血管风险因素上，代谢手术优于单纯药物治疗且可带来更好的治疗结局。

七、骨质疏松症

　　骨质疏松症是一种以骨密度和骨质量下降，骨脆性增加，易发生骨折为特征的全身性骨病。现已明确，2型糖尿病是骨折的独立危险因素。流行病学证据显示，2型糖尿病的老年人骨折风险更高，增加50%～80%。糖尿病可通过多种途径影响骨代谢。

　　1. 高血糖对成骨细胞的影响　高糖环境导致成骨细胞凋亡，抑制成骨细胞分化成熟，降低对骨骼矿化起关键作用的血清骨钙素水平。

2. 高血糖对破骨细胞的影响 葡萄糖能够刺激破骨细胞，且破骨细胞的骨吸收作用具有葡萄糖浓度依赖特性。因此，血糖越高，破骨细胞的骨吸收作用越强。

3. 胰岛素样生长因子 1（IGF-1）对骨代谢的影响 IGF-1 刺激成骨细胞样细胞的增殖作用，而长期高血糖可抑制 IGF-1 的合成与释放。

4. 胰岛素作用的影响 胰岛素能促进成骨作用和骨胶原组织合成，糖尿病患者常伴胰岛素绝对或相对缺乏，或胰岛素抵抗等胰岛素作用不足的情况，导致成骨细胞作用障碍和骨基质含量减少，并抑制骨钙素的合成。

5. 糖尿病并发症的影响 糖尿病肾病可继发甲状旁腺功能亢进导致的骨钙动员增加，增加骨量丢失；糖尿病肾病伴肾功能不全时，1-α 羟化酶活性降低造成 1,25-二羟维生素 D 合成减少，进一步导致钙吸收障碍，引起骨质疏松。当合并外周血管病变时，周围基膜增厚引起血管分布异常，骨组织供血不足，引起骨代谢异常，影响骨骼重建。

6. 降糖药物对骨质疏松的影响 TZD 会导致糖尿病患者骨量丢失及骨折风险增加。综上所述，糖尿病患者由于高血糖、胰岛素作用不足和部分降糖药的应用，导致容易发生骨质疏松。

糖尿病骨代谢的改变表现在骨密度、骨转换及骨微结构异常。可能机制包括骨质量下降、骨形成减少、骨吸收增加。对骨质疏松/骨量低下的 2 型糖尿病患者，不仅需要良好控制血糖，而且普遍建议补足钙摄入，规律运动，避免增加跌倒等风险因素。2 型糖尿病患者的抗骨质疏松治疗与非糖尿病患者无异。抗骨质疏松症药物按作用机制主要可分为基本补充剂、骨吸收抑制剂、骨形成促进剂及传统中药。基础药物主要有钙剂和维生素 D；抑制破骨细胞骨吸收药物主要是双磷酸盐、雌激素及其受体调节剂、降钙素；甲状旁腺激素为促骨形成药物；锶盐类药物和维生素 K_2 具有抗骨吸收及促骨形成的作用。临床上，双膦酸盐是应用最广泛、最有效的抗骨吸收药物之一，具有增加骨密度，降低骨折发生率的确切疗效。

八、吸　烟

吸烟对健康的危害众所周知。吸烟对糖尿病患者的损害尤为严重，香烟中含有的尼古丁可进一步加重血管收缩和血管内皮损伤。大量研究显示，吸烟的糖尿病患者（包括二手烟吸入者）寿命缩短，其心血管疾病和微血管并发症等风险更高。因此，2018 年 ADA 标准推荐，所有患者不吸香烟和其他烟草产品或电子香烟。

戒烟对于糖尿病患者尤为重要。吸烟的患者多有长期吸烟史，每次就诊时应反复强调戒烟的重要性，使患者充分了解吸烟的危害和戒烟的重要性。

总而言之，2 型糖尿病的治疗是综合性治疗。作为糖尿病专科医生既要了解糖尿病自身发生发展规律，也要熟悉糖尿病治疗领域的各种药物和治疗措施的利与弊，衡量患者需要达到的治疗目标，选择适合不同患者需要的治疗方案。

（周丽明　阎德文）

参 考 文 献

李凡，楼青青，2015. 优秀的糖尿病教育管理项目：英国结构化管理项目. 中国糖尿病杂志，7（3）：182-184.

刘金刚，郑成竹，王勇，2014. 中国肥胖和 2 型糖尿病外科治疗指南（2014）. 中国实用外科杂志，34（11）：1005-1010.

深圳市医师协会内分泌代谢病科医师分会（阎德文执笔）. 2018. 社区医生 2 型糖尿病管理流程与分级诊疗规范（深圳专家共识）. 全科医学临床与教育，21（11）：1261-1269.

尹嘉晶，彭永德，2014. 糖尿病与骨质疏松. 中华内分泌代谢杂志，30（5）：449.

中国内分泌相关专家小组（统称），2018. GLP-1 受体激动剂临床应用专家指导意见. 中国糖尿病杂志，26（5）：353-361.

中国营养学会，2014. 中国居民膳食营养素参考摄入量 2013 版. 北京：科学出版社.

中华医学会内分泌分会，2016. 中国 2 型糖尿病合并肥胖综合管理专家共识. 中华内分泌代谢杂志，32（8）：623-627.

中华医学会糖尿病学分会，2014. 中国 2 型糖尿病防治指南（2013 年版）. 中华内分泌代谢杂志，30（10）：447-498.

中华医学会糖尿病学分会，2018. 中国 2 型糖尿病防治指南（2017 年版）. 中华糖尿病杂志，10（1）：4-67.

Alva ML，Gray A，Mihaylova B，et al，2015. The impact of diabetes-related complications on healthcare costs：new results from the UKPDS（UKPDS 84）. Diabetic Medicine，32（4）：459-466.

American Diabetes Association，2018. Standards of medical care in diabetes-2018. Diabetes Care，41（Suppl 1）：S1-S153.

Aminian A，Kashyap SR，Burguera B，et al，2016. The incidence and clinical features of diabetic ketoacidosis after bariatric and metabolic surgery. Diabetes Care，39（4）：e50-e53.

Cai XL，Ji LW，Chen YF，et al，2017. Comparisons of weight changes between SGLT2 inhibitors treatment and GLP-1 analogs treatment in type 2 diabetes patients：a meta-analysis. Journal of Diabetes Investigation，8（4）：510-517.

Carol M，Jackie B，MorjorieC，et al，2012. National standards for diabetes self-management education. Diabetes Care，25（1）：140-147.

Chamberlain JJ，Herman W H，Leal S，et al，2017. Pharmacologic therapy for type 2 diabetes：synopsis of the 2017 American diabetes association standards of medical care in diabetes. Ann Intern Med，166（8）：572-578.

Colberg SR，Sigal RJ，Yardley JE，et al，2016. Physical activity/exercise and diabetes：a position statement of the American diabetes association. Diabetes Care，39（11）：2065-2079.

DAFNE Study Group，2002. Training in flexible，intensive insulin management to enable dietary freedom in people with type 1 diabetes：dose a justment for normal eating（DAFNE）randomised controlled trial. BMJ，325（7367）：746-751.

Dansinger ML，Gleason JA，Griffith JL，et al，2005. Comparison of the Atkins，Ornish，Weight Watchers，and Zone diets for weight loss and heart disease risk reduction：a randomized trial. JAMA，293（1）：43-53.

Davies MJ，Heller S，Skinner TC，et al，2008. Effectiveness of the diabetes education and self-management for ongoing and newly diagnosed（DESMOND）programme for people with newly diagnosed type 2 diabetes：cluster randomised controlled trial. BMJ，336（7642）：491-495.

Filion KB，Azoulay L，Platt RW，et al，2016. A multicenter observational study of incretin-based drugs and heart failure. N Engl J Med，374（12）：1145-1154.

Group LA，2016. Association of the magnitude of weight loss and changes in physical fitness with long-term cardiovascular disease outcomes in overweight or obese people with type 2 diabetes：a post-hoc analysis of the Look AHEAD randomised clinical trial. Lancet Diabetes & Endocrinology，4（11）：913-921.

Inzucchi SE，Bergenstal RM，Buse JB，et al，2015. Management of hyperglycaemia in type 2 diabetes，2015：a patient-centred approach：update to a position statement of the American Diabetes Association and the European Association for the Study of Diabetes. Diabetologia，58（3）：429-442.

Kamlesh K，Gray LJ，Timothy S，et al，2012. Effectiveness of a diabetes education and self-management programme（DESMOND）for people with newly diagnosed type 2 diabetes mellitus：three year follow-up of a cluster randomised controlled trial in primary care. BMJ，344（apr262）：e2333.

Khunti S，Davies MJ，Khunti K，2015. Clinical inertia in the management of type 2 diabetes mellitus：a focused literature review. British Journal of Diabetes & Vascular Disease，15（2）.

Lindqvist A，Spégel P，Ekelund M，et al，2014. Gastric bypass improves β-cell function and increases β-cell mass in a porcine model. Diabetes，63（5）：1665-1671.

Marso SP，Daniels GH，Brown-Frandsen K，et al，2016. Liraglutide and cardiovascular outcomes in type 2 diabetes. N Engl J Med，375（4）：311-322.

Mclaughlin AS，2011. Structured patient education for people with type 2 diabetes the X-PERT Programme. Diabetes Care，37（6）：

1499-1508.

Oei L，Zillikens MC，Dehghan A，et al，2013. High bone mineral density and fracture risk in type 2 diabetes as skeletal complications of inadequate glucose control：The Rotterdam Study. Diabetes Care，36：1619-1628.

Okonofua EC，Simpson KN，Jesri A，et al，2006. Therapeutic inertia is an impediment to achieving the healthy people 2010 blood pressure control goals. Hypertension，47（3）：345-351.

Perreault L，Pan Q，Aroda VR，et al，2017. Exploring residual risk for diabetes and microvascular disease in the Diabetes Prevention Program Outcomes Study（DPPOS）. Diabetic Medicine，34（12）：1747-1755.

Schauer PR，Bhatt DL，Kirwan JP，et al，2014. Bariatric surgery versus intensive medical therapy for diabetes--3-year outcomes. N Engl J Med，370（21）：2002-2013.

Seidelmann SB，Claggett B，Cheng SS，et al，2018. Dietary carbohydrate intake and mortality：a prospective cohort study and meta-analysis. Lancet Public Health，3（9）：e419-e428.

Shai I，Schwarzfuchs D，Henkin Y，et al，2008. Weight loss with a low-carbohydrate，mediterranean，or low-fat diet. New England Journal of Medicine，359（3）：229-241.

第十一章　妊娠糖尿病的治疗

第一节　妊娠糖尿病概述

（一）妊娠糖尿病的定义与分类

妊娠糖尿病（gestational diabetes mellitus，GDM）是指妊娠期间发生血糖升高或者糖耐量异常，包括妊娠前已经发现的糖尿病（妊娠合并糖尿病）和妊娠中发现的血糖升高。其中，妊娠中发现的血糖升高又分为妊娠期显性糖尿病（妊娠期间发现的糖尿病，血糖达到糖尿病的诊断标准）和妊娠期糖尿病（血糖达到妊娠糖尿病的诊断标准但未达到糖尿病的诊断标准）[《中国 2 型糖尿病防治指南（2017 年版）》]。

（二）妊娠糖尿病的流行病学

妊娠糖尿病在不同族群中的患病率与其所属特定人群、种族中 2 型糖尿病的患病率成正比。白种人女性的 GDM 患病率通常最低，西班牙裔美国人、非洲裔美国人、美洲土著民、亚裔或太平洋岛民妇女中 GDM 的患病率近年来有升高趋势。总体而言，在西方国家6%～9%的妊娠女性有血糖升高或者妊娠糖尿病，其中约 90%为妊娠期糖尿病。我国由于计划生育政策调整，高龄产妇逐渐增多，以及 GDM 筛查诊断受到广泛重视，妊娠糖尿病患者不断增多。妊娠糖尿病与 2 型糖尿病有相似的危险因素，如肥胖和年龄增加等。因为肥胖和久坐不动的生活方式盛行，GDM 发病率在全球育龄妇女中会越来越高。

（三）妊娠糖尿病的病理生理

一方面，妊娠期由于雌孕激素的作用，胰岛增大，B 细胞增生，胰岛素分泌随妊娠月份逐渐升高；另一方面，妊娠后摄食过多，导致体重增加，继而发生胰岛素抵抗；同时妊娠中后期，胎盘分泌的激素可对抗胰岛素的作用，同时加重胰岛素抵抗，尽管如此，正常妊娠虽然有糖代谢的改变，但是不会引起明显血糖升高。当胰腺 B 细胞不能够代偿性分泌足够的胰岛素时就会出现血糖升高，导致妊娠糖尿病的发生。与其说是妊娠引起糖尿病，不如说是妊娠加速了糖尿病的发病进程。GDM 诊断的血糖阈值较非孕妇糖尿病的诊断标准低约 30%，可能是因为孕妇约有 30%的糖分供应给了胎儿。GDM 患者不仅血糖代谢异常，而且还包括了血脂及蛋白质的代谢异常等诸多的病理生理改变，因此认为 GDM 是胰岛素抵抗综合征早期的表现之一。

（四）妊娠糖尿病的危害

GDM 患者并发妊娠高血压综合征（妊高征）的发病率为31.8%。发生先兆子痫的风险更高：空腹血糖低于 115mg/dl 为 9.8%，空腹血糖大于或等于 115mg/dl 为 18%。糖基化 HDL

受体代谢障碍可能是 GDM 患者并发妊高征及代谢障碍和动脉痉挛的重要机制之一。有研究表明，GDM 孕妇与正常孕妇相比，平均动脉压高于后者。发生先兆子痫相对危险为 2.67，发生妊高征（不包括先兆子痫）的相对危险为 1.48。血糖高的一组发生先兆子痫的概率是血糖低组的 2 倍，并认为糖耐量试验血糖水平可以作为预测先兆子痫的一个有意义指标，与先兆子痫的发病风险呈正相关。另外，GDM 剖宫产率升高：接受药物治疗的 25%GDM 女性及饮食控制的 17%GDM 女性需要剖宫产分娩，非 GDM 女性为 9.5%。

妊娠糖尿病妇女未来发生糖尿病的风险增加（主要是 2 型糖尿病）。据估计，高达 70% 的妊娠糖尿病妇女将在妊娠后 22～28 年发展为糖尿病，糖尿病的进展也受种族和肥胖的影响。例如，60%的拉丁美洲 GDM 患者可能在妊娠后 5 年内发展成 2 型糖尿病。

妊娠期糖代谢异常的母亲，妊娠期高血糖持续经胎盘达胎儿体内，刺激胎儿的胰岛细胞增生，导致高胰岛素血症。高胰岛素可以促进胎儿生长，促进葡萄糖转变成糖原，阻止脂肪分解及促进蛋白质合成，因此后代巨大儿、新生儿低血糖症、高胆红素血症、肩难产和创伤的风险升高。

（五）妊娠糖尿病的危险因素

GDM 与多囊卵巢综合征（polycystic ovary syndrome，PCOS）、妊高征密切相关，都是临床代谢综合征的一部分。GDM 的危险因素有很多：①直系亲属有糖尿病史者；②体型偏胖者；③高龄产妇；④曾有妊娠期糖尿病病史；⑤巨大儿（＞4kg）生产史或低体重儿（＜2.5kg）生产史；⑥孕妇本人出生时是巨大儿或低体重儿；⑦妊娠前或早期患有焦虑和抑郁症状精神疾病等。因此，对孕妇的病史收集及高危人群的早期筛查就十分重要。

（六）症状和体征

妊娠糖尿病的常见一般症状是夜尿多、尿频、多食善饥、口渴、腰酸、倦怠乏力、健忘、多梦、易焦虑或抑郁、白带增多、外阴瘙痒。DKA 症状：妊娠期出现不明原因恶心、呕吐、乏力、头痛甚至昏迷者，注意检查血糖和尿酮体水平，必要时行血气分析，明确诊断。体征：肥胖、血压偏高、宫高增长过快、子宫张力增大，如宫高增长过快或子宫张力增大，及时行 B 超检查，了解羊水量。

第二节 妊娠前糖尿病或早期妊娠糖尿病的筛查策略

1. 美国指南建议在有一个或多个以下额外的危险因素且合并超重或肥胖的妇女中进行检测（即体重指数大于 25 或超过 23）。

（1）缺少运动。

（2）糖尿病一级亲属。

（3）高风险的种族或民族（如非裔美国人、拉丁裔、美洲土著人、亚裔美国人、太平洋岛民）。

（4）巨大儿生育史（胎儿体重超过 4000g）。

（5）有妊娠糖尿病史。

（6）高血压（140/90mmHg 或高血压治疗）。

（7）高密度脂蛋白胆固醇水平低于 35mg/dl（0.90mmol/L），三酰甘油水平大于 250mg/dl（2.82mmol/L）。

（8）多囊卵巢综合征。

（9）HbA1c≥5.7%，葡萄糖耐量受损或空腹葡萄糖受损。

（10）与胰岛素抵抗相关的其他临床病症（如妊娠期体重指数大于 40kg/m²，黑棘皮病）。

（11）心血管疾病史。

2. 筛查时间。推荐医疗机构对所有尚未被诊断为 PGDM 或 GDM 的孕妇，在妊娠 24～28 周进行筛查。这一时期的特点是生理胰岛素抵抗增加，在妊娠中期所做出的所有 GDM 诊断中，40%～66%的诊断可在妊娠早期发现。但对于超重或者肥胖并且有其他糖尿病危险因素包括有 GDM 病史的患者建议在妊娠早期就进行筛查（表 11-1）。

3. 筛查方法

（1）使用空腹血糖对妊娠糖尿病进行普遍筛查。妊娠 24～28 周，空腹血糖≥4.8mmol/L 是一种简便的筛查方法。任何浓度超过阈值的妇女都可以直接进行诊断性 OGTT。如果将空腹血糖阈值 4.8mmol/L 作为筛查标准，70%的妇女不需要诊断耐受性试验，19%的孕妇不需要诊断耐受性试验。测空腹血糖进行初步筛查具有许多优点：易于管理，耐受性好，价格低廉，可靠，可重复使用。用≥4.8mmol/L 的截断值测定空腹血糖浓度是一种比 50g 葡萄糖激发试验更容易的筛查妊娠糖尿病的方法。阈值为 4.8mmol/L 时灵敏度为 81%，特异度为 76%。

（2）一步法：妊娠 24～28 周空腹血糖≥4.8mmol/L，HbA1c＞5.7%，进行 75g 2 小时的 OGTT，并且血糖值达到或者超过任何单个阈值（空腹为 92mg/dl，1 小时为 180mg/dl 或者 2 小时为 153mg/dl）时即可诊断为 GDM。5.7%≤HbA1c＜6.4%也可诊断为 CDM。使用此方法将确定约 18%的孕妇患有 GDM；在 2011 年，ADA 批准了这些标准，同时承认采用这些临界值将显著增加 GDM 的患病率。也可以在临床上显著改善孕产妇或新生儿结局，但该法将大幅增加医疗保健费用。从 2013 年开始，我国指南也逐步开始推荐和实行一步法筛查及诊断 GDM。

（3）两步法：第一步，妊娠 24～28 周空腹血糖≥4.8mmol/L，HbA1c＞5.7%，口服 50g 葡萄糖溶液后进行 1 小时静脉血葡萄糖测定，若 1 小时后血糖达到或超阈值（130mg/dl），则进行第二步，即口服 100g 或 75g 葡萄糖测 3 小时血糖，若血糖值达到或超过阈值（空腹 95mg/dl、1 小时 180mg/dl、2 小时 155mg/dl 和 3 小时 140mg/dl），必须有两个异常值才可诊断为 GDM。后者由于使用较低的阈值，其 GDM 诊断率也更高。一项对临床结果的研究显示，单纯用 Carpenter 和 Coustan 标准进行 GDM 诊断的女性，与低于这些诊断阈值的妇女相比，围产期并发症的发生率更高。与 GDM 妇女相比，在 100g 的 3 小时 OGTT 中即使有一个异常值的妇女，不良围产期结局风险显著增加。因此，一个血糖值高于正常就应该诊断 GDM，而不是两个。2013 年，美国国家儿童健康与人类发展研究所对诊断妊娠糖尿病建议产科医生和产科护理人员继续采用两步法筛查与诊断 GDM。

妊娠糖尿病诊断标准总结见表 11-1。

表 11-1　妊娠糖尿病诊断标准

项目	ACOG 2013/ ADA 2014/Carpenter 和 Coustan	ACOG 2013/ADA 2014/美国国家 糖尿病数据组	CDA 2013 首选方法	CDA 2013 替代方法/ IADPSG 2010/ADIPS 2014/ADA 2014	WHO 2013
筛查孕龄	24～48 周	24～48 周	24～48 周	24～48 周	任意时间
诊断步骤	两步法	两步法	两步法	一步法	一步法
步骤 1 50g 葡萄糖 负荷试验,餐后 1 小时血糖	血糖值≥7.8mmol/L 进行步骤 2	血糖值≥7.8mmol/L, 进行步骤 2	≥11.1mmol/L,诊断妊娠 尿病,血糖值为 7.8～ 11.0mmol/L,则进行步骤2		
步骤 2					
负荷量（g）	100	100	75	75	75
空腹血糖 （mmol/L）	≥5.3	≥5.8	≥5.3	≥5.1	≥5.1
1 小时血糖 （mmol/L）	≥10	≥10.6	≥10.6	≥10	≥10
2 小时血糖 （mmol/L）	≥8.6	≥9.2	≥9.0	≥8.5	≥8.5
3 小时血糖 （mmol/L）	≥7.8	≥8.0	—		—
符合项	≥2 个异常值	≥2 个异常值	≥1 个异常值	≥1 个异常值	≥1 个异常值
GD 患病率（%）	4.8	3.2	7	16.1	16.1

第三节　妊娠糖尿病治疗

（一）妊娠糖尿病治疗的获益

妊娠糖尿病治疗可使新生儿并发症（围产期死亡，肩难产和创伤，骨折或神经麻痹）降低，也降低了先兆子痫发生（从 18% 降至 12%），并且降低了大于胎龄（LGA）婴儿的发生率（从 22% 降至 13%），以及体重大于 4000g 婴儿的发生率（从 21% 降至 10%），还可使新生儿脂肪量降低。接受 GDM 治疗的女性，剖宫产率、肩难产、高血压疾病（妊高征和先兆子痫）、巨大儿生产发生率显著降低。

（二）妊娠糖尿病的治疗

1. 治疗目标　妊娠糖尿病（GDM）的治疗目标是使血糖控制在满意范围、防止代谢并发症及产科并发症、稳定已发生的并发症并尽量保证足月妊娠。80% 以上的 GDM 孕妇都可单纯采用饮食指导的方法把血糖控制在满意范围，只有不到 20% 的 GDM 孕妇需进一步加用运动治疗或胰岛素治疗。所谓血糖控制在满意范围是指经治疗后空腹血糖控制在 3.3～5.8mmol/L（60～105mg/dl），餐后 1 小时血糖＜7.8mmol/L（140mg/dl）、餐后 2 小时血糖 4.0～6.7mmol/L（70～120mg/dl）。

2. 医学营养治疗　GDM 的非药物治疗包括饮食控制、运动和血糖监测等。最近对

GDM 妇女生活方式改变试验的荟萃分析显示，在随机生活方式干预的妇女中，大于胎龄儿和巨大胎儿（体重达到或超过 4000g）发生减少，新生儿脂肪量降低。此外，随机生活方式干预的妇女在妊娠 1 年后更有可能达到产后体重的目标。尽管有这些光明前景，但具体的饮食习惯和运动方法研究仍较少。GDM 妇女医疗营养治疗的目标是实现正常的血糖水平，防止酮症，提供适当的体重增加，并有助于胎儿正常的生长发育。ADA 建议在注册营养师处进行营养咨询，并根据患者个体体重指数制订个性化营养计划。

3. 饮食治疗

（1）热量分配：具体的膳食非药物治疗 GDM 方法，临床医生应该能够根据三种主要的营养成分向患者提供建议，①热量分配；②碳水化合物摄取量；③热量分布。由 50%～60%碳水化合物组成的饮食结构通常会导致体重增加和餐后高血糖。因此，有学者建议将碳水化合物摄入量限制在总热量的 33%～40%，剩余的热量分为蛋白质（20%）和脂肪（40%）。

（2）餐次分配：最近一个小型随机试验表明，复合型碳水化合物（升糖指数低，如谷物、豆类、水果蔬菜等）饮食的 GDM 妇女与常规饮食相比具有较低的空腹血糖值。鉴于这些发现和其他治疗试验的结果，复合型碳水化合物被推荐替代简单的碳水化合物，这些食物消化吸收慢，不容易产生餐后高血糖，并且能潜在地降低胰岛素抵抗。实际上，建议三餐和 2～3 份小吃分散碳水化合物摄入来减少餐后血糖波动。

4. 运动治疗 若正规饮食治疗 2 周仍不能使血糖控制到满意则可加用运动治疗。运动前产科医生应对患者进行全面体格检查，排除运动治疗的禁忌证，并告知运动过程中的注意事项，包括如何协调饮食治疗、运动治疗及胰岛素治疗的关系，共同把血糖控制在满意范围等。运动可提高组织对胰岛素的敏感性和减轻体重，以低至中等强度的有氧运动为主，避免强度过大的运动。运动疗法的基本原则是运动时以不引起胎儿窘迫或子宫收缩为佳。上肢运动一般不会产生子宫收缩，但下肢运动有产生子宫收缩的倾向。运动因人而异，可以根据自己的嗜好决定。常见的运动形式有行走、慢跑、爬楼梯、游泳、骑自行车、跳舞、打太极拳、打球等。若在运动过程中出现头晕目眩等不适，要考虑低血糖可能，这时应暂停运动，增加血糖监测次数，以便及时发现低血糖。在运动治疗过程中，可 6～8 周进行 1 次糖化血红蛋白（HbA1c）的监测。要规律运动，每周至少 5 次，每次 30 分钟或每周至少 150 分钟中等强度有氧运动。通常推荐简单的锻炼，如每餐后 10～15 分钟步行可以导致血糖改善。因此，推荐适度的运动计划作为 GDM 妇女治疗计划的一部分。

5. 胰岛素治疗 大多数 GDM 孕妇通过生活方式和运动干预可使血糖达标，若不能达标的 GDM 患者可开始药物治疗，首选胰岛素。

我国国家市场监督管理总局批准可用于妊娠期的胰岛素类似物包括门冬胰岛素（速效）和地特胰岛素（长效）。与常规人胰岛素相比，速效胰岛素类似物能更好地降低 GDM 患者餐后血糖峰值，控制血糖达标，减少低血糖风险。与中效胰岛素相比，长效胰岛素类似物能更有效地减少夜间低血糖的发生，维持血糖稳态。

门冬胰岛素是将人胰岛素 B 链第 28 位的脯氨酸替换为天门冬氨酸的速效人胰岛素类似物，与可溶性人胰岛素相比，其起效迅速、皮下吸收速度更快。紧邻餐前皮下注射后 10～20 分钟起效，最大作用时间为注射后 1～3 小时，作用持续时间为 3～5 小时；具有最强或最佳的降低餐后血糖的作用，不易发生低血糖，用于控制餐后血糖水平。门冬胰岛素也可经胰岛素泵给药，用于连续皮下胰岛素输注治疗。

地特胰岛素是通过去除人胰岛素 B 链 30 位的苏氨酸，并将 14 碳肉豆蔻酸连接到 B 链 29 位的赖氨酸残基上形成的。14 碳烷酸链显著增强了地特胰岛素的自身聚合，使其在皮下形成双六聚体，进而延长了地特胰岛素吸收入血的时间。此外，血液循环中 98% 的地特胰岛素分子与血浆白蛋白的可逆性结合，进一步延长了地特胰岛素向外周靶器官扩散和分布的时间，有助于减少血糖波动和低血糖风险。一般每天 1 次，在固定时间皮下注射给药。

6. 口服降糖药在 GDM 孕妇中的应用　大多数 GDM 孕妇通过生活方式的干预即可使血糖达标，不能达标的 GDM 孕妇应首先推荐应用胰岛素控制血糖。目前，口服降糖药物如二甲双胍和格列本脲在 GDM 孕妇中应用的安全性和有效性不断被证实，但我国尚缺乏相关研究，且这两种口服降糖药均未纳入我国妊娠期治疗糖尿病的适应证。

但考虑对于胰岛素用量较大或拒绝应用胰岛素的孕妇，应用上述口服降糖药物的潜在风险远远小于未控制的妊娠期高血糖本身对胎儿的危害。因此，在知情同意的基础上，部分 GDM 孕妇可慎用。

格列本脲是临床应用最广泛的治疗 GDM 的口服降糖药，作用靶器官为胰腺，99%以蛋白结合形式存在，极少通过胎盘屏障。目前临床研究显示，妊娠中、晚期 GDM 孕妇应用格列本脲与胰岛素治疗相比，疗效一致，但前者使用方便且价格便宜。但用药后发生子痫前期和新生儿黄疸需光疗的风险升高，少部分孕妇有恶心、头痛及低血糖反应。

二甲双胍可增加胰岛素的敏感性，目前的资料显示，妊娠早期应用该药对胎儿无致畸性，在多囊卵巢综合征的治疗过程中该药对早期妊娠的维持有重要作用。由于该药可以透过胎盘屏障，妊娠中晚期应用对胎儿的远期安全性尚有待证实。

7. 孕期的血糖监测

（1）自我血糖监测（SMBG）：采用微量血糖仪自行测定毛细血管全血血糖水平。新诊断的高血糖孕妇、血糖控制不良或不稳定者及妊娠期应用胰岛素治疗者，应每天监测血糖 7 次，包括三餐前 30 分钟、三餐后 2 小时和夜间血糖；血糖控制稳定者每周应至少行血糖轮廓试验 1 次，根据血糖监测结果及时调整胰岛素用量；不需要胰岛素治疗的 GDM 孕妇，在随诊时建议每周至少监测 1 次全天血糖，包括末梢空腹血糖（FBG）及三餐后 2 小时末梢血糖共 4 次。

（2）动态血糖监测系统（CGMS）：可用于血糖控制不理想的 PGDM 或血糖明显异常而需要加用胰岛素的 GDM 孕妇。大多数 GDM 孕妇并不需要 CGMS，不主张将 CGMS 作为临床常规监测糖尿病孕妇血糖的手段。

（3）糖化血红蛋白检测：糖化血红蛋白反映取血前 2~3 个月的平均血糖水平，可作为评估糖尿病长期控制情况的良好指标，多用于 GDM 初次评估。应用胰岛素治疗的糖尿病孕妇，推荐每 2 个月检测 1 次。

（4）尿糖检测：由于妊娠期间尿糖阳性并不能真正反映孕妇的血糖水平，不建议将尿糖作为妊娠期常规监测手段。

（5）尿酮检测：尿酮体有助于及时发现孕妇碳水化合物或能量摄取的不足，也是早期糖尿病酮症酸中毒的一项敏感指标，孕妇出现不明原因恶心、呕吐、乏力等不适或者血糖控制不理想时应及时监测尿酮体。

8. 孕妇并发症的监测

（1）妊娠期高血压疾病的监测：每次妊娠期检查时应监测孕妇的血压及尿蛋白，一旦发现并发子痫前期，按子痫前期原则处理。

（2）羊水过多及其并发症的监测：注意孕妇的宫高曲线及子宫张力，如宫高增长过快，或子宫张力增大，及时行 B 超检查以了解羊水量。

（3）糖尿病酮症酸中毒症状的监测：妊娠期出现不明原因恶心、呕吐、乏力、头痛甚至昏迷者，注意检查血糖和尿酮体水平，必要时行血气分析以明确诊断。

（4）感染的监测：注意孕妇有无白带增多、外阴瘙痒、尿频、尿急、尿痛等表现，定期行尿常规检测。

（5）甲状腺功能监测：必要时行甲状腺功能检测，了解孕妇的甲状腺功能。

（6）其他并发症的监测：糖尿病伴有微血管病变合并妊娠者应在妊娠早、中、晚期 3 个阶段分别进行肾功能、眼底检查和血脂的检测。

9. 胎儿的检测

（1）胎儿发育的监测：在妊娠中期应用超声对胎儿进行产前筛查。妊娠早期血糖未得到控制的孕妇，尤其要注意应用超声检查胎儿中枢神经系统和心脏的发育，有条件者推荐行胎儿超声心动图检查。

（2）胎儿生长速度的监测：妊娠晚期应每 4～6 周进行 1 次超声检查，监测胎儿发育，尤其注意监测胎儿腹围和羊水量的变化等。

（3）胎儿宫内发育状况的评价：妊娠晚期孕妇应注意监测胎动。需要应用胰岛素或口服降糖药物者，应自妊娠 32 周起每周行 1 次无应激试验（non-stress test，NST）。可疑胎儿生长受限时尤其应严密监测。

（4）促胎儿肺成熟：妊娠期血糖控制不满意及需要提前终止妊娠者，应在计划终止妊娠前 48 小时促胎儿肺成熟。有条件者行羊膜腔穿刺术抽取羊水以了解胎儿肺成熟度，同时羊膜腔内注射地塞米松 10mg，或采取肌内注射方式，但后者使用后应监测孕妇血糖变化。

10. 分娩时机　　无须胰岛素治疗而血糖控制达标的 GDM 孕妇，如无母儿并发症，在严密监测下可待预产期，到预产期仍未临产者，可引产终止妊娠。

PGDM 及胰岛素治疗的 GDM 孕妇，如血糖控制良好且无母儿并发症，在严密监测下，妊娠 39 周后可终止妊娠；血糖控制不满意或出现母儿并发症，应及时入院观察，根据病情决定终止妊娠时机。糖尿病伴发微血管病变或既往有不良产史者，需严密监护，终止妊娠时机应个体化。

11. 分娩方式　　糖尿病本身不是剖宫产指征。决定阴道分娩者应制订分娩计划，产程中密切监测孕妇的血糖、宫缩、胎心率变化，避免产程过长。

择期剖宫产的手术指征为糖尿病伴严重微血管病变，或其他产科指征。妊娠期血糖控制不好、胎儿偏大（尤其估计胎儿体重≥4250g 者）或既往有死胎、死产史者，应适当放宽剖宫产指征。

12. 产后管理　　一般 GDM 产后 1 周内查空腹血糖,产后 FPG 反复≥7.0mmol/L 应视为 PGDM。可行 OGTT 以判定产后是否需要胰岛素治疗。不需要者行饮食及运动干预，控制正常后于产后 6～12 周再次复查 OGTT，正常者之后每 1～2 年检查 1 次血糖，若有症状提前检查；确诊糖尿病者转内分泌胰岛素药物治疗。

产后胰岛素的应用：产后血糖控制目标及胰岛素应用参照非妊娠期血糖控制标准。

妊娠期应用胰岛素的产妇剖宫产术后禁食或未能恢复正常饮食期间给予静脉输液，胰岛素与葡萄糖比例为 1∶（4～6），同时监测血糖水平及尿酮体，根据监测结果决定是否应用并调整胰岛素用量。

妊娠期应用胰岛素者一旦恢复正常饮食，应及时行血糖监测，血糖水平显著异常者应用胰岛素皮下注射，根据血糖水平调整剂量，所需胰岛素的剂量一般较妊娠期明显减少。

妊娠期无须胰岛素治疗的 GDM 产妇，产后可恢复正常饮食，但应避免高糖及高脂饮食。

产后随访时应向产妇讲解产后随访的意义；指导其改变生活方式、合理饮食及适当运动，鼓励母乳喂养。随访时建议进行身高、体重、体重指数、腰围及臀围的测定，同时了解产后血糖的恢复情况，建议所有 GDM 妇女产后行 OGTT，测定空腹及服糖后 2 小时血糖水平以确诊 GDM，并尽早治疗以减少并发症。

（叶迎春　高　凌）

参 考 文 献

王姮，杨永年，2006. 糖尿病现代治疗学. 北京：科学出版社.

中华医学会妇产科学分会产科学组，中华医学会围产医学分会妊娠合并糖尿病协作组，2014. 妊娠合并糖尿病诊治指南（2014）. 中华妇产科杂志，49（8）：561-569.

中华医学会糖尿病学分会，2018. 中国 2 型糖尿病防治指南（2017 年版）. 中华糖尿病杂志，10（1）：4-67.

American Diabetes Association，2017. Classification and diagnosis of diabetes. Diabees Care，40：S11-S24.

American Diabetes Association，2017. Management of diabetes in pregnancy. Diabetes Care，40：S114-S119.

Amylidi S, Mosimann B, Stettler C, et al, 2016. First-trimester glycosylated hemoglobin in women at high risk for gestational diabetes. Acta Obstet Gynecol Scand，95（1）：93-97.

Chamberlain JJ, Rhinehart AS, Shaefer CF Jr, et al, 2016. Diagnosis and management of diabetes：synopsis of the 2016 American Diabetes Association Standards of Medical Care in Diabetes. Ann Intern Med，164（8）：542-552.

Committee on Practice Bulletins-Obstetrics, 2017. Gestational diabetes mellitus-clinical management guidelines for obstetrician-gynecologist. Obstetrics & Gynecologist，180：e17-e32.

Committee on Practice Bulletins-Obstetrics, 2018. Gestational diabetes mellitus-clinical management guidelines for obstetrician-gynecologist. Obstetrics & Gynecologist，190：e49-e65.

Danilenko-Dixon DR, Van Winter JT, Nelson RL, et al, 1999. Universal versus selective gestational diabetes screening：application of 1997 American Diabetes Association recommendations. Am J ObstetGynecol，181（4）：798-802.

Holt RIG, Cockram C, Flyvbjerg A, et al, 2017. Textbook of Diabetes. 5th ed. New York：John Wiley & Sons Inc.

Vandorsten JP, Dodson WC, Espeland MA, et al, 2013. NIH consensus devel-opment conference：diagnosing gestational diabetes mellitus. NIH Consens State Sci Statements，29（1）：1-31.

第十二章 其他特殊类型糖尿病的治疗

第一节 单基因糖尿病的治疗

单基因糖尿病是在 B 细胞发育、功能或胰岛素信号通路中起关键作用的单个基因突变导致的异质性疾病。它可以在家系内以常染色体显性、隐性或非孟德尔方式进行遗传，偶有新发突变病例。

有数据显示，在当前的糖尿病患者中，有 7%～15% 的糖尿病分型是错误的，而在儿童和青少年人群中这一误诊率更高。来自欧美的研究结果显示，在所有糖尿病患者中有 1%～3% 为单基因糖尿病，约 1% 的 1 型糖尿病和 4%～5% 的 45 岁以前发病的 2 型糖尿病实际上是单基因糖尿病。当前，超过 90% 的单基因糖尿病患者并没能得到正确诊断，被误诊为 1 型糖尿病或 2 型糖尿病。

单基因糖尿病的亚型根据其主要病理学机制可以分为两大类：胰岛素分泌的遗传学缺陷和胰岛素作用的遗传学缺陷。在儿童和青少年糖尿病中，大多数病例是源于导致胰岛 B 细胞缺失或功能丧失的基因突变，而导致胰岛素抵抗的突变类型相对少见。青少年发病的成人型糖尿病（maturity-onset diabetes of the young，MODY）和新生儿糖尿病（neonatal diabetes mellitus，NDM）是最常见的单基因糖尿病类型。

一、青少年发病的成人型糖尿病

青少年发病的成人型糖尿病（MODY）是常染色体显性遗传性糖尿病，其特征性表现包括发病年龄早，呈常染色体显性遗传，存在 B 细胞功能缺陷但有一定的胰岛素分泌能力，无自身免疫或胰岛素抵抗的相关证据。

1928 年，Cammidge 根据尿糖检测结果首次描述了一种显性遗传的轻型家族性糖尿病。1960 年，Fajans 和 Conn 发现并描述了在儿童和青少年人群中存在一种以家族性遗传为基础的、无症状的、轻型糖尿病。1964 年，Fajans 首次将其称为青少年发病的成人型糖尿病。1974 年，Tattersall 提出这种家族性轻型糖尿病为常染色体显性遗传。1975 年，Fajans 和 Tattersall 首次使用 "MODY" 作为这一疾病的名称缩写，并沿用至今。1991 年，MODY 的分子遗传学检测实现首次突破，关于这一疾病分子机制的神秘面纱逐渐被揭开。

迄今为止，已经发现 14 种 MODY 亚型均由在胰岛 B 细胞发育或胰岛素分泌功能上起重要作用基因的显性、杂合性突变所致，包括 *HNF4α*、*GCK*、*HNF1α*、*PDX1*、*HNF1β*、*NEUROD1*、*KLF11*、*CEL*、*PAX4*、*INS*、*BLK*、*ABCC8*、*KCNJ11*、*APPL1* 等。这些亚型潜在的基因突变不同，导致患者的起病年龄、高血糖的类型、对药物的治疗反应等临床表现也各不相同。目前报道的 3 个最常见的 MODY 致病基因为 *GCK*、*HNF1α* 和 *HNF4α*。

临床上，对于那些糖尿病确诊年龄在 25 岁以下、临床表型与 1 型糖尿病或 2 型糖尿病不完全相符、有明确糖尿病家族史的患者，要高度怀疑 MODY 的可能性。

（一）MODY 的流行病学

由于 MODY 的临床表现与 1 型糖尿病和 2 型糖尿病存在较大重叠，当前绝大多数 MODY 患者被误诊为后两者，从而导致其实际患病率被大大低估。在现有数据中，英国人群中曾报道 MODY 患者约占其 30 岁以下确诊的糖尿病患者的 3%；美国 SEARCH 研究显示 MODY 患者约占其 20 岁以下确诊的糖尿病患者的 1.2%；一项来自妊娠人群的研究显示，GCK-MODY 约占妊娠期糖尿病患者的 1.1/1000，且大多数 GCK-MODY 未能得到正确诊断。基于当前对 MODY 发病率的估计，80%～90% 的 MODY 患者均在临床上被误诊为其他类型糖尿病（或尚未得以诊断），需引起广大临床医生的高度重视。

（二）MODY 的患者筛查策略

当前，尽管基因检测的费用在不断降低，但对患者来说仍相对昂贵。因此，临床上仍仅推荐对中高度可疑 MODY 的患者进行基因检测。一些传统临床特征如起病年龄、糖尿病家族史、无须依赖胰岛素治疗等，与其他类型糖尿病有较大重叠，鉴别诊断意义有限。因此，有研究团队开发了一种预测 MODY 可能性的在线计算工具（www.diabetesgenes.org），在采集临床信息的基础上可以帮助医生显著提高诊断 MODY 的敏感性和特异性。

与 MODY 相关的生物学标志物包括血清 C 肽、1 型糖尿病相关自身抗体、血脂谱，超敏 C 反应蛋白等，它们在 MODY 和其他类型糖尿病的鉴别诊断中具有一定价值，也有一定的局限性。比如，1 型糖尿病相关自身抗体，80% 的 1 型糖尿病患者谷氨酸脱羧酶（glutamic acid decarboxylase，GAD）抗体和胰岛细胞抗原 2（islet antigen-2，IA2）抗体呈阳性，但这一阳性率会随着病程的延长而降低，因此抗体阴性并不能完全除外 1 型糖尿病。对于需依赖胰岛素治疗的糖尿病患者，如 1 型糖尿病相关自身抗体检测呈阳性，可帮助除外 MODY。若病程较长的 1 型糖尿病患者仍具有一定浓度的 C 肽水平，应考虑行 MODY 相关检测。也有文献报道称，约 8% 的长病程 1 型糖尿病患者在进餐刺激下 C 肽水平可 >200pmol/L。

关于分子遗传学检测，首先推荐根据特定的临床表型对目标基因进行 Sanger 测序，如对空腹血糖轻度升高的糖尿病患者进行 *GCK* 基因检测，对糖尿病合并肾囊肿的患者进行 *HNF1β* 基因检测。其次，对于那些临床表型不特异的患者，既往可能会由于多个基因的逐个检测耗时耗力，现在随着测序技术的不断进步，可以通过二代测序技术、基因 PANEL 实现多个基因的同时检测。

需要注意的是，一方面，单基因糖尿病也有可能同时合并 1 型糖尿病或 2 型糖尿病，如 GCK-MODY 随着病程的延长也可能罹患 2 型糖尿病，因此我们在解读基因检测结果时要注意结合患者的临床信息。另一方面，对于基因检测阳性的患者，也要注意对其未患糖尿病的家系成员进行基因检测，以评估其未来糖尿病的发生风险，有效开展家系咨询。

（三）GCK-MODY

葡萄糖激酶（glucokinase，GCK）在胰腺 B 细胞和肝细胞催化葡萄糖的磷酸化反应，是葡萄糖代谢的限速酶。葡萄糖磷酸化速度与葡萄糖浓度呈正相关，胰腺 B 细胞和肝细胞可以根据体内的葡萄糖水平做出相应调节。在 B 细胞中，GCK 作为葡萄糖浓度感受器可以保证适合体内葡萄糖浓度的相应胰岛素释放。当 GCK 基因发生杂合失活突变，胰腺 B 细胞 GCK 活性降低，导致 B 细胞葡萄糖磷酸化减少、葡萄糖敏感性降低、葡萄糖浓度与胰岛素分泌的剂量-效应关系右移，葡萄糖浓度被调定到较高水平，但仍在可调控范围内。肝脏 GCK 突变导致肝糖原合成减少、肝糖输出增加，从而引起空腹血糖水平轻度升高。

由 GCK 基因杂合失活突变导致的 GCK-MODY（MODY2）是儿童和青少年单基因糖尿病中最常见的临床亚型。GCK 基因纯合突变在新生儿期即导致胰岛素依赖性新生儿糖尿病。GCK 基因激活突变则导致先天性高胰岛素血症性低血糖。

1. 临床表现　GCK-MODY 患者的临床表现高度相似。如前所述，与其他亚型的单基因糖尿病不同的是，GCK-MODY 患者调节胰岛素分泌的功能正常，只是其调节血糖的阈值略高于正常人群。因此，GCK-MODY 患者往往从出生开始就表现为轻度的、非进展性的空腹高血糖，通常在 5.4～8.3mmol/L，HbA1c 一般在 5.8%～7.6%。随年龄增长，HbA1c 仅有轻度升高。GCK-MODY 患者往往没有高血糖相关临床症状。口服葡萄糖耐量试验（OGTT）2 小时血糖幅度仅会轻度升高，一般不会超过 3.5mmol/L。由于缺乏临床症状，患者多在常规体检或因其他疾病就诊初次检测血糖时得以确诊，其家族史可能也并不明确，对患儿的无临床症状的父母进行检测，也可能会发现父母其中一方有轻度空腹高血糖。

2. 鉴别诊断　GCK-MODY 的正确诊断对于年轻糖尿病患者非常重要。将其与 1 型糖尿病鉴别开可以避免患者接受不必要的胰岛素治疗。与 1 型糖尿病不同的是，GCK-MODY 患者的血糖仅轻度升高、1 型糖尿病相关自身抗体呈阴性、空腹 C 肽水平可以测得、餐后血糖升幅也远小于 1 型糖尿病。而 GCK-MODY 与 2 型糖尿病的鉴别相对具有一定难度，因为二者均可表现为轻度高血糖，也都可能有糖尿病家族史。如果儿童和青少年糖尿病患者表现为轻度的、无症状的空腹高血糖，同时缺乏肥胖或其他胰岛素抵抗的证据，OGTT 血糖升幅不高，病程呈非进展性，均应高度怀疑 GCK-MODY 的可能性。

需要指出的是，要考虑到 GCK-MODY 可能合并其他类型糖尿病的可能性。如果患者 HbA1c 超过 7.6%，可能提示为其他类型糖尿病，也可能提示在 GCK-MODY 的基础上合并了 1 型糖尿病或 2 型糖尿病。

3. 治疗和预后　一方面，使用胰岛素或口服降糖药物并不能有效降低 GCK-MODY 患者的血糖或 HbA1c 水平，仅当给予超生理剂量的胰岛素时才能使患者的血糖水平下降。另一方面，没有接受治疗的 GCK-MODY 患者病情也没有显著进展，很少会出现微血管/大血管并发症。因此，除妊娠外，不推荐对 GCK-MODY 使用降糖药物，GCK-MODY 患者可通过单纯的饮食、运动来控制血糖水平。GCK-MODY 一经确诊，可以考虑停用降糖药物。

4. GCK-MODY 与妊娠　很多 GCK-MODY 的女性患者都是在妊娠期间才发现血糖升高。但她们与妊娠期糖尿病的患者临床病程并不相同。新生儿的出生体重是否正常取决于母体和胎儿的基因突变携带状态。如果仅母亲携带 GCK 基因突变、胎儿 GCK 基因正常，母体高血糖会导致胎儿胰岛素分泌增加，出现巨大儿；如果母亲 GCK 基因正常，仅胎儿携带 GCK 基因突变，由于胎儿胰岛素分泌减少，出生体重会比正常新生儿低约 500g；如果母亲和胎儿都携带 GCK 突变，新生儿出生体重正常。

推荐对持续空腹血糖升高（5.4～8.3mmol/L）、OGTT 2 小时血糖升幅<4.6mmol/L 的妊娠期女性进行 GCK 基因检测。没有糖尿病家族史不能作为排除诊断标准。有研究数据显示，在 BMI<25kg/m^2、空腹血糖>5.5mmol/L 的妊娠期高血糖女性中，GCK 基因检测的敏感度为 68%，每 2.7 个女性中有 1 个是 GCK-MODY 患者。

治疗上，GCK-MODY 女性患者在妊娠期间往往需要胰岛素治疗来纠正空腹高血糖。胎儿的基因型对胎儿出生体重的决定作用往往大于母体的降糖治疗和胰岛素暴露情况。由于 GCK-MODY 患者的降糖治疗本身存在一定难度，需要比正常更大的胰岛素剂量，如果通过强化胰岛素治疗将她们的血糖降至正常范围，部分患者可能出现低血糖反应；胰岛素会停止分泌，机体自身调节产生升糖激素，使得血糖控制较为困难；也有可能导致低出生体重、小于胎龄儿。当前，检测宫内胎儿基因型具有一定风险，除非由于其他原因需要做羊水穿刺或绒毛膜活检，否则不推荐胎儿基因型检测。由上可见，降糖治疗方案的选择并不仅仅取决于母体血糖状态，可以通过超声监测胎儿大小以制订降糖治疗方案。对于腹围增加超过第 75 百分位的 GCK-MODY 女性，推荐胰岛素降糖治疗，但也有专家提出，早产可能是更为有效的策略。

（四）肝细胞核因子（HNF）1α-MODY

HNF1α-MODY（MODY3）是由肝细胞核因子（HNF）1α 突变所致。HNF1α 主要表达于胰腺 B 细胞、肝脏和肠道，是成熟 B 细胞中胰岛素和钠离子依赖性葡萄糖转运子 2（GLUT2）的关键转录因子。

1. 临床表现　HNF1α 突变可导致胰腺 B 细胞发育不良、成年早发糖尿病、进行性 B 细胞功能下降，多于青少年或成年早期起病。在糖尿病出现前、血糖处于正常水平时，已可观察到 B 细胞功能下降。同时，由于 HNF1α 在 GLUT2 介导的近端肾小管葡萄糖重吸收过程中发挥作用，在发展为糖尿病之前即可由于肾糖重吸收减少而出现尿糖阳性。与 GCK-MODY 不同，此型患者在糖尿病早期往往空腹血糖正常，OGTT 2 小时血糖多呈显著升高（通常>5mmol/L）。随着年龄的增长，血糖进行性升高，需要降糖药物治疗。绝大多数 HNF1α-MODY 患者的血清超敏 C 反应蛋白（hsCRP）和载脂蛋白 M 水平降低，有学者建议将 hsCRP 作为 HNF1α-MODY 的临床标志物之一。也有证据显示，与 2 型糖尿病不同的是，HNF1α-MODY 患者的三酰甘油（TG）水平往往偏低，高密度脂蛋白胆固醇（HDL-C）水平升高。

HNF1α 突变的遗传外显率较高，携带者中有 63% 在 25 岁以前、79% 在 35 岁以前、96% 在 55 岁以前发生糖尿病。有文献报道，儿童中 MODY3 的平均诊断年龄为 14 岁（4～18 岁），10 岁以前发病的儿童较为少见。

2. 鉴别诊断　很多 HNF1α-MODY 患者在青少年期就表现出糖尿病症状，被诊断为 1 型糖尿病。临床上，对于年轻的 1 型糖尿病患者，如果 1 型糖尿病相关自身抗体阴性且父母中有一方患有糖尿病，可推荐行 HNF1α 基因检测。如果患者有非胰岛素依赖的证据，包括未用胰岛素治疗时无酮症倾向、应用小剂量胰岛素血糖即可控制良好或起病 3～5 年后仍可检测到一定程度的 C 肽水平，均可增加基因检测的阳性率。由于 1%～2% 的非 1 型糖尿病患者 GAD 抗体也可能为阳性，因此抗体阳性（特别是低滴度抗体）并不能完全除外单基因糖尿病，在临床表现高度可疑时，仍推荐进行基因检测。

对于疑诊 2 型糖尿病的患者，如年轻起病（特别是有一名家系成员 25 岁之前确诊糖尿病）、有至少 2 代糖尿病家族史、非肥胖/没有胰岛素抵抗的临床特征，应考虑行 HNF1α 基因检测。此外，如果患者 OGTT 2 小时血糖增幅＞5mmol/L、在血糖低于 10mmol/L 时即出现糖尿、对磺脲类药物格外敏感（小剂量即出现低血糖）、低 TG 血症、HDL-C 水平升高，均是支持 HNF1α-MODY 而非 2 型糖尿病的证据。

3. 治疗和预后　HNF1α-MODY 患者对磺脲类药物治疗非常敏感，推荐作为一线治疗药物。小剂量磺脲类药物就有可能导致低血糖反应，因此应从小剂量起始。绝大多数患者均能成功地从胰岛素转换为磺脲类药物治疗。在一项观察性研究中，80% 的接受胰岛素治疗、平均病程 4 年的 HNF1α-MODY 患者被调整为格列齐特治疗，随访 39 个月，所有患者血糖控制满意，平均糖化血红蛋白 6.9%。GLP-1 受体激动剂也显示对此类患者有效。随着糖尿病病程进展，胰岛素分泌能力进行性下降，HNF1α-MODY 患者在 3～25 年后对磺脲类药物会失去反应，最终往往需要依赖胰岛素治疗。

有数据表明，HNF1α-MODY 患者发生微血管并发症和大血管并发症的风险与 1 型糖尿病和 2 型糖尿病患者接近，主要取决于患者的血糖控制情况。因此，有必要对其进行严格的血糖控制并对糖尿病并发症进行密切随访。

4. HNF1α-MODY 与妊娠　HNF1α-MODY 患者，由于宫内胎儿 B 细胞功能正常，*HNF1α* 突变对出生体重并无影响。治疗方面证据有限。目前认为，如患者血糖控制良好，在妊娠前期可继续使用磺脲类药物治疗，但应考虑将其他磺脲类制剂转换为格列本脲，因为其在妊娠期的安全证据最充分。同时，磺脲类药物可通过胎盘，有独立于母体高血糖之外的增加新生儿出生体重的风险，此点也需权衡考虑，也可换用胰岛素治疗。

（1）HNF4α-MODY：HNF4α-MODY（MODY1）由转录因子 *HNF4α* 基因突变所致。HNF4α 主要表达于肝脏、胰腺和肾脏，调控 B 细胞发育、胰岛素分泌及糖脂代谢。HNF4α-MODY 和 HNF1α-MODY 由 B 细胞功能障碍导致的糖尿病相关临床表现相似，但在胰腺外临床特征中具有一些差异。HNF4α-MODY 患者一般肾糖阈正常、没有尿糖阳性，有研究显示此类患者 HDL-C、脂蛋白（ApoAⅡ、ApoCⅢ和 ApoB）水平偏低。部分 HNF4α-MODY 患者同时合并 Fanconi 综合征，可能与突变位点有关。

在出生体重方面，*HNF4α* 基因杂合突变可通过增加宫内胰岛素分泌导致巨大儿，出生体重平均增加 790g，围产期并发症发生风险增加，也可出现一过性新生儿低血糖。HNF4α-MODY 母体的高血糖对新生儿出生体重也有一定的不良影响。推荐应用胰岛素治疗实现严格的母体血糖控制，如果超声提示胎儿体重明显增加，可考虑提前分娩。同时推荐早期检测新生儿血糖，如果有持续性新生儿低血糖，可考虑使用二氮嗪治疗。

有研究报道称，10%～29% 的被认为是 HNF1α-MODY 的病例最后确认为 HNF4α-MODY。因此，对于 *HNF1α* 基因检测阴性的患者，均应进一步行 *HNF4α* 基因检测。特别是当患者有出生巨大儿史或有新生儿低血糖表现，或肾糖阈表现正常时，均应考虑

HNF4α-MODY 的可能性。

（2）HNF1β-MODY：HNF1β-MODY（MODY5）由转录因子 *HNF1β* 基因突变所致。*HNF1β* 基因主要在胚胎发育早期阶段表达于胰腺、肾脏、肝脏、生殖道，因此携带 *HNF1β* 基因突变的个体可能出现上述器官的发育异常。

HNF1β-MODY 患者的特征性病变为肾脏发育异常（最常见的为肾囊肿）和女性泌尿生殖道畸形，也可合并胰腺发育不良、肝功能异常、痛风和高尿酸血症等。在糖尿病出现前即可出现肾脏指标异常，并有半数患者在 45 岁前即出现非糖尿病性肾病，乃至终末期肾衰竭。因此，在糖尿病合并非糖尿病肾病的患者中应高度怀疑 HNF1β-MODY 的可能性。与 HNF1α 和 HNF4α 突变不同，约 50% 的 HNF1β-MODY 患者同时存在胰岛素抵抗和 B 细胞功能障碍；糖尿病通常伴有胰腺发育不良，可能有胰腺外分泌功能障碍，但很少有临床表现。HNF1β 全基因缺失患者的常见特征性表现为学习障碍和自闭症。有研究报道表明，HNF1β-MODY 患儿的出生体重比正常新生儿低 900g 左右。HNF1β-MODY 患者临床表现异质性强，即使患者携带相同位点突变，其临床表型也具有很大差异。

约 50% 的 HNF1β-MODY 病例是新发突变，因此患者可能没有家族史。单纯肾囊肿和糖尿病在一般人群中也较为常见，不推荐对此类人群普遍行 *HNF1β* 基因检测。同时需注意，基因检测不应仅是单纯测序，也应包括对基因缺失的检测。

治疗方面，HNF1β-MODY 对磺脲类药物反应欠佳，通常需要早期起始胰岛素治疗。肾脏治疗与其他慢性进展性肾脏疾病的治疗原则一致。此外，鉴于此类患者有发生嫌色细胞癌的风险，推荐每 2 年复查肾脏超声。对于未患糖尿病的 *HNF1β* 基因突变携带者，推荐每年进行糖尿病筛查。

二、新生儿糖尿病

新生儿糖尿病（NDM）通常指出生后 6 个月以内发生的糖尿病，发生率约为 1/10 万新生儿。自身免疫性 1 型糖尿病在出生后 6 个月以内发病极为少见。尽管在 6 个月龄以后发生的糖尿病以 1 型糖尿病最为常见，但也有部分 NDM 在出生 6 个月以后发病的病例报道。

在临床上，NDM 可分为永久性新生儿糖尿病（permanent neonatal diabetes mellitus，PNDM）、暂时性新生儿糖尿病（transient neonatal diabetes mellitus，TNDM）及以 NDM 为临床表现之一的复杂的临床综合征，如 Wolcott-Rallison 综合征、IPEX 综合征等。TNDM 在起病数周或数月后可自行缓解，其中多数患者在青春期后会出现糖尿病复发。PNDM 在发病后无缓解过程，需要终身维持降糖治疗。

随着遗传学研究的不断深入，目前已经发现了 23 种不同的 NDM 临床亚型，包括染色体 6q24 区印迹异常及 22 个基因突变：*KCNJ11*、*ABCC8*、*INS*、*GCK*、*ZFP57*、*SLC19A2*、*GATA6*、*GATA4*、*SLC2A2*、*HNF1β*、*PDX1*、*PTF1A*、*EIF2AK3*、*MNX1*、*NEUROD1*、*NKX2-2*、*IER3IP1*、*FOXP3*、*GLIS3*、*NEUROG3*、*RFX6*、*STAT3*。其中，6q24 区印迹异常是 TNDM 最常见的致病原因，而分别编码 ATP 敏感性钾离子通道（K_{ATP}）的 Kir6.2 亚单位和磺脲类受体 1 亚单位（SUR1）的 *KCNJ11* 基因和 *ABCC8* 基因激活突变则是导致 PNDM 最常见的致病原因，也是导致 TNDM 的第二大原因。

（一）6q24 区印迹异常导致的 TNDM

TNDM 的发病机制中最常见的（约 80%）为 6q24 区印迹异常，主要包括 2 个基因：*PLAGL1* 和 *HYMAI*。基因印迹是指基因的表达取决于亲本来源，只有母本或父本来源的等位基因被表达，而非双方。印迹异常的原因主要有 3 个：①父源单亲二倍体；②父源 6q24 染色体重复；③母源基因甲基化缺陷。大多数（90%）与 6q24 印迹异常无关的 TNDM 病例都是由 *KCNJ11* 和 *ABCC8* 突变导致的。

6q24 异常患者往往表现为严重的宫内发育迟缓，出生后很早（通常在出生后第 1 周）就出现严重的、非酮症性高血糖、脱水。1 型糖尿病相关自身抗体通常为阴性，C 肽水平低或可忽略不计。低出生体重比较常见，平均出生体重 2.1kg，1/3 的患者合并巨舌，更少的患者同时患有脐疝。由于 B 细胞功能障碍，至少 50%～60% 的 TNDM 患者在缓解后会出现糖尿病复发，大多数在青春期前后，目前报道的最小复发年龄为 4 岁，平均复发年龄为 14 岁。复发病例的临床表现类似于早发 2 型糖尿病，患者第一时相胰岛素分泌缺失，对口服磺脲类药物有反应。也有部分病例表现为仅在应激时出现间歇性高血糖。

TNDM 患者在新生儿期均需要胰岛素治疗，但此类患者的胰岛素剂量往往可以迅速减少，经过平均 12 周后就可以不再需要任何治疗。在复发后，治疗则从饮食控制、口服降糖药到应用胰岛素而各有不同。

遗传咨询主要取决于潜在的致病基因：单亲二倍体导致的 TNDM 病例多为散发，患者兄弟姐妹或子代发病风险很低；甲基化缺陷通常由转录因子基因 *ZFP57* 纯合突变引起，因此可能以常染色体隐性方式遗传；6q24 染色体重复的男性患者的子代患 TNDM 的概率为 50%，女性患者的子代可能不会患病，但在下一代可能会发生 TNDM。

（二）K_{ATP} 通道基因突变导致的 NDM

K_{ATP} 通道是由 Kir6.2 和 SUR1 两种亚单位形成的异构八聚体，是将细胞膜活动与物质代谢联系在一起的重要通道，也是葡萄糖介导的 B 细胞分泌胰岛素的关键环节。在生理情况下，血糖升高后，葡萄糖被转运进入胰岛 B 细胞，细胞内 ATP/ADP 比例升高，刺激 K_{ATP} 通道关闭，细胞膜去极化，细胞膜上电压依赖性 Ca^{2+} 通道开放，Ca^{2+} 内流，引起胰岛素分泌。当编码 K_{ATP} 通道亚单位的 *KCNJ11* 基因和 *ABCC8* 基因激活突变时，K_{ATP} 通道对细胞内 ATP/ADP 比例变化不敏感，在葡萄糖刺激下通道无法正常关闭，细胞膜持续处于超极化状态，细胞外 Ca^{2+} 无法内流，导致胰岛素无法正常释放。

大多数 *KCNJ11* 基因突变导致 PNDM，而非 TNDM（90% *vs.* 10%）。K_{ATP}-TNDM 患者往往仅表现为轻度宫内发育迟缓，平均出生体重 2.6kg，平均在出生后 4 周起病，平均缓解年龄为 35 周，复发时间也迟于 6q24-TNDM。

由于 K_{ATP} 通道除分布于胰岛 B 细胞外，在中枢神经系统、骨骼肌、心肌、平滑肌等多种组织细胞中也有广泛分布，因此编码 K_{ATP} 通道的基因突变后，临床上约 20% 的患者在高血糖的同时合并有其他临床症状和体征。部分患者（约 20%）在 PNDM 的同时伴有生长发育迟缓、肌无力和癫痫，称为 DEND（developmental delay，epilepsy，and neonatal diabetes）综合征。其中也有部分患者临床表现相对较轻，仅有发育迟缓和肌无力，而无癫痫表现，称为 iDEND（intermediate DEND）综合征。也有文献报道，所有 K_{ATP} 通道基因突变患者均存在轻度神经系统发育异常，如发育性共济障碍（特别是视觉空间障碍）或注意力缺陷。

约 90% 的 K_{ATP} 通道基因突变所致的 NDM（K_{ATP}-NDM）患者可以由皮下注射胰岛素治疗成功转换为口服磺脲类药物单药治疗。磺脲类药物可以直接作用于 K_{ATP} 通道 SUR 亚单位，减少开放的 K_{ATP} 通道，使胰岛素分泌增加。在有效改善患者血糖控制的同时，不增加低血糖风险，对其他伴随症状如精神运动发育迟缓、癫痫等也有改善作用。但也有部分 K_{ATP}-NDM 患者对磺脲类药物不敏感，无法转换为口服药物治疗，可能与突变位点有关。与成年 2 型糖尿病患者相比，这类 PNDM 患者往往需要较高剂量的磺脲类药物，以目前临床应用最多的格列本脲为例，平均为 0.5mg/（kg·d），目前文献报道的最大剂量达 2.3mg/（kg·d）。目前报道的副作用仅有一过性腹泻和牙齿染色。此外，高剂量磺脲类药物治疗也可以显著改善部分患儿的认知能力、肌肉运动能力及语言能力等。

（三）胰岛素基因突变导致的 NDM

胰岛素（*INS*）基因杂合突变是非近亲婚配家庭的 NDM 患者中除 *KCNJ11* 和 *ABCC8* 之外最常见的致病基因（约 12%）。同时 *INS* 基因突变在非近亲婚配家庭和近亲婚配家庭 NDM 中所占的比例相似（11% *vs.* 10%），但二者的潜在致病机制并不相同。在非近亲家庭中，大多数（90%）INS-NDM 为 *INS* 杂合突变导致前胰岛素原结构变异。小鼠模型提示这些突变可引起胰岛素原的错误折叠，导致严重的内质网应激，从而导致 B 细胞功能障碍。而在近亲家庭中，主要为 *INS* 纯合失活突变导致胰岛素合成障碍。

该类患者的宫内发育迟缓程度与 K_{ATP}-NDM 患者相当，出现高血糖的时间略迟，平均 9 周起病，通常没有神经系统异常和胰腺外表现，需要依赖胰岛素治疗。大多数患者为新发突变。

（四）NDM 的遗传学检测

2015 年 7 月，Hattersley 教授领导的英国 Exeter 研究中心发布了来自全球 79 个国家（不包括中国）、共计 1020 名 NDM 患者的研究数据，旨在评价常见致病基因 Sanger 测序+全部已知致病基因目标区域捕获测序在 NDM 患者中的作用。这是迄今为止世界上最大的 NDM 患者队列，也是第一篇评价基因测序与 NDM 的系统性论著。研究结果显示，综合性基因检测可以明确约 82% 的 NDM 患者的致病基因。在非近亲家系的 NDM 患者中，最常见的是 K_{ATP}-NDM，约占 46%；而在近亲家系的 NDM 患者中，最常见的是 *EIF2AK3* 基因纯合突变所致的 Wolcott-Rallison 综合征，约占 24%。15 年前，患者从确诊 NDM 到明确基因诊断平均要经过 4 年以上，而现在这一时间已经缩短至不到 3 个月，基因检测在患者诊疗过程中可以发挥的作用也随之发生了重大转变。早期的遗传学诊断可以更好地预测患者的病程进展，为患者提供更加合理的治疗方案，最大程度地改善患者的生活质量、临床预后，也可以更好地为患者家属提供遗传咨询。因此，推荐对所有 6 个月内确诊的糖尿病患儿进行 NDM 基因检测。早期起病、极低出生体重的患儿要注意检查有无 6q24 区印迹异常。在 6～12 个月龄起病的患者中，有约 7% 被鉴定出是 *KCNJ11*、*ABCC8* 或 *INS*

基因突变，因此对于这一年龄段的糖尿病患儿，如果 1 型糖尿病相关自身抗体阴性，也应考虑行基因检测。

三、糖尿病相关的遗传学综合征

（一）线粒体糖尿病

1. 分子机制 线粒体糖尿病（MIDD）是由线粒体基因突变导致的单基因糖尿病，最常见的是 mt.3243A＞G 突变所致。线粒体基因突变影响线粒体呼吸链，导致细胞能量缺陷。具有高代谢活性的器官包括胰腺和耳蜗最常受到影响。胰岛线粒体功能异常导致 B 细胞功能异常、B 细胞数量减少和胰岛素分泌障碍。由于线粒体基因是从母亲遗传而来，所以只有家系中的女性会被遗传，男性子代没有发病风险。女性患者的所有子代均可能携带该突变，但一个家系中的表型可能存在较大异质性，经常被误诊。

2. 临床特征 线粒体糖尿病在儿童中比较少见，多见于青年和中年患者。其典型临床特点为年轻发病、体型消瘦、胰岛 B 细胞分泌功能进行性衰退、伴听力损害、呈母系遗传规律。大多数突变携带者（超过85%）会发生糖尿病，超过75%会发生感音神经性听力下降。糖尿病呈进展性，通常起病较隐匿，约 20%的患者为急性起病，约 8%可合并酮症。临床表现类似 2 型糖尿病，也有少部分呈类似 1 型糖尿病表现，起病即需要胰岛素治疗。糖尿病的平均诊断年龄为 38 岁。大部分患者体重偏低、肌肉组织少，病程中胰岛素分泌功能进行性减退。

听力下降或丧失在成年早期较为典型。多项研究表明，感音神经性耳聋是 mt.3243A＞G 突变携带者最常见的临床表现，且常早于糖尿病发病。携带者中，男性较女性更易发生，症状重且进展快。听力障碍常首先累及高频域。同时，mt.3243A＞G 突变携带者还可有以下系统临床表现，包括神经系统症状如卒中样发作、癫痫、偏头痛、认知功能障碍等；眼部特征性病变如黄斑视网膜营养不良，较重者可出现视力丧失、夜盲、畏光等；心脏病变如左心室肥厚、心脏自主神经病变、预激综合征、室性期前收缩及心房颤动等；肾脏病变如蛋白尿、肾功能不全；以及身材矮小、近端肌无力、肌痛等。

3. 鉴别诊断 如果糖尿病患者存在听力下降或其母系亲属中出现糖尿病和耳聋聚集者，应尽早行线粒体基因突变筛查。由于白细胞异质性，血液基因检测阴性的患者也可通过患者的尿样或漱口样本进行检测。

4. 治疗 大部分线粒体糖尿病患者早期对口服降糖药物有反应，起病数月或数年后即需要依赖胰岛素治疗。推荐早期起始胰岛素治疗。同时，由于二甲双胍可通过影响线粒体功能诱发乳酸酸中毒，应避免使用。避免使用氨基糖苷类抗生素等耳毒性药物，延缓听力丧失。及时治疗耳部感染，必要时使用助听器，或在严重听力损失时植入人工耳蜗。由于其具有较高肾脏疾病的发生风险，推荐进行积极的血压管理和早期血管紧张素转换酶抑制剂（ACEI）治疗。应从年轻开始进行心脏疾病相关监测。补充辅酶 Q10 是否有益目前尚不清楚。

对于突变患者的母系亲属和女性患者的子代均应评估其是否携带线粒体基因突变；对于暂无相关临床表现的突变携带者，应定期筛查线粒体糖尿病的临床表型及其并发症。

（二）IPEX 综合征

1. 分子机制 IPEX 综合征（immunodysregulation polyendocrinopathy enteropathy X-linked syndrome）是由 *FOXP3* 基因半合子突变导致的包括糖尿病、免疫调节异常、多内分泌腺病、肠病等一系列自身免疫反应的综合征，呈 X 连锁遗传。*FOXP3* 基因位于 X 染色体着丝粒区域（Xq11.3—q13.3），呈高度保守，其编码的转录因子 FKH 家族是自然发生的 T 调节（regulatory T cell，Treg）细胞作用过程中的关键转录因子，是 CD4+CD25+Treg 细胞生成和发挥作用的重要环节。*FOXP3* 基因可导致机体出现难以控制的自身免疫反应，导致 IPEX 综合征。

2. 临床特征 IPEX 综合征的常见临床表现包括肠病（100%）、糖尿病（约 70%）、皮肤病（约 65%）、发育迟缓（约 50%）、甲状腺炎（约 30%）、反复感染（20%）等，同时也可出现一些相对少见的临床表现，如血细胞减少、肾病、肝炎、关节炎、肌炎、血管炎、脾大等。糖尿病可以在肠病之前或之后出现，血糖相对较难控制。1 型糖尿病相关自身抗体通常为阴性，但尸检中行组织学检查可看到胰腺组织破坏、大量淋巴细胞浸润，提示其存在免疫介导的发病机制，也支持了 B 细胞功能破坏是由 T 淋巴细胞激活介导的病理机制。

从现有文献报道中，一方面可以看到即使是同样的 *FOXP3* 突变位点，其导致的临床表型也可能存在较大差异，如 FOXP3 FKH 结构域的 c.1150G＞A 突变患者，有的在婴幼儿期就发生死亡，有的患者已随访至 10 余岁。另一方面，近来也有些不典型病例的报道，如发病年龄相对较晚，极少数病例可以在儿童期甚至青少年期才起病，或临床表型相对较轻。但目前报道的所有病例均以肠病为首发临床表现。2018 年北京协和医院报道了 3 例中国人群中携带 *FOXP3* 基因突变的 NDM 患者，除 1 例有慢性荨麻疹，3 人均表现为单纯的糖尿病，1 型糖尿病相关自身抗体阴性，目前随访年龄为 9～12 岁，无胃肠道疾病或其他自身免疫性疾病的临床表现，仅需要使用胰岛素降糖治疗。其中 2 例患者所携带的基因突变为国外已报道的致病突变，相同的致病基因型，其临床表型、轻重程度与国外已报道的 IPEX 综合征病例截然不同，其机制尚不好解释。

如诊治不及时，IPEX 综合征患者往往在婴幼儿期即发生死亡。临床上，如果是男性糖尿病患儿同时合并免疫缺陷和（或）危及生命的感染，需要考虑 *FOXP3* 基因突变的可能性。该病可以使用免疫抑制剂进行治疗。早期行同种异体骨髓干细胞移植可能有效。

（三）Wolfram 综合征

Wolfram 综合征（Wolfram syndrome，WFS）也称为尿崩症、糖尿病、视神经萎缩、耳聋综合征（diabetes insipidus，diabetes mellitus，optic atrophy and deafness，DIDMOAD），为常染色体隐性遗传病。该病患者通常首先表现为非自身免疫性、胰岛素缺乏性糖尿病，平均发病年龄是 6 岁，需要依赖胰岛素治疗。很多 WFS 患者首先被误诊为 1 型糖尿病，平均在糖尿病诊断 4 年后出现视力丧失，也可能被误诊为糖尿病视网膜病变。因此，如果患者在 16 岁之前出现糖尿病和进行性视神经萎缩，要高度考虑这一诊断。90% 以上的 WFS 患者为 *WFS1* 基因纯合突变所致。近年来，又发现了与 WFS 相关的第二个致病基因，即 *CISD2*，这一基因突变导致的 WFS 患者不会出现尿崩症，而是表现为出血倾向、消化性溃疡。

（四）Wolcott-Rallison 综合征

Wolcott-Rallison 综合征是由 *EIF2AK3* 基因纯合突变所致的常染色体隐性遗传综合征，表现为早发糖尿病、脊髓骨骺发育不良、复发性肝功能/肾功能异常和发育迟缓。*EIF2AK3* 编码调节内质网应激反应的蛋白，这一蛋白的缺失不会引起胰腺发育异常，但错误折叠的蛋白质聚集于内质网会最终引发胰岛 B 细胞凋亡。*EIF2AK3* 基因纯合突变是近期家系中 NDM 患儿最常见的致病原因。糖尿病通常于婴儿期起病，往往是这一综合征的首发临床表现。此类患者一般需要依赖外源性胰岛素治疗。

四、单基因胰岛素抵抗综合征

胰岛素抵抗综合征的主要特征是非肥胖患者出现中重度黑棘皮征，伴胰岛素水平明显升高，或已患糖尿病患者对胰岛素需要量显著增加，或女性患者存在多囊卵巢/生育能力低下/高雄激素血症。其发病机制包括以下 3 种：原发性胰岛素信号通路缺陷；继发于脂肪组织异常的胰岛素抵抗；以胰岛素抵抗为特征表现之一的临床复杂综合征。

（一）胰岛素受体基因突变

1. 分子机制　胰岛素通过与跨膜受体结合而发挥作用，通过与胰岛素的 α 受体亚单位结合，激活 β 亚单位的酪氨酸激酶活性，触发蛋白活化级联反应，从而导致胰岛素的细胞内表达。胰岛素受体基因突变可导致遗传性胰岛素抵抗综合征。其临床表现的严重程度取决于基因突变导致信号转导受损伤的程度。

2. 临床特征　常见临床表现包括高胰岛素血症、黑棘皮征、多囊卵巢-高雄激素血症，糖代谢异常包括餐后低血糖、糖耐量异常和糖尿病。3 个由胰岛素受体基因突变导致的临床综合征包括 A 型胰岛素抵抗综合征、Rabson-Mendenhall 综合征和矮妖精貌综合征。这些综合征由很多临床表现互相重叠，区别在于受体功能异常的严重程度。

A 型胰岛素抵抗综合征患者可表现为严重胰岛素抵抗、黑棘皮征、多囊卵巢、多毛、女性男性化（HAIR-AN 综合征），此类患者通常较瘦。Rabson-Mendenhall 综合征是一种常染色体隐性遗传病，严重程度介于 A 型胰岛素抵抗综合征和矮妖精貌综合征之间。其临床表现包括儿童期黑棘皮征、严重发育迟缓、牙齿发育不良、面容粗陋、皮下脂肪缺乏、松果体增生。有病例报道的肾脏异常包括髓质海绵肾和肾钙质沉着症。患者在诊断时可能有反常的空腹低血糖，但后期即出现临床糖尿病，偶可伴有酮症酸中毒。患者的预期寿命明显缩短，通常在早期因糖尿病并发症或顽固性酮症酸中毒而死亡。最严重的综合征是矮妖精貌综合征，其特征是出生低体重、生长发育迟缓、糖代谢异常及特征性的外貌异常，患者通常在婴儿期即死亡。

3. 鉴别诊断　对体型消瘦的糖尿病患者，如果有胰岛素抵抗的临床特征，提示潜在胰岛素受体基因突变的可能性。与 2 型糖尿病和脂肪萎缩综合征患者不同，此类患者 TG 水平一般正常，瘦素水平较低，血清脂联素水平特征性升高。有学者建议将脂联素测定作为此类患者的早期筛查措施之一。

4. 治疗 能增加胰岛素敏感性的药物如二甲双胍、噻唑烷二酮类药物，可能对此类患者具有一定治疗效果，但作用有限。当患者出现 B 细胞功能减退时，需要起始胰岛素治疗。但由于胰岛素抵抗，即使应用大剂量胰岛素[文献报道的最大剂量超过 500U/（kg·d）]，血糖控制也仍然较差，慢性糖尿病并发症较为常见。胰岛素样生长因子 1（IGF-1）在体内可以刺激葡萄糖摄取和糖原储备，改善血糖控制，已被用于治疗胰岛素受体突变引起的糖尿病。早期研究中 IGF-1 的不良反应较为常见，与其主要结合蛋白 IGFBP-3 结合可提高患者耐受性，但远期治疗效果尚不清楚。

（二）脂肪萎缩综合征

脂肪萎缩是指由于脂肪细胞脂质合成、储存障碍和（或）脂肪细胞分化、增殖、凋亡异常，导致全身或局部体脂含量减少。脂肪萎缩综合征的典型表现为全身或局部皮下脂肪组织缺乏，伴或不伴非萎缩部位的脂肪组织异常堆积，且常合并胰岛素抵抗、糖代谢异常、脂代谢异常、高血压、脂肪肝等多种代谢紊乱。按照病因来源，该病可分为先天性脂肪萎缩、家族性脂肪萎缩和获得性脂肪萎缩；按照发生部位，可分为全身性脂肪萎缩和部分性脂肪萎缩。

1. 先天性全身性脂肪萎缩（congenital generalized lipodystrophy，CGL） 是一种罕见的常染色体隐性遗传病，估计患病率为 1/1000 万。特征表现为出生时即几乎完全没有皮下脂肪，肌肉发达。皮下、腹部、胸腔、骨髓几乎都没有脂肪组织，由于脂肪细胞功能缺失，脂质被储存在代谢活性组织中，聚集于眼眶、唇舌、手掌、脚底、头皮、会阴及血管周围。

此型患者儿童期食欲好、生长加速、骨龄超前，肌肉组织突出，第二性征提前出现，终身高一般正常。通常在成年期出现糖尿病，具有严重胰岛素抵抗的特征，包括黑棘皮征、高 TG 血症、低 HDL-C 血症，极低密度脂蛋白胆固醇（VLDL-C）水平升高。早期即有脂肪肝、肝大乃至肝硬化，易出现急性胰腺炎。血清瘦素和脂联素水平显著降低。其他临床表现可有智力发育落后、肢端肥大特征、肥厚型心肌病、骨骼肌肥大、骨囊肿等。胰岛素治疗效果欠佳。

目前已经发现 4 种亚型，分别为 *AGPAT2* 基因、*BSCL2* 基因、*CAV1* 基因和 *PTRF* 基因突变所致。由于分子机制不同，其临床表现也各异。也有很多 CGL 患者未发现上述 4 种基因突变，尚存在未知的分子机制有待发掘。

2. 家族性部分性脂肪萎缩（familial partial lipodystrophy，FPLD） 是一种常染色体显性遗传性疾病，包括至少 5 种亚型。

FPLD1 又称为 Kobberling 综合征，主要表现为四肢脂肪组织缺失、中轴脂肪聚集、肌肉突出。很多患者有高 TG 血症和糖尿病。目前仅有一些女性患者的报道，分子机制未明。

FPLD2 又称为 Dunnigan 综合征，为 *LMNA* 基因突变所致，患者通常在青春期开始出现渐进性的四肢、腹部、胸部皮下脂肪的丢失，下颌和锁骨上皮下脂肪聚集。由于肌肉发达，临床上女性患者更容易被发现。此型患者脸圆，糖尿病比较常见，可伴明显的高 TG 血症、胰腺炎。黑棘皮征和多囊卵巢相对少见。因心血管疾病发生死亡率较高。目前认为此病为 X 连锁遗传病，但在一些家族中为常染色体遗传病。

FPLD3 为 *PPARG* 基因杂合突变所致。临床表型与 *LMNA* 突变所致的 FPLD2 相类似，但不同的是 FPLD3 没有头颈部的脂肪聚集，在临床上会表现出比 FPLD2 更为严重的代谢异常，高血压更为常见。

FPLD4 为 *AKT2* 基因突变所致。

FPLD5 为 *PLIN1* 基因突变所致。

3. 获得性全身性脂肪萎缩（acquired generalized lipodystrophy，AGL）　表现与先天性脂肪萎缩相似，但患者一般早期临床表现正常，可能在儿童期或成年期发病才出现相应症状，女性患者居多。大多数患者的脂肪缺失从青少年开始，表现为广泛的皮下脂肪缺失，浅表静脉、肌肉突显、肝脏脂肪变性。患者可有严重的胰岛素抵抗、高胰岛素血症、糖尿病、高 TG 血症、HDL-C 水平降低、基础代谢率升高。

目前认为 AGL 属于自身免疫病，皮下注射史可能与此病有关，对皮下组织的分析证实此病患者存在脂膜炎。AGL 患者可能伴有其他自身免疫性疾病，如桥本甲状腺炎、类风湿关节炎、溶血性贫血、慢性活动性肝炎等。

4. 获得性部分性脂肪萎缩　即 Barraquer-Simons 综合征，脂肪萎缩首先出现于面部，然后颈部、上肢、胸部和上腹部，其他如肌肉间、腹腔内、肾周、骨髓、眶周和纵隔脂肪一般正常，臀部和下肢脂肪可正常或异常堆积。该病多于儿童或青春期发病，通常无家族史，男女患病比率约为 1∶4。常在发热过后发现，合并有其他自身免疫疾病，如皮肌炎、甲状腺功能减退、恶性贫血、类风湿关节炎、颞动脉炎、肾小球毛细血管性肾小球肾炎等。部分患者有黑棘皮征和高雄激素血症。患者可有高胰岛素血症，但胰岛素抵抗并不严重，发生糖尿病的概率比其他类型脂肪萎缩要低。很多患者抗核抗体和抗双链 DNA 抗体阳性。

5. 治疗　脂肪萎缩的治疗重点在于改善胰岛素抵抗，预防其致病致死的主要原因包括糖尿病及其并发症、心脑血管疾病、严重高 TG 血症导致的复发性胰腺炎、肝硬化及外观异常带来的心理压力。改善生活方式非常重要，包括极度低脂饮食（脂肪比例占总热量摄入的 15% 以下），增加规律活动。高 TG 血症对此无反应，可能需要贝特类药物与高剂量的鱼油联合治疗。避免使用可能加重高 TG 血症的药物，如雌激素替代治疗（包括避孕药）。血糖控制需要口服药物和大剂量胰岛素联合治疗。口服药物中，二甲双胍最为常用，噻唑烷二酮类药物的治疗反应存在个体差异。此外，由于非糖尿病性肾病较为常见，在出现蛋白尿时可能更常推荐进行肾脏活检。对于严重脂肪萎缩患者，瘦素水平显著降低。瘦素替代治疗可以显著改善血糖和 TG 水平，改善代谢异常，对肝硬化也有效。一些新的治疗方法包括脂肪移植、补充脂肪细胞特异性激素、脂肪干细胞治疗等，且均尚处于实验研究阶段。

综上所述，正确地识别单基因糖尿病可以为患者提供更加合理的治疗方案，改善其生活质量和临床转归，更好地预测患者的临床预后，并为其家系成员提供有效的遗传咨询。对于单基因糖尿病患者家系内的其他糖尿病成员进行积极的遗传学检测，也可能使其他家系成员的糖尿病得以重新分型。

尽管遗传学检测目前在大多数国家都可以实现，但单基因糖尿病的诊断仍面临诊断难度较大、费用相对昂贵等问题。二代测序技术可以同时检测分析多个基因，成本相对较低，已成为传统 Sanger 测序的有力补充。同时，如果能够根据患者的临床表型、免疫/生化表型锁定候选基因，也可以有效提高基因检测分析的阳性率。

（王　彤　肖新华）

第二节　内分泌疾病与糖尿病

胰岛素在代谢调节中起着重要作用，且它的作用是由许多其他激素来平衡的，而不是"对抗"，包括胰高血糖素、生长激素、类固醇激素、甲状腺素和肾上腺素等。这些激素过多可能诱发高血糖和其他代谢紊乱；反之，这些激素分泌过少可能会导致低血糖。但在所有新诊断的及血糖控制不佳的糖尿病患者中均应该考虑内分泌疾病引起的糖尿病的可能性。这些患者中，由于大多数患者内源性胰岛素的产生是正常的，因此通常来说，内分泌疾病引起的糖尿病通常比较轻微，并且可随着原发病的好转而逆转。但如果未能及时正确诊断，很可能延误内分泌疾病的治疗，血糖控制效果也不佳。

一、肢端肥大症

1886 年，Pierre Marie 首次对肢端肥大症进行了临床描述。肢端肥大症在人群中的患病率为 38～80/100 万人，年发病率为 3～4/100 万人。根据这一数据，中国每年有超过 3000 人被诊断为肢端肥大症。肢端肥大症的主要特点为生长激素（growth hormone，GH）和胰岛素样生长因子 1（IGF-1）升高，以及由此引起的面容粗陋、鼻大唇厚、手足增大、皮肤增厚、多汗和皮脂腺分泌过多等临床表现。99%的肢端肥大症由垂体生长激素瘤分泌过多的生长激素所致，且大多数为大腺瘤（肿瘤直径＞1cm），但极罕见也有垂体外原因导致 GH 升高的情况，如分泌生长激素释放激素（growth hormone releasing hormone，GHRH）的下丘脑节细胞瘤、肺部或胰腺神经内分泌肿瘤等。少数肢端肥大症发生于由 *MENIN* 基因突变引起的多发性内分泌腺瘤病 1 型（multiple endocrine neoplasia type 1，MEN1）中，MEN1 还可包括胰高血糖素瘤和生长抑素瘤，两者均可独立引起继发性糖尿病。罕见情况下，肢端肥大症也可以发生在家族性孤立性垂体腺瘤中，该病由编码芳香烃受体作用蛋白（aryl hydrocarbon receptor interacting protein，AIP）的抑癌基因发生突变所致。由于肢端肥大症的变化比较隐匿，因此本病的诊断常被延迟。通常肢端肥大症在诊断前已经存在约 10 年。

由于过量 GH 的直接升糖作用，糖耐量减低或糖尿病在肢端肥大症患者中十分常见，研究表明，15%～38%的肢端肥大症患者存在糖耐量异常或糖尿病，这其中 20%的患者在肢端肥大症诊断之前已经出现糖尿病。研究表明，与普通人群类似，肢端肥大症的患者的糖尿病患病率随年龄增长、BMI 升高和糖尿病家族史而增加。法国的登记研究表明，与正常糖耐量患者相比，患有糖尿病的肢端肥大症患者病程更长，提示暴露于高 GH 和 IGF-1 的时间越长，葡萄糖耐量减低的可能性越大。

尽管肢端肥大症患者中多种代谢改变均可以促进糖尿病的发生发展，但其主要机制是过量的生长激素导致胰岛素抵抗。虽然肢端肥大症患者均存在胰岛素敏感性下降，但部分患者可以通过代偿性胰岛素分泌增加使血糖维持在正常范围。与 2 型糖尿病中血糖逐渐恶化的自然病程相似，最终 B 细胞胰岛素分泌失代偿时，高血糖随之发生。虽然与 2 型糖尿病相似，胰岛素抵抗是肢端肥大症患者糖尿病的主要原因，但与 2 型糖尿病患者不同的是，肢端肥大症患者没有明显的内脏脂肪堆积。GH 主要通过促进脂肪分解导致胰岛素抵抗，脂肪分解产生非酯化脂肪酸（non-esterified fatty acid，NEFA）作用于肝脏，增加葡萄糖输出，利用葡萄糖-脂肪酸底物竞争导致肌肉对葡萄糖的利用减少。还有研究发现，GH 可以直接阻断胰岛素信号传导。Del Rincon 等的研究表明，GH 可以下调 p85α 蛋白的表达，而 p85α 蛋白是胰岛素信号传导的关键调节剂，此外 GH 还可以抑制肌肉和脂肪中葡萄糖摄取的关键信号传导途径中的胰岛素受体底物-1（insulin receptor substrate，IRS-1）相关磷脂酰肌醇-3 激酶（PI3K）活性，从而导致胰岛素抵抗。尽管早期的研究表明 IGF-1 可以减轻正常人和 2 型糖尿病患者中的胰岛素抵抗，但在肢端肥大症患者中，由于同时存在 GH 和 IGF-1 水平升高，两种激素对糖代谢的共同调节更为复杂。研究表明，在肢端肥大症患者中 IGF-1 水平升高与糖尿病风险增加相关，诊断肢端肥大症时的 IGF-1 水平是糖尿病发展的独立预测因子。

尽管大量证据表明，肢端肥大症患者心血管疾病风险和死亡风险增加，但尚不清楚糖尿病在其中发挥多大作用。有研究表明，糖尿病与肢端肥大症患者的不良预后有关，但尚缺乏关于干预糖尿病是否可以改善肢端肥大症的不良预后的数据。因此，目前肢端肥大症中糖尿病治疗的目标与非肢端肥大症的糖尿病患者相同。目前还没有国际公认的肢端肥大症糖尿病管理指南。肢端肥大症共识组 2013 年的指南建议肢端肥大症遵循与 2 型糖尿病患者相同的治疗路径。但是，2 型糖尿病的一线管理是调整饮食和减轻体重，而肢端肥大症患者通常是瘦体重、低体脂，这种情况下减轻体重对改善葡萄糖水平的价值有待商榷。降糖药物方面，目前没有大型研究评估不同降糖药物在肢端肥大症中的作用。考虑到肢端肥大症患者发生高血糖的主要机制为胰岛素抵抗，增强胰岛素敏感性的降糖药可能是较好的选择。糖尿病并发症在肢端肥大症中很少见。临床上曾报道糖尿病视网膜病变患者在出现垂体功能减退后，视网膜病变减轻，因此在激光光凝术出现之前，临床上曾使用垂体切除术治疗糖尿病视网膜病变。此外，临床上还发现 GH 缺乏的糖尿病患者很少合并视网膜病变，动物实验研究也表明抑制 GH 分泌可改善糖尿病视网膜病变，以上均提示 GH 与增殖性糖尿病视网膜病变有关。值得关注的是，肢端肥大症死亡的主要原因是心血管疾病，患有肢端肥大症的糖尿病患者均应被视为心血管疾病高危患者，并接受适当的心血管危险因素干预治疗。

针对原发病，手术是垂体生长激素瘤的首选治疗方式，对于微腺瘤，手术治愈率超过 85%，而对于大腺瘤，手术治愈率仅 40%～50%。垂体生长激素瘤成功切除后，23%～58% 的患者糖代谢恢复正常，部分患者由于 B 细胞功能已经受损，糖尿病可能长期存在。由于生长抑素类似物可抑制胰岛素分泌，因此应用生长抑素类似物治疗的患者短期内可能出现血糖恶化，但随着生长激素水平得到控制，糖代谢最终可能得到改善。建议对接受生长抑素治疗的肢端肥大症患者进行密切的血糖监测。

二、库欣综合征

库欣综合征又称为皮质醇增多症，是各种原因引起肾上腺皮质长期分泌过量皮质醇所产生的一组综合征。根据皮质醇来源的不同，可分为外源性库欣综合征和内源性库欣综合征。其中，最常见的是长期应用糖皮质激素类药物所导致的外源性库欣综合征。而在内源性库欣综合征中，2/3 为垂体促肾上腺皮质激素（adrenocorticotrophic hormone，ACTH）腺瘤（又称为库欣病），1/5 为肾上腺皮质腺瘤，1/10 为异位 ACTH 综合征。长期的高皮质醇血症除了引起满月脸、水牛背、皮肤宽大紫纹等外貌改变以外，更重要的是会引起高血压、糖尿病及代谢综合征，增加心血管事件发生的风险。

库欣病患者中 20%～45%存在糖尿病，10%～30%的患者存在糖耐量减低，因此库欣综合征中葡萄糖代谢障碍的总体患病率约为 70%。库欣综合征患者是否发生葡萄糖代谢障碍与性别无关，年龄、遗传易感性、生活方式及高皮质醇血症的程度和持续时间可能会影响库欣综合征患者的糖耐量情况。

与 2 型糖尿病相似，糖皮质激素过量导致血糖升高主要是通过诱导胰岛素抵抗。糖皮质激素通过诱导 IRS-1、PI3K 和蛋白激酶 B（protein kinase B，PKB）的受体后缺陷，在肝脏、骨骼肌和脂肪组织中发挥抗胰岛素作用，导致葡萄糖摄取减少。随着内脏脂肪增加及代谢综合征的发生，库欣综合征患者的胰岛素抵抗也进一步加重。同时，糖皮质激素可通过结合胰岛 B 细胞中的特异性受体导致 B 细胞功能障碍。即使短时间的糖皮质激素暴露也会降低胰高血糖素样肽-1（GLP-1）的促胰岛素作用。糖皮质激素对胰岛素分泌的抑制作用导致机体无法通过分泌胰岛素来代偿糖皮质激素导致的胰岛素抵抗，这在类固醇性糖尿病的发展中起着重要作用。此外，在骨骼肌中，糖皮质激素通过降低胰岛素刺激的糖原合成酶激酶-3（glycogen synthase kinase-3，GSK-3）的磷酸化，从而减少糖原合成。糖皮质激素增加蛋白水解和脂解作用，导致氨基酸和脂肪酸水平升高，引起不同胰岛素信号传导途径的损伤。库欣综合征患者循环骨钙素水平普遍较低，近几年有研究证实，骨重建和葡萄糖代谢之间存在相互作用，未经羧化的骨钙素通过改善胰岛素分泌和胰岛素敏感性，在控制燃料代谢中发挥核心作用。动物实验表明，骨钙素敲除的小鼠出现糖耐量减低和胰岛素抵抗，注射骨钙素后小鼠出现体重减轻、胰岛素敏感性增加、肝脏脂肪变性改善及能量消耗增加等。也有动物研究表明，过量的糖皮质激素引起的成骨细胞功能受抑制可能在类固醇糖尿病的发生中发挥作用。

类固醇糖尿病的治疗路径与一般的 2 型糖尿病基本相同，但需考虑库欣综合征的病理生理机制和临床特点对治疗策略的影响。尽管可以推荐库欣综合征患者进行适量的活动，但肌肉无力、骨折风险增加均限制了患者的体力活动。考虑到糖皮质激素引起的高血糖在晚上往往比早晨更为明显，二甲双胍也可用于类固醇糖尿病患者的一线治疗，但应警惕乳酸酸中毒的风险，特别是对于合并肺功能和（或）肝肾功能不全的患者。由于噻唑烷二酮类药物可能导致体重增加，且患者有出现水肿、心力衰竭和骨折的风险，通常不推荐其用于治疗类固醇性糖尿病。可考虑使用胰岛素促泌剂或胰岛素，但在使用这些药物的过程中需注意避免低血糖。新药 SGLT2 抑制剂由于可能增加泌尿系统和生殖系统感染的风险，也不推荐用于库欣综合征患者的降糖治疗。在库欣综合征的原发病得到成功治疗后，糖耐量减低可能随之改善，因此需警惕继续使用降糖药物引起的低血糖风险。也有研究发现，约60%符合库欣综合征缓解标准的患者仍持续存在糖耐量减低，可能与这些患者持续存在的内脏脂肪堆积和代谢综合征有关。因此，治疗库欣综合征原发病之后仍需继续监测血糖。

三、嗜铬细胞瘤和副神经节瘤

嗜铬细胞瘤和副神经节瘤（pheochromocytoma and paraganglioma，PPGL）是由产生、储存和代谢儿茶酚胺（catecholamine，CA）的肾上腺或肾上腺外嗜铬细胞引起的罕见肿瘤。其中 90%来自肾上腺髓质，称为嗜铬细胞瘤（pheochromocytoma，PCC），其余来自肾上腺外部位，称为副神经节瘤（paraganglioma，PGL）。大多数 PPGL 是散发性的，有时也会发生在家族性内分泌肿瘤综合征中，如 MEN2A、MEN2B、神经纤维瘤病和von Hippel-Lindau 病。目前已发现 10 余种 PPGL 相关基因与特定的肿瘤表型有关。例如，琥珀酸脱氢酶亚基 B（succinate dehydrogenase B，SDHB）和琥珀酸脱氢酶亚基 D（succinate dehydrogenase D，SDHD）突变在肾上腺外肿瘤中更常见；SDHB 突变患者恶性风险增加。PPGL 的典型表现为头痛、心悸、大汗三联征。高血压是其最常见的临床表现（80%～90%），既可表现为阵发性升高，也可表现为持续性升高，或者是在持续性高血压的基础上阵发性加重。PPGL 还可能由于同时分泌其他激素如血管活性肠肽（vasoactive intestinal peptide，VIP）、P 物质、心房利钠因子、内皮素-1、促肾上腺皮质激素释放激素（corticotropin-releasing hormone，CRH）和 GHRH 等而表现出相应症状。

约 50%的 PPGL 患者会出现高血糖，约 35%的患者会发生糖尿病。与 PGL 相比，PCC中高血糖更为常见。PPGL 患者可以新发血糖升高或先前存在的糖尿病病情加重作为首发表现。罕见情况下，PPGL 患者甚至可能出现酮症酸中毒。体重正常的年轻高血压患者如果出现高血糖，需要怀疑 PPGL。儿茶酚胺主要包括肾上腺素（epinephrine，E）、去甲肾上腺素（norepinephrine，NE）和多巴胺（dopamine，DA）。肾上腺素是去甲肾上腺素在苯乙醇胺-N-甲基转移酶（phenylethanolamine-N-methyltransferase，PNMT）作用下去甲基化转化而来。PGL 因缺乏 PNMT，以分泌去甲肾上腺素为主；PCC 以分泌肾上腺素为主。儿茶酚胺可以降低胰岛素敏感性并抑制胰岛素分泌，其中肾上腺素的作用较去甲肾上腺素更为明显。这也可能是 PCC 中高血糖较 PGL 中更为常见的原因。1966 年，Wilber 等证明在嗜铬细胞瘤的男性中，慢性内源性儿茶酚胺的过度分泌可抑制胰岛素的分泌。胰腺 A 细胞和 B 细胞上都有两种肾上腺素能受体（α_2 和 β_2）表达。刺激 α_2A-肾上腺素能受体主要抑制胰腺 B 细胞的胰岛素分泌，缺乏突触后 α_2A-肾上腺素能受体的小鼠胰岛素水平较高而葡萄糖水平较低。遗传学研究表明，具有某种 α_2A-肾上腺素能受体基因多态性（*ADRA2A* 基因）的人类受试者对 2 型糖尿病的易感性更高。此外，刺激胰腺 A 细胞上的 β_2 肾上腺素能受体还可以导致胰高血糖素分泌增加。目前认为 PPGL 患者发生糖尿病的主要机制是通过激活 α_2 肾上腺素能受体抑制胰岛 B 细胞分泌胰岛素，并可能通过 β_2 肾上腺素能受体诱导胰高血糖素分泌。在肝脏上，肾上腺素通过激活 β_2 肾上腺素能受体促进糖原分解和糖异生。此外，肌肉和脂肪组织也参与了嗜铬细胞瘤患者糖尿病的发生发展。骨骼肌系统在体内葡萄糖稳态中起重要作用，胰岛素通过增加葡萄糖转运蛋白 4（glucose transporter 4，GLUT4）从细胞内到细胞表面的转运来促进骨骼肌葡萄糖摄取，在高浓度的肾上腺素存在下，胰岛素刺激的 GLUT4 的转运能力可能会降低。众所周知，儿茶酚胺通过脂肪细胞上的 β 肾上腺素能受体刺激脂肪分解。新近研究揭示了儿茶酚胺诱导的脂肪分解如何损害脂肪组织对葡萄糖的摄取。Mullins 等发现，β 肾上腺素能 cAMP 途径可通过抑制 mTOR 复合物

（mammalian target of rapamycin complex，mTORC）而损害脂肪细胞水平的胰岛素信号传导，从而减少脂肪组织对葡萄糖的摄取。脂联素是由脂肪组织分泌的细胞因子，在改善胰岛素敏感性中发挥着重要作用。研究表明，与健康对照组和高血压患者相比，嗜铬细胞瘤患者的脂联素水平更低，胰岛素抵抗更明显。

在定性诊断方面，无论是敏感性还是特异性，检测 24 小时尿或血浆中儿茶酚胺代谢产物甲氧基肾上腺素均优于检测儿茶酚胺本身或香草扁桃酸。在定位诊断方面，建议首选计算机断层扫描（computed tomography，CT）作为肿瘤定位的影像学检查，但如果是探查颅底和颈部副神经节瘤，或是对于怀疑有肿瘤转移的患者，推荐磁共振成像（nuclear magnetic resonance imaging，MRI）。此外，可根据患者具体情况选择间碘苄胍（MIBG）显像、生长抑素受体显像、^{18}F-FDG-PET/CT 等功能显像手段协助诊断。PPGL 患者中糖尿病的诊断标准与正常人群相同。在治疗方面，手术切除病灶是首选治疗方法。但术前必须进行充分的准备，包括使用 α 受体阻滞剂，必要时加用 β 受体阻滞剂。在降糖方案的选择上，二甲双胍改善了胰岛素敏感性，在 PPGL 中是一线治疗，但在围手术期胰岛素仍是首选治疗。除非是过度延误了治疗时间，一般情况下，切除肿瘤后患者血糖将恢复正常。因此，如不及时调整胰岛素剂量，患者术后可能出现低血糖。

四、其他导致糖代谢异常的内分泌疾病

1. 胰高血糖素瘤　是来自胰岛 A 细胞的一种罕见肿瘤。1942 年报道了第一例胰高血糖素瘤，但直到 1974 年发现胰高血糖素的相关临床表现才得到认识。在一个 21 例患者的队列报道中，胰高血糖素瘤的主要临床表现为体重下降（71%）、表皮松解坏死型游走性红斑（67%）、糖尿病（38%）、口唇炎（29%）、腹泻（29%）等。在这个报道中，同时存在游走性红斑和糖尿病的患者更早得到诊断（平均 7 个月），而其他患者常在数年后才被确诊。关于高血血糖在胰高血糖素瘤中的发生率报道不一，整体来说，约有 1/3 的胰高血糖素瘤患者存在高血糖。胰高血糖素瘤导致高血糖的主要机制是胰高血糖素刺激肝脏糖异生，在进食充足的个体中促进糖原分解。有些报道提示胰高血糖素瘤患者的高血糖程度通常不重，口服降糖药物即可控制好血糖；但也有报道提示，在诊断胰高血糖素瘤的患者中 75% 的高血糖患者需依赖胰岛素治疗。手术是胰高血糖素瘤患者的首选治疗方法，对于已有肝脏转移的患者，可以选择肝动脉栓塞和（或）化疗。有研究发现，锌、高蛋白饮食及控制糖尿病等对于改善原发病均有益处。

2. 生长抑素瘤　是来自胰腺 δ 细胞或十二指肠和壶腹部肠内分泌细胞的一种及其罕见的肿瘤，患病率约为 1/4000 万。生长抑素瘤可以散发，也可以是遗传综合征 MEN1 中的一部分。糖尿病、脂肪泻、胆结石三联征提示生长抑素瘤。此外，患者还可出现胃酸过少。由于生长抑素对胰岛素和胰高血糖素均有抑制作用，因此高血糖程度通常很轻，不需要胰岛素治疗即可控制好血糖。手术切除是其首选治疗方式，通过手术，患者可以治愈。如果在诊断时肿瘤体积较大或已经转移，可考虑减瘤手术、栓塞和化疗等治疗手段。

3. 血管活性肠肽瘤（VIP 瘤）　1958 年 Verner 和 Morrison 报道了第一例 VIP 瘤。其典型表现为 VIP 水平升高、水样泻、低钾血症、胃酸缺乏。VIP 瘤中约一半的患者可发生

糖耐量异常,但显性糖尿病很少见。高血糖可能与 VIP 的促糖原分解作用及低钾血症有关,因此胰岛素敏感性和胰岛素分泌均可能受到影响。VIP 瘤体积通常较大,并且在诊断时可能已经出现转移。减瘤手术是治疗的主要手段,10 年生存率约为 40%。

4. 甲状腺功能亢进 简称甲亢,是由甲状腺激素产生过量所致的。约 1/3 的甲亢患者因甲状腺毒症出现糖耐量异常,约 8%的患者发生糖尿病。先前存在糖尿病的患者合并甲亢时,约有一半的患者血糖会出现恶化。尽管甲亢患者胰岛素分泌也可能受损,糖耐量异常的主要原因仍是胰岛素抵抗。此外,过多的甲状腺素导致 GLUT-2 蛋白表达增加,促进葡萄糖产生。甲状腺素水平恢复正常后胰岛素抵抗减轻,血糖可恢复正常。

5. 甲状腺功能减退症 甲状腺激素分泌不足称为甲状腺功能减退,简称甲减。无论是临床甲减还是亚临床甲减都可能出现糖耐量受损,目前机制尚不清楚。可能的机制包括:①甲减患者胰岛素水平升高提示可能存在胰岛素抵抗;②肌肉组织中血流减慢,可能导致通过 GLUT-5 转运体进行转运和摄取的葡萄糖减少。

6. 原发性醛固酮增多症 由 Conn 在 1955 年首次报道,一例患者因存在分泌醛固酮的肾上腺皮质腺瘤而出现高血压、低血钾及神经肌肉症状。大多数原发性醛固酮增多症是由于存在肾上腺醛固酮瘤(65%),约 30%的患者是由于双侧肾上腺增生。少数病例是由编码类固醇合成酶(细胞色素 P450 11β-羟化酶和醛固酮合成酶)的基因突变引起的,称为家族性 1 型醛固酮增多症或糖皮质激素可抑制性醛固酮增多症。约 50%的患者存在糖耐量异常,但多为轻度,显性糖尿病少见。低钾血症被认为是导致糖耐量异常的主要原因,也有学者认为可能存在其他机制,但目前尚未得到确认。醛固酮瘤被切除后或补钾后糖代谢异常可得到改善。

7. 原发性甲状旁腺功能亢进 大多数由甲状旁腺腺瘤所致,少数由甲状旁腺增生所致。原发性甲状旁腺功能亢进患者糖尿病的发生率是普通人群的 3~4 倍。主要机制是由于细胞内钙浓度增加抑制了细胞对葡萄糖的摄取。随着检测水平的提高,越来越多的无症状性甲状旁腺功能亢进患者被发现,这些患者血钙升高不明显,糖代谢受影响也较小。

8. Prader-Willi 综合征(Prader-Willi syndrome,PWS) 是导致肥胖最常见的综合征类型。在美国,PWS 的患病率为 1/25 000~1/16 062,我国尚缺乏 PWS 的流行病学数据。PWS 的分子基础是 15q11—q13 位点父源染色体上的候选基因表达缺失,其中 75%是父源等位基因缺失,22%是母源的单亲二倍体,3%是印迹中心的甲基化异常。PWS 儿童期开始就可表现为过度摄食、肥胖,由于严重肥胖,糖尿病的发生率明显升高且常伴胰岛素抵抗。有研究表明,PWS 的糖耐量异常发病率为 16%~83%,15 岁后糖尿病的发病率显著升高。PWS 患者的降糖药物建议选择双胍类和胰岛素增敏剂,最近也有报道使用 GLP-1 受体激动剂治疗可使患者得到良好的血糖控制及体重下降。

(邓明群 肖新华)

第三节 药物性高血糖及糖尿病

临床上很多药物可引起血糖的升高,表 12-1 列出了引起血糖升高的药物及升糖机制。

一、糖皮质激素

糖皮质激素（glucocorticoids，GC）是最常见的升糖药物，超生理剂量的 GC（泼尼松≥5mg/d）具有较明显的升糖作用，GC 对血糖的升高作用呈剂量依赖性。

表 12-1　引起血糖升高的药物及升糖机制

药物或化学物质	升高血糖的机制
糖皮质激素	胰高血糖素合成↑
中效制剂（泼尼松/泼尼松龙）	糖异生↑
长效制剂（地塞米松）	抑制周围组织对葡萄糖的摄取
第二代抗精神病药	体重↑
奥氮平/氯氮平	胰岛素抵抗↑
阿塞那平	胰岛素分泌↓
伊潘立酮	
鲁拉西酮/齐拉西酮	
阿立哌唑	
帕利哌酮	
口服避孕药	胰岛素分泌↓
	胰岛素抵抗↑
噻嗪类利尿剂	导致低钾血症引起胰岛素分泌↓
β 肾上腺素受体阻滞剂	胰岛素抵抗↑
普萘洛尔	
HMG CoA 还原酶抑制剂	胰岛素抵抗↑
	胰岛素分泌↓
抗 HIV 逆转录病毒	胰岛素抵抗↑
核苷逆转录病毒抑制剂	脂肪营养不良
蛋白酶抑制剂	胰腺炎
喷他脒	B 细胞损伤甚至坏死，胰岛素分泌↓
钙调磷酸酶抑制剂	胰岛素分泌↓（主要）
环孢素	胰岛素抵抗↑
他克莫司	
喹诺酮类抗生素	可能与拮抗激素升高，胰岛素分泌减少有关
二氮嗪	B 细胞 K_{ATP} 通道持续开放，胰岛素分泌↓
抗 PD-1/PD-L1	自身免疫性破坏胰岛 B 细胞
Vacor（一种杀鼠剂）	破坏胰岛 B 细胞
其他	
抗癫痫药（苯妥英钠、苯巴比妥钠）	
α 干扰素	
mTOR 抑制剂（西罗莫司）	
烟酸	
β 受体激动剂	
甲状腺激素	
生长激素	
呋塞米	

注：抗 PD-1. 抗程序性细胞死亡；抗 PD-L1. 抗程序性细胞死亡配体；mTOR. 雷帕霉素靶蛋白。

1. GC 诱发高血糖的机制　GC 降低外周组织（肝脏、肌肉、脂肪）对胰岛素的敏感性，减少葡萄糖转运体 4（GLUT-4）的表达和迁移，减少糖原合成，增加肝糖异生；另外，GC 还可以减少胰岛素的合成和分泌。

2. 糖皮质激素诱发高血糖的高危因素　①有糖尿病家族史；②糖尿病的高危人群（肥胖、妊娠期糖尿病病史、多囊卵巢综合征患者）；③空腹血糖受损或糖耐量减低患者；④既往有糖皮质激素治疗血糖升高的病史。

3. GC 诱发高血糖的临床特点　泼尼松和泼尼松龙一天一次，晨起顿服，药物浓度高峰在用药后 4~8 小时，因此血糖升高多在中午以后，夜间血糖逐渐回落，次日清晨恢复至基础水平。当一天一次较大剂量的激素（如泼尼松 40mg/d）或一天两次给药可出现空腹血糖升高。糖皮质激素的等效剂量换算见表 12-2。

表 12-2　糖皮质激素的等效剂量换算

糖皮质激素	效能*（等效剂量）	半衰期（小时）
氢化可的松	20mg	8
泼尼松	5mg	16~36
泼尼松龙	4mg	18~40
地塞米松	0.75mg	36~54
倍他米松	0.75mg	26~54

*指抗炎作用而非升糖效应。

4. 血糖监测　对于糖尿病高危患者或糖尿病患者，在糖皮质激素用药前应该检测糖化血红蛋白，用药期间需每天监测毛细血管血糖（capillary blood glucose，CBG），监测频率见表 12-3。对于无糖尿病高风险的患者，当早晨服用一次糖皮质激素，需要监测午餐、晚餐前血糖或午餐、晚餐后 1~2 小时血糖，仅检测空腹血糖容易漏诊。

表 12-3　毛细血管血糖监测

无糖尿病的患者	糖尿病患者
·每天至少 1 次：午餐、晚餐前血糖或午餐、晚餐后 1~2 小时血糖。如血糖<12.0mmol/L，继续每天监测 1 次；如血糖<10mmol/L，停止检测	·每天监测 4 次（三餐前或三餐后，睡前）
·如血糖≥12.0mmol/L，监测频率增加至 4 次/天（三餐前、睡前）	
·如血糖持续≥12.0mmol/L（24 小时内两次），需降糖治疗	·血糖持续≥12.0mmol/L（24 小时内两次），需调整治疗方案

5. GC 诱发高血糖的治疗　短期服用 GC 引起血糖轻度升高，可不用降糖药物，若长期大剂量 GC 的应用引起血糖明显升高，需要用降糖药物以减轻高血糖症状，降低糖尿病急性并发症及感染的风险。理论上，胰岛素增敏或促泌剂可有效治疗 GC 诱发的高血糖，如短效磺脲类药物、格列奈类或 DPP-4 抑制剂起效快，能快速降低餐后血糖，低血糖风险低，可考虑应用。如果存在基础疾病，如肾功能不全、呼吸系统疾病，不适合用二甲双胍、

磺脲类、TZD 类药物。GLP-1 受体激动剂和 SGLT-2 抑制剂尚无在 GC 诱发高血糖中应用的证据。

根据高血糖出现的时间、血糖高峰及持续时间选择胰岛素剂型，胰岛素的剂量随激素剂量的变化灵活调整，因此胰岛素的治疗更灵活。晨起顿服中效激素的患者可选择中效或预混胰岛素，早餐前给药，NPH 高峰出现在给药后 4 小时并持续 10～16 小时，这与泼尼松作用的高峰及持续的时间相匹配。如选用基础胰岛素类似物，需早餐前皮下注射，且需密切监测夜间及凌晨血糖。当激素的给药为一天两次或较大剂量一天一次（如泼尼松≥40mg）时，用口服降糖药物或一天一次注射胰岛素，血糖较难控制满意，需要用预混胰岛素一天两次或基础-餐时胰岛素方案。糖皮质激素的治疗分为起始大剂量、逐渐减量和停药三个阶段，在用药过程中应密切监测血糖，随激素剂量的变化及时调整胰岛素的剂量，避免发生低血糖。

二、第二代抗精神病药

几乎所有的第二代抗精神病药（second-generation antipsychotics，SGA）均可引起血糖升高，但严重程度差别很大。奥氮平和氯氮平升血糖作用最明显；阿立哌唑、齐拉西酮、帕利哌酮、鲁拉西酮的升血糖作用最弱；喹硫平和利培酮升血糖作用居中；阿塞那平和伊潘立酮的临床数据有限。

目前认为，体重增加是 SGA 升高血糖的主要原因，SGA 与组胺-1、血清素、去甲肾上腺素、多巴胺受体结合，通过调节饥饿和饱腹感增加体重。SGA 的增重作用与其升糖作用平行，奥氮平和氯氮平的增重作用最明显，喹硫平和利培酮居中，阿立哌唑、齐拉西酮、帕利哌酮、鲁拉西酮的增重作用最弱。体重增加并非 SGA 升糖的唯一原因，动物研究提示 SGA 通过拮抗 α_1 肾上腺素能受体、毒蕈碱样受体（M_3）和血清素受体（$5-HT_2$）抑制胰岛素分泌。

SGA 引起血糖升高和体重增加，此外 SGA 还可导致血脂的异常，增加心血管疾病的风险。2004 年美国糖尿病学会、美国精神病学会、美国临床内分泌医师协会等多个指南提出，在服用 SGA 时需密切监测血糖、血脂和体重，监测频率见表 12-4，当体重增加≥5% 时应考虑换用另一种 SGA。

表 12-4　服用抗精神病药期间需要监测的指标及检测频率

监测指标	基线	6 周	12 周	至少每年 1 次
体重及体重指数	×	用药初 6 周内每周监测 1 次	×	×
腰围	×	×	×	×
空腹血糖	×	×	×	×
血压	×	×	×	×

对 SGA 引起的高血糖，生活方式干预是基础，对血糖升高明显的患者，可考虑换另一种对血糖影响较小的 SGA，有研究证实，从奥氮嗪换为阿立哌唑后，高血糖明显改善。当

生活方式干预血糖改善不明显时，可加用降糖药物。如无禁忌，二甲双胍作为首选药物。GLP-1RA 具有减重效果，利拉鲁肽已获批减重药物的适应证，但在抗精神药治疗患者中的应用尚缺乏 RCT 证据。

三、结合型口服避孕药

以往认为结合型口服避孕药（combined oral contraceptive，COC）可诱发糖尿病，目前证据显示 COC 对糖代谢无明显影响。对 31 项临床研究分析显示，COC 与静脉血栓栓塞、脑卒中和心肌梗死等心血管疾病风险增加有关，对糖代谢无明显影响，2009 年 WHO 提出COC 可用于无血管并发症的糖尿病女性和有妊娠糖尿病病史的女性。

四、绝经期激素治疗

目前研究已证实绝经期激素治疗（menopause hormone therapy，MHT）对糖代谢无明显影响。心脏和雌/孕激素替代治疗研究（the heart and estrogen/progestin replacement therapy study，HERS）观察了 2800 例有冠心病的绝经后妇女，MHT 治疗 4 年后，与安慰剂组比较，MHT 组的妇女发生糖尿病的风险降低 35%。同样，妇女健康倡议激素试验也证实，服用倍美力和甲羟孕酮组发生糖尿病的风险降低 21%。

因此，绝经期激素治疗对血糖代谢无不良影响，甚至可降低糖尿病的发生风险。

五、噻嗪类利尿剂

噻嗪类利尿剂的升糖作用已被证实，但对血糖的影响很小，升高（0.4±0.4）mmol/L。其升糖机制与低钾血症有关，钾的缺失可使胰岛素的分泌减少。

糖尿病患者大多合并高血压，选择降压药物时需考虑到噻嗪类利尿剂的升糖作用，维持血钾正常是最好的预防措施。

六、β 受体阻滞剂

早期研究证实，β 受体阻滞剂可使糖尿病的发生风险增加 28%。最新的一项系统性回顾分析发现，具有 α 阻断作用的 β 受体阻滞剂并不增加甚至降低糖尿病的发生风险。因此，糖尿病患者和糖尿病高危人群可优先选择有血管舒张作用的 β 受体阻滞剂，如卡维地洛和奈必洛尔。

七、他汀类药物

他汀类药物可以增加胰岛素抵抗，减少胰岛素分泌，引起血糖升高，2012 年 FDA 修改了他汀类药物的说明书，增加了升高血糖的不良反应。由于他汀类药物带来的心血管获益大于其升高血糖的不良反应，目前国内外指南均推荐他汀类药物用于有心血管疾病或合并心血管病风险因素的糖尿病患者。

八、HIV 的抗逆转录病毒治疗

治疗 HIV-1 的药物有核苷逆转录酶抑制剂（nucleoside reverse-transcriptase inhibitors，NRTI）、非核苷逆转录酶抑制剂（non-nucleoside reverse-transcriptase inhibitors，NNRTI）、蛋白酶抑制剂（protease inhibitors，PI）等。PI 和部分 NRTI（齐多夫定、司他夫定、地达诺新）可引起血糖升高。PI 增加胰岛素抵抗，导致脂肪营养不良，NRTI 除上述作用外还可引起胰腺炎。

九、喷他脒

喷他脒是一类抗寄生虫药，用于治疗和预防 HIV、免疫缺陷或恶性肿瘤患者发生的卡氏肺囊虫肺炎，喷他脒既可升高血糖，也可引起低血糖。

喷他脒具有细胞毒性，可导致 B 细胞损伤甚至坏死，其作用呈时间和剂量依赖性。有部分患者在用药 1 周内由于胰岛素快速释放引起高胰岛素血症和低血糖，而后出现持续性高血糖。有部分患者在 2～6 个月出现高血糖，甚至酮症酸中毒。在 128 例用喷他脒的艾滋病（AIDS）患者中，有 37.5% 的出现严重的糖代谢紊乱，其中低血糖 7 例，低血糖后发展为糖尿病者 18 例，23 例仅出现血糖升高。

喷他脒诱发高血糖的危险因素：大剂量用药、肾功能不全、患者一般状况差。

十、喹诺酮类抗生素

喹诺酮类抗生素可引起严重的血糖异常（低血糖或高血糖），在目前常用的喹诺酮类药物（左氧氟沙星、环丙沙星、莫西沙星）中，莫西沙星升高血糖的风险最大。

喹诺酮类药物导致血糖异常的具体机制尚不清楚，可能与既往有糖尿病史、肾功能不全时未减量、急性疾病、年龄等因素有关。高血糖多发生在用药后的 1～2 周，临床用药时应密切监测血糖。

十一、钙调磷酸酶抑制剂

钙调磷酸酶抑制剂（calcineurin inhibitors，CNI）是实体器官移植术后、自身免疫性疾病常用的免疫调节剂，代表药物是环孢素和他克莫司，具体参见本章第四节。

十二、二 氮 嗪

二氮嗪是一种血管扩张剂，用于治疗恶性高血压、胰岛素瘤或胰岛细胞增生。临床已证实，二氮嗪可引起高血糖甚至糖尿病酮症酸中毒。二氮嗪使 B 细胞的 K_{ATP} 通道持续开放，抑制胰岛素分泌。二氮嗪诱发的高血糖可选择胰岛素促泌剂（包含肠促胰岛素类药物）。

十三、抗肿瘤药物

抗 PD-1/PD-L1（anti-programmed death-1/programmed death ligands-1）是目前备受推崇的肿瘤免疫治疗方法。程序性细胞死亡分子-1（programmed cell death-1，PD-1）及其配体 PD-Ls 在很多肿瘤细胞中均有高表达，说明 PD-1/PD-Ls 信号通路可能参与肿瘤免疫逃逸，阻断 PD-1/PD-Ls 可增加免疫应答而起到抑制肿瘤的作用，抗 PD-1 药物也起到类似的作用，但增强的免疫反应会同时攻击正常组织，进而引起免疫相关的不良事件（immune-related adverse events，IRAE），包括皮炎、结肠炎、肝炎、内分泌系统疾病等。其中，自身免疫性糖尿病是比较少见的严重并发症。

Brahmer 于 2012 年报道第 1 例抗 PD-1 相关糖尿病，之后随着此类药物临床应用的推广，类似病例相继报道。笔者检索 PubMed 共发现 19 篇报道（共 27 例），12 例由纳武单抗引起，7 例由派姆单抗引起。

抗 PD-1 药物相关性糖尿病是自身免疫相关性糖尿病，大多数表现为急性起病，血糖明显升高，酮症酸中毒多见，胰岛功能衰竭，伴或不伴糖尿病相关抗体的出现，目前报道称病例大多为暴发性 1 型糖尿病。抗 PD-1 药物相关性糖尿病的发生有一定的遗传背景，与 1 型糖尿病常见的易感基因有关。

此类药物引起的血糖代谢紊乱非常严重，甚至危及生命，需引起高度重视，用药前及用药过程中需密切监测血糖。由于胰岛功能迅速衰竭，抗 PD-1 药物相关性糖尿病一旦发生，只能依赖胰岛素治疗，可选择持续皮下胰岛素输注（CSII）或基础-餐时胰岛素方案。

十四、左旋门冬酰胺酶

左旋门冬酰胺酶（L-asparaginase，L-Asp）是治疗急性淋巴细胞白血病及恶性淋巴瘤的主要药物之一。门冬酰胺是合成蛋白质必需的氨基酸，人体正常细胞可自身合成，白血病细胞则从细胞外摄取，L-Asp 可以水解门冬酰胺，从而减少氨基酸的合成，通过"饥饿疗法"杀伤肿瘤细胞。

Asp 来源于细菌的蛋白质，应用过程中常出现一些不良反应，如过敏、肝功能异常、高血糖、胰腺炎、恶心、轻度抑郁、意识障碍、惊厥等。据文献报道，L-Asp 联合化疗期间高血糖的发生率为 10%～20%。

L-Asp 诱发高血糖的机制：①影响胰岛素的合成和释放（胰岛素分子有三个门冬酰胺残基）；②激发特异性免疫反应，L-Asp 可使体内胰岛素受体水平下降及胰岛素与受体结合下降等；③合并用药的升糖作用，如糖皮质激素、长春新碱和蒽环类药物等。此外，肿瘤细胞浸润胰腺，阻碍正常胰岛素合成也可能发生高血糖。研究显示，高血糖与药物性胰腺炎之间无明确的相关性。年龄是 L-Asp 引起继发性高血糖的高危因素，年龄较大患儿容易发生高血糖。

L-Asp 引起的高血糖多为暂时性，经积极治疗均能得到控制，患儿多能完成化疗，且后续治疗还可在严密监测血糖情况下继续应用 L-Asp。但如发生药物相关性胰腺炎，则需停用。

总之，药物相关性高血糖是由不同药物通过不同机制诱发的高血糖，病因明确。除某些药物引起的不可逆的糖尿病外，其他情况停药后，血糖异常均可恢复。临床中应以预防为主，治疗为辅。尽可能限制使用可能对血糖有影响的药物，如不能避免应用，必须密切监测血糖，对以下情况更应该密切监测血糖：药物剂量较大，同时用两种以上影响血糖的药物，同时服用可增加该类药物浓度和作用时间的药物或患者合并其他糖尿病危险因素时。

（徐　春　程海梅）

第四节　器官移植后糖尿病

随着外科手术的成熟和新型免疫抑制剂的应用，器官移植受者的寿命和移植物的生存率大大提高，而代谢性疾病已成为移植受者长期生存要面对的主要问题。自 1964 年报道的第一例移植后糖尿病以来，移植后的糖代谢紊乱越来越受到关注。2003 年国际专家组颁布第一个移植后糖尿病（post-transplantation diabetes mellitus，PTDM）的指南，随着该领域研究的进展，2014 年移植后糖尿病国际共识对内容进行了更新，2017 年 ADA 指南也首次单独列出移植后糖尿病。移植后糖尿病能增加排异、感染的风险，导致移植物失功能，同时增加心血管事件的风险。及早识别移植后糖尿病的危险因素，PTDM 的早期治疗和合理治疗尤为重要。

一、流行病学

随着钙调磷酸酶抑制剂（CNI）的应用，PTDM 报道的发病率为 2%～53%，差异的主要原因可能是：①移植受者因素，器官移植类型、患者年龄、体重指数、潜在的糖尿病危险因素、人种等；②免疫抑制方案的不同；③PTDM 的诊断标准和诊断时间的切点不同。自 2014 年移植后糖尿病国际共识发布后，尚无 PTDM 流行病学的数据（表 12-5）。

表 12-5　PTDM 的发病率（2003 年移植后糖尿病国际指南）

移植类型	发病率（%）
肾脏	10～74
心脏	11～38
肝脏	7～30
肺	32

注：该数据并未排除移植前已存在的血糖异常。

二、移植后糖尿病的危害

PTDM 对患者的影响与 PTDM 的诊断、器官移植类型、年龄、体重指数及其他心血管危险因素有关。目前研究数据大多来自肾移植受者，其他器官移植的研究数据较少。总的来说，PTDM 增加移植受者的排斥反应和移植物失功能的风险，增加感染的风险及长期的不良结局。

三、移植后糖尿病的危险因素和病理生理

移植后糖尿病的发生是多种因素共同作用的结果，见表 12-6。

表 12-6　移植后糖尿病的危险因素

已经存在的糖尿病危险因素	年龄（>40 岁）、肥胖（BMI>25kg/m²）、2 型糖尿病家族史、种族（非洲裔和西班牙裔）、糖尿病前期和代谢综合征（尤其是 HDL-C↓）
遗传因素	1 型糖尿病、2 型糖尿病和 MODY 易感基因的 SNP
	多种白细胞介素基因的 SNP
	活化 T 细胞核因子 NFATc4
	多囊肾和囊性纤维化的易感基因
免疫抑制剂	糖皮质激素、CNI、mTOR 抑制剂
炎症和应激	丙型肝炎病毒、巨细胞病毒感染，HLA 不匹配、排斥反应等
其他	他汀类药物应用
	维生素 D 缺乏
	低镁血症

（一）已经存在的糖尿病危险因素

2 型糖尿病的危险因素同样也是 PTDM 的危险因素，包括年龄、肥胖、糖尿病家族史、非洲裔和西班牙裔人种、糖尿病前期和代谢综合征等。

（二）遗传因素

1 型糖尿病、2 型糖尿病和 MODY 的易感基因单核苷酸多态性（SNP）也是 PTDM 的危险因素，包括 IRS-1、HNF-4、TCFTL2、KCNJ11 等。

PTDM 与多种白细胞介素（IL）基因的 SNP 也有关，尤其是 IL-2、IL-7R、IL-17R、IL-1B、IL-4、IL-17-RE、IL-17RB。

活化 T 细胞核因子（NFATc4）和脂联素也与 PTDM 的发生有关：钙调磷酸酶抑制剂（CNI）与 NFATc4 结合可以下调脂联素的转录，因此携带此基因的受者应用 CNI 时容易发生 PTDM。

一些与器官终末期衰竭相关的基因也是 PTDM 的危险因素，如呈常染色体显性遗传的多囊肾的易感基因，肺移植受者囊性纤维化（CF）相关性糖尿病的发生。

（三）免疫抑制剂的作用

1. 糖皮质激素（GC） 可增加胰岛素抵抗，增加肝糖输出，长期应用可增加食欲和体重。GC 对血糖的影响呈剂量依赖性。移植术后早期大剂量 GC 对血糖的影响明显大于长期低剂量 GC 对血糖的影响。近期一项前瞻性对照研究表明，比较肾移植术后早期糖皮质激素撤退与低剂量泼尼松（5mg/d）长期应用对 PTDM 发病率的影响，观察 6 个月至 5 年，结果表明两种方案的 PTDM 发病率无明显差别。

2. 麦考酚吗乙酯和硫唑嘌呤 两者对胰岛素作用及糖代谢无明显影响，不会导致 PTDM 的发生。

3. 钙调磷酸酶抑制剂（CNI）——他克莫司和环孢素 CNI 与 PTDM 的发生密切相关，胰岛素敏感性降低和胰岛素分泌受损是血糖升高的原因，目前证据支持胰岛素分泌受损是其主要病理生理机制。体外和动物研究证实，CNI 可以减少胰岛素的分泌，引起 B 细胞凋亡，减少 B 细胞数量；还可以减少葡萄糖激酶的活性和胰岛素基因的表达。以往认为与他克莫司比较，环孢素升血糖作用较弱，但目前该观点备受质疑。

低镁血症可影响胰岛素信号通路，一项 254 例肾移植的回顾性研究表明，低镁血症在他克莫司导致的 PTDM 中可能发挥作用，低镁血症纠正后，他克莫司与 PTDM 的关系也不存在了，但此点仍需更多研究以进一步证实。

4. 雷帕霉素靶蛋白（mTOR）抑制剂——西罗莫司和依维莫司 美国肾脏数据库分析显示西罗莫司增加肾移植后糖尿病的风险。西罗莫司具有抗增殖的作用，其可能通过抑制 B 细胞增殖和增加 B 细胞凋亡而引起糖尿病。更重要的是，西罗莫司可影响胰岛素信号转导途径，其机制主要是通过抑制肝脏、脂肪和肌肉中胰岛素刺激的 Akt 磷酸化，阻断 mTORC2 的磷酸化，导致肝糖输出增加；还可导致 Yin Yang（YY1）去磷酸化，从而减弱胰岛素信号通路。

（四）应激、炎症和感染

炎症和应激可增加胰岛素抵抗，移植手术本身就是个应激因素。急性排斥反应也增加 PTDM 风险。移植后排斥反应多见于死者供体的患者，接受死者供体的受者较接受活体移植的受者更易发生糖尿病。但排斥反应常需大剂量的免疫抑制治疗，因此很难区分 PTDM 的发生主要是排斥的炎症反应还是免疫抑制剂的原因。

感染是移植术后常见的并发症。丙肝病毒、巨细胞病毒感染也增加了 PTDM 的风险。

（五）其他因素

维生素 D 缺乏、他汀类药物也是 PTDM 发生的危险因素。

四、移植后糖尿病的诊断

2003 年指南首次提出移植后新发糖尿病（NODAT）的概念，并沿用 WHO 和 ADA 的标准进行规范化诊断。2014 年，国际专家小组重新修改指南，取消 NODAT，重新启用移植后糖尿病（PTDM）的定义，并采用 HbA1c 作为 PTDM 的诊断依据。

PTDM 的诊断标准：

· 空腹血糖≥126mg/dl（7mmol/L）或

· 75g OGTT 试验：2 小时血糖≥200mg/dl（11.1mmol/L）或

· 有临床症状者随机血糖≥200mg/dl（11.1mmol/L）或

· HbA1c＞6.5%。

注：①PTDM 应在患者出院后病情稳定，即维持剂量免疫抑制剂，移植物功能稳定且不存在感染时进行诊断，排除了移植术后早期住院患者的高血糖；②一次空腹血糖异常需重新复测或选择其他方法进行诊断；③由于术后早期贫血和近期输血的影响，HbA1c 敏感性和准确性不够，因此移植术后 1 年内不能单独筛查 HbA1c。

五、移植术前风险评估

所有接受移植的患者均应接受基线状态的评估，包括完整的病史和家族史，潜在的糖尿病和其他心血管代谢疾病的危险因素，如高血压、血脂异常和吸烟等。应定期筛查 FPG 或 OGTT 以评估血糖代谢状态。对于移植受者，由于移植前病情和治疗措施的干扰，不适合用 HbA1c 的筛查。

六、移植后糖尿病的管理

（一）移植后糖尿病的筛查

目前尚无证据明确特定的血糖指标与预后的相关性，最理想的筛查手段仍不能确定。

1. 筛查指标

（1）OGTT：是诊断 PTDM 的金标准，较 FPG 更敏感，能更有效地发现早期血糖异常，但耗时、耗力，限制了广泛使用。

（2）HbA1c：移植后早期（3 个月内）骨髓移植、肾功能不稳定、促红素和输血等因素均会干扰 HbA1c 的诊断效能，不适用于移植前和移植后早期血糖异常的筛查。对于移植稳定期后可以进行 HbA1c 筛查，正常值为 5.7%～6.4%。

（3）FPG：筛查 FPG 可能会低估实际血糖异常的发生率。糖皮质激素多上午给药，其致高血糖效应在给药后 7～8 小时达高峰。有研究显示，肾移植受者术后 6 周内接受含 GC 治疗时，采用 16：00 毛细血管血糖的午后血糖监测（AGM）法发现血糖异常的效果优于 OGTT、FPG 及 HbA1c。

综上所述，术后早期采取 AGM、术后稳定期采用 HbA1c 进行筛查，OGTT 进行确诊，有助于减少 OGTT 的使用负担，并获得良好的诊断敏感性。

2. 筛查频率 移植后血糖异常及糖尿病前期状态是 PTDM 的强力预测因素，因此建议所有移植受者每周筛查 FPG，具有多种危险因素的高危患者可选择 OGTT。

筛查频率：术后 4 周内，建议每周 1 次；随后 1 年中每 3 个月 1 次，包括 HbA1c，此后每年筛查 1 次。CNI、mTORi 或 GC 治疗启动或剂量显著增加时，也建议开展高血糖筛查。

由于移植术后高血糖普遍存在，建议所有受者开展血糖自我监测。移植后早期16：00毛细血管血糖较FPG更敏感，是良好的自我监测指标。

（二）移植后糖尿病的预防

生活方式干预包括减少热量摄入、减肥、体育锻炼。

动物研究证实，二甲双胍、TZD类药物可减轻免疫抑制剂引起的高血糖，但在移植早期患者频繁住院，造影检查及感染、肾功能的减退及TZD药物的副作用限制了药物的使用。胰岛素可预防肾移植后糖尿病的发生，但患者对于应用胰岛素预防糖尿病的接受性和依从性差。目前至少有三项关于PTDM预防治疗的研究正在进行，分别是观察生活方式、基础胰岛素应用和DPP-4抑制剂应用对PTDM的影响。

调整免疫抑制方案也可减少PTDM的发生，但以减少PTDM发生为目的的免疫抑制方案调整需在确保器官移植物安全、不增加排斥反应的前提下进行。

（三）移植术后早期住院患者的血糖管理

移植术后早期手术及疼痛的应激可引起血糖升高，尤其是大剂量免疫抑制剂的应用使得高血糖更为常见，因此术后应密切监测血糖。低镁血症在他克莫司导致的PTDM中发挥作用。

（四）门诊随访患者的血糖管理

PTDM的长期血糖管理仍以胰岛素为主，部分患者可单用口服药或胰岛素联合口服药治疗。口服降糖药物在移植受者中应用的安全性和有效性研究甚少。非胰岛素降糖药物在PTDM中的应用见表12-7。

表12-7 非胰岛素降糖药物在PTDM中的应用

药物	有效性和安全性观察	注意事项
二甲双胍	肾移植术后稳定的患者安全有效，其他器官移植中禁忌	不应用于急性期住院、eGFR降低、肝功能损害、慢性心力衰竭、活动期感染的患者。静脉造影检查时暂停
格列奈类	两个小型研究证实可安全应用于肝脏和肾移植后	半衰期短，较磺脲类药物发生低血糖的风险低
磺脲类	虽应用较多，但移植受者的应用研究甚少。一小型研究证实肾移植术后与CNI无相互作用	肾功能不全患者中低血糖风险高
TZD	小型研究证实在肾移植后糖尿病中应用安全有效	不良反应多（体重增加、水肿、心力衰竭、骨量减少），应用需谨慎。心力衰竭及肝功能损害的患者禁用，除脂肪肝引起的肝损害之外
α-糖苷酶抑制剂	无在实体器官移植患者中应用的临床研究	eGFR降低时避免应用；单用治疗的降糖疗效欠佳
GLP-1激动剂	一项观察利拉鲁肽在5例肾移植受者中应用的临床研究，利拉鲁肽不影响他克莫司的浓度	因延缓胃排空、恶心，可能影响免疫抑制剂的吸收和作用。艾塞那肽尤其慎用
DPP-4抑制剂	回顾性研究和小型随机对照研究证实了几种DPP-4抑制剂在肾移植后的安全性	低血糖风险低，不影响免疫抑制剂的代谢。除利格列汀外，eGFR降低者需减量
SGLT-2抑制剂	PTDM人群中尚无安全性研究	增加低血容量、泌尿生殖道感染、DKA风险，在安全性得到认证前避免应用

　　PTDM 患者同样需要根据病程、合并症、预期寿命、低血糖风险等进行个体化治疗，血糖控制目标可参照非移植糖尿病患者。肾移植患者由于肾功能减退和心脏病的病史，低血糖风险增加。改善全球肾脏病预后组织（the Kidney Disease：Improving Global Outcomes，KDIGO）指南推荐，肾移植受者糖化血红蛋白目标为 7%~7.5%，但术后 1 年内糖化血红蛋白不稳定，密切监测血糖更适合。参照 ADA 指南，在安全达标的前提下，建议餐前血糖为 4.4~7.2mmol/L，餐后高峰血糖<10.0mmol/L。

　　1. 二甲双胍　有学者提出二甲双胍可作为 PTDM 的一线用药。但肾功能减退、造影剂检查及反复住院在移植患者中常见，二甲双胍可增加乳酸酸中毒的风险。

　　2. 促泌剂和 TZD 类药物　目前磺脲类药物被广泛用于 PTDM，但其在该特殊人群中应用的安全性和有效性数据很少，尤其是合并肾功能减退的患者。一些小的临床研究证实，瑞格列奈可安全地用于肾脏或肝移植的患者。但由于促泌剂对心血管的负性作用和 PTDM 患者本身常合并多种心血管危险因素的考虑，促泌剂在 PTDM 中的应用仍存争议。

　　TZD 类药物可有效降低 PTDM 患者的血糖，但此类药物的不良反应使其长期应用的安全性备受争议。TZD 类药物可减轻脂肪肝，其在因非酒精性肝硬化导致的肝移植患者中可能具有一定优势，但在心脏移植患者中是禁忌的。

　　3. DPP-4 抑制剂　低血糖风险低，体重中性，且研究证实不影响免疫抑制剂的代谢，肾功能安全性良好，几项回顾性与小型随机对照研究证实了 DPP-4 抑制剂在肾移植后的疗效性和安全性，可放心用于治疗 PTDM。

　　4. GLP-1 受体激动剂或类似物　GLP-1 类似物或激动剂可延缓胃排空，导致恶心，可能会影响免疫抑制剂和营养的吸收，其在 PTDM 中应用的安全性尚未得到证实。一项小的病例报道称，5 例肾移植术后患者应用利拉鲁肽 3 个月后，他克莫司浓度未受影响。艾塞那肽与利拉鲁肽相比，恶心更常见，目前尚无研究观察其对免疫抑制剂吸收和代谢的影响。因此，艾塞那肽应谨慎应用，尤其是肾功能减退的患者。

　　5. SGLT-2 抑制剂　目前尚无此类药物在移植人群中应用的经验，但此类药物可减少血容量，增加泌尿生殖道的感染，部分病例还会出现酮症酸中毒。移植受者本身存在感染的高风险，可能会因脱水而加重肾功能的损伤。SGL-T2 抑制剂不能在移植术后早期应用，在其安全性得到证实前，仅能进行临床协议观察。

（五）门诊随访患者——心血管疾病危险因素的管理

　　心血管疾病仍是 PTDM 患者死亡的主要原因，因此防治心血管疾病危险因素尤为重要。

　　1. 戒烟　移植前即开始戒烟，且必须强调移植后不能重新再次吸烟。

　　2. 血脂异常和高血压　免疫抑制剂应用、肾功能变化及肝移植后肝功能的改善均可以加重脂代谢紊乱和高血压。此外，免疫抑制剂、降压药物、降脂药物之间因共同的代谢途径可相互影响。

　　移植后患者应定期监测血脂。血糖控制及继发性因素（乙醇或甲状腺功能减退）的评估也是改善血脂的策略之一。随着血糖的降低，血脂水平可能得到改善，但仍有些患者需服用降脂药物。他汀类药物仍是调脂的一线用药。严重的高三酰甘油血症常见于服用大剂量 GC 和 mTOR 抑制剂的受者，此时可选用鱼油或 ω-3 替代物或贝特类药物，这些药物与免疫抑制剂联合应用安全性良好，血脂难控制时可能需要调整免疫抑制剂的剂量或方案。应注意 CNI 联合应用他汀类和贝特类或烟酸类药物时，药物相互作用风险增加。

移植患者中高血压常见，免疫抑制剂的应用可使其进一步加重。KDIGO 指南推荐肾移植患者血压目标＜130/80mmHg，这个目标同样适用于其他实体器官移植患者。ACEI/ARB 类药物首选，利尿剂其次，CCB 类药物容易与免疫抑制剂相互作用，故不能在移植后糖尿病患者中安全应用。

（六）一般护理和感染预防

免疫抑制剂增加眼部、下肢感染的风险，糖皮质激素还增加白内障风险。因此，移植后糖尿病患者要定期检查眼睛和足部，一旦发生，进展迅速，必要时转眼科和足部医疗机构进行专科治疗。

移植受者如果距上次接种时间超过 5 年或一旦诊断 PTDM，建议每年进行流感疫苗和肺炎疫苗的接种。

七、移植后糖尿病研究的方向

目前移植后糖尿病领域仍有问题尚待解决。糖尿病的发病机制仍需进一步明确，长期高血糖的不良结局及血糖管理对患者长期结局的影响更是研究的重中之重。口服降糖药物在 PTDM 人群中的应用仍需大量的临床数据。

（徐　春　程海梅）

参 考 文 献

王彤，李明敏，肖新华，2018. 叉头状转录因子 P3 基因突变致新生儿糖尿病三例分子遗传学及临床特征分析. 中华糖尿病杂志，10（9）：596-600.

Barbot M，Ceccato F，Scaroni C，2018. Diabetes mellitus secondary to Cushing's disease. Front Endocrinol（Lausanne），9：284.

Bingham C，Bulman MP，Ellard S，et al，2001. Mutations in the hepatocyte nuclear factor-1beta gene are associated with familial hypoplastic glomerulocystic kidney disease. Am J Hum Genet，68（1）：219-224.

Boehm G，Racoosin JA，Laughren TP，et al，2004. Consensus development conference on antipsychotic drugs and obesity and diabetes. Diabetes Care，27（8）：2088-2089.

Boerner BP，Shivaswamy V，Wolatz E，et al，2018. Post-transplant diabetes mellitus：diagnosis and management. Minerva Endocrinol，43（2）：198-211.

Busiah K，Drunat S，Vaivre-Douret L，et al，2013. Neuropsychological dysfunction and developmental defects associated with genetic changes in infants with neonatal diabetes mellitus：a prospective cohort study [corrected]. Lancet Diabetes Endocrinol，1（3）：199-207.

Caroline G，Celine C，Sandrine M，et al，2015. Anti-PD1 Pembrolizumab can induce exceptional fulminant type 1 diabetes. Diabetes Care，38：e182-e183.

Chakera AJ，Spyer G，Vincent N，et al，2014. The 0.1% of the population with glucokinase monogenic diabetes can be recognized by clinical characteristics in pregnancy：the Atlantic Diabetes in Pregnancy cohort. Diabetes Care，37（5）：1230-1236.

Colclough K，Bellanne-Chantelot C，Saint-Martin C，et al，2013. Mutations in the genes encoding the transcription factors hepatocyte nuclear factor 1 alpha and 4 alpha in maturity-onset diabetes of the young and hyperinsulinemic hypoglycemia. Hum Mutat，34（5）：669-685.

Cooper SJ，Reynolds GP，Barnes T，et al，2016. BAP guidelines on the management of weight gain，metabolic disturbances and cardiovascular risk associated with psychosis and antipsychotic drug treatment. J Psychopharmacol，30（8）：717-748.

De Franco E，Flanagan SE，Houghton JA，et al，2015. The effect of early，comprehensive genomic testing on clinical care in neonatal diabetes an international cohort study. Lancet，386（9997）：957-963.

FDA Drug Safety Communication，2012. Important safety label changes to cholesterol lowering statin drugs. http：//www.fda.gov/drugs/drugs Safety/ucm29310.htm.

Gauci ML，Laly P，Vidal-Trecan T，et al，2017. Autoimmune diabetes induced by PD-1 inhibitor-retrospective analysis and pathogenesis：a case report and literature review. Cancer Immunol Immunotherapy，66（11）：1399-1410.

Greeley SA，Tucker SE，Naylor RN，et al，2010. Neonatal diabetes mellitus：a model for personalized medicine. Trends Endocrinol Metab，21（8）：464-472.

Hannon AM，Thompson CJ，Sherlock M，2017. Diabetes in patients with acromegaly. Curr Diab Rep，17（2）：8.

Hattersley A，Bruining J，International Society for Pediatric and Adolescent Diabetes，et al，2006. ISPAD Clinical Practice Consensus Guidelines 2006-2007. The diagnosis and management of monogenic diabetes in children. Pediatr Diabetes，7（6）：352-360.

Hickmott L，de la Peña H，Turner H，et al.，2017. Anti-PD-L1 atezolizumab-induced autoimmune diabetes：a case report and review of the literature[J]. *Targeted Oncology*，12（2）：235-241.

Holt RIG，Cockram C，Flyvbjerg A，et al，2017. Textbook of Diabetes.5rd ed.New York：John Wiley & Sons Inc.

Mazziotti G，Formenti AM，Frara S，et al，2017. Diabetes in cushing disease. Curr Diab Rep，17（5）：1-9.

McDonald A，Williams RM，Regan FM，et al，2007. IGF-I treatment of insulin resistance. Eur J Endocrinol，157（Suppl）：S51-56.

Mesmar B，Poola-Kella S，Malek R，2017. The physiology behind diabetes mellitus in patients with pheochromocytoma：a review of the literature. Endocr Pract，23（8）：999-1005.

Muniyappa R，Brown RJ，Mari A，et al，2014. Effects of leptin replacement therapy on pancreatic beta-cell function in patients with lipodystrophy. Diabetes Care，37（4）：1101-1107.

Murphy R，Turnbull DM，Walker M，et al，2008. Clinical features，diagnosis and management of maternally inherited diabetes and deafness（MIDD）associated with the 3243A＞G mitochondrial point mutation. Diabet Med，25（4）：383-399.

Oram RA，Jones AG，Besser REJ，et al，2014. The majority of patients with long-duration type 1 diabetes are insulin microsecretors and have functioning beta cells. Diabetologia，57（1）：187-191.

Panel on Antiretroviral Guidelines for Adults and Adolescents，2015. Guidelines for the use of antiretroviral agents in HIV-1-infected adults and adolescents. Department of Health and Human Services. http：//aidsinfo.nih.gov/contentfiles/lvguidelines/Adultand AdolescentGL.pdf，2020-07-20.

Pearson ER，Pruhova S，Tack CJ，et al，2005. Molecular genetics and phenotypic characteristics of MODY caused by hepatocyte nuclear factor 4alpha mutations in a large European collection. Diabetologia，48（5）：878-885.

Pihoker C，Gilliam LK，Ellard S，et al，2013. Prevalence，characteristics and clinical diagnosis of maturity onset diabetes of the young due to mutations in HNF1A，HNF4A，and glucokinase：results from the SEARCH for Diabetes in Youth. J Clin Endocrinol Metab，98（10）：4055-4062.

Roberts A，James J，Dhatariya K，et al，2018. Management of hyperglycaemia and steroid（glucocorticoid）therapy：a guideline from the Joint British Diabetes Societies（JBDS）for Inpatient Care group. Diabet Med，35（8）：1011-1017.

Sharif A，Cohney S，2016. Post-transplantation diabetes—state of the art. Lancet Diabetes Endocrinol，4（4）：337-349.

Sharif A，Hecking M，de Vries APJ，et al，2014. Proceedings from an international consensus meeting on posttransplantation diabetes mellitus：recommendations and future directions. Am J Transplant，14（9）：1992-2000.

Shepherd M，Shields B，Ellard S，et al，2009. A genetic diagnosis of HNF1A diabetes alters treatment and improves glycaemic control in the majority of insulin-treated patients. Diabet Med，26（4）：437-441.

Shields BM，Peters JL，Cooper C，et al，2015. Can clinical features be used to differentiate type 1 from type 2 diabetes? A systematic review of the literature. BMJ Open，5（11）：e009088.

Shivaswamy V，Boerner B，Larsen J，2016. Post-transplant diabetes mellitus：causes，treatment，and impact on outcomes. Endocrine Reviews，37（1）：37-61.

Siddiqui K，Musambil M，Nazir N，2015. Maturity onset diabetes of the young（MODY）—history，first case reports and recent advances. Gene，555（1）：66-71.

Sivendran S，Agarwal N，Gartrell B，et al，2014. Metabolic complications with the use of mTOR inhibitors for cancer therapy. Cancer Treat Rev，40（1）：190-196.

Steele AM，Shields BM，Wensley KJ，et al，2014. Prevalence of vascular complications among patients with glucokinase mutations and prolonged, mild hyperglycemia. JAMA, 311（3）: 279-286.

Thanabalasingham G, Pal A, Selwood MP, et al, 2012. Systematic assessment of etiology in adults with a clinical diagnosis of young-onset type 2 diabetes is a successful strategy for identifying maturity-onset diabetes of the young. Diabetes Care, 35（6）: 1206-1212.

Tisdale JE, Miller D A, 2010. Drug-Induced Diseases: Prevention, Detection, and Management.2nd ed. Bethesda, MD: American Society of Health-System Pharmacists: 571-585.

Wilkins TL, Sambamoorthhi U, 2011. Antidepressant use, depression, lifestyle factors, and new-onset diabetes. Int Clin Psychopharmacol, 26（3）: 159-168.

第十三章 特殊群体血糖的管理

第一节 婴幼儿糖尿病

糖尿病是儿童常见的内分泌疾病，实现良好的血糖控制对于避免短期和长期并发症发生并保证患儿正常生长发育和今后的生活质量至关重要。在各种形式的糖尿病中，儿科人群中最常见的为1型糖尿病，其特征在于胰腺B细胞的自身免疫性破坏，约占所有儿童糖尿病病例的90%以上。在过去几十年中，儿童1型糖尿病病例增加速度惊人，特别是5岁以下的儿童发病率增加明显。根据国际糖尿病联盟2015年的数据，全世界约有497 000名1型糖尿病儿童，每年有79 000例新诊断病例。婴幼儿专指0~3岁的儿童。婴幼儿时期的糖尿病管理极具有挑战性，这是因为这一阶段的糖尿病管理不仅需要正确的医疗手段与喂养指导，还需要患儿家属良好的配合与充足的心理准备。婴幼儿糖尿病治疗的目标是维持患儿血糖接近正常水平，避免糖尿病酮症酸中毒和低血糖等短期并发症发生，并尽可能减少包括微血管和大血管疾病在内的长期并发症，同时保证身体各器官、各系统正常发育和良好的生活质量。

一、糖尿病对婴幼儿神经发育的影响

近年来，关于糖尿病对中枢神经系统和神经认知功能影响的研究热度很高，一方面是由于神经影像技术的进步，另一方面是因为人们越来越重视糖尿病引起的相关认知缺陷对患者各种功能与生活质量产生的影响。但与成人2型糖尿病的认知功能研究比起来，我们才刚刚开始掌握糖尿病相关认知并发症对婴幼儿糖尿病患者的影响。很多学者认为，儿童糖尿病最终引起严重认知功能障碍的比例很小，但随着儿童糖尿病患病率的增加，再小的比例在人群中都将引起很大的影响。该疾病的发生将给患儿的家庭与社会带来沉重的负担。

目前普遍认为糖尿病对认知功能的影响在很大程度上取决于疾病发生的时间。正常大脑在发育过程中，不同的时间将对应不同的脑区，在糖尿病的发病时间内快速发育的脑区受影响最大。总的来说，就是正在发育的脑区被糖尿病所影响，导致此区比已经成熟或将来发育成熟的脑区更加薄弱。大脑按从前向后的顺序发育，参与感觉运动功能的枕叶、顶叶首先成熟，其次是参与更高阶功能的皮质，最后是额叶。灰质在整个童年时期体积增加，然后在青春期开始下降。相反，白质体积增加持续到成年初期，随着时间的推移，功能网络发展分化更加精细。发展时间长的区域，如海马、额叶和白质区域，更容易受到糖尿病的影响。

许多患有慢性疾病的儿童中枢神经系统发生急性损伤，在几年后疾病病程后期才出现对认知功能的影响，这种现象称为"认知迟发效应"（cognitive late effects）。认知迟发效应被认为是疾病中断了中枢神经系统结构或功能的发展而产生的。在患有慢性疾病的儿童中，疾病及其治疗通常会影响尚未完全发育成熟的结构和功能，但对已发育的大部分区域影响小。因此，神经发育模型预测，疾病早期发作将造成更严重的影响全脑的后果，而晚期发作可能仅限于影响后期发育的脑区（如额叶）。可能与糖尿病认知迟发效应有关的事件包括糖尿病前期的血糖异常、糖尿病酮症酸中毒和严重低血糖。报道较多的慢性疾病迟发效应机制是白质损害，白质损害将影响患儿注意力并导致执行功能降低，最终影响患儿智商发育。有研究者提出在糖尿病确诊前的血糖异常事件可能增加脑组织对未来血糖异常的不耐受性。患儿在围产期经常会经历长时间未治疗的高血糖症，血糖浓度的升高可以暂时增加血脑屏障通透性，使脑中葡萄糖浓度过高，并可能影响神经元发育的完整性。另一种可能是糖尿病酮症酸中毒（在 30%～40% 的儿童中发生），所有病例中至少一半发生了亚临床水肿。但是，这些血糖急性变化对认知功能的长期影响在很大程度上仍是未知的。而对于糖尿病前期的代谢波动，有研究者认为其可能加重在低血糖症发作时对中枢神经系统认知功能的影响。

除了以上几种事件，遗传学和早期环境因素也被认为是 1 型糖尿病患儿影响认知功能的重要因素，但这些因素都还未被人们完全认识。一些研究已经检测了载脂蛋白 E（ApoE）基因多态性对糖尿病相关认知结局的潜在作用：ApoE 等位基因与 2 型糖尿病患者痴呆和认知功能障碍风险增加有关。谷胱甘肽 S-转移酶（GST）的多态性是另一个有可能的靶点，GST 对抗氧化应激具有重要的保护作用，并与治疗白血病儿童的注意力问题相关。此外，谷胱甘肽代谢受损是糖尿病的常见特征。但 ApoE 与 GST 是否会影响 1 型糖尿病患者认知功能仍存在争议。另外，早期生活环境压力大可能是导致 1 型糖尿病认知功能易受损的另一个重要原因。创伤性生活压力过大在儿童中的发生率高得惊人，特别是在贫困的儿童中，如贫困和家庭冲突等因素也会对幼儿大脑发育产生不利影响。精神压力过大和糖尿病可能联合影响幼儿大脑发育，压力通常会升高血糖，增加高血糖风险。然而，目前还没有研究具体说明 1 型糖尿病患儿早期生活压力大小对神经认知功能影响程度之间的关联。当然，这些因素并不是单独作用的，可能是多种因素叠加作用于神经发育。

婴幼儿时期是神经快速发育的阶段，发育中的大脑尤其依赖于不间断的葡萄糖供应。因此，有学者提出中枢神经系统在这个阶段可能特别容易受到血糖波动的影响。根据神经发育迟发性研究的结果，考虑到婴幼儿在糖尿病发作前较少的脑区和功能会发育成熟，因此年龄越小的患者将会出现更显著的全脑范围内的缺陷。患儿越早发病，与发育敏感期重叠时间也就越长。婴幼儿也较少能够识别和报告低血糖症状，使他们更容易发生可能影响中枢神经系统的严重低血糖事件，并且在 0～4 岁的儿童中，酮症酸中毒的发病率也很高。多项研究表明糖尿病早期发病与海马、内侧颞叶和丘脑的变化、学习和记忆相关的结构及全脑白质相关，将限制患儿记忆力、注意力、执行功能、语言功能和智商发育。

总而言之，严重的低血糖、高血糖症和酮症酸中毒可能都会对患儿认知功能产生影响。糖尿病发生的时间对认知功能损害的部分息息相关。发病较早的儿童也可能在青春期快速成熟的脑区（如执行功能）出现青春期"新"问题。中枢神经发育后期受到影响的区域（基底核、丘脑、默认网络、额叶）似乎都具有高水平的区域间连接性，这导致了糖尿病可能主要破坏在这个阶段形成的组织功能网络，而不是影响更多离散的大脑区域。临床上，帮助家长理解认知脆弱性和迟发效应的意义是很重要的，特别是在患有早期糖尿病并且血糖极高的患儿中。处理速度和注意力等方面的细微认知功能减退可能会随着时间的推移而变得明显，因此建议家长及早留意患儿今后在学校表现与变化，以便尽早发现问题。监护人和医务工作者还应该意识到青春期执行功能中出现新问题的可能性及执行功能障碍（如计划、组织和工作记忆问题）对疾病自我管理的影响。

二、胰岛素治疗

1921 年 Banting 和 Best 两位科学家发现胰岛素是糖尿病治疗的一个重要里程碑。在此之前，每个患有 1 型糖尿病的儿童都会在发病数周至数年内死亡。自引入胰岛素治疗以来，已经取得了几项重大成就。人们开发了短效和长效胰岛素类似物，它们与常规胰岛素相比具有更多生理学特性，可根据患者需求设计不同的胰岛素方案，还可用于不同的胰岛素输注方式，如连续皮下胰岛素输注。尤其值得关注的是，连续葡萄糖传感器监测葡萄糖的新方法，以及正在进行的关于将连续皮下胰岛素输注与连续葡萄糖传感器监测相结合的闭环系统，尝试产生"人造胰腺"的新研究。

胰岛素治疗是控制 1 型糖尿病患儿血糖最主要也是最基本的治疗手段，临床上最常选用的制剂是 DNA 重组人胰岛素。短效胰岛素需在餐前 20～30 分钟注射，适用于多种胰岛素治疗方案，应用广泛，是大多数患儿每天替代治疗的基本用药。短效胰岛素可与中效胰岛素配合用于每天 2 次注射方案，也可与中性鱼精蛋白锌胰岛素混合，适合任意比例的胰岛素方案。每天多次注射治疗方案常被采用，因为在婴幼儿期不同个体月龄、体重、糖尿病的持续时间和阶段、注射部位的状态、食物摄入量和组成、运动模式、并发疾病、血糖水平和总体血糖控制差异很大，同一个体在生长发育中以上指标变化也很大，所以需要根据自身情况制订灵活的个体化的胰岛素治疗方案。目前，有三种速效胰岛素类似物：赖脯胰岛素、门冬胰岛素和谷赖胰岛素，它们均被批准用于儿童和青少年，它们在葡萄糖控制方面的作用都非常相似。赖脯胰岛素是一种胰岛素类似物，由逆转人胰岛素 B 链上第 28 和 29 位的氨基酸序列脯氨酸-赖氨酸得到。门冬氨酸胰岛素由天冬氨酸残基取代 B28 位的氨基酸脯氨酸获得。谷赖胰岛素则是通过在人胰岛素分子 B 链上用赖氨酸取代第 3 位的天冬酰胺和用谷氨酸取代第 29 位的赖氨酸获得。单一氨基酸位点改变后，抑制了皮下注射后二聚体和六聚体形成，从而使胰岛素类似物更快吸收、更快起效（约 20 分钟后）和更短的作用持续时间（3～4 小时）。

20 世纪 70 年代后期连续皮下胰岛素输注即胰岛素泵治疗问世。该系统通过插入皮下组织的导管连续皮下给予常规胰岛素或速效胰岛素类似物。连续皮下胰岛素输注是目前可用的胰岛素给药的最符合生理的方法，通过连续可调节的"基础"给药并叠加进餐时间"推注"模式模拟胰岛素分泌模式。与多次日常注射相比，连续皮下胰岛素输注提供更大的灵活性和更精确的胰岛素输送。连续皮下胰岛素输注的应用没有年龄限制，但这需要患儿和家长的特殊培训及极高的依从性。使用连续皮下胰岛素输注的具体适应证为反复发生严重低血糖，血糖水平波动幅度大（无论糖化血红蛋白水平高低），糖尿病控制不理想，微血管并发症和（或）大血管并发症和不适应胰岛素每天多次注射治疗方案。其他适用连续皮下胰岛素输注的情况包括幼儿特别是婴儿和新生儿、饮食失调青少年、黎明现象明显的儿童和青少年、晕针儿童、酮症倾向的个人和竞技运动员。使用胰岛素治疗方案时需提防黎明现象和低血糖的发生。黎明现象是指患儿早晨觉醒之前血糖水平易升高的现象，使用胰岛素泵或多次注射方案可以降低黎明现象的发生率。低血糖是胰岛素治疗中最常出现的急性并发症，对糖尿病儿童没有统一的低血糖定义，临床常用＜3.6mmol/L（65mg/dl）作为低血糖处理的临界值。

　　人造胰腺或闭环胰岛素输注是糖尿病患者新兴的治疗方法。它是由连续血糖监测和胰岛素泵组成的医疗设备。这两个组件通过无线系统连接，将数据从葡萄糖传感器传输到控制器，控制器中的算法调整胰岛素剂量，再将信息传输到胰岛素泵。胰岛素剂量将根据葡萄糖传感器检测到的间质葡萄糖水平自动进行实时调整。人造胰腺系统在防止低血糖发生和控制夜间血糖的效果时对比其他胰岛素输注方式，其优势明显。基于婴幼儿无法正确表达自身不适、喂养时间不定、个体差异大等特性，人造胰腺系统将来可能是控制患儿血糖水平的有效手段。

　　众所周知，1型糖尿病主要病因是胰岛B细胞被破坏，因此人们针对胰腺B细胞的自身免疫进行了探索，希望开发出有效的糖尿病免疫疗法。免疫疗法适用阶段是1型糖尿病早期、高风险受试者出现自身抗体（一级预防）之前或在二级预防的自身免疫发展之后。在确诊为1型糖尿病的受试者中，在疾病早期应用免疫疗法来保留住残余的胰岛B细胞功能。但免疫疗法仍在实验中，疗效并不确切。

　　《儿童及青少年糖尿病的胰岛素治疗指南（2010年版）》引用了2010年美国ADA推荐的儿童血糖治疗目标，如表13-1所示。

表 13-1　2010 年版 ADA 儿童血糖治疗目标

年龄	餐前血糖	睡前/夜间血糖	HbA1c 水平
0～6 岁	5.6～10mmol/L（100～180mg/dl）	6.1～11.1mmol/L（110～120mg/dl）	7.5%～8.5%

　　2018年，ADA推荐将儿童血糖治疗目标血糖值与HbA1c水平全部下调（表13-2），以预防远期并发症的发生，并强调治疗目标应当个体化实施。

表 13-2　2018 年 ADA 推荐的儿童血糖治疗目标

年龄	餐前血糖	睡前/夜间血糖	HbA1c 水平
0～6 岁	5.0～7.2mmol/L（90～130mg/dl）	5.0～8.3mmol/L（90～150mg/dl）	＜7.5%

三、自我血糖监测

　　自我血糖监测对于1型婴幼儿糖尿病患儿十分重要，它既可以指导胰岛素治疗方案的制定，也可以预防并发症。自我血糖监测的目标包括：①每日精确评估血糖；②尽量减少低血糖和高血糖对认知功能的影响；③确定最合适的胰岛素剂量。达到这一目标不仅需要提供符合血糖测定要求的血糖仪，还需要对患儿家属进行必要的宣教，以减少自我血糖监测中由不准确读数带来的误差。影响自我血糖监测的因素有很多，如手指疼痛使患儿依从性低，进食、运动和并发其他疾病使血糖波动过大。一般患儿一天内在不同时间至少要测量 4 次血糖，包括餐前血糖、餐后血糖、睡前血糖等。有数据证明每增加一次血糖测量次数，HbA1c 就会下降 0.5%。但每天测量 10 次以上时对 HbA1c 影响不大。自我血糖监测技术也在不断发展，血糖仪已经变得更小、更便携、更加智能化。一些血糖仪可以提供血糖值随时间变化的图表，以便监护人了解患儿血糖值的变化趋势。除此之外，血糖仪还将促进医护人员及时得知患者情况，患者可以通过把他们血糖仪的数据上传到供应商的应用程序，让血糖值立即传送至医护人员处。该设备尚在研发阶段，但可以想象，此技术将精简家庭与其医疗团队之间的沟通，减少医护人员同患者及其家属之间的描述障碍，并可能减少自我血糖管理的倦怠，最终目的是帮助患儿使其血糖控制情况得到改善。

四、连续血糖监测

连续血糖监测装置由三部分组成：①一次性葡萄糖传感器，埋置在皮下。不同品牌的传感器使用时间不同，最长的每 14 天更换一次。②与传感器连接的无线发射器将间质葡萄糖读数发送到接收器。③接收器，以数字和图形方式显示葡萄糖读数，平均每 5 分钟刷新一次数据（不同品牌、型号有所不同）。当葡萄糖值超过由医生或患者设定的上限和下限或快速上升或下降时，系统会以警报或振动的形式报警。这一功能对于不能及时表达自己不适感觉的婴幼儿来说非常重要。相比自我血糖监测，连续血糖监测的优势在于：①对低血糖反应不能自我反应和描述的婴幼儿，连续血糖监测仪有报警功能；②自我血糖监测只反应实时血糖值，连续血糖监测可补充许多低血糖和高血糖发作时刻；③回顾性绘制血糖的变化曲线；④减轻患者每天重复测量血糖的痛苦；⑤近期手术、使用胰岛素泵或强化胰岛素治疗方案的患儿适用。

但由于连续血糖监测的是组织液的葡萄糖浓度，读数变化晚于真实血糖 10～15 分钟，因此获得真实的实时血糖值仍然需要自我血糖监测。另外，频繁使用连续血糖测试对患儿生活十分不便。有研究证明一周连续血糖监测达到 5 天以上才能有效改善患者糖尿病管理情况。虽然连续血糖监测装置的效果和益处普遍被患儿家属认可，但由于长期佩戴的影响，连续血糖监测装置在婴幼儿糖尿病患者中的推广依然困难重重。有研究者注意到，长期佩戴连续血糖监测仪可能会对患儿心理产生负面影响，只有部分家庭能坚持长期每周 6 天及以上的时间使用连续血糖监测装置。因此，连续血糖监测需要对儿童进行行为干预，鼓励和维持患儿使用监测装置。目前也有一些针对糖尿病患儿的电子游戏正在开发中，游戏开发者希望可以通过幼儿感兴趣的方式对他们进行糖尿病知识宣教，并提高患儿的依从性。

五、其他自我监测指标

1. 尿糖　可反映几个小时前的血糖水平，受葡萄糖的肾阈值影响，在儿童中葡萄糖的阈值为 180～200mg/dl（10～11mmol/L）。尿糖检测为非侵入式，便宜简便，并且可用于鉴别黎明现象与早晨排尿前真性高血糖，但易受摄入的液体量、尿液浓度及特定药物的影响

（如抗坏血酸、β-内酰胺类抗生素、左旋多巴、水杨酸盐等）。另外，对于葡萄糖水平低于肾阈值的患者，尿糖监测阴性不能代表血糖值正常。

2. 尿酮体和血酮体　酮体（丙酮、乙酰乙酸和 β-羟丁酸）是肝脏脂肪酸部分氧化的衍生物，可存在于尿液（酮尿症）或血液中（酮血症）。长期禁食、碳水化合物摄入不足、低血糖或长期缺乏胰岛素，以及服用某些药物（如卡托普利、抗坏血酸、左旋多巴、硫化合物等）都可能导致酮尿症。当血糖＞15mmol/L（250mg/dl）或患儿出现感觉不适，如腹痛、呼吸急促、潮红、发热、呕吐、腹泻、嗜睡等症状时（即使血糖未达到 15mmol/L）都需要及时测量尿酮体和血酮体。其中酮血症预测价值更高，往往比酮尿症先出现，但消退也快于酮尿症。患儿应通过定期评估血糖和酮尿症/酮血症来预防糖尿病酮症酸中毒的发生。

3. 糖化血红蛋白（HbA1c）　是通过非酶促反应形成的糖化蛋白质的主要部分，它是血糖值的定量指标，与前 120 天的平均血糖水平成比例，反映了最近一段时间内的血糖控制水平。患者 HbA1c 50%反映了在测试之前的最后 30 天的血糖水平，25%反映了在测试之前 30～60 天的血糖水平，另外 25%可反映在测试之前 60～120 天的血糖水平。HbA1c 每个百分点对应 1.833mmol/L（33mg/dl）血糖值，如 HbA1c 为 6%对应于平均血糖 6.3mmol/L（114mg/dl），7%对应平均血糖 8.16mmol/L（147mg/dl）。HbA1c 在未被影响的情况下，可能比单独使用血糖诊断糖尿病更为有效。这是由于 HbA1c 更稳定、更易标准化、变异性小、不需要禁食，反映的是一段时间的平均血糖值。与患者的家系有关的某些血红蛋白病及妊娠期间红细胞转换率升高等因素可影响 HbA1c 水平，其他可影响 HbA1c 的因素仍待研究。在这种情况下，需要采用传统的诊断标准。

4. 果糖胺和糖化白蛋白　果糖胺是一种自发结合葡萄糖的蛋白质，半衰期约为 2 周。它可用于评估患者的短期代谢控制(约测试前 15 天内)，尤其是那些伴有血红蛋白病和(或)新生儿糖尿病的患者。糖化白蛋白常用于评估患者过去 2～3 周的平均血糖水平。

六、新生儿糖尿病

新生儿糖尿病是婴幼儿糖尿病中的特殊类型，指出生后 6 个月以内发生的糖尿病，通常由基因突变所致。早期识别新生儿糖尿病、早期基因检测对患儿的早期治疗与预后有着重要的临床意义。*KCNJ11* 和 *ABCC8* 突变（影响胰岛 B 细胞 ATP 敏感性钾离子通道）约占40%，大部分可通过口服磺脲类药物治疗，对此类型突变的新生儿早期应用磺脲类药物可能会改善神经系统预后。因此，及早进行基因检测，诊断单基因糖尿病十分重要，因为它可以预测临床过程，解释临床表现，为患者提供适当的管理指南，指导医生做出正确的治疗方案。尽管发现新生儿高血糖并不难，但多种原因包括感染、压力、早产儿胰腺胰岛素产生不足等都能导致新生儿血糖升高，易与新生儿糖尿病混淆，影响诊断。出生后 3～5 天新生儿出现高血糖症十分普遍，有 25%～75%的早产儿会出现高血糖症。疑似患有新生儿糖尿病的儿童的初始评估应包括尿酮、血糖、C 肽和胰岛素的实验室检查。除此之外还应行胰腺超声检查，检查胰腺是否存在。另外，如果母亲患有 1 型糖尿病，那么母源性的抗体可能在新生儿体内存在长达 6 个月。因此，出生后 6 个月内自身抗体测试存在误差，可能与基因检测结果相悖，不是必须检查的项目。

新生儿糖尿病并不是总在出生不久后就会出现症状。最近的研究表明，单基因糖尿病在 1 周岁内都可能出现，发病率随着月龄的增长而减少，1 周岁以后单基因糖尿病引起血糖升高的可能性要小得多。患者可出现隐匿症状（多尿、烦渴、生长受限），急性症状（酮症酸中毒或精神状态改变）或者无症状。以糖尿病酮症酸中毒急性症状首发的概率随着年龄的增长而增加，这可能由未能早期识别婴幼儿糖尿病导致。

单基因婴幼儿糖尿病的治疗和预后在很大程度上取决于突变基因的类型。表 13-3 将列举常见的基因型，按文献报道的发病率从高到低排列。

表 13-3　婴幼儿糖尿病常见的基因型

基因	疾病特点	治疗
KCNJ11	出生体重低，发育迟缓，癫痫发作及其他神经系统缺陷	胰岛素，口服磺脲类药物
ABCC8	出生体重低，发育迟缓，癫痫发作及其他神经系统缺陷	胰岛素，口服磺脲类药物
6q24	出生体重低，宫内发育迟缓，复发病例可能对磺脲类药物有反应	胰岛素
INS	出生体重低	胰岛素
GATA6	胰腺发育不全，胰腺外分泌功能不全，心脏缺陷	胰岛素
EIF2AK3	Wolcott-Rallison 综合征，骨骼发育不良（1～2 岁），发作性急性肝衰竭，胰腺外分泌不足	胰岛素
GCK	出生体重低	胰岛素
FOXP3	自身免疫性甲状腺病、剥脱性皮炎、肠病（IPEX 综合征）	胰岛素
ZFP57	出生体重低、巨舌症、发育迟缓	胰岛素
GLIS3	甲状腺功能减退、肾囊肿、青光眼、肝纤维化	胰岛素
PDX1	胰腺发育不良或缺如、胰腺外分泌功能不全	胰岛素
SLC2A2	Fanconi-Bickel 综合征、肝大、肾小管性酸中毒	胰岛素维生素 B_1（少数）
GATA4	胰腺发育不全或功能不全、外分泌功能不全、心脏缺陷	胰岛素
NeuroD1	神经系统异常、学习困难、神经性耳聋	胰岛素
Neurog3	腹泻	胰岛素
NKX2-2	神经系统异常、极低出生体重	胰岛素
RFX6	出生体重低、肠闭锁、胆囊发育不良、腹泻	胰岛素
IER3IP1	小头畸形、癫痫、脑病	胰岛素
MNX1	神经系统异常	胰岛素
HNF1B	胰腺萎缩、肾和生殖器发育异常	胰岛素

当血糖水平大于 11.1～13.9mmol/L（200～250mg/dl）时，可从小剂量开始皮下注射胰岛素治疗。建议餐前短效胰岛素剂量为 0.1～0.15U/kg 或根据静脉注射胰岛素的个体反应调整剂量。胰岛素应在婴儿喂养前且血糖大于 11.1～13.9mmol/L（200～250mg/dl）时注射。由于新生儿一天多次的喂养特点，胰岛素只能餐前给予，并且每次给药前都应测量血糖水平，一天内需要给胰岛素的次数为 3～4 次/天。皮下注射胰岛素（包括长效胰岛素和短效胰岛素）在未经稀释时的最小有效剂量是 0.5U。90%～95%的 KCNJ11-NDM 患者可以成功

地从注射胰岛素转变为口服磺脲类药物，彻底脱离胰岛素治疗，糖化血红蛋白水平显著下降。磺脲类药物过渡期的初始剂量为每天两次，每次 0.1mg/kg，餐前服用。如果患儿正在使用胰岛素泵，过渡为磺脲类药物时应将胰岛素泵的基础量降低 50%。至少监测每天餐前及睡前血糖，如果服用药物后血糖值仍大于 11.1mmol/L（200mg/dl），可将格列本脲剂量增加 0.1mg/kg。若加量后血糖值仍大于 11.1mmol/L（200mg/dl），可将格列本脲剂药量加至每天 1mg/kg。当患者的血糖小于 11.1mmol/L（200mg/dl）时，平时的餐时胰岛素剂量应减少至少 50%。此外，胰岛素应与口服磺脲类药物间隔使用，避免低血糖发生。一旦胰岛素已完全停止或格列本脲已达到稳定剂量，患者应继续监测餐前和睡前血糖水平。

（代　喆　程思源　孙　力　徐焱成）

第二节　儿童和青少年糖尿病

近年来，糖尿病的发病越来越趋近低龄化，儿童和青少年糖尿病的发病率显著上升。在儿童和青少年糖尿病中最常见的是 1 型糖尿病，同时青少年 2 型糖尿病的患病率也大幅度增加。另外，一些单基因糖尿病也在青少年时期发病。加强对患儿及其亲属的糖尿病教育，良好地管理血糖可以延缓糖尿病并发症的发生发展，对于保障糖尿病儿童和青少年正常生长发育，减小家庭和社会压力等具有重要意义。

一、流　行　病　学

目前，儿童和青少年糖尿病在全球的发病率均呈明显上升趋势。据 2011 年国际糖尿病联盟（IDF）统计，在全球 1.9 亿小于 15 岁的儿童中，1 型糖尿病患者约为 49 万，每年新诊约 7.7 万例，年增加率约为 3.0%。有研究显示，1989～2003 年，欧洲年龄小于 15 岁的儿童 1 型糖尿病发病率每年增加 3.9%，而美国在 2001～2009 年时 20 岁以下人群的患病率增加了 21%。

1. 儿童和青少年 1 型糖尿病　1 型糖尿病约占糖尿病患者的 5%，多于儿童或青少年时期起病，1 型糖尿病患者在儿童和青少年糖尿病中占 80%～90%。据 2000 年 WHO Diamond 研究统计，世界各国的 1 型糖尿病发病率有显著差异，北欧国家尤其以芬兰发病率最高，约占全球发病的 20%，中国及其他东亚国家和委内瑞拉发病率最低，其中中国儿童 1 型糖尿病（小于 15 岁）的标化发病率为每年 0.57/10 万，低于北欧高加索人 90% 以上。大规模流行病学研究表明，1 型糖尿病的发病率受季节、饮食、地区、年龄、性别及种族遗传等因素的影响。感染已被证实与 1 型糖尿病发病率升高相关，如风疹病毒、巨细胞病毒、科萨奇 B 病毒、腮腺炎病毒、腺病毒及脑炎心肌炎病毒等与 1 型糖尿病的发病关系较为密切。1 型糖尿病在 6 月龄以内的婴儿中很少发病，9 月龄以后，其发病率随年龄增长逐渐升高，至 10 岁时达最高峰，随后略有下降，我国总体发病率最高年龄段为 10～14 岁。1 型糖尿病的患病率无明显性别差异，Diamond 研究中国资料显示，女孩的发病率稍高于男孩。

2. 儿童和青少年 2 型糖尿病 在世界范围内，儿童和青少年 2 型糖尿病与单基因糖尿病发病率较低。美国 SEARCH 研究表明，20 岁以下糖尿病患者中 2 型糖尿病约占 11%，大多数 2 型糖尿病的儿童和青少年来自特定的种族亚群，如非洲裔美国人、西班牙裔美国人、亚太裔岛民和美洲印第安人。20 世纪 90 年代中期，研究人员观察到世界范围内儿童和青少年 2 型糖尿病的发病率开始增加，2001～2009 年，10～19 岁人群中 2 型糖尿病患病率上升了 30.5%，尤以美国为甚，其他国家如加拿大、日本、奥地利、英国和德国也有报道。尽管美国 15～19 岁年龄段的糖尿病新发病例中 2 型糖尿病几乎占了一半，但青少年 2 型糖尿病的诊断仍然不多见。目前，超重是发达国家和发展中国家儿童面临的最常见的健康问题，国际肥胖低龄化使人们担心会出现儿童 2 型糖尿病的流行。调查显示，在美国和一些欧洲国家肥胖症的流行并没有明显的增加趋势，但儿童和青少年 2 型糖尿病的患病率却增加了 3 倍，这可能是受肥胖程度增加的影响。一项肥胖青少年葡萄糖耐量筛查的研究表明，有糖耐量受损的肥胖青少年高达 10%～20%，其成年后存在糖尿病高风险。SEARCH 研究表明单基因糖尿病，如青少年的成人起病型糖尿病（MODY）占儿童和青少年糖尿病病例的 1.2%。

儿童和青少年糖尿病的发病率正在逐渐增加，如果这种增长无法逆转，将会造成社会资源的极大浪费，而现有的流行病学资料已不能反映现今情况，因此积极开展儿童和青少年糖尿病的流行病学调查十分必要，这将为糖尿病的防治提供有效依据。

二、发病机制与病理生理学

1. 儿童和青少年 1 型糖尿病 1 型糖尿病一直被认为是一种自身免疫性疾病，遗传易感性、环境因素或接触特定抗原等因素刺激 B 细胞功能逐渐丧失。胰岛自身抗体是胰岛 B 细胞遭受免疫破坏的标志物，是诊断自身免疫性 1 型糖尿病的关键指标，包括胰岛细胞抗体（ICA）、谷氨酸脱羧酶抗体（GAD-Ab）、蛋白酪氨酸磷酸酶自身抗体（IA-2A）、胰岛素自身抗体（IAA）、锌转运蛋白 8 抗体（ZnT8-Ab）等，其中以 GAD-Ab 的敏感性最高。我国人群中有 50%～70% 的 1 型糖尿病患者体内可检测到胰岛自身抗体。1 型糖尿病越来越被认为是一种异质性疾病，大多数青春期前起病的儿童在 5 岁以前就出现了自身免疫性疾病，诊断年龄越小的儿童其自身免疫反应越强。

1 型糖尿病是一种多基因相关疾病，目前发现相关基因超过 50 个，如位于第 6 号染色体的第二型主要组织相容性复合体的人类白细胞抗原基因座 HLA-DQB1，该变种基因座增加了组织相容性下降的风险。还常见于欧洲人的 *DRB1 0401*、*DRB1 0402*、*DRB1 0405*、*DQA 0301*、*DQB1 0302*、*DQB1 0201* 等基因。除了遗传因素，环境、化学品和药物等也会影响患病率。例如，一种名为链脲佐菌素的抗肿瘤剂会选择性损害胰岛 B 细胞，它可用于实验室啮齿动物 1 型糖尿病造模。其他正在研究的因素包括麦胶蛋白、肠道微生物群及肠道病毒感染等。

2. 儿童和青少年 2 型糖尿病 2 型糖尿病是一种复杂的异质性代谢性疾病，其受遗传易感性、社会、行为和环境因素的影响。糖代谢的稳态依赖胰岛 B 细胞分泌的胰岛素的作用。众所周知，胰岛素抵抗是 2 型糖尿病患者和葡萄糖代谢受损患者的特征表现，糖耐量受损是 2 型糖尿病进展的中间阶段，且具有心血管疾病高风险。青春期在儿童 2 型糖尿病发病中起重要作用。青春期 FSH、LH 分泌递增，使来自卵巢和睾丸的性激素分泌增加。此外，GH 的总体分泌显著增加，表现在睡眠时 GH 脉冲式分泌幅度增加，但脉冲频率不增加。青春期胰岛素抵抗作用增加，导致高胰岛素血症，而青春期后，基础和刺激性胰岛素反应下降。一项儿童队列研究表明，胰岛素敏感指数在青春前期和青春期之间下降了约50%，导致青春期胰岛素抵抗的原因主要为青春期 GH 的分泌增加。

儿童和青少年 2 型糖尿病具有独特的病理生理学特征，青少年 2 型糖尿病的风险往往高于成年人，患病常受种族、肥胖和家族史的影响。儿童时期胰岛素敏感性的种族差异明显，如美国 7～11 岁的非洲裔儿童胰岛素水平显著高于同年龄的白种人儿童，这表明特定种族可能具有胰岛素抵抗的遗传倾向，增加了罹患 2 型糖尿病的风险。肥胖对糖代谢的不利影响在儿童早期就很明显。与非肥胖儿童相比，肥胖儿童的胰岛素抵抗比高胰岛素血症更明显。肥胖状态下的脂肪组织可合成并分泌瘦素、脂联素和肿瘤坏死因子-α 等信号蛋白，这些因子在实验和临床中被证实可改变胰岛素分泌和敏感性，甚至引起胰岛素抵抗。美国 TODAY 研究表明，青少年 2 型糖尿病 B 细胞功能的恶化速度比成年人要快得多，较多新发病例发生了糖尿病酮症酸中毒。这些研究均提示我们，儿童和青少年 2 型糖尿病的进展快。

3. 青少年的成人起病型糖尿病（MODY） 是一种单基因突变糖尿病，目前已经发现了 MODY1～14 亚型，各亚型致病基因不同，因此对 B 细胞功能的影响也不同。MODY 以常染色体显性方式遗传，因此患病常呈家族聚集性。MODY1 型由肝细胞核因子 4α（*HNF-4α*）突变引起；MODY2 型为葡萄糖激酶（*GCK*）基因突变所致；MODY3 型为肝细胞核因子 1α（*HNF-1α*）基因突变所致；MODY4 型为胰岛素启动因子-1（*IPF-1*）基因突变所致；MODY5 型为 *HNF-1β* 基因突变所致；MODY6 型为 *βA2/NEUROD1* 基因突变所致；MODY7 型为 *KLF11* 基因突变所致；MODY8 型为 *CEL* 基因突变所致；MODY9 型为 *PAX4* 基因突变所致；MODY10 型为 *INS* 基因突变所致；MODY11 型为 *BLK* 基因突变所致；MODY12 型为 *ABCC8* 基因突变所致；MODY13 型为 *KCNJ11* 基因突变所致；MODY14 型为 *APPL1* 基因突变所致。其中，最常见的亚型为 MODY2 型和 MODY3 型。

三、临 床 表 现

1. 儿童和青少年 1 型糖尿病 大多数患者起病较急，口干、多饮、多尿和体重下降等"三多一少"症状较为典型，有的患者以急性代谢失代偿如糖尿病酮症酸中毒、高渗高血糖状态就诊。也有部分患儿发病较为隐匿，表现为疲乏无力、食欲降低、遗尿等。

1 型糖尿病常与其他自身免疫性疾病合并存在，如桥本甲状腺炎、Graves 病、Addison病、乳糜泻、白癜风等，以自身免疫性甲状腺疾病最为常见。美国文献报道在诊断时，约有 25% 的 1 型糖尿病患儿甲状腺自身抗体阳性，抗体滴度高，发生甲状腺功能异常风险大，多表现为甲状腺功能减退。1 型糖尿病合并甲状腺功能减退患儿大部分无典型临床表现，仅少部分可出现无痛性甲状腺肿、体重增加、生长发育迟缓、乏力、食欲缺乏、便秘、畏冷、嗜睡和心动过缓等。美国 ADA 2018 年《儿童和青少年的糖尿病标准化诊疗》建议，应在 1 型糖尿病诊断成立后立即检测抗甲状腺过氧化物酶抗体和抗甲状腺球蛋白抗体，在血糖控制良好后测定促甲状腺激素浓度。1 型糖尿病的乳糜泻发病率显著高于普通人群。乳糜泻是由于摄入含麦胶食物引起小肠黏膜损害，从而造成多种营养物质吸收障碍的一种小肠慢性炎症性疾病。合并乳糜泻的 1 型糖尿病多无典型临床症状，少部分可有消化道症状如腹泻、腹痛、胃肠胀气、消化不良等。患者血清中有多个自身抗体，包括抗麦胶蛋白抗体（AGA）、抗网硬蛋白抗体（ARA）、肌内膜抗体（EMA）和组织型转谷氨酰胺酶抗体（tTGA），IgA tTGA 和 IgA EMA 敏感性和特异性均较高，为筛查的主要指标。ADA 建议 1 型糖尿病合并乳糜泻患者诊断后立即筛查 IgA tTGA，若有 IgA 缺乏，则应检测 IgG tTGA 和 IgG EMA。在糖尿病诊断 2 年内应重复筛查，5 年后再次筛查，并考虑在乳糜泻患儿一级亲属中进行更频繁的筛查。乳糜泻患者应该接受无麸质饮食治疗。

2. 儿童和青少年 2 型糖尿病　发病较为隐匿，多发生于肥胖儿童，发病初期超重或肥胖，一些患儿有糖尿病相关症状，包括多尿、多饮、疲倦、视物模糊、阴道念珠菌病和体重减轻，急性代谢失代偿也可能出现，但不易发生。

一些与胰岛素抵抗和肥胖相关的合并症在儿童和青少年 2 型糖尿病中很常见。黑棘皮病在 2 型糖尿病患儿中较常见，多表现为颈部或腋下色素沉着。多囊卵巢综合征（PCOS）见于肥胖和 2 型糖尿病女性，包括青少年，其特点是雄激素过高和不排卵。由于胰岛素过量，卵巢产生睾酮增加，肝脏性激素结合球蛋白减少引起 PCOS 的一些症状和体征。与 1 型糖尿病相比，蛋白尿在儿童 2 型糖尿病中更为常见，2 型糖尿病微量白蛋白尿的进展速度也很快。除此之外，对于肥胖的 2 型糖尿病患儿，还要注意是否存在高血压、血脂异常、阻塞性睡眠呼吸暂停（OSA）等合并症。

四、急、慢性并发症

儿童和青少年 1 型糖尿病的急性并发症包括糖尿病酮症酸中毒、低血糖症、糖尿病高血糖高渗状态和乳酸酸中毒等，其中以酮症酸中毒和低血糖症最为多见。

1 型糖尿病发生糖尿病酮症酸中毒的风险高于 2 型糖尿病，且患者中大部分为儿童或青少年，患者可出现呼吸深快，呼气有烂苹果味等酮症酸中毒的症状，病情严重时有尿量减少、皮肤黏膜干燥、脉快而弱、血压下降、四肢厥冷等失水表现，甚至出现昏迷。

低血糖症是一组由多种病因引起的血浆（或血清）葡萄糖水平降低，并足以引起相应症状和体征的临床综合征。一般认为，糖尿病患者血糖水平≤3.9mmol/L 可诊断低血糖症，表现为交感神经兴奋，如心悸、震颤、出汗和神志改变、认知障碍、抽搐和昏迷等中枢神经症状。

糖尿病高血糖高渗状态的特点为严重脱水、严重高血糖、无酮症酸中毒，常伴神智改变，血糖一般超过 33.3mmol/L，血浆渗透压在 320mOsm/L 以上，是糖尿病严重的急性并发症之一，病死率高。

临床上糖尿病患者出现昏迷、酸中毒、失水、休克等，伴血乳酸升高≥5mmol/L，动脉血气 pH<7.35 即可诊断乳酸酸中毒，注意与糖尿病酮症酸中毒、高血糖高渗状态及低血糖相鉴别。与 1 型糖尿病相比，2 型糖尿病患儿的急性并发症较少。

　　糖尿病的慢性并发症包括大血管病变，包括心、脑血管疾病及周围血管疾病；微血管病变，包括视网膜、肾脏、神经和心肌组织，尤以糖尿病肾病和视网膜病变最为常见和重要。糖尿病肾病早期阶段常仅表现为微量白蛋白尿，随病程进展可出现大量白蛋白尿、肾小球滤过率降低、血肌酐进行性升高及血压升高，最终发展为终末期肾病。糖尿病视网膜病变是糖尿病患者后天失明的主要原因，在 1 型糖尿病中该病的发生率更高。糖尿病神经病变最常见于周围神经，表现为远端对称性多发性神经病变，患者可有肢端感觉异常伴痛觉过敏，后期出现感觉丧失、振动觉异常、踝反射消失等。大血管病变表现为大动脉的粥样硬化，主要侵犯主动脉、冠状动脉、脑动脉、肾动脉和外周动脉，引起冠心病、缺血性或出血性脑血管病、肾动脉硬化、外周动脉硬化等。患有 2 型糖尿病的儿童和青少年与成年人相比，出现慢性并发症的风险更高，这种高风险与高血压和血脂异常有关，而与血糖总体控制水平和患病时间无明显相关性。在 TODAY 研究中，14%的 2 型糖尿病青少年有高血压，80%的有 HDL-C 水平低，10%的有高三酰甘油血症；在 SEARCH 研究中，4%的 2 型糖尿病青少年出现了视网膜病变，有 28%的出现了微量白蛋白尿。因此，一旦患儿确诊 2 型糖尿病，需要积极筛查并发症，定期随访。

五、儿童和青少年糖尿病的诊断及分型

　　我国采用 WHO（1999 年）糖尿病诊断标准和糖代谢状态分类标准，临床诊断应依据静脉血浆血糖检测结果。达到以下标准，糖尿病临床诊断即成立：①有糖尿病症状（高血糖所导致的多饮、多食、多尿、体重下降、皮肤瘙痒、视物模糊等急性代谢紊乱表现）加随机血糖≥11.1mmol/L；②空腹血糖（FPG）≥7.0mmol/L；③葡萄糖负荷后 2 小时血糖≥11.1mmol/L。无糖尿病症状者需改日重复检查。

　　1. 儿童和青少年 1 型糖尿病的诊断　主要依据临床表现而诊断，B 细胞破坏所致的胰岛素依赖是诊断 1 型糖尿病的"金标准"。通常 1 型糖尿病患儿并不超重，起病较急、"三多一少"症状明显，多伴有酮症或酮症酸中毒。应先给予胰岛素治疗，根据治疗后的临床表现和对胰岛素治疗的依赖程度确定分型，注意与其他类型的糖尿病鉴别。怀疑 1 型糖尿病的患儿，在确立糖尿病诊断后应进一步进行胰岛自身抗体的检测，胰岛自身抗体是诊断自身免疫性 1 型糖尿病的关键指标，其中以 GAD-Ab 的敏感性最高。我国 1 型糖尿病患者胰岛自身抗体阳性的比例为 50%～70%，若检测不到胰岛自身抗体或其他的免疫学证据，需考虑特发性 1 型糖尿病的可能。

　　2. 儿童和青少年 2 型糖尿病的诊断　在儿童和青少年糖尿病患者中，大部分被诊断为 1 型糖尿病，但目前世界范围内肥胖流行的加剧，使儿童 1 型糖尿病和 2 型糖尿病的区分更加困难。近 10 年，青少年 2 型糖尿病的发病率和患病率急剧上升，且有种族相关性。儿童和青少年 2 型糖尿病的诊断考虑以下因素：患儿多表现为超重或肥胖，可有近期体重减轻；可有糖尿病"三多一少"症状；静脉血浆葡萄糖达到 WHO 糖尿病诊断标准；观察临床治疗后的表现不具有胰岛素依赖性。可进行空腹胰岛素、C 肽测定及 B 细胞自身抗体的检测来与 1 型糖尿病相鉴别。与 1 型糖尿病或 MODY 患者相比，2 型糖尿病患者的 C 肽水平常升高，特异性自身抗体升高提示 1 型糖尿病的可能。

各型儿童和青少年糖尿病的主要特征见表 13-4。

表 13-4 儿童和青少年糖尿病的主要特征

项目	1 型糖尿病	2 型糖尿病	MODY
发病年龄	6 个月至 18 岁	青春期，10 岁	25 岁以下很少
性别	无差异	女性多于男性	无差异
遗传病因和遗传因素	遗传易感（*HLA* 等基因）	肥胖；遗传因素和种族倾向	常染色体显性（*HNF-1α*、*HNF-4α*、*CK* 等基因）
C 肽	低	高	低
酮症酸中毒	常见	少见	罕见
合并症	自身免疫性疾病（甲状腺疾病、Addison 病、黑棘皮病、PCOS、白癜风）、乳糜泻等	代谢综合征	MODY5：泌尿生殖道畸形；MODY8：胰腺外分泌功能不全

六、综合临床管理

1. 血糖管理 儿童和青少年糖尿病的血糖控制目标：在注意减少发生低血糖风险前体现，使患儿的血糖尽可能接近正常水平；尽早对升高的 HbA1c 水平进行干预。美国 ADA 2018 年《儿童和青少年的糖尿病标准化诊疗》建议患儿的血糖控制目标：空腹血糖 5.0～7.2mmol/L；睡前或夜间血糖 5.0～8.3mmol/L；HbA1c＜7.5%，在不发生低血糖的情况下将 HbA1c 控制在 7.0%以下更佳；血糖控制目标的制订应个性化，权衡利弊，应考虑平衡 HbA1c 达标的长期获益、低血糖相关的风险及强化治疗导致的负担三者的平衡；对于频繁发生低血糖的儿童，不应将血糖控制目标设置得过低；若所测餐前血糖与 HbA1c 水平不匹配时，应测量餐后血糖，并评估餐前胰岛素剂量。

所有儿童和青少年糖尿病患者都应每天多次监测血糖水平，目前临床上血糖监测的基本形式有利用快速血糖仪进行床边血糖即时检测（POCT）和患者自我血糖监测（SMBG），可反映实时血糖水平。POCT 是由经培训的临床医护人员对住院患者进行血糖检测，以评估病情，制订和调整治疗方案。SMBG 是由家庭成员或患者本人在日常生活中对患者进行血糖监测。在不同治疗阶段，有目的地选择监测模式与频率，可以帮助患者改善自我行为，有利于医生评估病情，制订和调整治疗方案。血糖监测的基本模式为先采取强化血糖监测模式（三餐前+三餐后 2 小时+睡前+必要时），以评估整体血糖水平和制订治疗方案；空腹/餐前血糖较高时，采用空腹+餐前+睡前的血糖监测模式；空腹血糖控制后，采用餐后血糖监测模式；最后再次采取强化血糖监测模式，以确认血糖控制效果。患者进行 SMBG 时，应灵活应用各种血糖监测模式，特殊情况下随时监测血糖。CGM 通过皮下组织葡萄糖传感技术监测皮下组织间液葡萄糖浓度，可反映连续、全天的血糖信息，有助于了解连续数天血糖波动的趋势。血糖波动大、反复低血糖或无法解释的高血糖患儿应进行 CGM 监测。

儿童和青少年糖尿病患者，由于恐惧和疼痛，频繁的指尖采血依从性较低，可以考虑替代部位采血，如手掌的大、小鱼际部位；不断改进连续血糖监测的传感器技术以提高患者的接受程度。提高患儿和家人的依从性及血糖管理的能力是治疗的必要组成部分，可延缓并发症并有利于维持患儿正常的生长与发育。

2. 患者教育和自我管理　美国 ADA 2018 年《儿童和青少年的糖尿病标准化诊疗》建议，在患儿确诊糖尿病后，应对患者本人和家人依据国家标准进行个体化糖尿病自我管理教育（diabetes self-management education，DSME），患者或亲属需要掌握饮食、运动、生长发育、血糖监测、胰岛素注射方法、急慢性并发症识别和预防及心理调整等多个方面的知识。无论医疗方案如何健全，只有家庭和患者本人能够共同实施才有效。重视 DSME 知识的掌握，对于患儿糖尿病管理有重要的支持作用和意义。随着患儿的成长和发展独立性的需求，DSME 需要定期重新评估。儿童和青少年糖尿病的治疗需要由多学科团队组成的以家庭为中心的计划，包括多学科医生、糖尿病专业教育护士、营养师、体育活动专家、社会工作者和心理学家等。

目前儿童和青少年糖尿病患者的自我管理计划主要为引入生活方式干预（lifestyle intervention，LSI）。该计划包括患儿行为干预、营养干预、增加体育活动、减少电子产品的使用和保持良好的睡眠等。LSI 需要全家人的支持，尤其对于存在肥胖的 2 型糖尿病患儿有益。①制订合理营养计划。避免摄入高脂肪、高热量的食物和含糖饮料，增加纤维摄入，对促进肥胖 2 型糖尿病患儿减轻体重十分重要。②干预不健康的饮食行为，吃饭时消除电视、计算机或其他干扰，减少外出就餐等。③有规律的运动对糖尿病患儿有多种益处，运动可增加能量消耗、改善胰岛素敏感性、降低压力和促进心理健康。目前对于儿童体育活动的建议为每天 60 分钟的中等强度活动，在保证安全的前提下进行，循序渐进、避免运动中与运动后的低血糖，运动前需对患者进行全面评估，制订个体化的运动计划。

LSI 不仅对糖尿病管理本身至关重要，而且对于脂肪肝等疾病的应对有重要意义，更可降低未来的心血管事件风险。对于儿童和青少年患者来说，维持 LSI 是一项挑战，因此做好患者及家庭教育是糖尿病治疗取得疗效的基石。

七、治 疗 措 施

坚持营养治疗、运动治疗、药物治疗、心理治疗及其他治疗方法并重，维持血糖良好控制，管理合并症，预防并发症，使患儿获得健康的生活作息，生理和心理同时健康成长。营养治疗和运动治疗如前所述。

1. 1 型糖尿病胰岛素治疗　ADA 和《中国 1 型糖尿病诊治指南》均建议所有 1 型糖尿病患者应尽早使用强化胰岛素治疗方案，应根据病情需要，患者及家人的经济情况、生活方式，对胰岛素剂量进行个体化设定及调整，尽量避免胰岛素治疗过程中发生低血糖。常见的胰岛素强化治疗方案包括基础加餐时胰岛素治疗和持续皮下胰岛素输注，目前前者为 1 型糖尿病患者最常用的强化方案，一般三餐前用短效胰岛素，睡前用中效或长效胰岛素。持续皮下胰岛素输注（CSII）也称为胰岛素泵治疗，可模拟胰岛素的生理性分泌模式，更有利于 HbA1c 的控制和生活质量的提高，减少严重低血糖的发生风险。鉴于儿童和青少年糖尿病患者生理与心理都未发育成熟，一日多次注射胰岛素的强化治疗方案的依从性可能不理想，可以考虑使用胰岛素泵治疗。另外，还有非强化胰岛素治疗方案，如每天 2 次预混胰岛素注射、每天 1 次中效或长效胰岛素方案。非强化治疗方案仅用于部分不能耐受强化治疗方案或处于"蜜月期"的 1 型糖尿病患者。研究表明，基础加餐时胰岛素或持续皮下胰岛素的输注方案比每天 2 次预混胰岛素治疗方案的血糖控制水平更好，低血糖的发生也较少。一般来说，青春期前儿童每天所需胰岛素总量通常为 0.7～1.0U/（kg·d），青春期由于胰岛素抵抗，胰岛素需求量大幅上升，超过 1.0U/（kg·d），甚至高达 2.0U/（kg·d）。儿童和青少年每日胰岛素用量应使血糖控制良好而不引起明显低血糖反应，同时保障正常的生长发育。《中国 1 型糖尿病诊治指南》建议初始胰岛素剂量为 0.4～0.5U/（kg·d），强化多次胰岛素注射治疗方案中，中效或长效胰岛素可能占日总剂量的 30%～50%，其余的 50%～70%的常规或超短效胰岛素分配在 3～4 次餐前给药，可以按照三餐 1/3、1/3、1/3 或者 1/5、2/5、2/5 分配。青春期 1 型糖尿病患者在胰岛素治疗过程中较常出现黎明现象，可将睡前胰岛素改为作用时间更长的胰岛素，在专业医师指导下根据 SMBG 或 CGM 的监测结果进行胰岛素剂量个体化的调整。

2. 2 型糖尿病药物治疗　肥胖儿童和 2 型糖尿病青少年的初始治疗应包括生活方式的干预，如减少高热量、高脂肪食物的摄入和久坐行为，增加体育活动等。以家庭为中心的营养和生活方式的改变对于 2 型糖尿病患儿至关重要。很少有 2 型糖尿病青少年可以仅通过营养和运动治疗达到理想效果，因此通常需要进行药物干预才能达到良好的血糖控制。同时也应关注高血压和血脂异常等合并症，以降低糖尿病急慢性并发症的风险。ADA 建议 HbA1c＜8.5%和无症状的 2 型糖尿病患儿，肾功能＞30ml/（min·1.73m^2）时，首选的治疗药物为二甲双胍；糖尿病"三多一少"症状明显并血糖≥13.9mmol/L，HbA1c≥8.5%的非酮症酸中毒青少年，当二甲双胍最大耐受剂量不能实现 HbA1c 目标时，初始治疗应选择胰岛素；当二甲双胍单药治疗不能达到 HbA1c 目标或有禁忌证和不能忍受的副作用时，应启动基础胰岛素治疗。美国 FDA 目前仅批准胰岛素和二甲双胍这两种药物用于儿童和青少年 2 型糖尿病。二甲双胍是 2 型糖尿病的一线治疗药物，它可降低肝脏葡萄糖输出，增强肝脏和肌细胞胰岛素敏感性，不直接影响 B 细胞功能，改善卵巢功能等。其安全性较好，缓释剂胃肠道副作用较少，禁用于肾功能不全，肝脏疾病，心脏、呼吸功能不全及使用放射造影剂时。口服药物较胰岛素在儿童和青少年中依从性较好，但如果患儿血糖过高（＞11.1mmol/L），出现酮症或酮症酸中毒时则使用胰岛素，以逆转急性代谢失代偿。

目前，其他药物治疗儿童和青少年 2 型糖尿病的研究有限，因此并不推荐使用除二甲双胍和胰岛素之外的其他药物。

3. 其他治疗方法　1 型糖尿病其他治疗方法包括胰腺和胰岛移植、干细胞治疗等。胰岛移植主要适用于胰岛功能完全丧失的脆性糖尿病，常与肾联合移植；干细胞治疗糖尿病尚处于临床应用前的研究和观察阶段。生活方式干预和药物治疗失败的极度肥胖的 2 型糖尿病青少年可以考虑减肥手术，但需要更多研究来验证其可行性。

八、社会心理问题

流行病学调查表明，在儿童和青少年糖尿病患者及其家庭成员中普遍存在着多种社会心理问题，如焦虑与抑郁、进食障碍、认知障碍、行为和品行障碍、不依从等。心理社会因素是糖尿病儿童和青少年自我管理的重要障碍，自我管理不良导致心理问题加剧的恶性循环。有来自成人的研究表明，负面情绪会对第二天的空腹血糖浓度产生不利影响，提示心理问题也可能与血糖控制有生理学相关性。加强患者及家属的糖尿病教育，在糖尿病患儿的护理过程中应个体化评估社会心理问题和家庭压力，若有必要可向精神卫生专业人员转诊，心理健康专科医生应参与儿科糖尿病多学科团队的组成。当患者的抑郁、焦虑等精神问题经过心理行为干预不能缓解时，可考虑采用药物治疗。

在糖尿病儿童和青少年的护理中，将其从以患儿为中心的家庭模式转变为以患者为中心的成人模式是一项艰巨的任务，从儿科到成人护理的无缝过渡需要评估青少年患者生理和心理的障碍。在儿童期和青春期，对糖尿病的管理越来越多地从父母或成年人转向糖尿病患者本人，青春期后期的青少年从儿童保健模式到成人保健模式的转变常突然发生，这对于患有糖尿病的年轻人来说是一个关键时期。ADA 建议启动儿童护理转向成人护理的过程时，患儿和家属应至少在过渡之前 1 年开始准备。

九、预防与筛查

对糖尿病风险人群的纵向研究表明糖尿病在发展过程中存在较长的亚临床阶段，因此其三级预防可行性的研究是有意义的。

1. 1 型糖尿病的预防　是指控制各种危险因素，预防 1 型糖尿病的发生，但迄今没有发现有效的疗法。例如，一项大型国际一级预防研究（TRIGR）中，对糖尿病遗传风险高的婴儿避免摄入以传统牛奶为基础的配方奶并不能减少 1 型糖尿病的风险。目前已证实病毒感染，如柯萨奇病毒、流感病毒、单纯疱疹病毒等与诱发 1 型糖尿病有关，适时接种相关的疫苗可以减少或缓解环境触发所致的自身免疫反应。二级预防的主要目的是阻滞正在进行的自身免疫进程，防止临床发病。相关研究包括胰岛素、烟酰胺、鼻胰岛素、替利珠单抗和阿巴西普等是否可以降低有多个自身抗体的患者进展为糖尿病的风险，但并未发现行之有效的方法。1 型糖尿病的二级预防具有可行性，但发现新的干预方案则需要更多研究。三级预防强调糖尿病早期的规范治疗和管理，加强血糖控制，保护残存的 B 细胞功能，减少 1 型糖尿病并发症的发生，降低致残率和死亡率。研究表明，严格地控制血糖可以延缓微血管并发症的发生，因此对于新发病的儿童和青少年患者，强调三级预防的重要性可以保障少年儿童的正常生长发育，提高生活质量，减少以后对于家庭和社会的压力。建议 1 型糖尿病患者应该在严密监护下使用强化治疗方案，确保血糖控制目标在尽可能安全的情况下接近正常。

2. 2 型糖尿病的预防　主要集中在预防肥胖等干预措施上。然而，对于大多数人来说，初级预防是非常困难的。一项荟萃分析表明，广泛的干预措施对减少儿童和青少年肥胖，尤其是 6～12 岁儿童的效果不大。葡萄糖耐量降低的患者进展为 2 型糖尿病的风险高于常人，因此对患病高风险人群进行糖耐量检测可能有助于预防 2 型糖尿病的发生。最近的一项干预研究表明，健康饮食、定期运动和适当减轻体重的健康生活方式可以预防葡萄糖耐量降低的患者进展为糖尿病，而二甲双胍并不能有效地减缓肥胖青少年的该进程的发展。

3. 高危人群的筛选　1 型糖尿病是一种与环境因素相关的多基因遗传疾病，联合检测易感基因（*HLA-DQ* 和 *DR* 基因等）、自身抗体（包括 GAD-Ab、IA2-Ab、IAA 和 ZnT8-Ab 等）和代谢指标可有效发现 1 型糖尿病的高危易感人群，筛选主要集中在 1 型糖尿病患者的一级亲属中。2 型糖尿病的筛查应当集中在高危风险的儿童和青少年群体中，筛查标准为超重或肥胖，加上以下风险因素之一：2 型糖尿病家族史，为糖尿病患者一级或二级亲属；特定种族（亚洲人、美洲印第安人、非洲裔美国人、西班牙裔）；胰岛素抵抗或相关的病症（黑棘皮病、高血压、血脂异常、多囊卵巢综合征）。常用的筛查指标为空腹血糖，但研究表明 OGTT 是更好的筛查工具。

（代　喆　来千惠　黄　琦　徐焱成）

第三节　老年糖尿病的管理

（一）老年糖尿病的流行病学

老年糖尿病是指年龄≥60 岁（WHO 界定≥65 岁），包括 60 岁以前诊断和 60 岁以后诊断的糖尿病患者。根据《中华人民共和国 2016 年国民经济和社会发展统计公报》的数据，我国 60 岁及以上老年人口有 2.3 亿，占总人口的 16.7%；65 周岁以上人口有 1.5 亿，占 10.8%。老年人糖尿病的患病率更高。2007~2008 年我国流行病学调查数据显示，老年糖尿病的患病率为 20.4%；2010 年为 22.86%；另有数量相近的糖耐量减低人群。老年人群是糖尿病防治的重点人群，老年糖尿病的治疗目标是减少急、慢性并发症导致的伤残和早亡，改善生存质量，提高预期寿命。

（二）老年糖尿病的特点

（1）2 型糖尿病是老年糖尿病的主要类型。

（2）老年 2 型糖尿病患者常以餐后血糖升高为主，而空腹血糖往往正常。部分患者是在健康体检时发现尿糖阳性，而空腹血糖在正常范围内。在这种情况下，往往需要进行 OGTT 以诊断有无糖尿病。

（3）老年糖尿病患者异质性大，其患病年龄、病程、身体基础健康状态、各脏器和系统功能、并发症与合并症、合并用药情况、经济状况及医疗支持、治疗意愿、预期寿命等差异较大。

（4）60 岁前诊断的老年糖尿病患者糖尿病病程较长，合并糖尿病慢性并发症及合并症的比例高。60 岁以后新发糖尿病患者症状多不典型，血糖相对易于控制，存在糖尿病并发症的比例相对较低，但合并多种代谢异常及多个脏器功能受损情况。因此，应重视对老年糖尿病患者的全面综合评估及对并发症与合并症的筛查。

（5）随着年龄的增长，老年糖尿病患者日常生活能力下降，听力、视力、认知能力、自我管理能力降低，运动能力及耐力下降，加之肌少症及平衡能力下降，更容易出现运动伤及跌倒。

（6）老年糖尿病患者急性并发症症状不典型，易于误诊或漏诊，尤其是高血糖高渗状态更易于出现。

（7）老年糖尿病患者发生低血糖的风险增加且对低血糖的耐受性差，更容易发生无意识低血糖、夜间低血糖和严重低血糖，出现严重不良后果。老年糖尿病患者出现低血糖症需鉴别以下情况：①低血糖症，即有低血糖症状+血糖<3.9mmol/L；②低血糖反应，即出现低血糖症状但血糖未达到低血糖症的标准；③低血糖，即血糖达到低血糖症的标准，但未出现低血糖症的相关症状。老年糖尿病患者发生低血糖症可见于糖尿病早期的餐前，由胰岛素分泌与血糖高峰不同步所致;应用胰岛素过量或口服促胰岛素分泌剂的老年 2 型糖尿病患者，口服降糖药物尤其是长效磺脲类（如格列本脲）有时可导致严重的低血糖症发生且持续时间更长。老年糖尿病患者比年轻患者易发生低血糖且往往更为严重，但症状不典型，其原因是老年人发生低血糖时引起儿茶酚胺等胰岛素拮抗激素分泌较少，缺乏心悸、出汗等交感神经兴奋表现，常表现为乏力、手抖、头晕、饥饿、烦躁、焦虑等精神症状，发现低血糖时往往已经表现为昏迷。因为老年人对低血糖的耐受性更差，因此应尽量避免发生。

（8）老年糖尿病患者常伴有 ASCVD 的危险因素聚集，如肥胖、血脂异常、高血压、高尿酸血症、高凝状态、高同型半胱氨酸血症等，心、脑、下肢血管等大血管病变的患病率高。

（9）老年糖尿病患者易于合并存在肿瘤、呼吸、消化系统等伴随疾病。

（10）老年糖尿病患者常有多病共存，需要服用多种治疗药物，需要关注和了解药物间的相互作用和影响，避免不合理用药。

（11）长病程的 LADA 患者进入老年期后血糖波动更大，易于低血糖和高血糖交替发生，从而诱发严重事件。

（12）老年糖尿病合并认知功能障碍的发生率高。

（三）老年糖尿病的治疗

1. 控制目标　综合评估老年糖尿病患者的健康状况是确定个体化血糖控制目标和治疗策略的基础，血脂、血压也是如此，老年患者的血糖控制目标可个体化适当放松，但应控制高血糖以避免并发症（表 13-5）。对相对健康的老年糖尿病患者，如果仅使用低血糖风险的口服降糖药物治疗，可以考虑将 HbA1c 控制到接近正常水平；对健康中度受损或健康状态差的老年糖尿病患者，可以酌情放宽血糖的控制目标，但应避免高血糖引发的症状及可能出现的急性并发症。

表 13-5　不同健康状态下老年糖尿病患者的治疗目标
［《中国 2 型糖尿病防治指南（2017 年版）》］

患者临床特点/健康状况	评估	合理的 HbA1c 目标（%）[a]	空腹或餐前血糖（mmol/L）	睡前血糖（mmol/L）	血压（mmHg）	血脂
健康(合并较少的慢性疾病[b]，完整的认知功能状态）	较长的预期寿命	<7.5	5.0～7.2	5.0～8.3	<140/90	他汀类药物[*]
复杂/中等程度的健康	中等长度的预期寿命，高治疗负担，低血糖风险较高，跌倒风险高	<8.0	5.0～8.3	5.6～10.0	<140/90	使用他汀类药物，除非有禁忌证或不能耐受

续表

患者临床特点/健康状况	评估	合理的 HbA1c 目标（%）[a]	空腹或餐前血糖（mmol/L）	睡前血糖（mmol/L）	血压（mmHg）	血脂
非常复杂/健康状况较差（需要长期护理，慢性疾病终末期[c]，或 2 项以上的日常活动能力受损，或轻至中度的认知功能障碍）	有限的预期寿命，治疗获益不确定	<8.5	5.6～10.0	6.1～11.1	<150/90	评估使用他汀类药物的获益（二级预防为主）

*使用他汀类药物，除非有禁忌证或不能耐受。

注：此表为老年糖尿病患者的血糖、血压、血脂的控制目标的共识框架。患者的临床特点分类是公认的概念，但并不是所有患者都可以进行精确的分类。患者和照顾者的意愿也是制订治疗个体化方案的重要考虑因素。需要注意的是，患者的健康状态和意愿是可以随时间而改变的。

a 更低的 HbA1c 治疗目标仅适用于没有反复或严重低血糖，或没有治疗负担的个体。b 并存的慢性疾病需要达到药物或生活方式干预的程度，包括关节炎、肿瘤、充血性心力衰竭、抑郁、肺气肿、跌倒、高血压、失禁、3 期以上慢性肾病、心肌梗死、脑卒中。多种指至少 3 种以上，实际上许多患者有 5 种以上的慢性疾病。c 单一的终末期慢性疾病，如 3～4 期充血性心力衰竭、氧依赖性肺疾病、需要透析的慢性肾病、不能控制的转移癌，可导致明显的症状或功能受损，明显减少预期寿命。HbA1c 为 8.5%相当于平均血糖水平 11.1mmol/L。不推荐更宽松的超过 8.5%的 HbA1c 控制目标，因为患者会更频繁地暴露于高血糖的状态，导致急性并发症，如尿糖、脱水、高血糖高渗状态、伤口不愈合的发生风险增加。

2. 药物治疗　老年糖尿病患者的降糖治疗应该是在安全前提下的有效治疗。根据患者的降糖目标、现有血糖情况、重要脏器功能和经济承受能力等选择合理、便利、可行的降糖药物。可以考虑首选不易出现低血糖的口服降糖药物如二甲双胍、α-糖苷酶抑制剂、DPP-4抑制剂等。年龄不是使用二甲双胍的禁忌证。对使用上述药物血糖难以控制达标，且自我管理能力较强的患者，低血糖风险可控的患者，可酌情选用胰岛素促泌剂包括磺脲类药物和餐时血糖调节剂，但应尽量避免使用降糖效果很强、作用时间很长、低血糖纠正困难、可能给患者带来严重不良后果的药物，如格列本脲。使用降糖效果强、作用时间长的药物如长效磺脲类药物易发生低血糖，其原因主要是老年人常合并肾功能减低，药物排泄减慢致使其在体内半衰期延长，更易发生低血糖，并且由于症状不典型而未被及时发现及早处理而出现昏迷。低血糖昏迷 6 小时以上可能造成不可恢复的脑组织损伤，即使抢救成功也可能再发生病情恶化甚至死亡。低血糖会引起儿茶酚胺分泌使血管收缩，对于有心、脑血管病的老年人，可诱发心肌梗死或脑梗死。由此可见，老年糖尿病患者发生低血糖的风险比高血糖更大，在治疗过程中要尤其注意。在发生过低血糖昏迷的老年糖尿病患者中，经抢救恢复神志后应继续静脉滴注葡萄糖并密切监测血糖，保持血糖在 11.1mmol/L 左右再观察 1～3 天，方可酌情恢复原治疗方案，或者根据病情重新制订新的降糖方案。

要根据患者特定的身体状况避免使用可能对患者有潜在不良影响的药物。肾功能不全的患者要慎用主要从肾脏排泄的药物；心力衰竭的患者要慎用加重心脏负荷的药物；骨质疏松的患者要慎用影响骨代谢的药物；严重缺氧状态下要慎用可能导致乳酸升高的药物等。此外，在行影像学检查必须使用造影剂前后，要鼓励患者多饮水，并短期停用二甲双胍。对胰岛素的使用，要充分考虑到患者胰岛素治疗的获益、使用的便利性和可能出现的问题，以及患者的视力、双手精细配合操作的能力、出现低血糖时的自我应对能力等因素。对空腹血糖升高的患者应首选基础胰岛素治疗。在使用短效或预混胰岛素及其类似物时要注意空腹血糖和餐后血糖的正常生理曲线。

DPP-4 抑制剂相对安全,可用于老年患者,但部分 DPP-4 抑制剂需要关注肝功能 eGFR。新型降糖药物如 GLP-1 短效制剂和周制剂、口服 GLPI-1 激动剂无老年人应用的亚组数据,因此安全性和疗效仍有待积累数据。SGLT-2 抑制剂应用前景广阔,对糖尿病患者有一定的心肾保护作用,但目前在老年人中应用的数据有限,尤其应关注外周循环血量不足、泌尿生殖系统感染及肢体远端血管功能状态。

3. 宣传教育 糖尿病宣传教育是糖尿病治疗"五驾马车"中极为重要的一部分,在老年人的糖尿病管理中显得尤为重要。向老年糖尿病患者及其家庭成员宣传糖尿病相关知识,让他们了解合适老年糖尿病患者的治疗方案,如何处理相关危险因素及并存的疾病,如何让患者进行自我管理,对老年糖尿病患者血糖控制、延缓并发症、提高生活质量非常有帮助。在进行糖尿病宣传教育时重点让糖尿病患者及其家人了解:①低血糖的先兆及其简单处理措施;②预防慢性并发症及其合并症的危险因素;③如何避免急性并发症及出现何种症状时应及时至医院就医;④自我血糖测定的准确操作方法等。只有充分发挥患者及家属的主观能动性才可以更好地管理血糖。

4. 饮食治疗 老年糖尿病饮食治疗必须个体化以达到糖尿病治疗的目标,需要通过营养治疗使老年人达到最佳的血糖、血脂、血压水平。对老年糖尿病患者制订饮食方案时应考虑到老年人原有的饮食结构,纠正不利于控制血糖的饮食习惯,保留原有良好的饮食习惯。

根据标准体重及活动情况计算全天总热量的摄入,选择高碳水化合物(占总热量的 50%～65%)、低脂(占总热量的 20%～30%)、适量蛋白质(肾功能正常情况下占总热量的 15%～20%)、低盐(<6g/d)、免糖的饮食结构。对碳水化合物的数量、质量的控制是血糖控制的关键环节。其中饱和脂肪酸摄入量不应超过饮食总能量的 7%,尽量减少反式脂肪酸的摄入。单不饱和脂肪酸是较好的膳食脂肪酸来源,在总脂肪摄入中的供能比宜达到 10%～20%。多不饱和脂肪酸摄入不宜超过总能量摄入的 10%,适当增加富含 n-3 脂肪酸的摄入比例。推荐蛋白摄入量约 0.8g/(kg·d),过高的蛋白摄入[如>1.3g/(kg·d)]与蛋白尿升高、肾功能下降、心血管疾病的死亡风险增加有关,低于 0.8g/(kg·d)的蛋白摄入并不能延缓糖尿病肾病进展,已开始透析的患者蛋白摄入量可适当增加,也可适当增加膳食纤维(30～40g/d),适当补充含微量元素的食品,老年人应选择易消化、对胃肠道负担轻的食物。

5. 运动治疗 老年糖尿病患者运动遵循的原则是循序渐进、持之以恒、因人而异。运动前应进行全面查体以评估身体状况,向医生咨询适宜的运动量。选择的运动方式以适度的有氧运动为主,如慢跑、打太极拳、散步等。运动时应注意运动安全,选择合适的着装和安全的运动场所。患有严重心脏病、高血压控制不佳及严重肾脏疾病者,选择过量的运动有可能会加重心脏、肾脏器官负担,使病情加重。

6. 虚弱的老年糖尿病人群 由于终末期疾病、晚期痴呆或严重的合并症及功能障碍,一些老年糖尿病患者的健康状态非常差,他们的身体生理储备功能降低、合并多种疾病、预期寿命有限。这些老年人可能处于不同的医疗支持和被照护状态,部分老年患者生活在养老机构或有医护人员看护照料的环境中,部分老年患者则在家中由子女或保姆照料。对这些虚弱的老年糖尿病患者,根据不同的情况为他们制订一个基本的糖尿病管理计划非常重要。这项管理计划应该包括控制血糖、调整营养状态、管理糖尿病并发症,使患者感到舒适，保持生活质量，预防疾病进一步恶化。与老年医学科的医生共同制订会使这个计划更加全面，对这类患者进行老年综合评估及多学科管理也会使这类患者更加获益。

（张任飞　郭立新）

第四节　住院和围手术期患者的血糖管理

随着糖尿病的发病率越来越高，糖尿病患者人数越来越多，住院患者血糖高也越来越常见。在共患疾病中，高血糖排第 4；心脏手术患者中 29% 患有糖尿病，欧美国家的脑卒中及心肌梗死患者 2/3 的与糖代谢异常有关，中国则 3/4 的与糖代谢异常有关；在重症监护病房和非重症监护病房高血糖的发生率分别为 32.2% 和 32%。糖尿病患者住院的死亡率是非糖尿病患者的 2 倍。相对来说，糖尿病患者较非糖尿病患者更需要住院治疗，住院时间更长，管理费用更高。美国 2012 年糖尿病诊断总成本是 245 亿美元，比 2007 年估计的增加 41%，住院费用占医疗总费用的 43%。目前全球对糖尿病患者优化血糖控制有了深入和高度一致的认识，但是目前仍没有得到统一的定论及最佳的管理策略。

一、住院高血糖诊断标准

根据美国临床内分泌医师学会（AACE）、美国糖尿病学会（ADA）、美国医师协会（American College of Physicians，ACP）等提出住院高血糖的诊断标准：住院期间任意时点的血浆葡萄糖＞7.8mmol/L，若血糖水平持续而明显地高于此水平则提示患者有可能需要接受治疗。

二、住院高血糖患者血糖管理策略

住院患者可大体分为两类：非手术住院患者和围手术期住院患者。其各自具体的血糖管理方案如下：

1. 非手术住院患者血糖控制目标　2017 年中国医师协会内分泌代谢科医师分会发表的《中国住院患者血糖管理专家共识》指出结合患者入院的原因及患者的疾病状况，根据不同病情特点及年龄对患者进行分层管理，设定不同的血糖控制目标：①宽松控制，空腹血糖（FBG）或餐前血糖（PMBG）7.8～10.0mmol/L，餐后 2 小时血糖（2h PBG）或随机血糖（RBG）7.8～13.9mmol/L；②一般控制，FBG 或 PMBG 6.1～7.8mmol/L，2h PBG 或 RBG 7.8～10.0mmol/L；③严格控制，FBG 或 PMBG 4.4～6.1mmol/L，2h PBG 或 RBG 6.1～7.8mmol/L。

（1）新诊断、无并发症和伴发疾病的非老年（＜65 岁）糖尿病患者：降糖治疗无低血糖风险，依从性较好，建议采用严格标准。越来越多证据表明，在 2 型糖尿病早期使用短期胰岛素强化治疗而不是口服降糖药，可以改善胰岛 B 细胞功能，从而改善血糖控制，胰岛素敏感性和血脂状况也有所改善。因此，对新诊断 2 型糖尿病患者进行短期胰岛素强化治疗有可能延缓疾病的自然过程。

（2）低血糖高危人群：低血糖高危人群为糖尿病病程大于 15 年，存在无感知低血糖病史、有严重伴发病如肝肾功能不全、营养摄入差或全天血糖波动大并反复出现低血糖的患者，宜采用宽松标准。在糖尿病住院患者中，低血糖与预后不良有关，发生低血糖与未发生低血糖患者相比一年内死亡风险增加 66%，住院时间延长 2.8 天。低血糖症可延长 QT 间期，表现出缺血性心电图变化，甚至诱发心绞痛、心律失常，1 型糖尿病患者易猝死。因此，对于低血糖高危人群宜选择宽松标准。

（3）心脑血管疾病高危人群：心脑血管疾病高危人群即具有高危心脑血管疾病风险（10 年心血管风险＞10%）者，包括大部分＞50 岁的男性或＞60 岁的女性合并一项危险因素者（即心血管疾病家族史、高血压、吸烟、血脂紊乱或蛋白尿），同时伴有稳定心脑血管疾病者，采用一般标准。而对于因心脑血管疾病入院的高血糖患者采用宽松标准。糖尿病易并发心脑血管疾病，控制糖尿病患者心血管风险行动（ACCORD）试验在强化治疗组较标准组血糖控制好，尽管非致命性心肌梗死显著减少，但总的心血管死亡率显著增加。甘精胰岛素初始干预转归研究（ORIGIN）也再次证实严格血糖控制 6 年不能降低已患心血管病或心血管病高危人群的心血管死亡率。与非糖尿病人群相比，糖尿病患者卒中风险增加 2 倍，复发性脑卒中的风险也增加。在 2 型糖尿病急性缺血性卒中患者中血糖正常化后死亡率降低 4.6 倍。因此，该类人群住院期间高血糖控制目标应为宽松标准或一般控制标准。

（4）特殊人群：糖皮质激素治疗的患者采用一般标准，糖皮质激素本身可导致血糖升高及增加感染机会，同时考虑其在体内的作用时间，多采用中效或者长效胰岛素控制血糖，并且应随糖皮质激素剂量的改变及时调整降糖药物；中重度肝肾功能不全者、老年患者（＞75 岁）、预期寿命＜5 年（如癌症）、精神或智力障碍者、胃肠外营养或胃肠营养者建议在住院期间采用宽松标准控制血糖。这类患者较易发生低血糖，或低血糖发生症状不明显，或不用过多考虑后期并发症的发生，或对血糖控制方案执行比较困难，在这些情况下，严格控制血糖的风险较大。但妊娠糖尿病患者应采用严格标准控制血糖，避免高血糖及低血糖，以防止流产、巨大胎儿等不良妊娠的发生。

（5）重症监护病房（ICU）患者：宜选择宽松目标。大量的证据表明危重患者血糖过高，住院并发症更多，住院时间更长，医疗保健资源利用更多，医院死亡率增加。van den Berghe 等 2001 年发表的研究结果显示，在 ICU，胰岛素强化治疗组（血糖控制在 4.4～6.1mmol/L）较常规治疗组（血糖控制在 10～11.1mmol/L）可降低外科重症监护病房重症患者的发病率和死亡率。而该中心在 2006 年再次发表一项 ICU 的研究结果，强化胰岛素治疗大大降低了重症监护病房患者的发病率，但并没有降低死亡率，虽然治疗 3 天或以上的患者随后死亡和疾病的风险降低，但无法在治疗前确定这些患者。两种结果完全相反。NICE-SUGER 研究是一项多国、多中心的随机对照研究，结果显示强化治疗组患者在 90 天的死亡率显著高于对照组，严重低血糖的概率比对照组高 13 倍。同时对随机对照试验进行的 Meta 分析也发现，严格控制血糖并未减少病死率，而且低血糖发生风险增加。GLUCO-CABG 研究报告指出，心脏手术后血糖浓度 100～140mg/dl（5.6～7.8mmol/L）和 141～180mg/dl（7.8～10mmol/L）比，其并发症和死亡终点没有明显差异。AACE 及 ADA 建议 ICU 患者血糖控制在 7.8～10mmol/L。有研究显示，血糖≤12mmol/L 感染机会并未明显增加，所以建议 ICU 患者的血糖管理宜选择宽松标准。

非重症监护病房患者无其他并发症及急症时可口服药降糖，如果为 1 型糖尿病、处于应激状态、合并急性并发症（糖尿病酮症酸中毒、高渗性高血糖状态、乳酸酸中毒、感染等）、合并严重慢性并发症（糖尿病足等）、合并其他系统严重疾病（心脑血管疾病等）、合并妊娠等情况需使用胰岛素。ICU 的患者需使用胰岛素降糖。

2. 围手术期患者高血糖管理　围手术期是围绕手术的全过程，包含术前、术中及术后，具体是指从确定手术治疗起，直到与这次手术有关的治疗基本结束为止，时间在术前 5~7 天至术后 7~12 天。在围手术期，血糖管理至关重要，尤其是糖尿病患者，手术应激和麻醉对血糖有独特的影响。每一个手术阶段都对保持血糖水平在目标范围内提出了独特的挑战。适当的血糖控制和其他管理目标（胆固醇、BMI 和血压）对于预防糖尿病的长期并发症及减少疾病的整体管理成本至关重要。在制订围手术期降糖方案时，仍需审慎地根据临床判断进行具体的调整。总的来说，通过对围手术期患者的血糖控制，我们可以降低发病率和死亡率，改善预后。

（1）围手术期高血糖和糖尿病患病率：普通手术中围手术期高血糖患者占 20%~40%，心脏手术后的 80%患者血糖升高。美国 575 家医院对 300 万名患者进行血糖监测发现重症监护病房（ICU）患者和非重症监护病房患者高血糖（血糖大于 10mmol/L）的发生率为 32%。大多数围手术期高血糖患者都已确诊糖尿病，但仍有 12%~30%的患者术前并没有糖尿病病史，称为"应激性高血糖"状态。其中 30%~60%的患者出院后经口服葡萄糖耐量试验评估，其碳水化合物耐受能力受损，此外，60%的患者 1 年后确诊为糖尿病。住院期间高血糖患者的 HbA1c 测量可区分应激性高血糖和之前未诊断的糖尿病。内分泌学会指南指出，高血糖及 HbA1c 为 6.5%甚至更高的患者可以确定患有糖尿病。

（2）围手术期血糖管理的重要性：外科手术导致的许多新陈代谢干扰可能改变正常的葡萄糖稳态。血糖平衡异常引起的高血糖是术后败血症、内皮功能障碍、脑缺血、创伤愈合受损的危险因素。此外，手术或术后的应激反应也可能导致其他糖尿病性疾病包括糖尿病酮症酸中毒（DKA）或高血糖高渗综合征（hyperosmolar hyperglycemic status，HHS）。解剖位置、手术的侵入性、术中液体和营养支持与血糖升高及应激性高血糖的持续时间都相互关联。胸腹部的手术与外围手术相比高血糖更明显而持久。腹腔镜手术较开放手术胰岛素抵抗和高血糖的发生率减少。有证据表明在接受大型手术的患者中，包括心脏和矫形手术，认真管理血糖可能会改善后遗症和整体疗效。此外，糖尿病患者比非糖尿病患者手术发生率更高，急性发病时死亡率增加。围手术期的血糖监测可帮助发现未被识别的低血糖症引起的潜在的神经损害后遗症，无管理的低血糖可能导致很多神经并发症，如嗜睡、昏迷、癫痫，此取决于持续时间、不可逆转的神经损伤或死亡程度。

当患者进行全身麻醉或服用镇静药/镇痛药（有或没有神经肌肉阻滞剂）后，很难识别低血糖神经症状。低血糖增加重症糖尿病患者的发病率和死亡率，并且可以延长 ICU 住院时间。一般来说，手术伤口感染在糖尿病患者中更为普遍，血糖偏高时，愈合能力受损，因此行外科手术时必须识别糖尿病患者。但仍有略多于 1/3 的围手术期糖尿病患者未被确诊、手术前未经治疗；临床医生必须保持警惕以正确识别糖尿病、葡萄糖耐量减退、胰岛素抵抗和相关的糖尿病病例。总的来说，如果使用谨慎血糖管理策略，糖尿病患者和非糖尿病患者的主要手术结局相似。

（3）手术和麻醉产生的代谢异常：与手术相关的创伤会导致应激激素的分泌增加，肿瘤坏死因子-α、IL-1 和 IL-6 在内的炎性细胞因子过度释放，其多少取决于手术的严重程度或术后并发症。皮质醇和儿茶酚胺的增加水平与手术相关已有明确记载。增加的皮质醇和儿茶酚胺能降低胰岛素的敏感性，增强交感神经活性，从而减少胰岛素分泌；皮质醇增加肝葡萄糖的产生，刺激蛋白质分解，促进葡萄糖生成，使血糖升高。激增的儿茶酚胺促进胰高血糖素的分泌，抑制胰腺 B 细胞释放胰岛素。应激激素的增加会导致脂肪分解增强，游离脂肪酸（free fatty acid，FFA）浓度高，增加的 FFA 抑制胰岛素分泌，刺激血糖升高并限制骨骼肌内的葡萄糖转运活性细胞内信号级联放大。肿瘤坏死因子-α 干扰葡萄糖转运蛋白-4 受体的转位，减少周围组织对葡萄糖的摄取。这些过程导致的胰岛素抵抗在术后第一天最明显，也可能持续 9～21 天。因此，由手术引起代谢模式改变可引发糖酵解，糖原分解，蛋白溶解，脂肪分解和酮体生成，最终导致高血糖及酮症。

有很多麻醉药物，每一种都对血糖控制有不同的影响。其中乙醚和氯乙烷对血糖的影响较大，而依托咪酯和丙泊酚对血糖的影响较小。依托咪酯较少引起低血压，残留少，机制为通过阻断 11-羟化酶的活性，抑制肾上腺皮质功能的调节，最终导致类固醇生成减少，从而较少引起高血糖。苯二氮䓬类药物可拮抗 5-羟色胺，降低胰岛 B 细胞的反应性，导致高血糖。在高剂量毒品的情况下，术后恢复期间阻断交感神经系统下丘脑-垂体轴，抑制手术的高血糖反应。体外研究揭示挥发性麻醉剂如氟烷异氟烷可以抑制血糖依赖的胰岛素生成，导致高血糖。大多数麻醉剂会导致高血糖。

在手术过程中麻醉方式也会影响血葡萄糖含量。全身麻醉比局部麻醉或硬膜外麻醉时儿茶酚胺、皮质醇和胰高血糖素更高，从而高血糖更多见。硬膜外麻醉抑制儿茶酚胺释放（不考虑脊柱节段），去甲肾上腺素和皮质醇浓度不会增加，防止血糖水平升高。然而，医生必须认识到硬膜外麻醉和局部麻醉的某些并发症，如患有自主神经病变的糖尿病患者行局部麻醉时可能会导致危及生命的低血压。所以手术必须使用可以在手术后迅速恢复的麻醉，但应防止出现高血糖或低血糖昏迷。

（4）围手术期血糖评估：推荐对所有手术患者术前、术中、术后进行多次血糖监测，及时发现围手术期血糖异常，当血糖≥16.7mmol/L 时，需进一步对血酮或尿酮、血气、血乳酸等进行检测；同时测糖化血红蛋白，了解患者近 3 个月血糖情况。

1）术前阶段：很少有研究调查过术前葡萄糖对结果的影响，术前血糖管理缺少数据。一个回顾性分析显示，61 000 名接受择期非心脏手术患者 1 年的死亡率与术前血糖显著相关，患者术前血糖 60～100mg/dl（3.3～5.5mmol/L），术后 1 年的死亡率是 3%～5%；血糖大于 216mg/dl（12.0mmol/L）的患者死亡率为 12%。Han 和 Kang 报道，2 型糖尿病患者全膝关节置换术术前的 HbA1c 水平超过 8% 是创伤并发症的一个独立风险因素。Dronge 等报道，在 490 名接受非心脏手术的糖尿病患者中，HbA1c 超过 7% 的感染并发症显著增加。神经外科患者的围手术期高血糖是预后不良的标志。对 918 个颅骨切开术或神经外科脊椎手术研究显示，血糖越高，术后并发症的发生越多。Halkos 等报道，术前 HbA1c 水平高于 7% 的患者与 HbA1c 低于 7% 的患者相比，接受原发性选择性冠状动脉旁路移植术（CABG）后 5 年以上的死亡率较高。这些研究表明，术前血糖控制不佳与术后并发症发生率的增加、术后的长期存活率降低有关。因此，优化术前葡萄糖管理可以改善预后。

2）术后阶段：心脏、普通外科和重症监护病房的研究显示，住院患者高血糖症（大于180mg/dl）和手术部位感染、伤口愈合延迟等不良临床结果明显相关，应激性高血糖比已知糖尿病风险更大，降低高血糖可减少发病率。几项随机对照试验（均为心脏外科手术）试着以结果性事件来评估理想的术后血糖控制目标。GLUCO-CABG 研究将冠状动脉搭桥术后患者随机分为糖尿病患者和非糖尿病患者以进行强化（100～140mg/dl，5.5～7.8mmol/L）或常规血糖控制（141～180mg/dl，7.8～10mmol/L），在评估复杂的并发症如死亡率、伤口感染、肺炎、菌血症、呼吸衰竭、急性肾损伤及主要心血管疾病事件，不同组间没有显著差异。Pezzella 等对糖尿病患者和非糖尿病患者的强化与常规治疗后的长期死亡率进行了评估，在 40 个月的随访期间，生活质量和生存之间没有区别，当血糖保持在常规目标范围内时，长期结果并没有更糟。Lazar 等对 82 名糖尿病患者进行冠状动脉旁路移植术（也称为冠脉搭桥术，CABG），比较血糖 90～120mg/dl（5.0～6.7mmol/L）与 120～180mg/dl（6.7～10.0mmol/L）疗效，发现围手术期并发症、住院时间及各组间的死亡率没有差异。Desai 等随机的 189 名患者接受胰岛素强化治疗（目标 90～120mg/dl，5.0～6.7mmol/L）或常规控制（目标 121～180mg/dl，6.7～10.0mmol/L），常规降糖的整体疗效不差于强化组，且深胸骨伤口感染、肺炎、围手术期肾衰竭和死亡率均没有区别，但严格的血糖控制到达目标范围的时间更长，低血糖事件更多。但与此相反的是横断面研究表明，血糖为 110～200mg/dl（6.1～11.1mmol/L）、大于 200mg/dl（11.1mmol/L）与血糖低于 110mg/dl（6.1mmol/L）相比，患者死亡率分别增加 1.7 倍和 2.1 倍。因此，对于围手术期血糖控制标准，目前尚未完全统一。

（5）围手术期血糖管理的目的及具体策略：降低患者整体发病率和死亡率；避免严重的高血糖或低血糖；生理电解质和液体的维持平衡；预防酮症；确立一定的血糖目标水平：重症患者，血糖低于 10mmol/L；稳定患者，血糖低于 7.8mmol/L；手术患者，血糖控制好与死亡率降低相关。围手术期各类手术的血糖控制目标见表 13-6。根据医院标准协议优化葡萄糖管理使手术并发症发生率降低 25.4%。术前、术中和术后阶段的血糖管理的具体策略不同。

表 13-6 围手术期各手术血糖的控制目标

分类		血糖控制目标分层	空腹或餐前血糖（mmol/L）	餐后2小时或不能进食时的随机血糖（mmol/L）
择期手术（术前、术中、术后）	大、中、小手术	一般控制	6.1～7.8	7.8～10.0
	器官移植手术	一般控制	6.1～7.8	7.8～10.0
	精细手术（如整形）	严格控制	4.4～6.1	6.1～7.8
急诊手术（术中、术后）	大、中、小手术	宽松控制	7.8～10.0	7.8～13.9
	器官移植手术	一般控制	6.1～7.8	7.8～10.0
	精细手术（如整形）	严格控制	4.4～6.1	6.1～7.8
特殊人群	重症患者	一般控制	6.1～7.8	7.8～10.0
	75 岁以上老年人、预期寿命<5 年（如癌症等）、合并心脑血管疾病、中重度肝肾功能不全、低血糖高危人群、精神或智力障碍人群、胃肠外营养	宽松控制	7.8～10.0	7.8～13.9

注：摘自广东省药学会《围手术期血糖管理医药专家共识》。

（1）术前血糖管理：决定术前药物和使用剂量时，需考虑患者糖尿病类型、入院前用药方案、外科手术范围、术前术后禁食时间长短、每天药物的类型和频率、术前药物代谢状态等。建议磺酰脲类胰岛素促泌剂在手术当天停用，以避免低血糖风险。美国门诊麻醉学会（The Society for Ambulatory Anesthesia，SAMBA）发布的《门诊手术糖尿病患者血糖管理的共识》建议采用二甲双胍治疗，服用到术前甚至是手术当天，术后恢复正常饮食当天就可以继续使用。患者接受静脉注射造影剂或预期手术时间长，术前禁食即停止二甲双胍，饮食正常后恢复使用。如肾功能障碍（肾小球滤过率小于 45mg/min），二甲双胍必须停止，直到肾功能恢复后才继续使用。由于二甲双胍与钠-葡萄糖转运蛋白 2 抑制剂联合治疗能发生糖尿病酮症酸中毒，AACE 为了尽量减少使用钠-葡萄糖转运蛋白 2 抑制剂而使患者发生糖尿病酮症酸中毒的风险，建议急诊手术时需停用。在最近的随机试验中，非心脏手术的 2 型糖尿病患者在家中接受饮食疗法，口服抗糖尿病药物或每天低剂量胰岛素[≤0.4U/（kg·d）]治疗，二肽基肽酶 4（DPP-4）抑制剂是安全的，可在整个围手术期使用。使用胰岛素治疗的 2 型糖尿病患者应该继续使用胰岛素，可用基础胰岛素（甘精胰岛素、地特胰岛素、中效胰岛素）+三餐餐时胰岛素，或者预混胰岛素一天两次；1 型糖尿病患者在手术期间需要胰岛素，手术应激可能导致其严重的高血糖或糖尿病酮症酸中毒。

（2）术中血糖管理：术中血糖水平取决于手术持续时间、手术过程的侵入性、麻醉技术的类型及预期恢复饮食时间和常规抗糖尿病的治疗方案。美国内分泌学会和门诊麻醉学会建议在术中保持血糖低于 180mg/dl（10mmol/L）。血糖大于 180mg/dl（10mmol/L）需皮下注射速效胰岛素类似物或者静脉输注常规胰岛素。血糖小于 70mg/dl（3.9mmol/L）时，麻醉师等手术团队评估患者的意识水平、恢复条件、吞咽能力和口服状态用于决定治疗方案，口服葡萄糖或静脉滴注葡萄糖溶液都可以。接受门诊手术或短期手术的患者（少于 4 小时的手术时间）适合胰岛素治疗。速效胰岛素类似物可用于住院患者以纠正高血糖，并伤害最小，预期的血流动力学稳定，还可提早恢复饮食。其起效时间为 15～30 分钟，药效高峰发生在 1～1.5 小时，其持续时间短，降低了胰岛素累积的风险，从而低血糖发生率低，因此易于管理，降糖效果好。静脉输注胰岛素半衰期短（少于 15 分钟）、持续时间有限、可快速调整药物。但缺乏术中皮下和静脉使用胰岛素数据的比较。静脉输注胰岛素用于预期血流动力学改变大，显著流体变化，预期温度变化（被动体温降低或主动冷却，脑内化疗体温过高）或长时间手术（大于 4 小时）的患者，这些变化可影响皮下胰岛素的吸收和分布。药代动力学不稳定可导致持续的高血糖或者突然出现低血糖。因此，静脉输注胰岛素用于危重或心脏手术患者。

（3）术后血糖管理：术后非重症患者和非重症监护病房患者用皮下注射胰岛素以控制血糖。对于当天的手术，患者出院时即可恢复家庭药物治疗方案。当患者从麻醉后监测治疗室（PACU）转移到外科病房，不可能单独使用滑动式胰岛素作为糖尿病患者的单一治疗方案，因为它会导致不良的低血糖和（或）高血糖。推荐每天一到两次基础胰岛素治疗或与餐时胰岛素治疗相结合。使用长效基础胰岛素+餐时速效胰岛素通常被称为"basal-bolus"胰岛素疗法。在普通外科患者中，这种疗法也显著减少了术后伤口感染。中效胰岛素和常规胰岛素，或预混（70/30）胰岛素与"basal-bolus"胰岛素疗法相比降糖效果相似，但与口服药相比，低血糖的发生率较高。老年人（年龄大于 70 岁）和肾功能受损患者（肾小球滤过率小于 45mg/min），每天基础胰岛素约是正常推荐剂量的一半[0.1～0.15U/（kg·d）]，从而减少低血糖风险。胰岛素抵抗患者则需更高剂量的基础胰岛素[0.3U/（kg·d）]以控制高血糖。

随着饮食恢复正常，如果患者是初诊断糖尿病、类固醇剂量增加、使用免疫抑制剂、肠外或肠内喂养（或配方改变）、血糖控制差、出院前家庭治疗方案不能控制血糖（糖化血红蛋白超过 8%）等情况时均需向内分泌科咨询。在住院患者中，由于其安全性和有效性，以及各种口服药禁忌证，一般不建议使用口服抗糖尿病药物。然而，近年来，已经有提议将二肽基肽酶 4（DPP-4）抑制剂用于住院患者。最近的一项随机研究报告称，单独使用西他列汀或联合基础胰岛素，其降糖效果与"基础-餐时"胰岛素疗法相似。

术后重症患者通过持续的胰岛素输注控制血糖，准备转移到普通病房时，术后降糖方案需从静脉输注改为皮下注射胰岛素，以防止高血糖反弹。而 1 型糖尿病患者术后同样需要胰岛素治疗。如果没有糖尿病史（HbA1c 小于 6.5%）且胰岛素（小于或等于 2U/h）需要量少的患者转到外科病房即可停用基础胰岛素。

三、住院高血糖患者血糖监测

1. 血糖监测方法 对于一般情况良好的患者，推荐床旁快速血糖仪测量指血（毛细血管血）监测，严重低血糖或者高血糖时血糖仪所测得的数值可能不准，需静脉抽血复查。在危重病、低血压、组织低灌注、贫血及高血脂、高胆红素血症、高尿酸等代谢异常的情况下，应使用动脉血气监测血糖。

2. 血糖监测频率 正常饮食患者，每天监测 7 次血糖（三餐餐前及餐后 2 小时血糖和睡前血糖）；禁食患者可每 4～6 小时监测一次血糖；术中使用静脉胰岛素降糖则需要 1～2 小时监测一次；对于血糖＜6.0mmol/L 或血糖急剧下降者应增加监测频次。如血糖 ≤3.9mmol/L，推荐每 5～15 分钟监测一次血糖直至血糖＞5.6mmol/L。

四、住院高血糖患者低血糖的预防和处理

对于非糖尿病患者，低血糖的诊断标准为血糖＜2.8mmol/L，而糖尿病患者低血糖标准为血糖水平≤3.9mmol/L。严重低血糖（＜2.2mmol/L）大大增加围手术期患者的死亡率。不同患者发生低血糖时症状不同，因此在患者感觉有任何不适时，建议立即监测血糖，避免低血糖的发生。

静脉滴注胰岛素降糖的患者，当血糖＜6.0mmol/L 时应重新评估，调整滴速。当血糖 ≤3.9mmol/L 时立即停用胰岛素，开始升血糖处理：可口服的患者立即口服 15～20g 糖类食品（如含糖饮料或糖果），不能口服的患者静脉注射 50% 的葡萄糖溶液 25～50ml；也可以肌内注射胰高血糖素 0.5～1mg，之后持续静脉滴注 5%～10% 葡萄糖溶液。每 5～15 分钟监测一次血糖直至血糖≥5.6mmol/L。如血糖＞10mmol/L 则应重新开始胰岛素的静脉输注。

总　　结

住院患者和围手术期良好的血糖控制对于改善患者的预后具有非常重要的意义。血糖

管理应根据手术类型和患者的具体情况制订个体化的血糖控制目标及治疗方案。安全降糖是前提，降糖治疗时必须尽力避免低血糖和超重及肥胖患者体重增加；除合理的降糖药物选择外，还应强调合理的血糖监测，以及影响血糖的各种病理因素的处理等。医院中需多学科（麻醉学、外科、重症监护医学、内分泌学）共同制订合适的血糖筛选、监控和治疗方案，必须权衡达到血糖控制目标的利与弊，真正做到个体化血糖管理。

（代　喆　熊　青　唐　俊　徐焱成）

第五节　2 型糖尿病合并肥胖

一、2 型糖尿病与肥胖

肥胖的发生常是由遗传、少动及摄入过多能量共同导致的结果，代谢紊乱是肥胖从基因到临床表现的中心环节。肥胖者多存在脂类代谢紊乱，脂肪合成过多，血浆中三酰甘油、游离脂肪酸和胆固醇一般高于正常水平。基因多态性的差异使得在各年龄层次的人群都有肥胖易感者，当膳食结构变化后肠道菌群结构发生适应性变化，这类具有遗传易感性者对三大宏量营养素（碳水化合物、蛋白质、脂肪）的应答出现显著差异，进而造成肥胖的发生。中国健康营养调查（China Health and Nutrition Survey，CHNS）的数据显示，从 1993 年至 2009 年，成年人超重/肥胖的患病率从 13.4%增加至 26.4%，总体呈线性增长；成年人向心性肥胖的患病率从 18.6%增长至 37.4%，显著高于超重/肥胖的增长速度。

肥胖症可引起严重的并发症，如 2 型糖尿病、高血压、呼吸睡眠暂停综合征等。我国糖尿病患者中超重比例为 41%、肥胖比例为 24.3%、向心性肥胖[腰围≥90cm（男性）或≥85cm（女性）]患者高达 45.4%。体重或腰围增加均可加重胰岛素抵抗，增加 2 型糖尿病的发生风险，以及血糖控制的难度。肥胖还加剧 2 型糖尿病患者慢性并发症的发生，可导致慢性肾脏病的恶化。减轻体重可以改善胰岛素抵抗，降低血糖和改善心血管疾病的危险因素，延缓肾功能衰退进程，超重和肥胖的 2 型糖尿病患者在减重 3%～5%后既能获得血糖、HbA1c、血压、三酰甘油等均显著降低且具有临床意义的健康获益，还能提高生活质量。

表 13-7　肥胖的诊断标准

评分指标	分值
体重指数（kg/m²）	
超重	≥24
肥胖	≥28
或	
腰围（cm）	
向心性肥胖	
男性	≥90
女性	≥85

二、2 型糖尿病合并肥胖的诊断标准

1. 糖尿病的诊断标准与分型详见第一篇第二章。

2. 肥胖诊断标准参考《中国成人肥胖症防治专家共识》，见表 13-7。

三、2 型糖尿病合并肥胖的管理

1. 2 型糖尿病合并肥胖患者的综合控制目标见表 13-8。

表 13-8　2 型糖尿病合并肥胖患者的综合控制目标

指标	目标值
糖化血红蛋白（%）	<7
血糖（mmol/L）	
空腹	4.4～7.0
非空腹	<10.0
体重指数（kg/m²）	<24
腰围（cm）	
男性	<85
女性	<80
血压（mmHg）	<140/90
总胆固醇（mmol/L）	<4.5
高密度脂蛋白胆固醇（mmol/L）	
男性	>1.0
女性	>1.3
三酰甘油	<1.7
低密度脂蛋白胆固醇（mmol/L）	
未合并冠心病	<2.6
合并冠心病	<1.8

2. 2 型糖尿病合并超重或肥胖的管理流程见图 13-1。

3. 饮食、运动。所有合并肥胖或超重的糖尿病患者都应该知晓减重的益处并强化生活方式管理。

（1）医学营养治疗：超重/肥胖患者减重的目标是 3～6 个月减轻体重的 5%～10%。减肥常用的膳食模式包括限能量平衡膳食（calorie-restricted diet，CRD）、高蛋白膳食模式、轻断食膳食模式、生酮饮食等。

1）CRD：是一类在限制能量摄入的同时保证基本营养需求的膳食模式，其宏量营养素的供能比例应符合平衡膳食的要求：脂肪占 20%～30%，蛋白质占 15%～20%，碳水化合物占 40%～55%。CRD 目前主要有三种类型：①在目标摄入量基础上按一定比例递减（减少 30%～50%）;②在目标摄入量基础上每天减少 500kcal 左右;③每天供能 1000～1500kcal。

2）高蛋白膳食模式：蛋白质的供给量一般为占供热比的 20%以上，或至少在 1.5g/kg 体重以上。研究提示高蛋白膳食可能对存在糖尿病、心血管疾病和代谢综合征风险的患者有帮助。由于慢性肾病患者可能因高蛋白饮食而增加肾脏血流负荷，建议合并慢性肾病的患者应慎重选择高蛋白饮食。

3）轻断食膳食模式：也称为间歇式断食 5∶2 模式，即 1 周内 5 天正常进食，其他 2 天（非连续）则摄取平常 1/4 能量（女性约 500kcal/d，男性 600kcal/d）的饮食模式。2014 年一项关于 2 型糖尿病预防的 Meta 分析发现轻断食可有效减重及预防 2 型糖尿病，对超重和肥胖患者的血糖、胰岛素及低密度脂蛋白胆固醇、高密度脂蛋白胆固醇等代谢标志物均有改善。

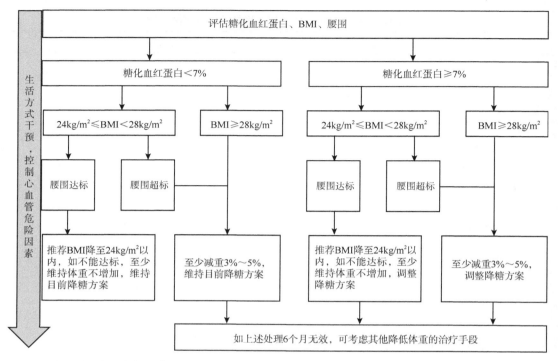

注：超重为24kg/m²≤BMI＜28kg/m²，肥胖为BMI≥28kg/m²；腰围超标为男性≥85cm，女性≥80cm

图 13-1　2 型糖尿病合并超重或肥胖的管理流程图

4）生酮饮食：净碳水化合物（除外膳食纤维）小于 100g/d，蛋白质 1g/（kg·d），其他能量需求全部以脂肪给予，每天不少于 2000ml 的饮水量。2 型糖尿病患者在生酮干预的过程中，一般会出现血糖下降，可以根据患者血糖的情况调整降糖药的方案和剂量，甚至停用降糖药物。部分人需要使用柔性生酮饮食，逐步减少患者饮食中的碳水化合物比例，最终达到生酮饮食的低碳水化合物要求，以减少低血糖的发生。生酮饮食不能应用于 1 型糖尿病、妊娠糖尿病患者。禁忌证还包括重要生命器官（心、肝、肺、肾等）功能严重障碍患者及胰腺炎病史、活动性胆囊疾病、中重度肝功能损害、频发痛风、脂肪消化障碍、肾衰竭病史、妊娠和哺乳期、正在感染或者体质非常差、不能配合的患者。

（2）运动治疗：参见第六章第四节。

4. 药物治疗。2 型糖尿病合并肥胖患者在选择降糖药物时应兼顾血糖和体重，尽可能选择降糖效果肯定且不增加体重的药物，常用降糖药物对血糖、体重及内脏脂肪的作用见表 13-9。治疗原则包括：①在选择降糖药物时，应优先考虑有利于减轻体重或对体重影响呈中性的药物；②需要胰岛素治疗的 2 型糖尿病合并肥胖患者，建议联合使用至少一种其他降糖药物，如二甲双胍、GLP-1 受体激动剂、α-糖苷酶抑制剂、DPP-4 抑制剂、SGLT-2 抑制剂等，从而减轻因胰岛素剂量过大而引起的体重增加；③体重控制仍不理想者可短期或长期联合使用对糖代谢有改善作用且安全性良好的减肥药。

表 13-9　常用降糖药物对血糖、体重及内脏脂肪的作用

分类	HbA1c	体重	内脏脂肪
胰岛素	↓	↑↑	不明确
TZD	↓	↑	↓
磺脲类	↓↓	↑	不明确
格列奈类	↓↓	↑	不明确或↓
GLP-1 受体激动剂	↓↓	↓↓	↓↓
二甲双胍	↓↓	↓	不明确
α-糖苷酶抑制剂	↓	一或↓	不明确
DPP-4 抑制剂	↓	—	—
SGLT-2 抑制剂	↓	↓↓	↓

四、手术治疗

对于采取非手术治疗后减重的患者或血糖控制效果不理想的 2 型糖尿病合并肥胖患者，可以考虑行减重代谢手术治疗。严格选择患者及适合的手术方式，充分进行术前评估和术前准备，并加强术后随访和营养、运动指导，这是提高手术治疗 2 型糖尿病有效性和安全性的关键。

（一）减重代谢手术的适应证和禁忌证

1. 适应证　年龄在 18～60 岁，一般状况较好，手术风险较低，经生活方式干预和各种药物治疗难以控制的 2 型糖尿病（HbA1c＞7.0%）或伴发疾病并符合以下条件的 2 型糖尿病患者，可考虑行代谢手术治疗。

（1）可选适应证：BMI≥32.5kg/m²，有或无合并症的 2 型糖尿病，可行代谢手术。

（2）慎选适应证：27.5kg/m²≤BMI＜32.5kg/m² 且有 2 型糖尿病，尤其存在其他心血管风险因素时，可慎重选择代谢手术。

（3）暂不推荐：25.0kg/m²≤BMI＜27.5kg/m²，如果合并 2 型糖尿病，并有向心性肥胖（腰围男性≥90cm，女性≥85cm），且至少有额外的下述 2 条代谢综合征组分：高 TG、低 HDL-C、高血压。手术应在患者知情同意情况下严格按研究方案进行。这些手术的性质应被视为纯粹的临床研究，且事先应经医学伦理委员会批准；目前证据不足，暂不推荐为临床常规的治疗方法。

2. 禁忌证

（1）滥用药物、酒精成瘾、患有难以控制的精神疾病患者，以及对代谢手术的风险、益处、预期后果缺乏理解能力的患者。

（2）1 型糖尿病患者。

（3）胰岛 B 细胞功能已明显衰竭的 2 型糖尿病患者。

（4）外科手术禁忌者。

（5）BMI＜25kg/m²。

（6）妊娠糖尿病及其他特殊类型的糖尿病。

（二）手术方式的选择

目前，减重代谢外科的被人们广泛接受的术式包括腹腔镜胃袖状切除术（laparoscopic sleeve gastrectomy，LSG）、腹腔镜 Roux-en-Y 胃旁路术（laparoscopic Roux-en-Y gastric by pass，LRYGB）、胆胰转流十二指肠转位术（biliopancreatic diversion with duodenal switch，BPD/DS）。由于腹腔镜微创手术在术后早期的病死率及并发症发生率方面明显低于开腹手术，因此强烈推荐腹腔镜手术。

1. LRYGB　是同时限制摄入与减少吸收的手术方式，除减重效果显著外，可改善糖代谢及其他代谢指标。LRYGB 对 2 型糖尿病的缓解率较高，可能与其改变胃肠道激素分泌和十二指肠旷置对胰岛细胞功能的影响有关。对于合并中重度反流性食管炎或代谢综合征严重的肥胖患者，或超级肥胖患者，可考虑优先选择 LRYGB。由于 LRYGB 旷置的大胃囊与食管不相连，胃镜检查较难实施，因此对于有胃癌前期病变的患者，或者有胃癌家族史的患者，须慎重选择。

（1）手术方法：将胃底横断，近端建立一个小胃囊，在距 Treitz 韧带下约 75cm 处切断空肠，远端空肠与小胃囊行胃空肠吻合，近端空肠于胃空肠吻合口远端约 150cm 处行空肠空肠吻合，使食糜绕过胃下部、十二指肠、近端空肠，与胆汁在下端空肠汇合。

（2）LRYGB 操作要点：建立容积<50ml 的胃小囊（建议 15～30ml），胃囊越小，术后效果越好；旷置全部胃底，防止术后胃小囊扩张导致复胖；食物祥与胆胰祥长度之和应>200cm，可根据患者 BMI、2 型糖尿病的发病程度及具体情况调整（临床经验表明，旁路肠祥越长，术后效果越好）；建议胃空肠吻合口直径<1.5cm，尽量关闭系膜裂孔，防止术后内疝。

2. LSG　是以缩小胃容积为主的手术方式，切除胃底和胃大弯，保持原胃肠道解剖结构，可改变部分胃肠激素水平，对肥胖患者的糖代谢及其他代谢指标改善程度较好。绝大多数合并代谢综合征的单纯肥胖患者可以选择行 LSG。由于 LSG 术后最常见的并发症为胃食管反流病（gastroesophageal reflux disease，GERD），而术前合并 GERD 的患者术后可能导致症状加重，故术前须进行充分评估。如合并食管裂孔疝，术中须同期修补食管裂孔疝。

（1）手术方法：切除胃大弯侧约 80%胃体及全部胃底，将胃缩小成肠管样，其操作相对简单，减重及治疗 2 型糖尿病效果理想，成为近年来发展迅速的术式。

（2）LSG 操作要点：完全游离胃底和胃大弯，应用 32～36F 球囊胃管作为胃内支撑，距幽门 2～6cm 处作为胃袖状切除起点，向上切割闭合，完全切除胃底，完整保留贲门，建立容积为 60～80ml 袖状胃。术中如发现食管裂孔疝应同期处理。此外，加强缝合有助于减少切缘出血的发生。

3. BPD/DS　为以减少营养物质在肠道吸收为主的术式，在减重和代谢指标控制方面均优于其他两种术式，可以纠正胰岛素抵抗，但其操作难度较大，且随着共同肠道长度缩短，营养缺乏的风险相应增加，术后营养相关并发症多，并发症发生率及病死率均高于其他术式，建议谨慎采用。BPD/DS 主要用于在能保证术后维生素和营养素补充前提下的超级肥胖患者（BMI>50kg/m^2）、肥胖合并严重代谢综合征患者或病史较长的 2 型糖尿病患者。

BPD/DS 操作要点：须先行胃袖状切除手术，袖状胃容积为 100～200ml，保留胃幽门并在十二指肠上段将其横断，在距离回盲瓣约 250cm 处将小肠横断。十二指肠横断远端以吻合器闭合,十二指肠横断近端与小肠远端吻合,将小肠横断近端与回肠在距离回盲瓣50～100cm 处进行吻合。

4. 修正手术 随着减重代谢手术例数的快速增加，减重效果不佳及复胖和术后发生并发症的患者也逐渐增多，因而修正手术应用越来越多。修正手术可分为恢复手术（修正为正常解剖结构）、修改手术（从一种术式修改为另一种术式）、修复手术（在原术式基础上进行修正，术式不变）。修正手术的选择需要考虑原手术方式和患者术后情况（减重不足、复胖、代谢疾病未有效缓解）等因素。

（三）术前评估

术前评估应由多学科协作（MDT）团队进行，MDT 团队一般应以减重外科医师、内分泌科医师、精神心理医师和营养师为核心成员，同时根据患者具体情况邀请麻醉科、呼吸内科、心内科等专科医师联合会诊。具体评估内容见表 13-10。

表 13-10 减重代谢手术患者术前评估指标

术前检查项目	推荐	可选择
体格检查	√	-
糖尿病相关	√	-
心血管疾病相关	√	-
肥胖相关高位因素筛查	-	√
常规激素水平	-	√
性激素水平	-	√
术前营养评估	√	-
消化道及影像学检查	√	-
心理评估	-	√
MDT 讨论	-	√

（四）术后随访和监测

由于减重手术的术式多样，不良反应也有所不同。主要的不良反应包括手术并发症和后期代谢并发症，手术并发症包括吻合口渗漏、吻合口狭窄、胃肠道出血、肠梗阻、胃食管反流、静脉血栓栓塞等。后期代谢并发症包括营养不良、矿物质缺乏、维生素缺乏、贫血、低血糖等。接受代谢手术的糖尿病患者的抑郁和其他重要精神障碍疾病的发生率增加，在术后随访阶段需要对这些因素进行评估。对于术后患者，应培养正确的生活、运动习惯；防止营养、微量元素缺乏；预防糖尿病等疾病并发症发生风险。术后长期按计划对患者进行随访和监测是保证术后疗效、防止复胖发生的关键。术后随访项目见表 13-11。

表 13-11　减重代谢手术后随访及监测项目

项目	术前	术后			
		1 个月	3 个月	6 个月	1 年
营养和运动调查及教育 [a]	√	√	√	√	√
体重、腰围、皮下脂肪 [b]	√	√	√	√	√
呼吸、心率、血压、体温	√	√	√	√	√
药物使用（代谢相关）	√	√	√	√	√
血糖 [c]	√	√	√	√	√
血、尿常规	√	–	√	√	√
血液生化（血脂分类）	√	–	–	√	√
OGTT [a]	√	–	√	√	√
血清胰岛素和 C 肽	√	–	√	√	√
HbA1c	√	–	√	√	√
血清维生素与微量元素水平	√	–	–	√	√
骨密度 [d]	–	–	–	–	–
其他检查 [e]	–	–	–	–	–
并发症监测	√	–	√	√	√

注："√" 为术后不同时间必须检查项目；"–" 为术后不同时间非必须检查项目。OGTT. 口服葡萄糖耐量试验，HbA1c. 糖化血红蛋白。随访 1 年后除骨密度外均每年检查 1 次。

a 如需要，可增加次数；b 每周至少自测 1 次；c 每月至少 1 次；d 每 2 年监测 1 次；e 根据临床实际需要实施。

其他注意事项：①以上监测如有任何异常，均应根据实际情况予以纠正。②对于重度肥胖患者，监测血清肌酸激酶水平和尿量，以排除横纹肌溶解。③对于 BMI＞35kg/m² 的肥胖患者，为预防胆囊结石形成，建议术后 1 个月复查胆囊超声，必要时服用熊去氧胆酸预防胆囊结石形成。④育龄女性术后 12～18 个月应避免妊娠，应给予适当的避孕措施。术后无论何时妊娠，均须严密监测母体维生素和微量元素水平，包括血清铁、叶酸、维生素 B_{12}、维生素 K_1、血清钙、脂溶性维生素等，以保证胎儿健康。⑤每周进行至少 150 分钟的中等强度以上的有氧运动。每周运动目标为 300 分钟。

（徐　春　王宏宇）

参 考 文 献

迟家敏，2015. 实用糖尿病学. 北京：人民卫生出版社.

贾伟平，2017. 中国 2 型糖尿病防治指南（2017 年版）. 上海：中华医学会糖尿病学分会.

阚芳芳，方福生，孙般若，等，2015. 不同发病年龄老年 2 型糖尿病的临床特点. 中华保健医学杂志，17（5）：360-363.

母义明，纪立农，宁光，等，2016. 二甲双胍临床应用专家共识（2016 年版）. 中国糖尿病杂志，24（10）：871-884.

田慧，李春霖，杨光，等，2008. 二甲双胍在老年 2 型糖尿病患者应用的安全性评估. 中华内科杂志，2008，47（11）：914-918.

中国超重/肥胖医学营养治疗专家共识编写委员会，2016. 中国超重/肥胖医学营养治疗专家共识. 中华糖尿病杂志，8（9）：525-540.

中国老年学学会老年医学会老年内分泌代谢专业委员会，老年糖尿病诊疗措施专家共识编写组，2014. 老年糖尿病诊疗措施专家共识（2013 年版）. 中华内科杂志，53（3）：243-251.

中国医师协会内分泌代谢科医师分会，中国住院患者血糖管理专家组，2017. 中国住院患者血糖管理专家共识. 中华内分泌代谢杂志，33（1）：1-10.

中国营养学会，2016. 中国居民膳食指南（2016）. 北京：人民卫生出版社.

中华医学会儿科学分会内分泌遗传代谢学组，《中华儿科杂专》编辑委员会，2010. 儿童及青少年糖尿病的胰岛素治疗指南（2010年版）. 中华儿科杂志，48（6）：431-435.

中华医学会麻醉学分会，2016. 围术期血糖管理专家共识（快捷版）. 临床麻醉学杂志，32（1）：93-95.

中华医学会内分泌学分会，2016. 中国2型糖尿病合并肥胖综合管理专家共识. 中华糖尿病杂志，8（11）：662-666.

中华医学会糖尿病学分会，2018. 中国2型糖尿病防治指南（2017年版）. 中华糖尿病杂志，10（1）：4-67.

中华医学会外科学分会甲状腺及代谢外科学组，中国医师协会外科医师分会肥胖和糖尿病外科医师委员会，2019. 中国肥胖及2型糖尿病外科治疗指南（2019版）. 中国实用外科杂志，39（4）：301-306.

周智广，2012. 中国1型糖尿病诊治指南. 北京：人民卫生出版社.

Abdelmalak BB，Knittel J，Abdelmalak JB，et al，2014. Preoperative blood glucose concentrations and postoperative outcomes after elective non-cardiac surgery：an observational study. Survey of Anesthesiology，58（5）：236.

American Diabetes Association，2017. Standards of medical care in diabetes-2017. Diabetes Care，40（Suppl 1）：S1-S135.

Association AD，2010. Standards of medical care in diabetes--2010. Diabetes Care，33（Suppl 1）：S11-S61.

Association AD，2018. Children and adolescents：standards of medical care in diabetes-2018. Diabetes Care，41（Suppl 1）：S126-136.

Bellido V，Suarez L，Rodriguez MG，et al，2015. Comparison of basal-bolus and premixed insulin regimens in hospitalized patients with type 2 diabetes. Diabetes Care，38（12）：2211-2216.

Callahan A，Amarenco P，Goldstein LB，et al，2011. Risk of stroke and cardiovascular events after ischemic stroke or transient ischemic attack in patients with type 2 diabetes or metabolic syndrome：secondary analysis of the Stroke Prevention by Aggressive Reduction in Cholesterol Levels（SPARCL）trial. Arch Neurol，68：1245-1251.

Cameron FJ，Wherrett DK，2015. Care of diabetes in children and adolescents：controversies，changes，and consensus. Lancet，385（9982）：2096-2106.

Cox LM，Blaser MJ，2013. Pathways in microbe-induced obesity. Cell Metab，17（6）：883-894.

Davis MC，Ziewacz JE，Sullivan SE，et al，2012. Preoperative hyperglycemia and complication risk following neurosurgical intervention：a study of 918 consecutive cases. Surg Neurol Int，3：49.

Devitt AA，2011. Diabetes specific nutrition improves post-prandial glycaemia and GLP-1 with similar appetitive responses compared to a typical healthful breakfast in persons with type 2 diabetes. Lisbon：EASD 47th annual meeting.

Dhatariya K，Levy N，Kilvert A，et al，2012. Joint British Diabetes Societies：NHS Diabetes guideline for the perioperative management of the adult patient with diabetes. Diabet Med，29（4）：420-433.

Dungan KM，Braithwaite SS，Preiser JC，2009. Stress hyperglycaemia. Lancet，373：798-807.

Farrokhi F，Smiley D，Umpierrez GE，2011. Glycemic control in nondiabetic critically ill patients. Best Pract Res Clin Endocrinol Metab，25（5）：813-824.

Forman SA，2011. Clinical and molecular pharmacology of etomidate. Anesthesiology，114（3）：695-707.

Frisch A，Chandra P，Smiley D，et al，2010. Prevalence and clinical outcome of hyperglycemia in the perioperative period in noncardiac surgery. Diabetes Care，33（8）：1783-1788.

Frommelt L，Bielohuby M，Stoehr B J，et al，2014. Effects of low-carbohydrate，high-fat diets on apparent digestibility of minerals and trace elements in rats. Nutrition，30（7/8）：869-875.

Gentile NT，Seftchick MW，Huynh T，et al，2006. Decreased mortality by normalizing blood glucose after acute ischemic stroke. Acad Emerg Med，13（2）：174-180.

Gerstein HC，Miller ME，Byington RP，et al，2008. Action to control cardiovascular risk in diabetes study group effects of intensive glucose lowering in type 2 diabetes. N Engl J Med，358：2545-2559.

Gill GV，Woodward A，Casson IF，et al，2009. Cardiac arrhythmia and nocturnal hypoglycaemia in type 1 diabetes--the dead in bed syndrome revisited. Diabetologia，52：42-45.

Greci LS，Kailasam M，Malkani S，et al，2003. Utility of HbA（1c）levels for diabetes case finding in hospitalized patients with hyperglycemia. Diabetes Care，26（4）：1064-1068.

Halkos ME，Lattouf OM，Puskas JD，et al，2008. Elevated preoperative hemoglobin A1c level is associated with reduced long-term survival after coronary artery bypass surgery. Ann Thorac Surg，86（5）：1431-1437.

Han HS，Kang SB，2013. Relations between long-term glycemic control and postoperative wound and infectious complications after total knee arthroplasty in type 2 diabetics. Clin Orthop Surg, 5（2）: 118-123.

Handelsman Y, Henry RR, Bloomgarden ZT, et al, 2016. American Association of Clinical Endocrinologists and American College of Endocrinology position statement on the association OF SGLT-2 inhibitors and diabetic ketoacidosis. Endocr Pract, 22（6）: 753-762.

Hou X, Lu J, Weng J, et al, 2013. Impact of waist circumference and body mass index on risk of cardiometabolic disorder and cardiovascular disease in Chinese adults: a national diabetes and metabolic disorders survey. PLoS One, 8（3）: e57319.

Jia WP, Pang C, Chen L, et al, 2007. Epidemiological characteristics of diabetes mellitus and impaired glucose regulation in a Chinese adult population: the Shanghai Diabetes Studies, a cross-sectional 3-year follow-up study in Shanghai urban communities. Diabetologia, 50（2）: 286-292.

Kotagal M, Symons RG, Hirsch IB, et al, 2015. SCOAP-CERTAIN collaborative: perioperative hyperglycemia and risk of adverse events among patients with and without diabetes. Ann Surg, 261（1）: 97-103.

Kwon S, Thompson R, Dellinger P, et al, 2013. Importance of perioperative glycemic control in general surgery: a report from the surgical care and outcomes assessment program. Ann Surg, 257（1）: 8-14.

Lazar HL, McDonnell MM, Chipkin S, et al, 2011. Effects of aggressive versus moderate glycemic control on clinical outcomes in diabetic coronary artery bypass graft patients. Ann Surg, 254（3）: 458-463; discussion 463-464.

Lee G A, Wyatt S, Topliss D, et al, 2014. A study of a pre-operative intervention in patients with diabetes undergoing cardiac surgery. Collegian, 21（4）: 287-293.

Lemelman MB, Letourneau L, Greeley SAW, 2018. Neonatal diabetes mellitus: an update on diagnosis and management. Clin Perinatol, 45（1）: 41-59.

Ley RE, Turnbaugh PJ, Klein S, et al, 2006. Microbial ecology: human gut microbes associated with obesity. Nature, 444（7122）: 1022-1023.

Lipska KJ, Krumholz H, Soones T, et al, 2016. Polypharmacy in the aging patient: a review of glycemic control in older adults with type 2 diabetes. JAMA, 315（10）: 1034-1045.

Lleva RR, Inzucchi SE, 2011. Hospital management of hyperglycemia. Current Opinion in Endocrinol Diabetes Obesity, 18（2）: 110-118.

Lyons SK, Libman IM, Sperling MA, 2013. Clinical review: Diabetes in the adolescent: transitional issues. Journal of Clinical Endocrinology & Metabolism, 98（12）: 4639.

Marcovecchio ML, Chiarelli F, 2014. An update on the pharmacotherapy options for pediatric diabetes. Expert Opin Biol Ther, 14（3）: 355-364.

Markowitz JT, Harrington KR, Laffel LM, 2013. Technology to optimize pediatric diabetes management and outcomes. Curr Diab Rep, 13（6）: 877-885.

Mazurek JA, Hailpern SM, Goring T, et al, 2010. Prevalence of hemoglobin A1c greater than 6.5% and 7.0% among hospitalized patients without known diagnosis of diabetes at an urban inner city hospital. J Clin Endocrinol Metab, 95（3）: 1344-1348.

Miller ME, Bonds DE, Gerstein HC, et al, 2010. The effects of baseline characteristics, glycaemia treatment approach, and glycated haemoglobin concentration on the risk of severe hypoglycaemia: post hoc epidemiological analysis of the ACCORD study. BMJ, 340: b5444.

Moghissi ES, Korytkowski MT, DiNardo M, et al, 2009. AACE and ADA consensus statement on inpatient glycemic control. Endocrine Pract, 15（4）: 1-17.

NICE-SUGAR Study Investigators, Finfer S, Chittock DR, et al, 2009. Intensive versus conventional glucose control in critically ill patients. N Engl J Med, 360（13）: 1283-1297.

Nørgaard K, Scaramuzza A, Bratina N, et al, 2013. Routine sensor-augmented pump therapy in type 1 diabetes: the INTERPRET study. Diabetes Technol Ther, 15（4）: 273-280.

ORIGIN Trial Investigators, Gerstein HC, Bosch J, et al, 2012. Basal insulin and cardiovascular and other outcomes in dysglycemia. N Engl J Med, 367（4）: 319-328.

Pezzella AT, Holmes SD, Pritchard G, et al, 2014. Impact of perioperative glycemic control strategy on patient survival after coronary bypass surgery. Ann Thorac Surg, 98（4）: 1281-1285.

Qaseem A, Humphrey LL, Chou R, et al, 2011. Use of intensive insulin therapy for the management of glycemic control in hospitalized patients: a clinical practice guideline from the American College of Physicians. Ann Intern Med, 154（4）: 260-267.

Raccah D, Sulmont V, Reznik Y, et al, 2009. Incremental value of continuous glucose monitoring when starting pump therapy in patients with poorly controlled type 1 diabetes: the RealTrend study. Diabetes Care, 32（12）: 2245-2250.

Reinehr T，2013. Type 2 diabetes mellitus in children and adolescents. World Journal of Diabetes，4（6）：270-281.

Samaan MC，2013. Management of pediatric and adolescent type 2 diabetes. International Journal of Pediatrics，2013（4）：972034.

Sarwar N，Gao P，Seshasai SR，et al，2010. Diabetes mellitus，fasting blood glucose concentration，and risk of vascular disease：a collaborative meta-analysis of 102 prospective studies. Lancet，375：2215-2222.

Scaramuzza A，Cherubini V，Tumini S，et al，2014. Recommendations for self-monitoring in pediatric diabetes：a consensus statement by the ISPED. Acta Diabetol，51（2）：173-184.

Schwartz DD，Wasserman R，Powell PW，et al，2014. Neurocognitive outcomes in pediatric diabetes：a developmental perspective. Curr Diab Rep，14（10）：533.

Stolar MW，Hoogwerf BJ，Gorshow SM，et al，2008. Managing type 2 diabetes：going beyond glycemic control. Journal of Managed Care Pharmacy，14（5）：S2-S19.

Sudhakaran S，Surani SR，2015. Guidelines for perioperative management of the diabetic patient. Surg Res Pract，2015：284063.

Swanson CM，Potter DJ，Kongable GL，et al，2011. Update on inpatient glycemic control in hospitals in the United States. Endocrine Pract，17（6）：853-861.

The American Geriatrics Society 2012 Beers Criteria Update Expert Panel，2012. American Geriatrics Society updated Beers Criteria for potentially inappropriate medication use in older adults. J Am Geriatr Soc，60（4）：616-631.

Turchin A，Matheny ME，Shubina M，et al，2009. Hypoglycemia and clinical outcomes in patients with diabetes hospitalized in the general ward. Diabetes Care，32：1153-1157.

U.S. Food and Drug Administration：FDA Drug Safety Communication：FDA revises warnings regarding used of the diabetes medicine metformin in certain patients with reduced kidney function. Bethesda，MD：U.S. Food and Drug Administration；2016. http：//www.fda.gov/drugs/drugSafety/ucm493244.htm.2016-10-22.

Umpierrez G，Cardona S，Pasquel F，et al，2015. Randomized controlled trial of intensive versus conservative glucose control in patients undergoing coronary artery bypass graft surgery：GLUCO-CABG Trial. Diabetes Care，38：1666-1672.

Umpierrez GE，Gianchandani R，Smiley D，et al，2013. Safety and efficacy of sitagliptin therapy for the inpatient management of general medicine and surgery patients with type 2 diabetes：a pilot，randomized，controlled study. Diabetes Care，36（11）：3430-3435.

Umpierrez GE，Hellman R，Korytkowski MT，et al，2012. Endocrine society：management of hyperglycemia in hospitalized patients in non-critical care setting：an endocrine society clinical practice guideline. J Clin Endocrinol Metab，97（1）：16-38.

Umpierrez GE，Smiley D，Hermayer K，et al，2013. Randomized study comparing a Basal-bolus with a basal plus correction insulin regimen for the hospital management of medical and surgical patients with type 2 diabetes：basal plus trial. Diabetes Care，36（8）：2169-2174.

van den Berghe G，Wilmer A，Hermans G，et al，2006. Intensive insulin therapy in the medical ICU. N Engl J Med，354（5）：449-461.

van den Berghe G，Wouters P，Weekers F，et al，2001. Intensive insulin therapy in critically ill patients. N Engl J Med，345（19）：1359-1367.

Wang T，Feng X，Zhou J，et al，2016. Type 2 diabetes mellitus is associated with increased risks of sarcopenia and pre-sarcopenia in Chinese elderly. Sci Rep，6：38937.

Wukich DK，2015. Diabetes and its negative impact on outcomes in orthopaedic surgery. World Journal of Orthopedics，6（3）：331-339.

Xu W，Weng J，2013. Current role of short-term intensive insulin strategies in newly diagnosed type 2 diabetes. J Diabetes，5（3）：268-274.

Xu Y，Wang L，He J，et al，2013. Prevalence and control of diabetes in Chinese adults. JAMA，310（9）：948-959.

Yang W，Lu J，Weng J，et al，2010. Prevalence of diabetes among men and women in China. N Engl J Med，362（12）：1090-1101.

第三篇

糖尿病急性并发症的诊断和治疗

第十四章　糖尿病酮症酸中毒

糖尿病酮症酸中毒（diabetic ketoacidosis，DKA）是最为常见的严重到需要急诊救治的内分泌疾病。但目前为止，尚没有统一的定义，一般来说是由于胰岛素缺乏并伴有对抗激素升高，引起糖、脂肪和蛋白质代谢紊乱，以致水、电解质和酸碱平衡失调，是以高血糖、高血酮和代谢性酸中毒为主要表现的临床综合征。糖尿病患者尿中出现酮体或血酮体超过正常即为酮症。在此基础上出现恶心、厌食、呕吐、腹胀、腹痛等症状，即为酮中毒。如发展到血 pH 下降，有酸中毒，即为 DKA。

一、DKA 流行病学

在胰岛素应用于临床之前，DKA 是糖尿病患者死亡的主要原因，如今 DKA 的死亡率已大大下降，但如果处置不当或者患者合并其他严重的合并症，DKA 仍是威胁糖尿病患者生命的危症。

DKA 可以是新发的 1 型糖尿病患者的初始临床表现，也常发生于临床血糖控制不佳的 2 型糖尿病患者。有研究显示，15%～67%的新诊断的 1 型糖尿病患者的初发临床表现即为 DKA。在美国，医院中 2%～8%的糖尿病儿童入院是由于出现 DKA，儿童 DKA 的年发病率约为 5/1000。英国粗略的统计数据显示，1 型糖尿病患者中 DKA 的发生率为 3.6%，约 4%的 1 型糖尿病患者每年会发生 DKA，约 6%的 DKA 发生于新诊断的 1 型糖尿病患者，并且有 8%的 DKA 事件发生于原来没有 DKA 的住院患者。国外糖尿病中心的数据显示，糖尿病酮症酸中毒的死亡率为 5%～45%，老年患者的死亡率更高些。

多项临床研究表明，年龄小、误诊、缺少医保、低体重指数、前驱感染、治疗延迟会增加 DKA 发生的风险，而早诊断、父母教育程度高、1 型糖尿病发病率高的人群背景则是 DKA 的保护性因素。另外，年龄小的儿童其 DKA 发生率高，且以重度为主，这与很多因素相关：①年龄小的儿童的糖尿病经典症状不明显或者较难发现，多表现为 DKA 的急性症状，较难与其他急性疾病相鉴别。我国巩纯秀等研究也发现，年龄小的儿童的误诊率或漏诊率确实明显高于年龄较大的患者。②年龄小的儿童的代谢代偿机制不发达，脱水和酸中毒的失代偿发展快。③年龄小的儿童的起病更急、更重。北京儿童医院的团队研究发现，年龄小的患者的 C 肽水平明显低于年龄大者，说明年龄小的患者的 B 细胞损伤更严重，这是年龄小的儿童起病急和进展快的基础。

二、DKA 的病理生理机制

在正常人的代谢过程中，促合成激素（胰岛素）和促分解激素（胰高血糖素、皮质醇、儿茶酚胺及生长激素）之间存在着精细的平衡，以维持正常生命活动。酮体生成与糖代谢的调节机制详见表 14-1。胰岛素具有抑制分解和促进合成两方面的作用。典型的抑制分解作用发生于空腹状态，包括对脂肪分解、糖异生、糖原分解、蛋白质分解的抑制作用。这些抑制分解的代谢过程对空腹状态下分泌的少量胰岛素很敏感，从而使空腹状态下燃料的供应得到严格的控制而不至于过剩。而胰岛素促合成的作用则需要在餐后胰岛素水平显著升高时才起作用，这包括促进糖原、脂肪酸、三酰甘油和蛋白质的合成，并可加强对胰岛素敏感的组织特别是肌肉组织对葡萄糖的摄取，以及外周组织对酮体的利用。

表 14-1　酮体生成与糖代谢的调节机制

项目	酮体生成	糖异生	糖原分解	糖酵解	糖原合成
胰岛素	↓	↓	↓	↑	↑
胰高血糖素	↑	↑	↑	↓	↓
皮质醇	↑	↑	↑	↓	↓
生长激素	↑	↑	↑	↓	↓
儿茶酚胺	↑	↑	↑	↑	↑

　　胰岛素的各种作用受到反调节激素（counter-regulating hormones）的拮抗，两者相互协调使其达到平衡状态。胰高血糖素主要作用于肝脏，可促进酮体生成、糖异生、肝脏对丙氨酸的摄取和糖原分解，但肝外的作用很弱；皮质醇通过加强周围组织中蛋白分解为糖异生提供了底物，还直接刺激肝脏的糖异生；儿茶酚胺刺激脂肪组织中的脂肪分解，释放出能被肌肉和心脏所利用的非酯化脂肪酸，后者可作为肝脏产生酮体的原料；儿茶酚胺的作用是迅速产生容易被利用的燃料。在拮抗胰岛素的激素中唯有儿茶酚胺能够突破胰岛素对脂肪组织的抑制作用，并且可刺激胰高血糖素的产生，因此它在这类激素中具有独特的重要性。儿茶酚胺还促进肌糖原及肝糖原的分解。肌糖原分解产生的乳酸流入肝脏作为糖异生的原料。儿茶酚胺直接加快了糖异生的过程。

　　在饱食状态下，胰岛素升高，胰高血糖素浓度变化各异，其他激素浓度无变化或降低。空腹时，胰岛素处于低浓度，其他激素浓度轻度增加，从而使分解代谢显著超过合成代谢。显然，胰岛素分泌减少与致分解激素的持续增加一样，对代谢过程有明显的影响。当体内胰岛素"绝对"或"相对"缺乏时，分解代谢增加，会出现一系列的病理生理改变。绝对缺乏主要见于新发现的 1 型糖尿病患者或已经治疗的 1 型糖尿病患者自行停用胰岛素者。相对缺乏见于 1 型糖尿病患者因处于应激状态而使胰岛素用量相对不足，未能及时增加胰岛素用量者。无论以往是否用胰岛素治疗，2 型糖尿病患者也可因发生相对胰岛素缺乏而出现酮症酸中毒。

　　胰岛素缺乏严重地影响了糖类、蛋白质和脂肪代谢。对基础的肝糖生成缺乏抑制而产生高血糖，这是由于糖原分解加速，而更重要的是由于缺乏胰岛素的抑制作用，在所有反调节激素的作用下，糖异生持续增加。糖异生的原料来自蛋白质的分解。同时，由于胰岛素缺乏及在皮质醇、儿茶酚胺和作用强度较小的生长激素的作用下，肌肉及其他对胰岛素敏感的组织对葡萄糖的摄取减少。如高血糖水平超过肾糖阈时便可引起糖尿，发生渗透性利尿和钠、钾、氯、镁、磷等电解质的丢失。由于多尿、失水及细胞外液的渗透压升高，水分子及钾离子由细胞内溢出，脱水加重。严重失水可引起血容量下降、低血压和组织灌流量下降。

同时，由于缺乏对脂肪分解的抑制，流入肝脏的非酯化游离脂肪酸显著增加。胰岛素缺乏和胰高血糖素的相对过剩促进了脂肪酸 β-氧化，生成乙酰辅酶 A。糖尿病时，肝细胞中增加的酯酰辅酶 A 可以抑制枸橼酸合成酶和乙酰辅酶 A 活性，使乙酰辅酶 A 既不容易进入三羧酸循环，也难以合成脂肪酸，于是大量的乙酰辅酶 A 缩合成酮体，生成的酮体（如乙酰乙酸和 β-羟丁酸）在肝脏中不被代谢分解而直接进入血循环。在正常情况下，β-羟丁酸与乙酰乙酸的比例约是 1∶1，丙酮含量很少。DKA 时，酮体的三个成分均升高，但其中 β-羟丁酸水平升高更多，与乙酰乙酸的比例达 10∶1。乙酰乙酸和 β-羟丁酸是组织中的强酸，可分解并加重酸中毒。丙酮不会分解，并可从肺中缓慢释放。酮体在生理 pH 下能完全离解，其阴离子的一部分可在体外组织中被代谢。胰岛素缺乏可以部分地抑制这一过程。另有一部分酮体通过有机酸的排出途径同钠离子结合随尿排出，还有一部分酮体在体内蓄积。酮体生成过多所造成的不良后果与其伴随的氢离子增多有关，而不是由于酮体的阴离子部分。起初，碳酸氢盐、磷酸盐和蛋白质可使氢离子得到缓冲，并在肾脏生成 NH_4^+ 使氢离子随尿排出，当这种调节过程饱和时，酸中毒即可发生。酸中毒一旦发生，可引起呼吸增快，严重的酸中毒还可以引起周围血管扩张，抑制心肌收缩，进而加重脱水引起的低血压、低血容量。这就可以解释酮症酸中毒患者经常存在的特有的皮肤温暖而却有轻度的低体温现象，甚至患者有感染时也是如此。

另一个引起氢离子蓄积的原因与钾平衡失调有关。氢离子依照浓度梯度弥散入细胞内置换钾离子，后者可从尿中排出。如酮症酸中毒起病急骤，可发生高血钾。然而，酮症酸中毒发病过程常较缓慢，在渗透性利尿时伴有钾离子丢失，同时氢离子和钾离子在细胞内置换造成细胞外液钾离子增多，在此两方面作用下，最终总体上人体缺钾（300～1000mmol），但血钾通常情况下仍为正常。

酮体为酸性物质，若在体内积蓄过多，就会影响人体血液、组织细胞内的酸碱度，使之偏酸，进而影响了血液、细胞的功能。酮症酸中毒的危害性为：①影响心脏肌肉收缩，引起血管扩张，这些加重了由酮症和高血糖引起的低血容量、低血压；②引起高血钾；③严重的酸中毒导致胰岛素抵抗；④中枢神经系统受到抑制；⑤人体内糖类、蛋白质、脂肪的代谢都需要酶来催化，这些酶属于蛋白质类物质，酸中毒可抑制酶的活动。严重的酮症酸中毒可引起患者死亡。在胰岛素应用于临床之前，酮症酸中毒是糖尿病患者的主要死亡原因。现在只要发现及时，治疗得当，绝大多数酮症酸中毒患者都可获得抢救成功。

三、DKA 的原因与诱因

DKA 可发生于任何类型的糖尿病，可以是糖尿病的首发表现。DKA 的最主要的原因是胰岛素缺乏，应激激素——胰岛素的反调节激素增加，如胰高血糖素、儿茶酚胺、生长激素过多均可促使 DKA 的发生。

（1）胰岛素缺乏：体内无胰岛素分泌的患者停止胰岛素治疗或照常使用胰岛素，但因应激等原因造成血糖高，使胰岛素用量相对不足，均可发生 DKA。胰岛素缺乏使周围组织摄取、利用葡萄糖的能力下降，因而血糖升高，而血糖升高使脂肪分解并释放大量游离脂肪酸，这种脂肪酸进入肝脏，成为合成酮体的原料，酮体生成时有等摩尔的氢离子产生，这与酸中毒有直接的关系。

（2）一些应激状态，如感染、脑卒中、心肌梗死、外伤等均可使一种或几种应激激素升高，这些激素（胰高血糖素、儿茶酚胺、生长激素、皮质醇）有促进脂肪分解和脂肪生成酮体的作用，正常情况下，脂肪可完全分解，供应能量，最终生成二氧化碳和水。但糖尿病患者因胰岛素缺乏，脂肪代谢不完全，可产生过量的酮体。

（3）饥饿：正常人饥饿时，由脂肪组织分解供能，产生一定量的酮体，这些酮体起着能源作用，能为人体所利用。糖尿病患者由于胰岛素不足和应激激素增加，产生高酮血症，并引起恶心、食欲缺乏，不进或进食很少更增加了脂肪分解和酮体生成。不进食还可使周围组织利用酮体的能力下降，使血酮更高。

（4）脱水：所有严重的酮症酸中毒患者均有脱水，人体失水量可达 5～7L。产生脱水的因素包括发热、呕吐、腹泻、过度通气，但最主要的原因还是高血糖、高血酮引起的渗透性利尿。大量水分排出体外，使血容量下降，引起儿茶酚胺分泌增多，血酮更加升高。加之高酮血症引起的恶心、呕吐，患者常不能饮水以补充水分的丢失，因而使得脱水进行性加重，血中的有毒物质不能或不能完全从肾脏排出，随着肾脏排尿及排出有毒物质能力的下降，血糖更高，酮症酸中毒就更严重。另外，当血容量严重不足时，肾小球滤过率下降，尿糖也随之减少。肾脏排泄葡萄糖减少，进一步加重高血糖，以致恶性循环。

DKA 的发生通常有诱因。常见的诱因如下：

（1）感染：是最常见的 DKA 诱因，占 50%左右。最常见的感染部位是呼吸道，包括上呼吸道和肺部感染。女性患者的另一常见感染部位是泌尿道。尿路感染可以有发热、尿频、尿痛、尿急等表现，也可无明显的临床表现，但检查尿时可发现多量的红细胞、白细胞和脓细胞。其他常见的感染部位是胆道，表现为右上腹痛、厌油、食欲缺乏和发热，腹痛腹泻的肠道感染也不少见。肠道感染既是诱因，又是加重脱水的因素，容易引起 DKA 和血容量下降乃至休克。感染使胰高血糖素和皮质醇分泌明显增加，血糖上升，如此时患者胰岛素用量保持不变，人体就处于胰岛素相对缺乏状态。

（2）自行停用胰岛素或是胰岛素剂量不足：这也是较常见的诱因。注射胰岛素的患者往往对低血糖警惕性很高，有时错误地将其他原因引起的不适归因于低血糖而自行停止注射胰岛素。一些患者在感染发热时，因食欲下降而自行停用胰岛素，则更容易发生酮症酸中毒。另外，青少年患者为减肥而擅自停用胰岛素也是 DKA 的常见原因。研究表明，1 型糖尿病患者中断胰岛素治疗，在数小时内即可出现高血糖和酮体增加，一些反调节激素也升高。

（3）其他：一些较常见的诱因有心肌梗死、外伤、胰腺炎、酗酒、脑卒中等。较少见的诱因有甲状腺功能亢进、分娩和嗜铬细胞瘤等。某些药物也会诱发 DKA，如类固醇激素、拟交感类药物、噻嗪类利尿剂、干扰素和利巴韦林等。

四、DKA 的临床表现

（1）口渴、多饮、多尿加重：其原因为高血糖和高血酮有利尿作用，肾小管重吸收葡萄糖能力有限，酸中毒时呼吸加快而丢失水分；因呕吐、恶心、胃肠道液体丢失及补充水分减少等，均导致血清渗透压增高，临床上有烦渴的表现。

（2）意识障碍：随着病情的进展，DKA 的患者可从发病早期的神志尚清楚、嗜睡到严重的 DKA 患者可发生的意识障碍，甚至昏迷。其原因可能为高酮血症对脑组织有毒性作用，酸中毒时氢离子增加对脑组织的抑制作用，血容量减少，血压下降，使脑组织供血、供氧减少，血液渗透压升高，使脑组织脱水。

（3）恶心、呕吐，不想进食：这与高酮血症的刺激有关。出现腹胀、腹痛，有时腹痛很严重，需与外科急腹症相鉴别。腹痛的程度与酸中毒的程度有一定的相关性，这种腹痛在酮症酸中毒纠正后可好转或消失。

（4）呼吸异常：酮体中的一种成分——丙酮，从呼吸道排出，可使患者呼气中带有烂苹果味。呼吸可变快、变深以排出二氧化碳（Kussmaul 呼吸）。重度酸中毒（动脉血 pH<7.0）时，脑组织受抑制并可出现肌无力，呼吸减弱，如呼吸在 30 次/分以上，提示患者有严重的酸中毒。

（5）低体温：酸中毒可使血管扩张，导致体温下降。低血压和昏迷的患者，体温可低于正常。低体温是病情严重的征兆，提示预后不良。部分严重的患者体温可升高，这可能与高渗性脱水有关。

（6）低血压：DKA 的患者均有脱水，严重者血压下降，其原因为血容量下降、严重的酸中毒和严重的感染等。

（7）其他：由于脱水、高血糖等因素，血黏度增加，容易发生周围静脉血栓形成。还可出现四肢及全身肌肉疼痛、视力下降等。

（8）并发症：可合并休克、急性肾衰竭、急性心肌梗死和心力衰竭、感染等。

五、DKA 的实验室检查

DKA 患者常规检查项目主要包括血糖、血酮、尿酮、血尿素氮、血肌酐、血尿酸、二氧化碳结合力、电解质、血浆渗透压、动脉血气分析、血细胞计数及分类、心电图、糖化血红蛋白等检查及计算阴离子间隙等。如有感染征象，还需检测血 C 反应蛋白和降钙素原，以及血、尿和咽拭子培养；如考虑合并心肺疾病需行胸片检查、心电图、心肌酶和脑钠肽（BNP）等；如怀疑有栓塞时，则要检查凝血功能；如果 DKA 患者为育龄妇女需要进行早孕检测（HCG），以防 DKA 对胎儿产生影响。

（1）血糖和尿糖：尿糖常为强阳性。血糖大多为 16.7～27.8mmol/L（300～500mg/dl），个别患者血糖可低于 16.7mmol/L（300mg/dl），或高于 33.3mmol/L（600mg/dl），血糖大于 27.8mmol/L（500mg/dl）者，大多有肾功能不全，且可发生高渗性昏迷。血糖、尿糖与血酮、尿酮及酸中毒不一定呈正比关系。

（2）血酮与尿酮：酮体包括三种成分，即 β-羟丁酸、乙酰乙酸和丙酮。丙酮主要从呼气中排出，前两种酮体经肾脏排出。一般情况下血酮体中 β-羟丁酸约占酮体总量的 70%，乙酰乙酸占 28%，丙酮占 2%，而这一比例在疾病的演变过程中有所变化。在 DKA 早期或缺氧严重时，乙酰乙酸转化为 β-羟丁酸，从而使 β-羟丁酸/乙酰乙酸值从正常的（2～3）:1 提高到 16:1。给予补液及小剂量胰岛素治疗，β-羟丁酸被氧化成乙酰乙酸，β-羟丁酸/乙酰乙酸值下降，酮体水平整体下降，尿酮体强阳性。尿酮体一般为血酮体的 5～10 倍，因此轻症患者可表现为尿酮体阳性而血酮体阴性。

目前大多数实验室测定酮体的方法为硝普钠法。该方法与乙酰乙酸起反应，与丙酮反应弱，仅为乙酰乙酸的 1/20，与 β-羟丁酸不起反应。因此，当患者的血酮、尿酮主要为 β-羟丁酸时，利用该方法测酮体可为假阴性。另外，在治疗中，原占优势的 β-羟丁酸还原为乙酰乙酸，尿酮体又可为阳性或阳性加重。此时血 pH 上升，血糖和血渗透压下降，这些证明治疗有效。不能仅以尿酮体作为反映病情和判断疗效的指标。酮体与血 pH 直接相关，酮体越多，酸中毒越重。

（3）血 pH 和二氧化碳结合力：血 pH 小于 6.9，说明病情严重，预后不良；血 pH 小于 7.2，急需处理。严重的 DKA 患者血二氧化碳结合力小于 9mmol/L，个别患者二氧化碳值可为零。

（4）血尿素氮、肌酐：由于脱水，肾血流量下降和胰岛素缺乏及应激激素引起的蛋白分解，血尿素氮、肌酐升高。严重者可发生肾衰竭，如治疗后，血尿素氮、肌酐持续上升，应考虑患者有肾衰竭。

（5）血电解质：所有糖尿病酮症酸中毒患者体内均缺钾。但在病变初期，血钾可降低、正常或升高。其他还可有低血钠、低血氯、低血镁和低血磷。

（6）其他：血渗透压升高，血游离脂肪酸增加。由于应激因素，即使无感染，患者也可有血白细胞升高。血红蛋白、血细胞比容升高反映出脱水和血液浓缩。血清淀粉酶也可升高。

（7）常用的计算公式

$$总渗透压=2（Na^++K^+）（mmol/L）+血糖（mmol/L）+BUN（mmol/L）$$

$$阴离子间隙（AG）=Na^+-（Cl^-+HCO_3^-）（mmol/L）$$

六、DKA 的诊断与鉴别诊断

DKA 的诊断并不难。如血清酮体升高或尿糖和酮体阳性伴血糖升高，血 pH 和（或）二氧化碳结合力降低，无论有无糖尿病病史，都可诊断为 DKA。具体诊断标准见表 14-2。

表 14-2　DKA 的诊断标准

DKA	血糖（mmol/L）	动脉血 pH	血清 HCO_3^-（mmol/L）	尿酮体[a]	血清酮体[a]	血浆有效渗透压[b]	阴离子间隙（mmol/L）[c]	神经状态
轻度	>13.9	7.25～7.30	15～18	阳性	阳性	可变	>10	清醒
中度	>13.9	7.00～<7.25	10～<15	阳性	阳性	可变	>12	清醒/嗜睡
重度	>13.9	<7.00	<10	阳性	阳性	可变	>12	木僵/昏迷

a 硝普盐反应方法；b 血浆有效渗透压的计算公式：$2×（Na^++K^+）（mmol/L）+血糖（mmol/L）$；c 阴离子间隙的计算公式：$Na^+-（Cl^-+HCO_3^-）（mmol/L）$。

DKA 的鉴别诊断：

（1）正常血糖的 DKA：血糖正常或轻度升高，但有严重的酮症酸中毒。这可以见于空腹患者，这些患者饮水多，由于尿量显著增加，大量葡萄糖随尿排出。妊娠妇女发生糖尿病酮症酸中毒时，由于妊娠时肾小球滤过率增加、血容量增加和胎儿利用葡萄糖，更易发生正常血糖的酮症酸中毒。因此，临床上疑有酮症酸中毒时，应同时测定血糖和酮体。

另外，极少数糖尿病患者服用钠-葡萄糖共转运蛋白 2（SGLT-2）抑制剂后会出现 DKA，临床报道的病例中，部分病例为 1 型糖尿病患者，多数存在手术、过度运动、心肌梗死、卒中、严重感染、长时间禁食或极低碳水化合物摄入量和其他生理及病理的压力等诱因，部分联合使用胰岛素的患者胰岛素减量过快。使用 SGLT-2 抑制剂时发生 DKA 及酮症的患者症状不典型，血糖通常不超过 13.9mmol/L，被称为"血糖不高的 DKA"，往往不易被诊断。专家建议在使用 SGLT-2 抑制剂期间，如果患者出现和 DKA 相关的症状如腹痛、恶心、呕吐、乏力、呼吸困难，需要考虑患者是否出现 DKA 并检测血酮体和动脉血酸碱度以明确诊断。

（2）软饮料酮症（soft drink ketosis）：日本曾报道无糖尿病病史但发生酮症的青年人，Nonaka 等将这种情况命名为"软饮料酮症"。患者通常为青年男性，77%的患者年龄小于 40 岁；男女比为 4：1；肥胖；习惯于饮大量含糖软饮料，一天可饮 1.5～6L 或每天 600g 蔗糖。随着糖尿病症状的出现（如干渴、全身乏力），一些患者表现出酮症、意识改变。在按照糖尿病酮症酸中毒治疗成功后，患者并不需要胰岛素。一些患者的糖耐量异常可以完全恢复正常。这些患者无 GAD 抗体，血 C 肽水平正常或接近正常。但相似的情况并不见于欧美白种人。有学者推测，软饮料酮症酸中毒的发病与过量摄入糖分及与葡萄糖的毒性有关，轻型的糖尿病患者饮入大量软饮料后，血糖严重升高，进而损害胰岛分泌胰岛素能力并影响胰岛素敏感性。这些患者可以发生严重的酮症酸中毒，但限制糖的摄入可以达到显著的临床效果。

（3）阴离子升高的代谢性酸中毒：包括乳酸酸中毒、尿毒症及药物引起的酸中毒。诊断乳酸酸中毒主要依靠血乳酸的测定：①血乳酸＞5mmol/L；②阴离子间隙（AG）＞17mmol/L；③血 pH＜7.35；④HCO_3^-＜10mmol/L。鉴别诊断要点详见表 14-3。

（4）高血糖高渗综合征：临床特点为血糖＞33.3mmol/L，动脉血 pH＞7.3，血清 HCO_3^-＞18mmol/L，微量酮尿、微量或无酮血症，有效血浆渗透压＞320mOsm/L，常有意识障碍或昏迷。鉴别诊断要点详见表 14-3。

表 14-3 DKA 与阴离子间隙性酸中毒的鉴别诊断

项目	DKA	酒精性酮症酸中毒	乳酸酸中毒	尿毒症酸中毒	水杨酸中毒	服入甲醇或乙醇
pH	下降	下降	下降	稍下降	下降或升高	下降
血浆葡萄糖	升高	正常	正常	正常	正常	正常
阴离子间隙	升高	升高	升高	升高	升高	升高
血酮	升高	正常或升高	正常或升高	正常	正常	正常
血渗透压	升高	正常	正常	升高	正常	显著升高

七、DKA 的治疗

DKA 是危及生命的糖尿病急性并发症，一旦发现即应积极抢救。治疗的关键是严密观察病情，充分补液、静脉或皮下注射胰岛素、补钾、纠正酸中毒和处理并发症。

（1）观察病情：观察体温、血压、心率、呼吸、意识、血糖、血 pH、血钾、血钠、血氯、尿素氮、肌酐，每小时胰岛素用量和总的胰岛素用量，液体的入量和种类，补液的速度和总量，补钾量，补碱量，尿量，特殊用药等。

（2）补液：DKA 患者均有脱水，一般脱水量约占体重的 10%。治疗的重要环节是纠正脱水，若未纠正脱水则导致组织灌注不良，胰岛素治疗将无效。如在补液前给予胰岛素治疗，水分可随着葡萄糖进入细胞内，更加重了低血容量。补液能纠正失水，恢复血容量和肾灌注，有助于降低血糖和清除酮体。因此，诊断一经明确，应立即补液。

关于用何种液体纠正脱水仍有争议。理论上，DKA 时丢失的是低渗液体，但若采用低渗液体补液，则细胞外液的渗透压将下降得更快，这可导致细胞内、外液体变化过快和渗透压失去平衡。受这种变化影响最大的是脑，可发生脑水肿。因此，现在主张补液时应首先考虑采用等渗盐水，且应注意补液的速度。

补液的主要目标是保持充分的循环，次要目标是维持轻度利尿。

治疗中补液速度应先快后慢，第 1 小时输入生理盐水，速度为 15～20ml/（kg·h）（一般成人为 1.0～1.5L）。随后补液速度取决于脱水程度、电解质水平、尿量等。要在第 1 个 24 小时内补足预估的液体丢失量，补液治疗是否奏效，要看血流动力学（如血压）、出入量、实验室指标及临床表现。对于心、肾功能不全者，在补液过程中要监测血浆渗透压，并经常对患者心脏、肾脏、神经系统状况进行评估以防止补液过多。DKA 患者清醒后应鼓励饮水。

一旦血糖降至≤13.9mmol/L 时须补充 5%葡萄糖溶液并继续胰岛素治疗，直至血清酮体、血糖均得到控制。

有两种情况需要注意。第一，如血糖快速降低至 13.9mmol/L 以下，而患者仍有严重脱水，应采用 10%葡萄糖溶液，同时继续用生理盐水。第二，如患者有低血压，输入 1000ml 生理盐水后未见血压上升，应给予补充全血或血浆 400ml，如仍无效，再给予静脉注射 100mg 氢化可的松，但要注意该药对糖代谢的影响。

（3）胰岛素：在糖尿病酮症酸中毒患者中，胰岛素治疗的主要目的是：①停止脂肪分解和酮体产生；②抑制过多的肝糖生成；③使周围组织（肌肉）摄取糖和酮体增加，代谢增加。胰岛素的半衰期仅为 4～5 分钟，因此静脉滴注胰岛素应是持续的。

小剂量胰岛素连续静脉滴注方案已被广泛认可，根据《中国 2 型糖尿病防治指南（2017 年版）》推荐采用连续胰岛素静脉输注 0.1U/（kg·h）。但对于重症患者，可采用首剂静脉注射胰岛素 0.1U/kg，随后以 0.1U/（kg·h）速度持续输注。若第 1 小时内血糖下降不足 10%，或有条件监测血清酮体时，血清酮体下降速度<0.5mmol/（L·h），且脱水已基本纠正，则增加胰岛素剂量 1U/h。当 DKA 患者血糖降至 13.9mmoL/L 时，应减少胰岛素输入量至 0.05～0.10U/（kg·h），并开始给予 5%葡萄糖溶液，此后需要根据血糖来调整胰

岛素给药速度和葡萄糖浓度，保持血糖稳定在 8.3～11.1mmol/L，并需持续进行胰岛素输注直至 DKA 缓解。缓解标准参考如下：血糖<11.1mmol/L，血清酮体<0.3mmol/L，血清 HCO_3^-≥15mmol/L，血 pH>7.3，阴离子间隙≤12mmol/L。不可完全依靠监测尿酮值来确定 DKA 的缓解，因尿酮在 DKA 缓解时仍可持续存在。

对于轻、中度 DKA 患者，可以选择使用皮下速效胰岛素类似物的治疗，研究发现对轻度和中度 DKA 患者每 1～2 小时皮下注射速效胰岛素类似物治疗，与重症监护病房中静脉输注普通胰岛素的治疗具有同样的有效性和安全性。具体方法为先皮下注射 0.2～0.3U/kg 的负荷剂量，再给予赖脯胰岛素或门冬胰岛素（每小时 0.1U/kg 或每 2 小时 0.2U/kg）皮下注射，一旦血糖浓度达到 13.9mmol/L，皮下注射胰岛素的剂量应该减半，并以相同的间隔继续注射直到 DKA 完全缓解。另外，胰岛素泵持续皮下输注联合口服补液，尤其适用于 DKA 合并心力衰竭患者。

（4）补钾：糖尿病酮症酸中毒的患者血钾可增高、正常或降低，但实际上，所有患者的细胞内均缺钾。一旦治疗开始，所有患者的血钾必然下降。补液引起细胞外液稀释，且细胞脱水和酸中毒的纠正均可使血钾进入细胞内；尿量增多使尿钾排出增加；胰岛素也能促使血钾进入细胞内。根据《中国 2 型糖尿病防治指南（2017 年版）》推荐，在开始胰岛素及补液治疗后，若患者的尿量正常，血钾低于 5.2mmol/L 即应静脉补钾，一般在每升输入溶液中加氯化钾 1.5～3.0g，以保证血钾在正常水平。治疗前已有低钾血症，尿量≥40ml/h 时，在补液和胰岛素治疗同时必须补钾。严重低钾血症可危及生命，若发现血钾<3.3mmol/L，应优先进行补钾治疗，当血钾升至 3.5mmol/L 时，再开始胰岛素治疗，以免发生心律失常、心搏骤停和呼吸肌麻痹。治疗期间需要定时监测血钾变化，一般情况下每 2 小时监测一次。静脉补钾停止后改为氯化钾 1～3g/d，口服 1 周。

（5）纠正酸中毒：过分积极补碱可伴有死亡率的增加、血钾下降及血红蛋白的氧解离曲线左移。根据《中国 2 型糖尿病防治指南（2017 年版）》推荐，DKA 患者在注射胰岛素治疗后会抑制脂肪分解，进而纠正酸中毒，一般认为无须额外补碱。但严重的代谢性酸中毒可能会引起心肌受损、脑血管扩张、严重的胃肠道并发症及昏迷等严重并发症。因此，指南推荐仅在 pH<7.0 的患者中考虑行适当补碱治疗。每 2 小时测定 1 次血 pH，直至 pH 维持在 7.0 以上。治疗中加强复查，防止过量。对于儿童青少年患者，如经过 1 小时的补液治疗后血 pH 仍<7.0，也可适当补碱，碳酸氢钠 1～2mmol/kg，在 1 小时内静脉滴注。

（6）补磷：DKA 患者出现低磷原因主要有酮体等酸性物质的刺激导致胃肠功能紊乱，此类患者多数存在进食障碍，磷的摄入减少；患者出现过度换气，二氧化碳分压下降，补液、消酮时输入葡萄糖及胰岛素，这些因素均使磷从细胞外向细胞内转移，导致其在细胞外液的浓度下降，造成磷的重新分布异常；酸中毒可以减少葡萄糖的摄取，增加血清磷酸盐浓度，大量输液加速尿磷排泄。治疗后，血磷可迅速下降。血磷过低可抑制心肌收缩力。磷缺乏可使血红蛋白的氧解离曲线左移，使红细胞释放氧的速度减慢。当血磷低至 0.32mmol/L（1.0mg/d）时，组织缺氧加重。如前所述，治疗的前 3～4 小时不需补磷。需要补磷时，补充量不应超过 5～10mmol/h（155～310mg/h）。补磷的方式主要是口服、静脉滴注，临床常根据经验、血磷浓度、并发症严重程度及疾病预后等选择具体方式。目前认为轻中度低磷血症不会导致严重临床后果，一般不需积极静脉补磷。重度低磷血症患者出现一过性胰岛素抵抗的加重、呼吸肌无力及血红蛋白的明显下降，这些均可能与严重的低磷血症有关，需静脉补磷，积极治疗以避免出现严重后果。补磷之前需要了解血钙水平，由于补磷治疗后易出现低钙血症，因此补磷前后需要注意补充钙剂。

八、其他措施

除了纠正代谢紊乱外，其他一些措施也是重要的。DKA 患者发生脑水肿不多见，但它有致命的危险，死亡率高达 90%。脑水肿通常发生于治疗的前 3～10 小时，病情明显改善及临床和实验室指标均显示治疗很有效时，患者意识恶化，出现颅内压升高征象（如视盘水肿）和昏迷。这种脑水肿发生的机制不明，可能与血糖较脑脊液糖下降过快引起渗透压失衡，使水分进入中枢神经系统有关。胰岛素治疗可改变血脑屏障，促使水分进入颅内。如补入低渗溶液及快速补液，发生脑水肿的危险性更大。另外，过度纠酸、补碱过多过快使脑脊液反常性酸中毒，组织缺氧加重。

DKA 患者的脑 CT 和尸体解剖结果证实，脑水肿特别是亚临床型脑水肿的发生率要较以往想象的高得多。临床上脑水肿一旦发生，死亡率较高。约有 50%的患者发生脑水肿前有预兆，如严重头痛、烦躁不安、意识和行为突然改变、瞳孔和血压变化、抽搐、心动过缓、体温调节改变等。脑水肿及时治疗的关键是及早发现。只有加强监测才有可能早发现。有报道称，临床治疗中，酸中毒严重、持续低血钠、高尿素氮及不适量应用碳酸氢盐都可能加剧脑水肿发生，因此临床上 DKA 患者一旦出现上述情况，更需要严密监测、谨慎治疗，及时调整治疗方案以预防脑水肿的发生。国外报道称，有临床表现的 DKA 患者伴脑水肿的发病率为 0.4%～3.1%，其中 21%～24%的死亡，21%～53%的留下严重及永久性神经系统损害。

Rosenbloom 等复习了 69 例 DKA 并发脑水肿患者的治疗效果。治疗方法包括用甘露醇、高通气和地塞米松治疗。按照治疗时间分为早期治疗和晚期治疗，在发生呼吸停止前治疗的为早期治疗，发生呼吸停止后才治疗的为晚期治疗。结果表明，早治疗的患者存活率明显较高。

有文献报道称，16%～25%的 DKA 患者血淀粉酶和脂肪酶非特异性升高，原因尚未明确。不过也有文献报道称，10%～15%的 DKA 患者可能合并急性胰腺炎，因此临床判断很重要。对于持续性腹痛的 DKA 患者，需要监测血淀粉酶和脂肪酶的动态变化，必要时还需要进行胰腺影像学检查。DKA 合并急性胰腺炎的诊断标准如下：

（1）满足 DKA 诊断。

（2）急性胰腺炎诊断标准参考《2012 版急性胰腺炎分类：亚特兰大国际共识的分类和定义的修订》，至少符合以下 2 项：①持续性腹痛；②淀粉酶或脂肪酶超过正常上限值的 3 倍；③增强 CT 发现急性胰腺炎征象，如胰腺增大，边缘模糊，出现水肿带，空气泡征和（或）MRI、超声等影像学检查发现胰腺炎征象。

九、第二阶段的治疗

由于静脉输注的常规人胰岛素的半衰期短（＜10 分钟），如果输注突然中断，患者可能有复发风险。因此，胰岛素输注应在皮下胰岛素开始应用后继续2～4小时。当患者神志清楚并且能够经口进食时，应考虑转为皮下胰岛素治疗。在入院前接受皮下胰岛素治疗的确诊糖尿病患者可以恢复以前的胰岛素治疗方案，新诊断的患者或以前未接受胰岛素的成年患者可以每小时0.5～0.7U/kg的总剂量开始治疗。

十、糖尿病酮症酸中毒的预防

在已明确诊断为糖尿病的患者中，酮症酸中毒是可以预防的。如前所述，酮症酸中毒的发生主要是因为：①1型糖尿病患者未能及时确诊；②对已确诊的患者未做到及早发现感染并积极给予治疗；③糖尿病患者未配合治疗。对以上情况可采取措施，防止高血糖发展到酮症酸中毒。对此，医务人员与患者的协调非常重要。患者及其家属应对糖尿病酮症酸中毒有充分的了解，知道什么是酮症酸中毒及其发生有什么原因、诱因和如何预防之。1型糖尿病患者在任何情况下都不要完全停止胰岛素治疗。对于容易发生酮症酸中毒的患者应予以特殊的随诊，与患者一起摸清发病的规律，了解患者的生活规律、治疗状况及思想状态，以便更好地指导患者治疗。

（许岭翎　李玉秀）

参 考 文 献

纪立农，郭立新，郭晓蕙，等，2016. 钠－葡萄糖共转运蛋白2（SGLT2）抑制剂临床合理应用中国专家建议. 中国糖尿病杂志，24（10）：865-870.

魏丽亚，巩纯秀，吴迪，等，2015，2010～2012年儿童及青少年新发病1型糖尿病患者合并酮症酸中毒的情况调查. 中华内分泌代谢杂志，31（9）：752-757.

翟笑，肖新华，2017. 糖尿病酮症酸中毒的救治及进展. 临床内科杂志，34（3）：152-154.

中华医学会糖尿病学分会，2018. 中国2型糖尿病防治指南（2017年版）. 中华糖尿病杂志，10：4-67.

Albert KGMM，Hockaday TDR，1997. Diabetic coma-a reappraisal. Clin Endocrinol Metab，6：421-456.

Banks PA，Bollen TL，Dervenis C，et al，2013. Classification of acute pancreatitis-2012：revision of the Atlanta classification and definitions by international consensus. Gut，62（1）：102-111.

Bialo SR，Agrawal S，Boney CM，et al，2015. Rare complications of pediatric diabetic ketoacidosis. World J Diabetes，6（1）：167-174.

Felsenfeld AJ，Levine BS，2012. Approach to treatment of hypophosphatemia. Am J Kidney Dis，60（4）：655-661.

Kamel KS，Halperin ML，2015. Acid-base problems in diabetic ketoacidosis. N Engl J Med，372（6）：546-554.

Kitabchi A，Umpierraz G，Murphy M，et al，2001. Manangement of hyperglycemic crises in patients with diabetes. Diabetes Care，24（1）：131-153.

Kitabchi AE，Umpierrez GE，Miles JM，et al，2009. Hyperglycemic crises in adult patients with diabetes. Diabetes Care，32（7）：2739-2748.

Liamis G，Liberopoulos E，Barkas F，et al，2014. Diabetes mellitus and electrolyte disorders. World J Clin Cases，2（10）：488-496.

Liamis G，Milionis HJ，Elisaf M，2010. Medication-induced hypophosphatemia：a review. QJM，103（7）：449-459.

Misra S，Oliver NS，2015. Diabetic ketoacidosis in adults. BMJ，351：h5660.

Muir AB，Quisling RG，Yang MC，et a1，2004. Cerebral edema in childhood diabetic ketoacidosis：natural history，radiographic findings，and early identification. Diabetes Care，27（7）：1541-1546.

Nair S，Yadav D，Pitchumoni CS，2000. Association of diabetic ketoacidosis and acute pancreatitis：observations in 100 consecutive episodes of DKA. Am J Gastroenterol，95（10）：2795-2800.

Nickerson HD，Dutta S，2012. Diabetic complications：current challenges and opportunities. J of Cardiovasc Trans Res，5（4）：375-379.

Umpierrez G, Korytkowski M, 2016. Diabetic emergencies-ketoacidosis, hyperglycaemic hyperosmolar state and hypoglycaemia. Nat Rev Endocrinol, 12 (4): 222-232.

Umpierrez GE, Latif KJ, Cuervo R, et al, 2004. Efficacy of subcutaneous insulin lispro versus continuous intravenous regular insulin for the treatment of patients with diabetic ketoacidosis. Am J Med, 117 (5): 291-296.

Willis CM, Batch JA, Harris M, 2013. Consistently high incidence of diabetic ketoacidosis in children with newly diagnosed type 1 diabetes. Med J Aust, 199 (4): 241-242.

第十五章　高血糖高渗状态

高血糖高渗状态（hyperosmolar hyperglycemic state，HHS）曾被命名为高渗性非酮症高血糖昏迷（hyperosmolar nonketotic hyperglycemic coma，HONK），是指糖尿病患者合并严重高血糖（血糖高于 34mmol/L 或 600mg/dl）、高渗透压（有效渗透压≥320mOsm/kg）和严重的脱水，但无严重的酮症酸中毒，严重者可出现意识障碍或昏迷。实际上，相当一部分患者可合并有轻度的酮症和酸中毒，但动脉血 pH≥7.30，并不昏迷。该症多发生于老年 2 型糖尿病患者，起病隐匿，常伴有中枢神经系统功能紊乱，这与严重的脱水和肾功能减退有关。HHS 的预后差、死亡率很高，有高达 25%～70%的患者死亡。造成死亡的常见原因是多方面的，主要有感染、血管栓塞、肾衰竭、低血钾和脑水肿等。

一、HHS 的流行病学

HHS 的发生率低于 DKA，国内外文献报道，HHS 与 DKA 的发生率之比为 1∶（6～10）。但目前报道的 HHS 的发生率要高于以往所想象的。在大城市住院的患者及未控制的糖尿病患者中的 32%为单纯性 HHS，另外 18%的为混合性 HHS 和 DKA。因此，高渗性状态存在于 50%的严重失代偿的糖尿病患者。而且，随着人口的老龄化和 1 型糖尿病患者能够得到较为及时的诊断和治疗，HHS 的发病率相对增加。据估计，美国 HHS 每年的发生率为 17.5/100 万，而 DKA 则为 14/10 万。而且，50%的 HHS 的患者以往并无明确的糖尿病病史。

二、高血糖高渗状态的病理生理

正常情况下，体内的溶质和水在一个较狭窄范围内保持着平衡，这是通过复杂的、一系列内环境恒定的机制来实现的。细胞内外的渗透压是相等的，并不存在跨细胞膜的净水流动。

体液中起着渗透作用的物质包括能自由通过细胞膜的物质，如尿素氮、乙醇和那些相对不易透过细胞膜的物质，如葡萄糖（在缺乏胰岛素的情况下）、钠离子、钾离子和甘露醇等。

正常情况下，细胞内外的渗透压保持平衡。如果自由通过的分子（如尿素氮）加入到细胞外液，这些分子可自由进出细胞，虽然血浆渗透压有所上升，但细胞内外的渗透压梯度并无变化，也不存在水进出细胞，因此这种渗透压的增加并不引起细胞内容量的改变。

有效渗透压或血浆张力是非常有用的指标（表 15-1）。有效渗透压决定了细胞内外液体改变的方向（净流向）。如果细胞外液中不能自由通透的分子（如葡萄糖）增多，由于这些分子不能进入细胞内，细胞外液有效渗透压的增加就使得细胞内的液体流向细胞外。

表 15-1　总渗透压和有效渗透压

总渗透压=2×（Na⁺+K⁺）（mmol/L）+血糖（mmol/L）+BUN（mmol/L）

有效渗透压=2×（Na⁺+K⁺）（mmol/L）+血糖（mmol/L）

注：尿素氮（BUN）可以自由进出细胞，对有效渗透压不起作用，正常有效渗透压为 275～285mOsm/kg，约低于总渗透压 5mOsm/kg。

有效渗透压增加即高张力会引起神志的改变。一个人可以有总渗透压升高（如肾衰竭时的尿素氮升高）而有效渗透压正常。此种情况下，增高的渗透压对神经系统没有影响。如有效渗透压升高，中枢神经系统则常受到抑制。

对于控制很差的糖尿病患者，葡萄糖从两个方面影响了高张力：①作为非通透性溶质；②葡萄糖引起的低张力性利尿。细胞内溶液进到细胞外液以代偿失水，这种代谢失代偿可有严重的脂肪分解、酮体产生（酮症酸中毒）或严重的高血糖和有效渗透压升高。这类患者可有轻度的酮症。

在 HHS 患者中，低张溶液的丢失和血糖升高的结果使得细胞内外液体的丢失不成比例，细胞内失水的程度重于细胞外。高血糖、高渗透压有助于保持一定的细胞外液容量，从而有助于在严重脱水时维持体内主要器官的有效灌注。如患者接受胰岛素治疗，细胞外液中的葡萄糖下降，这种保护作用丧失，水分顺渗透压梯度流向细胞内，血管间隙的细胞外液浓缩。如果此时患者已经得到充分的补液，这种水分流向改变无临床意义。但如只注射了胰岛素而未能给予充分的补液，患者就会发生血容量不足乃至休克。

临床上血浆渗透压升高的常见原因：①单纯水丢失，单纯水丢失可见于尿崩症、原发性饮水过少、限制水的摄入或增加隐性失水。但临床上通常无低血容量的表现，因为仅有 1/12 的单纯水丢失是来自血管内的。②单纯的溶质增加，最常见的单纯溶质增加是心肺复苏时给了高渗的碳酸氢钠，慢性非卧床的腹膜透析、输入高渗盐水和高蛋白质的摄入可引起溶质负荷增加所致的高张力。③混合性高张力，临床实践中，失代偿的糖尿病合并 HHS 是最常见的。血糖升高通常不足以引起明显的高张力，因为血糖每升高 5.0mmol/L（90mg/dl），仅能使渗透压上升 5mOsm/kg，而血钙每上升 1mmol/L，渗透压则上升 2mOsm/kg。因此，血糖升高 33.3mmol/L（600mg/dl），仅能使总渗透压升高 33mOsm/kg。单独的高血糖并不引起严重的高张力，还需要其他一些因素。

正常人肾小管内葡萄糖不超过 10mmol/L（180mg/dl）时，滤过的葡萄糖能被完全吸收。如肾小管内葡萄糖浓度进一步升高，超过肾小管重吸收能力，葡萄糖可留在肾小管内，从而引起低张力性渗透性利尿。这种尿液是低张的，包含 50～70mmol/L 的钠和增加的钙、磷酸盐、镁、尿素氮和尿酸。

钠和水的持续丢失可引起血液浓缩、葡糖糖的肾小球滤过率下降，血糖更高，直至发生 HHS。如果尿量丢失能得到及时补充，患者摄入足量的水，高渗性脱水可以避免或被预防。在能自由饮水的年轻患者中，血容量、肾小球滤过率可保持正常，血糖可维持在 16.6mmol/L（300mg/dl）左右。肾小球滤过率随年龄的增长而下降，肾糖阈值也随年龄的增长而升高，老年患者在发生渗透性利尿之前，血糖水平会更高些。

HHS 的激素改变与 DKA 相似，均存在血中胰岛素缺乏或作用不足及升糖激素（主要是胰高血糖素，以及儿茶酚胺、皮质醇和生长激素）的升高，患者均有高血糖、脱水和不同程度的电解质丢失。但典型的 HHS 与典型 DKA 之间的临床表现是有所不同的。一般而言，前者多见于中老年人，高血糖、脱水和高血浆渗透压较 DKA 严重，但常无或仅有轻度的酸中毒；后者则常见于年轻的糖尿病患者，高血糖和脱水程度较轻，但常有中度或严重的酸中毒。造成 HHS 和 DKA 差别的重要因素可能是脂肪和葡萄糖对胰岛素作用的敏感性存在差异。人类研究显示抑制脂解所需的胰岛素浓度仅为促进葡萄糖利用所需浓度的 1/10。中度胰岛素缺乏可能有足够的胰岛素来抑制脂解（因此形成酮酸），但不足以促进葡萄糖利用及防止高血糖的发生。更严重的胰岛素缺乏将导致酮症酸中毒。另一个因素在于有研究发现，HHS 患者血浆生长激素和儿茶酚胺水平低于 DKA，而这两种激素均有较强的促进脂肪分解及酮体生成的作用。

值得强调的是，大量临床资料表明，HHS 与 DKA 并非截然不同的两种疾病。在典型的 HHS 与典型 DKA 之间，有着各种各样的中间类型，形成一个连续谱。典型的 HHS 与典型 DKA 则是这个连续谱的两个极端。国外有学者报道，在 275 例高血糖性糖尿病急症中，单纯性 HHS 占 32%，另外 18% 在高渗的同时尚有显著的 DKA，而在典型的 DKA 中，26% 的患者同时存在着高渗状态。

三、促发高渗性状态的因素

（1）年龄：通常认为，HHS 是常发生于老年 2 型糖尿病患者的急性并发症。但该症也可见于较年轻的患者或 1 型糖尿病患者，特别是在诊断 HHS 前 15 小时内用过中效胰岛素者。国外文献报道的 HHS 的平均年龄为 57～69 岁，患者中 33%～60% 为新发现的糖尿病。相当多的 HHS 患者是因其他疾病入院的。18% 的患者是在医院住院期间发生 HHS 的。与年龄配对的一般糖尿病住院患者相比较，HHS 组的女患者、新诊断为糖尿病患者或有感染者比例更高。其原因可能为女性寿命长于男性，老年人中未发现的糖尿病患者更多些，而感染是 HHS 的常见诱因。

（2）感染：是最常见的诱因，尤其是肺部和泌尿系统感染最为常见。尽管合并感染时热量摄入减少，但大多数患者胰岛素需要量反而增加。

（3）摄水不足：是诱发 HHS 的重要因素，见于口渴中枢敏感性下降的老年患者，不能主动进水的幼儿或卧床患者、精神失常或昏迷患者，以及胃肠道疾病患者等。

（4）失水过多：如严重的呕吐和腹泻、大面积烧伤等。

（5）高糖的摄入：见于大量服用含糖饮料，诊断不明时即大量静脉注射葡萄糖溶液，完全性静脉高营养，以及含糖溶液的血液透析或腹膜透析等情况。

（6）药物：许多药物的使用均可成为 HHS 的诱因，如糖皮质激素（尤其是肾移植患者）、利尿剂（特别是噻嗪类利尿剂或呋塞米）、苯妥英钠、抗精神病药物（氯丙嗪、奥氮平、氯氮平及利培酮等）、普萘洛尔、西咪替丁、免疫抑制剂、硫唑嘌呤和甘油等。这些药物可使机体对胰岛素产生抵抗或抑制胰岛素分泌，或脱水加重，最终导致 HHS 的发生。

（7）其他应激因素：还包括脑血管意外、心肌梗死、急性胰腺炎、消化道出血、中暑或低温、酗酒等。

四、HHS 的临床表现

（1）HHS 起病缓慢，患者口渴、多尿，并逐渐加重，使得脱水进行性加重，可持续 3～7 天，最长的进行性症状加重可达 3 周。高达 50% 的患者可无糖尿病既往史。在已确诊的糖尿病患者中，约有 25% 的患者发生 HHS 与未能坚持服用降糖药物有关。1 型糖尿病可有酮症酸中毒病史或有使用胰岛素史。患者常有感染症状，特别是呼吸道感染和尿路感染。许多患者可以无特殊病史。部分患者伴有脑卒中、心肌梗死等其他疾病或病理状态。

（2）恶心、呕吐、腹痛等消化道症状和呼吸窘迫综合征较 DKA 患者少见，但高达 25% 的患者可有轻度胃肠道出血。迅速的补液和胰岛素治疗可以较快地逆转患者的症状。医生必须对 HHS 具有高度的警惕性，尤其是对老年、反应迟钝和抑郁的患者更要提高警惕。

（3）短期内体重下降明显、无力、视物模糊、腿部肌肉痉挛的患者需除外 HHS。

（4）常见心动过速和轻度发热，血压和呼吸通常正常。

（5）呼吸快速、血压低或发热者应注意有无感染，常见的是革兰氏阴性菌感染。

（6）脱水的体征：包括黏膜发干、腋下无汗和皮肤弹性下降。

（7）腹部检查可有胃扩张的体征，HHS 胃轻瘫是高渗状态而不是自主神经病变所致，这种胃轻瘫会随着高渗状态的纠正而好转。

（8）神经系统表现：HHS 患者常有中枢神经系统紊乱，这种紊乱可发生于从髓质到大脑皮质的各种水平，临床表现可从局限性症状、体征到昏迷。这些神经系统表现的原因尚不明了，推测与脑脱水、神经递质水平改变和微血管病变所致的缺血有关。淡漠和感觉异常很常见，但发生昏迷要较以往想象的少。这种昏迷与严重的高渗状态有关。当患者血浆有效渗透压 $\geq320\mathrm{mOsm/kg}$ 时，即可出现精神症状，如淡漠、幻觉、嗜睡等；$\geq350\mathrm{mOsm/kg}$ 时，40% 的患者可有神志模糊或昏迷。但也有患者血浆有效渗透压是缓慢上升的，就诊时虽已超过 $400\mathrm{mOsm/kg}$，患者仍处于清醒状态。大多数昏迷患者的高渗状态与高血钠有关，高血糖的作用有限。这一点有别于 DKA，DKA 的高渗状态主要是由血糖升高所致。如果有效血浆渗透压低于 $320\mathrm{mOsm/kg}$ 的糖尿病患者出现木僵或昏迷，需要考虑引起精神状态改变的其他原因。

HHS 患者常有局灶性神经系统表现，这与 DKA 不同。患者常因被诊断为脑血管意外而入院。但是，在纠正高渗状态后，这些局灶性表现可恢复正常。如果在适当治疗后，局灶性表现或弥漫性脑功能异常持续存在，患者需要进一步检查有无其他器质性病变或感染。约 1/4 的患者可以有局部或全身的抽搐，同时伴有少见的特征性的表现，如凝视引起的抽搐、体位改变引起的局部抽搐、斜眼性眼阵挛伴枕区放电的发作。高达 6% 的患者在 HHS 早期有不全性持续性癫痫。这种少见的抽搐通常与较低的渗透压有关（平均渗透压为 $311\mathrm{mOsm/kg}$，只有 20% 的患者渗透压 $>330\mathrm{mOsm/kg}$）。与 HHS 有关的抽搐对抗惊厥药物反应差。苯妥英钠可通过抑制胰岛素的释放而加重病情。纠正高渗状态本身就是合适的治疗。

脑水肿是青少年 DKA 患者常见的治疗并发症，但 HHS 患者则很少发生，且主要发生于年轻患者身上。有报道称，个别血糖快速降低到 13.9mmol/L（250mg/dl）以下的患者和在给予大量胰岛素而未能足够补充液体的患者容易发生脑水肿。

五、实验室检查

（1）水和电解质：HHS 的特点是大量液体和电解质的丢失，细胞内液和细胞外液电解质的减少高达 22%～25%。有学者报道称，患者失水量为 4.8～12.6L，平均为 9.1L，严重患者的失水量可高达 20L。渗透性利尿可导致低张溶液的丢失，并有电解质的丢失，而后者丢失量是常规水丢失时的一半量。血钠很高，并可以有继发性高三酰甘油血症和高血糖时的假性低血钠，根据葡萄糖/渗透压梯度，水分从细胞内流出，可进一步降低血钠，这种水的改变掩盖了葡萄糖引起的低张性渗透性利尿的临床（低灌注）和化学（高血钠）表现。

由于酮酸和乳酸的蓄积，患者可有轻微的代谢性酸中毒，如有严重的酸中毒，应怀疑患者是否存在混合性高渗性状态。

利尿治疗可以恶化或造成进一步的电解质丢失，尤其是低血钾。尽管患者的血钾可以是正常、降低或升高（取决于酸碱状态和尿量），但总体的钾含量肯定是下降的，可发生低氯血症，乳酸、酮酸和尿酸的增加会引起轻度的阴离子间隙代谢性酸中毒。HHS 患者可以有轻度酮症，约 1/3 表现为混合性 DKA 和 HHS（pH<7.3，血酮体呈强阳性，有效渗透压>320mOsm/kg）。

（2）血清酶可以升高，包括氨基转移酶、乳酸脱氢酶和磷酸肌酸激酶，通常有高胆固醇血症和高三酰甘油血症。高三酰甘油血症可影响一些实验室测定结果，包括血钠、血钙、白蛋白、总蛋白、高密度脂蛋白胆固醇、淀粉酶、胆红素、丙氨酸转氨酶和天冬氨酸转氨酶的测定，从而造成假性升高或降低。

（3）白细胞总数和中性粒细胞升高常见。白细胞总数可达（12～15）×10^9/L，超过 20×10^9/L 也不少见。白细胞计数增多可反映体内应激和脱水的程度，并不总是意味着有感染。由于脱水，血红蛋白和血细胞比容可升高；由于细胞计数稀释液的相对低渗，平均细胞的体积可呈假性增加。

六、死 亡 率

已报道的 HHS 死亡率为 10%～60%不等。20 世纪 60～70 年代的 HHS 有较高的死亡率。近 20 年，由于增加了对 HHS 的认识，许多医院对 HHS 能够做到及早发现和处理，使 HHS 的死亡率明显下降，为 10%～17%。而增高的 HHS 死亡率与极高的渗透压有关，高血钠的患者要较单纯高血糖者死亡率更高，血尿素氮过高也预示着患者的预后不良。

发病 72 小时内死亡者（早期死亡）与发病 72 小时后死亡者的死亡原因有所不同。早期死亡要较晚期死亡多见，死亡原因常为败血症、进行性休克或基础性疾病。晚期死亡者常死于血栓或治疗的并发症。

感染尤其是肺炎是常见的 HHS 诱发因素，也是致死原因。血管的血栓栓塞仍常发生于

HHS 和 DKA，并与脱水、血液黏稠度增加、凝血功能异常有关。在未能充分补液时积极用胰岛素治疗可增加血管内血栓的危险性,因为胰岛素治疗后水分由血液进入细胞内。HHS 的医源性致残、致死是不常见的, 通常是积极给予胰岛素治疗而未给予充分补液的结果。高渗状态本身对于血容量的减少有保护作用, 胰岛素治疗降低了血糖和高渗状态, 解除了这种保护作用, 如未能给予足够的液体, 就会引起血容量下降, 而血容量下降使血液浓缩, 增加了血液的黏度, 因而也就增加了血栓栓塞的危险性。

伴或不伴有急性肌球蛋白性肾小管坏死的横纹肌溶解可发生于 HHS。有横纹肌溶解的患者更可能有较高的血渗透压（由于高血钠）和休克或原已存在的慢性肾脏疾病。HHS 患者也可发生成人呼吸窘迫综合征（ARDS）, 但其发生率远低于 DKA, 发生这种综合征的原因是多方面的, 包括减少的胶体渗透压和快速滴注盐水后静水压增加。治疗 HHS 和 DKA 都需大量补液, 但过多的补液也有一定危险性, 可以成为一些失代偿糖尿病患者发生 ARDS 的促发因素。用等渗盐水过多补液可成为高钾血症、高氯血症和容量过多的原因。低渗溶液补充过多与治疗后发生的脑水肿有关。仔细选择补液种类和监测治疗时电解质与容量状态可避免发生不适当的液体治疗带来的后果。

七、HHS 诊断和鉴别诊断

HHS 的诊断并不难, 关键在于提高对本病的认识, 对每一个意识障碍或昏迷的患者都应想到本病的可能性。如果发现中老年患者有显著的精神障碍和严重的脱水, 而无明显的深大呼吸, 则更应提高警惕, 及时地进行必要的检查以发现本病。HHS 的实验室诊断标准如下:

（1）血糖≥33.3mmol/L。

（2）有效血浆渗透压≥320mOsm/kg。

（3）血清 HCO_3^-≥18mmol/L 或动脉血 pH≥7.30。

（4）尿糖呈强阳性, 而血清酮体及尿酮体呈阴性或弱阳性。

（5）阴离子间隙＜12mmol/L。

这个标准较为实用, 可以作为我们诊断 HHS 的依据。值得注意的是, HHS 有并发 DKA 或乳酸酸中毒的可能性, 个别病例的高渗状态主要是由高血钠造成的, 而血糖并不太高, 因此尿酮体阳性、酸中毒明显或者血糖低于 33.3mmol/L 并不能作为否定 HHS 诊断的依据。但是, HHS 患者无一例外存在明显的高渗状态, 如昏迷患者血浆有效渗透压低于 320mOsm/kg, 则应考虑到其他能引起昏迷疾病的可能性。还有的患者血糖很高, 但因血钠低, 有效渗透压未达到 320mOsm/kg, 这类患者虽不能诊断 HHS, 但仍应按 HHS 进行治疗。

八、HHS 的治疗

（一）治疗的目标

无论 HHS 的治疗是按个体化原则或是按预定的方案进行, 均应分三期达到治疗的目标（表 15-2）。第一个阶段的治疗目标是补充液体。对 HHS 患者而言, 最大的危险是低血容量及其伴有的进行性休克或血栓栓塞。迅速的容量补充为提高患者的存活率所必须。第二个阶段的治疗通常开始于初起治疗后 12～24 小时，包括去除诱发因素、恢复渗透压至正常、纠正酸碱平衡失调及初步纠正电解质异常等。第三个阶段的治疗是使整个电解质（包括镁、磷酸盐）的丢失完全恢复，此阶段可能需时 1～2 周。

表 15-2　HHS 的治疗目标
第一阶段（0～12 小时）
容量恢复
第二阶段（12～48 小时）
治疗 HHS 的基础病变
恢复血渗透压至正常
纠正酸碱失衡
第三阶段（2～14 天）
完成补充水、电解质的缺失

（二）补液

HHS 治疗的基石是有效的、尽早地给予血容量补充。补液本身可通过增加尿糖排出和减少拮抗激素的水平而降低血糖。开始的液体补充为治疗的前两个小时内补充 1～2L，以后 2～3 天补充 7～9L。根据患者的反应选择补液的速率和补液的方式。有关补液的种类仍有争议。补充等渗溶液有利于保持有效血容量和避免使用胰岛素治疗后的血容量下降。补充低张溶液则有利于较快地纠正高渗透压、高血钠。目前更多的学者主张在一般情况下，首选补充等渗溶液。

有的学者主张快速恢复血容量和恢复血液张力至正常。治疗前和治疗过程中应每小时监测或计算血浆有效渗透压，根据容量状态、渗透压、血电解质水平、尿量等调整。对于低血容量者，开始选用生理盐水直至血容量恢复正常，足以维持组织灌注和肾小球滤过率。一旦血压和尿量恢复正常，改用低渗溶液（0.45%氯化钠溶液）来补充游离水的丢失。丢失水分的一半应在治疗的前 12 小时内补充。一般血浆有效渗透压下降的速度为 3～8mOsm/（kg·h），24 小时血钠下降速度应不超过 10mmol/L。当血糖降低至 16.7mmol/L 时，应在补充的液体中加葡萄糖或采用葡萄糖溶液。

对于严重的低血压患者，开始补液时可加入胶体溶液。但这种补液可增加血液黏稠度、促发血管内血栓的形成。只有当患者有进行性休克并补充晶体溶液不能生效时才考虑用胶体溶液。

（三）电解质的补充

HHS 患者丢失大量的液体和钠、钾、镁、钙和磷酸盐，但在治疗时尤其是治疗早期并不需要补充所有这些丢失的液体和电解质。HHS 治疗中必须补充钾。不论患者血钾正常或降低，只要有足够的尿量，应尽快补充钾，开始可补入 20～40mmol/L，并进行血钾和心电图监测，24 小时内可补钾 60～80mmol/L。完全补充钾的丢失需要一个时间过程，通常需要数天。常用的钾为氯化钾，没有必要补充醋酸钾或磷酸钾。

HHS 患者也可有镁、磷酸盐和钙的丢失，但大多数的有关这方面的资料来自对 DKA 的研究，几乎没有什么有力的临床证据来说明必须给 HHS 患者补充这些电解质。

（四）胰岛素和其他药物的应用

首先需强调的是胰岛素治疗是 HHS 抢救过程中补液治疗的一个辅助治疗，而不能代替液体疗法作为主要治疗。单独的补液就可成功地抢救一些 HHS 患者。相反，如果没有给予有效的、足量的补液，而先用胰岛素，则可使细胞外液减少 2～3L 的液体，从而增加了休克、低血容量和血栓栓塞的危险性。开始胰岛素治疗的剂量与抢救 DKA 相似，按每小时静脉滴注 0.1U/kg 体重计算，随着补液和小剂量胰岛素治疗，患者每小时血糖下降 3.3～5.6mmol/L（60～100mg/dl）。当血糖降至 16.7mmol/L 时，应减慢胰岛素的滴注速度至 0.02～0.05U/（kg·h），同时续以葡萄糖溶液静脉滴注，并不断调整胰岛素用量和葡萄糖浓度，使血糖维持在 13.9～16.7mmol/L，直至 HHS 高血糖危象表现的消失。

感染是 HHS 最常见的诱因，一些学者主张在有感染征象时即给予抗生素治疗。另一些学者则认为，即使无感染，HHS 时也常有轻度的发热和白细胞计数增多，因而可以先观察，如确有感染的证据，再行抗感染治疗。就笔者有限的经验，主张采用前一种方法。因为 HHS 多发生于老年患者，这些患者可有多种脏器病变或功能不良。HHS 抢救能否成功与处理的是否及时、得当和有力密切相关。抢救的前数小时是决定患者能否存活的关键时刻（所谓的"黄金时刻"），此时容不得等待和观察后再处理。因此，只要怀疑患者有感染，即应施行有效的抗感染治疗。

HHS 患者发生静脉血栓的风险显著高于 DKA 患者，高钠血症及抗利尿激素分泌的增多可促进血栓形成。除非有禁忌证，建议患者住院期间接受低分子量肝素的预防性抗凝治疗。

（五）治疗监测

大多数患者的临床指标包括直立性低血压、脉搏、尿量、皮肤弹性、颈静脉充盈程度和心肺听诊已足以帮助判断补液是否合适。一般不需要进一步给予创伤性检测手段，如插入 Swan-Ganz 导管或行动脉内血压监测。如患者有胃麻痹引起的呕吐，且意识不清，需插入胃管。应尽量避免放置导尿管以免引起尿路感染，如果必须放置导尿管，则应尽可能及早去除。

在渡过急性治疗期后，必须制定计划以使病情稳定。许多患者在抢救成功后可能仅需要饮食治疗或饮食加口服降糖药治疗。个别患者仍然需要行常规胰岛素治疗。不管怎样，抢救成功后，应对患者做出评估并选用合适的治疗方案。

九、HHS 的预防

可通过加强预防来避免和控制 HHS 的发生及降低其致残率和死亡率。通过对有糖尿病危险因素者尤其是老年人进行筛查来尽早发现糖尿病。通过对糖尿病患者进行教育来避免糖尿病并发症，包括 HHS 的发生和发展。

尽早识别出感染并给予积极治疗，尽早发现糖尿病患者摄水量不足并予以纠正，都将有利于防止 HHS。应停用能升高糖尿病患者血糖的药物。对于必须用这类药物者（如癌症患者及其他病变者必须用糖皮质激素）应加强血糖监测，及时处理高血糖，必要时应该采用胰岛素治疗。

HHS 最重要的预防是教育，应教会糖尿病患者在"患病时"如何处理，特别是要保持足够的饮水、了解高血糖的症状和体征及其对策，保持与医务人员的联系，及时进行复诊。随着自我血糖监测技术的应用，患者能够在发生严重的高血糖和渗透性利尿前发现自己的高血糖症状，从而尽快就医。最好患者的家庭中也有成员具备糖尿病的有关知识。

　　对于在初级保健和医疗单位（如工厂医务室、街道、居委会医务室等）工作的医务人员，应加强有关糖尿病及其并发症包括 HHS 的学习，以便及早发现和预防糖尿病急性并发症。通过提高患者及其家庭成员乃至社区人员对糖尿病并发症的认识，及早诊断和处理失代偿的糖尿病可降低 HHS 的发生率、致残率和死亡率，并可降低患者及其家庭和工作单位的医疗费用。

（李　伟　李玉秀）

参 考 文 献

郝明，匡洪宇，2016. 高血糖高渗综合征的诊治. 中华内科杂志，55（10）：804-806.

中华医学会糖尿病学分会，2013. 中国高血糖危象诊断与治疗指南. 中华糖尿病杂志，5（8）：449-461.

中华医学会糖尿病学分会，2018. 中国 2 型糖尿病防治指南（2017 版）. 中华糖尿病杂志，10（1）：4-67.

Adrogué HJ，Madias NE，2000. Hypernatremia. N Engl J Med，342（20）：1493-1499.

Carr ME，2001. Diabetes mellitus: a hypercoagulable state. J Diabetes Complications，15（1）：44-54.

Dhatariya K，Levy N，Kilvert A，et al，2012. NHS Diabetes guideline for the perioperative management of the adult patient with diabetes. Diabet Med，29（4）：420-433.

Frank LA，Solomon A，2016. Hyperglycaemic hyperosmolar state. Br J Hosp Med（Lond），77（9）：C130-133.

Kitabchi AE，Umpierrez GE，Miles JM，et al，2009. Hyperglycemic crises in adult patients with diabetes. Diabetes Care，32（7）：1335-1343.

Petrauskiene V，Falk M，Waernbaum I，et al，2005. The risk of venous thromboembolism is markedly elevated in patients with diabetes. Diabetologia，48（5）：1017-1021.

第十六章　糖尿病乳酸酸中毒

在一般的新陈代谢和运动中乳酸不断被产生，但只要清除机制运转正常，乳酸就不会堆积。乳酸清除速度取决于单羧基转运体、乳酸脱氢酶的浓度和异构体形式及组织的氧化能力。乳酸酸中毒是住院患者代谢性酸中毒的最常见原因。代谢性酸中毒可分为阴离子间隙（AG）正常和阴离子间隙升高两类。阴离子间隙可通过公式$[Na^+]-[Cl^-+HCO_3^-]$来计算，其正常值为 8～16mmol/L。乳酸酸中毒是大量乳酸在体内堆积所致，因此一般是高阴离子间隙性酸中毒，AG 多超过 16mmol/L，但如果合并其他原因的酸碱失衡，也可以升高不明显。血浆乳酸浓度取决于糖酵解的速度及乳酸被利用的快慢，因各种原因引起的组织缺氧、乳酸生成过多，或因肝肾疾病致使乳酸未能被充分利用而导致的清除障碍都可能引起血乳酸浓度升高。正常人休息状态下静脉血乳酸含量为 0.4～1.4mmol/L，在强烈运动时可以上升超过 20mmol/L。当血乳酸浓度>4mmol/L（有些文献推荐为>5mmol/L）时，可产生乳酸酸中毒。若血乳酸浓度升高，但动脉血 pH 仍在正常范围称为高乳酸血症；若血乳酸浓度升高，动脉血 pH 失代偿而低于 7.35，则称为乳酸酸中毒。组织氧合受损（导致无氧代谢增加）通常是乳酸盐生成增加的原因，而在糖尿病基础上发生的乳酸酸中毒称为糖尿病乳酸酸中毒。乳酸酸中毒作为糖尿病罕见但预后不良的并发症，需要得到临床医生和广大患者的重视。

（一）乳酸酸中毒的发病机制与分类

1. 正常乳酸是糖无氧酵解的最终产物　乳酸又称为 2-羟基丙酸，是一个含有羟基的羧酸，化学式为 $C_3H_6O_3$。糖在无氧条件下进行酵解，其代谢过程中产生的丙酮酸在乳酸脱氢酶（LDH）的作用下，经还原型辅酶Ⅰ（还原型烟酰胺腺嘌呤二核苷酸，NADH）加氢转化成乳酸，NADH 则转变成氧化型辅酶Ⅰ（NAD^+）。乳酸也能在 LDH 作用下，当 NAD^+ 又转化为 NADH 时，因氧化而成为丙酮酸，这是 LDH 催化的可逆反应。丙酮酸在有氧条件下可进入线粒体进一步氧化，在丙酮酸羧化酶的催化下，生成乙酰辅酶 A，再经三羧酸循环氧化产生能量，并分解为 H_2O 和 CO_2。在正常氧化条件下，乳酸通过血液循环进入肝脏或肾脏，在线粒体内经 LDH 的作用而转变为丙酮酸，后者经丙酮酸羧化支路异生为葡萄糖。丙酮酸也可进入线粒体内经三羧酸循环代谢产生能量并分解为 H_2O 和 CO_2，当线粒体因组织缺氧而功能障碍时，丙酮酸容易积聚在胞质中而转变为乳酸，从而发生乳酸酸中毒。

2. 乳酸酸中毒分为 A 型和 B 型两大类　A 型为组织氧合明显受损相关的病因，B 型为氧合全身性受损不存在或不明显的病因，A 型较 B 型常见，其发病机制是组织获得的氧不能满足组织代谢需要，导致无氧酵解增加，产生 A 型乳酸酸中毒。B 型为自发性乳酸酸中毒，其发病机制与组织缺氧无关。其可进一步分为三种亚型，B1 型与糖尿病、脓毒血症及肝、肾衰竭等常见病有关；B2 型与药物或毒物有关；B3 型与肌肉剧烈活动、癫痫大发作等其他因素有关。A 型和 B 型的常见原因如下：

（1）A 型：由组织低氧所致。

1）组织低灌注：①各种休克；②右心衰竭；③心输出量减少。

2）动脉氧含量下降：①窒息；②低氧血症[$PaO_2 < 4.7kPa$（35.3mmHg）]；③CO 中毒；④危及生命的贫血。

（2）B 型：非组织低氧所致。

1）常见疾病：①脓毒血症；②肝衰竭；③肾衰竭；④糖尿病；⑤恶性肿瘤；⑥疟疾；⑦伤寒；⑧剧烈肌肉活动；⑨癫痫大发作。

2）药物或毒物：①双胍类，苯乙双胍远较二甲双胍多见；②乙醇；③水杨酸；④甲醇；⑤乙烯乙二醇；⑥氰化物；⑦硝普钠；⑧烟酸；⑨儿茶酚胺；⑩二乙醚；⑪罂粟碱；⑫对乙酰氨基酚；⑬萘啶酸；⑭异烟肼；⑮链脲霉素；⑯山梨醇；⑰乳糖；⑱茶碱；⑲可卡因；⑳三聚乙醛。

3）D-乳酸酸中毒：是一种罕见类型，可发生于短肠综合征或其他类型的胃肠道吸收不良患者。这些患者中，异常堆积的葡萄糖和淀粉被肠道细菌代谢（发酵）成多种有机酸，包括 D-乳酸。

（二）糖尿病乳酸酸中毒的主要诱因

糖尿病乳酸酸中毒属于 B 型，主要的机制包括 B1 型和 B2 型，具体的诱因如下：

1. 糖代谢障碍 糖尿病患者因饮食治疗、运动治疗及药物治疗不当未能控制好血糖，患者血糖升高，脱水，丙酮酸氧化障碍，乳酸代谢缺陷，导致血乳酸升高。

2. 其他糖尿病急性并发症 感染、酮症酸中毒和高渗性非酮症糖尿病昏迷等急性并发症可造成乳酸堆积，诱发乳酸酸中毒。

3. 糖尿病慢性并发症 糖尿病患者可并发脑血管意外、心肌梗死、糖尿病肾病，造成组织器官血液灌注不良和低氧血症。HbA1c 水平升高，血红蛋白携氧能力下降，造成局部缺氧，导致乳酸生成增加。肝、肾功能障碍影响乳酸的代谢、转化及排出，导致乳酸酸中毒。

4. 大量服用双胍类药物 双胍类药物尤其是苯乙双胍能增加无氧糖酵解，使乳酸生成增多；能抑制肝脏和肌肉等组织摄取乳酸；能抑制糖原异生，使肝细胞内丙酮酸不能转化为葡萄糖，因此丙酮酸与乳酸均增多。若为肾功能减退患者，苯乙双胍从肾脏排出减慢，使其药物血浓度增加而引起乳酸堆积。此外高龄，合并心、肺、肝等内脏疾病的糖尿病患者在大剂量使用苯乙双胍时，有诱发乳酸酸中毒的可能。二甲双胍与苯乙双胍有相似的治疗糖尿病的药理作用，但二甲双胍分子中的甲基取代了苯乙双胍分子中的苯基，二甲双胍呈水溶性，半衰期为 1.5 小时，不易在体内蓄积，从而使二甲双胍的乳酸酸中毒的发生率远远低于苯乙双胍，甚至有文献报道称常规剂量的二甲双胍与对照组相比不会增加乳酸酸中毒的风险。在 2 型糖尿病患者中，每年二甲双胍相关性乳酸酸中毒的发生率为（3～9 例）/10 万，而且发生的个体往往存在一些诱因，如肝肾功能不全、线粒体疾病、造影剂使用、合并饮酒或心力衰竭。因此，对于严格执行二甲双胍的使用指征且限制饮酒的个体，一般不推荐常规监测血乳酸水平。

5. 线粒体功能障碍 丙酮酸盐代谢需要进入线粒体。一旦进入线粒体，丙酮酸盐或被氧化成为乙酰辅酶 A 而进入三羧酸循环氧化，或被转化成为草酰乙酸盐。线粒体缺陷可以损害丙酮酸盐利用，进而促进乳酸酸中毒的产生。先天性线粒体功能障碍如线粒体 DNA 遗传缺陷所致的 MELAS 综合征，包括线粒体脑肌病（mitochondrial encephalomyopathy）、乳酸酸中毒和脑卒中样发作（stroke-like episodes），线粒体糖尿病也属于该范畴。抗逆转录病毒药物可导致线粒体获得性功能障碍，也可以引起伴肝脏和肌肉脂质沉积的乳酸酸中毒。

6. 其他因素

（1）休克：因低血容量、心力衰竭或脓毒血症或心跳、呼吸骤停造成组织灌注显著不足。

（2）酗酒：乙醇在乙醇脱氢酶催化下氧化为乙醛，乙醛在醛脱氢酶催化下氧化为乙酸，两个反应均可增加 NADH 水平，继而降低 NAD^+/NADH 比，使丙酮酸盐向乳酸盐转化。此外，乙醇能抑制丙酮酸向葡萄糖异生，长期慢性酒精中毒可导致维生素的缺乏和肝脏损伤，降低丙酮酸的氧化和糖异生，尤其当与其他高危因素共同存在时会增加乳酸酸中毒的发生风险。

（3）一氧化碳中毒：一氧化碳具有直接抑制呼吸链的细胞色素氧化酶的作用，使动脉氧含量降低，产生低氧血症而造成乳酸酸中毒。

（4）儿茶酚胺：能收缩骨骼肌及肝内血管，引起肝摄取乳酸的功能下降，肌肉因组织缺氧而释放乳酸增加，造成血中乳酸升高。

（5）对乙酰氨基酚（扑热息痛）：大剂量或长期服用可引起暴发性肝衰竭，使乳酸和 H^+ 的去除发生障碍。

（6）恶性肿瘤：在少见的情况下还可发生于白血病、淋巴瘤和实体瘤患者中，可能的机制为密集成团的肿瘤细胞无氧代谢、肝实质被转移性癌细胞替代或者肿瘤细胞导致的硫胺素和（或）核黄素缺乏等。

（三）临床表现

起病较急，有深大呼吸（不伴酮臭味）、神志模糊、嗜睡、木僵、昏迷等症状，可伴恶心、呕吐、腹痛等症状。缺氧引起者有发绀、休克及原发病表现。药物引起者常有服药史及相应的中毒表现。但本病症状与体征可不特异，轻症临床表现可不明显，可能仅表现为呼吸稍深快，应加以注意，避免误诊或漏诊。无论是否合并有代谢性酸中毒，血清乳酸水平升高都与不利的结局相关，包括患者发生休克。高乳酸血症与死亡率间的关系已在多种临床情况下得到重现，包括创伤、脓毒症和心搏骤停后。

（四）实验室检查

1. 血乳酸 正常人静息状态下静脉血乳酸含量为 0.4～1.4mmol/L，血乳酸＞2mmol/L则认为提示高乳酸血症。血乳酸浓度是诊断乳酸酸中毒的特异性指标，当血乳酸浓度＞4mmol/L（有些学者认为 5mmol/L）时，有时可达 35mmol/L，＞25mmol/L 者大多预后极差。

2. 动脉血 pH 是诊断乳酸酸中毒是否同时伴有酸血症的重要指标。当血中乳酸浓度升高，动脉血 pH 仍在正常范围，称为高乳酸血症；若动脉血 pH＜7.35，称为乳酸酸中毒。

乳酸酸中毒不一定产生酸血症，这取决于患者高乳酸血症的严重程度、机体的缓冲能力及是否存在呼吸性碱中毒等情况，因此应将高乳酸血症归类为乳酸酸中毒。

3. CO_2 结合力　乳酸酸中毒时 CO_2 结合力常＜9.0mmol/L。

4. 动脉血 pH 和阴离子间隙（AG）　可通过公式$[Na^+]-[Cl^-+HCO_3^-]$来计算，其正常值为 8～16mmol/L。乳酸酸中毒患者 AG 升高，常＞18mmol/L，一般可达 25～45mmol/L。需要注意的是，血乳酸和 AG 及动脉血 pH 之间的关系可不完全一致。Iberti 等报道，血乳酸浓度＞5mmol/L 的患者，AG 正常者占 50%，动脉血 pH＞7.35 者占 25%，所以动脉血 pH 和阴离子间隙并不是乳酸酸中毒的敏感指标。

5. HCO_3^- 含量　乳酸酸中毒时明显降低，常＜10mmol/L。AG 的升高为 ΔAG，HCO_3^- 的降低为 ΔHCO_3^-，$\Delta AG:\Delta HCO_3^-$ 在酮症酸中毒时为 1:1，而乳酸酸中毒时 $\Delta AG:\Delta HCO_3^-$ 通常＞1，部分原因是质子的空间超过了乳酸盐的分布空间。

6. 血丙酮酸　正常人静息状态下血丙酮酸浓度为 0.07～0.14mmol/L。乳酸/丙酮酸正常值为 10:1，一般小于 15:1，平时处于平衡状态；发生乳酸酸中毒时，丙酮酸相应增高达 0.2～1.5mmol/L。乳酸/丙酮酸值≥30:1。

7. 血白细胞计数　乳酸酸中毒时大多升高，有时可达 60×10^9/L。

8. 血酮体含量　一般不升高或轻度升高。

（五）乳酸酸中毒的诊断

糖尿病乳酸酸中毒是糖尿病的三大急性并发症之一，目前尚缺乏满意的疗法，一旦发生，死亡率高达 50%以上，预后较差，因此必须对本病提高警惕，积极预防，以便及早发现与诊断，及早治疗。凡是口服双胍类降糖药物的糖尿病患者有严重酸中毒而酮体无明显升高者，应考虑本病。凡有休克、缺氧、肝肾衰竭者，如酸中毒较重时，必须警惕乳酸酸中毒的可能性。通过对血乳酸、动脉血 pH、CO_2 结合力、AG、HCO_3^-、血丙酮酸等进行测定，可以确诊。主要的诊断标准为：①血乳酸≥5mmol/L；②动脉血 pH≤7.35；③阴离子间隙＞18mmol/L；④HCO_3^-＜10mmol/L；⑤CO_2 结合力降低；⑥丙酮酸升高，乳酸/丙酮酸值≥30:1；⑦有糖尿病病史或符合糖尿病的诊断标准；⑧血酮体含量一般不升高。

（六）乳酸酸中毒的防治

1. 重在预防　乳酸酸中毒死亡率很高，高达 50%以上，当乳酸＞5mmol/L 时死亡率则高达 80%以上，治疗难度大，必须提高警惕，重在预防。例如，苯乙双胍可诱发乳酸酸中毒，目前已禁用；二甲双胍虽然很少引起乳酸酸中毒，但对于肝、肾、心功能不全者，酗酒者，以及在造影剂使用前后，因影响该药物在体内的代谢、降解及肾脏的排泄，可能导致二甲双胍药物在体内的蓄积。对于其他能诱发本病的药物也应尽量避免应用。对于休克、缺氧、肝肾衰竭状态下的重危患者，需动态监测血气分析，若伴有酸中毒，须警惕发生本病的可能性，努力防治。

2. 一般措施　寻找和去除诱发乳酸酸中毒的诱因，停用所有可诱发乳酸酸中毒的药物及化学物质，以有利于 B 型乳酸酸中毒的治疗。而 A 型乳酸酸中毒的主要治疗措施为恢复组织的灌注和氧供。氧对组织的输送依赖于心脏输出量、局部血流、血红蛋白浓度及局部氧分压。为了预防高碳酸血症，有创性的通气可能是必要的，以改善患者的缺氧状态。患者呼吸急促，随后可能会引起呼吸肌衰竭，应立即予以吸氧，并做好人工呼吸的各种准备。治疗过程中应密切注意血压、脉搏、呼吸等生命体征的变化，加强病情观察，及时进行血乳酸、血气分析（pH、HCO_3^-）、血糖、血电解质、阴离子间隙等血生化检查，并密切随访复查。

3. 纠正休克　是治疗 A 型乳酸酸中毒的重要措施，补液扩容可改善组织灌注，减少乳酸的产生，促进利尿排酸，最好在中心静脉压的监护下执行。输液宜用生理盐水，避免使用乳酸的溶液。肾上腺素和去甲肾上腺素可强烈收缩血管，减少肌肉、肝脏的血流量，应慎用。

4. 纠正酸中毒　乳酸酸中毒对机体损害严重，必须及时纠正。

（1）碳酸氢钠：该治疗对乳酸酸中毒的利弊存在争议。以往主张一旦乳酸酸中毒确诊后，应立即给予大量 $NaHCO_3$，但近年来研究表明，大剂量 $NaHCO_3$ 可引起血钠过高、血渗透压升高、容量负荷加重，血乳酸反而可能升高。其机制为碳酸氢钠静脉滴注后，CO_2 产生增多，进入细胞并使细胞内 pH 下降，加重细胞内酸中毒，导致心肌收缩力减弱，心输出量减少，组织血氧灌注降低，无氧代谢加强，乳酸及 H^+ 产生增多，加重酸中毒，反而升高死亡率。现在有学者认为，对有严重乳酸酸中毒和酸血症的急症患者（动脉血 pH<7.1 且血清碳酸氢盐浓度≤6mEq/ml），使用碳酸氢盐才是恰当的。同时主张给予小剂量 $NaHCO_3$（1～2mEq/kg），采用持续静脉滴注的方式使 HCO_3^- 上升 4～6mmol/L，维持在 14～16mmol/L，动脉血 pH 上升至 7.2，若 30～60 分钟后 pH 仍>7.1，则再重复该剂量。酸中毒严重者（血 pH<7.0）纠正不宜太快，尤其肺功能及循环功能减退者，CO_2 容易蓄积而进一步加重缺氧。

（2）二氯醋酸盐（dichloroacetate，DCA）：是丙酮酸脱氢酶激活剂，加速丙酮酸盐在线粒体的氧化，从而能迅速增强乳酸的代谢，并在一定程度上抑制乳酸的生成，可用于纠正乳酸酸中毒。一般用量为 35～50mg/kg，每天总量不超过 4g，但目前还是一种研究性药物，不作为临床常规用药。

（3）亚甲蓝（美蓝）：是氢离子接受剂，可促使乳酸脱氢氧化为丙酮酸，可用于乳酸酸中毒，一般为 1～5mg/kg 静脉注射，但疗效不确切。

（4）透析治疗：血液透析（HD）、血液透析滤过（HDF）和持续性肾脏替代疗法（CRRT）对乳酸酸中毒均有明确的疗效。其中 CRRT 对血氧分压及血流动力学影响小，对于血压未达正常范围但相对稳定的患者也可以应用，并可以持续解决水钠潴留和高碳酸血症，优于 HD 和 HDF。用不含乳酸钠的透析液进行血液或腹膜透析治疗可加速乳酸的排泄，并可清除苯乙双胍等引起乳酸酸中毒的药物，多用于不能耐受钠负荷过多的老年患者和肾功能不全的患者。

5. 胰岛素和葡萄糖　胰岛素不足是导致糖尿病乳酸酸中毒的诱因之一。胰岛素不足使丙酮酸脱氢酶活性降低，丙酮酸进入三羧酸循环减少。小剂量胰岛素有利于解除丙酮酸代谢障碍，降低游离脂肪酸及酮体，同时减少周围组织产生乳酸。该类患者宜合用胰岛素与 5%葡萄糖溶液静脉注射，并注意根据情况酌情补充氯化钾，维持电解质的平衡，以有利于减少糖类的无氧酵解和乳酸的清除。

（平　凡　李玉秀）

参 考 文 献

向红丁，1999. 糖尿病急性并发症//史轶蘩. 协和内分泌和代谢学.北京：科学出版社：1378.

朱禧星，2001. 糖尿病酮症酸中毒，糖尿病高渗性昏迷，乳酸性酸中毒//陈灏珠. 实用内科学. 第 11 版. 北京：人民卫生出版社：970.

Kitabcbi AE，Fisher JN，Murphy MB，et al，1994. Diabetic ketoacidosis and the hyperglycemic，hyperosmolar nonketotic state//Kahn CR，Weir GC. Joslin's Diabetes Mellitus.13th ed. Media，PA：Williams & Wilkins：738.

Kokko JP，1996. Disturbances in acid-base balance//Bennett JC，Plum F. Cecil Textbook of Medicine. Philadelphia：W.B.Saunders：547-549.

Kraut JA，Madias NE. 2014. Lactic acidosis. N Engl J Med，371（24）：2309-2319.

Mikkelsen ME，Miltiades AN，Gaieski DF，et al，2009. Serum lactate is associated with mortality in severe sepsis independent of organ failure and shock. Crit Care Med，37（5）：1670.

Scale T，Harvey JN，2011. Diabetes，metformin and lactic acidosis. Clin Endocrinol（Oxf），74（2）：191.

Sillos EM，Shenep JL，Burghen GA，et al，2001. Lactic acidosis：a metabolic complication of hematologic malignancies：case report and review of the literature. Cancer，92（9）：2237.

Zhang Z，Xu X，2014. Lactate clearance is a useful biomarker for the prediction of all-cause mortality in critically ill patients：a systematic review and meta-analysis. Crit Care Med，42（9）：2118.

第十七章 低 血 糖 症

低血糖症（hypoglycemia）是静脉血糖低于正常的一种临床现象，它不是一个独立的疾病，而是由多种因素所致的血糖浓度过低的综合征。临床上以交感神经兴奋和脑细胞缺糖为主要特点。按照传统的 Whipple 三联征，一般静脉血浆葡萄糖浓度低于 2.8mmol/L（50mg/dl）作为低血糖的诊断标准。

一、病因和分类

常见的低血糖症分为两大类：第一为空腹（吸收后）低血糖症；第二为餐后（反应性）低血糖症（表 17-1）。空腹低血糖症的主要病因是不适当的高胰岛素血症，餐后低血糖症是胰岛素反应性释放过多。临床上反复发生空腹低血糖提示有器质性疾病；餐后引起的反应性低血糖症多见于功能性疾病。某些器质性疾病（如胰岛素瘤）虽以空腹低血糖为主，但也可有餐后低血糖发作。

表 17-1　低血糖症的临床分类

1. 空腹（吸收后）低血糖症
（1）内源性胰岛素分泌过多
胰岛 B 细胞疾病：胰岛素瘤、胰岛增生
胰岛素分泌过多：由促胰岛素分泌剂如磺脲类、苯甲酸类衍生物所致
自身免疫性低血糖：胰岛素抗体、胰岛素受体抗体、胰岛 B 细胞抗体
异位胰岛素分泌
（2）药物性：外源性胰岛素、磺脲类及饮酒、喷他脒、奎宁、水杨酸盐、免疫抑制剂等
（3）重症疾病：肝衰竭、心力衰竭、肾衰竭、脓毒血症、营养不良等
（4）胰岛素拮抗激素缺乏：胰高血糖素、生长激素、皮质醇及肾上腺单一或多种激素缺乏
（5）胰外肿瘤
2. 餐后（反应性）低血糖症
（1）糖类代谢酶的先天性缺乏：遗传性果糖不耐受症、半乳糖血症
（2）特发性反应性低血糖症
（3）滋养性低血糖症（包括倾倒综合征）
（4）肠外营养（静脉高营养）治疗
（5）功能性低血糖症
（6）2 型糖尿病早期出现的进餐后期低血糖症

二、病 理 生 理

脑细胞所需的能量几乎完全来自葡萄糖。血糖下降至 2.8～3.0mmol/L（50～55mg/dl）

时，胰岛素分泌受抑制，升糖激素（胰高血糖素、肾上腺素、生长激素和糖皮质激素等）的分泌增加出现交感神经兴奋症状。血糖下降至 2.5～2.8mmol/L（45～50mg/dl）时，大脑皮质受抑制，而波及皮质下中枢包括基底节、下丘脑及自主神经中枢，最后累及延髓；低血糖纠正后，按上述顺序逆向恢复。

三、临 床 表 现

低血糖呈发作性，时间及频率随病因不同而异，非特异性症状千变万化。低血糖症的临床表现可归纳为以下两个方面。

（一）交感神经过度兴奋的表现

低血糖发作时由于交感神经和肾上腺髓质释放肾上腺素、去甲肾上腺素和一些肽类物质，临床表现为出汗、饥饿、感觉异常、流涎、颤抖、心悸、紧张、焦虑、软弱无力、面色苍白、心率加快、四肢冰凉、收缩压轻度升高等。

（二）脑功能障碍的表现

脑功能障碍又称为神经低血糖症状，是大脑缺乏足量葡萄糖供应时功能失调的一系列表现。初期表现为精神不集中，思维和语言迟钝，头晕、嗜睡、视物不清、步态不稳，可有幻觉、躁动、易怒、行为怪异等精神症状。皮质下受抑制时可出现躁动不安，甚而强直性惊厥、锥体束征阳性。波及延髓时进入昏迷状态，各种反射消失。如果低血糖持续得不到纠正，常不易逆转甚至死亡。长时间低血糖可导致下丘脑体温中枢功能失调而出现低体温。

低血糖时临床表现的严重程度取决于：①低血糖的程度；②低血糖发生的速度及持续时间；③机体对低血糖的反应性；④年龄等。低血糖时机体的反应个体差别很大，低血糖症状在不同的个体变异性较大，但在同一个体可基本相似。长期慢性低血糖者多有一定的适应能力，临床表现不太显著，以中枢神经功能障碍表现为主。糖尿病患者由于血糖快速下降，即使血糖高于 2.8mmol/L，也可出现明显的交感神经兴奋症状，称为"低血糖反应"（hypoglycemia reactive）。部分患者虽然有低血糖但无明显症状，往往不被觉察，极易进展成严重低血糖症，陷入昏迷或惊厥称为未察觉低血糖症（hypoglycemia unawareness）。

四、诊断与鉴别诊断

（一）低血糖症的确立

由于低血糖症起病急，常与临床症状、体征和生化异常交织在一起，因此临床上易于误诊和漏诊。低血糖症的诊断主要取决于血糖值，根据低血糖典型表现（Whipple 三联征）可确定：①低血糖症状；②发作时血糖低于 2.8mmol/L；③供糖后低血糖症状迅速缓解。少数空腹血糖降低不明显或处于非发作期的患者，应多次检测有无空腹或吸收后低血糖，必要时采用 48～72 小时禁食试验。

（二）评价低血糖症的实验室检查

低血糖症的临床症状的严重程度和体征并不总是与血糖值相一致。因此，作为实验室诊断参考值，必须注意：①同一患者同一时间的动脉血糖值通常略高于毛细血管值，而后者又高于静脉血糖值，空腹时毛细血管血糖值高于静脉血糖值 5%～10%。②血糖测定分为血清、全血、血浆 3 种方法，测定血清血糖，采血后必须立即送检，否则时间长，血液中葡萄糖分解，结果将偏低；全血血糖易受血细胞比容和非糖物质影响，所以目前临床上多测定血浆血糖和血清血糖。③对原因不明且呈持续性或反复性发作的低血糖，应检测血胰岛素、C 肽、胰岛素原和磺脲类药物浓度以资鉴别。

1. 血浆胰岛素测定　低血糖发作时，同时测定血浆葡萄糖、胰岛素和 C 肽水平，以证实有无胰岛素和 C 肽不适当分泌过多。血糖＜2.8mmol/L 时相应的胰岛素浓度≥36pmol/L（≥6mU/L；放射免疫法，灵敏度为 5mU/L）或胰岛素浓度≥18pmol/L（≥3mU/L；免疫化学发光法，灵敏度≤1mU/L）提示低血糖为胰岛素分泌过多所致。

2. 胰岛素释放指数　为血浆胰岛素（mU/L）与同一血标本测定的血糖值（mg/dl）之比。正常人该比值＜0.3，多数胰岛素瘤患者＞0.4，甚至 1.0 以上；血糖不低时此值＞0.3 无临床意义。

3. 血浆胰岛素原和 C 肽测定　参考 Marks 和 Teale 诊断标准：血糖＜3.0mmol/L，C 肽＞300pmol/L 或胰岛素原＞20pmol/L，应考虑胰岛素瘤。胰岛素瘤患者血浆胰岛素原比总胰岛素值常大于 20%，可达 30%～90%，说明胰岛素瘤可分泌较多胰岛素原。

4. 48～72 小时饥饿试验　少数未觉察的低血糖或处于非发作期及高度怀疑胰岛素瘤的患者应在严密观察下进行，试验期应鼓励患者活动。开始前取血标本测血糖、胰岛素、C 肽，之后低血糖症状时结束试验；如已证实存在 Whipple 三联征，血糖＜3.0mmol/L 即可结束，但应先取血标本，测定血糖、胰岛素、C 肽和 β-羟丁酸浓度。必要时可以静脉注射胰高血糖素 1mg，每 10 分钟测血糖 1 次，共 3 次。C 肽＞200pmol/L（免疫化学发光法）或胰岛素原＞5pmol/L（免疫化学发光法）可认为胰岛素分泌过多。如胰岛素水平高而 C 肽水平低，可能为外源性胰岛素的因素。若 β-羟丁酸浓度水平＜2.7mmol/L 或注射胰高血糖素后血糖升高幅度＜1.4mmol/L 为胰岛素介导的低血糖症。

5. 延长（5 小时）口服葡萄糖耐量试验　主要用于鉴别 2 型糖尿病早期出现的餐后晚发性低血糖症。方法：口服 75g 葡萄糖，测定服糖前、服糖后 30 分钟、1 小时、2 小时、3 小时、4 小时和 5 小时的血糖、胰岛素和 C 肽。该试验可判断有无内源性胰岛素分泌过多，有利于低血糖的鉴别诊断。

（三）鉴别诊断

低血糖症的表现并非特异性，以交感神经兴奋症状为主要表现的患者易于识别，以脑缺糖为主要表现者常易误诊为癫痫、脑血管意外、癔症、精神分裂症、直立性低血压、脑膜炎、脑炎、脑瘤和糖尿病酸中毒、高渗性昏迷、肝昏迷、垂体功能减退症、Addison 病、甲状腺功能减退、自身免疫性低血糖、药物性低血糖症、非胰岛素瘤性低血糖症等。

五、预防和治疗

（一）低血糖的预防

临床医生必须熟悉掌握低血糖的诊断线索，包括酗酒史、用药史、相关疾病史等，应加强合用药并提倡少饮酒。对于不明原因的脑功能障碍症状应及时监测血糖。反复严重低血糖发作且持续时间长者可引起不可逆转的脑损害，因此应及早识别、及时防治。怀疑胰岛素瘤者则应术前明确定位并进行肿瘤切除术。

（二）低血糖的治疗

不论急性或慢性的低血糖症，尤其反复出现低血糖，则提示有某种疾病存在，尽可能及早明确病因，这是治疗的关键。为避免严重后果，应做如下处理：

1. 急性低血糖症的处理

（1）葡萄糖的应用：对急重症低血糖昏迷者，为避免病情进行性变化，必须快速静脉注射 50% 葡萄糖溶液 50～100ml，必要时重复 1～2 次，直至患者神志清醒，继之 10% 葡萄糖溶液静脉滴注，使血糖维持在 8.3～11.1mmol/L（50～200mg/dl），观察 12～48 小时，以利脑细胞的恢复和防止再度昏迷。如不具上述条件时，对低血糖昏迷者又不宜饮糖水而引起窒息，此时可用蜂蜜或果酱等涂抹在患者的牙齿、口腔黏膜或鼻饲糖水也是急救措施之一。

（2）胰高血糖素的应用：可在发病后与 50% 葡萄糖溶液同时应用，一般剂量为 0.5～1.0mg，可皮下或肌内注射，多在 10～30 分钟时患者神志恢复，必要时重复应用。

（3）肾上腺素的应用：当严重低血糖伴休克者不具备上述条件时，可对患者中小剂量应用肾上腺素，但高血压患者和老年人慎用。

（4）甘露醇的应用：经过上述处理后血糖已恢复，但仍昏迷，且时间超过 30 分钟者，为低血糖昏迷可能伴有脑水肿，可考虑静脉滴注 20% 甘露醇 40g，20 分钟内输完。

（5）肾上腺糖皮质激素的应用：经高糖治疗后，血糖虽已维持在 8.3～11.1mmol/L，但已 15～30 分钟神志仍未清醒者，为使大脑不受损害，可应用氢化可的松 100～200mg（或地塞米松 10mg）静脉滴注，酌情 4～8 小时 1 次，共 2～3 次。

2. 轻度低血糖或慢性低血糖症的处理

（1）对症治疗：若患者目前正在口服降血糖药或胰岛素治疗，凡出现心悸、多汗、软弱、饥饿或头晕等症状或体征，已意识到为低血糖症，应立即给予饼干、糖块或糖水饮料等（含糖 10～20g），同时监测血糖水平（一般在 10～20 分钟可恢复），以维持一定血糖水平，如病情不易缓解者，也可用 50% 的葡萄糖溶液静脉注射或 10% 葡萄糖溶液静脉滴注。

（2）饮食方面：给予高蛋白、高脂肪、低碳水化合物饮食，并以少量多餐为主，以减少刺激对胰岛素分泌的作用。

3. 病因治疗 低血糖症是多因素疾病，其中降血糖药只引起部分低血糖症，尚具有消化系统、内分泌代谢和若干类肿瘤等疾病，也可出现严重的低血糖症，应予以相应的治疗。

（沈云峰 邹 芳）

参 考 文 献

Davi MV，Guarnotta APV，Pizza G，et al，2017. The treatment of hyperinsulinemic hypoglycaemia in adults：an update. J Endocrinol Invest，40（1）：9-20.

Ghosh A，Banerjee I，Morris AAM，2016. Recognition，assessment and management of hypoglycemia in childhood. Arch Dis Child，101（6）：575-580.

Hunter A，Graham U，Lindsay JR，2018. Insulin autoimmune syndrome：a rare case of hypoglycaemia resolving with immunosuppression. Ulster Med J，87（1）：34-36.

Naseerullah FS，Murthy A，2018. Hypothermia as a forgotten sign of prolonged severe hypoglycemia. BMJ Case Rep，2018：bcr2018225606.

Stomnaroska-Damcevski O，Petkovska E，Jancevska S，et al，2015. Neonatal hypoglycemia：a continuing debate in definition and management. Pri（Makedon Akad Nauk Umet Odd Med Nauki），36（3）：91-97.

第四篇

糖尿病慢性并发症的诊断和治疗

第十八章　糖尿病眼病

第一节　人眼的基本结构

在人体器官所传递的信息中，视觉器官——眼睛所传递的信息占 85%以上。人眼像一架精密的照相机，由角膜、虹膜、晶状体及视网膜等组织构成。

视网膜（retina）居于眼球壁的内层，由色素上皮层和视网膜感觉层构成，为一层透明薄膜（图 18-1），厚度只有 0.1～0.5mm，又称为外周脑，起源与大脑相同。视网膜的功能相当于照相机的底版。

黄斑是位于视网膜后极部的椭圆形凹陷区，直径 1～3mm。当人体死亡或眼球离体后，黄斑区因富含叶黄素呈现淡黄色，故命名为黄斑。黄斑区视网膜偏薄，色素上皮细胞稠密。视力检查，查的就是黄斑区的视觉能力。

视盘位于黄斑区颞侧约 3mm 处，直径约 1.5mm，境界清楚，呈淡红色、圆盘状，因此也称为视盘。视网膜上视觉纤维在此汇集，并于此穿出眼球向视中枢传递。

视网膜血管是人体唯一可见的血管，是全身疾病观察的窗口。眼底病变可作为疾病病情进展和病情预后的根据。

糖尿病可引起眼部的一系列并发症，如糖尿病角膜结膜病变、糖尿病性白内障、糖尿病视网膜病变、糖尿病所导致的新生血管性青光眼等。本章节将对最常见及眼部最严重的并发症糖尿病视网膜病变和糖尿病性白内障两个疾病进行阐述。

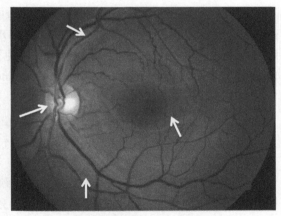

图 18-1　人正常视网膜（视神经乳头、动静脉血管及黄斑）

扫封底二维码获取彩图

第二节　糖尿病视网膜病变

本章节所涉及的内容，参考 2017 年美国糖尿病学会（ADA）《糖尿病视网膜病变立场声明》、《美国眼科学会临床指南（preferred pattern of practice，PPP）》及《欧盟糖尿病视网膜病变指南》（European guideline of diabetic retinopathy）的内容。

糖尿病视网膜病变（diabetic retinopathy，DR）是糖尿病所致的最严重的眼病并发症，是由糖代谢异常导致视网膜微血管及神经元损伤所引起的一系列典型病变，为慢性、进行性致盲性眼底疾病,主要以视力下降、眼底出血、渗出、黄斑水肿、增殖性病变等为临床特征。

由于发病机制尚未阐明,临床缺乏有效防治方法,DR 已成为工作人群(20～74 岁)的首位致盲眼病。在我国,DR 的发病特点为患病率高,病程进展快,就诊率低(特别是农村地区)。

中国改革开放 40 多年以来,经济迅速发展,卫生条件改善,由于农村人口城市化、社会变迁及生活方式的改变,我国的致盲疾病谱随人口老龄化而改变,此前最主要的致盲性沙眼已逐渐销声匿迹,而高度近视、DR、青光眼等眼病,成为不可逆致盲眼病的主要原因。DR 为难治性盲,如病程进展到增殖性 DR(PDR)期,临床干预主要以控制病程为主,很难恢复患者视力;此外,DR 是可避免盲,如果在 DR 早期给予干预,可尽早阻止病程进展,最大限度地保护患者视功能。因此,在我国,DR 已成为当前面临最大挑战的致盲性眼病。

DR 造成了严重的社会经济负担。据美国 1971 年报道,美国已经有 15.4 万人因 DR 而致盲,每年增长率为 9%,至 2000 年,已有 5.73 万人。1978 年,美国糖尿病学会报道,糖尿病比非糖尿病的失明人数高出 25 倍。WHO 指出,"糖尿病是导致社会残疾人口出现的一个重要原因,因此其成为全球公共卫生不堪重负的难点问题"。

DR 虽为严重的致盲性眼病,但早期干预可以有效阻止病程,防止盲的发生,因此为可避免盲。我国卫生健康委员会和 WHO 已将 DR 作为防盲重点。WHO 和一些国际非政府组织发起的"视觉 2020,全球行动消灭可避免盲,享有看见的权利"(Vision 2020,Global Initiative for the Elimination of Avoidable Blindness:The Right to Sight),其目标即为"到 2020 年,全球消灭可避免盲"。

一、流 行 病 学

1. 患病率 DR 为 1 型和 2 型糖尿病所致的高度特异性微血管并发症,其患病率与糖尿病病程及血糖控制情况强相关。基于全球 35 个研究中心于 1980～2008 年开展的流行病学研究的 Meta 分析表明,DR 与 PDR 的患病率分别为 35.4% 和 7.5%。此外,糖尿病也是白内障、青光眼等其他眼部疾病患病的易感因素。除糖尿病病程以外,DR 发生发展的危险因素还包括慢性高血糖、周围神经病变、高血压、血脂异常。大型人群队列研究发现,严格控制血糖可以预防和减缓 DR 的发生与发展,如控制血压也证实可以减缓 2 型糖尿病所致 DR 的发生,但在研究中发现严格控制收缩压在 120mmHg(1mmHg=0.133kPa)以下与目标收缩压控制在 140mmHg 以下,对 DR 进程的影响没有明显差异,在减缓 DR 进程方面没有明显获益。使用非诺贝特严格控制血脂可以减缓 DR 进程,特别是基线诊断为轻度非增殖性糖尿病视网膜病变的患者(non-proliferative DR,NPDR)。

在我国,以自然人群为基础的邯郸眼病研究和北京眼病研究的研究结果表明,在糖尿病人群中,农村地区 DR 的患病率为 37.3%,城市为 43.3%,结合我国其他糖尿病人群的流行病学资料,患病率波动于 25.08%～43.1%,明显高于白种人(15.3%～29.0%)及黑种人(27.7%～36.7%),与发达国家的患病率接近[WESDR:50.1%,DCCT 54.2%(2 型糖尿病),

UKPDS 35%～39%]。目前我国 DR 患者约有 1 亿。

2. 患病的危险因素

（1）糖尿病病程：长期随访队列研究如著名的威斯康森 DR 流行病学研究（Wisconsin Epidemiology Study of Diabetic Retinopathy，WESDR），自 1997 年开始入组 1 型糖尿病患者，随访时间长达 25 年，第一个证实糖尿病病程是 DR 发生发展的最重要危险因素。

根据 WESDR 研究，糖尿病病程是发生 DR 的最重要因素：病程每增加 1 年，7%～8% 的 DM 发展为 DR。病程 10 年以上较 5 年以下者患病危险度增加了 3.93 倍。1 型及 2 型糖尿病病程与 DR 患病率的相关性如表 18-1 所示。

表 18-1　1 型及 2 型糖尿病病程与 DR 患病率的相关性

	5 年	10 年	15 年	20 年
2 型 DM	25%	60%	50%	80%
1 型 DM	40%（IS）			84%（IS）
	24%（NIS）			53%（NIS）

注：DM. 糖尿病；IS. 胰岛素依赖；NIS. 非胰岛素依赖。

（2）血糖控制情况：糖尿病并发症控制研究（the Diabetes Control and Complications，DCCT）及英国前瞻性糖尿病研究（United Kingdom Prospective Diabetes Study，UKPDS）均证实，严格控制血糖可使糖尿病患者在 DR 并发症的防控方面长期获益（代谢记忆现象）。最近糖尿病心血管并发症防控研究（Action to Control Cardiovascular Risk in Diabetes，ACCORD）也证实，强化血糖控制，可减少 10 年病程的 2 型糖尿病患者 DR 进展的风险。

（3）糖尿病类型：据美国 Wisconsin 糖尿病性视网膜病变流行病学研究（WESDR）表明，1 型糖尿病患者中（<30 岁一经发现即用胰岛素治疗），病史在 5 年内 DR 的发生率为 13%，病史在 10～15 年者则高达 90%，其中 25% 为增殖性 DR（PDR）。针对 1 型糖尿病视网膜病变的危险因素的研究，1 型糖尿病控制和并发症试验（DCCT）表明，与常规治疗相比，强化治疗减少了 1 型糖尿病患者视网膜病变的发生和进展。糖尿病干预和并发症的流行病学（EDIC）研究观察性随访显示了控制血糖对于防止 DR 等并发症持久的益处。1 型糖尿病患者在发生视网膜血管病变和血-视网膜屏障破坏之前亦可出现视网膜功能损害，视觉功能损害早于视网膜病变，因此 1 型糖尿病发生糖尿病视网膜病变早且严重，提示 1 型糖尿病患者更需要早筛查、早治疗。

1 型糖尿病发病年龄更小，病情更严重，2 型糖尿病发生视网膜病变比 1 型糖尿病的发病年龄稍晚。一般在 30 岁以前诊断 2 型糖尿病的患者，10 年以后发生 DR 的概率为 50%。而 30 岁以后，1 型糖尿病患者 DR 的发病率可达 90%，其中 10% 的 DM 患者在发病 5～9 年，病史超过 25 年 PDR 的患病率为 25%。糖尿病性黄斑水肿（DME）发生率在两型间区别不大，均在 18%～20%。发生不同程度的 DR，与患者的病程关系密切，随着患糖尿病的时间越长，糖尿病视网膜病的发病率逐年升高，所以对于 2 型糖尿病患者，我们一定要合理地控制血糖，定期做眼底检查。

（4）高血压：UKPDS 证实，严格控制血压可减少 37% 的微血管并发症发生，包括 DR

及临床有意义的糖尿病黄斑水肿（significant diabetic macular edema，SDME）（血压从 154 mmHg 降到 144 mmHg）。但 ACCORD 研究并未发现控制收缩压在 120 mmHg 以下与目标收缩压控制在 140 mmHg 以下在 DR 防控方面的差异。

（5）高血脂：大型队列研究已经证实，DR 的严重程度与血脂异常正相关，糖尿病患者常伴脂质代谢紊乱。糖尿病脂质代谢异常主要表现为三酰甘油（TG）、低密度脂蛋白胆固醇（sLDL）和完全氧化修饰的低密度脂蛋白（ox-LDL）增高，脂代谢异常促进脂质在微血管壁沉积，加重血-视网膜屏障的破坏，因此加重视网膜的水肿和渗出。Klein 等报道，血浆低密度脂蛋白胆固醇（LDL-C）水平显著升高者黄斑水肿的发病风险增加，TG 与 HDL 之比最高者有临床意义的黄斑水肿（clinical significant macular edema，CSME）风险增大 4 倍。

非诺贝特干预及降低糖尿病并发症研究（The Fenofibrate Intervention and Event Lowering in Diabetes，FIELD）和糖尿病心血管并发症防控研究（ACCORD）证实，严格控制血脂对糖尿病心血管发病风险无明显影响，但可以阻止 DR 病程，明显降低糖尿病视网膜早期干预研究（Early Treatment Diabetic Retinopathy Study，EDTRS）分级的严重程度，也可减少糖尿病性黄斑水肿（diabetic macular，DME）的发生与发展。但需临床研究提供更多的证据。美国 2017 年《糖尿病视网膜病变的立场声明》建议眼科医生与内分泌医生共同决定是否使用非诺贝特作为治疗 DR 的药物（在获批适应证的前提下）。

（6）妊娠：近期研究未完全证实，白内障摘除术可加速 DR 的发生与发展，特别是近年来抗 VEGF 药物对于 DME 及 PDR 的治疗已成为常规治疗，因此白内障摘除术是否对 DR 的进程有影响还未得到循证证据支持。

（7）遗传与表观遗传因素：DR 的发生与发展是遗传与环境因素共同作用于个体的结果。在患有 1 型糖尿病的患者中，已发现 25%～50% 的 PDR 病例具有遗传力。醛糖还原酶（ALR2）基因、糖基化终产物受体（RAGE）基因、转化生长因子 β1（TGF-beta1）基因、血管内皮生长因子（VEGF）基因、内皮型一氧化氮合酶（eNOS）基因和胰岛素样生长因子 1（IGF-I）基因等均发现与 DR 的发生与发展相关，但需大样本的全基因组分析进行进一步确认。

DR 在发生、发展中的代谢记忆现象提示表观遗传因子与其有着复杂的关联。近年来，组蛋白修饰、DNA 甲基化和非编码 RNA 均证实在 DR 的发生与发展中的作用。但表观遗传修饰的作用机制，特别是组蛋白修饰如何影响 DR 进程还需要更多的研究结果进行论证。

（8）眼部局部因素：如视网膜内微血管异常、视网膜广泛出血与渗出、视网膜静脉串珠样改变等均为 DR 进行性加重的危险因素。

二、病因与发病机制

1. 病因 DR 发病机制尚未阐明，传统理论认为 DR 是高血糖所诱发的微血管病变，越来越多的证据表明，原发视网膜神经元损伤早于微血管病变的发生，参与了微血管病变的发展，DR 为神经血管性疾病。

2. 发病机制

（1）微血管病变的发病机制：详见第一章第三节。

（2）原发性神经元退行性变的发病机制：详见第一章第三节。

三、临 床 表 现

（一）症状

DR 患者最常见的主诉为视力下降及眼前黑影或闪光感。非增殖期（nonproliferative diabetic retinopathy，NPDR）或增殖期（diabetic retinopathy，PDR）患者常因视网膜水肿引起光的散射导致闪光感。非增殖期可因黄斑水肿，黄斑区出血、渗出或缺血累及黄斑中心凹影响视力，增殖期除上述原因外还可因玻璃体积血、牵拉性视网膜脱离、增殖性玻璃体视网膜病变而引起视力显著下降。

（二）体征

1. 微血管瘤（microaneurysm，MA）　位于视网膜毛细血管前小动脉，毛细血管及毛细血管后小静脉的球形或卵圆形侧膨隆。眼底表现为边界清楚，红色或暗红色斑点。小的微动脉瘤在检眼镜下及眼底彩色照片中难以发现，但眼底荧光血管造影可以显现 MA 的存在。

2. 出血斑（hemorrhage）　早期病程中，眼底表现为小点状或圆形出血，位于视网膜深层，可逐渐吸收。小的出血与微血管瘤近似，眼底荧光血管造影可加以鉴别。当病情进展，视网膜可表现为条形、火焰状，视网膜内界膜下或视网膜前出血。

3. 硬性渗出（hard exudate）　为黄白色边界清楚的蜡样斑点，可呈点状、簇状甚至融合成片状，在眼底后极部围绕一个或数个微血管瘤呈环形排列，也可在静脉旁呈白鞘状。病情好转，可逐渐吸收，但所需时间较长（图 18-2～图 18-5）。

4. 软性渗出（棉絮斑，cotton-wool spot）　与硬性渗出相比，软性渗出边界不清，呈灰白色，早期出现于小动脉旁或在动脉分支处。其边缘可见出血斑、微血管瘤，偶见迂曲

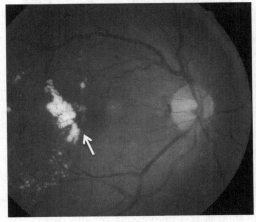

图 18-2　非增生性糖尿病视网膜病变（中度）
箭头所示：硬性渗出
扫封底二维码获取彩图

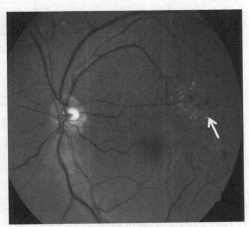

图 18-3　非增生性糖尿病视网膜病变（中度）
箭头所示：硬性渗出及出血
扫封底二维码获取彩图

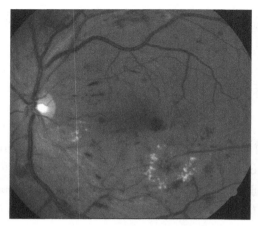

图 18-4　非增生性糖尿病视网膜病变
（重度，4：2：1 原则）
扫封底二维码获取彩图

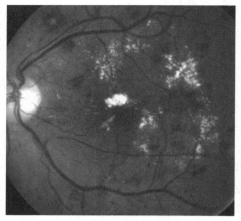

图 18-5　非增生性糖尿病视网膜病变（重度）
扫封底二维码获取彩图

扩张的毛细血管，个别病例与硬性渗出相伴。软性渗出通常消退缓慢，可持续存在，陈旧者色淡而薄平，边界清楚。眼底荧光血管造影显现为毛细血管无灌注区（图 18-6，图 18-7）。

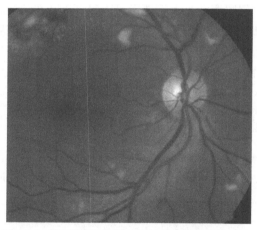

图 18-6　非增生性糖尿病视网膜病变（棉絮斑）
扫封底二维码获取彩图

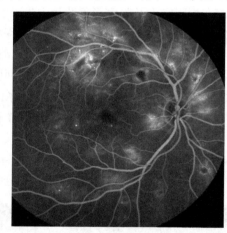

图 18-7　荧光造影所示（箭头可见多数的 NP 区）

5. 视网膜静脉增粗或呈串珠样改变　病变早期常见静脉充盈扩张，颜色暗红，以颞侧静脉明显。到了病变晚期，当动脉已有改变时，静脉可发生一系列特殊改变，如管径不均，呈梭形、串珠状或球状扩张，纽袢状及局限性管径狭窄伴有白鞘，甚至部分或全部闭塞。视网膜静脉串珠样改变是糖尿病视网膜病变的典型表现。

6. 视网膜新生血管　为增殖期的典型改变。早期新生血管位于视网膜平面内，之后可穿越内界膜，位于视网膜和玻璃体后界膜之间。病情严重，新生血管于视盘部位生长，视盘及视盘周围 1 个视盘范围的新生血管称为视盘新生血管（neovessels on the disc，NVD）（图 18-8，图 18-9），在视网膜其他任何部位的新生血管称为视网膜新生血管（neovessels elsewhere，NVE，图 18-10）。

7. 增殖性玻璃体视网膜病变（proliferative vitreoretinopathy，PDR）　新生血管及纤维组织侵入玻璃体可引起牵拉性视网膜脱离。

8. 视网膜及玻璃体积血（vitreous hemorrhage，VH）　可为一片或几片，大小不一，常呈半圆形或舟形。颜色多为暗红，小的出血可于几周内吸收，大的常需数月。当出血进入玻璃体，或玻璃体内新生血管破裂出血时，即形成玻璃体积血（图 18-11）。

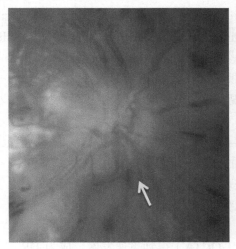

图 18-8　非增生性糖尿病视网膜病变
（NVD，视盘新生血管）
扫封底二维码获取彩图

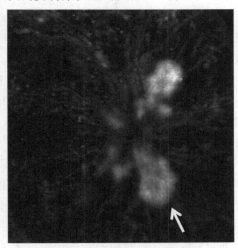

图 18-9　荧光造影可见视盘伞样强荧光

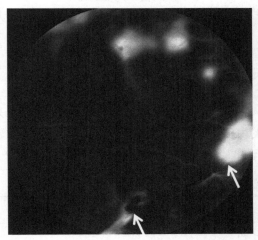

图 18-10　荧光造影所示：晚期可见团块样强荧光

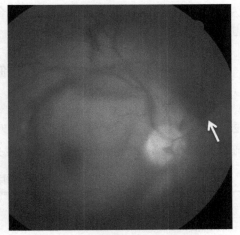

图 18-11　增生性糖尿病视网膜病变
（伴玻璃体积血）
扫封底二维码获取彩图

9. 牵拉性视网膜脱离　玻璃体新生血管膜牵拉收缩可引起视网膜脱离，也可因牵拉引起视网膜裂孔而合并裂孔性视网膜脱离。

10. 虹膜红变与新生血管性青光眼（neovascular glaucoma，NVG）　由于广泛的视网膜毛细血管闭锁，虹膜与房角出现新生血管，房水排出受阻，眼压升高，即为新生血管性青光眼。

11. 糖尿病黄斑水肿（diabetic macular edema，DME）　指由于糖尿病引起的黄斑中心凹一个视盘直径范围内的细胞外液积聚所致的视网膜增厚或硬性渗出沉积。黄斑水肿可出现于 DR 的任何一个分期内。

目前糖尿病黄斑水肿的国际分期标准根据黄斑区视网膜厚度及范围可分为轻度、中度、重度。

美国早期治疗糖尿病视网膜病变研究小组（early treatment diabetic retinopathy study，ETDRS）所定义的有临床意义的黄斑水肿（clinically significant diabetic macular edema，CSDME）需符合以下任何一条（CSME）。

（1）以黄斑为中心，500μm 范围内（1/3 视盘直径）的视网膜增厚。

（2）以黄斑为中心，500μm 范围内（1/3 视盘直径）的硬渗，且相邻的视网膜增厚（除外相邻视网膜水肿消退后遗留的局部硬渗）。

（3）视网膜增厚范围超过 1 个视盘直径，且有部分在以黄斑为中心的 1 个视盘范围内。

根据眼底荧光血管造影（FFA）对黄斑水肿进行分期在临床应用较为广泛。

（1）弥漫性黄斑水肿：FFA 晚期黄斑区呈现弥漫性的荧光渗漏。

（2）囊样黄斑水肿：FFA 晚期黄斑区呈花瓣样强荧光。

（3）缺血性黄斑水肿。

近 15 年来，光学相干断层扫描技术（OCT/OCTA）得到飞速发展，成为 DR 及 DME 检查及随访的常规检查方法。根据 OCT B 扫描结果，黄斑水肿分为黄斑区视网膜增厚型、弥漫增厚无囊腔型、黄斑区弥漫增厚伴囊腔型及黄斑区牵拉型水肿。黄斑区牵拉型水肿又分为后皮质牵拉型、黄斑前膜牵拉型、混合牵拉型，此外，根据特征性的 OCT 椭圆体带是否断裂等分为各种类型。

四、临　床　分　期

根据美国糖尿病学会于 2017 年 3 月发表的《糖尿病视网膜病变立场声明》，DR 分期仍采用 2002 年在悉尼由美国眼科学会（AAO）发起的由多国内分泌及眼科医师共同参与制定并建议施行的 5 期国际分期标准：根据病变程度分为轻度、中度及重度，以及增殖性 DR（表 18-2）。

表 18-2　糖尿病视网膜病变分期

疾病分期	临床表现/眼底异常
无视网膜病变期	视网膜未发现病变
轻度 NPDR	只可见微动脉瘤
中度 NPDR	病变介于轻度与重度之间
重度 NPDR	发现以下任何病变但无 PDR 表现
	4 个象限内均出现>20 处的视网膜病变
	2 个象限内静脉呈串珠样改变（VB）出血
	1 个象限内出现显著的视网膜内微血管异常（IRMA）
PDR	出现 1 个或均出现 NVD/NVE（新生血管）
	玻璃体、网膜前出血

五、诊断与鉴别诊断

（一）诊断

1. 病史采集　首次病史采集应包括下列几个方面。

（1）糖尿病病程。

（2）既往的血糖控制水平（HbA1c）。

（3）用药史。

（4）既往全身病史（如肥胖症、肾脏疾病、系统性高血压、血脂水平和妊娠情况、有无神经病变等）。

（5）眼病史[如外伤、其他眼病、眼部注射、手术（包括视网膜激光治疗和屈光性手术）]。

2. 眼部检查　首次检查应包括以下几个方面。

（1）视力。

（2）裂隙灯活体显微镜检查。

（3）眼内压（IOP）。

（4）在适用的情况下于散瞳前进行前房角镜检查。虹膜新生血管形成在散瞳前识别最佳。当存在或怀疑虹膜新生血管形成时，或 IOP 升高时，前房角镜检查有助于发现前房角新生血管形成。

（5）针对视神经功能不全的瞳孔评估。

（6）详细的眼底检查（直接检眼镜，间接检眼镜）。

（7）检查周边部视网膜和玻璃体。

DR 治疗及时对于避免视功能丧失非常有效，检查中眼科医生应注意排查以下内容。

（1）黄斑水肿。

（2）有无重度 NPDR 的表现（广泛的视网膜出血/微血管瘤、静脉串珠样改变和 IRMA）。

（3）视神经乳头新生血管和（或）视网膜其他部位新生血管。

（4）玻璃体或视网膜前出血。

（二）鉴别诊断

与其他可造成视网膜和玻璃体积血的疾病相鉴别，如视网膜静脉阻塞、眼缺血综合征、高血压视网膜病变、放射性视网膜病变、类肉瘤病等。

六、眼科辅助检查

1. 彩色眼底照相术　根据美国 ADA《糖尿病视网膜病变立场声明》，在 DR 的诊疗中应恰当地应用眼底照相机（表 18-3）。

表 18-3　建议：DR 的诊断及筛查中应恰当地应用眼底照相机

- 眼底照相推荐用于当地医院缺乏有资质的眼科医师时，为眼部筛查的有效措施
- 眼底照相可以筛出具有临床意义的 DR，应由有经验的眼科医师读片
- 眼底照相可提高 DR 的诊疗效率，帮助专家进行复杂性疾病的诊断及治疗

- 眼底照相可以减少进一步的检查及治疗费用，可用于患者的随诊，无论眼底检查是否发现病变，眼底随诊都非常必要
- 眼底照相不能代替门诊检查，门诊复查非常必要。当照片质量差或已经发现 DR 时，门诊随访十分必要
- 眼底照相是一项简便常用的眼科检查，应在初诊时进行，或由眼科医师推荐照相频率
- 眼底检查的结果应记录在病历中，并在必要时交给有经验的眼科医师查阅。控制血糖、血压及血脂，定期进行眼底检查，对于减少糖尿病患者 DR 的发生非常必要。另外，对于已经出现糖尿病黄斑水肿和 PDR 的患者，应增加随访频率

注：DR. 糖尿病视网膜病变。

2. 光学相干断层成像（optical coherence tomography，OCT）**/光学相干断层扫描血管成像**（optical coherence tomography angiography，OCTA）　从 1998 年第一台应用到临床的时域（time domain，TD）OCT 到 2006 年频域（frequency domain，FD）OCT，再到 2012 年已经开始用于临床的扫频源（swept source，SS）-OCT，历经 15 年时间，我们已经从时域 OCT 进入扫频源 OCT 时代。相较传统 OCT，扫频源 OCT 是一种新型的基于傅里叶变换的医学成像技术，所用的扫频激光器在不同时刻输出不同频率的激光，超高的扫描速度可以实现密集的光栅扫描，从而得到 3D OCT 数据集。数据集经过相应程序处理可以得到任意经线的视网膜断层图像及任意层面的视网膜透视图像，从而得到清晰的视网膜显微结构。由于扫描方式的改变，扫描速度实现飞跃，加之扫频源 OCT 在扫描波长（从 800nm 到 1μm）的改进，图像的清晰度、扫描的深度及范围都较前几代 OCT 实现了突飞猛进的发展。

OCT 能够提供玻璃体视网膜交界面、视网膜和视网膜下间隙的高分辨率成像。临床诊疗中，治疗的决策常依据 OCT 结果做出。如是否需要重复抗 VEGF 注射、更换治疗药物（如眼内皮质类固醇）、开始激光治疗，甚至玻璃体切割术的决定常部分基于 OCT。

OCTA 作为一种新的影像学技术正在临床中起着越来越重要的作用。OCTA 可以进行类似普通 OCT 的视网膜 B 扫描，但更重要的是 OCTA 提供了一种快速、高分辨率、重复性好的无荧光素血管造影，某种程度上间接反映了视网膜和脉络膜的血管形态。OCTA 可以有效地显现浅层、深层及外层视网膜毛细血管形态甚至脉络膜毛细血管的形态，对于 DR 在早期诊断方面（如黄斑区无血管区面积，黄斑区毛细血管形态等）具有无创、简单、方便的特点，具体实例详见图 18-12～图 18-14 及表 18-4。

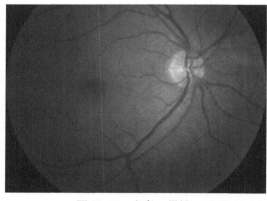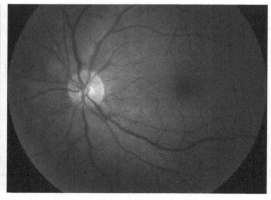

图 18-12　患者，男性，52 岁，DM 史 10 年，右眼视力 1.2，左眼视力 1.0
扫封底二维码获取彩图

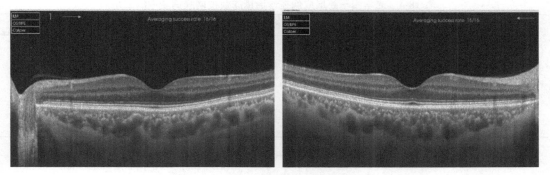

图 18-13 OCT B 扫描示双眼大致正常

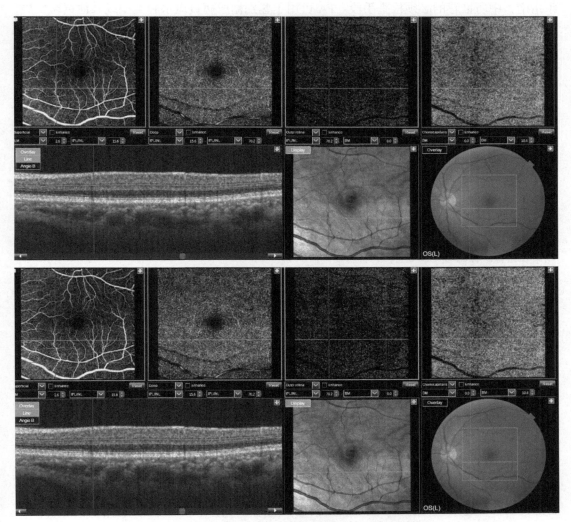

图 18-14 OCTA 双眼（上图为左眼，下图为右眼）

可见双眼视网膜黄斑区拱环扩大，毛细血管末端扩张及散在微血管瘤

扫封底二维码获取彩图

表 18-4 光学相干断层成像在诊治糖尿病视网膜病变中的应用

情况	经常使用	偶尔使用	不使用
评估无法解释的视力丧失	•		
确认玻璃体黄斑牵拉的区域	•		
评估 DME 检查有困难和（或）结果有疑问的患者	•		
观察黄斑水肿的其他原因		•	
筛查没有或仅有轻微糖尿病视网膜病变的患者			•

注：DME. 糖尿病黄斑水肿。

3. 荧光素眼底血管造影（fluorescence fundus angiography，FA）　不是美国《眼科临床指南》中所推荐的必须检查手段。FA 可用于鉴别糖尿病黄斑水肿类型或其他黄斑疾病，以及无法解释的视力丧失的患者（表 18-5）。血管造影可以识别中心凹或整个黄斑区域的毛细血管无灌注区以解释对治疗无应答的视力丧失。荧光素眼底血管造影还可以发现未治疗的视网膜毛细血管无灌注区。

表 18-5 荧光素眼底血管造影在诊治糖尿病视网膜病变中的应用

情况	经常使用	偶尔使用	不使用
指导 CSME 的激光治疗	•		
评估无法解释的视力丧失	•		
确认可疑的但临床上仍不明确的视网膜新生血管	•		
确认玻璃体黄斑牵拉的区域		•	
排除黄斑水肿的其他原因		•	
识别较大的毛细血管无灌注区		•	
评估 DME 检查有困难和（或）结果有疑问的患者		•	
筛查没有或仅有轻微糖尿病视网膜病变的患者			•

注：CSME. 有临床意义的黄斑水肿；DME. 糖尿病黄斑水肿。

FA 具有潜在的临床风险，可能出现严重的并发症，甚至死亡（约为 1/200 000）。

荧光素染料可以穿过胎盘进入胎儿血循环，尚未观察到荧光素染料对胎儿有有害作用。

4. 超声波扫描　是一种非常有价值的诊断工具，能够在存在玻璃体积血或其他间质混浊的情况下对视网膜的状态进行评估。此外，B 超扫描还有助于明确玻璃体视网膜牵拉的严重程度，尤其是对糖尿病受累黄斑的影响。

5. 视网膜电图震荡电位（oscillatory potential，OP）　为视网膜电图的亚成分，是叠加于 b 波上升相的一组高频节律小波。OP 可客观反映视网膜内层的血循环状态。

6. 视觉对比敏感度（contrast sensitivity，CS）　人眼分辨边界模糊物体的能力，它可显示传统视功能检查无法显示的视功能情况，适用于早期 DR 及随诊激光术后的患者。

7. 多焦视网膜电流图（multifocal electroretinogram，mERG）　可了解视网膜内外层对应于视野各部位的功能，mERG 在 DR 之前就开始出现异常变化，还会随着病情的加重而进一步改变。

七、治　疗

1. 健康的饮食和生活方式（包括锻炼和减肥）　可以降低一些患者发生糖尿病的风险；不能预防所有患者的糖尿病并发症。通过健康的生活方式至少可以减缓糖尿病新的视力并发症。

2. 药物治疗　控制糖尿病、高血压及高血脂。

（1）长期控制糖尿病视网膜病变的根本治疗是治疗糖尿病。因"代谢记忆"现象，早期良好的血糖控制可使患者长期获益，明显降低并发症概率。糖化血红蛋白（HbA1c）是监测血糖控制情况的常用指标，大型队列 DCCT 研究在随访 10 年时，发现严格的血糖控制（HbA1c 值不超过 7%）可降低 1 型糖尿病患者发生眼部病变（如 DR）、肾及神经病变的风险。强化治疗与常规治疗（HbA1c 中位数为 9.1%）相比，分别降低了 DR 及进展性 DR 的发病风险（76%，54%）。早期强化血糖治疗的同时也降低了 50% 糖尿病肾病及 60% 周围神经病变的发病风险（图 18-15）。在后续 EDIC 长达 17 的研究中，发现早期强化血糖可显著降低糖尿病眼部并发症手术的概率（48%）。

UKPDS 针对 2 型糖尿病患者的研究表明，血糖控制良好可使各种微血管并发症的风险减低 25%，特别是降低了全视网膜光凝的概率（图 18-16）。

Holman 等 2008 年于 *Lancent* 发表的数据表明，血糖与 DR 之间的相关性是连续的，不存在更低的"阈值"。任何分期的 DR 与中等病变程度的 DR 的患病率均随血糖控制的严格程度而降低，但中等病变程度的 DR 在血糖严格控制在 6.1mg/ml 以下时，患病率接近"0"，将 HbA1c 从 7.0%～7.9% 降至＜6.0% 可进一步减低 DR 30% 的发病风险，但是当 HbA1c 降至小于 6.0% 时，死亡率也会增加，两组间具有显著性差异。但是在 2 型糖尿病患者中，强化控制血糖总体仅降低 DR 发病风险的 20%。

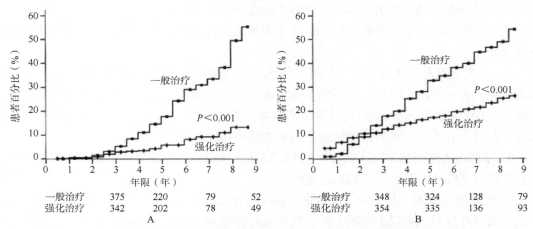

图 18-15　2 型糖尿病接受强化或常规疗法的患者，视网膜病变持续变化的累积发生率

视网膜病变严重程度的持续变化定义为通过眼底照相观察到距基线病变进展至少三级并持续至少 6 个月的变化。与传统疗法相比，在一级预防队列（A）中，强化疗法在研究过程中将视网膜病变发作的调整后平均风险降低了 76%（P＜0.001）。在二级干预队列中（B），与常规疗法相比，强化疗法使经调整的平均视网膜病变进展风险降低了 54%（P＜0.001）。图下方列出了第 3、5、7 和 9 年接受评估的每个治疗组的患者人数

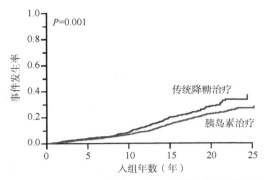

图 18-16　UKPDS 研究证实，经严格的血糖控制（HbA1c 控制在 7.0%～7.9%），可在随访 12 年后降低 21% 的 DR 患病率（P=0.015）

（2）控制血压。UK prospective Diabetes Study（UKPDS）研究结果表明，严格的血压控制可在随访 7.5 年时降低 34% 视网膜病变的进展，减少 42% 的黄斑水肿的眼进行黄斑区光凝，并减少了 35% 需要进行全视网膜光凝的病例数。另外，也阻止了 47% 的患者视力下降 3 行，也降低了 24% 的眼失明的风险。因此严格的血压控制对于 2 型糖尿病患者非常重要，但与血糖控制不同，早期严格的血压控制不存在"记忆"效应，因此血压的控制需要进行持续性的维持。血管紧张素被推荐为糖尿病合并高血压患者的首选药物，但不推荐作为血压正常的糖尿病患者预防视网膜病变的药物。

（3）控制高血脂。2 项关于降脂药物的大型 RCT 研究均证实，严格的血脂控制可使糖尿病黄斑水肿，以及 PDR 的激光治疗需求下降 30%，可减少 40% 的 DR 患者视网膜进展，且与 20% 的 DR 进展率下降相关。伴有高三酰甘油血症的轻度 NPDR 患者，可采用非诺贝特治疗。

3. 激光治疗　是控制糖尿病病程及治疗糖尿病黄斑水肿的有效方法。光凝可封闭渗漏的毛细血管及减少视网膜水肿，也可封闭无灌注区预防新生血管形成，封闭新生血管减少玻璃体积血的危险。阻止病情进一步发展的治疗选择：全视网膜光凝（pan retinal photocoagulation，PRP）、次全视网膜光凝（subtotal retinal cryocoagulation，SRC）、超全视网膜光凝（extra-panretinal photocoagulation，E-PRP）。黄斑水肿未累及黄斑中心凹可首选黄斑区光凝术，针对黄斑水肿为弥漫性或局灶性可进行格栅样及局灶性光凝。但累及黄斑中心凹的黄斑水肿的一线治疗策略为玻璃体腔抗 VEGF 注药术。

激光光凝后必须定期复诊（1 个月），如发现有新的活跃的新生血管（渗漏显著）应作补充光凝。

DR 激光光凝对防止视力进一步损害有益，然而很难逆转其已经损害的视力。必须指出，激光光凝具有一定的危险性。光凝除直接影响视网膜功能与引起光凝区之间视网膜水肿、浆液性浅脱离外，还可导致血-视网膜屏障破坏、炎症反应、自由基毒性。所以严格掌握适应证及剂量十分重要。术后给予内服达纳康能减轻其副作用。

4. 玻璃体内注射抗 VEGF 药物　抗 VEGF 玻璃体药物治疗是累及中心的黄斑水肿的一线治疗选择，随后或延迟给予局部激光治疗。

5. 玻璃体切割术　是治疗 PDR 非常有效的方法。手术目的是使屈光间质清晰，移走积血，清除纤维组织赖以生存的支架，松解其对视网膜的牵拉，保持眼球完整。适应证：不吸收的玻璃体积血，增生性 DR 纤维增生膜、视网膜前出血、视网膜被牵拉及牵拉导致的视网膜脱离，牵拉孔源混合性视网膜脱离，玻璃体积血合并白内障，玻璃体积血合并虹膜新生血管等。

6. 糖皮质激素的玻璃体腔注射治疗　当前的临床试验显示，不含防腐剂的曲安奈德单一治疗随诊 3 年效果较光凝差，曲安奈德联合光凝效果较雷珠单克隆抗体联合即刻光凝或推迟光凝差。采纳糖皮质激素治疗要考虑高眼压和白内障形成的并发症。

7. 虹膜红变和新生血管性青光眼的处置指南　如果屈光间质的透明程度允许光凝，应立即行全视网膜光凝治疗，以促使虹膜新生血管退化，全视网膜光凝是促使周边缺血性新生血管退行的关键性治疗。术前给予抗 VEGF 治疗可以减少术中出血，可短期内提高新生血管消退率（不是永久性的），一旦有房角新生血管，可以使用抗 VEGF 药物来控制新生血管性青光眼的发生和发展。屈光间质混浊不能进行全视网膜光凝的患者，同时还有活动性虹膜新生血管，可以考虑先行周边视网膜的冷凝，再补充光凝或者早期玻璃体切割术联合术中全视网膜光凝治疗。糖尿病患者的治疗建议见表 18-6。

表 18-6　建议：糖尿病视网膜病变的干预策略

· 如眼底诊为黄斑水肿、重度 NPDR、PDR，应及时转诊给具有 DR 管理和治疗经验的眼科医师（A）

· 激光光凝术治疗可降低高危 PDR 患者和部分重度 NPDR 患者的视力丧失风险（A）

· 累及中心凹的糖尿病黄斑水肿（发生在黄斑中心凹下且可能威胁视力），是玻璃体内注射抗 VEGF 的治疗指征（A）

· 阿司匹林不会增加视网膜出血的风险，因此，出现视网膜病变不是使用阿司匹林进行心血管保护的禁忌证（A）

注：A. 循证医学证据 A 级；DR. 糖尿病视网膜病变；PDR. 增殖性 DR；NPDR. 非增殖性 DR；VEGF. 血管内皮生长因子。

八、糖尿病视网膜病变筛查与糖尿病患者进行随访与普教的重要性

筛查的目的是明确哪些糖尿病患者需要到眼科接受严密随访或治疗，另外需对糖尿病患者本人，其家人、朋友及社区医院进行眼科常规检查（即使患者无自觉症状也需要进行）的重要性的普教宣传工作。在普教中必须告知患者，虽然其拥有较好的视力且无眼部症状，但是有可能眼底已出现较明显的病变。血糖及血压均维持较好可以降低视网膜病变发生和（或）进展的风险，因此应当告知患者维持好糖化血红蛋白水平、血脂及血压的重要性。另外也应强调，早期治疗的效果最佳，以及为何需要返回中心接受每年 1 次的眼部检查，即使是在其视力较好的情况下。应当鼓励尚无糖尿病视网膜病变的 2 型糖尿病患者每年进行散瞳检查，以便及时发现糖尿病视网膜病变的发生。没有发生糖尿病视网膜病变的 1 型糖尿病患者应当在其糖尿病发病后 5 年每年进行 1 次散瞳后眼部检查。根据美国 DR 患者的循证医学指南（PPP 原则），患者首次眼部检查和随后的随访检查的推荐时间如表 18-7 所示。

表 18-7　针对未患糖尿病视网膜病的糖尿病患者所推荐的眼部检查

糖尿病类型	建议的首次检查的时间	建议的随访时间*
1 型	诊断后 5 年	每年 1 次
2 型	诊断时	每年 1 次
妊娠†（1 型或 2 型）	妊娠后或妊娠前 3 个月	无视网膜病变至轻、中度 NPDR：每隔 3～12 个月 重度 NPDR 或更严重：每隔 1～3 个月

注：NPDR. 非增殖性糖尿病视网膜病。*. 异常结果可能需要频繁的随访检查才能发现。†. 发生妊娠糖尿病的女性不需要在妊娠期间接受眼部检查，而且其在妊娠期间发生糖尿病视网膜病的风险也不会增加。

当糖尿病患者因其他医学指征需要服用阿司匹林时，可以使用阿司匹林，目前无循证证据表明其可加重 DR 发生或发展的风险。

九、随访与随诊：不同糖尿病类型患者眼部检查与随诊

视网膜病变的患病率和严重程度与糖尿病病程之间存在着直接关系。青春期以前的儿童很少发生威胁视力的视网膜病变。

1 型糖尿病患者中，通常在糖尿病发病后 6～7 年才会发生明显的视网膜病变。1 型糖尿病患者应当在发病后 5 年开始并且以后每年接受眼科检查，以便发现绝大多数需要接受治疗的病变。对患者进行早期血糖控制对视力影响方面的教育非常重要，应当在疾病发生时开始进行。

2 型糖尿病的发病时间难以确定，很可能早于确诊时间很多年。多达 3% 的患者在 30 岁或以后首次诊断为糖尿病的在首次诊断出糖尿病时就已经出现 CSME 或其他高危指征。30% 患者在确诊时已有糖尿病视网膜病变的某些临床表现。因此，2 型糖尿病患者在诊断糖尿病时应接受眼科检查。

对于与妊娠相关的糖尿病患者，妊娠期间，由于妊娠本身或总体代谢控制的变化，糖尿病视网膜病变可能会恶化。当糖尿病患者计划妊娠时，应当鼓励患者在妊娠前接受眼科检查，咨询糖尿病视网膜病变的发生和（或）进展的风险。产科医生或主治医生应认真指导孕妇处理血糖、血压及其他与妊娠相关的问题。在妊娠的前 3 个月中，应当再接受一次眼科检查；其后的随访时间应当根据视网膜病变的严重程度决定（表 18-7）。发生妊娠糖尿病的妇女在妊娠过程中无须接受眼科检查，因为这类患者妊娠时发生糖尿病视网膜病变的风险并不增加。

检查结束后，眼科医师应当和患者讨论检查的结果及其意义。双眼均应当按照糖尿病视网膜病变和黄斑水肿的分级标准进行分级。每个级别均有其相应的视网膜病变进展的危险性且与糖尿病控制相关。因此，这一诊断分级（结合糖尿病控制水平）决定了进行干预和随访检查的时间。

根据美国 ADADR 指南，随访策略见表 18-8。

表 18-8　DR 干预和随访检查的时间

指征	转诊至眼科医师	随访	眼科治疗推荐
无 DR	1 年内	每 1～2 年	无
轻度 NPDR	1 年内	每年	无
中度 NPDR	3～6 个月内	每 6～9 个月	无
重度 NPDR	立即	每 3～6 个月	2 型糖尿病患者可以考虑早期 PRP
PDR	立即	每 3 个月	PRP 或者玻璃体内注射抗 VEGF 治疗，尤其是存在高危征象时
无 DME	1 年内	每 1～2 年	无
非 CIDME	3～6 个月内	每 6 个月	无，但要密切观察是否进展至 CIDME

续表

指征	转诊至眼科医师	随访	眼科治疗推荐
CIDME	立即	每1~4个月	对于大多数患者，玻璃体内抗 VEGF 为一线治疗。使用抗 VEGF 治疗后仍持续有 CIDME，考虑黄斑激光治疗作为辅助治疗。对于某些患者，玻璃体内皮质类固醇治疗可作为另一种选择

注：DR. 糖尿病视网膜病变；NPDR. 非增殖性 DR；PDR. 增殖性 DR；DME. 糖尿病黄斑水肿；CIDME. 累及黄斑中心凹的 DME。

十、糖尿病视网膜病变的预防和早期发现

DR 所导致的盲为可避免盲，早期发现及适宜的临床干预可最大限度地挽救患者的视功能。来自两项临床研究的分析表明，采用现有的临床方法治疗糖尿病视网膜病变，可有效地防止 90%的患者发生严重的视力下降（视力＜5/200）。内分泌医生和眼科医生需密切配合，利用现有的眼科检查手段，如眼底照相、OCT、散瞳眼底检查，是发现 DR 的有效方法。

十一、随 访 评 估

随访评估包括询问病史及相关眼科检查。

1. 病史　随访时询问的病史应包括以下几方面的变化。

（1）症状。

（2）全身状态（妊娠、血压、血胆固醇、肾的状态）。

（3）血糖水平（HbA1c）。

2. 检查　随访检查应当包括以下几方面。

（1）视力。

（2）裂隙灯活体显微镜下检查虹膜。

（3）眼内压。

（4）前房角镜检查（如果散瞳前怀疑有虹膜新生血管，或者 IOP 升高时更适宜）。

（5）散瞳下对眼底后极部进行检查。

（6）适当的情况下进行 OCT 成像。

（7）需要时检查周边视网膜和玻璃体。

建议的随访时间间隔见表 18-8。

十二、二 级 预 防

DCCT 的结果表明，严格的血管控制可以延缓糖尿病视网膜病变的发生和进展。患者教育[将血糖（通过 HbA1c 进行监测）控制至接近正常水平在眼科中的意义]及内分泌与眼

科医生的密切配合是对 DR 进行控制的最好方式。另外多项著名的国际多中心研究已经证实了控制 2 型糖尿病患者血糖、血脂水平和血压的意义。

多项研究已针对阿司匹林治疗糖尿病视网膜病变的作用进行了评估。ETDRS 中发现，650mg/d 剂量的阿司匹林并不能延缓糖尿病视网膜病变的发展。此外，阿司匹林治疗并未在 PDR 患者中造成更严重、更频繁且更持久的玻璃体积血。因此，阿司匹林在糖尿病视网膜病变的治疗中既无益处也无害处。

第三节　糖尿病引起的其他眼部并发症

糖尿病在眼部除可引起视网膜病变外，还可引起眼睑感染；糖尿病角膜病变；糖尿病性白内障；糖尿病视神经病变；糖尿病性青光眼；糖尿病屈光改变（近视）；糖尿病神经病变（角膜、眼肌）；新生血管性青光眼。

一、白　内　障

糖尿病引起的白内障占白内障患者总数的 60%，其手术概率比其他白内障患者要高很多，一般都需要手术治疗。动物实验已经证实，高血糖在体内和体外试验中均可导致白内障，必须引起我们的高度重视。糖尿病性白内障包括真性糖尿病性白内障和糖尿病的老年性白内障。青少年糖尿病患者并发的白内障称作真性糖尿病性白内障。这种病症在临床上并不多见。其临床表现通常是患者双眼发病，而且病情发展迅速。这类患者的白内障可在数日，甚至在 48 小时之内完全成熟。老年人患糖尿病后，会加重和加快其晶状体混浊的程度和速度，从而发生糖尿病的老年性白内障。

二、波动性屈光不正

在糖尿病发病急骤或病情突然加重的情况下，由于血糖的升高，房水渗透压降低，使患者突然发生近视。当血糖急剧升高时，患者可突然由正视眼变成近视眼，或原有的老花眼症状减轻。血糖降低时，又可恢复为正视眼，或又需要佩戴老花镜。可见，波动性血糖会造成视力的波动性变化。屈光改变一般都是暂时性的，无须佩戴眼镜，待血糖得到满意的控制后，常可恢复到原来的屈光水平。但此病的发病特点是发生快、恢复慢。

三、开角型青光眼

糖尿病易引起开角型青光眼，又称慢性单纯性青光眼。此类青光眼多见于中年以上人群，青年人亦可发生，常为双侧性，起病慢，眼压逐渐升高，房角始终保持开放，多无明显自觉症状，往往到晚期视力、视野有显著损害时，方被发现，因此早期诊断甚为重要。

本病初期无明显不适，当发展到一定程度后，出现轻微头痛、眼痛、视物模糊及虹视等，经休息后自行消失，故易误认为是视力疲劳所致。中心视力可维持相当长时间不变，但视野可以很早出现缺损，最后由于长期高眼压的压迫，视神经逐渐萎缩。视野随之缩小、消失，最终失明。整个病程中，外眼无明显体征，仅在晚期出现瞳孔轻度扩大，虹膜萎缩。

四、眼球运动神经麻痹

糖尿病会导致动脉硬化，致使供应眼睑神经的小血管缺血，另外有些糖尿病患者出现眼球运动神经麻痹，引起眼外肌运动障碍和复视，如外展神经麻痹或动眼神经麻痹。例如，有些老年人会突然出现眼皮下垂，眼睛睁不开，很多人以为这是眼病或肌无力等，长期进行针灸、理疗、输液等治疗，延误了最佳治疗时机。

五、缺血性视突病变

缺血性视突病变又称血管性假性视盘炎，多见于老年人，单眼或双眼先后发病。此病的临床表现主要是视力和视野发生突然变化。突然出现视物模糊，视力下降至失明；视野起初表现为鼻下方扇形缺损，而后扩展成偏盲或向心性缩窄，有时可与生理盲点相连。这是由于营养视神经前段的小血管发生循环障碍，睫状后短动脉回归支闭塞；或视神经软脑膜血管受累，使视盘供血不足，发生急性缺血、缺氧而水肿；眼压过低或过高，可使视盘小血管的灌注压与眼压失去平衡，也可引起视盘水肿。

六、虹膜睫状炎

有些糖尿病患者特别是青少年糖尿病患者可发生眼痛、眼红、怕光流泪、视物模糊等急性虹膜睫状体炎的症状。

（张新媛）

参 考 文 献

中华医学会糖尿病学分会视网膜病变学组，2018. 糖尿病视网膜病变防治专家共识. 中华糖尿病杂志，10（4）：241-247.

Chew EY，Davis MD，Danis RP，et al，2014. Action to control cardiovascular risk in diabetes eye study research group. Ophthalmology，121（12）：2443-2451.

Holman RR，Paul SK，Bethel MA，et al，2008. 10-year follow-up of intensive glucose control in type 2 diabetes. N Engl J Med，359（15）：1577-1589.

Keech AC，Mitchell P，Summanen PA，et al，2007. Effect of fenofibrate on the need for laser treatment for diabetic retinopathy（FIELD study）：a randomised controlled trial. Lancet，370（9600）：1687-1697.

Sikorski BL，Malukiewicz G，Stafiej J，et al，2013. The diagnostic function of OCT in diabetic maculopathy. Mediators Inflamm，2013（28）：434560.

Wang FH，Liang YB，Zhang F，et al，2009. Prevalence of diabetic retinopathy in rural China：the Handan Eye Study. Ophthalmology，116（3）：461-467.

Xie XW，Xu L，Wang YX，et al，2008. Prevalence and associated factors of diabetic retinopathy. The Beijing Eye Study 2006. Graefe's Archive for Clinical and Experimental Ophthalmology，246（11）：1519-1526.

Yau JW，Rogers SL，Kawasaki R，et al，2012. Global prevalence and major risk factors of diabetic retinopathy. Diabetes Care，35（3）：556-564.

Yohannal J，Bittencourt M，Sepah YJ，et al，2013. Association of retinal sensitivity to integrity of photoreceptor inner/outer segment junction in patients with diabetic macular edema. Ophthalmology，120（6）：1254-1261.

Zhang X，Wang N，Barile GR，et al，2013. Diabetic retinopathy：neuron protection as a therapeutic target. International Journal of Biochemistry & Cell Biology，45（7）：1525-1529.

第十九章 糖尿病肾脏病变

第一节 定 义

2014 年美国糖尿病学会（ADA）与美国肾脏病基金会（National Kidney Foundation, NKF）将糖尿病肾脏疾病（diabetic kidney disease, DKD）定义为糖尿病引起的慢性肾脏疾病，包括肾小球滤过率（glomerular filtration rate, GFR）低于 60ml/（min·1.73m^2）和（或）尿白蛋白/肌酐值（urinary albumin/creatinine ratio, UACR）高于 30mg/g，持续超过 3 个月。DKD 病变可累及全肾，既包括糖尿病小血管病变引起的肾小球病，也包括糖尿病基础上的缺血性肾病和肾间质纤维化。

传统的糖尿病肾病（diabetic nephropathy, DN）强调糖尿病的肾微血管病变，提示糖尿病对肾脏病的因果作用。DN 患者具有典型的肾脏受累表现，包括逐渐增多的尿蛋白、高血压和 GFR 逐渐下降。病理主要表现为系膜基质增多、肾小球毛细血管基底膜增厚和肾小球硬化。糖尿病肾小球病变（diabetic glomerulopathy, DG）指肾活检后病理诊断，具有典型的糖尿病引起的肾小球病变的特点。

糖尿病患者合并的肾脏损害，除 DKD 外尚可能由其他非糖尿病肾病(nondiabetic kidney disease, NDKD）引起，因此糖尿病合并肾脏损害不一定都是 DKD。另外，也有部分 DKD 患者同时合并 NDKD。DKD 是糖尿病最主要的微血管并发症之一，30%~40% 的 1 型或 2 型糖尿病患者逐渐进展为糖尿病肾病，DKD 是目前引起终末期肾病（ESRD）的最常见原因，也是导致糖尿病患者死亡的重要原因。虽然 ESRD 是 DKD 的主要结局，但是部分 DKD 患者未进展至 ESRD 前，即因为心血管事件或感染而死亡。因此，了解 DKD 的发病、尽早诊断及及时治疗是减少 DKD 死亡的关键。

第二节 流 行 病 学

国外报道，20%~40% 的糖尿病患者合并 DKD，DKD 占所有西方国家透析患者的 40%~60%。随着糖尿病病程的进展，2 型糖尿病患者出现 DKD 及进入 ESRD 的比例也随之增加。DKD 患者中，约 60% 有典型的糖尿病肾病表现，13% 为不典型的缺血性肾病表现，还有 27% 患者同时伴发原发性肾脏疾病。

随着我国糖尿病患病率不断增加，DKD 发病率也随之升高。国内 2 型糖尿病患者 DKD 患病率为 10%~40%。2016 年流行病学调查数据显示，自 2011 年起，DKD 已超越肾小球肾炎，成为我国三级医院住院患者慢性肾脏病（CKD）的首要病因。我国近年的透析登记数据显示，尿毒症透析患者中 DKD 的比例约为 20%，而且这一比例还有可能上升，并将成为导致 ESRD 的主要肾脏疾病。

第三节 发病机制

糖尿病肾脏疾病（DKD）的发病机制尚不明确，遗传易感性、高血糖、高血脂、高血压等多种因素参与 DKD 的发生与发展，目前认为 DKD 发病是这些因素引起的多种生化代谢紊乱、肾小球血流动力学改变、氧化应激、诱导多种炎性介质分泌及微炎症状态等共同作用的结果。

一、遗传和环境因素

DKD 的家族聚集性特点提示遗传因素的作用。遗传易感性已被认为是 DKD 发生、发展的重要因素，全基因关联研究分析了数万个单核苷酸的多态性，找到了一些与 DN 相关的易感基因或基因位点，已被 DN 患者家族聚集性和种族特异性所证实。表观遗传学改变在 DN 发病机制中也有一定的作用，如 DNA 甲基化、组蛋白修饰及 miRNA 调节等。DKD 易感因素包括高龄、男性、肥胖、高血压、高蛋白饮食、吸烟及血糖控制不佳等。

二、肾脏血流动力学异常

肾脏血流动力学的改变是糖尿病肾病发生发展的重要原因。糖尿病早期，高糖导致外周及肾脏局部的肾素-血管紧张素-醛固酮系统（RAAS）激活，并在多种血管活性细胞因子，包括胰岛素样生长因子 1（IGF-1）、转化生长因子-β（TGF-β）、一氧化氮（NO）、血管内皮生长因子（VEGF）等介导下，引起肾小球入球小动脉扩张及出球小动脉收缩。肾小球毛细血管内压力升高，肾小球处于高灌注、高滤过状态。肾小球内高压、机械牵拉和切应力刺激等血流动力学紊乱可使细胞活化，自分泌或旁分泌大量细胞因子和生长因子加重肾小球损伤。

高糖状态还会引起肾小管上皮细胞增殖和肥大。经肾小球滤过的葡萄糖有 99% 被近端肾小管重吸收，特别是近端肾小管 S1 区段中的葡萄糖转运蛋白 2（sodium-glucose cotransporter-2，SGLT-2），介导了肾脏中 90% 葡萄糖的重吸收。肾小管在重吸收葡萄糖的同时，亦可通过 SGLT-2 等导致 Na^+ 重吸收的增加，抑制致密斑的管球反馈，导致肾小球出现高灌注、高压力和高滤过，加重肾损伤。因此，临床应用 SGLT-2 抑制剂，增加尿糖排泄，从而控制血糖，保护肾功能。

三、炎症和细胞因子的参与

在 DKD 的发生和发展过程中，炎症和免疫细胞发挥着明显的作用。高血糖可诱导肾小球系膜细胞分泌单核细胞趋化蛋白-1（MCP-1），引起单核/巨噬细胞浸润和 T 细胞活化。炎症复合体（NLRP3）的激活及其他促炎细胞因子，如肿瘤坏死因子-α（TNF-α）、IL-1、

IL-6 等也参与了与 DKD 相关的病理过程中。参与炎症的信号通路有核因子-κB（NF-κB）及 MAPK 等，导致肾发生功能和结构损伤。

Toll 样受体（toll-like receptor，TLR）是 NF-κB 上游信号调节因子，TLR 通过胞膜外区的富含亮氨酸的重复序列识别配体，转换信号至胞膜内的 TLR 区，诱导相应的信号转换级联反应，导致 NF-κB 活化。TLR4 在肾组织表达丰富，高糖能诱导大鼠系膜细胞 TLR4 高表达与活化。肾小球系膜细胞、足细胞、浸润的巨噬细胞 TLR4 的活化可能是 DKD 炎症反应的重要机制。

四、蛋白尿机制

蛋白尿是 DKD 的敏感标志物，也是导致 DKD 恶化的关键因素。肾小球基底膜（GBM）Ⅳ型胶原增多及 GBM 增厚和带负电荷的硫酸肝素蛋白多糖减少是蛋白尿发生的重要原因。同时糖尿病患者中裂孔隔膜 Nephrin 蛋白表达明显降低，Nephrin 蛋白在维持足细胞结构完整中起重要作用。肾素-血管紧张素-醛固酮系统激活与足细胞损伤及 Nephrin 蛋白抑制密切相关，Nephrin 蛋白表达下降进一步促进蛋白滤过及足细胞损伤。高糖、糖基化终产物（AGE）、机械牵张等均可导致足细胞损伤，包括足突消失、凋亡，并使 GBM 裸露，同鲍曼囊直接接触，粘连形成，最终导致肾小球硬化。

肾小球毛细血管袢内皮细胞损伤，合成负电荷糖蛋白能力下降，导致电荷和分子量筛选作用下降，滤过膜通透性增加，非选择性蛋白尿增加。

五、肾小管间质损伤

肾小管间质损伤在 DKD 进展过程中发挥了重要作用，糖尿病时，肾小管管腔中高浓度的葡萄糖和次级代谢产物，可诱导肾小管上皮细胞损伤。近端肾小管上皮细胞在摄入超量葡萄糖后，可诱导多种细胞因子的表达和释放，如血小板衍生生长因子、IGF-1 和表皮生长因子（EGF）等，继而引起肾小管上皮细胞增殖和肥大。高糖状态还会导致肾小管上皮细胞线粒体功能障碍，从而释放更多氧化应激产物，介导细胞损伤。大量尿蛋白对肾小管具有毒性作用。肾小管上皮细胞可通过 megalin、cublin 受体重吸收尿液蛋白，暴露于高浓度白蛋白的近端肾小管上皮细胞会分泌趋化因子和炎性因子，激活 NF-κB 途径，加重肾脏炎症。此外，白蛋白负荷过多、AGE、蛋白激酶 C（PKC）及局部血管紧张素 Ⅱ（Ang Ⅱ）会使肾小管上皮细胞向上皮间充质转分化（EMT），诱导肾纤维化。

六、高血糖造成的代谢紊乱

高血糖通过多种代谢机制介导肾损害，包括 PKC 活化、氧化应激损伤等。PKC 是体内一组重要的蛋白激酶，参与细胞增殖、分化等，PKC 活化是 DKD 发病机制的"中心环节"。PKC 激活后效应包括 TGF-β 过表达、Ⅳ型胶原及纤维连接蛋白表达升高，纤维连接蛋白降解减少，导致肾小球或肾小管基底膜增厚，促进 DN 的发生发展。细胞内高糖积聚可增加细胞内氧化应激反应，通过激活还原型辅酶Ⅱ（NADPH）氧化酶产生大量 ROS 而损伤细胞的结构和功能。ROS 可使细胞内 NF-κB 活化，诱导多种炎症因子如 MCP-1、TNF-α 及 IL-1 等表达，参与组织损伤和病情的发展。

七、RAAS 系统和 DKD

肾素-血管紧张素-醛固酮系统激活是糖尿病微血管病变的重要因素。糖尿病动物模型中发现肾小球、肾血管及肾小管上皮细胞的局部 RAAS 系统激活，高糖和晚期糖基化终末产物（AGE）浓度增加可通过 ROS 导致肾固有细胞肾素和血管紧张素Ⅱ的表达增加，蛋白尿进一步使肾小管上皮细胞 RAS 激活，肥胖患者的脂肪细胞也分泌 AngⅡ增加。AngⅡ有许多非血流动力学作用，并可介导细胞增殖、细胞外基质聚集和细胞因子（TGF-β、VEGF）的生成。醛固酮有独立于 AngⅡ以外的刺激 DKD 患者炎症和致纤维化因子合成的作用，加速 DKD 肾损害的进展。

第四节　临床表现和自然病程

一、糖尿病肾病的经典临床过程

DKD 是糖尿病（DM）的微血管并发症，DKD 患者也常伴有 DM 大血管病变。1987 年 Mogensen 根据糖尿病肾病的演变过程将 1 型糖尿病肾病分为 5 期。

Ⅰ期：肾小球高滤过期，肾小球入球小动脉扩张，肾小球内压增加，伴或不伴肾体积增大，GFR 高于正常，控制血糖后可下降；若 GFR 仍不下降，肾病进展通常较快。

Ⅱ期：正常白蛋白尿期，此期一般在 DM 5~15 年，患者尿白蛋白排泄率（UAE）处于正常范围内（<20μg/min 或<30mg/24h）或呈间歇性微量白蛋白尿（如运动后、应激状态），但病理上有肾小球基底膜增厚和系膜增生改变。一般 DM 8~12 个月出现 GBM 增厚，3.5~5 年更加明显，系膜基质在 DM 2~3 年后增加。

Ⅲ期：早期糖尿病肾病或微量白蛋白尿期（UAE 20~200μg/min 或 30~300mg/24h），以持续性微量白蛋白尿为标志，GFR 开始下降但仍维持正常。20 世纪 80 年代研究发现，低水平的微量白蛋白尿如控制不佳与 DM 死亡率增加有关，并有进展至持续临床蛋白尿的风险。此期病理表现有肾小球基底膜增厚及系膜基质进一步增宽，少数有 Kimmelstiel-Wilson（KW）结节。

Ⅳ期：临床糖尿病肾病或临床白蛋白尿期，1 型糖尿病发生于 10~35 年以后。此期出现持续并进行性加重的大量白蛋白尿，部分表现为肾病综合征，伴随 GFR 持续下降。但由于 DKD 治疗方法的改进，目前 50% 的患者可维持 eGFR 水平稳定 10~15 年。此期病理上有进展性弥漫性肾小球病变和结节性肾小球硬化、纤维帽等改变，间质有灶性肾小管萎缩及间质纤维化。

Ⅴ期：肾衰竭期，GFR 进行性下降，肾小球毛细血管腔进行性狭窄，肾小球荒废。

1 型糖尿病从发现临床蛋白尿进入肾衰竭期平均约 10 年。

2 型糖尿病肾病的演变过程与 1 型类似，但更具不确定性，2 型糖尿病的病程也难以确定。在微量白蛋白尿期，通过血压、血糖的控制，部分可恢复至正常白蛋白尿期，另外一些非典型病变为没有白蛋白尿的情况下出现 GFR 的缓慢下降，这种非蛋白尿机制尚需探讨。

二、高血压和糖尿病肾脏疾病

1 型糖尿病患者，高血压几乎均由肾实质病变引起，也有少数高龄 1 型糖尿病患者可出现原发性高血压。2 型糖尿病患者，由于代谢综合征、肥胖等因素，通常在诊断糖尿病数年或数十年前先有高血压，随着 2 型糖尿病病程进展，高血压的患病率也随之增加。DKD 患者由于 RAS 激活，交感神经兴奋和大血管病变，高血压更为严重，DKD Ⅳ 期后随着患者肾功能的下降，出现水钠潴留，高血压常难以控制，特别是当患者最终发展至肾病终末期时，病程中通常需要多种药物联合控制血压。

三、肾外微血管及大血管病变

1 型糖尿病肾病患者均有糖尿病视网膜病变，而 50%～60%的 2 型糖尿病伴蛋白尿患者有视网膜病变。DM 患者出现蛋白尿后，视网膜病变进展更快，因此 DKD 患者应每半年或每年进行 1 次眼科检查。

DM 主要的大血管并发症包括脑卒中、冠心病和外周血管病，这些并发症在 DKD 患者中较非 DKD 患者高 5 倍。很多 DKD 患者伴有周围神经病，感觉性多神经病变引起糖尿病足，运动与感觉神经病可导致反射下降、感觉障碍（如感觉异常、痛觉消失）。自主性多神经病变可表现为胃轻瘫、腹泻或便秘、勃起功能障碍（erectile dysfunction，ED），逼尿肌轻度瘫痪可引起排尿延迟和尿潴留等。

四、糖尿病肾病的早期筛查及临床表现

在糖尿病肾病早期患者没有肾脏受累的临床症状，当疾病发展至临床白蛋白尿期以后患者出现水肿、GFR 下降时，临床治疗效果较差。因此在患者出现临床白蛋白尿前，及时发现糖尿病肾病非常重要。DKD 患者肾脏早期损伤检测指标主要包括尿微量白蛋白（microalbuminuria，MAU）及估算 GFR（estimated glomerular filtration rate，eGFR）等。

改善全球肾脏疾病预后（Kidney Disease：Improving Global Outcomes，KDIGO）指南工作组和 ADA 指南推荐初筛的时间为 1 型糖尿病患者病程>5 年，以及所有 2 型糖尿病患者确诊之时。临床实践发现，许多 2 型糖尿病患者确诊之时已伴发大量蛋白尿或已有肾功能损害。2017 年 ADA 新的 DM 诊疗标准中强调了对 DM 前期患者的重视，对 DKD 高危人就应该开始筛查：①1 型糖尿病患者合并 DKD 高危因素（如高血压、高血脂、年龄>45 岁、肥胖、烟酒嗜好等）者应开始筛查。②2 型糖尿病前期（糖耐量异常或空腹血糖受损）合并以上高危因素者也应开始筛查。定期筛查有助于早期发现及诊断，延缓 DKD 进展。

MAU 是 DKD 的早期表现和主要特征，也是诊断和筛查 DKD 的主要依据。收集晨尿标本，采用自动化分析仪检测尿白蛋白浓度和尿肌酐浓度，计算尿白蛋白肌酐比（UACR），反映尿微量白蛋白尿（表 19-1）。UACR 升高与 eGFR 下降、心血管事件、死亡风险增加密切相关。UACR 受多种因素影响，如运动、感染、发热、充血性心力衰竭、严重高血糖、严重高血压、妊娠、尿路感染和血尿都会引起 UACR 高于基线值，因此 3～6 个月内至少有 2 次尿样（以清洁中段晨尿为佳）检测结果异常才可考虑诊断为微量白蛋白尿或大量白蛋白尿。

表 19-1　糖尿病患者白蛋白尿的检测

	晨尿 ACR（mg/g）	24 小时尿 24 小时 UAE（mg/24h）	段尿（8 小时） UAE（mg/min）
正常值	<30	<30	<20
微量白蛋白尿	30～300	30～300	20～200
临床白蛋白尿	>300	>300	>200

注：ACR. 尿白蛋白/肌酐值；UAE. 尿白蛋白排泄率。

尽管临床应用广泛，白蛋白尿对于预测 DKD 进展存在一定的局限性。长期观察性研究发现，2 型糖尿病微量白蛋白尿患者在 10 年中仅有 30%～45%转变为大量白蛋白尿，有 30%转变为尿白蛋白阴性。1 型糖尿病微量白蛋白尿患者 10 年内约 30%进展到临床的蛋白尿，但也有 30%患者在没有 RAAS 抑制剂治疗的基础上微量白蛋白尿恢复正常。因此，白蛋白尿作为诊断依据时，需进行综合判断，多次检测并结合 eGFR 长期随访，且需排除其他可引起白蛋白尿的病因。

美国的研究发现，过去 30 年糖尿病肾病的患病率变化不大，但临床过程发生了变化，表现为蛋白尿的患病率下降，但 eGFR 下降的发病率增加。也有部分正常白蛋白尿的 2 型 DM 患者存在 eGFR 下降，这提示部分 DKD 患者尿白蛋白并不能预测将来是否会发生肾功能的变化，同时也不能很好地预测肾脏病变的转归。这些临床表现的变化可能与血糖、血压控制的改善相关，包括 RAAS 抑制剂及他汀类药物应用的增加。

DKD 也可累及肾小管间质和肾血管病变。尿微量白蛋白以反映肾小球病变为主。有部分 DM 患者尿蛋白正常但存在肾小管间质损伤，研究发现肾小管间质在 DKD 发展中起着同样重要的作用，联合检测肾小管标志物：尿视黄醇结合蛋白 4（RBP4）、α_1 微球蛋白（α_1-MG）、N-乙酰 β-D-氨基葡萄糖苷酶（NAG）及提示炎症反应和氧化酶活性的铜蓝蛋白可提示糖尿病早期及肾小管间质损伤。通过对尿液和血浆进行代谢组学、蛋白质组学进行分析，发现肾脏损伤分子-1（KIM-1）、表皮生长因子（EGF）、肿瘤坏死因子受体-1（TNFR-1）及 TNFR-2 均为早期进行性肾功能减退风险的独立预测因子。但这些蛋白标志物对 DKD 的诊断和预测作用还需进一步的前瞻性研究。目前在无更可靠的标志物之前仍推荐以 UACR 为 DKD 早期首选筛查指标。

关于 eGFR，临床常使用血肌酐（Scr）等指标评估肾功能的公式，如 2009 年 CKD-EPI 公式、改良 MDRD 及 Corkcroft-Gault 公式等。需要注意的是，Scr 受多种肾外因素影响，如年龄、性别、肌肉含量及蛋白质摄入等，会影响 DKD 患者的 eGFR 结果；且早期肾功能受损时 Scr 水平仍可处于参考范围。DKD 患者根据 eGFR 水平判断肾功能受损的严重程度并进行 CKD 分期，见表 19-2。

表 19-2　糖尿病患者慢性肾脏疾病分期（CKD 分期）

分期	肾脏损害 [a]	eGFR
1 期（G1）	有	≥90
2 期（G2）	有	60～89
3a 期（G3a）	有或无	45～59
3b 期（G3b）	有或无	30～44
4 期（G4）	有或无	15～29
5 期（G5）	有或无	<15 或透析

注：eGFR. 预估肾小球滤过率[ml/（min·1.73m^2）]。a. 肾脏损害，主要指白蛋白尿（尿白蛋白/肌酐比≥30mg/g），也包括血尿、其他尿沉渣异常、影像学或病理异常等。

对 CKD 分期 1～4 期的患者，应评估和干预使肾功能恶化的危险因素，包括高血压、高血糖和蛋白尿等。对于 CKD 分期 3～5 期的患者，则需评估和治疗 CKD 并发症。CKD 并发症包括血压升高、容量负荷过重、电解质紊乱、代谢性酸中毒、贫血及代谢性骨病等。CKD 并发症与 eGFR 水平有关，CKD 3 期及以上的肾病患者可以出现与大量蛋白尿、肾病综合征相关的并发症。随着疾病的进展，贫血、低白蛋白血症、营养不良等并发症逐渐加重，甚至出现多浆膜腔积液、感染、心力衰竭等，心血管相关死亡风险显著升高。CKD 4～5 期患者，需准备肾脏替代治疗。DKD 患者与慢性肾小球肾炎不同，即使肾脏病变进入中晚期，超声检查示肾萎缩并不明显，同时有些患者可出现肾动脉狭窄等大血管病变。

第五节　肾脏病理表现

糖尿病早期可见肾体积增大，光镜下肾小球毛细血管袢面积增加，糖尿病 10 年以后可见 GBM 增厚，可为正常值（270～359nm）的 3 倍以上，早期蛋白尿阶段可见足细胞突触间距变宽，足细胞与 GBM 脱离及数量减少。

肾小球系膜基质（extracellular matrix，ECM）聚集、系膜细胞增生，临床病理研究发现，DKD 患者白蛋白尿程度与 GBM 厚度及肾小球系膜区面积相关。随着糖尿病肾病进展可出现肾小球毛细血管瘤样扩张及系膜溶解，胶原蛋白聚集形成特征性的结节性肾小球硬化，位于肾小球外周，呈卵圆形，PAS 阳性，无细胞及结节样病变，周围可见泡沫样细胞，又称 KW 结节。弥漫性肾小球硬化较结节性肾小球硬化更为常见，严重者可见毛细血管腔闭塞和肾小球周围间质纤维化。透明样（血浆蛋白）渗出性病变在毛细血管袢形成纤维帽，在鲍曼囊壁层细胞下形成球囊滴（capsular drop），糖尿病肾病的特征性病理改变是肾入球和出球小动脉均可出现玻璃样变，而高血压、老年人只在入球小动脉出现玻璃样变。可见继发性节段性肾小球硬化，进展期 DKD 患者可有球性肾小球硬化。

肾小管间质病变包括肾小管基底膜（TBM）增厚、肾间质巨噬细胞及淋巴细胞浸润、间质肌成纤维细胞增生、间质 ECM 聚集，管周毛细血管减少。2 型糖尿病肾病患者肾小管萎缩、肾间质纤维化和肾小动脉硬化较 1 型糖尿病肾病更为明显。DKD 小管间质及肾血管病变与肾功能下降密切相关。此外，高龄 DKD 患者常有非典型的肾缺血改变、肾小管间质病变也更明显。免疫荧光可见 IgG 和白蛋白非特异性的弥漫 GBM 和 TBM 染色阳性。电镜可见 GBM 弥漫增厚，系膜基质增多，并可见足突融合。

2010 年肾脏病理学会国际专家组提出糖尿病肾病病理分级标准，按照肾小球系膜病变及肾小球硬化程度分为 4 期，并增加了对肾小管间质纤维化、肾小管萎缩和间质炎性反应程度的评分，同时按血管玻璃样变性和大血管硬化的程度对肾血管损伤进行评分，以综合判断病情和预后（表 19-3，表 19-4）。

表 19-3　DKD 肾小球病理改变及分期标准（KDOQI 2010 版）

分期	描述	标准
I	光镜下轻度或非特异性改变，电镜示 GBM 增厚	病理不符合 II、III、IV 型标准 GBM>395mm（女）；GBM>430mm（男）
IIa	轻度系膜增生	病理不符合 III、IV 型标准 >25%的肾小球有系膜增生，系膜增生面积<毛细血管袢腔面积
IIb	重度系膜增生	病理不符合 III、IV 型标准 >25%的肾小球有系膜增生，系膜增生面积>毛细血管袢腔面积
III	结节性硬化（KW 结节）	出现 K-W 结节，<50%的肾小球出现全球硬化
IV	晚期糖尿病肾小球硬化	可出现 I～III 型病理改变，>50%的肾小球出现全球硬化

表 19-4　DKD 肾小管间质、血管病理改变及评分标准（KDOQI 2010 版）

项目	标准	评分（分）
血管病变		
肾小动脉透明变性	无	0
	1 个部位	1
	>1 个部位	2
肾动脉硬化	无内膜增厚	0
	内膜增厚未超过中膜厚度	1
	内膜增厚超过中膜厚度	2
肾小管间质病变		
IFTA	无	0
	<25%	1
	25%～50%	2
间质炎性反应	>50%	3
	无	0
	IFTA 区域炎性细胞浸润	1
	非 IFTA 区域也有炎性细胞浸润	2

注：IFTA. 肾小管萎缩与间质纤维化。

第六节　诊断与鉴别诊断

虽然 DKD 的诊断金标准是病理学诊断，但不同于肾小球肾炎的诊断主要依靠病理学检查，目前 DKD 的诊断仍然主要依靠 UACR 升高和（或）eGFR 下降，同时排除其他 CKD 而做出，①由微量白蛋白尿缓慢进展到显性蛋白尿（尿常规试纸法检测尿蛋白持续阳性，或 24 小时尿蛋白定量＞0.5g）；②eGFR 下降进展慢；③糖尿病病程＞5～10 年；④无肉眼血尿及活动性尿沉渣改变；⑤有典型的糖尿病视网膜病变；⑥肾早期增大，中晚期萎缩不明显。

2007 年美国肾脏病基金会和肾脏病预后质量倡议（Kidney Disease Outcomes Quality Initiative, KDOQI）工作组（2007 年 NKF-KDOQI）提出了糖尿病肾病临床诊断建议，CKD 伴有以下情况的患者常被诊断为糖尿病肾病：糖尿病存在大量白蛋白尿；或以下情况存在微量白蛋白尿：存在糖尿病视网膜病变、1 型糖尿病病程超过 10 年。

糖尿病肾病的异质性显著。糖尿病合并 CKD 可能存在 3 种临床情况：DKD、非糖尿病肾病（NDRD）、DKD 合并 NDRD。糖尿病患者伴有蛋白尿出现以下情况应考虑 NDRD，如患者无肾活检禁忌证，可考虑行肾穿刺活检以明确诊断：①无糖尿病视网膜病变；②1 型糖尿病病程小于 10 年；③蛋白尿急剧增多或突发肾病综合征；④有活动性尿沉渣或红细胞管型；⑤存在其他系统性疾病的症状或体征；⑥ACEI 或 ARB 开始治疗后 2～3 个月内 GFR 下降超过 30%。

DM 伴蛋白尿或 eGFR 下降的患者肾活检可能发现的 NDRD 包括膜性肾病、局灶节段性肾小球硬化（FSGS）、急性间质性肾炎、感染后肾小球肾炎、IgA 肾病等。病理上需要和糖尿病肾小球 KW 结节样病变鉴别的肾病有轻链淀粉样变性、轻链沉积病等。

第七节　预防和治疗

糖尿病肾病的防治分为三个阶段。第一阶段为 DKD 的预防，对糖尿病人群进行早期筛查，采取改变生活方式、控制血糖和血压等措施，预防 DKD 的发生。第二阶段为 DKD 早期治疗，出现微量白蛋白尿或 eGFR 下降的 DKD 患者，予以综合治疗（如优化降糖、降压、降蛋白尿等），减少大量蛋白尿的发生，延缓 DKD 的进展。第三阶段为延缓肾功能不全的发生或进展，治疗并发症，减少心血管事件及死亡风险，出现肾衰竭开始肾替代治疗。

一、一　般　治　疗

一般治疗包括饮食治疗、运动、戒酒、戒烟、限制盐摄入、控制体重，有利于减缓 DKD 进展，保护肾功能。研究证明控制多种危险因素（降糖、降脂、降压并注意生活干预）后 DKD 发展至肾衰竭的比例明显下降，生存率明显增加。

（一）医学营养治疗

1. 总热量 每天摄入的总热量应使患者维持或接近理想体重，肥胖者可适当减少热量，消瘦者可适当增加热量。

2. 蛋白质摄入

（1）微量白蛋白尿患者，蛋白质摄入应为 0.8g/（kg·d）。高蛋白摄入[＞1.5g/（kg·d）]可导致肾小球高滤过和促炎基因表达，与糖尿病患者尿白蛋白增加、肾功能下降相关。DKD患者应避免高蛋白饮食，控制蛋白质每天摄入量，不超过总热量的 15%。

（2）显性蛋白尿患者及有肾功能损害者，蛋白摄入应控制在 0.6~0.8g/（kg·d）。低蛋白饮食可收缩入球小动脉，降低肾小球内压。

（3）透析患者常伴有蛋白能量消耗增加，适当增加蛋白摄入有利于保存肌肉容量及功能。由于蛋白质的摄入减少，摄入的蛋白质应以生物学效价高的优质蛋白质为主，可从家禽、鱼等动物蛋白中获得。

3. 钠、钾摄入 高盐摄入可升高血压及尿蛋白，增加 ESRD、心脑血管疾病及全因死亡的风险。限制盐摄入（≤6g/d）可降低血压和尿蛋白，并可加强 RAS 抑制剂的肾保护作用。DKD 患者盐的摄入应少于 6g/d，但不应低于 3g/d。随着肾脏疾病的进展，高钾血症风险增加，高钾血症（＞5.5mmol/L）患者，尤其是晚期肾脏疾病患者需要限制钾盐摄入。

4. 磷 DKD 肾功能不全患者甲状旁腺激素和 FGF-23 水平较高，可促进尿磷排泄，CKD 1~3 期患者高磷血症较为少见。但甲状旁腺激素和 FGF-23 水平升高可导致矿物质和骨代谢异常、左心室肥厚、血管钙化，导致肾小管间质和血管损伤，加速肾脏疾病进展，因此，即使无明显高磷血症的患者也应限磷。中重度肾脏疾病患者磷摄入量应＜800mg/d。

（二）生活方式干预

生活方式干预包括运动、戒烟、减轻体重等。长期规律的、合理的运动可减轻体重，改善脂质代谢，控制血糖、血压，提高生活质量，有助于 DKD 防治。推荐糖尿病肾病 CKD 3b~5 期患者每周进行 3 次，每次 30~60 分钟与心肺功能相匹配的运动。对于肥胖或超重的 2 型糖尿病患者，通过饮食、运动合理减轻体重，减重可显著降低肥胖或超重 2 型糖尿病 DKD 发生和进展风险。

吸烟是糖尿病患者白蛋白尿及肾功能进展的危险因素，戒烟或减少吸烟是糖尿病患者预防或控制 DKD 进展的重要措施。研究发现糖尿病患者吸烟量越大，UACR 越高，DKD 患病率越高。

二、血糖控制

在 1 型糖尿病和 2 型糖尿病患者中，严格控制血糖可减少 DKD 的发生或延缓其病程进展。

（一）血糖控制目标

美国肾脏病基金会（NKF）和肾脏病预后质量倡议（KDOQI）及国际 KDIGO 指南均

建议，DKD 患者的血糖控制目标为糖化血红蛋白（HbAlc）≤7%。

　　DKD 患者的血糖控制应遵循个体化原则，即应综合考虑患者年龄、病程、心血管疾病、慢性肾脏疾病、微血管病变风险和并发症等因素，以及其之前的血糖控制水平、低血糖易感性及低血糖意识。对于较年轻的或新近诊断的糖尿病患者，且未曾发生过心血管事件的患者，应该严格控制血糖，减少 DKD 的风险；对于 2 型糖尿病合并中重度慢性肾脏病的患者[eGFR＜60ml/（min·1.73m^2）]，以及中老年患者，HbAlc 控制目标适当放宽，为 7%～9%。

　　对于血液透析中反复出现低血糖的 DKD 患者，HbAlc 靶目标可放宽至 8%。由于 CKD 患者的红细胞寿命缩短，HbAlc 可能被低估。CKD 4～5 期的患者用果糖胺或糖化血清白蛋白反映血糖控制水平更可靠。这些患者低血糖发生的风险增加，而且可能带来严重不良反应。

（二）降糖药物的选择

　　降糖药物包括双胍类、磺脲类、格列奈类、噻唑烷二酮类、α-糖苷酶抑制剂、DPP-4 抑制剂、胰高血糖素样肽 1（glucagon-like peptide 1，GLP-1）受体激动剂及钠-葡萄糖共转运蛋白 2（sodium-glucose cotransporter 2，SGLT-2）抑制剂等，肾功能下降患者的剂量调整见表 19-5。

表 19-5　肾功能下降患者口服降糖药的剂量调整策略[GFR 单位：ml/（min·1.73m^2）]

药物		GFR 45～59	GFR 30～44	GFR 15～29	GFR＜15
双胍类	二甲双胍	不需剂量调整	剂量减半	避免使用	避免使用
磺脲类	格列本脲	避免使用	避免使用	避免使用	避免使用
	格列吡嗪	低剂量开始（2.5mg）	低剂量开始（2.5mg）	避免使用	避免使用
	格列美脲	低剂量开始（1mg）	低剂量开始（1mg）	低剂量开始（1mg）	低剂量开始（1mg）
格列奈类	那格列奈	不需剂量调整	不需剂量调整	低剂量开始（60mg）	避免使用
	瑞格列奈	不需剂量调整	不需剂量调整	低剂量开始（0.5mg）	低剂量开始（0.5mg）
噻唑烷二酮类	罗格列酮	不需剂量调整	不需剂量调整	不需剂量调整	不需剂量调整
糖苷酶抑制剂	阿卡波糖	不需剂量调整	不需剂量调整	避免使用	避免使用
	伏格列波糖	不需剂量调整	不需剂量调整	避免使用	避免使用
DDP-4 抑制剂	西格列汀	不需剂量调整	50mg/d	25mg/d	25mg/d
	维达列汀	不需剂量调整	50mg/d	50mg/d	50mg/d
	沙格列汀	不需剂量调整	2.5mg/d	2.5mg/d	2.5mg/d
	阿格列汀	不需剂量调整	12.5mg/d	6.25mg/d	6.25mg/d
	利格列汀	不需剂量调整	不需剂量调整	不需剂量调整	不需剂量调整
SGLT-2 抑制剂	卡格列净	100mg	避免使用	避免使用	避免使用
	恩格列净	10mg	避免使用	避免使用	避免使用
	达格列净	避免使用	避免使用	避免使用	避免使用

　　近期的研究显示，SGLT-2 抑制剂具有降糖以外的肾保护作用。GLP-1 受体激动剂亦有

初步证据显示可改善肾脏结局。因此，对于合并 CKD 的 2 型糖尿病患者，可考虑优选有肾脏额外保护的降糖药物。2018 年美国和欧洲糖尿病学会关于 2 型糖尿病高血糖管理的共识推荐：合并 CKD 的 2 型糖尿病患者，使用二甲双胍后血糖不达标，且 eGFR 在合适水平，可优选 SGLT-2 抑制剂；如 SGLT-2 抑制剂不耐受或有禁忌，宜选择 GLP-1 受体激动剂。

1. 双胍类　二甲双胍首选用于单纯饮食控制或体育锻炼无效的 2 型糖尿病，尤其适用于肥胖患者，也可与胰岛素联合用于 1 型和 2 型糖尿病。其主要药理作用是通过减少肝糖输出和改善外周胰岛素抵抗而降低血糖，二甲双胍可以使 HbA1c 降低 1%～2%，可减轻体重且不增加低血糖风险。二甲双胍主要以原型经肾小管排泄，二甲双胍本身不会对肾功能有影响，但在肾功能不全时，二甲双胍可能在体内蓄积，甚至引起乳酸酸中毒。临床上需根据患者 eGFR 水平决定二甲双胍是否使用及用药剂量：eGFR 45～59ml/（min·1.73m^2）减量，eGFR＜45ml/（min·1.73m^2）禁用。美国/欧洲糖尿病学会联合建议放宽二甲双胍用于中度肾功能不全 2 型糖尿病患者的限制，仅在 eGFR＜30ml/（min·1.73m^2）患者中禁用，eGFR 在 30～45ml/（min·1.73m^2）的患者依然安全，但应减少药物剂量（表 19-5）。蛋白尿并非使用二甲双胍的禁忌。二甲双胍应在患者应激状态（如严重感染、急性心力衰竭、呼吸衰竭等）时停用，特别是当患者有急性肾损伤时。碘化造影剂或全身麻醉术可能对二甲双胍的肾脏排泄有一定影响。对于 eGFR＞60ml/（min·1.73m^2）的糖尿病患者，造影或全身麻醉术前不必停用二甲双胍。eGFR 45～60ml/（min·1.73m^2）的 DKD 患者，使用造影剂前或全身麻醉术前 48 小时应暂时停用二甲双胍，完成至少 48 小时后复查肾功能无恶化可继续用药。

2. 磺脲类　为胰岛素促泌剂。第一代磺脲类药物（如甲苯磺丁脲等）应用于 CKD 患者时半衰期延长，低血糖风险明显增加，临床上已基本被淘汰。第二代磺脲类药物包括格列本脲、格列吡嗪、格列奇特、格列喹酮和格列美脲等。磺脲类药物由肝脏代谢，原型及代谢物主要经肾排泄，因此在肾功能受损的患者中可能蓄积。尤其是格列本脲的半衰期较长，其活性代谢产物可在 CKD 患者体内积聚，可能引起严重的低血糖反应，且持续时间可超过 24 小时。因而格列本脲仅可用于 CKD1～2 期患者。格列美脲用于 CKD3～4 期患者时，应从小剂量开始用药，即起始剂量为每天 1mg。格列吡嗪和格列齐特的代谢产物均无降糖活性，虽然主要经肾排泄，但低血糖风险小于前两者；两者用于 CKD1～2 期患者时无须调整剂量，3 期时减量或慎用，4～5 期时禁用。格列喹酮的代谢产物无降糖作用且大部分从粪便排泄，仅 5% 由肾脏排泄，受肾功能影响较小，可用于 CKD1～3 期患者，且无须调整剂量，4 期患者需谨慎用药，5 期患者应禁用。

3. 格列奈类　为非磺脲类胰岛素促泌剂，引起低血糖的风险和程度较磺脲类药物轻，主要代表药物有那格列奈和瑞格列奈。瑞格列奈及其代谢产物主要经肝脏代谢，仅＜8% 经肾排泄，瑞格列奈可应用于肾功能不全患者，但 CKD 4～5 期或肾移植、透析者，建议减少剂量，以降低低血糖风险。那格列奈主要在肝脏代谢，83% 经尿液排泄，但在 eGFR 15～50ml/（min·1.73m^2）患者中生物利用度和半衰期与健康人相比差别不大。轻中度肾脏损害无须调整剂量，在 CKD5 期患者，其活性代谢产物蓄积，应谨慎使用。

4. 噻唑烷二酮类　为胰岛素增敏剂，主要代表为吡格列酮和罗格列酮。两者均通过肝脏代谢，不增加低血糖风险。常见不良反应是液体潴留，对于 VYAA Ⅲ～Ⅳ级的患者，不宜使用。罗格列酮在肾功能下降的患者无须调整剂量，吡格列酮在 CKD 3b～5 期患者慎用。

5. α-糖苷酶抑制剂　主要药理作用是抑制碳水化合物在小肠上段的吸收而降低餐后血糖，主要代表药物有阿卡波糖、伏格列波糖等。该类药物口服后被胃肠道吸收不到 1%，但随着肾功能的降低，药物本身及其代谢产物的血药浓度显著增加。阿卡波糖和伏格列波糖可用于 CKD1～3 期患者，CKD 4～5 期患者禁用。

6. GLP-1 受体激动剂　以葡萄糖浓度依赖的方式增强胰岛素分泌、胰高血糖素分泌，并能延缓胃排空，通过中枢性的食欲抑制来减少进食量。其代表药物有艾塞那肽、利拉鲁肽等。艾塞那肽经肾排泄，eGFR 低于 45ml/（min·1.73m^2）时，其清除率下降 36%；eGFR 低于 30ml/（min·1.73m^2）时，其清除率下降 64%，且透析患者不能耐受胃肠道不良反应，因此艾塞那肽不推荐用于 CKD 4～5 期的患者。利拉鲁肽也仅可用于 CKD 1～2 期患者，在中度肾功能损害患者中的治疗经验有限，不推荐用于包括 ESRD 患者在内的重度肾功能损害患者。

有随机对照研究观察 GLP-1 受体激动剂在有心血管高风险的 2 型糖尿病患者中的心血管安全性，其肾脏结局（次级终点）显示，GLP-1 受体激动剂可降低肾病风险，延缓肾脏疾病进展。LEADER 研究显示，与安慰剂相比，利拉鲁肽使复合肾脏事件（新发持续性大量白蛋白尿、持续性血清肌酐水平加倍、ESRD 或肾脏疾病死亡）的风险降低 22%。ELIXA 研究也证实，利司那肽可延缓合并大量白蛋白尿的 2 型糖尿病患者蛋白尿的进展，并使新发蛋白尿的风险降低 19%。GLP-1 受体激动剂是否具有降糖之外的肾脏获益，尚需等待以肾脏事件为主要终点的临床研究证实。

7. DPP-4 抑制剂　DPP-4 是 GLP-1 降解酶，DDP-4 抑制剂可减少 GLP-1 在体内的降解，增加体内 GLP-1 的水平，包括西格列汀、沙格列汀、维格列汀和利格列汀。有研究显示，DPP-4 抑制剂可能具有降低尿白蛋白的作用，但能否减少 ESRD 等肾脏终点事件的风险尚缺乏证据。

西格列汀主要以原型从尿中排泄，用于 eGFR＞50ml/（min·1.73m^2）的 CKD 患者时无须调整剂量，eGFR 30～50ml/（min·1.73m^2）时减量至 50mg，每天 1 次，eGFR＜30ml/（min·1.73m^2）或透析的患者可减量至每天 25mg。沙格列汀在肝代谢，通过肾和肝排泄，eGFR＜45ml/（min·1.73m^2）时剂量减半。维格列汀代谢后约 85%通过尿液排泄，中度或重度肾功能不全患者剂量减半。利格列汀主要以原型通过肠肝系统排泄，肾排泄低于给药剂量的 5%，因此使用不受肾功能下降的影响，用于 CKD 1～5 期的患者无须调整剂量。

8. SGLT-2 抑制剂　主要抑制近端肾小管葡萄糖和钠的重吸收，该类药物具有直接肾脏保护作用：①减少钠离子重吸收，通过管球反馈缓解肾小球高滤过；②近端肾小管钠吸收减少，导致致密斑的钠吸收增多，抑制肾内 RAS 激活，从而减轻由此引起的氧化应激、炎症反应等肾脏损伤；③降低肾小管上皮细胞葡萄糖重吸收引起的肾小管毒性、继发的炎症反应及肾间质纤维化。SGLT-2 抑制剂不仅有降糖效果，还具有无低血糖反应、降血压、减轻体重、降低尿酸和改善肾血流动力学等效应，避免了胰岛素及磺脲类等常用降糖药的不良反应。

SGLT-2 抑制剂包括达格列净、恩格列净和卡格列净等。达格列净及相关代谢产物主要经肾清除，一般 eGFR＜6ml/（min·1.73m^2）时不推荐使用，但有研究显示，在 45～60ml/（min·1.73m^2）时使用达格列净是安全有效的。恩格列净经粪便（41.2%）和尿液（54.4%）消除，eGFR＜45ml/（min·1.73m^2）禁用。卡格列净经粪便（51.7%）和经尿液（33%）排泄，eGFR 45～60ml/（min·1.73m^2）时限制使用剂量为每天 100mg，eGFR＜45ml/（min·1.73m^2）的患者不建议使用。SGLT-2 抑制剂的降糖作用随肾功能减退而下降，直至无明显疗效。SGLT-2 抑制剂的主要副作用是尿路及生殖道感染风险，患者应适量增加饮水，保持外阴清洁，必要时给予监测和治疗。急性肾损伤、酮症酸中毒、下肢截肢风险增加及骨折等副作用在既往文献中也有报道。

多项随机对照研究观察了 SGLT-2 抑制剂在心血管高风险 2 型糖尿病患者中的心血管安全性，并对肾脏次要终点进行了分析。在 EMPA-REG 预后试验中，相比安慰剂，恩格列净使肾脏终点（包括进展至大量蛋白尿、血清肌酐翻倍、开始肾脏替代治疗，或因肾脏疾病死亡）的风险下降 39%，其中血清肌酐翻倍的发生风险降低 44%。CANVAS 研究结果表明，相比安慰剂，卡格列净可使肾脏复合终点（持续肌酐翻倍、ESRD、因肾脏疾病死亡）的风险下降 47%，其中白蛋白尿进展风险降低 27%。在 DECLARE 研究中，相比安慰剂，达格列净可使肾脏终点[eGFR 下降 40%，至 60ml/（min·1.73m^2）、新发 ESRD、因肾脏疾病死亡]风险下降 47%。

以肾脏结局作为主要终点的 CREDENCE 研究纳入了 2 型糖尿病合并 CKD 患者[eGFR 30～90ml/（min·1.73m^2），ACR 300～5000mg/g]。入选患者接受包括 RAS 抑制剂在内的标准治疗，其中 ACEI 或 ARB 达到每天最大耐受剂量，以 1∶1 比例随机分为卡格列净 100mg/d 或安慰剂治疗。随访 2.62 年时，较之安慰剂组，使用卡格列净的 DKD 患者进入终末期肾病、血清肌酐倍增、死于肾衰竭的复合终点的风险下降 34%，显著降低 ESRD 的风险达 32%，证实卡格列净具有降糖以外的肾保护作用。

9. 胰岛素 没有确凿证据表明胰岛素治疗有降糖之外的肾脏获益，胰岛素治疗的目的是改善血糖控制。在 DKD 早期阶段，由于胰岛素抵抗增加，胰岛素需求可能增加。对于中晚期 DKD 患者，特别是 CKD 3b 期及以下者，胰岛素的排泄减少，胰岛素需求量下降。故 CKD 3 期以上的患者胰岛素用量需减少，对于老年患者应尽量优先选择基础胰岛素，从而避免低血糖发生。

三、控 制 血 压

血压升高不仅是加速糖尿病肾病进展的重要因素，也是决定患者心血管病预后的主要风险因素。在 2 型糖尿病肾病患者中，血压对肾功能的影响更加突出，大量临床观察证实，严格控制高血压能明显减少糖尿病肾病患者的尿蛋白水平，延缓肾功能损害的进展。强化血压控制还可使心血管病终点事件的风险下降 20%～30%。

（一）血压控制目标

对伴有 DKD，尤其是白蛋白尿的患者，血压应控制在 130/80mmHg 以下，但舒张压不宜低于 70mmHg，老年患者舒张压不宜低于 60mmHg。

（二）降压药物的选择

1. ACEI/ARB 对糖尿病伴高血压且 UACR＞300mg/g 或 eGFR＜60ml/（min·1.73m²）的患者，推荐 ACEI 或 ARB 类药物治疗，有降低蛋白尿、减少心血管事件、延缓肾功能进展及 ESRD 发生的作用。对伴高血压且 UACR 30～300mg/g 的糖尿病患者，ACEI 或 ARB 类药物治疗，可延缓蛋白尿进展和减少心血管事件；但降低 ESRD 风险的证据不足。对不伴高血压但 UACR≥30mg/g 的糖尿病患者，使用 ACEI 或 ARB 类药物可延缓蛋白尿进展，但尚无证据显示 ACEI 或 ARB 可带来肾脏终点事件（如 ESRD）获益。

有研究显示，双倍剂量的 ACEI/ARB 类药物治疗可能获益更多。对不伴高血压，无白蛋白尿且 eGFR 正常的糖尿病患者，不推荐使用 ACEI 或 ARB 类药物进行 DKD 的一级预防。DKD 或糖尿病合并高血压的患者首选使用其中一种，不能耐受时以另一种替代。ACEI/ARB 治疗期间应定期随访 UACR、血清肌酐、血钾水平，调整治疗方案。ACEI/ARB 禁用于伴有双侧肾动脉狭窄的患者。建议用药初期 2 个月，每 2 周应监测血肌酐和血钾，如无异常变化，可以酌情延长监测时间；如果用药 2 个月内血清肌酐升高幅度＞30%常提示肾缺血，应停用该类药物；如出现高钾血症，也应停用该类药物并及时治疗。临床研究显示，血清肌酐≤265μmol/L 的患者应用 ACEI/ARB 类药物是安全的，但也应监测血清肌酐和血钾。虽然 RAAS 抑制剂对糖尿病伴 CKD3b～5 期患者有显著的心肾保护作用，但 eGFR＜30ml/（min·1.73m²）时是否使用仍存争议。2015 年欧洲糖尿病合并慢性肾脏病 3b 期或以上（DM-CKD36-5 期）指南建议，患者 eGFR＜15ml/（min·1.73m²）时应停用此类药物，多项临床研究及 Meta 分析显示联合使用 ACEI 和 ARB 类与单用 ACEI 或 ARB 类药物相比，并不改善肾脏终点结局及心血管事件发生率，反而会增加不良事件（高钾血症、急性肾损伤、刺激性干咳等）发生率。因此，不推荐联合使用 ACEI 和 ARB 类药物。

2. 盐皮质激素受体拮抗剂（mineralocorticoid receptor antagonist, MRA） 常用的 MRA 为螺内酯和依普利酮。多项小样本随机对照研究显示，MRA 与 ACEI 或 ARB 联用可有效控制难治性高血压，降低尿蛋白，并可能降低心血管事件发生率，但此联合方案可能会增加高血钾风险。MRA 治疗 DKD 的有效性及安全性尚需更多证据。

3. 钙离子拮抗剂（CCB） 有研究提示，非二氢吡啶类钙拮抗剂地尔硫䓬和维拉帕米能够减少蛋白尿。二氢吡啶类钙拮抗剂通过降低血压减轻了体循环对肾小球内压力的传导，从而改善肾小球内高滤过、高灌注状态。在肾功能受损时，长效钙通道阻滞剂无须减低剂量，尤其适用于合并冠心病、肾动脉狭窄、重度肾功能不全、存在 ACEI 或 ARB 使用禁忌的患者。

4. β 受体阻滞剂 可作为降压治疗的联合用药。第一类为非选择性 β 受体阻滞剂，主要代表药物是普萘洛尔，目前已较少使用。第二类主要作用于 β₁ 受体，代表药物有美托洛尔、比索洛尔。美托洛尔主要经肝脏代谢，5%以原型经肾排泄，用于肾功能损害者无须调整剂量。比索洛尔 50%通过肝代谢为无活性的代谢产物，然后从肾排出，剩余 50%以原型从肾排出，轻中度肾功能不全患者剂量不需调整，当 eGFR＜20ml/（min·1.73m²）时每天剂量不超过 10mg，肾透析患者使用经验较少。第三类主要作用于 β 受体和 α₁ 受体，代表药物有卡维地洛、拉贝洛尔。拉贝洛尔 55%～60%的原型和代谢产物由尿排出，血液透析和腹膜透析均不易清除，应慎用于肾功能不全者。

5. 利尿剂　多数 DKD 合并高血压的患者，尤其血压高于 130/80mmHg 者需要一种以上药物控制血压，噻嗪类或袢利尿剂可作为联合用药。氢氯噻嗪在中重度肾功能损害患者的效果较差，eGFR＜30ml/（min·1.73m^2）的 DKD 患者应慎用；袢利尿剂（如呋塞米、托拉塞米、利尿酸钠）在肾功能中重度受损时仍可使用。当 eGFR＜10ml/（min·1.73m^2）时，患者对袢利尿剂的反应已极差。

四、纠正脂质代谢紊乱

高脂血症不仅直接参与糖尿病胰岛素抵抗和心血管并发症的发生，低密度脂蛋白胆固醇（LDL-C）还通过作用于肾小球系膜细胞上的 LDL 受体，导致系膜细胞和足细胞的损伤，加重蛋白尿和肾小球及肾小管间质纤维化的进展。糖尿病患者出现肾病综合征和肾功能不全，又会进一步加重高脂血症。因此，积极纠正 DKD 患者体内脂代谢紊乱，可改善 DKD 患者预后。

（一）血脂控制目标值

进行调脂药物治疗时，以降低 LDL-C 作为首要目标，非 HDL-C 作为次要目标。目前尚无大规模、高质量的临床研究评估 DKD 患者 LDL-C 治疗目标。研究表明，GFR 下降[eGFR＜60ml/（min·1.73m^2）]是冠心病的等危症，因此推荐 DKD 患者血脂治疗目标为有动脉粥样硬化性心血管疾病（arteriosclerotic cardiovascular disease，ASCVD）病史或 eGFR＜60ml/（min·1.73m^2）等极高危患者，LDL-C 水平小于 1.8mmol/L，其他患者应小于 2.6mmol/L。

（二）降脂药物的选择

1. 他汀类药物　对肾功能无不良影响，建议 DKD 患者 LDL-C 未达标者接受他汀类药物治疗。他汀类药物能降低 CKD 3～4 期患者的全因死亡率、心血管疾病死亡率及心血管事件发生率，但对透析后患者效果不佳。常用的他汀类药物包括阿托伐他汀、辛伐他汀、氟伐他汀、瑞舒伐他汀和普伐他汀等。DKD 患者处于 CKD 1～3 期，他汀类药物的使用无须减量；CKD 4～5 期，阿托伐他汀无须减量，辛伐他汀应减量使用，而氟伐他汀、瑞舒伐他汀、普伐他汀均应谨慎使用；不推荐未使用他汀类药物的透析患者开始他汀治疗，但已开始他汀类药物治疗的透析患者可继续使用，除非出现副作用。

DKD 患者是他汀类药物相关肌病的高危人群。在肾功能进行性减退或 eGFR＜30ml/（min·1.73m^2）时，他汀类药物易导致糖尿病患者发生肌病，并且发病风险与他汀类药物剂量密切相关，故应避免大剂量应用。

2. 其他调脂药物　中等强度他汀类药物治疗 LDL-C 不能达标时，可联合应用依折麦布等。因贝特类药物会增加 DKD 患者肌炎、横纹肌溶解或肝脏损害风险，同时不改善心血管事件结局，故仅推荐用于严重的高三酰甘油血症（三酰甘油＞5.7mmol/L），目的是降低胰腺炎风险，但在 eGFR＜30ml/（min·1.73m^2）时禁用。另有研究显示，烟酸类药物治疗并不能改善肾脏预后，因此不推荐烟酸类药物联合他汀类药物治疗 DKD。

五、贫血的治疗

贫血在 DKD 伴中重度肾功能不全患者中很常见，是 DKD 患者左室肥厚、心血管疾病和充血性心力衰竭的独立危险因素。DKD 患者较其他原因同期 CKD 患者有更低的血红蛋白水平，更易发生贫血，当 eGFR<60ml/（min·1.73m^2）时，应进行贫血筛查。DKD 患者的促炎细胞因子增加，影响机体各组织对红细胞生成素的作用，降低了红细胞生成过程中对铁的有效利用率。没有接受肾脏替代治疗的患者，当血红蛋白低于 100g/L 时应用促红细胞生成制剂和铁剂，维持血红蛋白 110~120g/L（避免血红蛋白>130g/L）。

六、抗血小板治疗

高血糖对血小板聚集起促进作用，高胰岛素血症对纤溶有抑制作用，这两种现象增加了血栓的风险。在糖尿病 CKD1~2 期患者中如没有出血风险可使用阿司匹林作为心血管事件的主要预防措施，尤其是有蛋白尿、高血压、高血脂的心血管高危人群。糖尿病 CKD 3b~5 期患者如果没有禁忌或不耐受，可以开始应用阿司匹林作为二级预防用药。

七、肾脏替代治疗

GFR 低于 15ml/（min·1.73m^2）的糖尿病肾病患者可考虑肾脏替代治疗，根据年龄、尿量、尿毒症症状及心血管并发症程度等决定进行替代治疗的时机，包括血液透析、腹膜透析或肾脏移植。糖尿病合并 ESRD 患者腹膜透析与血液透析的远期疗效无差异。若选择血液透析，建议采用高通量透析。

糖尿病不是肾移植的禁忌证，但移植前需进行充分评估。糖尿病尿毒症患者肾移植后长期服用免疫抑制剂，可致血糖控制困难、心血管疾病恶化、感染等不良后果。有报道肾移植能显著改善糖尿病 ESRD 患者预后。对 1 型糖尿病 ESRD 患者，建议活体肾移植或胰、肾联合移植，也可以在活体肾移植后行胰腺移植以提高移植肾存活率。对 2 型糖尿病 ESRD 患者，如符合条件可以行肾移植；由于胰岛素抵抗，不建议进行胰腺移植或胰、肾联合移植。

（李明喜　李丹妮）

参 考 文 献

中华医学会糖尿病学分会微血管并发症学组，2014. 糖尿病肾病防治专家共识（2014年版）. 中华糖尿病杂志，6（11）：792-801.

中华医学会糖尿病学分会微血管并发症学组，2019. 中国糖尿病肾脏疾病防治临床指南. 中华糖尿病杂志，11（1）：15-28.

Foundation NK, 2007. KDOQI clinical practice guidelines and clinical practice recommendations for diabetes and chronic kidney disease. Am J Kidney Dis, 49（2）：S12-S154.

Frederik P, Peter R, 2018. Diagnosis of diabetic kidney disease: state of the art and future perspective. Kidney Int Suppl, 8（1）：2-7.

Thornton SN，Regnault V，Lacolley P，2017. Liraglutide and renal outcomes in type 2 diabetes. N Engl J Med，377（22）：2196-2197.

Muskiet MHA，Tonneijc kL，Huang Y，et al，2018. Lixisenatide and renal outcomes in patients with type 2 diabetes and acute coronary syndrome：an exploratory analysis of the ELIXA randomised, placebo-controlled trial. Lancet Diabetes Endocrinol, 6(11): 859-869.

Perkovic V，de Zeeuw D，Mahaffey KW，et al，2018. Canagliflozin and renal outcomes in type 2 diabetes：results from the CANVAS Program randomised clinical trials. Lancet Diabetes Endocrinol，6（9）：691-704.

Sydney T，Kumar SH，2019. Pathogenesis，clinical manifestations and natural history of diabetic kidney disease//John F，Jurgen F，Marcello T，Richard J J. Clinical Comprehensive Nephrology. 6th ed. Oxford：Elsevier：357-375.

Tervaert TW，Mooyaart AL，Amann K，et al，2010. Pathologic classification of diabetic nephropathy. J Am Soc Nephrol，21（4）：556-563.

Tong LL，Sharon A，Christoph W，2019. Prevention and treatment of diabetic kidney disease//John F，Jurgen F，Marcello T，et al. Clinical Comprehensive Nephrology. 6th. Oxford：Elsevier：376-385.

Tuttle KR，Bakris GL，Bilous RW，et al，2014. Diabetic kidney disease：a report from an ADA consensus conference.Diabetes Care，37（10）：2860-2883.

Wanner C，Inzucchi SE，Lachin JM，et al，2016. Empagliflozin and progression of kidney disease in type 2 diabetes. N Engl J Med，375（4）：323-334.

第二十章　糖尿病周围神经病

一、流行病学

1993 年英国的 Young 等进行了一项多中心横断面研究，共纳入 6487 例糖尿病患者，其中 37.4%为 1 型糖尿病。研究显示：糖尿病周围神经病的总体患病率为 28.5%，其中 1 型糖尿病周围神经病的患病率为 22.7%，2 型糖尿病为 32.1%。周围神经病的发生与年龄及糖尿病的病程有关，病程小于 5 年的患者中周围神经病的患病率为 20.8%，病程长于 10 年患病率为 36.8%。60 岁以上 2 型糖尿病患者中，50%合并周围神经病。

Abbott 等（2011 年）进行了一项纳入 15 692 例糖尿病患者的社区研究，所有患者来自英格兰西北部，其中 1 型糖尿病 8.6%，2 型糖尿病 91.4%，临床周围神经病被定义为针刺感、温度觉及振动觉消失。研究结果显示，48%的患者存在临床周围神经病，而存在痛性神经病变症状的患者占 34%。其中，2 型糖尿病患者、女性患者和南亚族群发生痛性神经病变的风险增加。

Partanen 1995 年发表的研究中，对 133 例 2 型糖尿病患者进行了 10 年随访，8.3%新确诊的糖尿病患者存在周围神经病变，10 年后 41.9%患者出现神经病变。

Rochester 研究中，380 例糖尿病周围神经病患者中，26.8%为 1 型糖尿病，73.2%为 2 型糖尿病。1 型糖尿病患者中 65%合并周围神经病，2 型糖尿病患者中 59%合并周围神经病。

我国台湾的研究中，共观察了 4007 例 1 型糖尿病患者，最长随诊 15 年，周围神经病发病率是 2.39/年，诊断糖尿病后 12 年的累积发病率为 23.7%。

1988 年 DCCT 对 278 例 1 型糖尿病患者的研究中，39%合并周围神经病，周围神经病的发生与年龄、糖尿病病程相关，男性更多见。

Tesfaye 等研究欧洲 31 个中心的 3250 例 1 型糖尿病患者，显示糖化血红蛋白升高，糖尿病病程长，总胆固醇、低密度脂蛋白胆固醇和三酰甘油升高，蛋白尿，高血压及吸烟等均为糖尿病周围神经病的易患因素。

高血糖的持续时间和严重程度是 1 型或 2 型糖尿病患者发生糖尿病性神经病的主要危险因素。多项研究也指出了其他周围神经病的危险因素，包括血糖变异性、年龄、血脂异常、高血压和吸烟等。

二、发病机制

糖尿病神经病变的病因和发病机制尚不能完全确定，高血糖及其继发的代谢异常是发病的关键因素。近来的研究提示其发病有以下几种机制，每种机制都不再被视为单独的假说，而是代谢和血管因素相互之间的复杂作用。

（一）微血管病变学说

此学说主要依据是病理所见神经滋养血管缺血和血栓形成，神经内膜血管壁增厚及血管闭塞，从而造成神经缺血坏死。近年来超微结构发现血管内皮细胞增生、基底膜增厚、内皮细胞间隙增宽以及血-神经屏障异常，提示代谢物质渗出堆积及基底膜增厚导致缺氧等因素造成神经内膜、神经纤维髓鞘和轴索的损伤而致病。然而，基于局灶性神经内膜缺血难以解释糖尿病感觉神经纤维和自主神经纤维的损伤。

（二）代谢和生化异常学说

（1）多元醇径路激活，导致神经内大量山梨糖和果糖沉积，这一过程在慢性高血糖中更显著。细胞内山梨醇蓄积导致 NADPH 耗竭、细胞渗透压升高和细胞内肌醇减少，这些均会干扰细胞代谢，使细胞易发生氧化应激。

（2）氨基己糖旁路激活，导致神经膜结构改变和微血管和血液流变学异常。

（3）蛋白激酶 C 的活性增加，导致血管内皮细胞增生，管腔阻塞，血流减少；蛋白激酶 C 激活会导致血管收缩及神经缺氧；这些神经血管改变促进了糖尿病性神经病变的发生。

（4）非酶促晚期糖基化终产物（AGE）在神经和（或）血管聚积。

（5）神经营养因子如神经生长因子、神经营养因子-3 和胰岛素样生长因子的消耗和轴突运输的改变。

（6）上述代谢异常产生的大量氧自由基，导致周围神经损害。

三、病理改变

（一）血管病理改变

中、小动脉和毛细血管前动脉管壁增厚，内膜玻璃样变性和纤维素样变性，管腔变窄，可见血栓形成。电镜下可见内皮细胞增生，管腔内绒毛样突起，内皮细胞间连接增宽，可见窗孔形成，小动脉和毛细血管前动脉基底膜明显增厚。

（二）基底膜增厚

此为糖尿病特征性病理所见，广泛见于血管、神经和肌肉组织。在神经内膜、束膜、施万细胞和毛细血管等处基底膜明显增厚，较正常增厚数倍甚至十几倍。

（三）有髓神经纤维改变

有髓神经纤维密度减低，可见轴索变性，"髓球"形成；可见节段性脱髓鞘和髓鞘再生及薄髓纤维。

（四）无髓神经纤维和施万细胞改变

无髓纤维轴索变性，神经脱失；施万细胞增生、基底膜增厚；神经内膜增厚，胶原纤维增多形成胶原囊，神经内膜可见单核细胞浸润。

（五）肌肉病理改变

肌肉活检呈神经源性改变，可见肌纤维大小不等，肌纤维变性，小角形萎缩肌纤维与正常纤维镶嵌分布；ATP 酶染色可见同型肌纤维群组化分布。电镜下可见肌膜和血管基底膜明显增厚。

糖尿病周围神经病临床-病理类型如下。

（1）对称性多发性神经病：临床表现为远端对称性多发性神经病，病理改变为原发性轴索变性，由远端向近端发展，符合"逆死性神经病"（dying back neuropathy）表现。远端对称性多发性神经病从病理改变上难以与其他轴索性神经病变相鉴别，如酒精性或尿毒症性周围神经病。然而糖尿病多发性神经病变患者在病程早期就出现神经滋养血管形态异常，且与神经纤维丧失的严重程度相一致。

（2）局灶性单神经病和多发性单神经病：与远端对称性多发性神经病不同，其病理基础为血管病变，可出现各神经束病变程度不同，有髓纤维斑片状脱失，可见小血管壁增厚、管腔变窄和血栓形成，提示神经滋养血管闭塞性神经病。

四、分　　类

糖尿病所致周围神经损害表现多样，目前并没有普遍接受的分类标准，Bansal 等 2006年提出的糖尿病周围神经病分类标准见表 20-1。该分类将糖尿病周围神经病分为对称性及非对称性，再根据其临床特点进一步细分。

表 20-1　糖尿病周围神经病的分类标准

对称性和弥漫性	非对称
对称性多发性周围神经病	神经根和神经丛周围神经病
自主神经病	腰骶段
痛性远端性周围神经病伴体重下降、糖尿病恶病质	胸段
胰岛素性神经炎	颈段
酮症酸中毒后多发性神经病	单神经病
糖耐量异常性多发性神经病	正中神经病
	尺神经病
	腓总神经病
	脑神经病

在 1993 年罗切斯特糖尿病研究中，54%的患者有远端对称性多发性周围神经病，22%出现无症状性腕管综合征，11%出现症状性腕管综合征，7%出现自主神经病变，其他类型周围神经病变占 3%，包括胸腰段多发性神经根病及脑神经病。

（一）对称性多发性周围神经病

远端对称性感觉运动性多发性周围神经病是糖尿病神经病变中最常见的类型，临床多隐袭起病，从下肢远端开始，双侧对称。早期多表现为双足趾麻木、发凉或刺痛感等，缓慢向近端发展至踝部、小腿及膝部，此时上肢出现由手指向腕部、肘部发展的感觉障碍。典型感觉障碍呈"手套-袜套"样分布。因为胸腹部支配神经同样系远端神经，可见胸腹中线两侧较背部痛触觉减退。这种长度依赖性感觉障碍反映了神经损害的先后是基于轴突的长度，最长的轴突最先受累。除了感觉减退等"阴性症状"，还会出现疼痛、感觉异常等"阳性症状"，疼痛常表现为烧灼痛、过电样、刺痛、锐痛等，还可出现触诱发痛。疼痛于夜间加重，影响入眠。与感觉障碍相比，早期运动受累常不突出，局限于下肢远端，出现足部肌肉无力萎缩，随病情进展，由远端向近端发展。

根据受累神经纤维不同，分为大有髓纤维受累为主的感觉性神经病或感觉运动性神经病；小纤维受累为主的感觉性神经病和自主神经病。

1. 大有髓纤维受累为主型　大有髓纤维传导深感觉及运动，病变时常出现双下肢麻木或踩棉感，查体双侧膝踝反射减弱或消失，袜套样深浅感觉障碍，以深感觉障碍为主；严重表现为感觉性共济失调，上肢受累较轻，有时患者主诉不明显，而临床医生仔细检查可早期发现音叉觉减弱和踝反射减弱或消失。肌电图和传导速度检查显示轴索性周围神经病；腓肠神经活检可见大有髓纤维密度减低、轴索变性和节段性脱髓鞘。

2. 小纤维受累为主型　小纤维指直径小于 7μm 的小有髓纤维和无髓纤维，包括传导皮肤痛温觉的 Aδ 有髓纤维和支配汗腺、血管、立毛肌的交感神经节后 C 类无髓纤维。病变时出现感觉障碍及自主神经功能障碍（见下述）。出现双足少汗或无汗、皮肤粗糙、脱屑。伴有下肢远端为主的麻木、疼痛，肌力通常正常。肌电图和神经传导速度可正常，若同时有大有髓纤维受累可显示轴索性周围神经病，神经活检以小有髓纤维和无髓纤维轴索变性和脱失明显。

（二）自主神经病

糖尿病自主神经病并不如感觉运动性周围神经病广受重视，因为其症状更隐袭，累及多个系统，临床表现各异；且严重的自主神经症状常在糖尿病病程晚期出现，缺乏客观的评估方法也使得自主神经病不易早期诊断。糖尿病自主神经病在糖尿病晚期非常普遍，并且导致死亡率增加，因此尽早识别并预防其进展至关重要。

1. 心血管自主神经病变（cardiovascular autonomic neuropathy，CAN）　是心血管系统的自主神经调控受损，是严重的糖尿病并发症，与预后不良相关。可表现为静息时心动过速、直立性低血压、晕厥、无症状性心肌梗死和心肌缺血、心搏骤停或猝死。

静息时心动过速是 CAN 特征性表现，随着自主神经病变进展，心率逐渐减慢，疾病晚期将表现为固定心率。正常情况下做深呼吸和 Valsalva 动作时会出现心率变化，而患者心率并无相应变化。

直立性低血压是指患者从仰卧位转换至站立位后 3 分钟内，收缩压降低≥20mmHg 和（或）舒张压降低≥10mmHg。最严重的致残性直立性低血压可导致血压急剧下降，从而引起晕厥。

2. 胃肠道自主神经病变　主要表现包括胃食管反流病（gastroesophageal reflux disease，GERD）、胃轻瘫和慢性腹泻。GERD 最常见的症状是胃灼热和反流，食管外表现包括支气管痉挛、喉炎和慢性咳嗽。胃轻瘫的症状包括恶心、呕吐、早饱、腹胀感和（或）上腹疼痛。糖尿病患者腹泻呈无痛性水样泻，发生于夜间，可能伴有大便失禁。腹泻发作可呈间断性，其间排便习惯正常，甚至与便秘期交替出现。

3. 泌尿、生殖系统症状　排尿困难、尿失禁、尿潴留，继而容易引发尿路感染；性欲减退、勃起功能障碍、月经紊乱等。

4. 其他自主神经症状　糖尿病影响到外周小血管和汗腺自主神经时，可出现体温调节异常、汗腺分泌异常、血管舒缩功能不稳定。体温异常主要表现为肢体怕冷，以下肢及足部尤为明显。泌汗障碍主要表现为不同于既往的多汗、少汗或不出汗。患者可出现皮肤干燥、弹性减退、手足皲裂等。影响到瞳孔括约肌的神经支配时可出现瞳孔异常，导致暗适应不良和难以夜间驾驶。

需要特别注意的是，自主神经功能障碍严重者可出现无症状性低血糖，即血糖＜3.9mmol/L 而不出现交感神经兴奋表现（如心悸、手抖、出汗、饥饿感等），患者不会主动进食或求助而可能很快进展到严重低血糖昏迷。

自主神经症状调查（survey of autonomic symptoms，SAS）是一项简单的调查问卷（表 20-2），对于糖尿病自主神经病的诊断有较高灵敏性和特异性。该调查问卷包含 11 项女性项目和 12 项男性项目，每个项目的评分范围为 1（最轻）～5（最严重）分。询问患者在过去的 6 个月是否有表 20-2 中所列症状。

表 20-2　自主神经症状调查问卷

题号	症状	得分
1	您有头晕目眩吗？	
2	您感觉口干、眼干吗？	
3	您的脚有苍白或者发紫吗？	
4	您的脚比身体其他部分凉吗？	
5	您的脚比身体其他部分出汗少吗？	
6	您的脚在锻炼或者天气热的时候不出汗或者出汗减少吗？	
7	您的手出汗比身体其他部分多吗？	
8	在少量进食后您就会有恶心、呕吐、上腹部饱胀感吗？	
9	您有持续腹泻吗？（每天大便超过 3 次）	
10	您有持续便秘吗？（每 2 天大便次数少于 1 次）	
11	您有小便失禁吗？	
12	您有勃起功能障碍吗？（男性）	

（三）糖尿病恶病质

急性疼痛性神经病已被描述为单独的临床疾病，与既往 Ellenberg 所描述的"糖尿病性恶病质"基本一致。在 1 型糖尿病和 2 型糖尿病患者中均可发生，患者表现为足部持续性烧灼样疼痛，夜间尤为明显；患者可在接触衣物或床单时出现疼痛不适，因此不愿穿袜、盖被，称为"触诱发痛"。运动功能相对保留，感觉缺损症状较轻。可以伴有明显的体重下降，甚至在疼痛出现之前即出现体重下降。患者常伴有抑郁症和勃起功能障碍。通常发病 10 个月之内症状逐渐缓解，曾有研究进行长达 6 年的随访，并未观察到复发。

（四）胰岛素性神经炎

Caravati 描述了 1 例糖尿病患者，在胰岛素治疗后数周出现了急性痛性周围神经病，称为胰岛素性神经炎（insulin neuritis）。在最近的一系列研究中，将其命名为治疗诱发的糖尿病神经病变（treatment-induced neuropathy in diabetes，TIND）。该组患者主要表现为小纤维神经病，出现烧灼痛、触诱发痛及自主神经症状，考虑其发病与长期慢性高血糖状态下的快速血糖控制相关。曾认为该神经病变少见，但一项纳入了 954 例转诊至一家三级医疗中心接受 TIND 评估的患者的回顾性研究的数据显示，104 例患者（11%）表现出 TIND，发生 TIND 的风险和神经病理性疼痛及自主神经功能障碍的严重程度与 HbA1c 降低幅度相关，1 型糖尿病或有进食障碍病史时，TIND 的风险增加。采取胰岛素或口服降血糖药物治疗可能会发生 TIND。TIND 的发病机制尚不明确，腓肠神经活检显示慢性轴索损害伴有神经再生，同时，神经外膜可见动静脉分流及血管网形成，与视网膜新生血管相似，可能因盗血效应导致神经内膜缺血，类似于血糖控制迅速改善之后，先前存在的视网膜病变的短暂恶化。

（五）糖尿病腰骶神经根病

由 Bruns 在 1890 年首次提出，之后随着对该病认识的不断深入，曾先后有多种不同的名称用以描述该综合征，如布伦斯-加兰综合征、糖尿病性肌萎缩、近端糖尿病性神经病、糖尿病神经根病、糖尿病性腰骶神经丛病变等，而命名演变的过程也可反映出对该病累及范围的不同认识。该病不仅累及腰骶神经丛，也累及腰骶神经根和周围神经。

糖尿病腰骶神经根病最常出现于新诊断的 2 型糖尿病患者及血糖控制良好的患者中。典型表现是急性、非对称、局灶性疼痛，之后出现近端肌无力，伴随自主神经病变及体重下降。远端起病也不少见。随病情进展，病变累及范围逐渐广泛以至对称。病程可在数月内逐渐进展，大多数患者症状可部分或全部缓解。在 Dyck 等 33 个病例的研究中，患者平均发病年龄为 65 岁（35～80 岁），中位病程 4 年（0～36 年）。除 1 例外，其余均为 2 型糖尿病。82%患者以严重疼痛起病，18%患者以无力为主要表现。64%患者近端起病，36%远端起病。88%患者非对称起病，97%患者随病情进展出现双侧受累，3 个月左右由一侧发展至另一侧。多数患者有近端和远端感觉减退，约 50%患者有自主神经受累，如直立性低血压、尿便障碍、腹泻、心动过速、性功能障碍等。以糖尿病史、典型临床表现和电生理检查为诊断依据。神经影像可以排除一些其他病因。电生理检查可以发现轴索性损害而非脱髓鞘。治疗方面，没有有效治疗方法，静脉注射免疫球蛋白（IVIG）可能有效。尽管多数患者可以有部分临床缓解，但是并不会完全恢复。足下垂及疼痛会持续数年。

（六）胸段多发性神经根病

本病不如腰段多发性神经根病常见，但可以引起显著症状，患者出现急性疼痛，表现为单侧或双侧胸或腹部受累神经根分布区的痛觉过敏或浅感觉减退。这类患者因诊断困难，常至消化科就诊，接受胃肠道诊断性检查。

（七）脑神经病

最常见的脑神经单神经病是第Ⅲ对（动眼神经）麻痹，常急性起病，出现单侧眼球疼痛、上睑下垂和复视，但瞳孔不受累，症状持续数周后逐渐改善，其次易受累的是第Ⅵ对（展神经）和第Ⅳ对（滑车神经）脑神经。面神经麻痹在糖尿病患者中更常见。

（八）单神经病及多发性单神经病

腕管综合征是糖尿病患者中最常见的周围神经单神经病，尽管估计数据存在差异，但至少有 1/4～1/3 的糖尿病患者可能出现症状性或非症状性腕管综合征。也可能发生肘部或腕部（较少见）的尺神经单神经病。腓神经单神经病变是下肢单神经病最常受累的部位，可导致足下垂。患者有多个单神经受累时称为多发性单神经病，另一种引起多发性单神经病的常见病因是血管炎，应加以鉴别。

五、诊　　断

糖尿病神经病变临床异质性高，对其诊断评估缺乏一致性。其诊断包括以下几方面：临床评估、电生理诊断、病理诊断、角膜共聚焦显微镜等。同时应与其他原因导致的周围神经病鉴别。

（一）临床评估

（1）病史：明确糖尿病类型、病程、治疗方法、血糖的控制情况等，是否合并高血压、高脂血症等，是否有饮酒史。需要注意，有些患者以周围神经病作为糖尿病的首发症状，应询问有无糖尿病症状，完善血糖检查，必要时行糖耐量试验。

（2）明确周围神经病的临床表现。

（3）神经系统体格检查：包括脑神经、深浅感觉检查、肌力检查、反射及自主神经检查。

（4）临床评估量表：包括针对糖尿病多发性周围神经病及其他类型周围神经病变的评估。

对于糖尿病多发性周围神经病，既往其诊断曾仅基于患者的症状和体征（如痛触觉或音叉震动觉减退或缺失，以及踝反射的减弱或消失等），缺乏统一的标准，不利于各项临床研究的开展。1988 年，圣安东尼奥共识提出了一套较全面的诊断及检测糖尿病性神经病的标准，指出神经传导异常是诊断糖尿病多发性周围神经病最客观及最准确的检查手段，但是肌电图检查需要专科医师操作，且费时费力，不适用于大规模筛查，同样不适用于内分泌科门诊及全科医生门诊。近年来，多个临床评分量表因其简单和可靠而更适合早期筛查。多项研究表明，多伦多临床评分系统（Toronto clinical neuropathy scoring system，TCSS）、密歇根神经病变筛查（Michigan neuropathy screening instrument，MNSI）、密歇根糖尿病神经病变评分（Michigan diabetic neuropathy score，MDNS）等对于糖尿病多发性周围神经病诊断有较高的敏感性和特异性。

TCSS 评分共三个部分（表 20-3）。症状评分：有=1 分，无=0 分。反射检查：消失=2 分，减低=1 分，正常=0 分。感觉检查：不正常=1 分，正常=0 分。总分 19 分，正常 0 分。

表 20-3 多伦多临床评分系统

症状评分	反射评分	感觉检查评分
足部	膝腱反射	针刺觉
疼痛	跟腱反射	温度觉
麻木		轻触觉
针刺感		震动觉
无力		位置觉
共济失调		
上肢症状		

MNSI 包含以下问题：足部是否存在皮肤干燥、胼胝、裂隙、感染或畸形？有上述任何神经病变指标时记 1 分；若存在溃疡，则再加 1 分。跗趾背侧的振动觉如何？减弱（0.5 分）；消失（1 分）。跟腱反射如何？消失（1 分）；加强试验时出现（0.5 分）。评分大于 2 分则提示有神经病变，特异性（95%）和敏感性（80%）均较高。

（二）电生理检查

神经传导异常是诊断糖尿病多发性周围神经病最客观及最准确的检查手段，之后多项研究也证实神经传导检查的重要意义。电生理技术的优点是客观、敏感、可重复，同时可发现亚临床神经病变，但电生理检查也有局限性：常规传导速度检查仅检测大有髓纤维功能，难以评估小纤维功能，且电生理检查无法鉴别不同病因所致的周围神经损害。目前皮肤交感反射（sympathetic skin response，SSR）、定量感觉检查（quantitative sensory testing，QST）、量化催汗轴突反射试验（quantitative sudomotor axon reflex testing，QSART）等技术可用于早期小纤维神经病变的诊断。

SSR 的优点在于它可以用常规的肌电图装置进行检查。但由于 SSR 的传导通路有中枢段参与，故其对周围神经病变的评价受到影响，特异性不高。

QST 可测定振动觉阈值与温度觉阈值，可分别检查四肢大小纤维神经功能，是一种无创、定量的检测方法，但检查结果可能会受到患者主观的影响；而且正常值也是一个相对宽的范围，所以敏感性不高。

QSART 可用于评价节后交感神经功能。QSART 用于小纤维神经病的诊断是一项很敏感的指标，即使患者还没有出现自主神经功能不全的症状也可能发现 QSART 的异常。通常可以看出长度依赖性汗量异常，有时可以看到过度和持续地出汗。QSART 具有客观、可重复、对周围神经病诊断较特异等优点；但 QSART 需要特定的设备，所以并没有得到广泛应用。

对于其他类型糖尿病神经病变，应分析其受累部位，系单神经、多发单神经、神经根、神经丛或自主神经，其受累纤维类型有运动神经纤维、感觉神经纤维、自主神经纤维或混合神经纤维，起病系急性或慢性等，结合肌电图，协助定位及分型。

（三）周围神经和肌肉活组织病理检查

1. 腓肠神经活检　典型糖尿病周围神经病根据病史、症状、体征及电生理检查即可诊断，不需神经活检。但对临床诊断有困难的病例，神经活检可提供帮助。除发现轴索变性及再生、神经纤维脱失等神经病变外，神经活检的主要目的是排除其他原因导致的周围神经病，如血管炎周围神经病，临床可表现为急性起病单神经或多发单神经病，与糖尿病单神经病表现类似；或者淀粉样变周围神经病，临床可表现为突出的自主神经病变，与糖尿病自主神经病变难以鉴别，此时神经活检发现淀粉样物质沉积可协助诊断。

2. 肌肉活检　糖尿病近端肌萎缩主要表现为近端肌无力，有时与肌肉疾病鉴别困难，肌肉活检病理改变可见神经源性肌萎缩，有助鉴别诊断。

3. 皮肤神经活检　皮肤有丰富的神经纤维支配，通过皮肤活检技术，用抗 PGP 9.5 抗体（protein gene product 9.5，神经肽蛋白基因产物 9.5）作为标志物对皮肤组织进行免疫组化染色，可以清楚地显示出皮肤中丰富的神经纤维，从而定量观察表皮神经纤维密度，并对皮肤神经纤维的形态改变进行评价，同时可评价汗腺、血管、立毛肌的血管支配。欧洲神经学协会联合会已公布了皮肤活组织检查诊断周围神经病变的指南。

皮肤活检通常同时取一侧下肢大腿及小腿皮肤，大腿皮肤取自髌骨上缘上 15cm 大腿外侧，小腿皮肤取自外踝上 10cm 处。皮肤标本经过 2%多聚甲醛-赖氨酸-高碘酸钠固定液（PLP）固定 12～24 小时后，用冷冻切片机将标本切成 50μm 厚的切片，行 PGP 9.5 免疫组化染色（图 20-1）。每个取材部位需在高倍显微镜下读取 3 张切片的神经纤维数目，计算其表皮神经纤维密度（intraepidermal nerve fiber density，IENFD）。

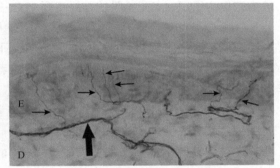

图 20-1　PGP9.5 免疫组化染色显示表皮神经纤维（小箭头）和真皮神经丛（黑箭头）
扫封底二维码获取彩图

在糖尿病周围神经病变时，常可出现表皮神经纤维密度减低，以及皮下神经丛的减少。同时，皮肤神经的形态学改变也是神经病理改变的重要征象。在病理状态下，皮肤神经纤维出现神经轴索局灶性肿胀、节段性改变、串珠样改变、神经纤维弯曲、细小分支增多、神经纤维中断等变化。皮肤神经活检主要用于评价无髓纤维和小的有髓纤维的形态及数量改变，已成为研究感觉神经病特别是累及小纤维感觉神经病的有用工具。糖尿病周围神经病变早期常表现为对称性远端轴索性感觉神经病，肌电图常未见异常；而有时患者仅有糖耐量异常，临床已出现一些感觉异常的表现；此时，皮肤神经活检可及早发现周围神经病变。

皮肤神经活检具有取材方便、安全、创伤性小、易于多点取材和重复取材的优点，并有定量观察的指标，能较客观地观察细小的感觉神经纤维和支配汗腺、血管、立毛肌的自主神经（图 20-2），作为临床诊断和观察疗效的指标有很大潜力。皮肤神经活检还可进一步用于周围神经病的发病机制，以及各种神经多肽的表达与神经功能的联系等方面的研究。

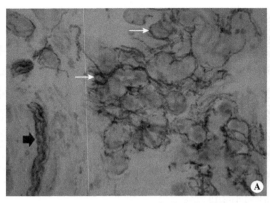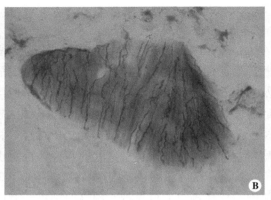

图 20-2 PGP9.5 免疫组化染色显示汗腺（A）和立毛肌（B）丰富的神经支配

扫封底二维码获取彩图

（四）角膜共聚焦显微镜检查

通过角膜共聚焦纤维镜检查，可探查人体唯一可见的活体神经。角膜是人体神经支配最为密集的组织，支配角膜的神经主要来自三叉神经的眼支，进入角膜后有髓纤维脱髓鞘，分为 3 个主要的分支：基底细胞下神经丛、上皮下神经丛和基底神经。其中，位于角膜上皮细胞的基底细胞和鲍曼层之间的基底细胞下神经丛是诊断周围神经病的主要观察对象。已有多项研究证实，糖尿病周围神经病变患者角膜上皮下神经丛的形态和数量、角膜上皮下神经纤维密度、角膜上皮下神经纤维长度、角膜上皮下神经分支密度均明显下降。Ahmed等对比 64 名健康对照及 89 例 1 型糖尿病患者，其中 56 例不伴有周围神经病，33 例伴有周围神经病变，发现其角膜神经纤维密度、角膜神经纤维长度、角膜神经分支密度均逐渐下降且有统计学意义。2014 年 Ziegler 等的研究中，纳入 86 例新诊断 2 型糖尿病患者和 48 例正常对照，而糖尿病患者中角膜神经纤维密度、长度等均明显降低。

六、鉴 别 诊 断

在评估具有神经病变的糖尿病患者时，应充分意识到其他病因引起周围神经病变的可能性。当患者具有以下临床特点时：症状明显不对称、运动障碍突出、病情进展迅速，应进行充分的鉴别诊断。重要的鉴别诊断包括酒精中毒、尿毒症、甲状腺功能减退症、维生素 B_{12} 缺乏症、M 蛋白相关周围神经病、脱髓鞘性周围神经病、副肿瘤、血管炎、淀粉样变及药物和毒物中毒等。

糖尿病患者中，慢性炎症性脱髓鞘多发性神经病（chronic inflammatory demyelinating polyneuropathy，CIDP）及由维生素 B_{12} 缺乏、甲状腺功能减退症和尿毒症所致的神经病变比在一般人群中更常见，应仔细排除。

七、治 疗

糖尿病周围神经病一旦确诊，应及时治疗。治疗包括控制血糖，针对发病机制的治疗及对症治疗，包括控制疼痛等。

（一）优化血糖控制

优化血糖控制对于预防糖尿病性神经病变非常重要。美国糖尿病学会（ADA）在 2005 年发布的实践声明推荐，治疗有症状的糖尿病性多神经病变患者的第一步应以稳定和优化血糖控制为目标。在 2012 年的一项系统评价中，强化血糖控制使得神经病变的替代指标出现了有统计学意义的改善，这些指标包括神经传导速度和振动觉阈值。美国和加拿大进行的糖尿病控制和并发症试验（DCCT）中，对 1441 例 1 型糖尿病患者进行评估和 5 年随访，发现对糖尿病患者进行积极的胰岛素治疗，能使神经传导速度和神经功能保持稳定，可延迟和防治临床上糖尿病神经病变的发生。

（二）针对发病机制的治疗

研究证明，糖尿病神经病变的发生有多因素机制，基于各种发病机制有不同的治疗方法，其中一些已经在随机临床试验中进行了评估。

（1）抗氧化应激：α-硫辛酸（alpha-lipoic acid，ALA）是一种强效抗氧化剂，在 SYDNEY1、SYDNEY 2 及 NATHAN 1 实验中，均证实其可改善疼痛及感觉异常等周围神经症状。用量是 600mg，每天 1 次，不良反应包括恶心、呕吐、头晕和皮疹等。

（2）醛糖还原酶抑制剂（aldose reductase inhibitor，ARI）可选择性抑制醛糖还原酶的活性，防止神经组织的山梨醇蓄积，改善周围神经功能，延缓病情进展。常用的有依帕司他，用量为每天 3 次，每次 50mg，饭前服用。不良反应包括过敏、胃肠道反应、血小板降低，偶见胆红素升高或肝酶升高。

（3）神经修复，常用药物有维生素 B_1 和甲钴胺等。

存在糖尿病微血管病变时，可使用改善微循环药物，常用药物有前列腺素 E_1（PGE_1）、胰激肽酶等。

口服药物一般情况下可长期使用，需注意监测不良反应。整体来看，当糖尿病周围神经病变发生后，目前尚无药物能够逆转已发生的周围神经病。

（三）对症治疗

1. 神经痛的治疗 镇痛治疗对提高痛性糖尿病周围神经病患者生活质量至关重要，临床有多种药物可缓解患者神经痛症状。需注意的是，在治疗开始前，应明确疼痛是由神经病变所致，排除骨关节病变、颈椎、腰椎病变及周围血管病变等。

（1）抗惊厥药：普瑞巴林与中枢神经系统电压门控钙通道的 α_2-δ 亚基结合，减少钙离子内流，从而减少钙依赖性递质的释放，包括谷氨酸盐、P 物质和降钙素基因相关肽（calcitonin gene-related peptide，CGRP），从而减轻疼痛症状。2010 年欧洲神经病学联盟（EFNS）、2011 年美国神经病学会指南（AAN）均推荐普瑞巴林为痛性周围神经病治疗用药（A 级推荐）。

普瑞巴林的起始剂量为每次 50mg，每天 2 次，根据疗效和耐受性可在一周或更长时间内缓慢增至每次 150mg，每天 2 次。普瑞巴林的副作用包括头晕、眩晕、共济失调、复视、视物模糊、镇静和健忘。

加巴喷丁对痛性糖尿病性神经病变的疗效有不同研究结果。Moore 等对 7 项随机对照试验进行了系统评价，证实了加巴喷丁对痛性周围神经病的疗效，EFNS 将其定为 A 级推荐。一项随机双盲试验评估了 165 例因糖尿病性神经病变而出现疼痛的患者，与安慰剂相比，加巴喷丁可有效减轻疼痛，但该研究所用剂量较大，为 3600mg/d，高于临床常用剂量。另有一项研究认为，900mg/d 的加巴喷丁对缓解疼痛并无明显疗效，因此 AAN 认为加巴喷丁的推荐级别为 B 级，加巴喷丁的推荐剂量为 900～3600mg/d，主要不良反应是嗜睡、头晕和共济失调。

（2）抗抑郁药：度洛西汀是 5-羟色胺和去甲肾上腺素再摄取抑制剂（serotonin-norepinephrine reuptake inhibitor，SNRI），是最早被批准用于糖尿病痛性周围神经病的药物。已有多项研究证实，60～120mg/d 度洛西汀可有效减轻糖尿病患者的神经痛。在这些试验中，度洛西汀组（60mg/d 或 120mg/d）与安慰剂组相比，疼痛改善的比率明显更高（分别为 47% 和 48%，安慰剂组为 29%），并且早在治疗第 1 周就可观察到疼痛改善。度洛西汀最常报道的不良反应是恶心、嗜睡、头晕、食欲缺乏和便秘。潮热和勃起功能障碍也偶有报道。与三环类抗抑郁药和某些抗惊厥药相比，度洛西汀不会引起体重增加，但可能出现空腹血糖略有升高。

文拉法辛是 5-羟色胺和去甲肾上腺素再摄取抑制剂，一项随机对照试验纳入 244 例糖尿病痛性神经病患者，在用药第 6 周时，与安慰剂组相比，较高剂量文拉法辛缓释剂（150～225mg/d）组疼痛强度等主要结局指标有显著改善，但较低剂量组（75mg/d）无此效应。恶心和嗜睡是文拉法辛最常见的副作用，而采用文法拉辛治疗比安慰剂治疗更常出现血压和心律改变。

三环类药物是传统的抗抑郁药物，相比于治疗抑郁，在痛性周围神经病治疗中这些药物通常起效更快（6 周内）并且较低剂量时即可达到减轻疼痛疗效。三环类抗抑郁药的常见副作用包括口干和嗜睡，可通过睡前用药来减轻不良反应。起始剂量应为阿米替林 25mg，每周增加 25mg，直至达到缓解疼痛或发生不良事件，最大剂量通常为 150mg/d。三环类抗抑郁药禁用于直立性低血压，不稳定型心绞痛，近期（<6 个月）心肌梗死，心力衰竭，室性心律失常病史及长 QT 综合征患者。患者可能发生尿潴留，尤其是前列腺增大的男性。

（3）麻醉药：曲马多不仅可直接作用于阿片受体，还可通过单胺能受体通路间接发挥止痛作用。与其他阿片类药物相比，曲马多治疗期间耐受性和依赖性较小，滥用倾向较低。研究人员纳入 131 名糖尿病痛性周围神经病患者，进行 6 周多中心试验研究。曲马多用量为 400mg/d 口服，疼痛缓解率为 44%，安慰剂为 12%。服用曲马多最常见的不良事件是恶心和便秘。

另一种用药为强效阿片类药物，如羟考酮。在一项纳入 159 例患者的试验中，平均剂量 37mg/d（范围是 10～99mg/d）的羟考酮控释剂与安慰剂相比，疼痛明显缓解。研究结果表明，阿片类药物缓解疼痛有效，但应在其他药物疗效不佳或不能耐受时才考虑应用，且应定期监测，充分考虑到可能的阿片类药物副作用（镇痛药滥用或成瘾、阿片类药物引起的痛觉过敏）。

（4）辣椒碱乳膏：可通过局部消耗 P 物质而镇痛，一项在糖尿病痛性神经病变患者中进行的随机试验显示，与安慰剂相比，辣椒碱可轻度减轻疼痛，且差异有统计学意义。

（5）其他药物：其他抗癫痫药，丙戊酸（500～1200mg/d）可减轻糖尿病神经病变所致疼痛，然而由于该药存在致畸作用，不用于育龄期女性；卡马西平对糖尿病痛性神经病变的疗效尚未被评估，托吡酯对糖尿病痛性多神经病变无效。关于美西律效果的评价不一致，有研究认为美西律与安慰剂相比并无显著益处，但其他试验则提示有所获益。一项在56例糖尿病痛性神经病变患者中的临床试验中发现，利多卡因贴剂可减轻疼痛。

（6）其他治疗：手术减压，糖尿病患者易在潜在的神经卡压处出现压力性损伤，对易卡压外周神经进行手术减压对于治疗糖尿病多神经病变可能有效。然而，尚无充分设计的试验支持手术减压来治疗糖尿病多神经病变。

治疗选择：AAN 和 EFNS 指南一致推荐抗惊厥药（普瑞巴林或加巴喷丁）、度洛西汀和三环类药物作为痛性糖尿病周围神经病的一线用药，可选用一种药物作为糖尿病痛性神经病患者的初始治疗，若用药至最大剂量症状仍未获改善可选用另一种一线药物或联合使用其他一线用药。对于症状控制不满意或不耐受患者，可使用阿片类药物，但应充分考虑到患者有可能会耐受、成瘾和过量使用，应加以仔细评估。

2. 其他对症治疗

（1）胃肠道排空功能减退：可适当选择胃肠动力药物，短期可应用以下几种药物。①多潘立酮（吗丁啉）：常用剂量为10mg，3次/天，餐前30分钟服用；②西沙必利或莫沙必利：剂量为10mg，3～4次/天；③甲氧氯普胺（胃复安）：由于其易透过血-脑屏障而出现锥体外系的不良反应，因此不宜长时间使用，常用剂量为10mg，3次/天。

（2）腹泻：盐酸帕罗哌丁胺主要作用于肠壁神经的阿片受体，通过抑制乙酰胆碱和前列腺素的释放使肠蠕动减少，排便次数减少，首剂4mg，每次在不成形的大便后再服2mg，每天不超过16mg，逐渐调整剂量，腹泻停止后应及时停药；还可选用蒙脱石散和调节肠道菌群的药物。

（3）便秘：首先应调整饮食结构，多吃富含粗纤维的食物，必要时可使用不为肠道所吸收的胃肠动力药。

（4）直立性低血压：可以应用拟交感神经类药物。米多君是外周选择性肾上腺素能受体激动剂，也是被 FDA 批准用于治疗直立性低血压的药物，应用该药时应该逐渐地调整剂量。对于存在明显直立性低血压者，还可使用弹力袜，但需注意下肢的血液循环情况，避免压疮；同时应告诉患者缓慢起立，站立前进行双足背屈，站立时交叉双腿使其绷紧，增加心输出量。增加液体摄入，不限制盐摄入。

（5）尿潴留：目前无特殊的治疗方法，主要以对症治疗为主。轻者可以采用热敷或按摩等下腹加压的方法，较重者可用新斯的明 0.25～0.5mg 肌内注射，严重者行导尿术或留置尿管，必要时可行膀胱造瘘。

（6）性功能障碍：病因较为复杂，既有自主神经病的影响因素，也有心理和其他因素影响，故治疗效果不佳。对于勃起功能障碍患者，可以采用心理、行为疗法配合药物治疗。

对于糖尿病自主神经病变的患者，应避免使用可能加重自主神经病症状的药物，如胃肠动力减退时注意停用影响胃动力的药物，包括阿片类制剂、三环类抗抑郁剂等；停用可能加重直立性低血压的药物，如利尿剂和 α 受体阻滞剂等降压药和三环类抗抑郁药。

（钱　敏）

参 考 文 献

Abbott CA, Malik RA, van Ross ER, et al, 2011. Prevalence and characteristics of painful diabetic neuropathy in a large community-based diabetic population in the U.K. Diabetes Care, 34（10）: 2220-2224.

Bansal V, 2006. Diabetic neuropathy. Postgraduate Medical Journal, 82（964）: 95-100.

Brownlee M, 2001. Biochemistry and molecular cell biology of diabetic complications. Nature, 414（6865）: 813-820.

Castellanos F, Mascias J, Zabala JA, et al, 1996. Acute painful diabetic neuropathy following severe weight loss. Muscle Nerve, 19（4）: 463-467.

Dabby R, Sadeh M, Lampl Y, et al, 2009. Acute painful neuropathy induced by rapid correction of serum glucose levels in diabetic patients. Biomed Pharmacother, 63（10）: 707-709.

Das Evcimen N, King GL, 2007. The role of protein kinase C activation and the vascular complications of diabetes. Pharmacol Res, 55（6）: 498-510.

Dyck PJ, Davies JL, Wilson DM, et al, 1999. Risk factors for severity of diabetic polyneuropathy: intensive longitudinal assessment of the Rochester Diabetic Neuropathy Study cohort. Diabetes Care, 22（9）: 1479-1486.

Dyck PJ, Kratz KM, Karnes JL, et al, 1993.The prevalence by staged severity of various types of diabetic neuropathy, retinopathy, and nephropathy in a population-based cohort: the Rochester Diabetic Neuropathy Study. Neurology, 43（4）: 817-824.

Dyck PJ, Norell JE, Dyck PJ, 1999. Microvasculitis and ischemia in diabetic lumbosacral radiculoplexus neuropathy. Neurology, 53（9）: 2113-2121.

Dyck PJ, Windebank AJ, 2002. Diabetic and nondiabetic lumbosacral radiculoplexus neuropathies: new insights into pathophysiology and treatment. Muscle Nerve, 25（4）: 477-491.

Ellenberg M, 1974. Diabetic neuropathic cachexia. Diabetes, 23（5）: 418-423.

Freeman R, 2014. Diabetic autonomic neuropathy. Handb Clin Neurol, 126: 63-79.

Freeman R, Wieling W, Axelrod FB, et al, 2011. Consensus statement on the definition of orthostatic hypotension, neurally mediated syncope and the postural tachycardia syndrome. Auton Neurosci, 161（1/2）: 46-48.

Genuth S, 2006. Insights from the diabetes control and complications trial/epidemiology of diabetes interventions and complications study on the use of intensive glycemic treatment to reduce the risk of complications of type 1 diabetes. Endocr Pract, 12（Suppl 1）: 34-41.

Gibbons CH, Freeman R, 2010. Treatment-induced diabetic neuropathy: a reversible painful autonomic neuropathy. Ann Neurol, 67（4）: 534-541.

Hanssen KF, 1997. Blood glucose control and microvascular and macrovascular complications in diabetes. Diabetes, 46（Suppl 2）: S101-103.

Jaiswal M, Divers J, Dabelea D, et al, 2017. Prevalence of and risk factors for diabetic peripheral neuropathy in youth with type 1 and type 2 diabetes: SEARCH for diabetes in youth study. Diabetes Care, 40（9）: 1226-1232.

Janghorbani M, Rezvanian H, Kachooei A, et al, 2006. Peripheral neuropathy in type 2 diabetes mellitus in Isfahan, Iran: prevalence and risk factors. Acta Neurol Scand, 114（6）: 384-391.

Kennedy JM, Zochodne DW, 2005. Impaired peripheral nerve regeneration in diabetes mellitus. J Peripher Nerv Syst, 10（2）: 144-157.

Kikta DG, Breuer AC, Wilbourn AJ, 1982. Thoracic root pain in diabetes: the spectrum of clinical and electromyographic findings. Ann Neurol, 11（1）: 80-85.

Llewelyn D, Llewelyn JG, 2019. Diabetic amyotrophy: a painful radiculoplexus neuropathy. Pract Neurol, 19（2）: 164-167.

Neal JM, 2009. Diabetic neuropathic cachexia: a rare manifestation of diabetic neuropathy. Southern Medical Journal, 102（3）: 327-329.

No authors listed, 1988.Factors in development of diabetic neuropathy: Baseline analysis of neuropathy in feasibility phase of Diabetes Control and Complications Trial（DCCT）. The DCCT Research Group. Diabetes, 37（4）: 476-481.

Oates PJ, 2008. Aldose reductase, still a compelling target for diabetic neuropathy. Curr Drug Targets, 9（1）: 14-36.

Ou HT, Lee TY, Li CY, et al, 2017. Incidence of diabetes-related complications in Chinese patients with type 1 diabetes: a population-based longitudinal cohort study in Taiwan. BMJ Open, 7（6）: e015117.

Papanas N, Ziegler D, 2015. Risk factors and comorbidities in diabetic neuropathy: an update 2015. Rev Diabet Stud, 12 (1/2): 48-62.

Partanen J, Niskanen L, Lehtinen J, et al, 1995. Natural history of peripheral neuropathy in patients with non-insulin-dependent diabetes mellitus. The New England Journal of Medicine, 333 (2): 89-94.

Sugimoto K, Yasujima M, Yagihashi S, 2008. Role of advanced glycation end products in diabetic neuropathy. Curr Pharm Des, 14 (10): 953-961.

Tesfaye S, Boulton AJ, Dyck PJ, et al, 2010. Diabetic neuropathies: update on definitions, diagnostic criteria, estimation of severity, and treatments. Diabetes Care, 33 (10): 2285-2293.

Tesfaye S, Malik R, Harris N, et al, 1996. Arterio-venous shunting and proliferating new vessels in acute painful neuropathy of rapid glycaemic control (insulin neuritis). Diabetologia, 39 (3): 329-335.

Thornalley PJ, 2002. Glycation in diabetic neuropathy: characteristics, consequences, causes, and therapeutic options. Int Rev Neurobiol, 50 (1): 37-57.

Vinik AI, Erbas T, 2013. Diabetic autonomic neuropathy. Handb Clin Neurol, 117: 279-294.

Wiggin TD, Sullivan KA, Pop-Busui R, et al, 2009. Elevated triglycerides correlate with progression of diabetic neuropathy. Diabetes, 58 (7): 1634-1640.

Yang CP, Li CI, Liu CS, et al, 2017. Variability of fasting plasma glucose increased risks of diabetic polyneuropathy in type 2 diabetes. Neurology, 88 (10): 944-951.

Young MJ, Boulton AJ, MacLeod AF, et al, 1993. A multicentre study of the prevalence of diabetic peripheral neuropathy in the United Kingdom hospital clinic population. Diabetologia, 36 (2): 150-154.

Zander E, Schulz B, Heinke P, et al, 1989. Importance of cardiovascular autonomic dysfunction in IDDM subjects with diabetic nephropathy. Diabetes Care, 12 (4): 259-264.

第二十一章 糖尿病大血管病变

糖尿病大血管并发症指心、脑及外周血管病变，包括冠心病、脑卒中和间歇性跛行与下肢坏疽（糖尿病足），是糖尿病致死、致残的主要原因，约占糖尿病患者死亡原因的60%～70%。糖尿病大血管并发症的主要病理过程是动脉粥样硬化，但糖尿病人群大血管病变的发生与非糖尿病人群相比，有发病早、范围广、病情重的特点。

一、流行病学及高危因素

心血管疾病在年轻的1型糖尿病患者身上并不突出，但发病率仍明显高于非糖尿病的年轻人，如1型糖尿病冠心病的死亡率明显高于普通人群，有研究显示，糖尿病使男性冠心病的死亡率增加9倍、女性增加14倍。2000年有报道印度1型糖尿病中缺血性心脏病占0.5%，周围血管病变占0.5%，大血管并发症的患病率低于欧洲或美国的1型糖尿病患者。2型糖尿病患者冠心病的死亡率较普通人群增加1.5～3倍，美国多种危险因子干预研究（multiple risk factor intervention trial，MRFIT）对340 000名非糖尿病患者和5163名男性糖尿病患者随访了12年，发现糖尿病患者死于心血管疾病的相对危险比高于非糖尿病患者3倍。总的来说，动脉粥样硬化性血管病变多见于2型糖尿病，发生率约为75%，而1型糖尿病者仅为35%。血管影像学的研究结果显示，糖尿病患者易发生多血管的病变，易出现冠状动脉的阻塞和动脉的硬化。颈动脉超声检查证实糖尿病患者血管内膜的增厚。无症状的糖耐量异常或空腹血糖增高的患者心血管疾病发生的危险性同样也增加。调查显示，糖尿病人群和糖耐量异常的患者发生猝死的比例明显增加。女性2型糖尿病和所有原因的死亡及心血管疾病20年随访研究——美国护士基线调查（1976年）结果提示：在女性中，糖尿病和冠心病有关，糖尿病病程与死亡率存在相关性。与非糖尿病人群相比，2型糖尿病患者脑血管疾病的死亡率增加了2～4倍，是继心血管疾病之后2型糖尿病患者第2位的死亡原因。外周血管病变在糖尿病人群中也较常见，有文献报告高达10%。在Framingham研究中，糖尿病患者发生间歇性跛行的危险性增加2～3倍。糖尿病患者截肢率是非糖尿病患者的40倍，统计美国截肢患者中有50%是糖尿病患者。糖尿病的病程和高血糖程度与动脉粥样硬化存在显著相关性。足坏疽与糖尿病关系更加密切，有报道糖尿病足坏疽的发生率是非糖尿病足坏疽的15倍。针对中国患者的3B研究证实，有72%的中国2型糖尿病患者合并心血管危险因素，包括血脂紊乱和高血压。一项研究纳入来自1986年对我国大庆地区110 660名25～74岁成年人进行的血糖筛查（大庆IGT和糖尿病研究），最后统计了690名新诊断的糖尿病患者和519名糖耐量正常人群，随访23年，比较死亡率和死亡原因。结果显示，糖尿病会明显增加中国成年人的死亡风险，以心血管疾病死亡为主，占比达 49%。2006 年的中国心脏调查发现，心血管疾病住院患者中，约 80%存在不同程度的糖代谢异常，其中糖尿病占 52.9%，糖尿病前期占 26.4%。糖尿病可显著增加心血管疾病风险，荟萃分析表明，HbA1c＞5%的患者，HbA1c 每增加 1%，心血管事件风险增加 21%。英国前瞻性糖尿病研究（UKPDS）提示，早期严格血糖控制对降低大血管并发症风险非常重要。因此，应当有针对性地筛查心血管疾病患者中的糖尿病高危人群，尽早实现其血糖达标。

（一）高血糖

高血糖对心血管和高血压的致病作用日益明显。WHO 多民族糖尿病血管病变研究组调查发现，糖尿病患者空腹血糖水平与脑卒中和周围血管病变有关。动脉粥样硬化危险因素的共同研究和 Framingham 的研究证实，HbA1c 水平与冠心病的发生有关。Laaskso 和 Kuusisto 总结了多项研究，显示在糖尿病患者中血糖是心血管疾病的危险因素。对西班牙人的研究也证明糖尿病患者空腹血糖是心血管死亡率的重要影响因素。在亚洲地区，新加坡 1998～2000 年研究了空腹血糖异常、糖耐量异常或同时符合上述两者的个体在心血管危险印象方面的差异，发现空腹血糖异常或糖耐量异常的人都是心血管疾病的高危人群，其心血管危险因素相似；同时符合空腹血糖异常和糖耐量异常的个体心血管性代谢紊乱综合征的发生率更高。有研究发现，糖化血红蛋白的水平与冠状动脉表面的脂肪条纹数和损伤范围明显相关。糖尿病控制和并发症试验（DCCT）和英国糖尿病前瞻性研究（UKPDS）证实，控制血糖可减少 1 型、2 型糖尿病的微血管并发症，前瞻性证据（1E 级）也表明，控制血糖或许与所谓经典的心血管因素（如高血压和血脂紊乱）同等重要。UKPDS 的结果证实，高血糖与发生心血管疾病的危险性呈连续性相关，发现高血糖可独立增加心绞痛和致病、非致病性心肌梗死的风险，HbA1c＞6.2%预示着其危险性增加，HbA1c 每增加 1%，危险性增加 11%；而 HbA1c 每下降 1%，与糖尿病相关的大血管并发症所致死亡率下降 25%，总死亡率下降 7%，致死性和非致死性心肌梗死发生率下降 18%。胰岛素治疗后血糖下降、血脂代谢改善是减少心血管危险性的机制。另外，有证据表明，不管是糖尿病患者还是非糖尿病患者，发生心肌梗死或脑卒中时，有急性高血糖者预后不佳。

（二）高血压

糖尿病患者血压的升高独立于患者的年龄、是否肥胖或患有肾脏疾病。随着糖尿病病程的延长，高血压的发病率也增加；糖尿病肾病的出现可加重高血压的病情。在 50 岁以上的 1 型糖尿病患者中，高血压患病率达到 50%。在 2 型糖尿病患者中，高血压的患病率是糖耐量正常者的 2 倍以上。多项研究证实，高血压是糖尿病血管病变发生、发展的重要危险因子，糖尿病与高血压同时存在时，因其危险性叠加，加速了冠心病、充血性心力衰竭、脑血管疾病和周围血管病的发生、发展。调查显示，糖尿病患者较非糖尿病患者发生高血压的概率高 2.5 倍；收缩压＞160mmHg（21.3kPa）的糖尿病患者死亡率比正常人群高 4 倍，收缩压＜160mmHg（21.3kPa）的死亡率亦较对照组高 1.5 倍。糖尿病高血压研究（HDS）提示，糖尿病高血压患者与正常血压糖尿病患者相比，心血管事件相对危险性增加 4 倍。

对 2 型糖尿病高血压患者进行平均 4.6 年的随访发现,患者血压每升高 14mmHg(1.87kPa),脑卒中的危险性增加 2 倍,心肌梗死的危险性增加 0.5 倍。在多种危险因素的干预试验（MRFIT）中，随访 12 年的数据表明，糖尿病合并高血压的患者中，心血管病死亡的危险性在男性是单纯高血压者的 2～4 倍，在女性是 3 倍。UKPDS 结果表明，严格控制血压可以减少 1/3 的糖尿病患者的死亡率，减少近 1/2 脑卒中的发生和 1/3 的微血管并发症。高血压最佳治疗（HOT）试验也表明，严格控制血压的糖尿病患者较未严格控制血压的患者心血管不良事件的发生率显著降低。Whitehall 研究显示，收缩压增高可以明显增加糖尿病患者死亡的危险性。高血压同样是糖尿病患者发生脑血管病的重要危险因素，高血压糖尿病患者脑血管病的发病率是血压正常者的 2 倍。此外，收缩期高血压与糖尿病外周血管病变也有密切的关系。

（三）脂蛋白紊乱

由于高血糖和胰岛素抵抗对脂质代谢的影响使糖尿病患者更易发生血脂异常，糖尿病时脂质代谢紊乱主要表现为总胆固醇和三酰甘油增高，VLDL、LDL 生成增加而 HDL 降低，最常见的是高三酰甘油血症和低 HDL 血症。糖尿病的高三酰甘油血症主要表现为 VLDL、VLDL 残体和乳糜微粒水平的增加。糖尿病患者 VLDL 的增加有以下几种可能机制：①游离脂肪酸水平及肝细胞对葡萄糖的利用增加导致 VLDL 合成过多。②脂蛋白酯酶异常导致乳糜微粒和 VLDL 清除减少。③餐后高三酰甘油血症时间的延长，可引起乳糜微粒残体的积聚。多项研究证实，高三酰甘油血症是糖尿病动脉粥样硬化独立的危险因素，且是糖尿病外周血管病变的重要致病因子。San Antonio 前瞻性心脏研究（1988）表明：血胰岛素水平越高，血清二酰甘油越高；而 HDL 越低。高胰岛素水平通过增强血管平滑肌 LDL 受体活性，使内源性胆固醇合成增多，提高多种生长因子活性，使平滑肌细胞和结缔组织进一步增生等机制直接导致动脉硬化。高三酰甘油水平促使 LDL 亚组分向小颗粒更致密的方向转化，并使 HDL-C 从组织中清除胆固醇的能力减弱。治疗研究也表明了高胰岛素水平与血脂蛋白紊乱和动脉硬化关系密切。患者总数累计超过 4.5 万的 17 项前瞻性研究表明，血压的控制可使脑卒中、充血性心力衰竭和肾脏病患病率降低。但为数甚多的冠心病患病率仅下降 13%，而期望下降率应为 30%。而且其中 3 项研究表明，应用利尿药和 β 受体阻滞药降压，心肌梗死死亡率显著增加。这在当时令人十分费解，其后在进行关于降压药对于代谢方面的不良反应的研究时发现，上述两种降压药可引起或加重高胰岛素血症和血脂蛋白紊乱，从而使冠心病加重。NHANES 研究调查显示，高加索人糖尿病患者总胆固醇和 LDL-C 水平较非糖尿病患者明显升高。三酰甘油与增加的纤维蛋白激酶抑制剂 I 水平密切相关，后者被广泛认为是心血管病的危险因素。血糖控制欠佳的 1 型和 2 型糖尿病患者多存在 HDL-C 浓度的降低。可能机制：①由于糖尿病患者脂蛋白酯酶活性降低，导致对富含三酰甘油的脂蛋白代谢下降。②肝酯酶水平增高。③胰岛素抵抗可能是 HDL 降低的直接原因。HDL 具有强烈的保护血管作用，低水平的 HDL 与糖尿病患者冠心病的发生密切相关，这可能与其介导胆固醇的转运有关。此外，糖尿病患者 HDL 的亚组分也可发生改变，表现为 HDL2 的比例减少而 HDL3 的比例增加。

（四）肥胖

虽然肥胖患者与糖尿病患者都有胰岛素抵抗，但前者糖耐量正常，而后者异常。测定表明，肥胖患者的血胰岛素浓度为正常人的 3 倍，这种高胰岛素水平抵消了胰岛素抵抗在糖耐量方面的影响，使血糖维持于正常水平；2 型糖尿病患者既有胰岛素抵抗，又有 β 细胞缺陷，其胰岛素分泌反应减弱，虽空腹与葡萄糖负荷后胰岛素浓度都可超过正常，但比非糖尿病的肥胖患者有所减弱。肥胖（特别是向心性肥胖）与胰岛素抵抗密切有关。因 2 型糖尿病患者 60%～85%超重，故此因素在糖尿病大血管病变危险人群中更具特别重要的意义。糖尿病患者大血管病变以冠状动脉、脑动脉、下肢动脉为主。李光伟教授对东北大庆地区进行调查发现，在男性 BMI≥27kg/m²、女性 BMI≥29kg/m² 人群中，约 70%的人有一个以上的冠心病危险因素，且腰围（即向心性肥胖的一个标志）与冠心病危险因素较 BMI 更呈线性关系。长期以来公认高血压和肥胖有着非常密切的关系，肥胖患者十分容易患高血压病。而高血压和高胰岛素血症的关系在 San Antonio 前瞻性心脏研究结果中得以证实。

高血压、肥胖与糖尿病 3 种临床表现不同的疾病，有着共同的胰岛素抵抗病理基础，这是一种常染色体显性遗传的基因缺陷。3 种疾病的发生取决于各自的基因缺陷：β 细胞基因缺陷者可导致糖尿病，堆积脂肪细胞的基因过度表达者可形成肥胖，血管平滑肌细胞基因和 Na^+-H^+泵基因过度表达者可引起高血压。胰岛素引起血压增高的主要机制：①胰岛素增加肾小管对钠的重吸收。用正常血糖胰岛素钳夹试验可发现健康志愿者随血胰岛素水平增高，肾小管排钠显著下降。当试验持续 72 小时时，受试者体重都因水钠潴留而增加了 2～2.5kg，提示高胰岛素水平可使水钠潴留，血管平滑肌因钠含量增加而对血管紧张素 Ⅱ 和去甲肾上腺素的增压反应敏感性增强，血管收缩而产生高血压。②高胰岛素水平可激活交感神经，用胰岛素钳夹使血清胰岛素水平分别升至 50mU/ml（生理范围）、100mU/ml（生理高值）或 600mU/ml，可见血浆去甲肾上腺素浓度随之上升，直接引起血管平滑肌收缩而使血压增高，并加重水钠潴留而使血压更进一步升高和拮抗胰岛素作用，形成继发性胰岛素抵抗。③细胞膜泵，特别是 Na^+-H^+泵和 Ca^{2+}泵的活性在胰岛素抵抗时处于原发活性过度状态，加上胰岛素水平增高促使平滑肌因细胞内钠、钙离子滞留而收缩加强导致血压升高。高血压促使血浆脂质渗入内膜细胞，加上血管壁切应力和侧壁压力的改变，其内膜受损，促使动脉硬化。

（五）胰岛素抵抗

糖尿病患者常具有发生大血管病变的多种危险因素，如高血压、高胰岛素血症、肥胖、吸烟、血脂异常、年龄等，尽管这些危险因素与非糖尿病人群相似，但这无法解释动脉粥样硬化的发生率在糖尿病患者明显高于有其他多个危险因素的非糖尿病患者，这强烈提示糖尿病大血管并发症的发生部分是由于糖尿病本身和（或）与其有关的因素所致。流行病学调查显示，糖尿病是主要的独立的心血管疾病等动脉粥样硬化疾病的危险因素。构成胰岛素抵抗综合征的一组危险因素包括糖代谢异常、高脂血症、高胰岛素血症、高尿酸血症、向心性肥胖、高血压及微量蛋白尿、高同型半胱氨酸血症等，它们不仅是糖尿病的危险因素，也是心血管疾病的危险因素，Reaven 提出胰岛素抵抗是它们共同的基础。骨骼肌中脂质浓度的增加可引起胰岛素抵抗和高胰岛素血症。多项流行病学研究已证实，胰岛素抵抗是心血管疾病的独立危险因素。高胰岛素血症是否导致动脉粥样硬化还存在争议。一些 2 型糖尿病患者常存在内源性高胰岛素血症，发现其是动脉粥样硬化的重要危险因素；早在 1979 年和 1980 年，来自赫尔辛基、巴黎、大洋洲的帕斯顿的研究已提示，高胰岛素血症可作为男性未来心血管疾病风险的预测指标。近年动脉粥样硬化危险因素的共同研究显示，高胰岛素血症是女性心血管疾病的危险因素。魁北克心血管研究结果显示，胰岛素水平每增加 1 个标准单位，心血管疾病的危险性就增加 70%。英国地区性心脏研究结果提示，对心血管疾病来说，胰岛素增强效应可能有一个阈值，在血清胰岛素浓度的第 95 百分位数以下几乎没有证据表明两者相关，但高于此百分位数心血管危险性却显著增加。但没有证据显示用于控制血糖的胰岛素治疗可以增加动脉粥样硬化的危险性，在 UKPDS 和 DCCT 研究中没有证实胰岛素治疗与糖尿病心血管疾病的发生有关。内源性高胰岛素血症可通过一系列机制促进动脉粥样硬化。高水平的胰岛素可刺激有丝分裂的信号通路、增加血管内皮和平滑肌细胞的 DNA 合成。胰岛素还促进两个致血管病变因子内皮素和纤溶酶原激活物抑制剂的合成。胰岛素在心血管生长和重塑中的作用可能通过内皮细胞或血管平滑肌细胞上的 IGF-1 受体起作用，或者是通过间接地刺激血管平滑肌和心肌的 IGF-1 的合成。胰岛素和 IGF-1 结构上有联系，有共同的受体，有相似的受体后信号转导通路。内皮细胞和平滑肌细胞可产生 IGF-1，极可能以自分泌和旁分泌形式起作用。越来越多的证据表明，IGF-1 的表达和合成在左心室增厚中起重要作用。很可能高胰岛素血症致动脉粥样硬化是通过 IGF-1 受体介导的。

（六）遗传因素

除了胰岛素抵抗与遗传因素有关外，高血压、动脉硬化、脂蛋白紊乱均与基因缺陷有关，但到目前为止，糖尿病大血管并发症一些主要的易感基因还未被证实。

（七）吸烟

烟草含有多种有害物质，其中烟碱能刺激交感神经节细胞，促进肾上腺释放儿茶酚胺，后者不仅能增加血小板的黏性，损伤内膜，导致心肌供血不足，甚至可引起心绞痛和心肌梗死，而且使血压上升和血糖升高。

二、发 病 机 制

（一）内皮损伤

近年来许多重要的实验观察已使我们对糖尿病血管病变的发生机制的理解更加深入，特别是对内皮细胞功能认识的逐渐深入，为血管病变的研究开辟了新的领域。长时间内，人们对血管内皮细胞功能的认识仅限于它衬于血管内壁，为血流提供光滑的表面，起屏障作用，但研究证明血管内皮细胞还是一个十分活跃的代谢和内分泌器官，其功能众多，可以合成、释放和转化、灭活多种血管活性物质，如合成 NO、内皮素、前列腺素等。这对调节血液循环、维持内环境的稳定和生命活动的正常进行，具有十分重要的意义。正常生理状况下，血管内皮具有调节血管舒缩、抑制血管平滑肌细胞的增殖及血小板的黏附和聚集、维持血栓形成和纤维蛋白溶解之间的平衡、控制炎症细胞进入血管壁、调节血管内外物质交换等重要功能。

Hoss 提出的损伤反应假说（the response-to-injury hypothesis of atherosclerosis）认为，血管内皮的损伤是动脉粥样硬化发生的始动因子，内皮的损伤可以是功能性的，由一系列因子（如高胆固醇血症、吸烟等）引起，也可以是结构性的，致血管内皮的完整性丧失。内皮的改变使脂质和单核细胞易穿过内皮进入内皮下，而被激活的内皮细胞和单核/巨噬细胞均可分泌生长因子，刺激平滑肌细胞的增殖；强调生长因子、细胞因子和其他活性物质，如 NO 等在动脉粥样硬化发生发展中的作用，其间的相互作用、相互调节十分复杂；提出动脉粥样硬化斑块的形成是动脉壁对各种损伤因子的"炎症-增殖"性反应，开始是有防护意义的保护性反应，反应过度并发展至慢性时，则形成病理性的动脉粥样硬化斑块。在此基础上，近年来许多研究逐渐认识到，内皮细胞功能紊乱在糖尿病大血管病变发生中同样起着重要作用。证实在糖尿病患者和动物存在血管内皮功能的异常，如内皮依赖性的血管舒张功能降低、细胞因子产生异常、黏附分子表达的异常等，认为糖尿病环境中各种代谢紊乱是诱发内皮细胞结构和功能异常的主要原因。

（二）葡萄糖毒性作用

糖尿病血管病变与代谢异常、血管缺陷有关，主要通过以下病理生理过程起作用：多元醇（或山梨醇）途径激活，脂质代谢异常，非酶糖基化终末产物的形成，过氧化损伤加重。上述异常直接损伤血管内皮细胞、平滑肌细胞及周围神经轴突，间接影响支持性间充质成分，如细胞外基质或微血管，造成血管和神经的结构和功能改变。

1. 高血糖与山梨醇代谢途径激活 山梨醇代谢途径可由高血糖激活，导致醛糖还原酶（AR）活性增加，果糖产生增加，细胞内山梨醇含量增加，并影响到氧化型与还原型烟酰胺腺嘌呤二核苷酸磷酸（NADP，NADPH）及氧化型与还原型烟酰胺腺嘌呤二核苷酸（NAD，NADH）的比值，使肌醇丢失及产生不足，牛磺酸丢失，从而影响代谢甚至使线粒体肿胀，产生一系列细胞病变。

2. 山梨醇过多和肌醇缺乏致病的假说（山梨醇渗透压理论） 山梨醇增加导致肌醇缺失→引起细胞膜磷脂酰肌醇合成和转化不良→引发磷脂酶所介导的细胞 G 蛋白的信号转导障碍→使二酰甘油含量降低，抑制蛋白激酶 C 激活和引发 Na^+，K^+-ATP 酶活性缺陷→使细胞受损。醛糖还原酶抑制剂（ARI）可起到增加肌醇含量而减少山梨醇积聚、增加神经传导速度的作用。

3. 山梨醇氧化还原假说 由于还原型辅酶Ⅰ、Ⅱ在高血糖时缺失，细胞组织受氧化侵害，并导致还原型谷胱甘肽不足，破坏了细胞膜的稳定性，使血管、神经受损。

4. 非酶糖基化修饰 持续高血糖可使众多蛋白质发生非酶糖化，蛋白质糖基化产物分为早期产物及后期产物，早期产物（EGP）系高血糖使细胞蛋白质赖氨酸末端基因共价结合于葡萄糖而形成果糖赖氨酸（FL），FL 主要影响糖尿病患者的短寿蛋白，如脂蛋白。但在胶原、DNA 和一些长寿命的大分子上形成的 EGP 则经不可逆化学重排而形成后期糖基化终末产物（AGE），使许多组织和血浆蛋白的结构和功能发生改变，造成组织损伤和功能障碍。AGE 参与冠心病发病的主要机制如下：①AGE 能与胶原及其他结构蛋白产生交联反应，增加了胶原的刚性，使动脉壁的顺应性降低。②糖基化的胶原可以在血管壁上形成网样结构，通过共价捕获 LDL，被捕获的 LDL 较容易被自由基攻击发生氧化。③人类单核细胞表面具有 AGE 特异性受体，AGE 与其受体结合后，可促进单核细胞释放多种细胞因子及生长因子，如 IL-1、TNF、IGF、血小板源性生长因子等，使血管组织增生。④AGE 还可减少 NO，使依赖 NO 的血管扩张机制受损，造成血管张力改变。此外，糖基化还可影响其他与动脉粥样硬化有关的大分子物质，如抗凝血酶Ⅲ（antithrombin Ⅲ），糖基化的增加抑制抗凝作用。

（1）AGE 与细胞可溶性介质：血糖的轻度上升可使 AGE 产物形成增加，而影响靶细胞的蛋白功能。AGE 影响可溶性介质（细胞因子、激素）的浓度，从而使细胞信号转导途径改变，达到影响细胞外基质的作用。碱性成纤维细胞生长因子（bFGF）是内皮细胞中主要的 AGE 修饰蛋白，当细胞内 AGE-bFGF 增加 6.1 倍，内皮细胞质内的丝裂原活性则降低 70%，使血管细胞功能受损。AGE 形成还影响视网膜周边细胞 DNA 的合成，引起微血管病变。

（2）AGE 与基质蛋白：AGE 可影响细胞基质与基质、基质与其他细胞之间的相互作用，并改变血管分子交联物的构型，改变基质蛋白的功能，从结构到功能造成血管的损伤。例如，胶原 AGE 的形成使胶原降解率降低，血管壁弹性丧失，免疫原性改变，形成免疫复合物，促使血栓形成，基膜增厚，通透性增高。另外，NO 对血管舒张的反应性降低。

（3）糖基化与 LDL：糖基化早期产物果糖赖氨酸（FL）常与脂蛋白（如 LDL）结合，使其与 LDL 受体的结合能力降低；糖化的 LDL 还促进胆固醇酯（CE）的合成，使 CE 积聚于细胞内，促进动脉粥样硬化形成；糖化 LDL 被血管内皮巨噬细胞吞噬，在细胞内沉积形成泡沫细胞；糖化 LDL 还可促进巨噬细胞释放细胞因子，如 IL-l、TNF-a、TGF-γ、PDG-β 等，引发动脉粥样硬化病灶处炎症，对邻近的细胞也有毒害作用，使血管损伤不断加重。它还促进 TsA2 释放、血小板积聚，增加纤溶酶原抑制物-1 释放，抑制组织型纤溶酶原释放，从而使纤溶能力下降。

5. DAG-PKC 途径的激活　高血糖使 DAG 生成增加，过多的 DAG 与胞内 Ca^{2+} 一起激活 PKC，高血糖又可直接刺激 PKC 基因的表达。PKC 活性增高，导致内皮依赖性血管舒张功能下降；缩血管前列腺素增加；内皮细胞分泌过多的细胞因子，如 TGF-β、VEGF、ATⅡ等。

（三）脂肪毒性作用

糖尿病患者除了高血糖外，常存在脂质紊乱，研究表明脂代谢紊乱是糖尿病血管并发症的独立危险因素。血脂异常对组织毒性作用的机制大致如下：糖尿病时高脂血症增加了血浆黏度和红细胞的刚性，造成血液流变学的异常；LDL、HDL 和脂蛋白的组成成分或亚组成分发生改变，如 VLDL 变为富含胆固醇的颗粒较小的 VLDL，这些改变了性质和组分的脂蛋白更易发生非酶糖化和自身氧化；氧化和糖化的 LDL 代谢途径发生改变，单核细胞和巨噬细胞参与的清除途径加强；脂蛋白酯酶活性显著降低，促进了动脉粥样硬化的发展。

（四）凝血机制障碍和高纤维蛋白原血症

在胰岛素抵抗和糖尿病状态下，凝血功能增强、纤溶活性降低，如组织纤溶酶原激活物活性减弱、纤溶酶原激活物抑制剂活性增加、因子ⅩⅢ、纤维蛋白原、因子Ⅶ增加等，特别是凝血酶-抗凝血酶复合物的增加与大血管疾病、血糖控制不佳密切相关。无论是1型糖尿病还是2型糖尿病，患者血小板功能发生异常，这主要与血小板细胞内 Ca^{2+} 浓度增加、膜流动性降低、血小板膜蛋白糖基化、肌球蛋白轻链磷酸化增加、血小板内磷酸肌醇浓度降低、脂质异常有关。血小板功能的异常主要是增加血小板的聚集和黏附、血小板产生缩血管前列腺素增加，而扩血管的前列腺素、NO 产生减少。糖尿病患者血液黏度增加，原因：①血浆蛋白质成分改变，其中以纤维蛋白原增加最重要，导致血浆黏度增加。②红细胞膜糖基化，导致膜负电荷减少，细胞间静电排斥力降低，红细胞聚集性增加。③糖基化致红细胞变形能力降低。这些改变促进了血液凝固和血栓的形成。糖尿病患者特别是血糖控制差者脂蛋白（a）水平增高，增加的脂蛋白（a）通过抑制纤溶可减慢血栓的溶解，导致斑块发展。胰岛素抵抗者血浆纤溶酶原激活抑制物水平升高，使血浆中纤维蛋白降解减慢，有利于血栓形成，其危险性仅次于高血压。

（五）细胞因子

正常血管平滑肌细胞（SMC）是一种高分化的、以表达 α 肌动蛋白为主的、起收缩作用的细胞，同时它是一种多潜能的细胞，在各种内外源性因子的作用下，它可转变为泡沫细胞、成纤维细胞、平滑肌源性巨噬细胞。在糖尿病患者中，当血管内膜因高血糖、高血脂、高血压和过氧化发生持久物理化学损伤时，SMC 即可发生迁徙、分化、分泌、促进动脉粥样硬化形成。

细胞因子在动脉粥样硬化进程中的作用：主要有血管内皮细胞（EC）、SMC、巨噬细胞、T 细胞参与增殖、分泌、合成细胞因子并发挥生理作用。具体过程如下。

（1）血管内膜初发损伤可由 LDL、氧化型 LDL（ox-LDL）、自由基等理化因子和生物学因子所诱发。

（2）单核细胞浸润：单核细胞进入损伤的内膜转变为巨噬细胞，吞噬 LDL 或 ox-LDL 后释放大量的单核细胞趋化蛋白-1（MCP-1），使单核细胞进入内皮细胞下层。

（3）SMC 移位和增生 EC、巨噬细胞、T 细胞释放各种有丝分裂源，导致 SMC 增殖、移位、分化。

（4）基质蛋白合成增加和钙化：增殖分化的 SMC 由收缩型变为分泌型，并产生大量胶原蛋白，自身也分泌许多 SMC 源性细胞因子、生长因子，加速 SMC 进一步增殖、分泌。巨噬细胞对自身吞噬的脂质消化不完全，变为髓鞘样结构，使钙化中心形成。

（六）氧化应激

糖尿病患者体内氧自由基产生增加，促进了脂质和心血管蛋白的氧化修饰，不仅修饰了 LDL 的磷脂成分，还修饰了载脂蛋白 B 的氨基酸侧链，结果导致 ox-LDL 不再被 LDL 受体所识别，而是被巨噬细胞清道夫受体识别。ox-LDL 易被泡沫细胞摄取，但 ox-LDL 在细胞内的降解损伤，引起其在细胞内的进一步聚集。ox-LDL 对内皮细胞有毒性作用，可改变其结构与功能，增加单核细胞的黏附及向内膜下迁移。糖基化的载脂蛋白 B 使 LDL 颗粒致动脉粥样硬化作用更强。糖基化 ox-LDL 可促进泡沫细胞的形成，增强血小板的聚集和黏附。糖基化的 ox-LDL 也具有免疫原性，形成脂蛋白免疫复合物，刺激泡沫细胞的形成，加速动脉粥样硬化的发生、发展。因此，糖尿病血管并发症与氧化应激增加有关，且蛋白糖基化促进氧化应激的发生，尤其对于含金属离子的蛋白，如转铁蛋白、铜蓝蛋白，它们在超氧化歧化酶作用下均可放出金属离子而结构改变，金属离子又可进一步催化此氧化过程，加重糖尿病患者的血管病变。

　　羰基应激学说与脂质氧化、过氧化学说：①在糖尿病患者中，氧化应激和抗氧化之间的失衡可导致过氧化的发生。②由自由基氧化攻击碳水化合物和脂质，形成反应性羰基化合物。③大分子修饰糖基化、氧化是造成慢性并发症的基础。病程超过 10 年的糖尿病患者皮肤胶原的羧甲基赖氨酸（carboxy methyl lysine，CML）、戊糖苷（pentamidine）含量明显增加，伴有严重视网膜病变的糖尿病患者也存在类似情况。

　　羰基应激学说提示，严格控制糖尿病患者高血糖、高血脂，使用抗氧化剂，使用氨基胍产物清除反应性氧化族二羰基化合物，有助于纠正由糖基脂质氧化、过氧化所引起的糖尿病血管并发症。

（七）小而致密 LDL 的危险性

　　糖尿病患者不仅脂蛋白浓度发生改变，脂蛋白的成分也发生改变。一个重要的现象糖尿病患者存在更多的小而致密的 LDL 颗粒，这种颗粒与胰岛素抵抗关系密切，更容易被糖基化和氧化，小而致密的 LDL 颗粒被认为比天然的 LDL 颗粒更能致动脉粥样硬化。

（八）糖尿病心肌病变

　　经过多年的研究，人们逐渐认识到糖尿病心肌病系由代谢紊乱而触发，引起心肌细胞学的改变，从而出现亚临床的心功能异常，以后进展为心肌小血管病变、微循环障碍及自主神经病变，最终导致心功能不全。其病理机制有别于冠心病、心脏瓣膜病及高血压性心脏病，是一种独立的疾病。糖尿病心肌病变的原因尚不明确。大量的临床和实验室资料提示，心肌能量代谢的改变可能是糖尿病心肌病的始动因子，并与晚期患者心力衰竭的发生与否密切相关。研究者们发现糖尿病患者心脏的糖利用下降，脂肪利用则上升至 90%～100%，使心肌 ATP 水平减少了近 30%，故糖脂利用异常是心肌病的一个重要原因，增加了心肌对缺血损害的易感性。糖尿病能量代谢的紊乱可以导致收缩蛋白结构功能改变和细胞内钙调控的异常，使收缩蛋白对钙的敏感性和反应性降低。糖尿病患者微血管病变、血流动力学的改变及凝血倾向导致心肌微循环障碍。病理研究认为，小血管病变及间质病变可能与糖尿病心肌病有关。在糖尿病患者心脏的病理改变中发现，70%有微血管的病变，主要累及心肌内直径在 70～150μm 及 20～60μm 的中小微血管，自主神经病变也参与了糖尿病心肌病变的发生，糖尿病者自主神经病变可导致心律失常、直立性低血压和无症状性心肌缺血。此外，糖尿病性心肌病患者的心内膜下发生广泛纤维化和糖基化蛋白沉积。糖尿病性心肌病与糖尿病状态下高血压、脂质代谢异常也有很大关系。

三、糖尿病大血管并发症的临床诊疗

（一）糖尿病心脏病

糖尿病心脏病是指与糖尿病疾病本身有关的心脏疾病，包括糖尿病并发或伴发的冠心病、心肌病、心血管自主神经病变。

1. 糖尿病冠心病　随年龄的增加，发病率明显增高，且发病年龄提前。糖尿病冠心病的临床表现与非糖尿病的冠心病患者相似，主要表现为心绞痛、心肌梗死、心律失常和心力衰竭，但糖尿病患者冠心病有临床症状不典型、心肌梗死发生率和死亡率高的特点。糖尿病患者心肌梗死的发生率是非糖尿病患者的 2～3 倍，心力衰竭发生的危险性增加 5 倍。无症状的心肌缺血在糖尿病冠心病患者中广泛存在，无痛性心肌梗死的发生率也高。糖尿病心肌梗死患者发生心力衰竭、休克和心搏骤停等严重并发症的比例明显高于无糖尿病的心肌梗死患者，且易再次发生梗死，这可能与糖尿病患者冠状动脉粥样硬化的范围、程度较无糖尿病心肌梗死患者严重，以及常伴有糖尿病心肌病变有关。

实验室检查中，白蛋白尿是糖尿病心血管疾病的独立危险因素，2 型糖尿病伴微量白蛋白尿的患者心血管病死亡率明显增高；对非糖尿病患者来说，微量白蛋白尿者心血管疾病的发病率也增加，微量白蛋白尿是动脉粥样硬化发生早期血管内皮损伤的标志。近年来，高同型半胱氨酸血症亦被认为是心血管疾病的独立危险因素，空腹或甲硫氨酸负荷后高半胱氨酸血症是大血管病变尤其是糖尿病大血管并发症的危险因子。同型半胱氨酸的测定，近年采用高效液相荧光检测法，因其灵敏度高、可重复性好而被广泛应用。新近，荧光偏振免疫分析方法的应用使同型半胱氨酸的测定更为方便、灵敏和准确。目前，多数资料显示，正常人血浆同型半胱氨酸的浓度为 5～15μmol/L。

糖尿病冠心病的诊断：有糖尿病史和冠心病的证据，如胸闷、胸痛等心肌缺血的临床表现，心电图有缺血性改变及血清酶的异常。必要时可行放射性核素或冠状动脉造影检查明确诊断，并除外其他器质性心脏病。患者可同时伴有心脏肥大、自主神经功能异常、心功能异常。有时糖尿病冠心病与冠心病合并糖尿病很难鉴别。

2. 糖尿病心肌病　早期一般无症状，但在有心脏应激时可诱发心功能不全。以后，随病情的进一步发展，大部分糖尿病心肌病的临床表现是充血性心力衰竭、心绞痛和心律失常，如运动后的胸闷气促、心率快和直立性低血压。但临床上明确糖尿病心肌病是困难的，因为糖尿病患者合并高血压和无症状性冠心病较多，特别是长期高血压可引起左心室增大，甚至心力衰竭。如患者糖尿病史较长，多在 5 年以上，心电图检查正常或有非特异性的 ST-T 改变，但心功能检查提示心功能异常，PEP/LVET 增大、舒张功能减退、左心室肥大、室间隔增厚、顺应性差，可考虑临床前期心肌病变。临床上有早期心肌病的表现，劳动时呼吸困难、心悸、胸闷、伴心律不齐、心脏扩大，超声心电图检查有上述异常，但冠状动脉造影阴性，排除其他器质性心肌病变者，可做出糖尿病心肌病的诊断。对疑诊患者可进行心内膜心肌活检，发现特征性微血管病变和（或）间质病变时有助于诊断。

3. 糖尿病心脏自主神经病变　糖尿病心脏自主神经病变在糖尿病患者中的发生率为 20%～40%。其主要临床表现：①静息时心动过速和固定心率，糖尿病累及迷走神经，使交感神经处于相对兴奋状态，导致心率增快，大于 90 次/分。这种心率增快常比较固定，表现为活动、深呼吸及卧位快速起立时心率变化不大，而且丧失心率正常的昼夜节律变化。②直立性低血压，患者站立时血压明显下降，感眩晕、心悸、大汗、视力障碍，甚至昏厥、休克。③无痛性心肌梗死，心脏自主神经病变，传入神经损伤和去神经作用使约 1/3 的糖尿病急性心肌梗死在发病时无疼痛或疼痛轻微，仅有恶心、心律失常、心力衰竭或休克，易于漏诊和误诊。④猝死，可因各种应激（如手术、感染等）引发严重的心律失常而猝死。

有下列表现可诊断为糖尿病心脏自主神经病变：糖尿病病史；静息时心率大于 90 次/分，且固定。深呼吸时每分钟心率差≤10 次；立卧位时每分钟心率差≤10 次；Valsalva 动作反应指数≤1.1；直立性低血压或无痛性心肌梗死；伴有其他自主神经损伤的表现，如上肢多汗、尿潴留等。

4. 糖尿病心脏病的治疗

（1）血糖的控制：严格纠正糖代谢的紊乱。加强糖尿病的宣教工作，使患者学会自我监护。应避免发生低血糖，因低血糖可诱发或加重心肌梗死。2007 年 Nissen 对多个涉及马来酸罗格列酮（文迪雅）的临床试验做荟萃研究，认为罗格列酮可能增加 2 型糖尿病患者心肌梗死发生风险，该结论发表在同年的《新英格兰医学杂志》上并引起巨大争议，美国 FDA 等多国药政机构对罗格列酮的心血管安全性做严格评估，导致该药物在全球的使用受到了极大的限制，2009 年 RECORD 研究和 VADT 研究结果显示，罗格列酮并不增加心血管风险，2013 年《新英格兰医学杂志》再次刊文，认为罗格列酮对于心血管来说是安全的。2013 年 FDA 再次批准罗格列酮在美国继续使用。罗格列酮事件之后，降糖药物的心血管安全性成为内分泌专家和心血管专家关注的临床热点，2008 年 FDA 加强对降糖药物心血管安全性的管理，并要求所有新研发的糖尿病药物在批准前和上市后都要严密评估及监测药物所致的心血管风险。二甲双胍作为 2 型糖尿病经典用药，有 UKPDS 等研究证实可减少超重或肥胖 2 型糖尿病患者的心血管事件和死亡发生率。我国新诊断冠心病合并糖尿病患者约 97%存在餐后高血糖。与空腹血糖相比，餐后高血糖与心血管死亡的关系更加密切。以餐后血糖升高为主者，可优先选用 α-糖苷酶抑制剂、格列奈类降糖药或 DPP-4 抑制剂。因此，应用二甲双胍联合 α-糖苷酶抑制剂/格列奈类/DPP-4 抑制剂以干预空腹+餐后血糖，能获得更佳的 HbA1c 降低，进而获得降低大血管病变的临床获益。而最近有一系列新的临床循证研究证据：EMPA-REG OUTCOME 研究显示，恩格列净降低 3 种主要不良心血管事件（3 种 MACE 风险包括心血管死亡、非致死性心肌梗死或卒中）风险达 14%。恩格列净可显著降低心血管死亡和全因死亡风险；CANVAS 研究显示，坎格列净降低 3 种 MACE 风险达 14%；LEADER 研究显示，利拉鲁肽降低 3 种 MACE 风险达 13%；SUSTAIN-6 研究显示，索马鲁肽降低 3 种 MACE 风险达 26%；EXSCEL 研究显示，艾塞那肽（周制剂）仅有降低 3 种 MACE 风险的趋势；ELIXA 研究显示，利司那肽对 4 种 MACE（3 种 MACE+不稳定性心绞痛住院）风险无显著影响。总之，2 型糖尿病合并 ASCVD 患者降糖治疗的用药原则：二甲双胍为一线首选，若二甲双胍存在禁忌或不能耐受，建议视患者具体情况考虑选择具有心血管保护作用或中性的降糖药物；一线降糖药物单药治疗 3 个月不能使血糖达标，需考虑两种降糖药物联合治疗；对于 2 型糖尿病合并 ASCVD 患者，可优先考虑联合具有明确心血管获益证据降糖药物（如利拉鲁肽或恩格列净）治疗，以最大限度降低患者心血管事件及死亡风险。

（2）降压治疗：糖尿病患者的血压控制目标为 140/90mmHg，对年轻患者或合并肾病者的血压控制目标为 130/80mmHg。降压药物主要分 5 类，即利尿药、β 受体阻滞药、钙离子拮抗药、血管紧张素转化酶抑制剂与血管紧张素 Ⅱ 受体拮抗剂等。对于糖尿病心脏病患者，首选 ACEI 类；ARB 在糖尿病有减少蛋白尿、延缓肾功能受损进展的作用，是目前治疗糖尿病肾病的药物中临床证据最多的，但目前不主张联合使用 ACEI 和 ARB。ACEI 或 ARB 降压效果不理想时，可联合使用钙离子拮抗剂（CCB）等降压药物。

应注意高血压和糖尿病患者均是 CKD 的高发人群，高血压和糖尿病也是 ESRD 最常见的两大病因。2013 年欧洲高血压学会（ESH）/ESC 动脉高血压管理指南、2014 年美国糖尿病学会（ADA）糖尿病诊疗指南、中国 2 型糖尿病防治指南（2013 年版）和中国高血压防治指南（2010 年版）均建议动态监测高血压和糖尿病患者的肾功能，包括血清肌酐浓度、尿蛋白排泄率和 eGFR。

有效控制血糖，兼顾肾安全性是高血压合并糖尿病患者的治疗需求。血糖控制必须兼顾有效性和安全性。首先，肾功能不全患者因存在肾糖异生作用减弱、药物清除率降低和胰岛素半衰期延长等情况，导致其低血糖的发生风险增加，急性低血糖可减少约 22% 的肾血流，进一步加重肾功能不全；其次，高血压合并糖尿病患者宜优先选择从肾排泄较少的降糖药，以减小对肾功能的影响。因此，CKD 患者应基于药物的药代动力学特征及患者肾功能水平综合判断，选择合适的降糖药物并调整剂量，确保在有效降糖的同时不增加低血糖风险。与磺脲类和双胍类等药物相比，瑞格列奈在体内快速起效和代谢，半衰期不受肾功能影响，可发挥血糖依赖性降糖作用，模拟生理胰岛素分泌，在避免低血糖方面具有优势；瑞格列奈较少经肾脏途径排泄（<8%），体内代谢在正常人群和 CKD 患者间无明显差异；瑞格列奈可恢复早相胰岛素分泌，2017 年《2 型糖尿病合并动脉粥样硬化性心血管疾病患者降糖药物应用专家共识》推荐优先用于餐后血糖升高患者。因此，该共识指出瑞格列奈在肾功能不全时无须调整剂量，可用于 GFR 低于 60ml/（min/1.73m^2）（CKD 1～5 期）的高血压合并糖尿病患者。

（3）控制血脂：血脂控制目标值在 LDL-C＞3.38mmol/L（130mg/dl），TG＞2.26mmol/L（200mg/dl）时应予以干预治疗。治疗目标：LDL-C 水平降至 2.6mmol/L 以下（并发冠心病应降至 1.86mmol/L 以下），TG 降至 1.5 mmol/L。建议所有糖尿病患者均应首选口服他汀类药物，以 TG 升高为主时可首选贝特类降脂药。2 型糖尿病患者常见混合型高脂血症，单一降脂药大剂量时不良反应增加，为了提高调脂治疗的达标率，通常需不同类别调脂药联合应用，如他汀类和贝特类联用，尽管目前有证据表明两药合理联用是安全的（ACCORD 已经证明是安全的），但除非特别严重的混合性血脂异常，一般应单药治疗；必要时谨慎联合，但剂量应小；两药错开时间服用；他汀类和贝特类联用时，首选非诺贝特。有以下特殊情况者慎用，包括老年、严重肝肾疾病、甲状腺功能减退等，并严密监测和随访，一旦发现异常应及时停药。单用他汀类调脂药治疗后 LDL-C 仍未达标者，可考虑他汀类和依折麦布联用。现有证据表明，依折麦布和小剂量他汀类联合应用比单独增加他汀类剂量能更好地改善血脂紊乱，且安全性好。烟酸类降脂药可能减少肝中 VLDL 合成和分泌，还可能降低 TG。但烟酸可导致糖代谢异常或糖耐量恶化，一般不推荐在糖尿病患者中使用。

（4）抗氧化剂治疗：如服用维生素等以减轻自由基对心肌的损害。

（5）改善微血管病变：如用肠溶阿司匹林、胰激肽释放酶等改善凝血异常。

（6）心肌病、冠心病和心力衰竭的治疗：原则上与非糖尿病患者相同。糖尿病心脏病患者一旦出现心力衰竭，提示预后不佳。临床蛋白尿是伴左心室功能障碍的糖尿病患者充血性心力衰竭住院和死亡的独立预测因素。加拿大研究显示，依那普利可明显降低伴左心室功能障碍的糖尿病患者出现临床蛋白尿的危险性。

（7）自主神经病变治疗：使用醛糖还原酶抑制剂，以及在食物中补充肌醇有助于防治神经病变；可补充足量的 B 族维生素和维生素 C；症状性直立性低血压者可穿弹力袜，变换体位时缓慢起立；糖尿病患者常合并高血压和冠心病，在使用降压药和硝酸甘油等可使立位血压下降的药物时，应特别注意直立性低血压的发生。

（8）去除危险因素，如戒烟。

（9）适当体育运动，控制肥胖。

（二）糖尿病脑血管病

1. 临床表现　糖尿病患者脑血管病主要表现为无症状性颈动脉损伤、一过性脑缺血、脑梗死、静脉和静脉窦的梗死性疾病、脑水肿、脑出血等。糖尿病脑血管病的特点：①多为缺血性脑卒中，主要为多发性腔隙性脑梗死，其损伤区域多见于内囊区、脑桥、尾叶、丘脑和附近的白质，这是由于在糖尿病患者中小动脉硬化的发生率明显高于非糖尿病者，广泛的血管病变必然会造成多部位的脑梗死。②脑血管病的病情、预后与高血糖显著相关。血糖控制不好是糖尿病患者脑卒中和再发脑卒中的重要危险因素。③糖尿病患者发生脑卒中的病情重，死亡率高。④糖尿病自主神经病变预示脑卒中的发展。

在糖尿病脑血管病的诊断中，除了详细询问糖尿病病史和糖尿病家族史外，应特别注意有无高血压、糖尿病肾病、神经病变及心脏病变。细致的体检、CT 和 MRI 有助于明确诊断。

2. 治疗

（1）降低颅内压：予以 20% 甘露醇或 25% 山梨醇，可合并应用激素治疗。

（2）改善微循环：溶栓剂在 6～48 小时内使用效果较好，如巴曲酶。抗凝药使用，如肝素。

（3）促进脑细胞代谢：如脑活素（如小牛血去蛋白提取物 30～40ml，静脉滴注，每天1 次）；尼莫地平，10mg，每天 3 次。

（4）增加组织细胞供氧：高压氧治疗。

（5）严格控制糖尿病：积极控制血糖，急性期给予胰岛素治疗，但应避免发生低血糖，而进一步加重脑损害。

（6）控制高血压和血脂异常。

（三）糖尿病周围血管病变

在糖尿病周围血管病变中，以下肢动脉疾病为主，其中又以闭塞性动脉硬化症最为重要。最常见的是膝以下胫动脉病变。

1. 临床表现　男性患者明显多于女性患者。第一期为轻微症状期，患者有患肢轻度发凉感，或轻度麻木，活动后易感疲乏。此时，患者虽有动脉硬化闭塞，但侧支建立比较丰富。第二期表现为间歇性跛行，这是闭塞性动脉硬化症的特征性症状，小腿的症状比大腿重。典型的主诉是肌肉疼痛、痉挛及疲乏无力，必须停止活动或行走，休息 1 分钟后症状逐渐缓解。第三期表现为静息痛，因为严重动脉病变和侧支循环血管形成不足，使患肢在休息时也感疼痛、麻木和感觉异常。静息痛常发生于动脉栓塞后。第四期为坏死期，如病情进一步加重，则在慢性缺血性营养改变的基础上发生肢端溃疡或坏死，坏死多发生于侧支循环不发达的足尖部。闭塞性动脉硬化症的体征是早期足背动脉或踝部胫后动脉搏动减弱，严重者搏动消失。以后股、腘动脉的搏动也不能触及，但极少累及髂主动脉。患肢发凉，皮肤温度降低，肢端皮肤苍白，静脉充盈时间和皮肤色泽恢复时间均延迟。到病变后期出现组织营养障碍性病变，如足趾冰凉、发绀、趾甲增厚、变形、溃疡、坏死等。局部血管的杂音多发生于高度狭窄的部位，特别是股动脉区域。临床上可行多普勒超声血流检查、肢体 X 线摄片和动脉造影诊断。有糖尿病肾病，尤其是肾功能有受损者，动脉造影应慎重考虑，因为可诱发肾衰竭。

2. 治疗

（1）非手术治疗：积极治疗糖尿病，严格控制血糖；血管扩张药和抗凝血药的应用；降血脂治疗；治疗高血压；保温；戒烟。

（2）手术治疗：主要采用人工血管、自体静脉旁路移植术、动脉内膜剥脱术或经皮血管扩张成形术等。对糖尿病血管病变导致的坏疽必要时行截肢治疗。

（刘喆隆）

参 考 文 献

洪天配，母义明，纪立农，等，2017. 2 型糖尿病合并动脉粥样硬化性心血管疾病患者降糖药物应用专家共识. 中国糖尿病杂志，25（6）：481-492.

罗敏，1999. 葡萄糖毒性和脂肪毒性作用. 上海：胰岛素分泌与糖尿病：从分子到临床-首届国际分子糖尿病学专题讨论会论文汇编：9-12.

史轶繁，1999. 协和内分泌及代谢学. 北京：科学出版社.

张茵，1999. 糖尿病性心肌病. 国外医学：内分泌学分册，26（7）：297-299.

郑以漫，1998. 非胰岛素依赖型糖尿病合并冠心病发病机制的研究进展. 国外医学：内科学分册，25（1）：1-5.

Akbari CM, Lo Gerfo FW, 1999. Diabetes and peripheral vascular disease. J Vase Surg, 30（2）：373-384.

An Y, Zhang P, Wang JP, et al, 2015. Cardiovascular and all-cause mortality over a 23-year period among Chinese with newly diagnosed diabetes in the Da Qing IGT and diabetes study. Diabetes Care, 38（7）：1365-1371.

Austin MA, Breslow JL, Hennekens CH, et al, 1998. Low density lipoprotein subclass patterns and risk of myocardial infarction. JAMA, 260（13）：1917-1921

Bloomgarden ZT, 1999. Cardiovascular disease in type 2 diabetes. Diabetes Care, 22（10）：1739-1743.

Capes SE, Gerstein HC, Negassa A, et al, 2000. Enalapril prevents clinical proteinuria in diabetic patients with low ejection fraction. Diabetes Care, 23（3）：377-380.

Clark CM, Perry RC.1999. Type 2 diabetes and macrovascular disease：epidemiology and etiology. Am J Heart, 138(5 Pt 1)：s330-333.

Després JP, Lamarche B, Mauriège P, et al, 1996. Hyperinsulinemia as an independent risk factor for ischemic heart disease. N Eng J Med, 334（15）：952-957.

Folsom AR, Szklo M, Stevens J, et al, 1997. A prospective study of coronary heart disease in relation to fasting insulin, glucose and diabetes：the Atherosclerosis Risk in Communities（ARIC）Study. Diabetes Care, 20（6）：935-942.

Haller H, Drab M, Luft FC, 1996. The role of hyperglycemia and hyperinsulinemia in the pathogenesis of diabetic angiopathy. Clinic Nephrology, 46（4）: 246-255.

Herman WH, Perersen M, Kalyani RR, 2017. Standards of Medical Care in Diabetes-2017. Diabetes Care, 40（Suppl 1）: S1-S135.

Ji L N, Hu DY, Pan C Y, et al, 2013. Primacy of the 3B approach to control risk factors for cardiovascular disease in type 2 diabetes patients. Am J Med, 126（10）: 925.e11-22.

King GL, 1999. Theoretical mechanisms by which hyperglycemia and insulin resistance could cause cardiovascular diseases in diabetes. Diabetes Care, 22（Suppl 3）: c31-c37.

Laakso M, Kuusisto J, 1996. Epidemiologic evidence for the association of hyperglycaemia and atherosclerotic vascular disease in non-insulin dependent diabetes mellitus. Ann Med, 28（5）: 415-418.

Laakso M, Lehtto S, 1997. Epidemiology of macrovascular disease in diabetes. Diabetes Review, 5（4）: 294-315.

LeRoith D, Taylor SI, Olefsky JM, 1999. Diabetes Mellitus. 2nd ed. Lippincott: Raven Publishers.

Lim SC, Tai ES, Tan BY, et al, 2000. Cardiovascular risk profile in individuals with borderline glycemia: the effect of the 1997 American Diabetes Association diagnostic criteria and the 1998 World Health Organization Provisional Report. Diabetes Care, 23（3）: 278-282.

McGuire DK, Granger CB, 1999. Diabetes and ischemic heart disease. Am J Heart, 138（5 Pt 1）: s366-375.

Perry IJ, Wannamethee SG, Whincup PH, et al, 1996. Serum insulin and incident coronary heart disease in middle-aged British men. Am J Epidemiol, 144（3）: 224-234.

Ramachandran A, Snehalatha C, Sasikala R, et al, 2000. Vascular complications in young Asian India patients with type 1 diabetes mellitus. Diabetes Res Clin Pract, 48（1）: 51-56.

Ross R, 1986. The pathogenesis of atherosclerosis. An update. N Engl J Med, 314: 488-500.

Ross R, 1993. The pathogenesis of atherosclerosis, a perspective for the 1990s. Nature, 362（6423）: 801-809.

Ross R, 1995. Cell biology of atherosclerosis. Annu Rev Physiol, 57（1）: 791-804.

Standi E, Ralletshofer B, Dahl B, et al, 1996. Predictors of 10-year macrovascular and overall mortality in patients with NIDDM: the Munich General Practitioner Project. Diabetologia, 39（12）: 1540-1545.

Steiner G, 1999. Risk factors for macrovascular disease in type 2 diabetes. Diabetes Care, 22（Suppl 3）: c7-c9.

Stem M, 1999. Natural history of macrovascular disease in type 2 diabetes. Diabetes Care, 22（Suppl 3）: c2-c5.

UK Prospective Diabetes Study（UKPDS）Group, 1998. Effect of intensive blood-glucose control with metformin on complications in overweight patients with type 2 diabetes（UKPDS 34）. Lancet, 352（9131）: 854-865.

Wei M, Gaskill SP, Stem MP, 1998. Effects of diabetes and level of glycemia on all-cause and cardiovascular mortality: the San Antonio Heart Study. Diabetes Care, 21（7）: 1167-1172.

Zinman B, Lachin J M, Inzucchi S E, et al, 2015. Empagliflozin, cardiovascular outcomes, and mortality in type 2 diabetes. N Engl J Med, 373（22）: 2117.

第二十二章　糖尿病足病变

糖尿病足（diabetic foot，DF）的概念是由 Oakley 于 1956 年首先提出的，1972 年 Catterall 将其定义为因神经病变而失去感觉和因缺血而失去活力、合并感染的足。WHO 对糖尿病足的定义是，糖尿病患者由于合并神经病变及各种不同程度的下肢血管病变而导致的足部感染，溃疡形成和（或）深部组织的破坏。糖尿病足是糖尿病患者致残、致死的主要原因之一，严重影响糖尿病患者的生活质量，同时也给家庭和社会带来沉重的负担。随着我国人民生活水平提高、生活方式改变、人口老龄化等，糖尿病患病率逐年增加，糖尿病足患者人数也逐渐增多，尤其在农村、基层单位等经济条件相对较差、医疗条件相对落后的地区，糖尿病足防治情况堪忧。糖尿病足防治问题已引起包括内分泌科、血管外科、足踝外科、烧伤整形科等专业医务工作者的重视，也形成了多学科诊治糖尿病足的模式，但还有一部分从事糖尿病足诊治的医务工作者经验不够丰富、诊疗流程不够规范、治疗时机把握不够准确，本文结合国内外相关指南及诊治经验对糖尿病足相关问题进行介绍。

第一节　概　　述

一、糖尿病足流行病学

有关糖尿病足患病率及发病率的数据有限，Meta 分析发现，全球糖尿病足溃疡（diabetic foot ulcer，DFU）患病率为 6.3%，男性高于女性，2 型糖尿病高于 1 型糖尿病。不同国家、地区之间的 DFU 患病率差距极大，为 1.5%～16.6%。我国 50 岁以上的糖尿病患者中糖尿病足的发病率高达 8.1%。

糖尿病患者下肢截肢相对风险是非糖尿病患者的 40 倍，占所有非创伤性截肢的 50% 以上，约 15% 的糖尿病患者一生中会发生足溃疡。糖尿病足是糖尿病最严重的和治疗费用最高的慢性并发症之一，其致残率、致死率高，DFU 患者年死亡率高达 11%，截肢患者更是高达 22%。早期流行病学调查表明，糖尿病足需行截肢手术者占 5%～10%，截肢后 30 天内死亡率为 10%～14%，其生存中位数为 22 个月。2015 年我国对 15 家三甲医院的 669 名糖尿病足患者进行的调查表明，19.03% 的患者需要进行截肢治疗，其中大截肢率为 2.14%，小截肢率为 16.88%。空军总医院报道，该院 2001～2015 年 1171 例糖尿病足患者总截肢率为 18.24%，其中大截肢率为 2.32%，小截肢率为 15.92%，截肢患者血糖控制更差、炎症指标更高、合并下肢血管病率更高、营养学指标更差。

糖尿病足对患者危害极大，其治疗及护理费用高，给患者个人、家庭及社会带来沉重的经济负担。在发达国家，糖尿病足占用了 12%～15%的糖尿病医疗卫生资源，而在发展中国家，则高达 40%。美国糖尿病医疗费用的 1/3 用于糖尿病足患者。我国 2004 年多中心调查显示，DFU 患者平均住院天数为 25 天，次均费用 14 906 元；2012 年再次多中心调查显示，日均费用增加（965 元 *vs.* 589 元），但住院天数缩短（18 天 *vs.* 21 天），经过校正，两次调查患者住院费用差异无统计学意义。

二、糖尿病足的发病机制

糖尿病足的发病主要是神经病变、血管病变及感染等因素共同作用所致。

（一）神经病变

糖尿病周围神经病变（DPN）是糖尿病足重要发病因素之一，合并 DPN 的 DFU 患病率达 5.0%～7.5%。与糖尿病足发生关系密切的糖尿病神经病变主要是感觉神经病变和自主神经病变。感觉神经病变主要表现为四肢末端麻木感、针刺感及感觉异常等，由于感觉异常改变导致患者对足部失去了自我保护作用，对外界刺激不能及时进行调整，如鞋内异物、洗脚水过烫等，DPN 伴感觉缺失的患者 DFU 风险增加 7 倍。自主神经病变主要表现为皮肤干燥、皲裂和局部的温度调节异常，导致更易罹患糖尿病足。

（二）血管病变

血管病变主要是指下肢动脉病变，通常是指下肢动脉粥样硬化病变（lower extremity atherosclerotic disease，LEAD）。糖尿病足患者下肢动脉病变患病率较非糖尿病患者高，发病年龄更早，且病变呈弥漫性、多节段性改变，更多涉及膝下中、小动脉，主要表现为血管中膜钙化、节段性狭窄或闭塞，介入治疗难度大，预后差。EURODIALE 研究结果显示，47.5%的糖尿病患者存在 LEAD，合并 LEAD 者溃疡愈合率明显低于无 LEAD 者，且在 DFU 合并感染是溃疡不愈合和大截肢的预测因素，这也提示糖尿病合并 LEAD 是 DFU 发生的重要病因之一。血管病变导致微循环障碍，进一步导致神经病变的加重。在治疗缺血严重的足坏疽和溃疡过程中，因不能获得有效的氧和营养物质，创面难以愈合。

（三）感染

感染是在血管病变和神经病变的基础上发生的，是糖尿病足发展、迅速恶化的重要因素。糖尿病患者自身免疫功能受损易致感染，感染可导致代谢紊乱加重，引起血糖升高，进而发生酮症或酮症酸中毒，并进一步损害患者免疫功能，形成恶性循环。糖尿病足患者感染控制难度大，抗生素使用疗程长，抗感染治疗期间容易合并其他耐药菌株感染，在感染不易控制的情况下常常会导致预后不良的重度坏疽。有研究表明，近年来糖尿病足患者致病菌中革兰氏阳性菌感染率逐年下降，革兰氏阴性菌感染率逐年上升。感染患者中近半数为混合感染，包括合并厌氧菌感染，多发生在重症患者。

第二节　糖尿病足的危险因素

糖尿病足的发生是由多种因素相互作用所致，如果能够早期识别这些危险因素，并加以预防，可以显著地减少糖尿病足的发生。目前导致糖尿病足发生的危险因素主要包括两大类，即整体危险因素和局部危险因素。

一、整体危险因素

（一）病史

（1）既往有糖尿病足病史的患者，再次罹患糖尿病足的风险明显增加，其风险是无足溃疡病史者的 13 倍，截肢（趾）的风险是无足溃疡病史者的 2.01～10.5 倍。

（2）糖尿病肾病和慢性肾病。

（3）老年、视力下降、赤足行走、弯腰困难。

（4）独居生活状态、经济条件差、离异、不能享受医保、低教育水平：此类患者自我管理和保健意识差，不能及时就诊，罹患糖尿病足风险明显升高。

（5）性别也是糖尿病足的重要影响因素，男性患者大截肢和小截肢（趾）的风险分别是女性的 1.39 和 1.77 倍。

（6）吸烟是 LEAD 的重要危险因素，而 LEAD 与糖尿病足的发生直接相关，长期吸烟的糖尿病患者更容易罹患糖尿病足。

（二）代谢紊乱

糖尿病患者长期血糖控制不良不仅可以引起周围血管病变、微循环障碍和神经病变，还可以导致皮肤变薄，抗张力、压力的能力减低，使皮肤组织容易受到损伤。同时长期高血糖状态，使白细胞移动趋化能力下降，噬菌能力下降，抵御感染的能力下降，在足部皮肤破损或起水疱等情况下并发局部感染，甚至最终导致截肢。另外高血压，低三酰甘油、低胆固醇，高密度脂蛋白胆固醇降低与低密度脂蛋白胆固醇水平升高等脂代谢异常，低白蛋白血症、贫血、肥胖等均是 DFU 发生的危险因素或是独立危险因素。

二、局部危险因素

（一）周围神经病变

糖尿病周围神经病变（DPN）是糖尿病足发生的重要危险因素。周围神经病变主要包括感觉神经、运动神经和自主神经病变，其中合并感觉神经病变的比例最高。下肢的感觉神经病变主要表现为双下肢末端对称性的麻木感、感觉减退、针刺感等，这使得患者失去对足部的自我保护能力，容易罹患足病。运动神经病变可以导致足部组织结构的异常，常见的由运动神经病变所致的足部结构异常主要包括马蹄足、爪样趾和锤状趾等，这些局部组织结构的畸形会导致局部受力不均，压力增加，导致足溃疡发生。自主神经病变会导致汗腺分泌异常，引起皮肤干燥、皲裂，更易致皮肤感染。

（二）周围血管病变

糖尿病患者并发 LEAD 多表现为双下肢发凉感、间歇性跛行及静息痛，是导致糖尿病足溃疡的重要原因之一。同时 LEAD 会导致糖尿病足创面血供不足，不能得到充足的氧供，在给予抗感染治疗时抗生素和抗感染因子不能充分到达感染创面，造成抗感染治疗失败，最终导致创面迁延不愈，甚至截肢。

（三）局部皮肤改变

皮肤的改变与血管病变（包括下肢静脉功能不全）、神经病变、营养素缺乏、真菌感染、外力作用等有关。包括皮肤颜色呈暗紫色、皮温明显降低、水肿、趾甲异常、胼胝、趾间皮肤溃烂及皮肤干燥等，若患者存在以上改变，罹患糖尿病足风险明显增加。

（四）足部骨及关节改变

糖尿病患者足部骨及关节的改变造成足局部压力的改变或足底压力分布的异常，均增加了足溃疡发生的风险。这些改变包括爪样趾、姆外翻、夏科关节病（Charcot 关节病）、胼胝等。

（五）鞋/袜

长期穿不合适的鞋袜，会导致足局部受力异常，鞋内过于潮湿、透气性差等，增加足溃疡发生的风险。

（六）病变部位

合并 LEAD 的患者因下肢远端血供差，更容易罹患慢性创面，尤其创面处于骨性凸起部分和皮下组织少的部位时，如胫前创面，足趾、跖趾关节、踝关节附近的创面。

第三节　糖尿病足的诊断及临床评估

一、糖尿病足的分类

糖尿病足溃疡和坏疽的病因主要是血管病变、神经病变和感染。依据坏疽的性质可分为湿性坏疽、干性坏疽和混合性坏疽三种类型；依据足溃疡的病因可分为神经性、缺血性和神经-缺血性溃疡。治疗前对糖尿病足患者进行正确的分类和分级，有助于选择合理的治疗方案和判断预后。

（一）依据坏疽的性质分类

1. 湿性坏疽　糖尿病湿性坏疽发病人数较多，多因肢端循环及微循环障碍，常伴周围神经病变和患足感染。局部常有红、肿、热、痛、功能障碍等，严重者常伴有毒血症或败血症等临床表现（图 22-1）。

2. 干性坏疽 糖尿病干性坏疽发病人数较少，多发生在糖尿病患者肢端动脉及小动脉粥样硬化，致管腔狭窄或闭塞，局部血供障碍，最终导致缺血组织发生干性坏疽（图 22-2）。

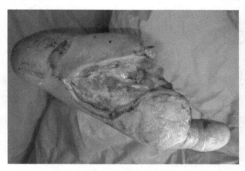

图 22-1 湿性坏疽
扫封底二维码获取彩图

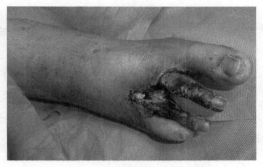

图 22-2 干性坏疽
扫封底二维码获取彩图

3. 混合性坏疽 糖尿病混合性坏疽较干性坏疽稍多见，肢端局部血供障碍引起干性坏疽，而病变另一部分合并感染，但血供尚无明显障碍（图 22-3）。

（二）依据足溃疡的病因进行分类

1. 神经性溃疡 此类患者通常有患足麻木、感觉异常、皮肤干燥，但皮温正常，足背动脉搏动良好。病情严重者可发展为神经性关节病（夏科关节病）（图 22-4）。

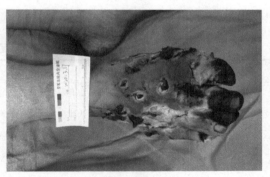

图 22-3 混合性坏疽
扫封底二维码获取彩图

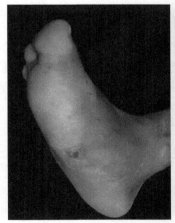
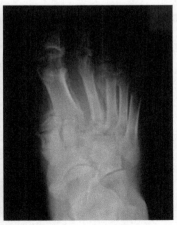

图 22-4 夏科关节病
扫封底二维码获取彩图

2. 缺血性溃疡 此类患者无周围神经病变，以缺血性改变为主，较少见，需根据症状、体征及相关检查排除周围神经病变后方可诊断。

3. 神经-缺血性溃疡 同时具有周围神经病变和 LEAD，糖尿病足患者以此类居多。患者除了有神经性溃疡症状外，还有下肢发凉感、间歇性跛行、静息痛等，足背动脉搏动减弱或消失，足部皮温降低，在进行清创换药时创面渗血少。

二、糖尿病足的分级

依据不同的病变程度需要对糖尿病足进行分级，目前临床上广为接受的分级方法主要是 Wagner 分级、TEXAS 分级，但因为糖尿病足病情复杂，血管病变、神经病变、感染程度、软组织及骨质破坏情况等差异大，所以任何一种分级方法都不可能做到十全十美地对糖尿病足进行分类。

（一）Wagner 分级

此分级方法首先由 Meggitt 于 1976 年提出，Wagner 后来加以推广，是目前临床及科研中应用最为广泛的分级方法（表 22-1）。

表 22-1　糖尿病足的 Wagner 分级

分级	临床表现
0 级	高危足，有发生足溃疡的危险因素，但目前无溃疡
1 级	足部表浅溃疡，无感染征象，突出表现为神经性溃疡
2 级	较深溃疡，常合并软组织感染，无骨髓炎或深部脓肿
3 级	深部溃疡，有脓肿或骨髓炎
4 级	局限性坏疽（趾、足跟或前足背），其特征为缺血性坏疽，通常合并神经病变
5 级	大部分或全足坏疽

（二）Texas 分级法

Texas 分级法是由美国 Texas San Antonio 大学 Lavery 等提出的（表 22-2），此分级方法从病变程度和病因两个方面对糖尿病足溃疡及坏疽进行评估，更好地体现了创面感染和缺血的情况，相对于 Wagner 分级在评价创面的严重性和预测肢体预后情况方面更好。

表 22-2　糖尿病足的 Texas 分级

分级	特点	分期	特点
0 级	足部溃疡史	A 期	无感染和缺血
1 级	表浅溃疡	B 期	合并感染
2 级	溃疡累及肌腱	C 期	合并缺血
3 级	溃疡累及骨和关节	D 期	感染和缺血并存

（三）空军总医院分级法

空军总医院内分泌科李仕明主任依据机体组织抗感染能力及坏疽病变的性质、范围、深度作为分级的依据及说明感染的严重程度，结合国内外分级标准，将糖尿病足按病变程度划分为 0~5 级，提出了空军总医院糖尿病足分级方法。

0 级：皮肤无开放性病灶。常表现为肢端供血不足、皮温凉、颜色紫绀或苍白、麻木、感觉迟钝或丧失。肢端刺痛或灼痛，常兼有足趾或足的畸形等高危足表现。

1 级：肢端皮肤有开放性病灶。水疱、血疱、鸡眼或胼胝、冻伤或烫伤及其他皮肤损伤所引起的浅表溃疡，但病灶尚未波及深部组织。

2 级：感染病灶已侵犯深部肌肉组织。常有轻度蜂窝织炎，多发性脓灶及窦道形成，或感染沿肌间隙扩大，造成足底、足背贯通性溃疡或坏疽，脓性分泌物较多。足或趾皮肤灶性干性坏疽，但肌腱、韧带尚无破坏。

3 级：肌腱、韧带组织破坏。蜂窝织炎融合形成大脓腔，脓性分泌物及坏死组织增多，足或少数趾干性坏疽，但骨质破坏尚不明显。

4 级：严重感染已造成骨质破坏，骨髓炎，骨关节破坏或已形成假关节，夏科关节病，部分足或趾发生湿性或干性严重坏疽或坏死。

5 级：足的大部分或足的全部发生感染或缺血，导致严重的湿性或干性坏疽，肢端变黑，尸干，常波及踝关节及小腿。一般多采取大截肢。

三、糖尿病足的临床评估

对首诊的糖尿病足患者，临床医生应该对其病情进行系统全面的评估，包括病史、体格检查、血管病变、神经病变、足感染、骨质破坏、全身一般状况等情况，全面而准确地评估对于制定正确的治疗方案和对预后的判断极为重要。例如，患者下肢血管病变严重，在血管病变不能得到有效改善的情况下，创面愈合难度大，而且有截肢的风险，所以对于此类患者，若在病情评估阶段就明确改善下肢血供的重要性和首要性，并采取相应的治疗方法，对患者的预后是非常有利的。

（一）病史采集

1. 糖尿病发病及治疗情况 是否存在多尿、多饮、多食及体重减轻，发病时血糖及平时血糖控制情况，降糖药物应用情况等。

2. 糖尿病足发病及治疗情况 此部分应包括与糖尿病足发病前相关血管及神经病变症状，糖尿病足发病情况及相关治疗情况等，并据此概括出患者主诉。患者通常主诉首先出现双下肢发凉感、颜色改变、间歇性跛行及静息痛，或是四肢末端对称性麻木感、刺痛感及感觉异常，要问清楚何时出现上述症状、如何出现、病变部位、持续时间、如何缓解、相关检查、治疗用药情况等。这样才能初步判断患者是否存在血管病变、周围神经病变或者两者兼有。糖尿病足发病情况主要应询问有何诱因、病变时间、伴随症状（发热、疼痛等）、相关治疗方案（降糖、抗感染、扩血管、营养神经、清创换药等）、病情进展等情况。

同时还要关注以往是否有糖尿病足病史及治疗情况。

3. 其他糖尿病相关并发症情况 主要是询问糖尿病肾病及糖尿病视网膜病变等情况。

4. 既往史、个人史及家族史 高血压、冠心病等慢性病史，吸烟、饮酒史。对于糖尿病足患者还要着重了解其职业、文化程度、居住情况、经济情况，这些对于正确评估病情和判断预后有重要的帮助。

（二）体格检查

糖尿病足患者的体格检查除了心率、血压、体温、脉搏等常规项目外，要对足部及血管和神经并发症情况进行全面的检查。

1. 血管病变评估

（1）触摸下肢血管搏动情况：糖尿病足下肢血管病变检查主要是针对动脉进行检查，触摸动脉搏动的情况能够简单直接地反映 LEAD 病变情况。门诊首诊患者时应对双侧足背动脉（触诊部位在踇长伸肌腱外侧）和胫后动脉（触诊部位在内踝后下方）进行触诊，若搏动良好提示肢体血供良好；若搏动减弱或消失，需对腘动脉和股动脉进行触诊，以初步判断动脉血管狭窄部位。

（2）皮温测定：最简单的皮温测定是检查者用自己的手背比较双足的皮温，局部皮肤发凉提示可能存在 LEAD，局部皮肤发热伴皮肤发红提示可能存在感染。检查前要求患者处于室温 20～25℃的环境下 10～15 分钟。如果条件允许，还应对患者进行定性和定量的皮温测定。定性的皮温测定是将一根细的不锈钢小棍置于温热水杯中，取出后测定患者不同部位的皮肤感觉，并与测试者的感觉进行比较。目前随着红外线数字皮温测定仪的普及，皮温定量检查更为客观和方便。检测方法是将皮温测定仪置于患者双足相似部位进行检测。此方法可用于判断 LEAD 患者经过改善肢体血供治疗后，该治疗方法的有效性。

2. 血管病变筛查 对于 50 岁以上的糖尿病患者，应该常规进行 LEAD 筛查，以全面评估下肢血管状况。伴有 LEAD 发病危险因素（如心脑血管病变、血脂异常、高血压、吸烟或糖尿病病程 5 年以上）的糖尿病患者应该每年至少筛查一次。对于有足溃疡、坏疽的糖尿病患者，均应该进行全面的动脉病变检查及评估。具体筛查路径见图 22-5。

3. 神经病变评估

（1）10g 尼龙丝检查法：是较为简便的感觉神经检测方法，要准备一根特制的尼龙丝（其弯曲 45° 能够产生 10g 的压力）。检查开始前，通常在患者手掌或前臂试用该尼龙丝 2～3 次，让患者感受 10g 尼龙丝产生压力的正常感觉。测试应对双侧足部进行检查；每个检查点施压时间为 2～3 秒，时间不宜过长；检查部位应避开胼胝、水疱和溃疡面等；建议检测点为第 1、3、5 趾腹，第 1、3、5 跖骨头处，足心，足掌外侧，足跟及足背第 1、2 跖骨间共 10 个点，患者有 2 个或 2 个以上感觉异常点则视为异常。

（2）128Hz 分度音叉震动觉检查：是对深部组织感觉的半定量检查。在进行检查前，首先将振动的音叉柄置于患者乳突处让其感受音叉的振动，然后分别置于双足的骨性凸起部位进行比较检查（第 1 跖趾关节内侧，内外踝）。

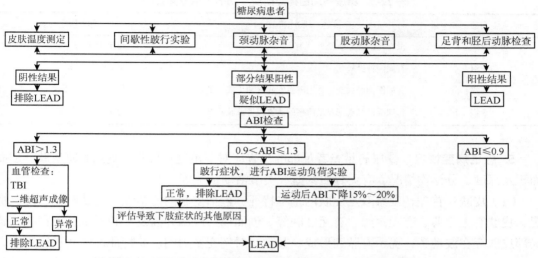

图 22-5　糖尿病下肢动脉粥样硬化病变（LEAD）的筛查流程图

ABI. 踝肱指数

（3）踝反射、针刺痛觉、温度觉：这三种检查方法，也是可以应用于糖尿病周围神经病变的诊断。

（4）神经病变诊断流程：DPN 主要根据临床症状和体征进行检查和诊断（图 22-6）。临床诊断有疑问时，可做肌电图进行神经传导功能等检查，若上肢的感觉性或运动性神经传导速度＜45m/s，下肢的神经传递速度＜40m/s，且累及 3 支及以上神经，不管有无临床症状，即可做出诊断。

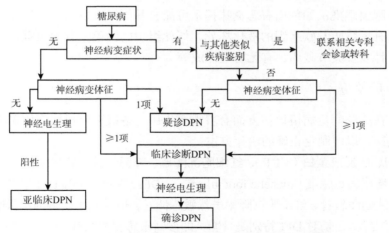

图 22-6　糖尿病周围神经病变（DPN）的筛查流程图

4. 神经病变筛查　远端对称性多发性神经病变是 DPN 的常见类型，所有 2 型糖尿病患者确诊时和 1 型糖尿病患者诊断后 5 年，应进行 DPN 筛查，随后至少每年筛查一次。

根据有无远端对称性多发性神经病变，确定糖尿病足筛查的频率（表 22-3）。

表 22-3　糖尿病周围神经病变（DPN）推荐筛查频率

分类	临床特征	筛查频率
0 级	没有周围神经病变	每年 1 次
1 级	有周围神经病变	每 6 个月 1 次
2 级	有周围神经病变合并周围血管病变和（或）足畸形	每 3～6 个月 1 次
3 级	有周围神经病变及足溃疡的病史或者截肢病史	每 1～3 个月 1 次

5. 患足病变情况　糖尿病足患者足部的检查应对双足进行检查，重点观察皮肤、创面面积及深度、分泌物情况、有无骨质暴露、关节活动情况等。

（1）皮肤：首先，观察双足皮肤的基本特征，包括皮肤的完整性、皮肤颜色、皮温情况、皮肤有无变薄、有无水肿、有无红肿等。创面周边皮温升高及红肿提示感染存在，若局部皮肤存在波动感，提示有脓腔形成。其次，对病变及周围皮肤特征性改变进行观察，有无水疱、脓疱、胼胝、鸡眼等。还应注意鉴别其他皮肤病变，对于局部组织溃烂、颜色晦暗而感染征象不明显的创面应进行病理学检查，排除黑色素瘤等其他病变可能。

（2）创面情况：初诊糖尿病足的创面情况尤为重要，对于病情判断、治疗方案制定和疗效的判断有着重要的作用。首先，应准确描述创面位置、大小、深度，当然因为创面形状不规则，很难进行准确的描述，所以应在治疗前及治疗的过程中定期进行拍照记录，拍照时镜头应尽量与创面平行，且距离创面 20cm，创面周边应该有标尺，以便后期应用图形软件计算面积。目前为了更准确地描述创面面积，可以应用伤口愈合快示格胶贴贴于创面，并用铅笔在贴膜上沿创面周边记录，并计算面积。其次，应描述创面内分泌物颜色、量及气味，这对于感染初步判断极为重要。如创面分泌物为黄绿色，并有特殊臭味，提示可能存在铜绿假单胞菌感染；如创面有恶臭味提示可能合并厌氧菌感染。最后还要明确坏死组织情况，包括有无脂肪及软组织的液化坏死，坏死组织的颜色，有无肌腱、肌肉破坏，有无骨质暴露、骨质及关节破坏，有无窦道形成等。

（三）辅助检查

辅助检查在糖尿病足病情评估方面有着重要作用，各级医疗机构应依据本单位辅助检查条件合理选择，以便制定正确的治疗方案。

1. 血常规、C 反应蛋白（CRP）、红细胞沉降率、降钙素原　临床上主要采用这几种炎症标志物判断糖尿病足感染（diabetic foot infection，DFI）情况。56% DFI 患者白细胞计数正常，尤其是慢性创面患者。红细胞沉降率虽然敏感性好，但其水平受多因素影响，特异性较差，但红细胞沉降率还是对 DFI 特别是骨髓炎的诊断敏感度为 0.81（0.71～0.88），特异度为 0.90（0.75～0.96），在预后判断方面有一定价值。CRP 更适用于评估细菌感染，在白细胞计数不高、无发热的患者中，CRP 的升高通常提示创面存在感染。PCT 有助于糖尿病足感染的诊断，但并不优于传统的炎症因子，因此对大多数 DFI 患者并不推荐常规进行降钙素原检测。另外，糖尿病足患者可能存在贫血，应注意观察血红蛋白。

2. 尿常规　糖尿病足患者处于应激状态，在感染重、胰岛素缺乏的情况下患者血糖可能异常升高，并有可能导致酮症或酮症酸中毒，应行尿常规加以鉴别。

3. 生化代谢指标　血生化用于判断患者全身代谢情况，包括血糖、HbA1c、肝肾功能、尿微量白蛋白/尿肌酐等。对于感染严重者必须进行血气分析检查以排除有无酸中毒。

4. 下肢血管超声多普勒检查　是检查下肢血管病变的常规检查方法，适用于大部分医疗机构，但其结果受测试者操作水平影响较大，其结果可作为下肢缺血病变的参考。

5. 踝肱指数（ABI）　应用血压计及多普勒听诊器测定踝和肱动脉压，两者比值即踝/肱值，可用于判断下肢动脉血供情况。ABI 正常范围为 0.9＜ABI≤1.3，ABI≤0.9 应该诊断为 LEAD，0.7～0.9 为轻度缺血，0.5～＜0.7 为中度缺血，而＜0.5 为重度缺血，ABI＞1.3 提示存在下肢动脉钙化。

6. 经皮氧分压测定（transcutaneous oxygen tension，$TCPO_2$）　反映了足部微循环状态，正常人足背皮肤氧分压应高于 40mmHg。低于 30mmHg 提示局部缺血。但该检查需特殊仪器，不便在绝大多数医疗机构开展应用。

7. 下肢 CTA、MRA 及动脉血管造影检查　对于具备这些检查设备的医疗机构，可以根据患者情况选择 CTA、MRA 或动脉血管造影检查评估下肢动脉病变情况。

8. 震动觉阈值检测、F 波及神经传导速度测定　这些检查用于判断周围神经病变，包括感觉及运动神经，检查结果客观。

9. 足部 X 线检查　主要用于评估患足骨质及关节破坏情况，价格低，能够普及开展，但早期骨髓炎改变并不能通过足部 X 线检查发现。

10. MRI、放射线核素等检查　为了更加准确地判断骨及关节破坏情况，可以选择 MRI 或放射线核素检查。MRI 也可用于对皮肤、皮下组织、筋膜、肌肉的病变程度进行判断，该检查对骨髓炎的早期诊断有重要意义，其诊断的敏感度为 90%～93%，特异度为 75%～79%。因放射性核素检查费用较高，诊断特异度并不优于 MRI，临床上并不常规推荐。

11. 微生物学检查　正确的细菌培养对选择合适的抗感染治疗是非常重要的。尽量选择深部组织标本进行培养，而不是感染创面的拭子培养，如果怀疑存在骨髓炎，应采用骨探针取骨质进行细菌学培养。

12. 足底压力测定　用于分析足底压力，可以评估足底压力异常情况，并据此为每位糖尿病足患者制定特制鞋垫或鞋，将足底压力平均分布，避免受力集中于某一区域，对于糖尿病足的预防和防止复发意义重大。

第四节　糖尿病足系统化治疗

糖尿病足病因复杂，包括血管病变、神经病变、感染等，另外糖尿病患者血糖异常，并多有全身代谢紊乱及心脑血管疾病，所以糖尿病足的治疗应包括一般治疗、降糖、LEAD 和周围神经病变治疗、抗感染、清创换药和截肢治疗等。为了有效提高糖尿病足治愈率、降低截肢率，国内外成功经验提示我们，糖尿病足的治疗应该是多学科协作系统化治疗，防治结合，预防为主。

一、降糖和一般治疗

良好的血糖控制对创面愈合及糖尿病相关并发症的控制有着积极的作用，血糖控制目标为空腹血糖<7mmol/L，随机血糖<10mmol/L，同时避免低血糖发生。因糖尿病足患者大部分合并感染，处于应激状态，建议调整为胰岛素控制血糖。糖尿病足病程长的患者通常存在营养不良、低蛋白血症、贫血、水肿等，而这些因素也是影响创面愈合的危险因素。当白蛋白低于30g/L时肉芽组织通常会出现水肿，不利于创面愈合；而血红蛋白低于90g/L也是影响创面愈合的危险因素，所以应该积极纠正贫血、低蛋白血症等，必要时给予营养支持、利尿等治疗。糖尿病足合并糖尿病肾病患者，应积极纠正微量白蛋白尿或蛋白尿；合并糖尿病视网膜病变患者应积极治疗，避免视力进一步下降。

二、下肢血管病变的治疗

糖尿病患者的下肢血管病变主要是指LEAD，血管闭塞或狭窄导致肢端缺血是导致糖尿病足发病和影响创面愈合的重要因素。根据缺血程度不同，应首先加强教育、改善患者生活方式，建议患者戒烟，并根据自身情况进行步行训练，可在一定程度上改善间歇性跛行等症状。进一步可给予口服或静脉扩张血管及改善微循环等药物，必要时需采取外科血管重建术。

口服阿司匹林具有抗血小板聚集作用，若对其过敏或存在消化道溃疡，可应用氯吡格雷。若存在间歇性跛行等临床症状，可以使用血管扩张药物，口服药物包括贝前列素钠、西洛他唑、沙格雷酯、己酮可可碱、胰激肽原酶等，静脉用药主要有前列地尔注射液等。对于轻至中度的下肢动脉缺血性病变的患者，为延缓病变发展可采用低分子量肝素联合阿司匹林治疗。

对于严重的下肢动脉闭塞症，药物治疗效果不佳，必要时可考虑进行各种血管重建术，包括外科手术治疗和血管腔内介入治疗，可显著降低截肢率，改善生活质量。因糖尿病患者血管条件差，外科手术治疗开展难度大。血管腔内介入治疗是LEAD的首选治疗方法，其方法主要包括经皮球囊扩张术（PTA）、支架植入，经皮内膜旋切，以及针对足部小血管病变的Pedal-Plantar Loop技术等。值得注意的是，因糖尿病患者LEAD往往是多节段、长程病变，且流出道条件差，治疗难度大，术后再堵率高，术中、术后心脑血管意外多，所以术前应进行充分讨论，并与患者及其家属进行充分沟通。

国内外相关报道干细胞移植治疗下肢血管病变有一定疗效，尤其对于缺少动脉流出道、无法进行血管重建术的患者是一种可以考虑采取的治疗手段。但目前干细胞移植治疗下肢血管病变仍处于临床试验阶段，技术尚不成熟，需谨慎开展。

胫骨横向骨搬移技术是将带蒂的骨块进行横向搬移，在搬移的过程中会有大量的毛细血管生成，通过周围毛细血管网的重建来改善下肢血供。有报道该技术可缩短创面愈合时间、降低截肢率，但该技术尚缺乏大样本临床数据，不常规推荐LEAD患者采用该治疗方法。

三、周围神经病变的治疗

糖尿病周围神经病变的治疗主要为对因和对症治疗。对因治疗除了要积极控制血糖、改善微循环，还包括神经修复、抗氧化应激、改善代谢紊乱和神经营养等。修复神经主要应用甲钴胺、生长因子等，抗氧化应激主要应用 α-硫辛酸，改善代谢紊乱主要应用醛糖还原酶抑制剂依帕司他等，神经营养药物主要包括神经营养因子、神经节苷脂等。对症治疗主要是应用部分止痛药、抗惊厥药、抗抑郁药物缓解疼痛。

1. 病因治疗

（1）血糖控制：积极严格地控制高血糖并保持血糖稳定是预防和治疗 DPN 的最重要措施。我国《糖尿病周围神经病诊断和治疗共识》（2013 版）中建议，将糖化血红蛋白控制在 7%以内，但具体控制程度应个体化。

（2）神经修复：常用药物有甲钴胺、神经生长因子等。甲钴胺是维生素 B_{12} 的衍生物，为蛋氨酸合成酶辅酶，该酶可促进髓鞘的主要成分卵磷脂合成，与髓鞘、核糖体膜、线粒体膜、突触及受体等的功能有关，可促进核酸和蛋白质的合成，改善神经元和施万细胞的代谢，促进轴索内输送和轴索的再生。鼠神经生长因子从小鼠颌下腺提取，与人体的神经生长因子相似度达到 90%以上，可以充分补充神经生长因子，局部注射可以提高患处的生长因子浓度，对感觉神经元和交感神经元起修复作用，在临床中应用不仅可以改善神经功能障碍，还可以缩小感觉障碍的面积，提高患者的生活质量。

（3）抗氧化应激：抗氧化剂类药物通过阻抑神经内氧化应激状态、增加营养神经血管的血流量、加快神经传导速度、增加神经 Na^+，K^+-ATP 酶活性等机制，改善 DPN 症状。α-硫辛酸是丙酮酸脱氢酶系的辅助因子，也是目前临床应用最广的强抗氧化剂。

（4）改善微循环：周围神经血流减少是导致 DPN 发生的一个重要因素。通过扩张血管、改善血液高凝状态和微循环，提高神经细胞的血氧供应，可有效改善 DPN 的临床症状。常用药物为前列腺素 E_1、贝前列素钠、西洛他唑、己酮可可碱、胰激肽原酶、钙拮抗剂和活血化瘀类中药等。

（5）改善代谢紊乱：通过抑制醛糖还原酶、糖基化产物、蛋白激酶 C、氨基己糖通路、血管紧张素转化酶而发挥作用。醛糖还原酶抑制剂通过抑制醛糖还原酶活性、恢复 Na^+，K^+-ATP 酶活性、减少山梨醇和果糖在周围神经组织的沉积，改善糖尿病神经病变。目前依帕司他、利多司他（Lidorestat）、非达司他（Fidarestat）等经 RCT 研究证实对 DPN 有效。对于改善 DPN 症状及延缓 DPN 进展都有一定疗效，长期治疗耐受性较好。

（6）其他：神经营养因子、肌醇、神经节苷脂和亚麻酸等。

2. 对症治疗——疼痛管理

（1）抗惊厥药：包括普瑞巴林、加巴喷丁、丙戊酸钠和卡马西平等。抗惊厥药物可以使细胞膜的不应期延长，受损神经元的动作电位放电频率减慢，从而使疼痛症状得以缓解。普瑞巴林为γ-氨基丁酸受体激动剂，加巴喷丁与普瑞巴林作用机制相似，且耐受性较好，较小剂量即可起效。卡马西平、苯妥英钠、丙戊酸钠因疗效欠佳及副作用大，不推荐用于一线治疗。

（2）抗抑郁药物：包括三环类抗抑郁药物（tricyclic antidepressants，TCA）、5-羟色胺

和去甲肾上腺素再摄取抑制剂（SNRI）。TCA 通过作用于钠离子通道和 N-甲基-D-天冬氨酸受体，非选择性抑制 5-羟色胺和去甲肾上腺素再摄取，提高疼痛阈值，并能阻止受损神经发放神经冲动，故具有较强的止痛效果。常用药物有阿米替林、去甲替林等。由于 TCA 同时阻断肾上腺素能受体、胆碱能受体和组胺受体，故常见不良反应有口干、瞳孔散大、直立性低血压、心率增快、尿潴留和便秘，以及嗜睡、体重增加等。这类药物禁用于癫痫和眼内压升高的患者。TCA 可增加心源性猝死风险，因此对于有缺血性心脏病、心室传导阻滞的患者应谨慎使用。SNRI 类常用药物为度洛西汀，可能影响空腹血糖，因此服用者需要酌情调整降糖药物。

（3）阿片类药物（曲马多和羟考酮）：阿片类麻醉镇痛药镇痛的原理主要是作用于中枢痛觉传导通路阿片受体，提高痛觉阈值，使疼痛缓解。阿片类药物曲马多、羟考酮、吗啡和他喷他多可有效缓解神经病理性疼痛。由于羟考酮、吗啡可能会导致成瘾，因此，不推荐非专业人员使用。

（4）局部用药：如辣椒素软膏、利多卡因贴皮剂、硝酸异山梨酯喷雾剂等。由红辣椒提取的辣椒素是最广泛使用的局部药物，其副作用为皮肤烧伤、红斑和打喷嚏，许多患者初次使用时因出现疼痛而不能耐受。5%利多卡因贴剂或乳膏剂局部使用也可有效缓解疼痛，该药对有痛觉异常的患者最有效。硝酸异山梨酯可扩张血管，增加微血管血流。对于局限性神经痛患者，硝酸异山梨酯喷雾剂局部使用也可有效减轻疼痛。局部用药对于弥漫性疼痛效果欠佳。

四、抗感染治疗

糖尿病足感染是糖尿病足发病的重要致病因素之一，也是影响病情进展和预后的重要因素之一。以往在临床工作中对糖尿病足抗生素的选择及抗感染的疗程存在争议，但 2017 年《中国 2 型糖尿病防治指南》和 2019《国际糖尿病足工作组糖尿病足预防与治疗指南》均对糖尿病足的抗感染治疗提出了明确的指导性建议。抗生素的应用原则为早期、足量、强力、广谱。

（1）对合并感染的足溃疡，应及时清创去除感染和坏死组织，单纯的抗感染治疗无法控制糖尿病足感染。只要患者局部血供良好，对于感染的溃疡，必须进行彻底清创。

（2）首诊的糖尿病足患者应根据分泌物的特征、气味等给予经验性抗感染治疗。同时临床医生应该判断感染的严重程度（表 22-4）。

（3）对于初诊患者，应给予经验性抗感染治疗。

轻度感染，病程短的患者应给予针对革兰氏阳性球菌的抗生素，可选用半合成青霉素或第二代头孢菌素。

中重度感染、病程长、深部感染、创面迁延不愈、已接受过抗生素治疗的足溃疡通常会出现革兰氏阴性杆菌感染，并可能出现多种细菌合并感染。抗感染应在针对革兰氏阴性杆菌感染同时评估是否合并革兰氏阳性致病菌的混合感染。抗菌药物可以考虑第三代头孢（头孢他啶等）、β 内酰胺酶抑制剂（哌拉西林钠-他唑巴坦钠等）或喹诺酮类抗生素，必要时联合应用 2 种以上抗生素。

表 22-4 美国感染病学会（IDSA）和国际糖尿病足工作组（IWGDF）对糖尿病足感染的分类

感染的临床分型与定义	IWGDF/IDSA 感染严重性
无全身或局部感染症状或体征	1（未感染）
感染	
至少存在下列 2 项异常	
·局部肿胀	
·变红、变硬	
·局部压痛或疼痛	
·局部发热	
·脓性分泌物	
应排除皮肤炎症反应的其他原因	
（如创伤、痛风、骨折、血栓形成、静脉淤滞等）	
感染仅累及皮肤或表浅的皮下组织	2（轻度感染）
溃疡周围蜂窝织炎范围＜2cm	
无全身症状或感染症状	
感染涉及的深部组织（如骨、关节、肌腱、肌肉、筋膜）	3（中度感染）
·蜂窝织炎范围≥2cm	
·无全身症状或感染症状	
任何足感染伴全身炎症反应综合征	4（重度感染）
（具有下列临床表现中 2 项以上者）	
·温度＞38℃或＜36℃	
·心率＞90 次/分	
·呼吸频率＞20 次/分或二氧化碳分压＜32mmHg（4.3kPa）	
·白细胞计数＞12×10⁹/L 或＜4×10⁹/L 或杆状核细胞≥10%	

重度感染时可选碳青霉烯类抗菌药物（亚胺培南、厄他培南等）、万古霉素合用。如果药物过敏，可选择克林霉素、喹诺酮类药物合用。应用碳青霉烯类抗菌药物时需注意，因美罗培南在骨组织中浓度低，故对可能存在骨组织感染的糖尿病足坏疽不宜应用美罗培南。

若创面存在深部组织感染、有恶臭味，通常提示存在厌氧菌感染，应加用抗厌氧菌的抗生素，如奥硝唑等。

（4）大多数轻度和中度感染，抗生素治疗疗程为 1～2 周，严重感染的足溃疡抗生素治疗疗程为 2～3 周，合并骨髓炎感染但未切除感染骨的患者抗生素治疗疗程为 6 周，切除后抗感染治疗不超过 1 周。当然在 DFI 抗感染的过程中需要结合临床情况决定抗感染的疗程，尤其在合并缺血的 DFI，抗感染疗程通常需要延长。

（5）在细菌培养的基础上选择敏感的抗生素进行治疗。值得注意的是，调整感染治疗方案后应在治疗开始后的 48～72 小时评估抗感染治疗效果，若临床感染无明显控制，需调整抗感染治疗方案。通常在创面愈合前应每周复查一次细菌培养，细菌培养结果回报后要区分是致病菌还是定植菌，并结合创面情况综合判断创面感染情况。

（6）骨感染的确诊需要进行骨探针检查，同时有血清炎症标志物（红细胞沉降率、

CRP 等）升高和足部 X 线、MRI 等影像学检查结果阳性。

（7）由于过度和不恰当使用抗菌药物，多重耐药菌感染率上升。糖尿病足创面一旦感染多重耐药菌，因缺乏有效的抗感染治疗手段，会导致创面迁延不愈，甚至截肢。如何治疗泛耐药菌感染的糖尿病足创面是目前急需解决的临床难题。

耐甲氧西林金黄色葡萄球菌（MRSA）治疗首选抗生素为万古霉素，对万古霉素不耐受、血药浓度不达标的、肾功能差的患者，可选用利奈唑胺，注意监测血小板。铜绿假单胞菌和鲍曼不动杆菌的泛耐药情况也比较多见，但通常对多黏菌素及磺胺类敏感，可以在创面局部考虑应用，当然局部应用抗生素可能诱发耐药，需权衡利弊。2019《国际糖尿病足工作组糖尿病足预防与治疗指南》中指出，在浸润性溃疡或温暖的环境中，如果存在革兰氏阴性杆菌感染，包括铜绿假单胞菌感染时，可以考虑应用哌拉西林钠-他唑巴坦钠；半合成青霉素+头孢他啶；半合成青霉素+环丙沙星；包括美罗培南和亚胺培南在内的碳青霉烯类。出现产生超广谱 β-内酰胺酶（ESBL）的细菌感染时可以考虑应用碳青霉烯类（厄他培南、美罗培南和亚胺培南），左氧氟沙星+莫西沙星；氨基糖苷类和多黏菌素类。在存在全耐药菌感染时，如果应用抗菌药物后局部感染症状减轻，炎症指标降低，可以继续应用抗菌药物。

糖尿病足创面合并这些特殊细菌感染时，要将细菌培养结果与临床表现结合起来进行综合判断，只要创面生长良好，不必过于拘于检验结果而过度应用抗生素，导致严重的细菌耐药或者药物不良反应。

五、糖尿病足创面处理

目前，随着医疗技术的进步，糖尿病足的处理除了传统的清创换药外，还有特殊敷料、负压封闭引流技术等新方法，这些新技术都可在一定程度上促进创面愈合。作为一名治疗糖尿病足的医疗工作者，如果不能在合适的时机选择正确的治疗方法处理创面，往往会使患者病情加重。下面主要介绍糖尿病足各项创面处理技术的基本方法和原则。

（一）创面的常规清创、换药

糖尿病足坏疽的局部处理是糖尿病足治疗的基础，也是最为重要的组成部分。处理不当可促使坏疽蔓延扩大，久治不愈，甚至截肢。常用的清创方法主要包括锐性清创、超声清创、水刀清创、自溶性清创、酶学清创、生物清创，值得注意的是，通常在清除坏死组织及胼胝等时优先考虑锐性清创而不是其他清创方式（超声清创、生物清创等）。糖尿病足的清创处理的关键在于清创的时机和清创的程度，掌握不好会导致坏疽范围进一步增大，甚至截肢平面上移等情况。例如，在处理血供未得到有效改善的创面时，清创过于积极和彻底，往往会造成坏死组织进一步增多和感染进一步加重。因此李仕明主任提出"分级蚕食清创"，对不同分级的糖尿病足创面采取不同的处理方法，结合近年来的工作经验，下文进行简要概述。

1. 0～1 级糖尿病足 此级糖尿病足患者应积极控制血糖，治疗糖尿病相关并发症，积极预防糖尿病足危险因素。对胼胝、鸡眼、水疱、血疱等应及时到足病专业人员处进行处理。处理鸡眼和胼胝的时候切记不要一次切得过深，可以反复进行清理，也不要乱用一些对皮肤侵蚀性较大的药膏，同时注意患处局部减压。水疱或血疱可在严格消毒的情况下，用无菌注射器从低位将内容物抽出，并涂以聚维酮碘溶液以预防感染。

2. 2～4 级糖尿病足 主要包括基础治疗阶段、去腐阶段和生肌阶段。

（1）基础治疗阶段：控制血糖、抗感染、扩血管、改善微循环、营养神经、支持治疗和并发症治疗。在这个阶段对于明显的坏死组织应予以清除，局部脓肿应及时切开引流，对存在窦道的创面或口小腔大的创面应及时切开。行切开引流术时应注意：尽可能纵行切开患足以减少对远端创面血供的影响；避免损伤足底、足背的动脉弓；应在脓肿张力最大的位置予以切开；尽量避免破坏关节囊；如果肢端缺血，在血供未得到有效改善，不急于大面积和过度清创，避免造成坏死组织进一步增多等情况。此阶段敷料以应用传统敷料纱布为主，贴近创面的纱布应浸以 0.1% 雷夫诺尔、654-2 等药物，以起到杀菌和改善局部微循环的作用。

（2）去腐阶段：经过前一阶段的治疗，患者血糖控制良好，创面感染得到有效控制，患足血供得到改善。此时可以采取"鲸吞清创"和"蚕食清创"相结合的方法。"鲸吞清创"是对坏死的组织在短时间内大范围清除，此种清创方法适用于对已明确坏死的组织进行处理。"蚕食清创"是指循序渐进地清除组织，避免对一些不能明确判断为坏死且有可能恢复生机的组织的过度清除。在一些创面需要采用足趾截肢术、趾列截肢术、经跖骨截肢术时，在创面血供良好、感染得到有效控制、无明显坏死组织、缝合后无无效腔形成的情况下，术中保留皮瓣，可以考虑缝合。但不能缝合过紧，否则术后创面肿胀，皮缘会出现缺血变黑坏死，如果出现这种情况，应及时间断拆线或将缝线全部拆除。目前常用清创方法除锐性清创外还包括超声清创、水刀清创、自溶性清创、酶学清创及生物学清创，但最为行之有效的方法还是锐性清创。另外此阶段可以继续应用传统敷料，并可以考虑应用泡沫类敷料、藻酸盐敷料、水凝胶敷料及银离子敷料等。

（3）生肌阶段：生肌和去腐阶段不能绝对分开，在去腐阶段后期，坏死组织逐渐减少，肉芽组织开始生长，以往我们会外用 654-2 等药物促进肉芽组织的生长。现在负压封闭引流技术的应用使得创面愈合速度加快、感染风险减少；同时可以应用一些促进肉芽及上皮组织生长的细胞因子和生长因子，如重组人表皮生长因子等。

3. 5 级糖尿病足 此级糖尿病足患者最终需要面临截肢，其处理原则主要是在截肢治疗前做好术前准备，积极控制血糖、加强抗感染、进行适当清创换药（清除坏死组织、充分引流、避免脓腔形成、清除脓性分泌物）、治疗相关并发症、评估截肢平面、完善术前检查等。

（二）敷料的选择

近年来随着医用科学技术的发展，各种创面敷料层出不穷，然而临床工作中因为对敷料应用适应证把握不够准确，出现很多延误病情，甚至加重创面坏死的情况。在门诊中，有的患者创面感染严重，应用银离子敷料 5 天没有进行更换，虽然银离子敷料有抗炎的作用，但坏死组织不清除，感染只能进一步加重。特殊敷料的应用远不能代替清创、换药，应根据创面的性质和渗出物等情况，选用合适的敷料，做到定期观察、及时换药。目前可以按照伤口的分期选择不同的敷料（表 22-5）。

表 22-5　糖尿病足创面敷料的选择

糖尿病足分期	敷料的选择
炎症期	纱布、藻酸盐敷料、清创胶、银离子敷料
增生期	纱布、泡沫类敷料、藻酸盐敷料、水凝胶敷料、银离子敷料
组织重塑期	纱布、水凝胶敷料、泡沫类敷料

（三）负压封闭引流技术

负压封闭引流技术（vacuum sealing drainage，VSD）于 1994 年由裘华德教授引入我国，经改良应用于骨科，近十余年来广泛应用于糖尿病足的治疗，负压材料也从最初的聚乙烯醇（polyvinyl acetate，PVA）材料发展为聚氨基甲酸酯（polyurethane，PU）材料。研究发现，负压封闭引流技术是通过增加创面血流，增强创面内白细胞及成纤维细胞的功能，加快创面的肉芽组织生长，消除水肿、降低血管通透性等来促进创面愈合的有效治疗方法。负压封闭引流技术在糖尿病足的应用使得创面感染得到了有效控制，缩短了创面愈合的时间，极大降低了患者截肢的风险，提高了患者的生活质量。

1. 适应证　局部坏死组织基本得到清创的湿性和混合性坏疽创面；已经去除无活性组织且血供得到改善的干性坏疽创面；患足暴露的骨组织需将骨皮质清除，并将残端用骨锉锉光滑；创面感染已得到有效控制。

2. 禁忌证　活动性出血及血管暴露的创面；未治疗的骨髓炎和化脓性关节炎；应用负压技术可能形成脓肿或导致感染加重。

3. 操作步骤

（1）创面清创：清除明确坏死的组织，对坏死不确切的组织可以暂保留，待一个疗程负压治疗后进一步清创处理。

（2）敷料的选择：因 PU 材料引流效果更好，推荐在分泌物较多的创面应用。

（3）修剪、放置引流医用泡沫：PVA 材料负压装置一般要求每一根引流管两侧医用泡沫不超过 2～3cm，以保证泡沫表面有足够的负压。而 PU 材料因孔径大，其连接负压的装置为吸盘，引流效果更好，医用泡沫可超过吸盘 5cm 左右。泡沫边缘经修剪后以超过创面边缘 5mm 左右为宜，以保证负压治疗时泡沫轻度缩小后仍能覆盖创面。

（4）封闭创面：一般应用半透膜进行封闭，封闭时应注意以下事项，以保证良好的封闭：封闭前应用酒精或生理盐水将皮缘擦拭干净；半透膜至少要覆盖泡沫周边 2～3cm 的皮肤；黏合时注意不要触碰到半透膜的黏合面；避免用多块半透膜封闭创面；先将医用泡沫黏合好，最后封闭引流管或引流吸盘（图 22-7）。

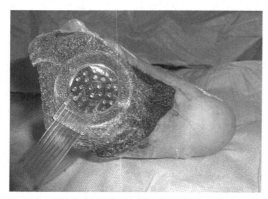

图 22-7　糖尿病足创面应用PU材料进行负压封闭引流治疗
扫封底二维码获取彩图

（5）连接负压源：通过负压引流瓶将负压引流管与负压源连接，连接后医用泡沫迅速凹陷呈"橘皮状"，无漏气声，说明引流通畅，密闭良好。如果采取 PVA 材料一般负压保持在–500～–400mmHg，采取 PU 材料一般负压保持在–100mmHg 左右。

（6）观察和特殊情况的处理：负压封闭治疗的疗程一般为 5～7 天，在此期间需每日检查负压装置 1～2 次，如果创面引流液多或较黏稠，需每日用适量生理盐水从副管中进行冲洗。如负压装置堵塞，经反复冲洗后仍不通畅，建议更换。

（四）自体组织移植

自体组织移植是慢性创面修复的重要方法之一，主要包括自体皮片和皮瓣的移植。利用自体组织移植覆盖在暴露的组织上，有利于促进创面愈合、缩短创面愈合时间。但在糖尿病足患者治疗应用中，因创面感染不能有效控制，局部血供差，创面条件差等原因，通常会出现移植失败，有时甚至会出现供皮区感染不愈合的情况。所以在进行此项治疗前，一定要请专科医师详尽评估后方可执行。

（五）组织工程学皮肤

组织工程学皮肤在烧伤创面应用已有多年，尤其适用于大面积烧伤供皮区有限等情况。近年来在慢性创面包括糖尿病足中的应用也逐渐开展起来，利用有活性的组织工程皮肤含有与创面愈合有关的各种细胞因子、生长因子等，在创面愈合的过程中促进肉芽组织增生、毛细血管生成和上皮组织再生，缩短创面愈合时间。但临床中应用的组织工程学皮肤基本是异体细胞源的，存在排斥反应，且无细胞附属器，不能替代自体的皮肤移植。大规模临床应用于 DFU 之前还需要进一步研究。

（六）自体富血小板凝胶

自体富血小板凝胶是取自患者静脉血，经离心、分离、浓缩制取的富含血小板血浆（platelet-rich plasma，PRP），按 10∶1 体积比与凝血酶-钙剂混合凝固而形成的凝胶状物质。其通过释放各种生长因子和细胞因子促进创面愈合，同时还有一定的抑菌作用。当然其应用前要求坏死组织已清除，感染得到控制，局部血供得到改善，血糖、血脂等控制良好。

（七）蛆虫清创治疗

蛆虫治疗是利用丝光绿蝇蝇卵灭菌孵育出的幼虫（3 天龄）应用于糖尿病创面，隔天更换蛆虫，疗程一般不超过 7 天，创面坏死组织被有效清除，新鲜组织生长、细菌被有效抑制，达到良好的生物清创作用，在临床上应用前景可观。但因目前相关临床试验证据级别较低，故尚不推荐为常规清创治疗方法。

（八）皮肤牵张闭合器

皮肤牵张闭合器主要是根据皮肤天然的应力弛张原理和机械蠕变原理研发，该技术主要通过持续牵张创面周边正常的皮肤组织，促进皮肤、真皮和皮下组织微结构改变，最终导致皮肤扩张，创面愈合。该技术已广泛应用于皮肤组织缺损、创面修复有关的疾病，减

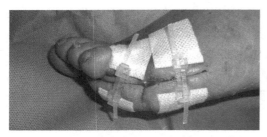

图 22-8　非侵袭性皮肤牵张闭合器应用于修复期
糖尿病足创面

扫封底二维码获取彩图

少了植皮术和皮瓣移植术的应用，为创面快速愈合提供了新的治疗方法。皮肤牵张闭合器主要包括粘贴式非侵袭性和侵袭性皮肤牵张闭合器。侵袭性皮肤牵张闭合器因为局部组织拉力过大，会导致皮缘的损伤、坏死和撕裂等情况。有研究表明，应用非侵袭性皮肤牵张闭合器在负压封闭引流治疗的基础上可以有效提高 DF 创面愈合率，缩短创面愈合时间，具有良好的应用前景（图 22-8）。

六、截肢治疗和肢体保全

糖尿病足发展到肢端坏死、缺血严重、感染无法控制等情况时，通常需要采取截肢处理。糖尿病足国际临床指南的截肢定义为一个肢体的远端被切除。临床工作中截肢治疗的难度在于截肢平面的选择。

我们一般通过评估患肢血供、患肢坏疽组织情况、术后创面愈合、义肢安装及治疗费用等综合评估决定截肢平面。肢体血供最准确的评估方法是下肢动脉造影，但该检查费用相对较高，对医疗条件要求较高，普及较困难。下肢动脉超声检查因为受操作者手法影响较大，不推荐用于截肢平面的评估。下肢 CTA 或 MRA 相对费用较低，结果可靠性较高，目前临床上用于截肢前评估下肢血供。如果截肢平面过低，足部创面难以愈合，有再次提高截肢平面的可能，如果截肢平面过高，会增加患者术后的残障等级，并影响其生活质量。所以对于较年轻的患者，为了提高其生活质量，即使有再次截肢的风险，也应该尽量多地保存肢体；而对于老年、并发症多的患者，在选择截肢平面时应以争取术后创面愈合为主要目标，避免二次截肢风险。

肢体保全是相对于截肢手术而言的，对糖尿病足坏疽患者采取手术治疗，在清除坏死组织的基础上，尽量保留患者肢体以利于其创面愈合及术后功能恢复。通常指踝关节及以下水平的截肢，目前临床上开展得比较多的术式主要有足趾截肢术、趾列截肢术、经跖骨截肢术（图 22-9）。

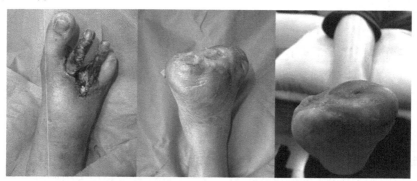

图 22-9　右足第 1、2、4、5 趾经跖骨截趾术

扫封底二维码获取彩图

虽然保肢手术与截肢手术比较术后创面感染、延迟愈合、不愈合、二次截肢风险高，而且医疗费用相对更高，但因其创伤小，术后患者行走可能性大，对生活质量影响小，术后存活率明显高于接受大截肢的患者，所以我们应尽可能通过系统化治疗保全患者肢体。肢体保全手术需要由有经验的足病科医生进行包括术前评估、手术及系统化治疗，以提高术后创面愈合率。

七、高　压　氧

高压氧治疗主要是改善患肢的缺氧状态，提高组织氧含量，适用于下肢缺血严重患者。但近期的随机对照试验显示，高压氧治疗不能促进糖尿病难愈性溃疡的愈合及降低截肢风险，同时该治疗对医疗设备要求高，且糖尿病足相关治疗指南并未明确推荐该治疗方案，不适宜普遍开展。

八、中　医　中　药

中医中药治疗在糖尿病足的治疗中也起到一定作用，有着活血通络、祛腐生肌等作用。目前有改善肢体血供和微循环的全身和局部用药，包括川芎嗪等，祛腐生肌的外用药有双黄膏、五黄油纱条等。

第五节　糖尿病足的预防和护理

糖尿病足的治疗是在糖尿病各并发症中最为复杂、花费最高的并发症，一旦发病，通常迁延不愈，甚至有截肢的风险，所以糖尿病足的预防和护理尤为重要。但目前广大基层医疗单位和糖尿病患者对糖尿病足的预防意识不足，医疗工作人员对存在糖尿病足高危因素的糖尿病患者预防教育工作不足，不能有效避免这类患者发展为糖尿病足，造成一些处于高危足状态的患者逐步进展为糖尿病足。若对初发糖尿病足的患者处理不及时，院前驻留时间过长，不能对感染轻、范围小的糖尿病足创面进行有效清创、控制感染等治疗，则造成病情加重，甚至截肢。下文着重介绍糖尿病足的预防和日常护理方法。

一、糖尿病足的早期简易筛查方法

糖尿病足的早期筛查是要用最简易的办法明确患者是否存在糖尿病足的危险因素，适合于社区及基层医疗机构。在本章第二节已经详细阐述了糖尿病足的危险因素，包括全身危险因素和局部危险因素。存在糖尿病足危险因素的患者在某些诱因下非常容易罹患糖尿病足，所以熟练掌握糖尿病足早期筛查方法能够尽早发现高危糖尿病足患者并采取相应治疗护理措施，避免病情进展。

（一）病史

了解生活习惯，家庭状况，自我保健意识等。既往是否具有糖尿病足病史等。

（二）血糖控制情况

降糖治疗方案，自我血糖监测情况，HbA1c 等。

（三）神经病变评估

主要是判断是否存在因周围神经病变导致的感觉缺失，可以应用 10g 尼龙丝检查压力觉、128Hz 的音叉检查震动觉，检查踝反射、针刺痛觉、温度觉等。

（四）血管病变评估

可以通过检查者观察皮肤的颜色，触诊患者足部皮肤，触诊足背及胫后动脉搏动判断有无 LEAD。条件允许可以进行皮温和 ABI 的测定。

（五）皮肤、双足形态及功能

观察有无胼胝、鸡眼、水疱，趾间有无溃烂等。观察有无足部结构异常及关节活动障碍等。

二、糖尿病足的预防及日常护理

（一）养成良好的生活习惯

戒烟，不要赤足行走，不要在热沙滩行走或者在阳光下暴晒时间过久。不宜长时间行走和进行高强度锻炼，以避免足部长时间过度负重。长期卧床患者注意定期翻身，定时按摩下肢。避免食用过敏药物、食物，避免足部接触硬物等。

（二）养成每天检查足部的习惯

糖尿病患者因周围神经病变使足部对外界刺激的敏感性下降，丧失了"自我保护能力"，所以每天检查足部对于避免糖尿病足的发生和进展尤为重要。糖尿病患者每天要对足部进行全面的检查，并可请家人帮助检查足背、足底、足跟、足趾及趾间，尤其是存在足部结构异常的部位（踇外翻等）。检查的内容包括各种损伤、擦伤、水疱、胼胝和鸡眼，皮肤局部有无发红，皮温，皮肤有无干燥、皲裂、溃烂，趾甲有无异常等。

（三）保持足部皮肤健康

不要使足部过于干燥和潮湿，对于足部皮肤干燥尤其是出现皲裂的患者可以应用皮肤护理膏，但注意不要涂抹于趾间。对于足部汗液分泌多的患者应着透气性好的鞋子，并勤换袜子。不宜用热水袋、电热毯等物品直接接触皮肤，尤其是存在糖尿病周围神经病变的患者。

（四）学会正确的洗脚方法

不要长时间浸泡双脚，水温应不高于37℃，使用中性皂液，可以轻轻按摩脚部，用浅色干毛巾擦拭以便于观察有无渗液或出血。注意要将趾间水分擦干并保持趾间干燥。对大部分皮肤病变患者不宜泡热水澡，洗澡时水温不宜过高，洗澡时间不宜过长。

（五）对趾甲和胼胝等的处理

剪趾甲应该在直视情况下能够看清楚的条件下进行，否则应请家人帮助，避免到公共浴室修脚。应水平地修剪趾甲，不要剪得过深，边缘尖锐的地方应用趾甲锉磨光滑。定期修剪趾甲，避免趾甲长得过长。如果出现胼胝、鸡眼、水疱等情况，应找专科医师或护士处理，避免自行处理或找非专业人员处理，不要使用化学制剂。

（六）选择合适的鞋袜

应选择空间合适，透气性良好，鞋底较厚而鞋内较柔软的鞋，且应该在下午时间试鞋及购买。如果患者存在足部结构异常或者经过足底压力测试存在比较明显的足底压力分布不均，应该根据情况定制鞋垫、鞋或特殊装置。不可拆卸的减压装置和减压鞋对于糖尿病足溃疡的预防和治疗有良好的效果。穿鞋前应检查鞋内有无异物，同时要注意在室外不要穿拖鞋和脚趾外露的凉鞋、不要赤足穿鞋。选择纯棉等天然材料制成的袜子，不要过紧或有毛边，不要穿高过膝盖的袜子，同时要养成每天更换袜子的习惯。

三、糖尿病足创面护理

（一）减压

DFU通常发生于足底压力高的区域，一旦溃疡形成，如果缺乏有效的减压，溃疡较难愈合。减轻足底压力对预防及治疗DFU有一定的帮助。目前减轻足底压力的方法主要有支具（如全接触性石膏支具、速成全接触石膏支具、可拆卸支具）、鞋袜（如充气的鞋子、鞋垫，糖尿病足治疗鞋）、外科手术。减压治疗中患者本身的配合程度也极为重要，故应同患者商量并制定其可接受的个体化减压方案。

（二）制动

DFU患者一般需卧床休息，患肢局部制动，避免摩擦及负重受压，促进水肿消退和软组织修复，但严格制动也会增加下肢静脉血栓形成的风险。

（三）体位引流

恰当的体位引流可以防止感染灶扩大、加深，减少局部坏死物质及毒素的吸收，促进疮面愈合，原则是让脓液充分引流，尽量使引流口处于脓腔的最低点。

（四）保湿

创面进入肉芽组织生长期和上皮组织形成期，局部的保湿有利于创面愈合。保湿敷料可间隔2~3天换药一次，每天需观察敷料渗出情况，渗出增多可能提示创面合并感染，需及时调整换药方案。常用的保湿敷料主要有美皮康等。

（五）负压治疗

治疗过程中注意观察和记录引流量及其性质变化，保持负压创面的密封性，妥善固定引流管并保证通畅。间歇停止负压引流时间不宜过长，减少因创面分泌物引流不畅导致堵管、厌氧菌感染、局部水肿加重等不良事件发生，从而影响愈合效果，延长创面愈合时间。

（杨彩哲　王良宸　朱　迪）

参 考 文 献

班绎娟，冉兴无，杨川，等，2014. 中国部分省市糖尿病足病临床资料和住院费用等比较. 中华糖尿病杂志，6（7）：499-503.

谷涌泉，2014. 糖尿病足缺血的腔内治疗. 临床外科杂志，22（7）：465-466.

关泰宇，关小宏，李宝军，2014. 糖尿病足患者感染病原菌分布及抗菌药物的应用. 中华医院感染学杂志，24（3）：577-579.

关小宏，2011. 糖尿病足发展史. 中华损伤与修复杂志（电子版），6（4）：9-12.

花奇凯，秦泗河，赵良军，等，2017. Ilizarov技术胫骨横向骨搬移术治疗糖尿病足. 中国矫形外科杂志，25（4）：303-307.

李仕明，2002. 糖尿病足与相关并发症的诊治. 北京：人民卫生出版社.

王爱红，赵湜，李强，等，2005. 中国部分省市糖尿病足调查及医学经济学分析. 中华内分泌代谢杂志，21（6）：496-499.

王江宁，王寿宇，赵贵庆，等，2004. 蛆虫疗法修复严重感染创面的应用体会. 中国美容整形外科杂志，15（6）：294-296.

王良宸，王晨蕊，陈红梅，等，2018. 非侵袭性皮肤牵张闭合器在糖尿病足创面修复中的应用. 中华糖尿病杂志，10（11）：729-734.

徐波，杨彩哲，刘朝阳，等，2016. 糖尿病足感染患者病原菌分布及其药物敏感试验. 中华传染病杂志，34（6）：344-348.

徐波，杨彩哲，吴石白，等，2017. 糖尿病足患者截肢相关危险因素分析. 中华内科杂志，56（1）：24-28.

中国医疗保健国际交流促进会糖尿病足病分会，2017. 中国糖尿病足诊治指南. 中华医学杂志，97（4）：251-258.

中华医学会糖尿病学分会，2013. 2型糖尿病患者合并下肢动脉病变的筛查及管理规范. 中华医学信息导报，5（2）：9.

中华医学会糖尿病学分会，2014. 中国2型糖尿病防治指南（2013年版）. 中华内分泌代谢杂志，30（6）：893-942.

中华医学会糖尿病学分会，2018. 中国2型糖尿病防治指南（2017年版）. 中国实用内科杂志，38（4）：34-86.

中华医学会糖尿病学分会，中华医学会感染病学分会，中华医学会组织修复与再生分会，2019. 中国糖尿病足防治指南（2019版）. 中华糖尿病杂志，11（2）：161-189.

Amin N, Doupis J, 2016. Diabetic foot disease: from the evaluation of the "foot at risk" to the novel diabetic ulcer treatment modalities. World Journal of Diabetes, 7（7）：153-164.

Armstrong DG, Lavery LA, Sariaya M, et al, 1996. Leukocytosis is a poor indicator of acute osteomyelitis of the foot in diabetes mellitus. Journal of Foot & Ankle Surgery, 35（4）：280-283.

Bakker K, Apelqvist J, Lipsky BA, et al, 2016. The 2015 IWGDF guidance on the prevention and management of foot problems in diabetes. International Wound Journal, 13（5）：1072-1072.

Bondar' TP, Pervushin P, Bondareva VP, et al, 2002. [Anemic syndrome in elderly patients with diabetic angiopathy: incidence rate, laboratory diagnosis]. Klinicheskaia Laboratornaia Diagnostika, （8）：15-19.

Boulton AJM, Kirsner RS, Loretta V, 2004. Clinical practice. Neuropathic diabetic foot ulcers. N Engl J Med, 351（1）：48-55.

Bresäter LE, Welin L, Romanus B, 1996. Foot pathology and risk factors for diabetic foot disease in elderly men. Diabetes Research & Clinical Practice, 32（1/2）：103-109.

Bus SA, van Deursen RW, Armstrong DG, et al, 2016. Footwear and offloading interventions to prevent and heal foot ulcers and reduce plantar pressure in patients with diabetes: a systematic review. Diabetes Metab Res Rev, 32：99-118.

Canadian Agency for Drugs and Technologies in Health, 2014. Negative pressure wound therapy for managing diabetic foot ulcers: a review of the clinical effectiveness, cost-effectiveness, and guidelines. https://www.ncbi.nlm.nih.gov/books/NBK253784/.

Cicoira M, Zanolla L, Rossi A, et al, 2002. Elevated serum uric acid levels are associated with diastolic dysfunction in patients with dilated cardiomyopathy. American Heart Journal, 143：0-1111.

DeCarbo WT, 2009. Special segment: soft tissue matrices-apligraf bilayered skin substitute to augment healing of chronic wounds in diabetic patients. Foot Ankle Spec，2（6）：299.

Dickhaut SC，DeLee JC，Page CP，1984. Nutritional status：importance in predicting wound-healing after amputation. Journal of Bone & Joint Surgery American Volume，66（1）：71-75.

Driver VR，Fabbi M，Lavery LA，et al，2010. The costs of diabetic foot：The economic case for the limb salvage team. J Vasc Surg，52（3）：17S-22S.

Evans KK，Attinger CE，Al-Attar A，et al，2011. The importance of limb preservation in the diabetic population. Journal of Diabetes & Its Complications，25（4）：227-231.

Fedorko L，Bowen JM，Jones W，et al，2016. Hyperbaric oxygen therapy does not reduce indications for amputation in patients with diabetes with nonhealing ulcers of the lower limb：a prospective，double-blind，randomized controlled clinical trial. Diabetes Care，39（3）：392-399.

Fleischer AE，Didyk AA，Woods JB，et al，2009. Combined clinical and laboratory testing improves diagnostic accuracy for osteomyelitis in the diabetic foot. Journal of Foot & Ankle Surgery，48（1）：39-46.

Game FL，Attinger C，Hartemann A，et al，2016. IWGDF guidance on use of interventions to enhance the healing of chronic ulcers of the foot in diabetes. Diabetes/metabolism Research & Reviews，32：75-83.

Gurney JK，Stanley J，York S，et al，2018. Risk of lower limb amputation in a national prevalent cohort of patients with diabetes. Diabetologia，61（3）：626-635.

Hageman D，Fokkenrood HJ，Gommans LN，et al，2018. Supervised exercise therapy versus home-based exercise therapy versus walking advice for intermittent claudication. Cochrane Database Syst Rev，4：CD005263.

Hirshowitz B，Kaufman T，Ullman J. 1986. Reconstruction of the tip of the nose and ala by load cycling of the nasal skin and harnessing of extra skin. Plastic & Reconstructive Surgery，77（2）：316-321.

Hotta N，Kawamori R，Fukuda M，et al，2012. Long-term clinical effects of epalrestat，an aldose reductase inhibitor，on progression of diabetic neuropathy and other microvascular complications：multivariate epidemiological analysis based on patient background factors and severity of diabetic neuropathy. Diabetic Medicine，29（2）：1529-1533.

Huang PP，Yang XF，Li SZ，et al，2007. Randomised comparison of G-CSF-mobilized peripheral blood mononuclear cells versus bone marrow-mononuclear cells for the treatment of patients with lower limb arteriosclerosis obliterans. Thrombosis & Haemostasis，98（6）：1335-1342.

Jiang Y，Wang X，Xia L，et al，2015. A cohort study of diabetic patients and diabetic foot ulceration patients in China. Wound Repair & Regeneration，23（2）：222-230.

JiangYF，Ran XW，Jia LJ，et al，2015. Epidemiology of type 2 diabetic foot problems and predictive factors for amputation in China. Int J Low Extrem Wounds，14（1）：19-27.

Jie Z，Deng W，Zhang Y，et al，2016. Association between serum cystatin C and diabetic foot ulceration in patients with type 2 diabetes：a cross-sectional study. Journal of Diabetes Research，2016：1-7.

Jr WF，1981. The dysvascular foot：a system for diagnosis and treatment. Foot & Ankle，2（2）：64-122.

Lauri C，Tamminga M，Awjm G，et al，2017. Detection of osteomyelitis in the diabetic foot by imaging techniques：a systematic review and meta-analysis comparing MRI，white blood cell scintigraphy，and FDG-PET. Diabetes Care，40（8）：1111-1120.

Lavery LA，Armstrong DG，Harkless LB，1996. Classification of diabetic foot wounds. Journal of Foot & Ankle Surgery，35（6）：528-531.

Li L，Chen D，Wang C，et al，2015. The effect of autologous platelet-rich Gel on the dynamic changes of the matrix metalloproteinase-2 and tissue inhibitor of metalloproteinase-2 expression in the diabetic chronic refractory cutaneous ulcers. Journal of Diabetes Research，2015：954701.

Lipsky BA，Aragón-Sánchez J，Diggle M，et al，2016. IWGDF guidance on the diagnosis and management of foot infections in persons with diabetes. Diabetes/metabolism Research & Reviews，32：45-74.

Litzelman DK，Marriott DJ，Vinicor F，1997. Independent physiological predictors of foot lesions in patients with NIDDM. Diabetes Care，20（8）：1273-1278.

Marek DJ，Copeland GE，Zlowodzki M，et al，2005. The application of dermatotraction for primary skin closure. Am J Surg，190（1）：123-126.

Margolis DJ，Hoffstad OJ，Leonard CE，et al，2011. Incidence of Diabetic Foot Ulcer and Lower Extremity Amputation Among Medicare Beneficiaries，2006 to 2008：Data Points #2. //Data Points Publication Series. Washington：The Agency for Healthcare Research and Quality.

Moss SE，Klein R，Klein BEK，1992. The prevalence and incidence of lower extremity amputation in diabetic population. Archives of Internal Medicine，152（3）：610-616.

Pop-Busui R，Boulton AJ，Feldman EL，et al，2017. Diabetic neuropathy：a position statement by the American diabetes association. Diabetes Care，40（1）：136-154.

Prompers L，Schaper N，Apelqvist J，et al，2008. Prediction of outcome in individuals with diabetic foot ulcers：focus on the differences between individuals with and without peripheral arterial disease. The EURODIALE Study. Diabetologia，51（5）：747-755.

Raghav A，Khan ZA，Labala RK，et al，2018. Financial burden of diabetic foot ulcers to world：a progressive topic to discuss always. Ther Adv Endocrinol Metab，9（1）：29-31.

Shen J，Liu F，Zeng H，et al，2012. Vibrating perception threshold and body mass index are associated with abnormal foot plantar pressure in type 2 diabetes outpatients. Diabetes Technology & Therapeutics，14（11）：1053.

Singh N，Armstrong DG，Lipsky BA，2005. Preventing foot ulcers in patients with diabetes. JAMA，293（2）：217-228.

Tesfaye S，Boulton AJ，Dyck PJ，et al，2010. Diabetic neuropathies：update on definitions，diagnostic criteria，estimation of severity，and treatments. Diabetes Care，33（10）：2285-2293.

Topaz M，Carmel NN，Topaz G，et al，2014. Stress-relaxation and tension relief system for immediate primary closure of large and huge soft tissue defects：an old-new concept：new concept for direct closure of large defects. Medicine，93（28）：e234.

Unnikrishnan AG，2008. Approach to a patient with a diabetic foot. National Medical Journal of India，21：134-137.

van Asten SA，Peters EJ，Xi Y，et al，2015. The role of biomarkers to diagnose diabetic foot osteomyelitis. A meta-analysis. Current Diabetes Reviews，12（4）：396-402.

Zhang P，Lu J，Jing Y，et al，2017. Global epidemiology of diabetic foot ulceration：a systematic review and meta-analysis. Annals of Medicine，49（2）：106-116.

Zhao Z，Ji L，Zheng L，et al，2016. Effectiveness of clinical alternatives to nerve conduction studies for screening for diabetic distal symmetrical polyneuropathy：a multi-center study.Diabetes Res Clin Pract，115：150-156.

第五篇

糖尿病合并其他疾病

第二十三章　糖尿病合并感染

　　糖尿病是威胁人类健康的主要疾病之一，糖尿病已经成为继心血管疾病和肿瘤之后第三位致死原因。糖尿病患者容易感染，感染又可引起或加重糖尿病，导致血糖升高。感染也是糖尿病酮症酸中毒和非酮症高渗性昏迷最常见的诱发因素。良好的血糖控制是糖尿病患者预防和治疗感染的重要前提。

第一节　糖尿病合并感染的病理生理机制

　　1. 高血糖　高浓度血糖和尿糖为细菌和微生物提供了良好的生长环境。

　　2. 糖尿病的并发症　已经存在的微血管病变使患者微循环发生障碍，组织缺血缺氧，一方面可妨碍白细胞的动员和移动，有利于厌氧菌的生长，另一方面可影响抗感染治疗时药物的吸收与作用。糖尿病周围神经及自主神经病变导致皮肤易发生破损，成为细菌侵入人体的重要途径。合并神经源性膀胱者，常有尿潴留，血糖、尿糖增高，有利于泌尿系统的细菌繁殖。

　　3. 免疫功能下降　糖尿病患者固有免疫功能降低，中性粒细胞、单核细胞、巨噬细胞的吞噬功能受损，中性粒细胞的趋化性和杀菌活性受损。细胞免疫功能减低，表现为 T 淋巴细胞数量减少及吞噬细胞功能减弱。但也有研究表明，糖尿病患者的体液免疫未受到明显损害且注射疫苗后产生抗体的数量及质量无明显异常。

　　4. 医源性感染风险增加　糖尿病患者因年龄增长、机体抵抗力下降，住院次数增加、住院时间延长，以及各种侵入性检查和治疗，如注射胰岛素的不规范操作、血液或腹膜透析等，都增加了医源性感染的机会。

第二节　糖尿病合并感染的临床表现

　　糖尿病合并感染的发生率如下：泌尿系统感染 43.3%，肺结核 17%，肺炎 9%，糖尿病坏疽 9%，胆囊炎 5.4%，蜂窝织炎 4.5%，带状疱疹 4.5%，败血症 2.7%，中耳炎 1.8%，其他感染 2.8%。

一、呼吸道感染

糖尿病患者呼吸系统感染十分常见，主要包括呼吸道感染和肺炎。呼吸道感染也是糖尿病患者并发糖尿病酮症酸中毒和非酮症高渗性昏迷的常见诱因。常见致病菌包括克雷伯菌、肺炎链球菌、鲍曼不动杆菌、金黄色葡萄球菌等，也可能为病毒、支原体及真菌所致。糖尿病患者金黄色葡萄球菌肺炎的发生率高可能与糖尿病患者鼻腔黏膜内的金黄色葡萄球菌的携菌率高（高达 30%，健康人群为 11%）有关。

呼吸道感染可表现为发热、咳嗽、咳痰、胸痛、呼吸困难等，体格检查可发现呼吸音增粗及干湿啰音。部分高龄、血糖控制不佳的患者可无典型的临床症状，致使延误诊断和治疗，出现化脓性感染、败血症、呼吸衰竭等严重的并发症。痰涂片革兰氏染色培养、痰培养、血常规、胸部 X 线检查等有助于诊断和鉴别诊断。痰培养加药敏试验可用于指导抗生素治疗。

二、结核杆菌感染

糖尿病肺结核的发病率大约是非糖尿病人群的 3 倍。糖尿病肺结核发病较急，病情进展较快，排菌阳性率高。但结核中毒症状多不典型，甚至缺少低热、盗汗等临床症状。当糖尿病患者血糖控制良好、糖尿病并发症减轻时反而出现结核中毒症状。肺结核多呈干酪性，易于播散，易于形成慢性纤维空洞，耐药结核菌多见。PPD/T-Spot 试验、痰查结核杆菌、红细胞沉降率、胸部 X 线检查有助于诊断。糖尿病合并结核的患者预后不佳，治疗失败、复发、再燃和死亡的概率增加。糖尿病患者不仅结核杆菌的感染率高于非糖尿病患者，结核的耐药性同样高于非糖尿病患者。印度的一项调查显示，49%的糖尿病合并结核杆菌感染的病例对一线抗结核药物耐药。

三、泌尿系统感染

泌尿系统感染是糖尿病患者最常见的感染之一，自主神经病变是最常见也是最重要的潜在因素。泌尿系统感染女性更常见。来自国外的研究显示，即使血糖控制良好的糖尿病妇女，尿细菌阳性的发生率也是非糖尿病女性的 2 倍，糖尿病儿童和男性调查研究的结果显示，和非糖尿病者无明显差别，这与女性泌尿生殖道的解剖特点有关。血糖得到满意控制的糖尿病患者，其泌尿系统感染的发生率显著降低。糖尿病患者的泌尿系统感染更容易导致并发症，易发展为慢性感染，易全身播散，常导致严重后果，合并感染性休克的可能性明显高于非糖尿病患者。糖尿病合并的泌尿系统感染累及上尿道者亦明显多于非糖尿病患者。

大肠杆菌是泌尿系统感染最常见的细菌，约占 86%。除此之外还有克雷伯菌、乙型链球菌、铜绿假单胞菌等。

糖尿病患者并发的泌尿系感染以肾盂肾炎和膀胱炎最常见，部分患者表现为无症状性菌尿。肾盂肾炎除此之外还有发热、寒战、头痛、恶心和呕吐等全身症状，体格检查可有肾区叩痛。膀胱炎患者可有排尿困难、尿频、尿急等。一项研究显示，无症状菌尿在糖尿病女性的患病率为 26%，而非糖尿病女性患者的患病率是 6%。无症状菌尿是指尿细菌培养菌落计数$\geq 10^5$/ml，而无临床症状。尿常规、尿沉渣涂片，尿细菌培养和菌落计数等有助于诊断。

糖尿病患者发生肾脏感染后并发症的发生率高。一项调查显示，52 例肾周围脓肿的患者中 36 例为糖尿病患者；如果糖尿病患者经过抗生素治疗 3～4 天后反应不明显，应怀疑肾周围脓肿的可能性；大约 50%的患者会出现腹部或腰部的肿块，治疗除了抗生素以外需要局部切开和引流。

肾、肾周、输尿管或膀胱产气菌感染不常见，但是大多数发生在糖尿病患者，感染的严重程度取决于感染的部位，如累及集合管系统则预后好于累及肾实质。药物治疗的存活率为 80%，而手术治疗的存活率只有 40%。对任何糖尿病患者来说，如果感染后对抗生素治疗反应差，就应该怀疑该病。此外，泌尿系感染的患者如同时出现恶心、呕吐等表现也是该病的线索之一。诊断主要根据腹部 X 线检查，可见肾、输尿管或膀胱区域斑点状的透亮区。病理生理机制目前尚不清楚，可能的原因是大肠杆菌或肺炎克雷伯球菌在利用葡萄糖的过程中产生了二氧化碳和氧气。如果这种感染发生在血液供应不丰富的区域，就会造成大面积的组织坏死。

真菌感染导致泌尿系炎症在糖尿病患者并不少见。真菌感染多见于细菌感染使用抗生素后，或者继发于其他部位的真菌感染。有学者报道，如果清洁中段尿中假丝酵母菌计数超过 10 000 个/L，应该用导尿管来收取标本测定；如计数仍超过 10 000 个/L，则可确诊急性真菌性泌尿系统感染，应该采用抗真菌治疗，如采用氟康唑（第 1 天 200mg，第 3～5 天 100mg）。

四、胆道系统感染

糖尿病易并发胆囊炎和胆囊结石，在非糖尿病患者少见的气肿性胆囊炎也好发于糖尿病患者且病死率较高。糖尿病患者易发生胆道感染与胆囊舒缩功能障碍、胆汁排泄不畅及自主神经病变等因素有关。致病菌主要是厌氧菌中的梭状芽孢杆菌，其次为大肠杆菌。平时无症状或仅有上腹不适、食欲下降，急性感染或胆道梗阻时可表现为上腹疼痛伴恶心、呕吐、发热、黄疸等。腹部 B 超有助于诊断胆囊炎及胆囊结石。气肿性胆囊炎在腹部立位 X 线检查中可发现胆囊壁和胆囊周边存在气体。

五、皮肤黏膜感染

糖尿病皮肤感染可表现为疖、痈、丹毒、化脓性指头炎、甲沟炎及皮肤黏膜脓肿等。皮肤感染有时可为糖尿病患者的首发症状，对于反复发生感染的患者应该及时检测血糖，以便早期发现糖尿病。

致病菌主要为金黄色葡萄球菌、溶血性链球菌及真菌。皮肤念珠菌感染多发生在温暖潮湿褶皱部位，如乳房、大腿和外阴处，尤其是超重的糖尿病患者，感染导致患者极度不适，并常导致皮肤破溃，使得念珠菌本身和其他细菌长驱直入。糖尿病患者应该注意保持皮肤黏膜的完整，一旦皮肤擦伤，应该注意消毒，预防感染。

六、其　　他

　　一些致命性的感染几乎只发生在糖尿病患者，如恶性中耳炎、鼻-脑型毛霉菌感染、气肿性膀胱炎、气肿性肾盂肾炎等。恶性中耳炎是发生在外耳道到颅骨的侵袭性感染，86%～90%的病例发生在糖尿病患者中，主要集中于糖尿病高龄患者中，致病菌主要为铜绿假单胞菌。患者表现为严重难治性头痛、耳痛、耳漏、听力下降，炎症病变由外耳道向颅内扩展，当病变累及脑神经时可致面瘫、脑膜炎甚至导致死亡。鼻-脑型毛霉菌感染是一种致命性疾病，若早期发现仅有 20%生存率。其表现为面部、眼睛疼痛，视物不清，鼻塞，鼻内有血腥味等。这些特殊感染的发生率较低，但是病情严重，进展迅速，若不及时诊断和治疗，预后不良。另外，性传播疾病（如梅毒、淋病）在糖尿病患者也有很高的感染率，在临床工作中一定要注意鉴别诊断。

第三节　糖尿病合并感染的预防和治疗

　　糖尿病合并感染应以多方面的预防为主。提高预防感染的意识，积极控制血糖，纠正代谢紊乱。加强体质锻炼，增强抵抗力，预防流感和肺炎。培养良好的卫生习惯，避免皮肤损伤。为避免尿路感染，要保持会阴部清洁，另外要多喝水、多排尿，避免细菌在尿路中停留和繁殖。尽量减少住院，减少侵入性的检查和治疗。

　　流感和肺炎是较为常见的两种可预防性的感染性疾病，通过接种流感和肺炎疫苗，可以安全有效地降低糖尿病患者的住院率和病死率。国内外指南均已明确推荐糖尿病患者使用流感和肺炎球菌疫苗来预防流感和肺炎球菌感染。美国糖尿病学会公布的 2019 年《糖尿病临床实践建议》指出：≥6 个月的所有糖尿病患者均应每年接种流感疫苗；对于 2 岁以前的儿童，建议使用 13 价肺炎球菌结合疫苗（PCV13），2～64 岁的糖尿病患者应接受 23 价肺炎球菌多糖疫苗（PPSV23），≥65 岁时，无论接种史如何，都需要额外接种 PPSV23 疫苗。我国 2017 年《2 型糖尿病防治指南》指出：建议所有 2 岁以上的糖尿病患者须接种肺炎球菌多糖疫苗，65 岁以上的患者如果以前曾经接种过疫苗，而接种时间超过 5 年者需再接种一次；年龄≥6 个月的糖尿病患者每年都要接种流感疫苗。

　　流感疫苗的接种：年龄≥9 个月的糖尿病患者每年 9 月应该接受流感疫苗，对于老年患者（尤其是合并慢性疾病者）应制订长期的计划来系统接受流感疫苗的免疫接种。根据患者的年龄来决定流感疫苗肌内注射的剂量和种类（部分或全病毒疫苗）。在中国，也应根据每年流行的流感病毒种类预测来决定使用流感疫苗的种类，一般为三价疫苗，由灭活病毒株流感病毒 A 和 B 组成。由于疫苗在鸡蛋中培养而成，所以对鸡蛋和疫苗中其他成分过敏者不应接种疫苗。推荐每年接种一次。流感疫苗由灭活的病毒组成，不会引起病毒感染或呼吸系统疾病，常见的不良反应为一过性的局部反应，如注射部位疼痛、红斑、肿胀。但也可能出现其他的过敏反应和神经系统疾病，急性感染性多神经炎的危险性增加，在应用时应引起重视。美国疫苗不良事件报告系统监测数据显示，1990～2005 年 65 岁及以上老年人三价灭活流感疫苗接种总不良反应率约为 1.65/10 万剂。

肺炎球菌疫苗接种：目前肺炎球菌疫苗包括 23 种纯化的肺炎球菌黏多糖抗原。肺炎球菌疫苗可以减少糖尿病患者肺炎球菌的感染，该疫苗的接种目标人群和流感疫苗接种人群一样，同时加上患肺炎的高危人群。肺炎球菌疫苗常见的不良反应为发热，一般体温≤38.8℃，注射部位局部反应为疼痛、红斑、发热、肿胀和局部硬结。其他全身不良反应包括虚弱、乏力、肌痛和头痛。局部反应多发生于接种后 3 天内，一般 5 天内可消失。对疫苗成分过敏者禁忌接种。

糖尿病合并感染的治疗主要包括两个方面，一方面积极控制血糖，另一方面是使用抗生素。

糖尿病合并感染常发生在血糖控制不好的患者，同时感染、发热等应激因素本身也会使血糖升高。糖尿病合并重症感染时应使用胰岛素来控制血糖，良好的血糖控制是感染治疗成功的关键。对于 2 型糖尿病患者来说，胰岛素治疗可能是临时的选择，可以采用皮下或静脉给药的方式尽快降低血糖。

抗生素的使用原则是尽量选用广谱、高效的抗生素，和普通人群感染尽量从低效起不同，同时尽可能使用静脉给药途径，以便尽快控制感染。糖尿病合并感染早发现、早治疗是控制感染的关键。当病情较急，不能等待细菌培养等检查结果时，应根据感染发生的部位经验用药进行抗菌治疗。以后再根据细菌培养和药敏试验的结果选用敏感的抗生素。糖尿病常并发肾脏病变，故应慎用肾毒性药物。

对于结核感染，血糖控制十分重要。已有研究显示患有结核的患者血糖控制较为困难，控制血糖可应用胰岛素皮下注射和口服降糖药，血糖控制目标为 HbA1c＜7.0%，餐前毛细血管血浆血糖 3.9～7.2mmol/L，餐后毛细血管血浆血糖＜10.0mmol/L。采用三联或以上的抗结核药物进行治疗，疗程应足够长，并应该监测细菌学情况。

（张化冰　杨　娜　李玉秀）

参 考 文 献

王姮，杨永年，2005. 糖尿病现代治疗学. 北京：科学出版社.

中华医学会糖尿病学分会，2018. 中国 2 型糖尿病防治指南（2017 版）. 中华糖尿病杂志，10（1）：4-67.

Abu-Ashour W, Twells L, Valcour J, et al, 2017. The association between diabetes mellitus and incident infections: a systematic review and meta-analysis of observational studies. BMJ Open Diabetes Research and Care, 5（1）: e000336.

American Diabetes Association, 2018. Comprehensive medical evaluation and assessment of comorbidities: standards of medical care in diabetes—2018. Diabetes Care, 41（Supplement 1）: S28-S37.

Holt RIG, Cockram C, Flyvbjerg A, et al, 2017. Textbook of Diabetes. 5th ed. New York: John Wiley & Sons Inc.

Knapp S, 2013. Diabetes and infection: is there a link?--a mini-review. Gerontology, 59（2）: 99-104.

第二十四章　糖尿病与肿瘤

糖尿病和肿瘤均为常见的慢性病，且通常并存。据统计，全球目前有 4.25 亿糖尿病患者，与此同时，每年有 1410 万人被诊断为肿瘤。我国目前有 1.096 亿糖尿病患者。而据我国国家癌症中心发布的癌症数据显示，2014 年我国新发恶性肿瘤病例数为 380.4 万例，发病率为 186.53/10 万，死亡率为 106.09/10 万。最近有证据表明，随着 2 型糖尿病（T2DM）人群心血管疾病死亡率的下降，肿瘤正在成为最常见的死因。因此，T2DM 患者中肿瘤的发病率和死亡率是一个重要的临床问题。

早在 1914 年，已有学者关注糖尿病与肿瘤之间的联系，但在近一个世纪的研究中仅作为次要研究结果被看待，很少作为主要结果引起人们的关注。然而，在 1991 年一篇专门关注糖尿病与肿瘤的关系的文章中，Adami 等对瑞典人群进行研究，发现糖尿病患者患肝癌、子宫内膜癌和胰腺癌的风险均显著增加。尽管在事后看来，胰腺癌的发生率升高被认为是反向因果关系（即胰腺癌可伴发 T2DM）造成的，但其他研究结果仍高于预期。2009 年，欧洲糖尿病研究协会官方杂志 *Diabetologia* 同时发表了四项评估糖尿病治疗与肿瘤风险关系的流行病学研究结果，让人们对糖尿病与肿瘤关系的兴趣再次达到顶峰。2009 年糖尿病和肿瘤学界的研究人员通力协作，研究糖尿病和肿瘤之间的联系。这些问题及其对临床的重要性引起了人们的重视。

本章综述了关于糖尿病与肿瘤的发病率和死亡率关系的流行病学证据，并对这些结果予以解释，还讨论了目前关于糖尿病和肿瘤关系机制的两种假说，即高血糖与高胰岛素血症。另外，抗糖尿病治疗的核心宗旨是控制血糖，根据药物流行病学，有一些证据表明降糖药物可能会增加或降低肿瘤风险，文中也围绕这些数据进行讨论。

第一节　糖尿病与肿瘤风险——流行病学

一、糖尿病相关的肿瘤的发生率和病死率

过去的 10 年积累了大量关于糖尿病与肿瘤风险之间关系的流行病学证据（表 24-1）。总体而言，大部分证据适用于 T2DM 人群，这些总结分析大体一致，表明糖尿病与以下肿瘤的患病风险增加有关：乳腺癌、结直肠癌、子宫内膜癌、肾癌、膀胱癌、胰腺癌、肝癌和非霍奇金淋巴瘤。许多来自西方人群的研究表明，糖尿病与前列腺癌的风险呈负相关，然而，近期亚太地区人群的研究分析表明，糖尿病与前列腺癌的关系与前者的研究结果相反，是呈正相关的。这些差异还有待更大样本的临床研究来进一步证实。

表 24-1   糖尿病与肿瘤风险之间关系的流行病学证据

肿瘤类型	研究（年份）	研究种类 队列研究/病例对照研究	预测总体危险度 （95%可信区间）
乳腺癌	Larsson et al.（2007）	15/5	1.20（1.12，1.28）
	DeBruijn et al.（2013）	不详	1.23（1.12，1.34）
结直肠癌	Larsson et al.（2005）	9/6	1.30（1.20，1.40）
	DeBruijn et al.（2013）	不详	1.26（1.14，1.40）
子宫内膜癌	Friberg et al.（2007）	3/13	2.10（1.93，3.24）
肾癌	Larsson & Wolk.（2011）	9/0	1.42（1.06，1.91）
膀胱癌	Larsson et al.（2006）	3/7	1.24（1.08，1.42）
	Yang et al.（2013）	15/8	1.68（1.32，2.13）
胰腺癌	Huxley et al.（2005）.	19/17	1.82（1.71，1.94）
肝细胞癌	El-Serag et al.（2006）	13/13	2.50（1.93，3.24）
	Wang et al.（2012）	32/17	2.31（1.87，2.84）
非霍奇金淋巴瘤	Mitri et al.（2008）	5/11	1.19（1.04，1.35）
前列腺癌	Kasper et al.（2006）	12/7	0.84（0.76，0.93）
（西方人群）	Bansal et al.（2013）	37（研究种类不详）	0.81（0.76，0.85）
前列腺癌	Long et al.（2012）	4/3	1.31（1.12，1.54）
（亚太平洋人群）	Bansal et al.（2013）	8（研究种类不详）	1.64（1.00，2.28）

有关糖尿病与肿瘤相关死亡率的关联研究发现与肿瘤发病率相一致。有研究发现，糖尿病与结直肠癌、肝癌、胰腺癌和膀胱癌的死亡率呈正相关；然而，前列腺癌、乳腺癌和子宫内膜癌患者中糖尿病的发生率和死亡率与肿瘤的发病率相比略低。在公共卫生水平，死亡率有助于评估疾病负担，然而，在临床水平，由于肿瘤的死亡率取决于肿瘤的发生率，而这些研究并不能完全去除肿瘤治疗、治疗相关的死亡，以及 T2DM 对于生活质量的影响等因素，因此研究结果具有局限性。

二、1 型糖尿病与肿瘤

1 型糖尿病（T1DM）和肿瘤风险之间是否有关？这个问题并不容易回答，因为研究常无法区分 T1DM 和 T2DM，因此对这个问题的研究产生了不同的结果。由于 T1DM 常在儿童中出现，因而需要进行长期随访以检测到足够数量的常见成年肿瘤，用于进行有意义的关联分析。目前一些随访时间较短的研究，仅倾向于发现成年早期恶性肿瘤的风险，如淋巴瘤等。最近来自 5 个国家的合作分析发现，T1DM 患者中在随访达 370 万人年后，有 8800例确诊肿瘤，且增加的肿瘤类型与 T2DM 大致相同。然而，这些研究的效应量略小，远小于 T2DM 和肿瘤风险的相关研究。由于所有 T1DM 患者都接受长期胰岛素治疗，因此这些研究无法排除来自胰岛素的影响。

三、潜在的混杂因素

糖尿病和肿瘤具有多种共同的危险因素，它们之间的关联分析还存在潜在的混杂因素。

超重和肥胖是发生 T2DM 和多种类型肿瘤的共同危险因素。可以想象，T2DM 与肿瘤发病率之间的正相关可能只是简单地反映超重或肥胖这一混杂因素。肥胖症和 T2DM 有很多相同的病理生理机制，而这些机制也参与调控肿瘤的发生过程，包括性激素途径、脂肪因子、慢性炎症反应、胰岛素抵抗及胰岛素样生长因子（IGF）系统中的异常改变等。然而，一般认为 T2DM 与肿瘤风险之间的关系与 BMI 无关。有许多理由支持这一观点：首先，尽管与糖尿病相关的肿瘤和与肥胖相关的肿瘤重叠，但也有一些例外。例如，糖尿病与膀胱癌之间存在关联，但总的来说，肥胖与膀胱癌之间的关联性不存在或关联非常有限。在西方人群中，BMI 升高与晚期前列腺癌风险增加有关，但糖尿病似乎与前列腺癌呈负相关。其次，在队列研究中，在经过或未经 BMI 校正的情况下对风险评估进行了具体报告，但糖尿病与乳腺癌、结直肠癌和子宫内膜癌之间仍然呈明显正相关。

同样，吸烟也是糖尿病和多种类型肿瘤的共同危险因素。然而，与糖尿病相关的肿瘤很少与吸烟有关，因此吸烟并不是主要的混杂因素。尽管如此，吸烟在 BMI 与肿瘤关联的解释中很重要，因为与非吸烟者相比，吸烟者的平均 BMI 更低。

种族也是一个重要的混杂因素，在美国，与非西班牙裔白种人（11%）相比，非西班牙裔黑种人（22%），非西班牙裔亚裔人（21%）和西班牙裔人（23%）的年龄标准化糖尿病患病率更高。但与白种人群相比，后三个种族的肿瘤发病率通常较低。一个例外是前列腺癌的发病率，与非白种人相比，非西班牙裔黑种人的发病率更高。

肿瘤筛查是一个额外的混杂因素。因为如果肿瘤筛查存在差异，肿瘤检测和诊断在有和没有糖尿病的人群之间可能存在差异。以结直肠癌为例，有证据认为 T2DM 患者较少进行结直肠癌的筛查。对于乳腺癌筛查，同样，数据显示糖尿病患者参与乳腺癌筛查的概率低于非糖尿病患者。需要注意的是，表 24-1 中的风险是相对（而不是绝对）风险。在个体水平上，这些风险非常轻微，T1DM 和 T2DM 患者并不需要加强肿瘤筛查。

第二节　糖尿病增加肿瘤风险的潜在病理生理机制

一、高　血　糖

高血糖是糖尿病的主要特征之一，可能是肿瘤发展的主要风险因素。肿瘤细胞只能以葡萄糖为原料，以无氧代谢的方式生存。糖尿病患者体内的高血糖状态为肿瘤细胞提供了丰富的代谢原料。体内研究发现，肿瘤细胞确实有高葡萄糖需求，相对于正常细胞糖酵解速率更高，并且可以想象，高血糖会给癌细胞的增长带来优势。然而，正常血糖完能够满足大多数癌细胞的葡萄糖需求。探究葡萄糖浓度与肿瘤生长之间的剂量反应关系的实验研究表明，增加葡萄糖浓度确实会加速增殖，但是在 5mmol/L 左右达到平台。基于人群的研究表明，HbA1c 水平过高或过低，与死亡率有关。然而，肿瘤风险与高血糖暴露的持续时间或强度并不相关，而降糖治疗似乎并未降低糖尿病患者患肿瘤的风险。例如，有荟萃分析对进行强化降糖和肿瘤风险的研究得出结论，高血糖不太可能在肿瘤发展中起作用。

二、胰岛素抵抗和高胰岛素血症

T2DM 在早期阶段表现为胰岛素抵抗和随之而来的高胰岛素血症。胰岛素抵抗所致的高胰岛素血症在恶性肿瘤的发生、发展中起重要作用。胰岛素抵抗导致的持续性高胰岛素血症可使胰岛素控制的糖代谢作用发生紊乱，进而增强胰岛素的抗凋亡和促有丝分裂作用，促进肿瘤的发生和发展。胰岛素与细胞膜上的胰岛素受体结合后，胰岛素受体酪氨酸残基磷酸化，一方面通过激活膜受体酪氨酸蛋白激酶信号转导途径，促进细胞的生长和增殖，另一方面激活磷脂酰肌醇 3 激酶/丝氨酸苏氨酸激酶途径，促进细胞由 G_1 期向 S 期转变，并可抑制细胞凋亡。因此，高内源性胰岛素水平或使用外源性胰岛素理论上可能对肿瘤具有促进作用。胰岛素抵抗也可能通过其他机制增加肿瘤风险，如降低性激素结合球蛋白导致过量的雌激素和刺激雌激素依赖性肿瘤或炎症。胰岛素抵抗还与非酯化脂肪酸、IL-6、纤溶酶原激活物抑制剂-1、瘦素和 TNF-α 的水平增加有关。尽管实验和流行病学证据的积累与高胰岛素血症假说一致，但总体而言，没有强有力的论据支持高胰岛素血症或高血糖能够作为肿瘤发生的单一关键驱动因素。

此外，糖尿病增加肿瘤风险还与 IGF、慢性炎症反应等因素相关。在这里不作为重点进行讨论。

第三节 药物流行病学：降糖药物与肿瘤风险

一、胰岛素和胰岛素类似物

前面已经讲到，高胰岛素血症在肿瘤的发生、发展中起重要作用。少部分胰岛素可与 IGF-1 受体结合，激活 IGF 信号转导系统，促进有丝分裂。因此，外源性胰岛素的使用是否增加肿瘤的风险备受关注。2009 年 *Diabetologia* 发表了甘精胰岛素与癌症关系的 4 项研究，其中德国的一项研究指出，甘精胰岛素的使用增加了肿瘤风险，其他 3 项研究认为，甘精胰岛素与其他类型胰岛素类型相比，肿瘤风险并无明显增加。然而，这些研究试验设计差异较大。例如，一些研究评估了糖尿病患者胰岛素治疗与非胰岛素治疗的关系，其他一些研究则比较了甘精胰岛素与非甘精胰岛素的使用。而胰岛素多用于晚期糖尿病患者，所以患者年龄通常越来越大，而这些偏倚导致明显增加的肿瘤风险并不出人意料。2012 年，ORIGIN 研究最终结果证实，长期甘精胰岛素治疗不增加包括肺癌、结肠癌、乳腺癌、前列腺癌等在内的任何肿瘤风险，明确了甘精胰岛素与肿瘤无关。然而，尽管 ORIGIN 试验的中位随访时间为 6.2 年，但只有 14% 的受试者随访至第 7 年。许多肿瘤流行病学家认为这个时间差太短，无法评估暴露与肿瘤发病之间的关系。总体而言，目前尚无有效证据证明胰岛素及胰岛素类似物会增加糖尿病患者患癌的风险。目前多为回顾性研究，研究方法不统一，随访时间短，还需要更多长期、随机、双盲对照前瞻性研究来证实胰岛素及其类似物与恶性肿瘤风险的关系，指导糖尿病的胰岛素治疗。

二、二 甲 双 胍

大量的临床研究认为，二甲双胍可以降低糖尿病患者罹患癌症的风险。研究发现，二甲双胍可降低糖尿病患者结直肠癌、胰腺癌、甲状腺癌、前列腺癌及子宫内膜癌的发生风险。与其他降糖治疗方案相比，应用二甲双胍治疗能降低癌症发生风险达 31%～44%，并且呈剂量依赖关系。二甲双胍抑制癌症发生的机制主要表现在两方面。一方面通过介导磷酸腺苷（AMP）活化的蛋白激酶（AMPK）抑制肝脏的糖异生和刺激肌肉葡萄糖摄取，从而降低空腹血糖和胰岛素水平；另一方面是不依赖于胰岛素的直接作用，二甲双胍激活 AMPK，AMP 抑制哺乳动物西罗莫司靶蛋白（mTOR）途径，降低 mTOR 下游效应器磷酸化水平，从而抑制多种癌细胞系蛋白合成和增殖。然而，由于存在非死亡时间偏倚和分配偏倚（二甲双胍为 T2DM 一线用药，用于 T2DM 早期治疗中），导致二甲双胍在抗肿瘤方面的疗效被夸大。此外，许多体外试验使用的二甲双胍浓度远高于二甲双胍治疗时的血浆水平。在这些研究中，二甲双胍可能导致药物效应远超过临床上所观察到的效应。

三、噻唑烷二酮类

噻唑烷二酮类（TZD）代表药物为罗格列酮和吡格列酮，通过与细胞核中的过氧化合物酶增殖活化受体结合，激活下游基因转录，减轻胰岛素抵抗。罗格列酮曾因心脏副作用而停止使用，但其肿瘤方面的安全性是肯定的。2005 年，ProActive 试验（欧洲一项评估吡格列酮对心血管预后影响的大型随机对照试验）发现，吡格列酮治疗组膀胱癌发病率无显著增加。根据这些动物研究和试验数据，美国 FDA 委托制造商进行为期 10 年的观察性队列研究，以进一步研究这种风险。初步的中期分析显示，2 年或更长时间累积使用吡格列酮与膀胱癌风险增加有关，并有研究指出，吡格列酮增加肿瘤风险有赖于剂量累积，使用吡格列酮超过 2 年，其膀胱癌危险度升高。但最近的 2 项临床研究指出，吡格列酮的使用不会增加膀胱癌的发病风险。另有荟萃分析结果提示，吡格列酮显著降低乳腺癌、结肠癌、肺癌的发病风险。目前关于 TZD 与肿瘤风险的临床研究仍存在诸多争议，因此关于此类药物与肿瘤风险的研究仍需进一步研究探讨。

四、肠促胰岛素类药物

肠促胰岛素作为降糖药物于 2005 年引入美国市场，并且已被证明是有效的降糖药物，包括胰高血糖素样肽 1（GLP-1）受体激动剂和 DPP-4 抑制剂。动物研究表明，GLP-1 受体激动剂在啮齿类动物的胰腺癌和甲状腺髓样癌的发展中起重要作用，但是由于 GLP-1 受体在人体的胰腺导管细胞上和甲状腺组织中相对缺乏表达，因此在人类这种作用不太可能发生。在人类观察性研究或临床试验数据分析中，尚未发现胰腺癌或甲状腺髓样癌风险升高的报道。根据目前的证据，仍需要持续观察肠促胰岛素药物相关的肿瘤问题。

五、胰岛素促泌剂

　　胰岛素促泌剂包括磺脲类和格列奈类药物，两者都可促进胰岛素分泌，引起高胰岛素血症，而高胰岛素血症是肿瘤发生的危险因素。但是也有研究指出，磺脲类药物有抗氧化应激、预防 DNA 损伤的作用。因此，对胰岛素促泌剂增加肿瘤风险仍有争议。目前关于磺脲类与肿瘤风险的研究结论不一，多数认为磺脲类药物可能会增加糖尿病患者的肿瘤风险，不同药物对糖尿病患者罹患癌症风险的影响可能也不同。在没有最终对胰岛素促泌剂与癌症的相关性做出定论前，建议尽量使用对糖尿病患者罹患癌症风险无显著影响或可以降低癌症风险的磺脲类药物（如格列齐特、格列美脲等），避免使用可能导致糖尿病患者罹患癌症风险升高的磺脲类药物（如格列苯脲等）。此外，格列奈类药物对癌症风险影响的研究较少，临床证据尚不充分，有待今后进行大规模随机对照研究进一步明确。

　　在临床实践中，虽然 T2DM 与几种成年人肿瘤类型的风险增加有关，但是这些高风险通常是非常有限的；虽然糖尿病患者参与肿瘤筛查项目非常重要，但与其他普通人群一样，他们并不需要额外加强肿瘤筛查。考虑到存在"高血糖"和"高胰岛素血症"两个假说试图解释糖尿病和肿瘤风险之间的病理生理机制（尽管目前没有有力的证据支持），对于糖尿病患者，为了将肿瘤风险降至最低，可以考虑体重管理、最佳血糖控制、合理饮食、运动等综合管理。很多类降糖药物与增加（如胰岛素、TZD、肠促胰岛素类药物）或降低（二甲双胍）肿瘤风险可能有关。目前关于这些药物的安全性证据大多令人放心，临床医生可以告知正在使用这些药物的糖尿病患者，请他们放心服用。

（翟　笑　齐翠娟　肖新华）

参 考 文 献

Adami HO，McLaughlin J，Ekbom A，et al，1991. Cancer risk in patients with diabetes mellitus. Cancer Causes Control，2（5）：307-314.

Badrick E，Renehan AG，2014. Diabetes and cancer：5 years into the recent controversy. Eur J Cancer，50（12）：2119-2125.

Bansal D，Bhansali A，Kapil G，et al，2013. Type 2 diabetes and risk of prostate cancer：a meta-analysis of observational studies. Prostate Cancer Prostatic Dis，16（2）：151-158，S1.

Baricevic I，Jones DR，Roberts DL，et al，2015. A framework for the in vitro evaluation of cancer-relevant molecular characteristics and mitogenic potency of insulin analogues. Carcinogenesis，36（9）：1040-1050.

Bo S，Castiglione A，Ghigo E，et al，2013. Mortality outcomes of different sulphonylurea drugs：the results of a 14-year cohort study of type 2 diabetic patients. Eur J Endocrinol，169（1）：117-126.

Chong CR，Chabner BA，2009. Mysterious metformin. Oncologist，14（12）：1178-1181.

De Bruijn KMJ，Arends LR，Hansen BE，et al，2013. Systematic review and meta-analysis of the association between diabetes mellitus and incidence and mortality in breast and colorectal cancer. Br J Surgery，100（11）：1421-1429.

Decensi A，Puntoni M，Goodwin P，et al，2010. Metformin and cancer risk in diabetic patients：a systematic review and meta-analysis. Cancer Prev Res（Phila），3（11）：1451-1461.

Dowling RJ，Niraula S，Stambolic V，et al，2012. Metformin in cancer：translational challenges. J Mol Endocrinol，48（3）：R31-43.

El-Serag HB，Hampel H，Javadi F，2006. The association between diabetes and hepatocellular carcinoma：a systematic review of epidemiologic evidence. Clin Gastroenterol Hepatol，4（3）：369-380.

Evans JM，Donnelly LA，Emslie-Smith AM，et al，2005. Metformin and reduced risk of cancer in diabetic patients. BMJ，330（7503）：1304-1305.

Friberg E, Mantzoros CS, Wolk A, 2007. Diabetes and risk of endometrial cancer: a population-based prospective cohort study. Cancer Epidemiol Biomarkers Prev, 16（2）: 276-280.

Friberg E, Orsini N, Mantzoros CS, et al, 2007. Diabetes mellitus and risk of endometrial cancer: a meta-analysis. Diabetologia, 50（7）: 1365-1374.

Greenwood M, Wood F, 1914. The relation between the cancer and diabetes death-rates. VJ Hyg（Lond）, 14（1）: 83-118.

Hemkens LG, Grouven U, Bender R, et al, 2009. Risk of malignancies in patients with diabetes treated with human insulin or insulin analogues: a cohort study. Diabetologia, 52: 1732-1744.

Home PD, Kahn SE, Jones NP, et al, 2010. Experience of malignancies with oral glucose-lowering drugs in the randomised controlled ADOPT（A Diabetes Outcome Progression Trial）and RECORD（Rosiglitazone Evaluated for Cardiovascular Outcomes and Regulation of Glycaemia in Diabetes）clinical trials. Diabetologia, 53: 1838-1845.

Huang Y, Cai X, Qiu M, et al, 2014. Prediabetes and the risk of cancer: a meta-analysis. Diabetologia, 57（11）: 2261-2269.

Huxley R, Ansary-Moghaddam A, Berrington de Gonzalez A, et al, 2005. Type-II diabetes and pancreatic cancer: a meta-analysis of 36 studies. Br J Cancer, 92（11）: 2076-2083.

International Diabetes Federation, 2017. IDF Diabetes Atlas. 8th ed. Brussels: International Diabetes Federation.

Johnson JA, Bowker SL, 2010. Intensive glycaemic control and cancer risk in type 2 diabetes: a meta-analysis of major trials. Diabetologia, 54（1）: 25-31.

Kasper JS, Giovannucci E, 2006. A meta-analysis of diabetes mellitus and the risk of prostate cancer. Cancer Epidemiol Biomarkers Prev, 15（11）: 2056-2062.

Kontopantelis E, Springate DA, Reeves D, et al, 2014. Glucose, blood pressure and cholesterol levels and their relationships to clinical outcomes in type 2 diabetes: a retrospective cohort study. Diabetologia, 58（3）: 505-518.

Larsson SC, Andersson SO, Johansson JE, et al, 2008. Fruit and vegetable consumption and risk of bladder cancer: a prospective cohort study. Eur J Cancer, 44（17）: 2655-2660.

Larsson SC, Giovannucci E, Wolk A, 2005. Diabetes and colorectal cancer incidence in the cohort of Swedish men. Diabetes Care, 28（7）: 1805-1807.

Larsson SC, Mantzoros CS, Wolk A, 2007. Diabetes mellitus and risk of breast cancer: a meta-analysis. Int J Cancer, 121（4）: 856-862.

Larsson SC, Orsini N, Wolk A, 2005. Diabetes mellitus and risk of colorectal cancer: a meta-analysis. J Natl Cancer Inst, 97（22）: 1679-1687.

Larsson SC, Wolk A, 2011. Body mass index and risk of non-Hodgkin's and Hodgkin's lymphoma: a meta-analysis of prospective studies. Diabetologia, 54（5）: 1013-1018.

Levin D, Bell S, Sund R, et al, 2014. Pioglitazone and bladder cancer risk: a multipopulation pooled, cumulative exposure analysis. Diabetologia, 58（3）: 493-504.

Lewis JD, Habel LA, Quesenberry CP, et al, 2015. Pioglitazone use and risk of bladder cancer and other common cancers in persons with diabetes. JAMA, 314（3）: 265-277.

Long XJ, Lin S, Sun YN, et al, 2012. Diabetes mellitus and prostate cancer risk in Asian countries: a meta-analysis. Asian Pac J Cancer Prev, 13（8）: 4097-4100.

Michels KB, Solomon CG, Hu FB, et al, 2003. Type 2 diabetes and subsequent incidence of breast cancer in the Nurses' Health Study. Diabetes Care, 26（6）: 1752-1758.

Mitri J, Castillo J, Pittas AG, 2008. Diabetes and risk of Non-Hodgkin's lymphoma: a meta-analysis of observational studies. Diabetes Care, 31（12）: 2391-2397.

Monami M, Lamanna C, Balzi D, et al, 2009. Sulphonylureas and cancer: a case-control study. Acta Diabetol, 46（4）: 279-284.

Piccnni C, Motola D, Marchesini G, et al, 2011. Assessing the association of pioglitazone use and bladder cancer through drug adverse event reporting. Diabetes care, 34（6）: 1369-1371.

Renehan AG, Zwahlen M, Egger M, 2015. Adiposity and cancer risk: new mechanistic insights from epidemiology. Nat Rev Cancer, 15（8）: 484-498.

Smith U, Gale EA, 2009. Does diabetes therapy influence the risk of cancer? Diabetologia, 52（9）: 1699-1708.

Sun JW, Zhao LG, Yang Y, et al, 2015. Obesity and risk of bladder cancer: a dose-response meta-analysis of 15 cohort studies. PLoS One, 10（3）: e0119313.

Swerdlow AJ, Laing SP, Qiao Z, et al, 2005. Cancer incidence and mortality in patients with insulin-treated diabetes: a UK cohort study. Br J Cancer, 92（11）: 2070-2075.

Tseng CH，Lee KY，Tseng FH，2015. An updated review on cancer risk associated with incretin mimetics and enhancers. J Environ Sci Health C Environ Carcinog Ecotoxicol Rev，33（1）：67-124.

Vigneri P，Frasca F，Sciacca L，et al，2009. Diabetes and cancer. Endoc Relat Cancer，16（4）：1103-1123.

Wang P，Kang D，Cao W，et al，2012. Diabetes mellitus and risk of hepatocellular carcinoma：a systematic review and meta-analysis. Diabetes Metab Res Rev，28（2）：109-122.

World Health Organization，2014. World Cancer Report. Geneva：WHO.

Yang XQ，Xu C，Sun Y，et al，2013. Diabetes mellitus increases the risk of bladder cancer：an updated meta-analysis. Asian Pac J Cancer Prev，14（4）：2583-2589.

Zheng R，Zeng H，Zhang S，et al，2017. Estimates of cancer incidence and mortality in China，2013. Cancer，36（8）：384-389.

第二十五章 糖尿病与肝脏疾病

第一节 乙型肝炎病毒相关性糖尿病

一、流 行 病 学

乙型肝炎病毒（hepatitis B virus，HBV）和糖尿病的相关性目前尚存在争议。有学者研究发现，HBV 感染者发生糖尿病的概率高，国外报道成年人慢性乙型肝炎（chronic hepatitis B，CHB）患者中 2 型糖尿病的发病率为 25%，为普通人群的 4 倍。Li 等的研究也提示，2 型糖尿病在 HBV 感染者中的发病率显著高于无 HBV 感染者（58.9% vs. 33.3%，$P<0.001$），种族间比较发现，亚裔人群中 HBV 感染和无 HBV 感染者 2 型糖尿病的发病率分别为 65.0% 和 27.5%。但也有学者认为，HBV 感染者中糖尿病发生率和普通人群无显著差异，如中国台湾和香港的研究发现，2 型糖尿病与 HBV 感染无关。我国学者曾对北京地区 2303 例慢性肝炎患者进行调查，发现 10.25%患有糖尿病，其中 81.4%为 HBV 感染者。糖尿病的发生可能与 HBV 感染有关，关于慢性 HBV 感染和糖尿病的相关性及其机制尚待进一步研究。

二、发 病 机 制

1. HBV 感染与糖代谢异常 当 HBV 侵入机体后，一方面，将造成肝细胞炎性坏死使得胰岛素和胰高血糖素灭活减少，引起糖耐量减低和胰岛素抵抗；另一方面，肝细胞受损后使得己糖激酶、糖原合成酶等在肝中合成减慢，活性降低，影响葡萄糖的摄取和利用，使血糖升高；同时葡萄糖激酶、糖原合成酶、己糖激酶等活性降低，肝糖原合成减少，糖异生增加亦引起血糖升高。

2. HBV 感染与胰岛素抵抗 一项对 CHB 患者的前瞻性研究显示，胰岛素抵抗在糖尿病诊断前 10～20 年就已经存在，且糖尿病可能与乙型肝炎纤维化进展相关。有关 CHB 患者胰岛素抵抗和纤维化程度的研究发现，HBV 感染者胰岛素抵抗指数和空腹胰岛素水平显著高于正常，同时亦证明胰岛素抵抗促进了 HBV 感染者肝纤维化的进展。

3. HBV 胰腺复制及自身免疫反应 HBV 具有泛嗜性，研究发现 HBV 不仅存在于肝细胞，在胰腺组织及纯净胰液中亦曾发现 HBV-DNA 或 HBsAg，由此提示 HBV 可直接或通过免疫介导对胰岛 B 细胞产生损伤，这可能是 HBV 感染后引起糖尿病的直接原因。

4. 干扰素的应用 干扰素是治疗乙型肝炎的一线药物，有学者认为部分 HBV 患者使用干扰素治疗乙型肝炎后会引起或进一步加重血糖升高，引起胰岛细胞损伤。也有学者认为，干扰素治疗可以减少 HBV 患者糖尿病的发病率。干扰素对血糖是否有影响还有待于更多的临床观察。

三、临 床 表 现

肝源性糖尿病患者的临床表现有的为隐性，有的为显性，症状轻重不等；但与原发性糖尿病相比，典型的"三多"症状多不明显，通常被慢性肝病症状如乏力、食欲缺乏、腹胀、脾大、黄疸及腹水等所掩盖，极少发生酮症酸中毒等并发症，同时糖尿病神经及血管并发症的发生率也较 2 型糖尿病低。肝源性糖尿病患者以空腹血糖正常或轻度升高，而餐后血糖明显升高为特征。

四、诊 断

（1）在糖尿病发生之前有明确的乙型肝炎病史，有时糖尿病与肝病同时发生。

（2）符合慢性乙型肝炎的诊断标准，根据 HBV 感染者的血清学、病毒学、生化学及其他临床和辅助检查结果，可将慢性 HBV 感染分为以下几类。

1）慢性 HBV 携带者：多为年龄较轻的处于免疫耐受期的 HBsAg、HBeAg 和 HBV DNA 阳性者，1 年内连续随访 3 次，每次至少间隔 3 个月，均显示血清 ALT 和 AST 在正常范围，HBV DNA 通常高水平，肝组织检查无病变或病变轻微。

2）HBeAg 阳性 CHB：血清 HBsAg 阳性，HBeAg 阳性，HBV DNA 阳性，ALT 持续或反复异常或肝组织学检查有肝炎病变。

3）HBeAg 阴性 CHB：血清 HBsAg 阳性，HBeAg 持续阴性，HBV DNA 阳性，ALT 持续或反复异常，或肝组织学有肝炎病变。

4）非活动性 HBsAg 携带者：血清 HBsAg 阳性、HBeAg 阴性、抗-HBe 阳性或阴性，HBV DNA 低于检测下限或<200U/ml，1 年内连续随访 3 次以上，每次至少间隔 3 个月，ALT 和 AST 均在正常范围。肝组织检查显示，组织活动指数（HAI）评分<4 或根据其他半定量计分系统判定病变轻微。

5）隐匿性 CHB：血清 HBsAg 阴性，但血清和（或）肝组织中 HBV DNA 阳性，并有 CHB 的临床表现。除 HBV DNA 阳性外，患者可有血清抗-HBs、抗-HBe 和（或）抗-HBc 阳性，但约 20%隐匿性 CHB 患者的血清学标志物均为阴性。诊断主要通过 HBV DNA 检测，尤其对抗-HBc 持续阳性者。

6）乙型肝炎肝硬化：建立 HBV 相关肝硬化临床诊断的必备条件：①组织学或临床提示存在肝硬化的证据；②病因学有明确的 HBV 感染证据。通过病史或相应的检查予以明确或排除其他常见引起肝硬化的病因，如 HCV 感染、酒精和药物等。

（3）符合糖尿病的诊断标准，参照《中国 2 型糖尿病防治指南》（2017 年版）；糖尿病症状较轻，糖尿病相关的急慢性并发症发生较少。

（4）抗病毒及保肝治疗后，糖尿病的病情有所缓解；血糖和糖耐量的好转或恶化与乙型肝炎的转归多呈一致性。

（5）排除腺垂体、胰腺、肾、脾、甲状腺疾病所致的继发性糖尿病。

（6）排除利尿剂、糖皮质激素、降压药、避孕药等药物引起的糖代谢紊乱。

五、治　疗

病毒性肝炎相关性糖尿病患者首先要治疗基础肝病，通过对原发病的治疗改善血糖；有条件抗病毒治疗的患者应及时规范抗病毒治疗，重视保护肝功能，同时积极控制高血糖，代谢紊乱的控制不要过于积极，饮食控制和体育运动要适度。根据专家的临床经验，推荐病毒性肝炎合并糖尿病降糖治疗的"理想"标准为：空腹血糖≤7.0mmol/L，非空腹血糖≤10.0mmol/L，HbA1c 为 6.5%～7.5%。

1. 抗病毒治疗　目前 CHB 抗病毒治疗药物选择分为干扰素类和核苷（酸）类似物。CHB 尚未出现肝硬化的糖尿病患者，符合干扰素抗病毒指征者可以应用干扰素或聚乙二醇化（PEG）干扰素抗病毒治疗。但干扰素可能存在使糖尿病病情加重的风险，对血糖控制不满意的患者，建议先将血糖控制在较满意的水平，再考虑干扰素治疗。对于已经进展到肝硬化患者的抗病毒治疗方案，推荐应用核苷（酸）类似物，治疗期间同样要注意定期监测和耐药管理。但应用核苷（酸）类似物要注意评估糖尿病肾病分期，尤其是否出现了糖尿病肾脏损害，如出现肾功能不全，应该避免使用阿德福韦酯。其他核苷（酸）类似物在肌酐清除率下降时需要调整药物剂量或用药间隔。

2. 降糖治疗　病毒性肝炎相关性糖尿病患者降糖药物首先选用胰岛素，不但可有效降低血糖，还有利于肝细胞修复和肝功能恢复。肝储备功能差的患者尤其应该尽早应用胰岛素。选用人短效胰岛素或速效胰岛素类似物，剂量应由小到大并注意监测血糖的变化以调整胰岛素的用量，如空腹血糖不达标，可以联合小剂量中或长效胰岛素睡前注射；预混胰岛素或类似物也可以直接用于初始治疗，从小剂量起始。

口服降血糖药是糖尿病治疗的重要手段，但病毒性肝炎相关性糖尿病患者由于存在肝脏基础疾病，需注意避免药物对肝脏的损害，可选用 α 葡萄糖苷酶抑制剂、DPP-4 抑制剂利格列汀等不主要经肝脏代谢的药物。药物选择的首要原则是安全性并且结合患者的临床特点（如胰岛功能、胰岛素敏感性、合并其他代谢紊乱的情况）。目前关于在病毒性肝炎相关性糖尿病患者中使用口服降糖药物的研究较少，如果肝损伤严重，肝功能未恢复正常或肝功能不稳定，磺脲类、格列奈类、双胍类、噻唑烷二酮类都应慎用。

第二节　丙型肝炎病毒相关性糖尿病

丙型肝炎病毒（hepatitis C virus，HCV）感染与 2 型糖尿病的高患病率相关，肝炎病毒的感染会造成肝细胞炎性坏死、肝功能障碍，肝脏中多种酶的合成减慢，活性降低，肝糖原合成减少，糖异生增加，同时影响葡萄糖的摄取和利用，导致血糖升高。美国糖尿病学会（ADA）制定的 2020 版《糖尿病医学诊疗标准》提出，HCV 可能通过病毒蛋白及间接改善促炎细胞因子水平等多种机制损害葡萄糖代谢，而使用直接抗病毒药物能够在根除HCV 感染的同时有效改善糖尿病患者的糖代谢水平，HCV 感染与糖尿病的关系应该引起重视。

一、流 行 病 学

临床流行病学资料显示，HCV 感染是糖尿病发生的重要危险因素之一。美国一项多中心 9822 例的调查研究显示，在丙型肝炎基础上发生糖尿病比没有丙型肝炎者发生糖尿病的风险增加了 3.8 倍。一项前瞻性研究对初始没有糖尿病的 10 275 例丙型肝炎患者随访 9 年，结果显示其发生糖尿病的风险比没有丙型肝炎者发生糖尿病的风险增加了 12 倍。一项关于 HCV 与糖尿病发生风险的荟萃分析认为，排除干扰因素后 HCV 阳性者糖尿病发生风险较阴性者高 1.7 倍，丙型肝炎患者与乙型肝炎患者相比，发生糖尿病的风险增加了 1.8 倍。国内报道慢性丙型肝炎（chronic hepatitis C，CHC）患者合并糖尿病的发病率高达 32%，显著高于对照人群的 7.6%。临床观察结果表明，HCV 感染率增高与糖尿病患者注射、采血等暴露机会增加无关。世界各国不同人种糖尿病患者 HCV 感染率均显著高于对照组人群，差异有统计学意义，普通人群 HCV 感染率为 1%～2%，而糖尿病患者中，抗 HCV 阳性率高达 4.2%～28%。

二、发 病 机 制

1. HCV 感染与胰岛素抵抗

（1）影响胰岛素信号转导。HCV 核心蛋白可通过上调胰岛素受体底物-1（IRS-1）的丝氨酸磷酸化水平，影响下游 Akt/PKB 通路的活性，继而引起胰岛素抵抗的发生。HCV 也可激活 mTOR/S6K1 通路，间接抑制 IRS-1 的功能，干扰胰岛素信号转导。HCV 核心蛋白还能够上调细胞因子信号抑制物，继而通过泛素化作用降解 IRS-1 和 IRS-2 来抑制胰岛素信号转导。

（2）炎症因子。TNF-α 和 IL-6 是和胰岛素抵抗相关的两个重要的促炎症细胞因子，在丙型肝炎患者中，IL-6 和 TNF-α 水平明显增高。TNF-α 可能通过以下机制产生胰岛素抵抗：增加 IRS-1 丝氨酸磷酸化，导致胰岛素信号下游 Akt 蛋白下调；促进脂肪细胞分解，致使游离脂肪酸大量释放，促进肝糖原输出的同时减少对外周糖的利用；促使升糖激素（如促肾上腺皮质激素、糖皮质激素、肾上腺素等）分泌，拮抗胰岛素的生物学作用。IL-6 水平的增高使得胰岛素受体自身磷酸化和 IRS-1 的磷酰化减少，影响胰岛素的信号转导途径，胰岛素敏感性下降，发生胰岛素抵抗。

（3）HCV 引起铁代谢异常。HCV 可介导铁蛋白增加引起体内铁代谢异常，患者铁饱和度升高，血清铁、转铁蛋白升高。肝铁含量增加可直接影响胰岛功能，导致胰岛素抵抗的发生和 2 型糖尿病的风险增加。当胰岛素抵抗发生后，还可反过来影响肝脂肪沉积，影响铁代谢，形成恶性循环。

（4）HCV 引起肝脂肪代谢异常。HCV 核心蛋白可通过降低微粒体脂转运蛋白的活性影响极低密度脂蛋白的合成，从而导致大量三酰甘油在肝细胞内堆积；HCV 核心蛋白也可通过增强固醇调节因子结合蛋白和过氧化物酶体增殖物激活受体 γ 的活性，调节肝细胞的脂质代谢；HCV 核心蛋白的表达还可作用于肝细胞线粒体，增加活性氧和脂质过氧化产物，诱导氧化应激产生，影响肝细胞脂质代谢。通过上述机制 HCV 患者易患脂肪肝，加重胰岛素抵抗，诱发糖尿病。

2. HCV 胰腺复制及自身免疫反应　HCV 可在胰腺细胞中复制，通过直接损伤作用导致胰岛细胞破坏，胰岛 B 细胞功能下降。另外，HCV 感染后易产生自身免疫抗体，造成交叉免疫反应，免疫复合物的沉积破坏胰腺组织和胰岛细胞，导致胰岛细胞进行性破坏、B 细胞功能受损，最终导致宿主糖代谢异常。

3. 干扰素应用　干扰素是治疗丙型肝炎的常用药物，有学者认为干扰素治疗有可能会引起糖尿病或使原已存在的糖尿病加重，但多年来诸多学者针对干扰素治疗 HCV 对血糖影响的结果报道不一，还有待于更多的临床观察。

三、临 床 表 现

HCV 感染引起糖尿病的临床特征与无肝病 2 型糖尿病患者不同，表现为肝病史通常先于糖尿病 5 年以上，一般无糖尿病家族史，糖尿病相关症状不明显，糖尿病大血管、微血管、冠心病、眼病等并发症均很少见。这一现象可能与糖尿病的病程相对较短，因发生高血糖症后肝病进展加快，寿命缩短有关，也与肝病患者的血浆胆固醇水平较低、血小板减少、血黏度降低可以保护心血管系统防止动脉硬化有关。

四、诊 　 断

（1）在糖尿病发生之前有明确的丙型肝炎病史，有时糖尿病与肝病同时发生。

（2）符合 CHC 的诊断标准

1）诊断依据：HCV 感染超过 6 个月，或有 6 个月以前的流行病学史，或发病日期不明。抗-HCV 及 HCV RNA 阳性，肝组织病理学检查符合慢性肝炎，或根据症状、体征、实验室及影像学检查结果综合分析，亦可诊断。

2）病变程度判定：肝活检病理学诊断可以判定肝脏炎症分级和纤维化分期。HCV 单独感染极少引起重型肝炎，HCV 重叠 HIV 和 HBV 等病毒感染、过量饮酒或应用肝毒性药物时，可发展为重型肝炎。

3）CHC 的肝外表现：肝外临床表现或综合征可能是机体异常免疫反应所致，包括类风湿关节炎、眼口干燥综合征、扁平苔藓、肾小球肾炎、混合型冷球蛋白血症、B 细胞淋巴瘤和迟发性皮肤卟啉病等。

（3）符合糖尿病的诊断标准，参照《中国 2 型糖尿病防治指南》（2017 年版）；糖尿病症状较轻，糖尿病相关的急慢性并发症较少。

（4）抗病毒及保肝治疗后，糖尿病的病情有所缓解；血糖和糖耐量的好转或恶化与丙型肝炎的转归多呈一致性。

（5）排除腺垂体、胰腺、肾、脾、甲状腺疾病所致的继发性糖尿病。

（6）排除利尿剂、糖皮质激素、降压药、避孕药等药物引起的糖代谢紊乱。

五、治　疗

病毒性肝炎相关性糖尿病患者首先要治疗基础肝病，通过对原发病的治疗改善血糖；有条件抗病毒治疗的患者应及时规范抗病毒治疗，重视保护肝功能，同时积极控制高血糖，代谢紊乱的控制不要过于积极，饮食控制和体育运动要适度。根据专家的临床经验，推荐病毒性肝炎合并糖尿病降糖治疗的"理想"标准为：空腹血糖≤7.0mmol/L，非空腹血糖≤10.0mmol/L，HbA1c 为 6.5%～7.5%。

1. 抗病毒治疗　CHC 抗病毒治疗方案为聚乙二醇化（PEG）干扰素或普通干扰素联合利巴韦林，对于代偿期、肝功能损害较轻、血糖控制满意的患者，可使用常规剂量的干扰素治疗，但必须严密监测患者肝功能、血糖变化和干扰素不良反应，随时调整治疗方案，达到临床能耐受的抗病毒治疗剂量，尽可能完成抗病毒疗程。对只能接受小剂量干扰素治疗的患者可以适当延长疗程，以期获得较满意的疗效。对 Child-Pugh 评分差的患者可先积极改善肝功能，控制血糖，待肝功能好转，血糖有所控制再评估是否进行抗病毒治疗。在干扰素应用指南中将未控制的糖尿病列为相对禁忌证，血糖应控制后再进行干扰素治疗，但血糖控制到什么标准，目前尚无循证医学证据支持，需要在临床中进一步探讨。

2. 降糖治疗　病毒性肝炎相关性糖尿病患者降糖药物首先选用胰岛素，不但可有效降低血糖，还有利于肝细胞修复和肝功能恢复。肝储备功能差的患者尤其应该尽早应用胰岛素。选用人短效胰岛素或速效胰岛素类似物，剂量应由小到大并注意监测血糖的变化以调整胰岛素的用量，如空腹血糖不达标，可以联合小剂量中或长效胰岛素睡前注射；预混胰岛素或类似物也可以直接用于初始治疗，从小剂量起始。

口服降血糖药是糖尿病治疗的重要手段，但病毒性肝炎相关性糖尿病患者由于存在肝基础疾病，需注意避免药物对肝的损害，可选用 α 葡萄糖苷酶抑制剂、DPP-4 抑制剂利格列汀等不主要经肝代谢的药物。药物选择的首要原则是安全性，并且结合患者的临床特点（如胰岛功能、胰岛素敏感性、合并其他代谢紊乱的情况）。目前关于在病毒性肝炎相关性糖尿病患者中使用口服降糖药物的研究较少，如果肝损伤严重，肝功能未恢复正常或肝功能不稳定，磺脲类、格列奈类、双胍类、噻唑烷二酮类都应慎用。

（匡洪宇）

参 考 文 献

病毒性肝炎相关性糖尿病治疗专家委员会，2011. 病毒性肝炎相关性糖尿病治疗专家共识. 中国肝脏病杂志（电子版），3（2）：51-55.

陈成伟，方晓云，茹素娟，等，1995. 肝脏疾病的糖代谢异常研究，15（5）：295-296.

范小玲，徐道振，李璟，等，2001. 北京地区慢性肝炎合并糖尿病临床调查. 中华传染病杂志，19（2）：115-116.

范小玲，张维燕，2007. 肝炎病毒感染与胰岛素抵抗. 世界华人消化杂志，15（19）：2077-2081.

康姚洁，王煊，2014. 丙型肝炎病毒感染致糖代谢异常的相关机制研究进展. 实用肝脏病杂志，17（1）：102-105.

科技部十二五重大专项联合课题组，2014，乙型肝炎病毒相关肝硬化的临床诊断、评估和抗病毒治疗的综合管理. 临床肝胆病杂志，30（2）：99-108.

李平，汪茂荣，2016. 丙型肝炎病毒感染与 2 型糖尿病相关性研究进展. 实用肝脏病杂志，19（2）：253-256.

李晓岚，兰丽珍，2001. 口服干扰素-α 延缓 NOD 小鼠 1 型糖尿病发生. 山西医药杂志，30（4）：305-306.

刘纯，明洁，徐少勇，等，2018. 肝源性糖尿病的诊断和治疗. 医学综述，24（8）：1580-1585.

刘淑娥，肖丹，2003. 肝源性糖尿病临床分析. 中日友好医院学报，17（3）：153-155.

刘阳珍，肖新强，成镀，等，2011. 丙型肝炎病毒非结构蛋白质 5A 抑制 Hepcidin 基因表达并促进肝细胞内铁储留. 中华肝脏病杂志，19（12）：894-897.

骆抗先，1997. 乙型肝炎基础与临床. 北京：人民卫生出版社：266.

施銮英，1998. 干扰素治疗乙型肝炎诱发糖尿病样反应一例报道. 实用肝脏病杂志，3（2）：116.

时德仁，东传凌，陆立，等，2003. 肝硬化时糖代谢紊乱与肝细胞胰岛素受体及胰腺细胞 HBV DNA 表达的关系. 中华实验和临床病毒学杂志，17（4）：372-374.

苏少慧，甄承恩，2009. 慢性丙型肝炎与糖尿病关系的研究进展. 临床荟萃，24（21）：1922-1924.

孙芳芳，匡洪宇，2012. 慢性乙型肝炎与糖尿病的研究进展. 医学综述，18（11）：1729-1731.

王华宁，温伟波，2003. 肝源性糖尿病临床研究进展. 实用肝脏病杂志，6（1）：59-60.

吴锦瑜，谭英，2007. 拉米夫定治疗乙型肝炎肝硬化伴肝源性糖尿病的疗效观察. 肝脏，12（1）：72-75.

杨丽，李振国，2003. 丙型肝炎患者铁代谢异常的临床分析. 临床荟萃，18（24）：1408-1409.

张晨宇，张锦前，王克霞，等，2008. 慢性肝炎病毒感染导致糖代谢异常的分子机制. 现代预防医学，35（15）：3028-3030.

张霞，沈薇，沈鼎明，2006. 肝病伴糖代谢异常患者的临床分析. 中华肝脏病杂志，14（4）：289-292.

赵建军，张志峰，2009. 阿德福韦酯治疗乙型肝炎肝硬化伴肝源性糖尿病的疗效观察. 临床肝胆病杂志，25（1）：46-47.

赵平，王江滨，焦健，2006. 慢性丙型肝炎患者 2 型糖尿病并发率调查及其基因型特征分析. 中华肝脏病杂志，14（2）：86-88.

中华医学会肝病学分会，中华医学会感染病学分会，2015. 丙型肝炎防治指南（2015 年更新版）. 临床肝胆病杂志，31（12）：1961-1979.

中华医学会肝病学分会，中华医学会感染病学分会，2015. 慢性乙型肝炎防治指南（2015 年更新版）. 临床肝胆病杂志，12（31）：1941-1957.

中华医学会糖尿病学分会，2018. 中国 2 型糖尿病防治指南（2017 年版）. 中华糖尿病杂志，1（10）：4-67.

American Diabetes Association，2020. Standards of medical care in diabetes-2020. Diabetes Care，43（Suppl 1）：S1-S212.

Antonelli A，Ferri C，Ferrari SM，et al，2009. Endocrine manifestations of hepatitis C virus infection. Nat Clin Pract Endocrinol Metab，5（1）：26-34.

Arase Y，Suzuki F，Suzuki Y，et al，2009. Sustained virological response reduces incidence of onset of type 2 diabetes in chronic hepatitis C. Hepatology，49（3）：739-744.

Banerjee S，Saito K，Ait-Goughoulte M，et al，2008. Hepatitis C virus core protein upregulates serine phosphorylation of insulin receptor substrate-1 and impairs the downstream akt/protein kinase B signaling pathway for insulin resistance. J Virol，82（6）：2606-2612.

Bose SK，Shrivastava S，Meyer K，et al，2012. Hepatitis C virus activates the mTOR/S6K1 signaling pathway in inhibiting IRS-1 function for insulin resistance. J Virol，86（11）：6315-6322.

Chen HF，Li CY，Chen P，et al，2006. Seroprevalence of hepatitis B and C in type 2 diabetic patients. J Chin Med Assoc，69（4）：146-152.

Cua IH，Hui JM，Bandara P，et al，2007. Insulin resistance and liver injury in hepatitis C is not associated with virus-specific changes in adipocytokines. Hepatology，46（1）：66-73.

Custro N，Carroccio A，Ganci A，et al，2001. Glycemic homeostasis in chronic viral hepatitis and liver cirrhosis. Diabetes Metab，27（4 Pt 1）：476-481.

European Association For The Study of The Liver，2012. EASL clinical practice guidelines：Management of chronic hepatitis B virus infection. J Hepatol，57（1）：167-185.

Ganem D，Prince AM，2004. Hepatitis B virus infection-natural history and clinical consequences. N Engl J Med，350（11）：1118-1129.

Harrson SA，2006. Liver disease in patient s with diabetes mellitus. J Clin Gastroenterol，40（1）：68-76.

Holstein A，Hinze S，Thiessen E，et al，2002. Clinical implications of hepatogenous diabetes in liver cirrhosis. J Gastroenterol Hepatol，17（6）：677-681.

Huang J，Jones D，Luo B，et al，2011. Iron overload and diabetes risk：a shift from glucose to fatty acid oxidation and increased hepatic glucose production in a mouse model of hereditary hemochromatosis. Diabetes，60（1）：80-87.

Hum J，Jou JH，Green PK，et al，2017. Improvement in glycemic control of type 2 diabetes after successful treatment of hepatitis C virus. Diabetes Care，40（9）：1173-1180.

Jan CF, Chen CJ, Chiu YH, et al, 2006. A population-based study investigating the association between metabolic syndrome and hepatitis B/C infection（Keelung Community-based Integrated Screening study No. 10）. Int J Obes（Lond）, 30（5）: 794-799.

Kawaguchi T, Yoshida T, Harada M, et al, 2004. Hepatitis C virus down-regulates insulin receptor substrates 1 and 2 through up-regulation of suppressor of cytokine signaling 3. Am J Pathol, 165（5）: 1499-1508.

Kim KH, Hong SP, Kim K, et al, 2007. HCV corn protein induces hepatic lipid accumulation by activating SREBPl and PPARgamma. Biochem Biophys Res Commun, 355（4）: 883-888.

Klover PJ, Zimmers TA, Koniaris LG, et al, 2003. Chronic exposure to interleukin-6 causes hepatic insulin resistance in mice. Diabetes, 52（11）: 2784-2789.

Knobler H, Schihmanter R, Zifroni A, et al, 2000. Increased risk of type 2 diabetes in noncirrhotic patients with chronic hepatitis C virus infection. Mayo Clin Proc, 75（4）: 355-359.

Lecube A, Hernández C, Genescà J, et al, 2006. Proinflammatory cytokines, insulin resistance, and insulin secretion in chronic hepatitis C patients: a case-control study. Diabetes Care, 29（5）: 1096-1101.

Liaw YF, Kao JH, Piratvisuth T, et al, 2012. Asian-Pacific consensus statement on the management of chronic hepatitis B: a 2012 update. Hepatol Int, 6（3）: 531-561.

Li-Ng M, Tropp S, Danoff A, et al, 2007. Association between chronic hepatitis B virus infection and diabetes among Asian Americans and Pacific Islanders. Dig Liver Dis, 39（6）: 549-556.

Mehta SH, Brancati FL, Sulkowski MS, et al, 2000. Prevalence of type 2 diabetes mellitus among persons with hepatitis C virus infection in the Unites States. Ann Intern Med, 133（8）: 592-599.

Nemesánszky E, Pusztay M, Csepregi A, 2000. Effects of interferon treatment on the glucose metabolism of patients with chronic hepatitis C. Eur J Intern Med, 11（3）: 151-155.

Neri S, Bruno C M, D'Angelo G, et al, 1996. Peripancreatic lymphoadenopathy and extrahepatic immunological manifestations in chronic hepatitis C. Eur J Clin Invest, 26（8）: 665-667.

Noto H, Raskin P, 2006. Hepatitis C infection and diabetes. Diabetes Complications, 20（2）: 113-120.

Okuda M, Li K, Beard MR, et al, 2002. Mitechondrial injury, oxidative stress and antioxidant gene expression are induced by hepatitis C virus core protein. Gastroenterology, 122（2）: 366-375.

Perlemuter G, Sabile A, Letteron P, et al, 2002. Hepatitis C virus core protein inhibits microsomal triglyceride transfer protein activity and very low density lipoprotein secretion: a model of viral-related steatosis. FASEB J, 16（2）: 185-194.

Radhakrishnan S, Upadhyay A, Mohan N, et al, 2005. Late development of diabetes mellitus after interferon alfa and ribavirin therapy for chronic hepatitis C: a case report. Med Princ Pract, 14（4）: 281-283.

Senn JJ, Klover PJ, Nowak IA, et al, 2002. Interleukin-6 induces cellular insulin resistance in hepatocytes. Diabetes, 51（12）: 3391-3399.

Suarez-Pinzon W, Rajotte RV, Mosmann TR, et al, 1996. Both CD4+ and CD8+ T-cells in syngeneic islet graft s in NOD mice produce interferon gamma during beta-cell destruction. Diabetes, 45（10）: 1350-1357.

Tai TY, Lu JY, Chen CL, et al, 2003. Interferon-alpha reduces insulin resistance and beta-cell secretion in responders among patients with chronic hepatitis B and C. Endocrinol, 178（3）: 457-465.

White DL, Ratziu V, El-Serag HB, 2008. Hepatitis C infection and risk of diabetes: a systematic review and meta-analysis. J Hepatology, 49（5）: 831-844.

World Health Organization, 2015. Guidelines for the prevention, care and treatment of persons with chronic hepatitis B infection. Geneva: WHO.

第二十六章　糖尿病与皮肤疾病

有 30% 以上的糖尿病患者伴有一种或数种皮肤表现，这些皮肤表现可早于糖尿病发生，也可与糖尿病同时出现，许多患者首先因这些皮肤表现就诊而发现潜在的糖尿病，所以及早识别糖尿病相关的皮肤表现对糖尿病的早期诊断、治疗及改善预后至关重要。现将糖尿病相关的皮肤表现分述如下。

一、糖尿病的特异性皮肤表现

（一）黑棘皮病

黑棘皮病（acanthosis nigricans）可分为恶性型及良性型两种，恶性型是一种副肿瘤性皮肤病，与潜在的恶性肿瘤相关；而良性黑棘皮病则与肥胖、胰岛素抵抗、遗传、药物等因素相关。本病临床表现为弥漫的棕色至灰黑色天鹅绒样皮肤增厚，皮损边界不清，触之柔软，好发于皱褶部位，如颈部、腋窝和腹股沟等处（图 26-1）。多数皮损无临床症状，但也可伴有疼痛、浸渍及恶臭等。高胰岛素血症可以促进黑棘皮病的发生，故而反复进行胰岛素注射的部位可出现黑棘皮病，而皮损弥漫者常伴有空腹血浆胰岛素水平的升高，更换注射部位可以有效避免局限性黑棘皮病的发生。过多的胰岛素可以与角质形成细胞和成纤维细胞表面的胰岛素样生长因子 1 受体相互作用，进而促进表皮细胞增殖，造成黑棘皮病的临床表现。本病皮肤病理表现为表皮角化过度，乳头瘤样增生，棘层轻度不规则肥厚，基底层色素增多，但黑色素细胞数量正常。有些学者认为，黑棘皮病可能提示机体处于糖尿病前状态，因此对于临床上诊断黑棘皮病的患者均应筛查有无糖尿病及胰岛素抵抗情况。

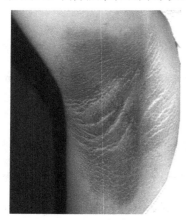

图 26-1　右腋窝灰黑色皮肤增厚性斑块，边界不清，触之柔软
扫封底二维码获取彩图

黑棘皮病为可逆性疾病，治疗需针对其潜在病因。对于糖尿病患者的黑棘皮病，控制体重、限制饮食、加强锻炼至关重要，生活方式的改变可以增强机体对胰岛素的敏感性，减轻高胰岛素血症。而不针对高胰岛素血症的单纯皮肤治疗，如外用角质松解剂、脱色剂、口服维 A 酸类药物等，虽然可以使皮损变薄、外观改善、浸渍减轻，但对于疾病的远期疗效有限。

（二）类脂质渐进性坏死

类脂质渐进性坏死（necrobiosis lipoidica）为一种慢性肉芽肿性皮肤病，发生在 0.3%～

1.6%的糖尿病患者。中老年女性多见，伴胰岛素抵抗的患者常比无胰岛素抵抗者发病早。本病的发病机制尚不明确，常见发病机制有血管病变、胶原变性、免疫复合物的沉积及炎症反应等，破坏真皮纤维间质导致硬化及肉芽肿改变，可造成本病的相关临床表现，过多的脂质沉积在真皮中使皮损呈淡黄色外观。皮损初起为小的坚实的红色或红棕色丘疹，随病情发展皮损逐渐扩大，典型表现为边界清楚的红色或紫色硬皮病样斑块，中央萎缩伴有黄色色素沉着及毛细血管扩张（图 26-2）。约 35%的皮损可出现溃疡，且男性患者更易出现溃疡损害，溃疡可自发形成，也可继发于搔抓、感染及鳞状细胞癌。自觉症状多不明显，但溃疡形成及皮损面积广泛者也可出现瘙痒及疼痛，局部麻木感及感觉减退常见。常双侧发病，好发于下肢，尤以胫前最常见。本病可发生于糖尿病之前，也可发生于糖尿病之后，

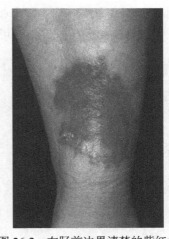

图 26-2　左胫前边界清楚的紫红色斑块，中央萎缩伴有毛细血管扩张
扫封底二维码获取彩图

故对于血糖水平正常的类脂质渐进性坏死患者应定期检测血糖水平。

　　类脂质渐进坏死的治疗困难，目前尚无公认有效的治疗办法。严格控制血糖的同时可试用局部外用涂抹或皮损内注射糖皮质激素、钙调磷酸酶抑制剂及黑光局部照射。但糖皮质激素治疗可加重局部皮肤萎缩。其他可能有效的治疗方法包括烟酰胺、肝素、抗疟药物、秋水仙碱、TNF-α 抑制剂、光动力、CO_2 激光及局部病灶切除后皮肤移植等。13%～19%的类脂质渐进性坏死皮损经 6～12 年可自行消退。伴有溃疡的患者需警惕鳞状细胞癌的发生及继发感染。本病痊愈后常留有瘢痕、萎缩、色素沉着和毛细血管扩张。

（三）糖尿病硬肿病

　　糖尿病硬肿病（scleredema diabeticorum）是一种慢性进行性疾病，2.5%～14%的糖尿病患者患有糖尿病硬肿病，其中以肥胖的 2 型糖尿病男性患者多见。因酸性黏多糖大量聚积和胶原纤维增粗硬化造成的真皮明显增厚，可能与血糖水平升高促进成纤维细胞生成胶原纤维及干扰胶原纤维降解有关。本病男性多见，好发于糖尿病病程长且血糖水平控制不佳的患者。皮损多累及颈部及肩背部，少数病例也可扩展至面部、上肢及胸腹部，但指端一般不受累。临床表现为受累处皮肤弥漫性增厚、变硬，与正常皮肤无清楚界线，按压变硬皮肤呈非凹陷性，可伴有红斑及橘皮样改变（图 26-3）。多数患者无自觉症状，但在皮损面积广泛及病情严重者可伴有疼痛、活动受限等不适。

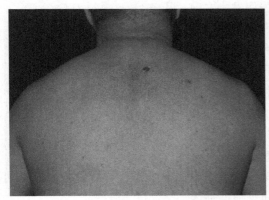

图 26-3　颈项部皮肤弥漫增厚变硬，呈橘皮样改变，与正常皮肤无清楚界线
扫封底二维码获取彩图

　　本病治疗困难，病程长且顽固，可试用UVA-1、外用或皮损内注射糖皮质激素、前

列腺素 E、甲氨蝶呤、青霉胺、己酮可可碱等治疗方法。虽然严格控制血糖并不能控制糖尿病硬肿病的病情发展，但可以起到良好的预防作用。

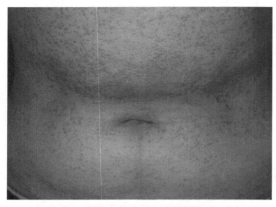

图 26-4　腹部多发小的坚实性淡红色丘疹
扫封底二维码获取彩图

（四）泛发型环状肉芽肿

环状肉芽肿是一种少见的非感染性肉芽肿性疾病，临床上可分为局限型、深在型、穿通型及泛发型，其中泛发型环状肉芽肿（generalized granuloma annulare）与糖尿病关系密切，21%～77%泛发型环状肉芽肿患者同时患有糖尿病。泛发型环状肉芽肿好发于女性患者，疾病初起时多为对称分布的多发小的坚实性丘疹（图 26-4），肤色或红色，四肢末端及曝光部位多发。随病情进展，皮损中央逐渐消退，形成边缘隆起的环状皮损，但约 1/3 患者皮损并不进展为典型的环状皮损而表现为聚集分布的丘疹。多数皮损无明显自觉症状，但部分患者伴有瘙痒。真皮内栅栏状肉芽肿形成伴黏蛋白沉积和胶原变性为本病的特征性组织病理表现。

与局限型环状肉芽肿不同，泛发型环状肉芽肿大多数病程迁延，很少有自行消退倾向。目前尚无治疗本病确切有效的方法，一线治疗可选择 UVA-1、PUVA 光疗和系统使用维 A 酸类药物。二线治疗可以选择光动力疗法、冷冻治疗、抗疟药、环孢素、烟酰胺、TNF-α 抑制剂，以及口服、外用或皮损内注射糖皮质激素等。

（五）胫前斑

胫前斑（shin spots）也称糖尿病性皮肤病变（diabetic dermopathy），是最常见的糖尿病相关皮肤病之一，发生于约 50%的糖尿病患者，其中以 50 岁以上男性、糖尿病病程长、血糖水平控制不佳或伴有视网膜病变、神经病变及肾脏病变等终末器官损害的患者更为常见，但也可在糖尿病发生之前出现皮损。研究表明，伴有 3 种微血管病变并发症的糖尿病患者发生胫前斑的概率（82%）明显高于仅伴有 1 种微血管病变并发症的患者（52%）。本病表现为对称分布的无症状暗红至粉红色丘疹或斑块，表面可有萎缩，皮损常多发，主要位于胫前，也可发生于上肢、大腿等部位。皮损在 1～2 周内发展为边界清楚的萎缩性褐色斑（图 26-5），表面常覆有细小鳞屑，有时在临床上被误诊为皮肤真菌病，严重者可出现溃疡。随着时间的推移，原有皮损颜色逐渐变浅、凹陷及出现色素沉着，而新发皮损可不断出现。胫前斑根据临床表现即可诊断，皮肤组织病理表现无特异性，并不是确诊所必需的。值得注意的是，虽然胫前斑是糖尿病的特征性表现，

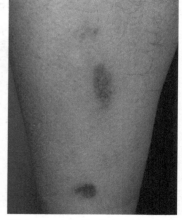

图 26-5　右胫前可见 2 片轻度萎缩的褐色斑
扫封底二维码获取彩图

但长期摄入含铁药物、抗疟药物及喹诺酮类药物等也可导致类似皮损，临床上需注意鉴别。目前胫前斑尚无有效的治疗方法，对于本病患者，建议积极筛查相关血管损伤并发症。

（六）糖尿病性大疱

糖尿病性大疱（diabetic bullae）是一种少见的非炎症性大疱性皮肤病，多见于病程较长并出现晚期并发症的 1 型糖尿病患者。微小损伤、皮肤脆性增加、低血糖或血糖水平波动过大、微血管病变、神经病变、钙镁代谢异常、紫外线照射等均可能为本病的诱因。临床上表现为正常皮肤上突然发生的无痛性水疱、大疱，部分患者发病前局部可有一过性烧灼感。皮损多发生于四肢远端，以足部和小腿多见，但也可出现在躯干部及上肢，

双侧发生及多发水疱、大疱较少见。患者常否认局部外伤史，可于夜间睡眠时发生。水疱、大疱样皮损发生迅速，初起时疱壁紧张（图 26-6），随病情进展疱壁逐渐变得松弛，水疱直径由数毫米至数厘米不等，疱液为清亮的无菌性液体。

大多数糖尿病性大疱未经治疗 2～6 周即可痊愈，但易反复发生，继发感染者可引起组织坏死、结痂及感染播散，病程达数月至数年不等。部分患者痊愈后可留有浅表萎缩及瘢痕。

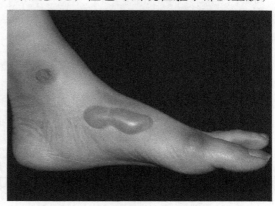

图 26-6　左足背内侧可见一紧张性水疱
扫封底二维码获取彩图

（七）穿通性皮肤病

穿通性皮肤病（perforating dermatoses）是指伴有真皮内的某些成分经表皮排出的慢性皮肤病，是一组疾病的统称，根据病理上经表皮排出的物质不同，主要分为 4 种类型：匐行性穿通性弹性纤维病、反应性穿通性胶原病、穿通性毛囊炎、毛囊及毛囊旁角化过度病（又称 Kyrle 病）。其中反应性穿通性胶原病及 Kyrle 病可能与糖尿病相关。

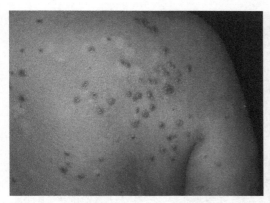

图 26-7　右肩背部散在分布许多角化性丘疹或结节，中央可见一脐凹，其内充满角化性物质
扫封底二维码获取彩图

反应性穿通性胶原病可与糖尿病、慢性肾衰竭、血液透析、肝病等密切相关，据统计 50%反应性穿通性胶原病患者有糖尿病。本病的发生机制尚不明确，代谢紊乱造成的表皮和真皮的异常、免疫系统对真皮沉积抗原的攻击，以及微损伤和微血管病变可能与本病相关。临床表现为瘙痒性角化性丘疹或结节，中央可见一脐凹，其内充满角化性物质。躯干、四肢及头面部均可发生（图 26-7）。反应性穿通性胶原病可有 Koebner 现象，即外伤部位出现类似皮疹。反应性穿通性胶原病的组织病理有特征性，表现为表皮呈杯状

凹陷，中央充满角质物质并可见胶原纤维经表皮向外排出。临床上本病需与结节性痒疹、毛囊炎、虫咬皮炎、多发性角化棘皮瘤、孢子丝菌病及扁平苔藓等病鉴别。反应性穿通性胶原病治疗困难，需嘱患者避免搔抓刺激及外伤，注意皮损局部护理防止感染，同时对症止痒，积极治疗潜在诱因。透析治疗并不能改善病情。也可试用外用角质松解剂、维A酸类药物、糖皮质激素、别嘌醇、多西环素、PUVA、UVB、冷冻等方法治疗。

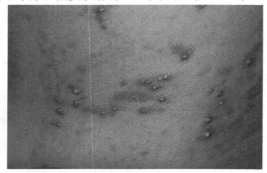

图 26-8 右侧腰背部散在分布许多黑褐色的角化性丘疹或结节，中央可见角栓或结痂
扫封底二维码获取彩图

Kyrle 病是一种少见的获得性穿通性疾病，可与肾脏疾病、糖尿病、肝脏疾病、结核病、感染性疾病、心力衰竭及副肿瘤性疾病等伴发。本病临床上表现为多发皮色至灰色的毛囊性丘疹或结节，可孤立存在，也可相互融合，中央可见角栓或结痂（图 26-8）。下肢最为多见，但躯干、上肢及头面部也可发生，一般不累及黏膜。部分患者可有 Koebner 现象，皮损呈线状及疣状斑块样损害。本病自觉症状不明显。皮损处组织病理学表现为含有细胞碎片的角栓贯穿表皮及真皮乳头，伴下方单核细胞为主的肉芽肿性浸润。本病治疗困难，一线治疗包括角质松解剂、冷冻及 CO_2 激光治疗。其他方法，如 PUVA、维A酸、克林霉素等可能有效。

（八）发疹性黄瘤

发疹性黄瘤（eruptive xanthomatosis）与高三酰甘油血症密切相关，约有 1/3 的糖尿病患者可因低胰岛素血症造成脂代谢异常。胰岛素是血清中三酰甘油及脂蛋白正常代谢的重要刺激因子，低胰岛素血症状态造成极低密度脂蛋白和乳糜微粒清除减少，促使高脂血症发生，病情严重时则可发生发疹性黄瘤。发疹性黄瘤的出现是糖尿病患者代谢状态恶化的重要标志。其皮疹常突然发生，呈多发的黄色丘疹，周围绕以淡红晕，以肢体伸侧及臀部多见（图 26-9）。可伴有瘙痒或疼痛等不适。在躯体受压部位可有 Koebner 现象。皮损处组织病理学上可见泡沫细胞、淋巴细胞、中性粒细胞、组织细胞等混合炎细胞浸润。本病需积极控制血糖水平及纠正脂质代谢异常，一方面可促进皮疹消退，另一方面可减少因高脂血症造成的冠脉疾病和急性胰腺炎等并发症。

二、非特异性皮肤表现

（一）皮赘

皮赘（skin tag）又称软纤维瘤，是一

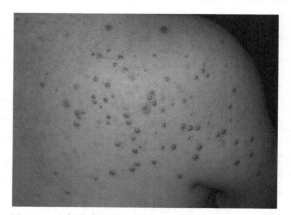

图 26-9 右侧肩背部散在分布多发的黄色丘疹和小结节
扫封底二维码获取彩图

种良性结缔组织肿瘤，在糖尿病患者、绝经后妇女或妊娠期妇女中常见，据统计66%～75%皮赘患者患有糖尿病。糖尿病患者易出现皮赘的原因可能是高胰岛素血症对角质形成细胞及成纤维细胞的促增殖作用。皮损表现为肤色至棕褐色外生性肿物，质软，好发于眼睑、颈部及腋窝等皮肤皱褶处（图26-10）。瘤体大小不一，可单发，也可多发，部分皮损基底部可带蒂。多数患者无自觉症状，但因皮赘内可含有神经成分，所以皮损受到刺激后可引起不适感觉。皮损组织病理表现为表皮乳头瘤样增生，真皮内可见疏松结缔组织、成纤维细胞和扩张的血管等成分。有研究表明，皮赘的数目与空腹血糖水平呈正相关，且皮损数目多于30个的人群中一半以上患有糖尿病。本病可选择二氧化碳激光、冷冻、电灼等方法治疗。

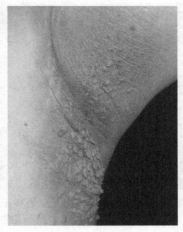

图26-10　左腋窝多发的肤色至棕褐色外生性肿物，质软
扫封底二维码获取彩图

（二）皮肤感染

糖尿病患者的皮肤感染（skin infection）常见，尤其是对于血糖控制不佳的2型糖尿病患者。机体微循环障碍、感觉和自主神经病变、酸碱失衡、免疫应答受损等因素导致糖尿病患者对细菌和真菌等病原微生物更加易感，且病程趋于慢性化和易于复发。严格控制血糖水平可以有效预防皮肤感染的发生。

细菌感染：葡萄球菌和β溶血性链球菌为糖尿病患者皮肤感染最常见的病原菌，其感染可造成脓疱疮、丹毒、毛囊炎（图26-11）、疖、痈、睑腺炎和臁疮等疾病的发生。病情严重者可发展为皮肤坏疽和坏死性筋膜炎等。微细棒状杆菌浅表感染造成红癣，在肥胖的糖尿病患者中更常见，表现为境界清楚的伴有细小鳞屑的红色至棕色斑片，好发于腋窝、腹股沟、乳房下及趾缝等皱褶处。趾缝及趾甲的铜绿假单胞菌感染在糖尿病患者中较正常人群多见，常伴有皮肤及趾甲颜色的改变。铜绿假单胞菌所致的恶性外耳道炎是一种少见且严重的外耳道皮肤感染性疾病，好发于老年糖尿病患者，感染初始表现为蜂窝织炎样，随后可进展为软骨炎、骨髓炎及大脑炎，需早期诊断、及时清创处理和使用抗菌药物。

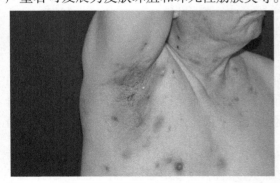

图26-11　颈胸部和腋窝散在分布多个红色丘疹，有的丘疹顶端有脓头
扫封底二维码获取彩图

真菌感染：糖尿病患者易发生念珠菌感染，以白色念珠菌和近平滑念珠菌最常见，因高葡萄糖水平可促进其生长繁殖。念珠菌感染可导致口角炎、鹅口疮、甲沟炎、皱褶处浸渍糜烂、女性外阴及阴道炎、男性龟头及包皮炎等（图26-12）。毛癣菌属、小孢子菌属和表皮癣菌属感染所致的皮肤癣菌病在糖尿病患者中常见，皮肤、毛发及趾甲均可受累，肥

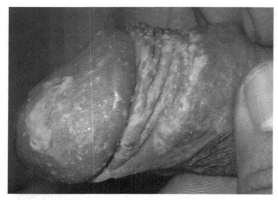

图 26-12　龟头和包皮可见红斑和丘疹，表面附着许多白色乳酪状分泌物
扫封底二维码获取彩图

胖者更易累及皮肤皱褶部位。此外，控制不佳的糖尿病及糖尿病酮症酸中毒会明显增加毛癣霉感染的概率，主要由皮肤破损处接种感染，初始常表现为皮肤蜂窝织炎样，随后侵犯血管促进血栓形成，导致皮肤坏死，可伴有疼痛及烧灼感。

（三）皮肤瘙痒

糖尿病患者容易出现皮肤瘙痒（skin pruritus），常表现为缺少原发皮损的单纯性瘙痒，但长期剧烈搔抓后可出现红斑、丘疹及结节样损害，皮肤瘙痒可以作为糖尿病的首发症状。微循环障碍和少汗造成的皮肤干燥可能是造成瘙痒的原因之一。皱褶部位如腹股沟等部位的瘙痒可能由皮肤癣菌感染所致。对于皮肤干燥者应用润肤剂可改善瘙痒症状，而对于明确皮肤癣菌感染者抗真菌治疗可缓解病情。

（四）皮肤及趾甲变黄

与正常人相比，皮肤及趾甲变黄在糖尿病患者中更为常见，掌跖部位受累明显，但巩膜通常不受累，可以与黄疸鉴别。这些无症状的颜色改变原因尚不明确，既往认为这是由胡萝卜素血症引起的，但糖尿病患者的外周血中类胡萝卜素水平并不明显升高，且患者皮肤中类胡萝卜素水平升高也未被证实。目前比较合理的解释是，在糖尿病患者中非酶糖基化在高血糖刺激下反应活跃，真皮胶原的非酶糖基化终产物沉积在真皮中导致皮肤和甲的颜色改变，在这些终产物中 2-（2-呋喃甲酰）-4[5]-（2-呋喃基）-1H-咪唑呈特征性的黄色。但需要注意的是，部分糖尿病患者的趾甲变黄可能为趾甲真菌感染所致。

（五）面部潮红

面部潮红在糖尿病患者中常见，表现为面颈部皮肤慢性发红，在浅肤色人群中更为明显。面部潮红可能是由皮肤中表浅静脉扩张所致，是患者血糖控制不佳造成的继发性微血管病变。出现面部潮红的患者可同时伴有视网膜血管扩张充血及视力损害。积极控制血糖并避免应用血管扩张剂可改善病情。

（六）下肢血管病变及神经病变相关非特异性皮肤表现

糖尿病可以造成小血管和大血管病变。血管动脉粥样硬化常导致下肢缺血性改变，造成皮肤光泽度增加、毛发减少、皮肤萎缩、趾端冰冷、趾甲营养不良及皮肤苍白等改变。大血管病变可导致伤口愈合缓慢、反复皮肤感染和坏疽等。

糖尿病患者自主神经病变可导致局部少汗或无汗，而汗液减少可使下肢皮肤干燥，甚至出现皲裂，并为病原体入侵提供机会。同时自主神经病变可使皮肤血管扩张，使皮温升高并出现潮红。糖尿病患者外周神经病变导致保护性感觉丧失，通常由肢端开始，进而使皮肤易出现创伤及不自觉状态下皮肤长期受压，而血管病变、细胞增殖和迁移受损等因素常使伤口愈合变慢，约15%患者可出现皮肤慢性溃疡，继而合并皮肤感染及骨髓炎，慢性糖尿病足通常发生于这种情况，也是造成患者截肢的主要原因。对于出现糖尿病性溃疡的患者，积极预防感染、避免长期受压、定期清创换药等可促进溃疡愈合。

三、糖尿病治疗相关皮肤表现

（一）胰岛素

胰岛素过敏发生在不到1%的胰岛素注射患者中，多为迟发型过敏反应。局部轻度过敏反应表现为注射部位红斑、丘疹、风团及小水疱，伴瘙痒，重者可出现大面积荨麻疹、血管神经性水肿、皮肤潮红及瘙痒等，危及生命的过敏性休克少见。抗组胺药物、糖皮质激素、更换注射部位、更换药物、脱敏治疗等可缓解胰岛素过敏。

脂肪萎缩和脂肪增生均可出现在注射胰岛素的糖尿病患者中。导致脂肪萎缩的原因尚不清楚，可能与胰岛素过敏、局部免疫复合物沉积、补体激活及炎症因子过度释放造成的脂肪细胞损伤有关。胰岛素注射导致脂肪增生的原因可能是胰岛素的促脂肪细胞增生作用，临床上表现为真皮中出现类似脂肪瘤样的软组织肿物，大小不一，且脂肪增生可影响局部胰岛素的吸收，削弱降糖效果。定期更换注射部位可预防脂肪萎缩和脂肪增生的发生。

（二）口服降糖药物

据统计，有1%～5%使用第一代磺酰脲类降糖药物（如氯磺丙脲或甲苯磺丁脲）的糖尿病患者在治疗前2个月内出现皮肤过敏反应，多表现为斑丘疹，及时停药皮疹即可消退。10%～30%使用氯磺丙脲降糖的患者在摄入酒精后15分钟左右出现不适反应，包括皮温升高、红斑、头痛和心动过速等，症状持续约1小时，该不适反应可能与遗传因素有关。第二代磺酰脲类药物（如格列吡嗪、格列美脲）引起的皮肤反应包括光敏感、荨麻疹和瘙痒。二甲双胍可以引起银屑病样药疹、多形红斑及白细胞碎裂性血管炎等皮肤表现。

（刘 薇 马东来）

参 考 文 献

Ahmed I, Goldstein B, 2006. Diabetes mellitus. Clin Dermatol, 24（4）: 237-246.

Basarab T, Munn SE, Mcgrath J, et al, 1995. Bullosis diabeticorum. A case report and literature review. Clin Exp Dermatol, 20（3）: 218-220.

Beltrand J, Guilmin-Crepon S, Castanet M, et al, 2006. Insulin allergy and extensive lipoatrophy in child with type 1 diabetes. Horm Res, 65（5）: 253-260.

Brik R, Berant M, Vardi P, 1991. The scleroderma-like syndrome of insulin-dependent diabetes mellitus. Diabetes Metab Rev, 7（2）: 121-128.

Bustan RS, Wasim D, Yderstraede KB, et al, 2017. Specific skin signs as a cutaneous marker of diabetes mellitus and the prediabetic state-a systematic review. Dan Med J, 64（1）: A5316.

Buzási K, Sápi Z, Jermendy G, 2011. Acanthosis nigricans as a local cutaneous side effect of repeated human insulin injections. Diabetes Res Clin Pract, 94（2）: e34-e36.

Cole GW，Headley J，Skowsky R，1983. Scleredema diabeticorum：a common and distinct cutaneous manifestation of diabetes mellitus. Diabetes Care，6（2）：189-192.

Cruz PJ，Hud JJ，1992. Excess insulin binding to insulin-like growth factor receptors：proposed mechanism for acanthosis nigricans. J Invest Dermatol，98（6）：S82-S85.

Dabski K，Winkelmann RK，1989. Generalized granuloma annulare：histopathology and immunopathology. Systematic review of 100 cases and comparison with localized granuloma annulare. J Am Acad Dermatol，20（1）：28-39.

Erfurt-Berge C，Seitz AT，Rehse C，et al，2012. Update on clinical and laboratory features in necrobiosis lipoidica：a retrospective multicentre study of 52 patients. Eur J Dermatol，22（6）：770-775.

Ferringer T，Miller FR，2002. Cutaneous manifestations of diabetes mellitus. Dermatol Clin，20（3）：483-492.

Hidalgo LG，2002. Dermatological complications of obesity. Am J Clin Dermatol，3（7）：497-506.

Haustein UF，1999. Scleroderma-like lesions in insulin-dependent diabetes mellitus. J Eur Acad Dermatol Venereol，13（1）：50-53.

Hoerer E，Dreyfuss F，Herzberg M，1975. Carotenemic，skin colour and diabetes mellitus. Acta Diabetol Lat，12（3/4）：202-207.

Hood AF，Hardegen GL，Zarate AR，et al，1982. Kyrle's disease in patients with chronic renal failure. Arch Dermatol，118（2）：85-88.

Ikeda Y，Suehiro T，Abe T，et al，1998. Severe diabetic scleredema with extension to the extremities and effective treatment using prostaglandin E1. Intern Med，37（10）：861-864.

Kala J，Mostow EN，2012. Images in clinical medicine. Eruptive xanthoma. N Engl J Med，366（9）：835.

Karpouzis A，Giatromanolaki A，Sivridis E，et al，2010. Acquired reactive perforating collagenosis：current status. J Dermatol，37（7）：585-592.

Kawakami T，Saito R，1999. Acquired reactive perforating collagenosis associated with diabetes mellitus：eight cases that meet Faver's criteria. Br J Dermatol，140（3）：521-524.

Kuroki R，Sadamoto Y，Imamura M，et al，1999. Acanthosis nigricans with severe obesity，insulin resistance and hypothyroidism：improvement by diet control. Dermatology，198（2）：164-166.

Larsen K，Jensen T，Karlsmark T，et al，2008. Incidence of bullosis diabeticorum--a controversial cause of chronic foot ulceration. Int Wound J，5（4）：591-596.

Lause M，Kamboj A，Fernandez FE. Dermatologic manifestations of endocrine disorders. Transl Pediatr，6（4）：300-312.

Levy L，Zeichner JA，2012. Dermatologic manifestation of diabetes. J Diabetes，4（1）：68-76.

Lima AL，Illing T，Schliemann S，et al，2017. Cutaneous manifestations of diabetes mellitus：a review. Am J Clin Dermatol，18（4）：541-553.

Lipsky BA，Baker PD，Ahroni JH，2000. Diabetic bullae：12 cases of a purportedly rare cutaneous disorder. Int J Dermatol，39（3）：196-200.

Maurice PD，Neild GH. Acquired perforating dermatosis and diabetic nephropathy--a case report and review of the literature. Clin Exp Dermatol，22（6）：291-294.

Morgan AJ，Schwartz RA，2008. Diabetic dermopathy：a subtle sign with grave implications. J Am Acad Dermatol，58（3）：447-451.

Murphy-Chutorian B，Han G，Cohen SR，2013. Dermatologic manifestations of diabetes mellitus：a review. Endocrinol Metab Clin North Am，42（4）：869-898.

Nair PA，Jivani NB，Diwan NG，2015. Kyrle's disease in a patient of diabetes mellitus and chronic renal failure on dialysis. J Family Med Prim Care，4（2）：284-286.

Parker F. Xanthomas and hyperlipidemias. J Am Acad Dermatol，13（1）：1-30.

Petrikkos G，Skiada A，Lortholary O，et al，2012. Epidemiology and clinical manifestations of mucormycosis. Clin Infect Dis，54（Suppl-1）：S23-S34.

Rasi A，Soltani-Arabshahi R，Shahbazi N，2007. Skin tag as a cutaneous marker for impaired carbohydrate metabolism：a case-control study. Int J Dermatol，46（11）：1155-1159.

Rubin GJ，Branstetter BT，Yu VL，2004. The changing face of malignant（necrotising）external otitis：clinical，radiological，and anatomic correlations. Lancet Infect Dis，4（1）：34-39.

Saray Y，Seckin D，Bilezikci B，2006. Acquired perforating dermatosis：clinicopathological features in twenty-two cases. J Eur Acad Dermatol Venereol，20（6）：679-688.

Seyger MM，van den Hoogen FH，de Mare S，et al，1999. A patient with a severe scleroedema diabeticorum，partially responding to low-dose methotrexate. Dermatology，198（2）：177-179.

Souza AD，El-Azhary RA，Gibson LE，2009. Does pancreas transplant in diabetic patients affect the evolution of necrobiosis lipoidica?. Int J Dermatol，48（9）：964-970.

Suarez-Amor O，Perez-Bustillo A，Ruiz-Gonzalez I，et al，2010. Necrobiosis lipoidica therapy with biologicals：an ulcerated case responding to etanercept and a review of the literature. Dermatology，221（2）：117-121.

Wilson BE，Newmark JJ，1995. Severe scleredema diabeticorum and insulin resistance. J Am Board Fam Pract，8（1）：55-57.

Young RJ，Hannan WJ，Frier BM，et al，1984. Diabetic lipohypertrophy delays insulin absorption. Diabetes Care，7（5）：479-480.

第二十七章　糖尿病合并精神心理疾病

国际糖尿病联盟发布的《全球糖尿病概览》，2013 年全球共有 3.82 亿糖尿病，而到 2035 年，预计糖尿病患者人数将增至 5.92 亿。如此高的患病率，终身的治疗时间，高并发症发生率，以及药物和生活方式干预的持续压力，给社会、家庭都造成了沉重的经济负担。糖尿病患者本人及其患者家属精神上承受的压力都很大，许多人会出现消极情感、抑郁、焦虑，甚至出现更为严重的精神障碍。其中，抑郁和焦虑等负性情绪是最为常见的，而且这些负性情绪甚至会早于糖尿病的发生。长期的消极情感对血糖有很大的影响，抑郁可以抑制胰岛素的分泌，降低机体对血糖的调节能力，而焦虑则可通过下丘脑-垂体-靶器官轴，刺激升糖激素的分泌，导致血糖不断升高。因而，糖尿病和精神心理疾病之间，存在着密切的联系。而目前，临床医生对于糖尿病合并精神心理疾病的认识不足，导致这类患者很多被误诊误治或被忽视，导致治疗延误，而这些合并精神心理疾病的糖尿病患者，因为其负性情绪等多方面的影响，对日常的血糖监测、药物治疗及饮食运动方案均不能很好地配合执行，导致其血糖达标率明显下降，生活质量降低，预后差。因此，正确认识糖尿病患者精神心理疾病，准确地识别并诊断糖尿病并发的精神心理障碍，并给予适当的治疗，对提高患者血糖达标率，改善患者生活质量及预后，有着重要的意义。

一、流 行 病 学

目前，糖尿病患者合并精神心理疾病情况呈逐年上升趋势。在 Gilsanz 的研究中，以 3742 名 1 型糖尿病患者为研究对象，随访 3 年后，有 20%的患者达到基线抑郁症的诊断标准，有 5%的患者诊断为老年痴呆，说明 1 型糖尿病患者的抑郁症及痴呆发病率明显升高。而在 2018 年，针对以色列老年糖尿病抑郁情况的研究报道，患有糖尿病的老年人群中，抑郁症的发生率要明显高于未合并糖尿病的人群。同样的，一项来自加拿大社区的横断面研究显示，与没有糖尿病的人相比，糖尿病患者更容易患重度抑郁障碍和广泛性焦虑症，而这也增加了上述患者发生功能残疾的可能性。抑郁症在糖尿病患者中十分普遍，而焦虑症的发病率也居高不下。在我国台湾进行的一项关于 2 型糖尿病患者焦虑症患病情况的调查显示，以台湾地区 2000～2010 年全部人口为研究基础，2 型糖尿病患者中焦虑症的发病率明显高于非糖尿病患者，而且在医疗服务落后地区的高龄女性，且自身有多个合并症的患者中，其焦虑症发病率尤其高。以上研究说明，糖尿病患者罹患抑郁症、焦虑症等精神障碍的概率显著高于非糖尿病患者，而上述精神障碍又可进一步影响糖尿病患者的血糖控制，导致预后不良。加强对糖尿病患者的社会支持和医疗帮助，可能有利于控制其精神障碍的发展，从而改善糖尿病患者的预后。

　　对于已有精神心理疾病的患者，其罹患糖尿病的概率也明显升高。陈大春等观察 2008 年 4 月至 2009 年 12 月在北京回龙观医院住院的符合美国《精神障碍诊断与统计手册》（第四版）（DSM-Ⅳ）诊断标准的精神分裂症患者 523 例，同时根据 WHO 标准进行糖尿病诊断，结果 523 例住院精神分裂症患者中糖尿病有 101 例，检出率显著高于普通人群糖尿病患病率，且研究结果提示，高龄、肥胖是精神分裂症患者罹患糖尿病的独立危险因素。据 Brown 等报道，在新近诊断的糖尿病患者中约有 30%患过抑郁症。Fisher 等研究表明，2 型糖尿病患者焦虑、抑郁等情绪障碍的发生率比普通人群高近 1 倍，且负性情绪有随着患病时间的增加而增多的趋势。国内学者的研究也发现，我国 2 型糖尿病患者伴有抑郁、焦虑等情绪障碍的发生率远高于普通人群，发病率不一，多为 20%～50%。而李彦鹏等对常用抗精神病药物利培酮进行了观察，发现其可影响精神分裂症患者的糖代谢，升高餐后 2 小时血糖，进而进一步诱发糖尿病。另外一项 128 例精神分裂症患者的研究发现，其糖尿病的发病率高达 26%，而在这些患者中发现，氯氮平较其他抗精神病药物对血糖的影响更大。这些研究均提示我们，既往有精神心理疾病的患者，其发生糖尿病的风险较其他人群明显升高，这与患者的年龄、病程、体重、疾病的严重程度甚至用药方案均有密切的关系。这些都需要我们在日常临床工作中，加强识别和监测，并及时调整治疗方案。

二、发 病 机 制

　　目前，关于糖尿病合并精神心理疾病的发病机制，包括糖尿病合并抑郁症、焦虑症及精神分裂症等重型精神障碍，尚未完全阐明，可能的机制主要有以下几个方面。

（一）遗传和社会心理因素

　　1. 遗传因素　糖尿病合并精神心理疾病，与患者的遗传背景、生活环境、社会心理应激及神经内分泌反应均有密切的联系，具体的机制尚未完全阐明。其中，精神分裂症与糖尿病都是有遗传倾向的异源性（多因素）疾病，多项研究表明，精神分裂症和糖尿病之间均有遗传相关性。既往研究显示，非典型抗精神病药物（atypical antipsychotic，AAP）可导致精神分裂症患者出现糖代谢紊乱，在 AAP 中，氯氮平对糖代谢的影响较为显著，且主要是通过拮抗 5-HTR2C 起到抗精神病性症状的作用。而针对其机制的研究发现，*5-HTR2C* 基因可能是 AAP 诱导代谢副作用（糖脂代谢紊乱）的重要候选基因。最新研究发现，*5-HTR2C* 基因的 GT 单体型（rs2192371、rs5988072）可能与中国汉族人群精神分裂症伴发 2 型糖尿病的发病显著相关，*5-HTR2C* 基因 rs2192371 位点的 AA 基因型可能与空腹血糖水平显著相关。另有研究也显示，中国汉族人群精神分裂症患者中 *5-HTR2C* 基因多态性与 2 型糖尿病共病存在关联，其可能是精神分裂症患者患 2 型糖尿病的易感基因。2012 年，Alkelai 研究报道，在既往对阿拉伯-以色列家族关于精神分裂症的相关基因研究基础上，对 10q24—q26 基因数据进行了重新研究，分析了 57 个阿拉伯-以色列家庭（189 个基因型个体）的扩展样本中的 2089 个 SNP，发现 *TCF7L2* 基因内含子 SNP、RS1273128 和位于 *TCF7L2* 和 *HABP2* 之间的基因 *SNP*（RS1033、77），与精神分裂症密切相关。其中，*TCF7L2* 是已确认的不同种族间 2 型糖尿病的易感基因，它可影响人体胰岛 B 细胞的功能，因此可能与精神分裂症和 2 型糖尿病的共病有关。以上是针对精神分裂症患者本身所做的关于共病糖尿病的基因研究，而关于精神分裂症患者家族的研究则发现，约 40%的精神分裂症患者有 2 型糖尿病家族史，19%患者的一级亲属患有 2 型糖尿病，而在健康人群这一比例仅为 4.6%。Spelman 对首发精神分裂症的 38 名患者及其 44 名一级亲属进行糖耐量试验，结果发现 10.5%的患者及 8.2%的亲属属于糖耐量异常，明显高于对照组。上述研究提示，糖代谢异常在精神分裂症患者及其亲属中可能有一定的遗传基础。

以上研究提示我们，在精神分裂症和糖尿病之间，存在着基因遗传学上的密切联系，在生活环境和社会心理应激等条件的刺激下，可以共同发生，严重影响患者的身心健康。

2. 社会心理因素　研究表明，糖尿病并发精神分裂症、抑郁症及情感障碍等精神心理疾病，可能与其不健康的生活方式有关。目前公认的糖尿病危险因素包括高龄、肥胖、高脂高糖饮食、缺乏运动及吸烟等，在针对精神分裂症的发病机制研究中也有类似的报道。目前已有多个研究表明，有约 60%的精神分裂症患者存在尼古丁依赖，且精神分裂症患者的饮食结构不健康，较正常人群摄入更多的高脂高糖食物，日常生活单一，缺乏运动。综合以上情况我们发现，糖尿病危险因素也是精神分裂症患者的重要临床特征，在上述环境和生活因素的共同作用下，两种疾病共病的概率明显升高。

此外，在糖尿病患者人群中，因糖尿病病程长，患者需进行严格的自我管理，规律的服药或注射胰岛素，配合苛刻的饮食控制及规律的运动锻炼才可能降糖达标，而如果合并了严重的并发症，如心血管、脑血管、肾、眼底及四肢末梢血管的各种并发症，对患者的日常生活、精神、身体状态影响则更为严重，以上均会导致糖尿病患者心境低落，郁郁寡欢，容易并发抑郁症及情感障碍等情况。出现上述精神心理疾病后，又会反过来导致患者对治疗的依从性下降，血糖达标率下降，形成恶性循环。因此，准确辨识糖尿病患者的精神心理问题，及时进行心理疏导和治疗，有利于患者的血糖达标和精神健康。

（二）神经内分泌因素

研究表明，神经内分泌紊乱，在糖尿病合并精神心理疾病的过程中也发挥着重要的作用。作为糖尿病患者并发的最常见的精神心理疾病，抑郁症合并糖尿病的发病机制是人们研究的热点。研究显示，2 型糖尿病患者抑郁症的发病率是健康人群的 3～5 倍，国际上高度关注 2 型糖尿病并发抑郁症的发病情况，目前的研究认为，神经内分泌功能紊乱，可能是糖尿病合并抑郁症的机制之一。具体有以下几个方面。

1. HPA 轴功能紊乱　研究显示，下丘脑-垂体-肾上腺轴（hypothalamic-pituitary-adrenal，HPA）亢进是 2 型糖尿病合并抑郁症的共同的病理机制。HPA 轴作为神经内分泌系统的重要组成部分，由下丘脑、垂体和肾上腺组成，是一个直接作用和反馈互动的复杂集合，在机体的应激反应中发挥着重要作用。生理情况下，下丘脑、垂体和肾上腺分别分泌促肾上腺皮质激素释放素（CRH）、促肾上腺皮质激素（ACTH）和糖皮质激素。糖皮质激素分泌后，在羟化甾醇脱氢酶作用下转化为有活性的皮质醇，参与机体的正常生理反应，如抗感染、抗炎及免疫反应，维持机体稳态。在长期慢性应激或突然的急性应激等病理条件下，HPA 轴可被激发，功能亢进，皮质醇分泌水平显著升高，可进一步诱导或加重胰岛素抵抗，出现糖代谢紊乱，甚至出现临床糖尿病。而血糖水平的长期升高，可造成下丘脑、海马等脑区结构与功能损害，脑神经功能的障碍可进一步引发抑郁症，因此 HPA 轴亢进是 2 型糖尿病和抑郁症的共有病因。目前关于 HPA 轴在糖尿病及抑郁症发病过程中的具体作用机制研究，主要集中在以下几个方面。

（1）HPA 轴亢进与糖皮质激素受体表达异常。人体正常生理状态下，分泌产生的糖皮质激素作用于机体各处的糖皮质激素受体，在 HPA 轴的反馈调节下，形成昼夜节律，维持机体稳态；在急性应激情况下，糖皮质激素受体表达急剧下调，机体为了保持稳定，分泌大量的糖皮质激素，而后会进一步影响到 HPA 轴原有的节律。糖皮质激素分泌节律的紊乱可诱导脑内高亲和性的盐皮质激素受体和低亲和性的糖皮质激素受体之间作用失衡，这种失衡可引发电压门控 Ca^{2+} 通道改变，引起细胞内外 Ca^{2+} 浓度改变，使 5-HT 对其特异性受体的敏感性发生改变，引起 5-HT 系统功能障碍，后者可参与抑郁的发生。

另外，海马是 HPA 轴的负反馈中枢，是人体中与学习记忆密切相关的重要脑组织区域，也是大脑中极容易受到攻击的部位。它是脑内受血糖影响的第一个组织，也与抑郁症的发生密切相关。在 HPA 轴功能亢进时，过量的皮质醇作用于海马区域的糖皮质激素受体，反馈性地抑制 HPA 轴的活性，降低体内糖皮质激素水平。但长期的应激刺激会导致海马糖皮质激素受体表达量减少，对 HPA 轴负反馈调节作用减弱，使得 HPA 轴对应激反应持久亢进，糖皮质激素水平不断升高，升高的糖皮质激素增加胰岛素抵抗，引起机体糖代谢紊乱持续加重，升高的血糖可诱导海马脑神经细胞的凋亡，引起海马区神经功能下降。同时，过量的糖皮质激素与海马上的糖皮质激素受体结合，也可直接引起海马神经细胞功能损害，损伤海马及丘脑蓝斑核，从而引起认知障碍、情绪低下、失眠等症状，长期可引发抑郁症。

（2）HPA 轴亢进与持续存在的慢性炎性。研究显示，生理状态下，应激使人体 HPA 轴功能活化，糖皮质激素分泌增多，肠道通透性增加，使得人体可以吸收更多的水分、盐及其他能量底物，以保证应激所需的更高能量需求，但同时，肠道通透性增强后，一些肠道细菌及毒素也会借机进入外周血循环系统，导致机体出现低水平炎性反应。在病理状态下，长期的应激反应可导致 HPA 轴功能亢进，糖皮质激素分泌持续增多，而由此带来了肠道通透性的持续增高，炎症反应持续存在。同时，HPA 轴的功能亢进也会促使中枢过量分泌 IL-6 等炎症因子，这些炎症因子对糖皮质激素受体的表达和功能也有着重要影响，可以刺激 B 淋巴细胞、T 淋巴细胞、自然杀伤（natural killer，NK）细胞等的增殖和分化，导致炎性反应异常。过量产生的炎症因子通过氧化应激反应等多种通路，干扰机体胰岛素信号的转导，抑制葡萄糖转运因子的表达与转位，从而导致肌肉、脂肪组织和血管内皮细胞的胰岛素抵抗加重，进而诱发糖代谢异常。而中枢异常的炎症反应，也可直接损害海马等脑组织的神经功能，导致脑细胞功能下降，进而诱发抑郁症的发生。

以上研究说明，HPA 轴功能亢进，可能通过机体多部位糖皮质激素受体的变化和刺激炎性因子的过量释放，引起人体糖代谢紊乱及脑神经功能障碍，进而诱发糖尿病和抑郁症的发生，而针对 HPA 轴在上述共病中的作用机制，还需要更深入的研究。

2. 精神分裂症合并糖尿病的神经内分泌机制　有研究表明，在精神分裂症患者中，神经内分泌功能的失调也有一定的促进糖代谢紊乱的作用。而糖尿病患者的神经内分泌紊乱，也会导致精神分裂症发病率的升高。Van Lieshout 的研究表明，妊娠期出现糖尿病的母亲，她的后代出现成人期精神分裂症的可能性是没有患妊娠糖尿病母亲后代的 7 倍，母亲的高糖状态可能通过低氧、氧化应激及炎症等几个途径影响后代的脑神经功能，高血糖增加氧化应激反应，改变脂质代谢，影响线粒体结构，导致神经细胞结构及功能的紊乱。既往的研究表明，人体内的多不饱和脂肪酸可以增加多巴胺能、降低 γ-氨基丁酸能神经元的活性，对维持脑细胞功能稳定有重要的意义。而在高糖妊娠母体中，因为高糖诱导的氧化应激反应，产生了过量的氧自由基和脂质过氧化物中间体，降低了多不饱和脂肪酸水平，破坏了脑细胞内环境，引起后续脑细胞功能的紊乱，与成年后精神分裂症的发生有密切联系。妊娠合并高血糖和低氧还可以导致免疫功能的改变，包括肿瘤坏死因子-α、C 反应蛋白和其他促炎细胞因子的水平均明显上调。综上，妊娠女性高血糖可能会对胎儿的脑神经细胞生理产生持久的影响，进而导致后代精神分裂症出现发病增加的倾向。

还有研究表明，多巴胺功能的紊乱，与精神分裂症及糖尿病的发生密切相关。众所周知，多巴胺通过多巴胺受体抑制催乳素分泌，多巴胺增加或多巴胺受体功能亢进，血清中催乳素水平可能降低，而催乳素的水平与葡萄糖稳态有关。多巴胺功能障碍除了会导致精神分裂症的症状外，还可能导致食欲增加和糖代谢紊乱，诱导糖尿病的发生。还有研究指出，精神分裂症患者前额叶中脑源性神经营养因子分布明显减少，实验发现脑源性神经营养因子水平下降 50% 的小鼠，食欲较前明显增加，进而出现代谢综合征，而提高动物模型脑源性神经营养因子的水平会出现体重减轻及糖代谢改善的情况。这些研究结果显示，在精神分裂症和糖尿病的发病机制中，多巴胺、炎性因子及脑源性神经营养因子等神经内分泌因素起着非常重要的作用，可能是两者共病的病理生理基础。

三、抗精神病药物和糖尿病

（一）抗精神病药物影响糖代谢的机制

加拿大糖尿病协会在最新治疗指导方案中认为，精神分裂症是糖尿病发病危险因素之一，未用药精神分裂症患者已出现明显血糖调节紊乱，而药物则进一步损害机体血糖调节机制，非典型抗精神病药较典型抗精神病药致糖尿病发病率增高。第二代抗精神病药物（SGA）是目前临床上治疗精神分裂症和其他精神病性障碍的最主要手段，常用的 SGA 有奥氮平、利培酮等药物。与第一代抗精神病药物相比，SGA 很少发生锥体外系综合征，但长期服用 SGA 会引起不同程度的代谢紊乱，包括肥胖、高脂血症和胰岛素抵抗等，同时显著增加了 2 型糖尿病和心血管疾病的风险。据报道，有近 42% 的患者在服用 SGA 后会有不同程度的代谢紊乱，其中肥胖症的发生率约为 15%，不同 SGA 引起肥胖症的概率具有一定的差异性。氯氮平和奥氮平被认为是最易引起肥胖的 SGA，利培酮和喹硫平次之，而齐拉西酮和阿立哌唑对于体重影响则相对较为轻微。阿立哌唑对患者血糖的影响明显小于氯氮平，可能与阿立哌唑为多巴胺系统稳定剂，对 5-HT、H_1、M 等受体的亲和力低有关。然而，SGA 引起肥胖及糖代谢紊乱的具体机制尚不明确，目前关于抗精神病药物对患者体重及糖代谢影响的可能机制，主要有以下几个方面。

1. 遗传因素 目前研究认为，遗传因素在抗精神病药物对患者糖代谢的影响中起到了一定的作用。研究者发现，源于 9 种基因（*ADRA2A*、*ADRB3*、*BDNF*、*DRD2*、*GNB3*、*HTR2C*、*INSIG2*、*MC4R* 和 *SNAP25*）中的 13 个单核苷酸多态性（SNP）与奥氮平、利培酮等所致的体重增加显著相关。在这些基因中，*HTR2C* 基因的 SNP 目前被研究得最多。*HTR2C* 基因编码翻译 5-HT 的 2C 亚型，而研究表明 5-HT2C 的受体在摄食调节过程中起到了至关重要的作用。目前临床上常用的 SGA 如奥氮平、利培酮等，作为 5-HT2C 受体的激动剂，它们能够提高机体对食物的摄取从而增加体重，而体重的增加将导致胰岛素抵抗，进一步诱发糖代谢紊乱。

2. 炎性因子 体内多种细胞如内皮细胞、脂肪细胞、单核/巨噬细胞、突状细胞、NK细胞、T 淋巴细胞等可产生多种炎性因子，后者可通过作用于免疫系统间接地影响机体的新陈代谢。研究表明 SGA 具有对抗体内炎性反应的作用，长期应用 SGA 治疗后使可溶性 IL-1 受体抗体，可溶性 IL-2 受体抗体和 IL-10 等炎性因子水平增加，同时使 IL-1 和 IL-6 和 TNF-α 等炎性因子水平下降。SGA 引起的上述炎性因子的改变，可间接地作用到下丘脑的摄食中枢，进一步引起摄食行为的改变，从而使机体体重增加，进而引发后续一系列糖代谢紊乱。

3. 神经递质因素 SGA 多为中枢神经系统受体的拮抗剂/激动剂，其与多巴胺 D_2 受体有较高亲和力，还能以不同的亲和力与 5-HT、乙酰胆碱、组胺和去甲肾上腺素受体结合。其中 5-HT 受体、组胺受体和多巴胺受体与 SGA 所致肥胖密切相关。SGA 可以通过与这些受体结合，导致机体食欲增强，摄食行为增加，并且能够使机体的饱腹感下降。其中，5-HT 对调节机体情绪、食欲、睡眠周期等至关重要。研究者将小鼠的 5-HT 受体基因进行敲除，发现敲除了 5-HT 受体基因的小鼠表现为食欲更高和高胰高血糖素血症，由此推测 SGA 引起的肥胖可能与其结合 5-HT 受体有关。

4. 内分泌因素 研究表明，SGA 在引起肥胖的同时也引起了机体内分泌网络的改变。目前，胰岛素、瘦素、脂联素等激素被认为与 SGA 所致糖尿病代谢异常密切相关。研究表明，SGA 可以直接作用于胰腺 B 细胞的 5-HT 受体，抑制其分泌胰岛素，从而导致机体胰岛素分泌不足，已有多个研究指出，应用氯氮平及奥氮平可引起患者胰岛素水平降低，甚至可诱发糖尿病酮症酸中毒，而停用上述 2 种药物 1 个月后，可停用胰岛素治疗，糖代谢紊乱情况也有明显好转。

瘦素是由脂肪组织分泌的蛋白质类激素，其通过抑制神经肽 Y 和刺鼠基因相关蛋白来调节机体的摄食行为，而且其本身也具有抑制食欲和增加能量消耗的作用。有研究发现，服用奥氮平治疗 10 周后，患者 BMI 和血清中的瘦素水平均有显著增高，而随着用药时间的延长，出现瘦素抵抗，引起下丘脑摄食调节功能紊乱，导致肥胖，肥胖进一步加重胰岛素抵抗。以上内分泌功能的紊乱，在抗精神病药物所致的糖代谢紊乱过程中都发挥了一定的作用。

综上，抗精神病药物对患者的糖代谢影响是多方面的，而在 2003 年，美国 FDA 也发布了一项关于糖尿病警告的建议。对已经确诊为糖尿病的患者，在使用非典型抗精神病药物治疗时应该定期检测血糖，而对于那些存在糖尿病危险因素（如肥胖、糖尿病家族史等）的患者，应当在加用抗精神病药物之前和之后均检测空腹血糖，对糖尿病进行风险评估。对服用非典型抗精神病药物后出现高血糖症状的患者，应当进行空腹血糖测定，并根据血糖情况及时调整治疗方案。

（二）抗抑郁药物与糖代谢

口服抗抑郁药物是目前抑郁症的主要治疗方法，而目前的研究发现，不同种类的抗抑郁药物，对患者糖代谢的影响是不同的。因此，对于抑郁症的患者或者已经合并糖代谢异常的抑郁症患者，选择抗抑郁药物时，要充分考虑其安全性和有效性，对于有糖尿病或已有轻度糖代谢异常的患者，要尽力选择不干扰或对糖尿病治疗影响小的抗抑郁药物。而且即使选用了比较安全的抗抑郁药物，也要密切监测血糖变化，避免出现感染、酮症酸中毒及心脑肾的急性并发症情况。下文就不同种类抗抑郁药物对患者糖代谢的影响进行分析。

常见的第一代抗抑郁药物有两种，即单胺氧化酶抑制剂（monoamine oxidase inhibitor，MAOI）（如苯乙肼、异卡波肼）和三环类抗抑郁药（TCA）（如丙米嗪、阿米替林及多塞平）。这两类药物治疗抑郁症疗效不错，但不良反应较多。对糖尿病患者而言，TCA 类药物会提高患者食欲、增加体重，不利于血糖控制；而 MAOI 相对其他抗抑郁药物不良反应更多，它与富含酪胺的食物有相互作用，和其他抗抑郁药物联用甚至可引起高血压危象、5-HT 综合征等严重问题，也可增加胰岛素、口服抗糖尿病药物的低血糖反应。因而，对于合并糖代谢异常的患者，不主张应用上述两种药物抗焦虑治疗，目前主张选用选择性 5-HT 再摄取抑制药（selective serotonin reuptake inhibitor，SSRI）和其他新型抗抑郁药物作为糖尿病合并抑郁症患者的一线治疗药物。

SSRI 是新型抗抑郁药物之一。本类药物从 20 世纪 70 年代开始研制，已开发有数十种，临床常用的有氟西汀、帕罗西汀、舍曲林、氟伏沙明、西酞普兰等。本类药物镇静作用小，也不损伤精神运动功能，对心血管和自主神经系统功能影响很小，而且对于糖代谢影响较小。氟西汀目前是这一类药物中临床上应用最为广泛的一种，它可选择性地抑制中枢神经系统 5-HT 的再摄取，延长且增加 5-HT 的作用，从而产生抗抑郁作用。抗抑郁的同时，可使 HPA 轴紊乱缓解，皮质醇浓度下降，患者精神状态改善，依从性好转，食欲下降，从而体重减轻及缓解胰岛素抵抗，糖耐量也随之逐渐改善。但在应用的过程中要注意，氟西汀与胰岛素同用可增加低血糖的发生率。一些 SSRI 因为可以抑制细胞色素 P450（CYP）3A4 同工酶，会影响一些口服降糖药物如噻唑烷二酮类及格列奈类的代谢，因此可能引起低血糖的发生。而且氟西汀和氟伏沙明，或者舍曲林对 CYP2C9 同工酶的抑制也可能潜在地阻碍磺脲类（如格列美脲）C172C9 的代谢，进而有引起低血糖的可能。除西酞普兰外，SSRI 都能不同程度地增加罗格列酮、甲苯磺丁脲、格列吡嗪的血药浓度。西酞普兰无明显肾上腺素能、胆碱能、抗组胺作用，而且对 CYP450 酶抑制作用少，出现药物相互作用的风险少，尤其适用于合并糖尿病或糖代谢异常的抑郁患者。

5-羟色胺和去甲肾上腺素再吸收抑制剂（SNRI）则是一种比较新的药物，其中包括文拉法辛和度洛西汀，目前也被用来治疗糖尿病引起的神经性疼痛。现阶段尚无用于新型抗抑郁药治疗糖尿病患者出现不良反应的报道，但仍需注意，如文拉法新、度洛西汀等去甲肾上腺素能抗抑郁剂有增加胰岛素抵抗的作用，可进一步诱发 2 型糖尿病或使糖尿病病情恶化，临床上需加强对应用此类药物患者的血糖监测。

综上所述，充分了解抗精神病药物对患者糖代谢的影响，可以帮助我们为患者制定更加个体化的治疗方案，在有效治疗精神心理疾病的同时，兼顾糖代谢平衡，避免出现多系统功能紊乱或危重并发症，而危害到患者的身体健康。

四、临 床 特 点

糖尿病合并精神心理障碍，目前在临床上较为隐匿，识别度较低，因而此类患者在临床上的早期诊断率较低。因此，掌握该类患者的临床特点，对于临床医生早期识别并进行针对性治疗，有着重要的意义。

目前的研究发现，糖尿病合并精神心理疾病的常见临床表现，主要有神经衰弱综合征、焦虑抑郁状态、认知障碍、幻觉和妄想、意识障碍几个方面。

（一）神经衰弱综合征

神经衰弱综合征多在疾病早期出现，表现为疲倦、无力、失眠、烦闷、疑病、注意力不集中、精力不足和记忆力减退等。这可能与患者自身对疾病的心理压力过大及心理疾病本身有关。

（二）焦虑抑郁状态

焦虑情绪在糖尿病患者中十分常见，可出现烦躁、易怒、易激惹、紧张、坐立不安，伴随睡眠障碍及一些自主神经紊乱的症状，如心慌、胸闷、乏力、出冷汗。但这些症状一般持续时间较短，多数情况下有一定诱因，且时好时坏，轻者可以通过自我调节缓解，严重时焦虑状态和抑郁状态可混合出现，极易转换、波动，呈现情感不稳定，患者低落、悲观、兴趣下降，甚至出现轻生观念或自杀倾向。有研究指出，在糖尿病患者人群中进行抑郁情绪量表评价，其中轻度、中度、重度抑郁分别占 61%、15.7% 和 1.4%，发病率远远高于普通人群，且患者病程越长，抑郁程度越重。这可能还与糖尿病迁延不愈的病程、每天烦琐的药物治疗和看不到治愈的希望等所产生的心理压力有关。

（三）认知障碍

糖尿病患者合并精神障碍中，认知障碍是常见的表现，主要表现为记忆力受损和学习能力下降，记忆力受损是多方面的，包括言语记忆、视空记忆和瞬时记忆等。学习能力下降可能和多种认知功能受损有关，除记忆、语言方面的影响外，糖尿病合并精神障碍的患者还会出现操作能力的下降和注意力的减退，而这些都可能影响学习能力。严重时患者可出现领悟、理解、判断等某些认知过程的困难，少数患者可呈现较明显的智力障碍，甚至有痴呆状态。

（四）意识障碍

患者早期可单纯表现为嗜睡，对外界反应迟钝，多发生在躯体症状加重和血糖升高或接近昏迷前，随着血糖的变化，意识障碍的程度也有波动，若糖尿病进一步恶化，意识障碍程度也随之加深。期间也可发生精神错乱状态，言语不连贯，时间、地点、人物定向失真等。但是，意识障碍症状的严重程度同病程的长短及血糖水平的高低有时并不总是呈平行关系，个体差异较大。

（五）幻觉和妄想

除上述常见的几种类型外，有时还可出现一些类似精神分裂症的症状，如视听幻觉及妄想情况。幻觉指的是客观现实中并不存在某种情况，而患者却能感知它的存在，是患者的一种虚幻知觉。如患者在无人在场的情况下听到有责骂他的声音或感到某人在场。也有一些糖尿病患者会有一过性闪光、闪电或各种物体的幻视等情况。而妄想是一种不理性、与现实不符且不可能实现但坚信的错误信念。它包括错误的判断与逻辑推理。即使把事实或已经被完全论证的理论摆在妄想者的面前，也很难动摇他的信念，妄想大多出现在精神病状态下。

五、诊断步骤及标准

（一）诊断步骤

对糖尿病患者进行精神心理疾病诊断时，若患者有较明显情绪及精神状态异常，诊断并不困难，但若患者处于无症状或症状不明显阶段，临床医生易于漏诊或误诊，需结合精神心理疾病的临床特点、相关体征及实验室检查等辅助手段，根据相关疾病的诊断标准，协助诊断。

（1）如果糖尿病患者出现意识障碍，首先应排除糖尿病酮症酸中毒、高渗性昏迷及心脑血管疾病等急性并发症，而后才考虑精神心理疾病，因后者多数是癔症、酒精戒断等少见情况，而糖尿病急性并发症等急危重症如延误治疗，会严重影响患者身体健康，甚至危及生命。故而意识障碍时首先排除上述危急情况，而后才考虑精神心理疾病。

（2）对于糖尿病患者出现认知、意志及行为模式等精神状态异常，甚至出现幻觉、妄想等情况时，考虑精神分裂症可能性大。目前对于精神分裂症，国外常用的诊断标准包括美国的《精神疾病诊断与统计手册》（第四版修订版）（DSM-Ⅳ-TR）、WHO 的《国际疾病分类手册》（ICD-10），以及我国常用的诊断标准《中国精神障碍分类与诊断标准》（第 3版）（CCMD-3）。结合患者临床表现、病史及体格检查，对应相应标准，可准确诊断。

（3）糖尿病患者出现情绪低落、兴趣和愉快感丧失、精力不济或疲劳感等典型症状时，或同时合并有焦虑等精神病症状时，临床医生可结合其既往病史、目前临床表现，结合抑郁症和焦虑症的诊断标准，进行诊断。对于抑郁症，其诊断主要根据病史、临床症状、病程及家族史等情况，典型病例诊断一般不困难。国内主要采用《国际疾病分类手册》（ICD-10），抑郁症是指首次发作的抑郁症和复发的抑郁症，不包括双相抑郁。患者通常具有心境低落、兴趣和愉快感丧失、精力不济或疲劳感等典型症状。有研究指出，用"糖尿病相关问题量表"（problem area in diabetes scale，PAID5）来评估东南亚 2 型糖尿病患者的抑郁情况，结果比较可靠和确定。对于有明显焦虑情绪的患者，临床上需详细询问患者的病程、病史及临床症状进行诊断。焦虑症的早期筛查可以采用一些简单的焦虑自评量表（SAS）测评，如果分数较高，可到精神科或心理科做进一步检查以确诊。

（二）诊断标准

目前，对于糖尿病合并精神心理疾病尚无明确的诊断标准，根据《国际疾病分类 ICD-10 应用指导手册》诊断标准中精神与行为障碍分类所述，与糖尿病密切相关的诊断属于"F06 脑损害和功能紊乱以及躯体疾病所致的其他精神障碍"，该诊断要点中与血糖相关的仅有低血糖所致的精神障碍（F06.904）。因而，对于糖尿病合并的精神心理疾病，究竟是原发、伴发还是共病，目前尚缺乏明确的诊断标准，在临床工作中只有依据上述建议的诊断步骤作初步诊断，有条件时应及时请精神科医师会诊，加以确诊。

六、治 疗

（一）糖尿病治疗

糖尿病治疗的最首要任务还是迅速控制血糖并纠正营养失调。这个过程需结合具体情况，制订细致的内科治疗方案，平稳降糖的同时控制并发症，尽量减少高血糖及循环障碍等并发症对患者中枢及其他重要脏器的损害。另外，降糖方案应个体化，结合患者自身胰岛功能状态选择降糖药物，避免低血糖的发生，尽量规避因低血糖引起的中枢功能损害。目前一些新型降糖药物如二肽基肽酶 4 抑制剂、胰高血糖素样肽 1 受体激动剂或钠-葡萄糖协同转运蛋白 2 抑制剂，可能对严重精神疾病患者有特殊的作用，一方面由于它们对体重影响较小，甚至可帮助患者减轻体重，另一方面低血糖风险也低。对超重患者适合的胰高血糖素样肽 1 受体激动剂虽需要注射给药，但是每周给药一次的剂型，如缓释艾塞那肽或阿比鲁肽，也可在具备较好护理条件的家庭、社区及医疗机构中使用。降糖方案尽量简便易行，减少患者执行中的困难，以提高患者依从性，争取临床最大获益。

（二）心理干预

及时对糖尿病患者进行心理干预治疗能有效减轻其焦虑、抑郁的严重程度，并能有效稳定血糖，提高患者的生活质量。此外，心理干预还可增进糖尿病患者的社会支持，满足患者需求，有利于患者全面的功能康复。早期心理干预还可以改善糖尿病患者预后，因为在心理干预过程中，非常重要的一部分内容是对患者进行糖尿病教育，使患者掌握糖尿病相关知识，增强信心，消除疑虑及担忧，改善情绪，降低血糖水平。研究表明，对患者进行糖尿病教育可缓解其由于焦虑及心理压力等所引起的生长激素、胰高血糖素和肾上腺皮质激素大量分泌，使患者抑郁症状明显减轻，有利于控制血糖，防止并发症的发生及提高生活质量。在临床实践中，需根据患者的具体情况，设定不同的心理干预方案，可采取一对一方式，也可以进行团体心理干预，个体化设定干预方案，可取得更好的临床效果。

（三）生物反馈治疗

生物反馈放松训练是对传统放松训练这一行为疗法的改进和创新，可以使被训练者通过反馈的听觉和视觉信息了解到自体生理功能的变化，通过自己的头脑来有意识地调节自体的生理功能。参照反馈仪所显示的客观标准，医生可以帮助患者寻求放松的策略，通过结果的对比，克服训练的盲目性，从而极大增强了行为训练的疗效。McGinnis 等研究发现，生物反馈治疗能有效降低 2 型糖尿病患者的血糖水平及肌紧张。另有研究发现，生物反馈治疗不仅可以在短期内稳定 2 型糖尿病患者的血糖水平，而且对于血糖的长期稳定也有积极的作用。目前的研究认为，生物反馈治疗支持的放松训练能有效缓解糖尿病患者的焦虑情绪，改善外周循环，尤其是改善微循环，这对防治并发症，降低由糖尿病导致的病残，改善患者的预后，提高患者的生命质量都具有积极影响和重大意义。

（四）认知-行为疗法

认知-行为疗法能够通过识别和重新评估对个体感觉、行为有负面影响的想法，来减轻患者的抑郁症状，从而帮助患者有效克服不良的思想、信念和消极行为，有效改善精神行为相关病症。研究发现，经过认知-行为疗法治疗的 1 型糖尿病患者，其慢性疲劳症状的严重程度较对照组明显减轻。1 年后对他们进行随访发现，其在躯体、心理、社会功能等方面均有明显提高，说明认知-行为疗法能明显改善糖尿病患者的生活质量。另外有研究发现，对 2 型糖尿病患者用认知治疗开展的心理治疗，患者在下肢肌肉力量、耐力及健康指数等方面都有明显好转。认知-行为疗法能帮助患者更好地控制血糖，提高患者依从性，减轻焦虑、抑郁等负性心理情绪，同时还能增强糖尿病患者的社会支持，帮助患者建立更加成熟的心理机制，促进更为积极的人际关系及心理释放机制。

（五）药物治疗

在上述治疗方式无效或基础症状较重的患者应及时开始药物治疗。对合并抑郁症的患者，因三环类及单胺氧化酶抑制剂类药物对糖尿病患者的不良反应是升高血糖和 HbA1c，增加食欲和体重，故而这类药物选择较少。SSRI 因同时改善血糖而成为糖尿病患者的首选抗抑郁药，包括氟西汀、帕罗西汀等。其中，氟西汀目前临床上应用最为广泛，因其有帮助糖尿病患者减轻体重，减少胰岛素用量等积极作用。对合并精神分裂症的患者，要尽量避免选用氯氮平、奥氮平等对糖代谢影响较大的药物，权衡利弊，尽量选择对糖代谢影响小的药物。积极、合理的药物治疗，配合个体化的心理干预，都将帮助糖尿病合并精神心理障碍的患者缓解不良情绪，改善精神状态，提高患者治疗的依从性，从而改善疾病预后。

综上所述，医护人员在临床工作中可针对糖尿病患者并发精神心理疾病的特点，在治疗糖尿病的同时，积极给予患者心理疏导，充分应用生物反馈、认知-行为治疗等综合治疗方法，必要时予以合适的药物，帮助患者改善精神心理状态，有助于进一步控制血糖水平，提高患者的生活质量。

七、预　　后

糖尿病伴发精神心理障碍的病程多迁延而波动，预后主要取决于糖尿病及重型精神障碍的病情转归。如及时对糖尿病合并精神心理疾病进行诊断及干预，提高糖尿病患者的治疗依从性和生活质量，则这类患者后续预期寿命可有所延长，而对于老年糖尿病患者或有意识障碍者，因其病情变化快，恢复较慢，死亡率也较高。

八、展　望

目前，随着对精神心理疾病的重视程度逐渐增高，糖尿病合并精神心理疾病的诊断率不断升高，越来越多的研究表明，心理因素在糖尿病的发生、发展过程中，都发挥了重要的作用。在临床实践中，应加强对糖尿病早期心理问题的识别及诊断，及时予以适当的心理干预，预防心理问题进一步加重会反过来影响糖尿病患者的降糖治疗，引起一系列并发症。在社区健康宣教中，加强对精神心理疾病的宣传普及，对有上述疾病家族史及已合并有糖代谢异常的人群重点监测，及时发现。而对于已出现精神心理疾病的糖尿病患者，应及时进行心理干预，必要时加用适当的药物治疗，改善患者的情绪、精神状态，改善患者的社会生活能力，从根本上提高患者的生活质量。目前，仍有很多问题需进一步研究解决，希望我们在日后的临床工作中多关注糖尿病患者的心理问题，并在科研工作中继续完善糖尿病与精神心理疾病相关性研究。

（祝开思　李　丽）

参 考 文 献

陈超杰，冯娜，2017. 抗精神病药治疗精神分裂症引致糖尿病的相关因素探讨. 糖尿病新世界，20（4）：51-52.

陈大春，张保华，王志仁，等，2011. 住院精神分裂症患者糖尿病检出率及影响因素的调查. 上海精神医学，23（1）：25-30.

郭向晴，2016. 5-HTR2C 基因多态性与精神分裂症伴发 2 型糖尿病的关联分析. 上海：上海交通大学：1-48.

李彦鹏，2018. 利培酮对精神分裂症患者代谢指标的影响因素研究. 北方药学，15（3）：20-21.

刘晓玲，曾朝阳，田晓年，等，2012. 住院 2 型糖尿病患者抑郁情况临床分析. 中华全科医学，10（9）：1416-1417.

汪晓晖，郭向晴，鲍晨曦，等，2017. 精神分裂症患者 5-羟色胺 2C 受体基因多态性与 2 型糖尿病共病的关联研究. 临床精神医学杂志，27（3）：153-156.

王德杰，刘兴国，张东，2010. 糖皮质激素受体的研究进展. 现代生物医学进展，10（8）：1592-1594.

闫德亮，宋丽丽，李洁璐，等，2015. 精神分裂症患者超重及影响因素研究. 神经疾病与精神卫生，（3）：276-277，278.

Alkelai A，Greenbaum L，Lupoli S，et al，2012. Association of the type 2 diabetes mellitus susceptibility gene，TCF7L2，with schizophrenia in an Arab-Israeli family sample. Plos One，7（1）：e29228.

Bashkin O，2018. Depression among older adults with diabetes in Israel：pattern of symptoms and risk factors. Isr Med Assoc J，20（4）：222-226.

Brown L C，Majumdar SR，Newman SC，et al，2005. History of depression increases risk of type 2 diabetes in younger adults. Diabetes Care，28（5）：1063.

de Punder K，Pruimboom L，2015. Stress induces endotoxemia and low-grade inflammation by increasing barrier permeability. Front Immunol，6：223.

Deng C，Weston-Green K，Huang XF，2010. The role of histaminergic H1 and H3 receptors in food intake：a mechanism for atypical antipsychotic-induced weight gain?Prog Neuropsychopharmacol Biol Psychiatry，34（1）：1-4.

Desmet SJ，De Bosscher K，2017. Glucocorticoid receptors：finding the middle ground. J Clin Invest，127（4）：1136-1145.

Du X，Pang TY，2015. Is dysregulation of the HPA-Axis a core pathophysiology mediating co-morbid depression in neurodegenerative diseases? Front Psychiatry，6：32.

Fisher L，Hessler DM，Polonsky WH，et al，2015. The surprisingly low prevalence of depression in adults with type 1 diabetes：a problem of misdiagnosis?American Diabetes Association 75th Scientific Sessions，64：A214.

Fisher L，Skaff MM，Mullan JT，et al，2008. A longitudinal study of affective and anxiety disorders，depressive affect and diabetes distress in adults with Type 2 diabetes. Diabetic Medicine A Journal of the British Diabetic Association，25（9）：1096-1101.

Fonseka TM，Müller DJ，Kennedy SH，2016. Inflammatory cytokines and antipsychotic-induced weight gain：review and clinical implications. Mol Neuropsychiatry，2（1）：1-14.

Gilsanz P，Schnaider Beeri M，Karter AJ，et al，2019. Depression in type 1 diabetes and risk of dementia. Aging Ment Health，23（7）：880-886.

Gragnoli C，Reeves GM，Reazer J，et al，2016. Dopamine-prolactin pathway potentially contributes to the schizophrenia and type 2 diabetes comorbidity. Transl Psychiatry，6（4）：e785.

Gründer G，Heinze M，Cordes J，et al，2016. Effects of first-generation antipsychotics versus second-generation antipsychotics on quality of life in schizophrenia：a double-blind，randomised study. Lancet Psychiatry，3（8）：717-729.

Hamidian S，Noroozi Z，Khajeddin N，et al，2017. Improving depression，and quality of life in patients with type 2 diabetes：using group cognitive behavior therapy. Iranian Journal of Psychiatry，12（4）：281-286.

Holmes D，2015. Neuroendocrinology：leptin attenuates HPA-axis activation and stress responses. Nat Rev Endocrinol，11（5）：255.

Keller J，Gomez R，Williams G，et al，2017. HPA axis in major depression：cortisol，clinical symptomatology and genetic variation predict cognition. Mol Psychiatry，22（4）：527-536.

Kleinridders A，Cai W，Cappellucci L，et al，2015. Insulin resistance in brain alters dopamine turnover and causes behavioral disorders. Proc Natl Acad Sci U S A，112（11）：3463-3468.

Kwan W，Cortes M，Frost I，et al，2016. The central nervous system regulates embryonic HSPC production via stress-responsive glucocorticoid receptor signaling. Cell Stem Cell，19（3）：370-382.

Lanfumey L，Mongeau R，Cohen-Salmon C，et al，2008. Corticosteroid-serotonin interactions in the neurobiological mechanisms of stress-related disorders. Neurosci Biobehav Rev，32（6）：1174-1184.

Levy M，Burns RJ，Deschênes SS，et al，2017. Does social support moderate the association among major depression，generalized anxiety disorder，and functional disability in adults with diabetes? Psychosomatics，58（4）：364-374.

Malhotra AK，Correll CU，Chowdhury NI，et al，2012. Association between common variants near the melanocortin 4 receptor gene and severe antipsychotic drug-induced weight gain. Archives of General Psychiatry，69（9）：904-912.

Mcginnis RA，Mcgrady A，Cox SA，et al，2005. Biofeedback-assisted relaxation in type 2 diabetes. Diabetes Care，28（9）：2145-2149.

Meier U，Gressner AM，2004. Endocrine regulation of energy metabolism：review of pathobiochemical and clinical chemical aspects of leptin，ghrelin，adiponectin，and resistin. Clinical Chemistry，50（9）：1511-1525.

Menting J，Tack CJ，Donders R，et al，2018. Potential mechanisms involved in the effect of cognitive behavioral therapy on fatigue severity in Type 1 diabetes. Consult Clin Psychol，86（4）：330-340.

Mohammad-Zadeh LF，Moses L，Gwaltney-Brant SM，2008. Serotonin：a review. J Vet Pharmacol Ther，31（3）：187-199.

Moulton CD，Pickup JC，Ismail K，2015. The link between depression and diabetes：the search for shared mechanisms. Lancet Diabetes Endocrinol，3（6）：461-471.

Munster-Segev M，Fuerst O，Kaplan SA，et al，2017. Incorporation of a stress reducing mobile app in the care of patients with type 2 diabetes：a prospective study. JMIR Mhealth Uhealth，5（5）：e75.

Petrak F，Baumeister H，Skinner TC，et al，2015. Depression and diabetes：treatment and health-care delivery. Lancet Diabetes Endocrinol，3（6）：472-485.

Plotnikoff R，Wilczynska M，Cohen K，et al，2017. Integrating smartphone technology，social support and the outdoor environment for health-related fitness among adults at risk/with T2D：the eCoFit RCT. Journal of Science & Medicine in Sport，20（supp_S1）：e24.

Reynolds GP，Hill MJ，Kirk SL，2006. The 5-HT2C receptor and antipsychoticinduced weight gain-mechanisms and genetics. Journal of Psychopharmacology，20（4 Suppl）：15.

Roerig JL，Steffen KJ，Mitchell JE，2011. Atypical antipsychotic-induced weight gain：insights into mechanisms of action. Cns Drugs，25（12）：1035.

Schmitz N，Deschenes SS，Burns RJ，et al，2016. Depression and risk of type 2 diabetes：the potential role of metabolic factors. Mol Psychiatry，21（2）：1726-1731.

Snoek FJ，Bremmer MA，Hermanns N，2015. Constructs of depression and distress in diabetes：time for an appraisal. Lancet Diabetes Endocrinol，3（6）：450-460.

Snyder JS，Soumier A，Brewer M，et al，2011. Adult hippocampal neurogenesis buffers stress responses and depressive behaviour. Nature，476（7361）：458-461.

Spelman LM，Walsh PI，Sharifi N，et al，2007. Impaired glucose tolerance in first-episode drug-naïve patients with schizophrenia. Diabetic Medicine，24（5）：481-485.

Tay YKD，Khoo J，2015. Utility of PAID5，BDI-II，and PHQ-9 for measuring depression in patients with type 2 diabetes in a south east

Asian population. American Diabetes Association 75th Scientific Sessions，64：A229.

Tu HP，Lin CH，Hsieh HM，et al，2017. Prevalence of anxiety disorder in patients with type 2 diabetes：a nationwide population-based study in Taiwan 2000-2010. Psychiatr Q，88（1）：75-91.

Van Lieshout RJ，Voruganti LP，2008. Diabetes mellitus during pregnancy and increased risk of schizophrenia in offspring：a review of the evidence and putative mechanisms. J Psychiatry Neurosci，33（5）：395-404.

Wysokiński A，Kowman M，Kłoszewska I，2012. The prevalence of metabolic syndrome and Framingham cardiovascular risk scores in adult inpatients taking antipsychotics-a retrospective medical records review. Psychiatr Danub，24（3）：314-322.

Xiu MH，Hui L，Dang YF，et al，2009. Decreased serum BDNF levels in chronic institutionalized schizophrenia on long-term treatment with typical and atypical antipsychotics. Prog Neuropsychopharmacol Biol Psychiatry，33（8）：1508-1512.

Zhang JP，Lencz T，Zhang RX，et al，2016. Pharmacogenetic associations of antipsychotic drug-related weight gain：a systematic review and meta-analysis. Schizophrenia Bulletin，42（6）：1418.

第二十八章 2型糖尿病合并睡眠障碍

一、2型糖尿病合并睡眠障碍的流行病学

睡眠障碍是指睡眠量不正常及睡眠过程中出现异常行为，或是睡眠和觉醒正常节律性交替发生紊乱。2型糖尿病患者常易合并睡眠障碍。日本的一项对2型糖尿病患者睡眠质量的研究中，对3249名2型糖尿病患者进行了匹兹堡睡眠质量指数量表（PSQI）评分，有47.6%的2型糖尿病患者存在睡眠问题。美国开展的一项多中心睡眠心脏健康研究中，调查了5874名志愿者，发现糖尿病患者的睡眠问题远多于非糖尿病者。我国对于糖尿病合并睡眠障碍的患病率的研究缺少大样本的临床研究，谢玲玎于2012年对200名2型糖尿病住院患者进行了匹兹堡睡眠质量指数量表的调查，结果发现：有56%的2型糖尿病患者存在睡眠障碍，并且其评分明显高于健康对照人群。北京医院、北京大学人民医院、北京大学第一医院对2型糖尿病住院患者进行多导睡眠呼吸监测，显示有66.7%的2型糖尿病患者有不同程度的阻塞型睡眠呼吸暂停低通气综合征（OSAHS）。

二、2型糖尿病合并睡眠障碍的临床特点

2型糖尿病患者合并的睡眠障碍包括失眠如入睡困难、早醒及睡眠剥夺、睡眠呼吸暂停综合征、不宁腿综合征、轮岗症（shift work disorder）等。研究发现，睡眠障碍是发生糖尿病的独立危险因素。国外学者对连续6天每天睡眠4小时的部分睡眠剥夺者（之前糖代谢正常的受试者）行口服葡萄糖耐量试验（OGTT），结果证实，睡眠时间缩短明显降低糖耐量，最终导致糖耐量受损。2010年的一项荟萃分析总结了7个大型研究共107 756名受试者的资料，结果提示，短时间睡眠（5～6小时/天）、入睡障碍和睡眠维持障碍对2型糖尿病发病的合并RR值均大于1，提示睡眠不足、入睡障碍和睡眠维持障碍可增加2型糖尿病的发病风险。

多个研究证实睡眠障碍可影响糖尿病患者的血糖控制水平。Reutrakul等就昼夜节律紊乱的异质性与2型糖尿病患者血糖控制之间的关系进行了研究。他们调查了194名不倒班（非夜班工作）的2型糖尿病患者睡眠质量和进食情况后发现，在校正了年龄、性别、胰岛素应用、并发症、种族、抑郁情绪和BMI等因素后，睡眠时间在凌晨1点至次日10点的患者糖化血红蛋白水平比睡眠时间在晚9点至次日6点的患者高出了近1.3%。除了血糖控制不佳，晚睡晚起的患者合并抑郁情绪的比例较高，BMI水平较高，需要依赖胰岛素治疗。

睡眠障碍导致血糖调节异常可能的机制如下。①交感神经系统激活：睡眠剥夺和睡眠片段化会导致机体交感神经和迷走神经平衡改变，交感神经激活，表现为心率变异性降低。激活的交感神经抑制胰岛素分泌，增加外周组织胰岛素抵抗、导致代谢综合征的发生。还

有一些研究提示睡眠剥夺后机体血清，以及尿中去甲肾上腺素和肾上腺素水平有所升高，促进糖异生，导致血糖升高。②下丘脑-垂体-肾上腺轴和生长激素分泌的改变：睡眠剥夺后机体血清和唾液中皮质醇浓度会升高，特别是在傍晚时段。夜间皮质醇浓度升高会导致晨起时胰岛素抵抗加剧。在睡眠不足的研究中还发现，长期睡眠不足会导致生长激素在机体入睡前就启动分泌，机体暴露于生长激素中的时间延长，这会导致机体血糖水平升高。③炎症反应增强：众多研究表明睡眠时间减少及睡眠剥夺会引起体内炎症反应增强，白细胞和单核细胞数量增多，从而导致体内 IL-1β、IL-6、IL-17、TNF-α 及 hsCRP 等炎症因子水平升高。炎症因子水平升高会引起游离脂肪酸释放增多，脂联素合成减少，影响胰岛素分泌的信号转导，最终导致胰岛素抵抗。④食欲调节激素的改变：食欲调节激素包括瘦素和胃饥饿素（ghrelin）。瘦素是一种由脂肪组织分泌的蛋白质类激素，进入血液循环后参与糖、脂肪及能量代谢的调节，致使机体摄食减少，增加能量释放，抑制脂肪细胞合成，进而使人体体重减轻。胃饥饿素是胃内产生的一种肽，能够增加食欲、促进机体进食和改变机体身体成分。有研究提示，在睡眠剥夺时人体内瘦素水平下降18%，胃饥饿素上升28%；受试者食欲明显上升，摄食增加。睡眠障碍导致机体食欲调节激素分泌发生改变，并导致机体摄食增加，但机体日间能量消耗并未随之增加，导致肥胖发生概率明显上升。

三、2 型糖尿病合并睡眠障碍的治疗

及时防治睡眠障碍对糖尿病患者非常重要。糖尿病患者出现的睡眠障碍与其特殊体质、心理状态等因素有一定的关系。糖尿病患者常见的睡眠障碍有 OSAHS、失眠等。本文着重讲解 OSAHS 和失眠在 2 型糖尿病患者中的防治。

1. OSAHS 与 2 型糖尿病　OSAHS 是指在睡眠中因上气道阻塞引起呼吸暂停，其特征表现为口鼻腔气流停止而胸腹呼吸尚存，是一种累及多系统并造成多器官损害的睡眠呼吸疾病，糖尿病患者中 OSAHS 的患病率显著高于一般人群。国外报道 2 型糖尿病患者合并 OSAHS 患病率约为 70%（54%～87%），国内多项研究显示，患者住院 2 型糖尿病 OSAHS 的患病率在 60% 以上，但住院前 OSAHS 诊断率小于 1%。Foster 等针对 2 型糖尿病肥胖患者的研究发现，经多导睡眠监测新诊断的患有不同程度的 OSAHS 的发病率高达 75% 以上。而 OSAHS 患者中糖尿病患病率亦明显高于正常人。

2 型糖尿病可促进 OSAHS 的发生，这种关联独立于肥胖之外，而 OSAHS 是糖尿病患者血糖紊乱的独立危险因素。笔者对 136 例 2 型糖尿病住院患者所进行的研究发现，轻度 OSAHS 占 31.62%，中重度 OSAHS 占 17.95%。另外，在 OSAHS 患者中，间歇低氧或睡眠间断导致的生理性应激可以直接加重胰岛素抵抗，引起血糖波动，促进糖尿病的发生。Otake 等对 679 例 OSAHS 患者及 73 例非 OSAHS 患者进行研究，发现 OSAHS 组糖尿病患病率远高于非 OSAHS 组（25.9% *vs.* 8.2%，$P<0.01$），重度 OSAHS 患者胰岛素抵抗较轻中度 OSAHS 患者和非 OSAHS 患者更明显。OSAHS 严重程度与糖尿病患者的血糖控制水平密切相关。在校正了年龄、性别、种族、BMI、糖尿病病程、应用降糖药的数量、运动和睡眠时间等因素后，OSAHS 患者未治疗时低氧血症和低通气指数（AHI）的严重程度与糖化血红蛋白升高呈等级相关，有研究提示改善 OSAHS 对糖化血红蛋白降低的贡献与降

糖药的效力相当。此外，OSAHS 还影响糖尿病并发症的发生。有研究提示，合并 OSAHS 的 2 型糖尿病患者发生糖尿病外周神经病变、糖尿病视网膜病变和糖尿病肾病风险均高于无 OSAHS 的 2 型糖尿病患者，OSAHS 患者低氧血症的程度可能是糖尿病并发症发生的独立危险因素。

　　OSAHS 引起糖尿病患者胰岛素抵抗加重和血糖稳定性受损的机制尚不十分清楚，可能与下列因素有关。①交感神经系统激活：OSAHS 患者夜间低氧及反复觉醒均可增加交感神经活性，增加糖原分解诱导糖异生，进一步引起胰岛素抵抗。②低氧的直接影响：OSAHS 发生时患者处于低氧状态，致使部分丙酮酸未经氧化而还原成乳酸，经肝转化为糖，促使血糖升高。③下丘脑-垂体-肾上腺功能失调：因低氧和睡眠结构紊乱所致，引起糖皮质激素水平异常升高，导致或加重胰岛素抵抗。④全身炎症反应：OSAHS 患者炎性标志物升高，通过抑制脂肪及肌肉组织对糖的摄取，以及增加对抗胰岛素的激素水平来影响糖代谢。⑤脂肪细胞因子：研究表明，OSAHS 患者瘦素水平升高，脂联素水平降低。然而，这种改变是否依赖于肥胖症，或者 OSAHS 经过治疗是否会有所改善尚不确定，因此无法证实它们之间的因果关系。⑥睡眠结构：研究发现，选择性抑制健康青年慢波睡眠不引起觉醒和低氧，但可降低胰岛素敏感性，导致胰岛素抵抗。此外，OSAHS 所致疲劳、嗜睡亦可引起机体活动减少，增加糖尿病患病风险，是 OSAHS 引起糖尿病的另一机制。

　　对于合并 OSAHS 的糖尿病患者，治疗 OSAHS 可以改善糖尿病患者血糖控制水平。连续气道正压通气（continuous positioe airway pressure，CPAP）是无解剖结构异常 OSAHS 患者的首选治疗方式。Babu 等对 25 例合并 OSAHS 的 2 型糖尿病患者实施了 3～4 个月 CPAP，发现患者糖化血红蛋白水平明显下降，OSAHS 患者糖化血红蛋白下降幅度与 CPAP 治疗天数及每天治疗时长有关。CPAP 有明显疗效通常见于每晚治疗时间大于 4 小时的患者，常规治疗时间不足者效果不明显。笔者对收入院的 36 例 OSAHS 合并 2 型糖尿病患者进行了至少 30 天、每晚至少 4 小时的 CPAP 治疗，结果显示 CPAP 治疗后糖化血红蛋白水平[（9.1±2.2）%]较前[（7.1±1.0）%]显著降低（$P<0.001$），空腹血糖水平[（6.5±1.1）mmol/L]较前[（9.6±3.0）mmol/L]显著降低（$P<0.001$），胰岛素抵抗指数（HOMA-IR）治疗后（3.4±1.9）较前（2.6±2.0）降低（$P=0.034$），差异有统计学意义。在临床工作中，若发现某些 2 型糖尿病患者存在 OSAHS 的易感因素（如中老年人、肥胖、上气道解剖结构异常、白天嗜睡、夜间打鼾、睡眠呼吸暂停、夜尿增多），则应积极进行 OSAHS 筛查及治疗，同时积极控制血糖，防止并发症的发生。

　　糖尿病合并 OSAHS 的治疗主要有以下几个方面。

　　（1）生活方式干预：减重对于 OSAHS 及糖尿病的治疗都有正向作用，同时能够使其他治疗方式发挥更好的效果。戒烟酒，戒辛辣刺激食物，以免导致气道水肿，加剧通气不畅。避免服用镇静药物以减轻上气道的塌陷。白天适当运动，避免过度劳累。体位改变或减少仰卧睡眠时间可降低 AHI。

　　（2）降糖药物治疗：对于 2 型糖尿病伴发 OSAHS 的患者，常用降糖药物均可选用，但应尽量使用不增加体重的药物。由于 OSAHS 易发生夜间缺氧，对于低氧血症严重者慎用或禁用双胍类药物。新的降糖药物，如 GLP-1 受体激动剂、SGLT-2 抑制剂等如无禁忌证，可推荐使用。

（3）改善 OSAHS 的治疗：排查及治疗其他原因所致的 OSAHS。如对甲状腺功能减退症所致 OSAHS 进行甲状腺激素补充治疗。手术治疗上气道阻塞，包括摘除肥大的扁桃体和腺样体、切除鼻息肉、正畸术和颌面部手术等。CPAP 是 OSAHS 患者的首选治疗方式。国内外研究均显示，CPAP 治疗可显著改善 OSAHS 合并 2 型糖尿病患者的胰岛素抵抗，显著降低空腹及餐后血糖，改善血糖波动降低糖化血红蛋白，在血糖控制方面效果明显。双水平气道正压通气及自动或智能化 CPAP 对合适的患者也可考虑选用。口腔矫正器相对经济，对轻度 OSAHS 患者有一定使用价值。目前药物治疗 OSAHS 效果不确切。

2. 失眠与 2 型糖尿病　失眠是指入睡困难及睡眠维持障碍的一类疾病。糖尿病患者合并失眠的原因有心理、病理及药物因素。糖尿病患者失眠的治疗主要有以下几个方面。

（1）心理治疗：对于合并焦虑、抑郁等不良情绪引起的失眠，要从根源上解决，采取药物或心理干预等措施缓解患者的消极情绪。抗抑郁药物的应用可用于治疗情绪低落、兴趣减少等与抑郁有关的失眠。

（2）改善睡眠环境：营造舒适、安静、光线偏暗的睡眠环境。患者临睡前可适度做一些保健运动，使身体稍感困乏为宜，有助于入睡及提高睡眠质量。养成良好的睡眠习惯。

（3）饮食调节：患者在控制血糖过程中，要注意调节饮食，不宜过于饥饿与口渴，这样会影响患者睡眠质量。睡前可饮用少量温热牛奶，避免摄入浓茶或咖啡。

（4）合理使用安眠药物：选择针对睡眠问题的安眠药物，如合并入睡困难，可选用咪达唑仑类药物；如合并易觉醒，可选择苯二氮䓬类药物；褪黑素对机体的睡眠-觉醒节律失调有很好的疗效。老年人及易出现低血糖反应的人群选择安眠药物要格外谨慎，需咨询神经内科医生。

（5）中药治疗：有研究认为，糖尿病失眠与阴虚火旺、胃失和降、痰火扰心、湿毒浸淫、寒湿闭阻脉络等病机有关，需根据不同的证型，选择不同的方剂。中医的针灸、气功、按摩、导引等对失眠也有一定的疗效。

（张任飞　郭立新）

参 考 文 献

郭立新，赵心，潘琦，等，2010. 持续气道正压通气对合并阻塞性睡眠呼吸暂停低通气综合征的 2 型糖尿病患者糖代谢及糖皮质激素的影响. 中华糖尿病杂志，2（2）：97-100.

谢玲玎，王彦玲，蔡晓频，等，2013. 2 型糖尿病患者的睡眠质量对血糖控制达标的影响. 中华糖尿病杂志，5（4）：221-225.

张丽娜，郭立新，2015. 糖尿病患者的睡眠障碍研究. 内科急危重症杂志，21（4）：312-315.

Aronsohn RS，Whitmore H，Van Cauter E，et al，2010. Impact of untreated obstructive sleep apnea on glucose control in type 2 diabetes. Am J Respir Crit Care Med，181（5）：507-513.

Babu AR，Herdegen J，Fogelfeld L，et al，2005. Type 2 diabetes, glycemie control, and continuous positive airway pressure in obstructive sleep apnea. Arch Breath Med，165（4）：447-452.

Cappuccio FP，D'Elia L，Strazzullo P，et al，2010. Quantity and quality of sleep and incidence of type 2 diabetes：a systematic review and met-analysis. Diabetes Care，33（2）：414-420.

Chen L，Pei JH，Chen HM，2014. Effects of continuous positive airway pressure treatment on glycaemic control and insulin sensitivity in patients with obstructive sleep apnoea and type 2 diabetes：a meta-analysis. Arch Med Sci，10（4）：637-642.

Foster GE，Kuna ST，Sanders MH，et al，2005. Sleep apnea in obese adults with type 2 diabetes：baseline results from sleep AHEAD study. Sleep，25：66.

Guo LX，Zhao X，Pan Q，et al，2015. Effect of continuous positive airway pressure therapy on glycemic excursions and insulin sensitivity in patients with obstructive sleep apnea-hypopnea syndrome and type 2 diabetes. Chin Med J（Engl），128（17）：2301-2306.

Otake K，Sasanabe R，Hasegawa R，et al，2009. Glucose intolerance in Japanese patients with obstructive sleep apnea. Interm Med，48（21）：1863-1868.

Resnick HE，Redline S，Shahar E，et al，2003. Diabetes and sleep disturbances：findings from the Sleep Heart Health Study. Diabetes Care，26（3）：702-709.

Reutrakul S，Hood MM，Crowley SJ，et al，2013. Chronotype is independently associated with glycemic control in type2 diabetes. Diabetes Care，36（9）：2523-2529.

Rudrappa S，Warren G，Idris I，2012. Obstructive sleep apnoea is associated with the development and progression of diabetic retinopathy，independent of conventional risk factors and novel biomarkers for diabetic retinopathy. Br J Ophthalmol，96（12）：1535-1536.

Sakamoto R，Yamakawa T，Takahashi K，et al，2018. Association of usual sleep quality and glycemic control in type 2 diabetes in Japanese：a cross sectional study. Sleep and Food Registry in Kanagawa（SOREKA）.PLoS One，13（1）：e0191771.

Spiegel K，Leproult R，Van Cauter E，1999. Impact of sleep debt on metabolic and endocrine function. Lancet，354（9188）：1435-1439.

Spiegel K，Tasali E，Penev P，et al，2004. Brief communication：sleep curtailment in healthy young men is associated with decreased leptin levels，elevated ghrelin levels，and increased hunger and appetite. Ann Intern Med，141（11）：846-850.

Tahrani AA，Ali A，Raymond NT，et al，2012. Obstructive sleep apnea and diabetic neuropathy：a novel association in patients with type 2 diabetes. Am J Respir Crit Care Med，186（5）：434-441.

Tasali E，Lepruuh R，Ehrmann DA，et al，2008. Slow-wave sleep and the risk of type 2 diabetes in humans. Proc Nad Aead Sci U S A，105（3）：1044-1049.

Zhang P，Zhang R，Zhao F，et al，2016. The prevalence and characteristics of obstructive sleep apnea in hospitalized patients with type 2 diabetes in China. J Sleep Res，25（1）：39-46.

Zhang R，Guo X，Guo L，et al，2015. Prevalence and associated factors of obstructive sleep apnea in hospitalized patients with type 2 diabetes in Beijing，China 2. J Diabetes，7（1）：16-23.

第二十九章　糖尿病与口腔疾病

一、糖尿病患者合并口腔疾病的特点

糖尿病与口腔疾病存在密切关系。糖尿病患者的唾液量减少、流率减慢，唾液内葡萄糖浓度升高，唾液 pH 下降，使口腔的自洁力下降，口腔内环境改变，易引起各种病原微生物的滋生和繁殖，导致口腔发生多种疾病，如舌炎、口腔黏膜炎、龋病等。另外，糖尿病患者有特异性的血管病变（特征性的微血管病变和以动脉粥样硬化为主要病理改变的大血管病变），血糖升高，血小板黏附、聚集增强，抗凝血因子减少，红细胞脆性增加，造成牙龈等口腔组织缺血缺氧，血管内皮损伤，容易受到细菌及其产物如内毒素的侵袭。同时糖尿病患者伤口愈合障碍，导致口腔病变迁延难愈。急性感染如颌面部间隙感染若不及时治疗可能危及生命，因此要关注糖尿病患者的口腔健康。

二、糖尿病患者合并口腔疾病的种类

1. 牙周病　主要包括牙龈炎和牙周炎，糖尿病患者牙周组织易发生感染，临床表现为牙龈肿胀充血、水肿、疼痛，而表现为牙龈炎，当病变进一步发展，牙菌斑中的微生物引起牙周支持组织慢性感染，导致牙周支持组织的炎症和破坏，而进展为牙周炎，主要表现为牙周袋形成、进行性附着丧失和牙槽骨吸收。

牙周炎是与糖尿病关系最为密切的一类口腔疾病，目前牙周炎被认为是糖尿病的"第六大并发症"。据统计，我国成年人中牙周炎的患病率达到80%以上，其中10%～15%的成年人患重度牙周炎并严重影响生活质量。研究表明，糖尿病是牙周炎的一个主要危险因素。糖尿病人群与非糖尿病人群相比，牙周炎的发生风险增加近 3 倍。血糖控制较差是牙周炎风险升高的主要因素。第三次美国国家健康与营养调查结果表明，在校正年龄、种族、教育程度、性别和吸烟等影响因素后，糖化血红蛋白（HbA1c）＞9%的成年人其牙周炎患病率明显高于非糖尿病人群（OR 2.90；95% CI 1.40～6.03）。不仅糖尿病是患牙周炎的危险因素，牙周炎对血糖控制也是一个负面的影响因素。支持此观点的第一项研究是 1996 年 Taylor 等的印度希拉河社区个体研究。在至少 2 年的随访中，牙周炎的严重程度与血糖控制不良呈正相关，重度牙周炎导致较差的血糖控制。

因此，糖尿病与牙周炎存在双向关系，即糖尿病是患牙周炎的危险因素，同时牙周炎对血糖控制也是一个消极的影响因素。因此，探讨两种疾病的发病机制尤为重要。糖尿病使得牙周炎易于发生的可能机制有以下几种。

（1）血管病变和微血管病变：糖尿病是以高血糖为特征的一种代谢病，可使大、小血管发生损伤。牙周炎时牙周组织会发生微血管形态、微血管血流和血管周围形态改变。

Frantzis 观察了糖尿病患者的牙龈组织，发现牙龈的血管内皮下基底膜由于沉积了免疫球蛋白和补体 C3 而增厚，影响了正常的营养和水的代谢，使组织易受细菌及其产物如内毒素的侵袭，并认为微血管形态和功能的改变对糖尿病患者的牙周炎发生有重要作用。

（2）晚期糖基化终末产物（AGE）：是非酶性糖基化反应产生的一组异源性物质。AGE 在糖尿病患者的组织、血浆中蓄积是造成糖尿病慢性并发症的原因之一。近年来研究发现，AGE 与其细胞受体作用的加强是糖尿病患者牙周炎加重的发病机制之一。AGE 是单核/巨噬细胞的趋化物质，能刺激吞噬细胞释放多种炎症因子，从而激活破骨细胞和胶原酶，导致骨和牙周组织破坏。

（3）白细胞功能缺陷：中性粒细胞是维护全身组织包括牙周组织健康的重要防御细胞，其数量和质量缺陷都与牙周组织的重度破坏有关。Anil 等认为，糖尿病患者血清中存在抑制因子和蛋白因子，前者能减弱粒细胞趋化功能，后者能增强粒细胞黏附功能，使粒细胞不易从血管间隙渗出，相当于牙周袋内微生物的放大效应，使吞噬和杀菌功能急剧降低从而引起牙槽骨吸收和牙周组织的破坏。

（4）病损愈合障碍：糖尿病患者容易出现病损愈合障碍，因为高血糖状态可抑制位于循环末端组织内的成纤维细胞和成骨细胞活性，使骨基质、胶原生成减少，造成牙周、四肢等部位的修复再生能力下降，同时还可激活胶原酶，引起胶原破坏，牙槽骨丧失，牙齿松动脱落。还有研究表明，糖尿病患者的伤口或牙周炎病损愈合不良与过度炎症反应等也有一定联系，但确切机制还未明确。

（5）遗传因素：1 型糖尿病患者牙周炎的发生与遗传相关。研究发现 1 型糖尿病与人白细胞抗原（human leucocyte antigen，HLA）中 *DR*、*DQ* 区基因的不利组合有关，导致失控、过度的炎症反应。同时，HLA-DR4 与侵袭性牙周炎有高度的相关性。所以推测 *DR*、*DQ* 区基因的不利组合可能是 1 型糖尿病与重度牙周炎之间共同的遗传学基础，使两病常发于同一患者。

牙周炎对血糖控制也是一个消极影响因素。Iacopino 在研究牙周炎对糖尿病的作用时发现，牙周袋内有害细菌可进入血液中，引起机体的炎性反应，并激活某些炎症因子，如果这种状态长期存在，免疫炎症可损伤或破坏胰岛 B 细胞，从而引起或加重糖尿病。

通过以上叙述可以看出，糖尿病促进牙周炎发生的机制中炎症因子起到了重要作用，而牙周炎对糖尿病的作用也是通过机体的炎性反应来损伤或破坏胰岛 B 细胞而发生的。因此，有学者推断，慢性非感染性炎性反应可能是糖尿病和牙周炎之间的共同发病机制。

那么，都有哪些炎症因子在糖尿病和牙周炎的发病过程中发挥作用呢？目前研究较多的炎症因子有 IL-1β、IL-18、IL-6、TNF-α 等，其中 IL-1β 发挥了重要作用。

IL-1β 属于 IL-1 家族，由多种细胞合成和分泌，其主要来源是血液单核细胞、组织巨噬细胞和树突状细胞。目前有研究表明，糖尿病中胰岛损伤与 IL-1β 有关。Schnetzler 等研究显示，人类和小鼠的 B 细胞及纯化的 B 细胞在高血糖的代谢压力下也可以表达 IL-1β，其可通过多种途径损害 B 细胞的功能并使其凋亡。IL-1β 还是促进牙周炎性反应和牙槽骨吸收的重要致炎因子。因此，IL-1β 在两种疾病的发生发展中起重要作用。那么 IL-1β 是如何被调控的呢？最新研究显示，IL-1β 的成熟需要 NLRP3 炎症小体的参与。NLRP3 炎症小体属于 NOD 样受体（NOD-like receptor，NLR）分子，作为固有免疫的重要组分，在机体免疫和疾病发生过程中有重要作用，由 NLRP3、凋亡相关斑点样蛋白（apoptosis-associated speck-like protein containing a CARD，ASC）、半胱天冬酶-1（caspase-1）构成，能被多种刺激物激活。在糖尿病进展过程中，ROS 和胰岛淀粉样蛋白多肽（islet amyloid polypeptide，IAPP）可促进 NLRP3 炎症小体的激活，而使胰岛细胞衰竭。2009 年 Bostanci 等首次研究发现牙周病患者牙龈组织中的 NLRP3 mRNA 表达较健康人群明显升高。由此可见，IL-1β 和 NLRP3 炎症小体两种炎症介质在糖尿病和牙周炎的发生与发展中起到了重要作用。IL-1β 和 NLRP3 炎症小体在糖尿病和牙周炎中的作用机制目前还不清楚。因此笔者率先研究了糖尿病合并牙周炎患者外周血中 IL-1β 浓度和 NLRP3 炎症小体 mRNA 的表达。结果显示，2012 年 5 月至 2013 年 5 月在北京医院住院的 70 名糖尿病合并牙周炎患者、40 名单纯糖尿病患者及同一时期于口腔科就诊的 30 名单纯牙周炎患者中，糖尿病合并牙周炎组血清 IL-1β 浓度较单纯牙周炎组、单纯糖尿病组明显升高，其 NLRP3 mRNA 表达也明显升高。而且 NLRP3 mRNA 与血清 IL-1β 浓度呈正相关。这一研究结果显示，IL-1β 和 NLRP3 炎症小体在糖尿病和牙周炎的相互作用中发挥了重要作用，而且其作用途径可能是通过外周血传递的，其进一步分子学机制需要进一步研究，这将会为牙周炎及糖尿病的临床治疗提供一个新思路。

糖尿病与牙周炎相互作用，相互影响，因此糖尿病和牙周炎的治疗尤为重要。糖尿病患病持续时间长、血糖控制差，会导致牙周附着丧失及骨吸收程度加重，良好的血糖控制是治疗牙周炎的前提。血糖水平降低时一些炎症因子如 TNF-α、IL-1β 的合成和分泌减少，可以减轻炎症反应，抑制牙周组织的继续破坏；良好的血糖控制还可以改善微循环，加快损伤牙周组织的愈合。牙周炎的治疗也可以改善糖尿病患者的血糖水平，Rodrigues 等对糖尿病合并牙周炎患者进行了牙周清洁治疗，进行了为期 12 周、36 周的临床观察，结论是这些患者在 2 个时段内 HbA1c 均有降低，这种降低程度在重度牙周炎患者中尤其明显，同时总胆固醇、总三酰甘油水平也较治疗前有普遍降低。而另一项包括 5 个研究的荟萃分析表明，485 例糖尿病合并牙周炎的患者接受了牙周炎治疗，在 3～9 个月的随访中，HbA1c 降低了 0.4%。

但是目前内分泌科医生及糖尿病患者对糖尿病合并牙周炎的认知度不足，导致糖尿病患者牙周炎难以得到有效控制。2011 年，笔者进行了一项针对内分泌科医生及 2 型糖尿病患者对糖尿病与牙周炎关系的认知调查。调查人群选取了北京医院 2010 年 12 月至 2011 年 2 月 2 型糖尿病患者 199 例，其中男性 95 例，女性 104 例。选取北京大学第一医院、北京大学第三医院、北京大学人民医院、北京医院、积水潭医院的内分泌科医生 54 名。方法为个人访谈和问卷的形式，分别调查两组人群对糖尿病和牙周炎关系的认知情况和建议，以数据和访谈记录支持分析结果。显示 2 型糖尿病患者对口腔保健知识认知正确率为 1.5%～40.2%，牙周炎关注组与未关注组在"牙周炎可能影响血糖""改善牙周炎对预防糖尿病有效"的认知程度差异有统计学意义。85.9% 的患者表示在被明确告知糖尿病和牙周炎关系后会主动关注该问题。内分泌科医生牙周炎关注率、询问率分别为 13% 和 3.8%。这说明 2 型糖尿病患者对糖尿病和牙周炎的关系普遍缺乏认知，内分泌科医生也对此关注不足，医患双方应提高对糖尿病和牙周炎并存危害的认知，改进诊治策略与流程，以改善患者预后。

综上所述，我们应加强对糖尿病合并牙周炎的认识，重视糖尿病患者牙周炎的控制，达到更好的控制并发症，提高患者的生活质量的目的。

2. 口腔黏膜疾病　是指口腔黏膜的正常色泽、外形、完整性与功能等发生改变的疾病。口腔黏膜疾病种类较多，目前国内外尚无大规模研究统计糖尿病患者口腔黏膜疾病患病率，一些临床观察发现，糖尿病患者罹患口腔黏膜疾病的概率大于无糖尿病患者。

糖尿病患者易合并口腔黏膜疾病的原因可能为存在免疫力下降、易合并微血管并发症、易合并维生素缺乏等。另外，糖尿病患者通常唾液减少，表现为口腔黏膜干燥，失去透明度，有触痛和烧灼痛，味觉障碍。由于口腔黏膜干燥，自洁能力下降，易受到微生物侵入，临床多见感染性口炎、口腔白色念珠菌病等口腔黏膜疾病。

3. 龋齿　文献报道，糖尿病患者中龋齿的患病率较非糖尿病患者高 2 倍。糖尿病患者易于发生龋齿的原因为唾液质和量发生改变，自洁能力下降，助长菌斑形成和黏附在牙齿表面。因此，龋齿在糖尿病患者中普遍存在。

4. 颌骨及颌周感染　因为口腔颌面部有互相连通的筋膜间隙，上至颅底，下达纵隔，内含疏松结缔组织，抗感染能力弱，在发生化脓性炎症时可以迅速蔓延。进展的龋齿根尖炎及齿龈炎极易波及颌骨及颌周软组织。糖尿病患者因为免疫功能下降，当发生颌骨及颌周感染时，更易使炎症扩散、加重，出现皮肤红肿、局部剧烈疼痛、张口受限、高热、白细胞计数升高。另外，加重的感染容易诱发糖尿病酮症酸中毒等糖尿病急性并发症。因此，当发生口腔感染时，要及时加强抗感染治疗，防止感染加重。

5. 牙槽骨吸收和牙齿松动脱落　糖尿病患者容易罹患口腔疾病，龋齿、牙周炎等疾病导致的共同结局是牙齿脱落。笔者曾统计 200 例糖尿病合并牙周炎患者的牙齿脱落数，较未合并糖尿病的牙周炎患者明显增多，且差异有统计学意义。其可能原因为糖尿病患者存在病损愈合障碍，高血糖状态可抑制位于循环末端组织内的成纤维细胞和成骨细胞活性，使骨基质、胶原生成减少，造成牙周、四肢等部位的修复再生能力下降，同时还可激活胶原酶，引起胶原破坏，牙槽骨丧失，牙齿松动脱落。

三、糖尿病患者口腔疾病的防治

1. 一般治疗　保持口腔环境清洁，去除局部刺激因素，如牙石、不良修复体、用口呼吸、食物嵌塞等。保持口腔卫生有助于减少感染。提倡患者养成良好的卫生习惯，定期进行口腔检查。

2. 控制血糖　加强血糖控制，有助于口腔病变的治疗，建议患者进行自我血糖监测。

3. 控制感染　因口腔颌面部感染极易扩散，因此对牙龈炎、颌面部感染等应积极控制，防止炎症进一步蔓延导致病情恶化，可在病原微生物检查的基础上选择合适的抗生素。

4. 牙周疾病的治疗　①牙周基础治疗：包括菌斑控制、洁治术和龈下刮治术等防治措施，主要为了消除致病因素、控制菌斑、消除炎症，是必不可少的关键治疗阶段。②药物治疗：包括局部用药与全身用药。局部用药有含漱液、牙周袋灌洗液及牙周牙膏，常用药物有聚维酮碘溶液、氯己定、甲硝唑、呋喃西林、四环素、多西环素等，能直接杀灭或抑制牙周病原菌，可以显著地减少龈上菌斑的数量，在某种程度上减轻了炎症反应。全身用药主要有四环素类、甲硝唑类、非甾体抗炎药、中医药等。常用于全身并发症严重的牙周炎患者。③手术治疗：基础治疗后 2～3 个月需要对牙周状况再评估，如果仍有探诊深度在 5mm 以上且探诊出血，或是根分叉病变Ⅰ～Ⅱ度，或是牙龈及牙槽骨形态不良，则需要进行手术治疗。牙周手术不但可在直视下进行彻底的根面平整，清除感染组织，还可以纠正不良的牙龈外形、不良牙槽骨形态、根分叉病变，进行牙周组织的再生性治疗。牙周手术主要有龈切术、翻瓣术、引导性牙周组织再生术等。④激光治疗：低强度激光因其良好的生物学作用最适宜慢性牙周炎非手术治疗的特性，具有可靠的安全性及有效性。⑤正畸治疗：牙周炎的正畸治疗是为了消除创伤，建立协调的咬𬌗关系，固定松动牙，控制病理性的牙松动移位，促进牙周病变组织的愈合，恢复咀嚼功能。

5. 糖尿病患者口腔疾病治疗的注意点　①防止治疗过程中低血糖。②注意减少牙周治疗对组织的创伤和良好的镇痛，减轻患者的紧张情绪。③注意术前采取抗生素保护，以防止菌血症发生。④注意保证早餐提供足够热量，缩短就诊时间。

（张任飞　郭立新）

参 考 文 献

郭晓蕙，2010. 糖尿病患者的口腔状况值得关注. 中华糖尿病杂志，2（4）：241-241.

和璐，2011. 牙周炎和代谢综合征. 北京大学学报（医学版），43（1）：13-17.

和璐，廖雁婷，2010. 牙周炎与 2 型糖尿病. 中华糖尿病杂志，2（4）：242-245.

刘洋，刘宏伟，2010. 糖尿病与口腔黏膜病的关系. 中华糖尿病杂志，2（4）：245-247.

刘洋，吴梦，郭立新，等，2012. 内分泌科医生及 2 型糖尿病患者对糖尿病与牙周炎关系的认知调查. 中国糖尿病杂志，20（7）：532-536.

张任飞，杨泓，郭立新，2017. Nod 样受体蛋白 3 和白细胞介素 1β 在 2 型糖尿病合并慢性牙周炎中的作用. 中华糖尿病杂志，9（8）：509-514.

Anil S，Remani P，Beena VT，et al，1995. Immunoglobulins in the saliva of diabetic patients with periodontitis. Diabetes，54（1/2）：30-33.

Aren G，Sepet E，2003. Periodontal health，salivary status and metabolic control in children with type 1 DM. J Periodontal，74（12）：1789-1795.

Atkinson JC，O'connell A，Aframian D，2000. Oral manifestations of primary immunological diseases. J Am Dent Assoc，131（3）：345-356.

Böni-Schnetzler M，Thorne J，Parnaud G，et al，2008. Increased interleukin（IL）-1beta messenger ribonucleic acid expression in beta-cells of individuals with type 2 diabetes and regulation of IL-1beta in human islets by glucose and autostimulation. The Journal of Clinical Endocrinology and Metabolism，93（10）：4065-4074.

Bostanci N，Emingil G，Saygan B，et al，2009. Expression and regulation of the NALP3 inflammasome complex in periodontal diseases. Clinical and Experimental Immunology，157（3）：415-422.

Demmer RT，Jacobs DR，Desvarieux M，2008. Periodontal disease and incident type 2 diabetes：results from the First National Health and Nutrition Examination Survey and its epidemiologic follow-up study. Diabetes Care，31（7）：1373-1379.

Dinarello CA，2009. Immunological and inflammatory functions of the interleukin-1 family. Annual Review of Immunology，27：519-550.

Frantzis TG，2001. The ultrastructure of capillary baseline in the attached gingival of diabetic and non-diabetic patients with periodontal disease. J Periodontol，42（7）：406.

Iacopino AM，1995. Diabetic periodontitis：possible lipid induced defect in tissue repair through alteration of macrophage phenotype and function. Oral Dis，1（4）：214-229.

Kiran M，Arpak N，Unsal E，et al，2005. The effect of improved periodontal health on metabolic control in type 2 diabetes mellitus. J Clin Periodontal，32（3）：266-272.

Kudiyirickal MG，Pappachan JM，2015. Diabetes mellitus and oral health. Endocrine，49（1）：27-34.

Martinon F，Burns K，Tschopp J，2002. The inflammasome：a molecular platform triggering activation of inflammatory caspases and processing of proIL-beta. Molecular Cell，10（2）：417-426.

Masters SL，Dunne A，Subramanian SL，et al，2010. Activation of the NLRP3 inflammasome by islet amyloid polypeptide provides a mechanism for enhanced IL-1beta in type 2 diabetes. Nature Immunology，11（10）：897-904.

Mealey BL，Ocampo GL，2007. Diabetes mellitus and periodontal disease. Periodontology，44（1）：127-153.

Rodrigues DC，Taba MJ，Novaes AB，et al，2003. Effect of non-surgical periodontal therapy on glycemic control in patients with type 2 diabetes mellitus. J Periodontal，74（9）：1361-1367.

Taylor GW，Burt BA，Becker MP，et al，1996. Severe periodontitis and risk for poor glycemic control in patients with non-insulin-dependent diabetes mellitus. Journal of Periodontology，67：1085-1093.

Teeuw WJ，Gerdes VEA，Loos BG，2010. Effect of periodontal treatment on glycemic control of diabetic patients：a systematic review and meta-analysis. Diabetes Care，33（2）：421-427.

Tsai C，Hayes C，Taylor GW，2002. Glycemic control of type 2 diabetes and severe periodontal disease in the US adult population. Community Dentistry and Oral Epidemiology，30（3）：182-192.

Zhang YH，Wang X，Li HX，et al，2018. Human oral microbiota and its modulation for oral health.Biomed Pharmacother，99：883-893.

第三十章　糖尿病与性功能障碍

一、概　　述

近年来，糖尿病发病年龄不断趋于年轻化，由高血糖引发的并发症类型也日益复杂。糖尿病患者出现性功能障碍的比例明显高于非糖尿病患者，性功能障碍已经成为男性和女性糖尿病患者的常见并发症之一。男性主要表现为性欲减退、勃起功能障碍（ED）、射精障碍、体能下降等，其中 ED 最为常见。而女性多表现为性唤起障碍、性欲减退、性高潮缺乏、性交疼痛等。性功能障碍与患者的生活质量、夫妻关系、家庭稳定等因素密切相关，及时的诊断与治疗，可在一定程度上缓解患者的临床症状。

二、糖尿病合并男性性功能障碍

（一）流行病学

目前，男性糖尿病患者性功能问题已得到广泛关注，临床上相关报道较多。据流行病学资料显示，男性糖尿病患者出现睾酮缺乏的比例为 30%～50%，其中 75%的患者合并性功能障碍，尤以 ED 居多。国外研究发现，男性糖尿病患者中性欲减退的比例为 64%，ED 的比例为 74%，体能下降的比例为 63%。此外，男性性功能减退与年龄密切相关，随年龄增加发病率呈上升趋势，30～39 岁阶段患者发病率为 12.7%，40～49 岁为 20%，而 50～59 岁为 28.9%。另有资料显示，30～39 岁男性糖尿病患者出现 ED 的比例为 13%，而 60 岁及以上患者出现 ED 的比例高达 61%（图 30-1）。由此可见，性功能减退已成为男性糖尿病患者的常见问题。

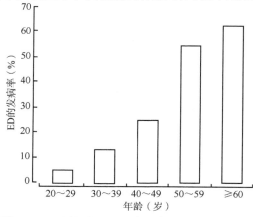

图 30-1　不同年龄段男性糖尿病患者 ED 的发病率

（二）勃起的生理学机制

脊髓中的非肾上腺素能非胆碱能（non-adrenergic and non-cholinergic，NANC）神经纤维是支配阴茎勃起的主要神经纤维，其输入信号的主要调节因子是一氧化氮（NO）。NO是 L-精氨酸在一氧化氮合酶的催化下形成的，作为一种神经递质和平滑肌舒张因子，在介导平滑肌松弛的信号转导通路中发挥着重要作用。NO 容易通过细胞膜进入靶细胞内，与可溶性鸟苷酸环化酶的血红素组分结合而激活酶活性，催化三磷酸鸟苷（guanosine triphosphate，

GTP），成为环磷酸鸟苷（cyclic guanosine monophosphate，cGMP），cGMP 后者继而激活 cGMP 依赖性蛋白激酶，引起阴茎海绵体平滑肌舒张，实现阴茎勃起。cGMP 的水平受磷酸二酯酶 5（phosphodiesterase type 5，PDE5）的调节，PDE5 降解 cGMP 和终止信号转导，进而使阴茎恢复疲软状态（图 30-2）。

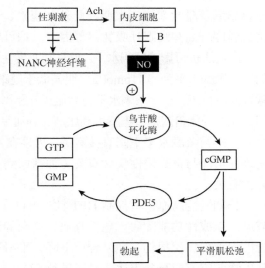

图 30-2　阴茎勃起的生理学机制

在糖尿病患者中，会出现 NANC 神经纤维（A）及内皮细胞功能异常（B），最终导致 NO 介导的平滑肌舒张功能异常

此外，一些血管活性因子亦对阴茎平滑肌的功能产生影响，如内皮素（ET）、前列环素（prostaglandin I2，PGI$_2$）、血栓素（thromboxane A2，TXA$_2$）等。ET-1 主要来源于血管内皮细胞，可引起强烈而持久的海绵体平滑肌收缩，是目前已知收缩效应最强的因子。PGI$_2$ 是一种前列腺素衍生物，有抗血小板和舒张血管的作用，而 TXA$_2$ 能激活血小板，使其聚集，有收缩血管的作用，两者相互拮抗，共同参与阴茎海绵体平滑肌的舒张与收缩，调节阴茎的勃起。

（三）发病机制

1. 神经因素　糖尿病患者常合并自主神经和周围神经病变，糖尿病性 ED 的神经病变主要表现为脱髓鞘改变和神经周细胞基底膜增厚。在阴茎勃起的过程中，海绵体平滑肌松弛是必要条件，胆碱能神经效应系统可促进这种平滑肌松弛，而胆碱能神经功能障碍则会影响勃起功能。糖尿病患者海绵体组织中蓄积和释放的乙酰胆碱（ACh）比非糖尿病患者少，因而可导致勃起障碍。

2. 血管因素　阴茎勃起的过程是动脉血流入增多，静脉血流出减少，阴茎内血量增加和海绵体平滑肌舒张的过程。而糖尿病患者常出现微血管及大血管的损伤，血管的病变会导致动脉血供的减少、血管内膜纤维化、管腔闭塞等，从而导致海绵体平滑肌功能发生不可逆的损害，同时可出现静脉闭合功能丧失，对勃起功能造成影响。

3. 内分泌因素　糖尿病患者多合并下丘脑-垂体-睾丸（hypothalamic-pituitary-testicular，HPT）轴功能异常，其性激素水平低下的比例明显高于非糖尿病患者，将直接导致患者性功能减退。在男性糖尿病患者中，促性腺激素水平低下，同时伴睾丸间质细胞数量减少、体积变小，最终导致睾酮分泌减少。据报道，糖尿病患者出现游离睾酮和总睾酮水平下降的比例分别达到 46% 和 34%。低睾酮水平与肥胖、胰岛素抵抗、高血压、年龄、血糖控制情况、糖尿病病程等多种因素相关。

肥胖是睾酮水平下降的重要因素，而胰岛素抵抗往往与肥胖并存，可以导致肝合成性激素结合球蛋白（sex hormone-binding globulin，SHBG）水平下降。而且，脂肪组织中的芳香化酶 P450 水平较高，在肥胖、胰岛素抵抗状态下，芳香化酶活性增加，将雄激素转变成雌激素，过量的雌激素进而负反馈抑制垂体促性腺激素的分泌，使睾丸分泌睾酮减少，导致睾酮及雌激素比例失调。此外，瘦素、氧化应激因素、炎症因子及其他物理因素，如阴囊温度升高和睡眠呼吸暂停等因素，均可导致 HPT 轴功能异常，影响睾酮分泌。

高血压也可影响睾酮水平。尼日利亚男性中的一项研究资料显示，糖尿病合并高血压患者的平均睾酮水平为 3.11nmol/L，明显低于健康男性（34nmol/L），同时睾酮缺乏的男性患者通常合并高血压，提示睾酮水平与高血压互相影响，其具体机制尚不明确。此外，降压药物的应用，如 β 受体阻滞剂、噻嗪类利尿药、利血平及钙通道阻滞剂等也会对性功能产生影响。

年龄与睾酮水平下降直接有关，男性在 40 岁左右开始出现睾酮下降，其具体机制尚不明确，可能与自身慢性疾病有关（如糖尿病），也可能与年龄进程本身导致的 HPT 轴功能异常有关。

长期慢性高血糖可抑制 HPT 轴，也可直接对睾丸产生损害，导致睾丸合成及分泌功能减退，造成性功能障碍，急性高血糖亦会导致睾酮水平下降。随着糖尿病病程的延长，血管内皮细胞广泛损伤，NO 合成下降，平滑肌结构及功能发生改变，同时睾酮水平低下，其生物效应不能充分表达，最终导致 ED。

4. 药物因素 临床上常用的很多药物都有可能对性功能产生不良影响，如上所述，许多降压药物有致 ED 的作用，此外，多数镇静催眠药物因能提高血泌乳素（prolactin，PRL）水平而抑制阴茎勃起，激素类药物如糖皮质激素、雌激素、促肾上腺皮质激素等可通过抑制 HPT 轴而影响阴茎勃起。抗抑郁药，如三环类、单胺氧化酶抑制剂等，抗癫痫药及他汀类调脂药均可对性功能产生影响。

5. 不良生活方式 长期大量吸烟、饮酒等不良生活习惯亦会损害血管内皮功能。长期吸烟会导致髂内动脉、阴茎动脉、海绵体发生硬化和管腔狭窄病变，导致阴茎勃起时海绵体灌注不足而影响勃起功能。大量饮酒可对中枢神经系统（包括勃起中枢在内）产生广泛抑制作用，酒精也可抑制垂体促性腺激素的分泌，减少睾酮的合成，引起内分泌功能紊乱，最终导致性功能障碍。

6. 社会心理因素 除以上各项因素外，社会心理因素也可促进 ED 的发生。阴茎勃起和性活动都受大脑皮质的控制，当由于家庭及生活压力使人出现焦虑、抑郁、心理情绪变化时，大脑皮质产生的兴奋或抑制信号可对勃起反射产生影响。

（四）临床特征

男性糖尿病患者合并性腺功能减退症主要表现有性欲减退、勃起功能异常、射精障碍、体毛减少、体脂增多、肌力下降及骨质疏松等，还可出现记忆力减退、情绪变化及睡眠障碍。性功能减退可严重影响患者的生存质量，与抑郁的发生有明显关系。有资料指出，45%的男性糖尿病患者表示，ED 时刻困扰着自己，23%的男性称 ED 严重影响其生活质量，另有 10%表示 ED 严重破坏了其与伴侣之间的关系。因此，及时的诊断与治疗对改善患者的生活状态有重要意义。糖尿病性 ED 的主要特征见表 30-1。

表 30-1 糖尿病性 ED 的主要特征

发病缓慢、呈渐进性

最早出现的症状为勃起时间短，不足以维持满意的性交

在发病早期，勃起功能异常可能呈间歇性发作

突然发病往往与精神心理因素有关

性欲的下降支持性功能减退，但并不是特异的症状

患病男性通常把性功能异常归因于很多因素

（五）诊断

糖尿病所致 ED 通常临床表现隐匿，缺乏特异性，故诊断存在一定的困难。国际勃起功能指数（international index of erectile function，IIEF）量表及其简表 IIEF-5 是评价勃起功能的有用工具（表 30-2），同时需详细了解患者的既往史及当前疾病史、性功能史、心理状态史，进行全面的体格检查和有针对性的实验室检查。而且，糖尿病本身可导致多种慢性并发症，包括神经病变及血管病变等，因此诊断方面需进行综合评估。

表 30-2　国际勃起功能指数简表（IIEF-5）

		0分	1分	2分	3分	4分	5分
1. 对获得和维持勃起的自信程度如何？			很低	低	中等	高	很高
2. 受到性刺激，阴茎勃起时，有多少次能够进入阴道？	无性活动		几乎完全不能	少数几次能	约半数能	多于半数能	几乎总是能
3. 进入阴道后，有多少次能够维持勃起？	没有尝试性交		几乎完全不能	少数几次能	约半数能	多于半数能	几乎总是能
4. 性交时，维持阴茎勃起至完成性交有多大困难？	没有尝试性交		困难极大	困难很大	困难	有点困难	不困难
5. 性交时，有多少次感到满足？	没有尝试性交		几乎没有	少数几次	约半数	多于半数	几乎总是

注：评分，即 5 个问题累计总分。5~7 分. 重度 ED；8~11 分. 中度 ED；12~16 分. 轻中度 ED；17~21 分. 轻度 ED；22~25 分. 正常（没有 ED）。

1. 体格检查　详细的体格检查有助于明确病因，指导治疗。体格检查的重点包括性腺功能低下的各种征象（体毛减少、体脂增多、肌力下降等）、BMI、腰臀比、包茎及睾丸大小（睾丸测量计或超声测定）。

2. 实验室检查

（1）血清睾酮：因男性糖尿病患者常出现睾酮下降，故建议男性糖尿病患者常规筛查睾酮水平，且最好于早晨 9 时测定。目前，对于男性性功能减退的诊断标准各指南意见尚不一致。根据国际男科学会、欧洲泌尿外科协会及《内分泌临床实践指南》等建议：血清总睾酮水平小于 8nmol/L 可诊断为性功能减退，需要进行睾酮替代治疗；总睾酮为 8~12nmol/L，但有性功能低下的表现，可进行试验性睾酮替代治疗；总睾酮在 12nmol/L 以上，则不考虑合并性功能减退。而美国内分泌学会建议，睾酮水平低于 10.4nmol/L 应考虑性功能减退。

（2）卵泡刺激素（follicle stimulating hormone，FSH）及黄体生成素（luteinizing hormone，LH）：测定 FSH 及 LH 水平有助于明确性功能低下的类型，即是高促性腺激素型还是低促性腺激素型。糖尿病等慢性疾病通常会导致 HPT 轴受损，促性腺激素分泌缺乏。与睾酮水平正常的糖尿病患者相比，低睾酮水平患者的 LH 和 FSH 水平也明显降低，提示性腺功能减退与低促性腺激素水平相关。但目前关于男性糖尿病促性腺激素水平的研究结果较不一致，FSH 及 LH 水平可升高、降低或正常。如果睾酮和 FSH、LH 均下降，则提示病变部位不在睾丸，而若睾酮低下，伴 FSH、LH 升高，则提示病变部位在睾丸，可行 HCG 刺激试验进一步验证睾丸是否存在病变，HCG 刺激试验反应低弱支持病变在睾丸。

（3）泌乳素：性欲减退和 ED 可以是高泌乳素血症的早期症状，主要原因为高泌乳素血症可导致促性腺激素释放激素分泌受抑制，进而使血清睾酮水平降低。糖尿病性功能减退患者 PRL 水平通常保持正常范围，与 ED 的发生并无明显相关性。

（4）其他：可进一步完善血脂、糖化血红蛋白、电解质水平等检测进行综合评估。因血清睾酮水平低下已被报道是心血管疾病发生的独立危险因素，故对于男性性功能减退患者，可完善心电图等心脏检查以评估其心血管情况。

3. 神经系统检查

（1）海绵体肌电图：阴茎疲软或勃起状态下电活动的记录可以直接评价控制血管舒缩的自主神经整体功能。

（2）尿道直肠反射潜伏期测定：反映自主神经和躯体神经反射弧的结合关系。

（3）球海绵体反射潜伏期测定：如此潜伏期延长或反射消失，提示脊髓 $S_2 \sim S_4$ 节段或周围神经系统存在病变。

（4）阴部诱发电位：评价阴茎-脊髓到大脑投射区的神经传导通路功能状态。

（5）皮质运动诱发电位和脊髓运动诱发电位。

（六）治疗

1. 基础治疗 生活方式的改变对改善性功能状态尤为重要，如减重、戒烟、限酒等。通过控制饮食及适量运动减轻体重可以减少雌激素的过量表达，进而减少对 HPT 轴的负反馈抑制，增加雄激素和 SHBG 水平，降低血清胰岛素和瘦素水平，从而有助于改善性功能。此外，良好的血糖控制、积极的糖尿病并发症预防等可有效避免睾酮降低，进而减少性功能障碍的发生。

2. 激素替代治疗 由于糖尿病性功能障碍患者多合并睾酮水平下降，睾酮替代治疗（testosterone replacement therapy，TRT）对改善患者性功能状态有重要意义，同时还有助于改善胰岛素抵抗、血糖控制水平及肥胖状态，并降低心血管疾病的发生率。睾酮制剂可经口服、注射、经皮、口腔黏膜和皮下埋植等途径给药，具体哪种剂型最有效，目前尚缺乏相关研究。目前用于临床的主要有庚酸睾酮（每次 200mg，肌内注射，间隔 2～3 周 1 次）、十一酸睾酮（口服剂型，剂量为 80～160mg，早晚分服；注射剂型，剂量为 250mg，肌内注射，间隔 1 个月 1 次）。有研究显示，应用十一酸睾酮注射剂可显著改善患者的 BMI、腹围、腰臀比及代谢状态。

3. 其他药物治疗 针对 ED 的特殊治疗，有口服药物、注射剂、经尿道给药、手术等方式，建议口服制剂作为一线用药，如口服药物效果不佳，可应用其他治疗手段。

口服药物主要有 PDE5 抑制剂，包括西地那非、他达那非、伐地那非和阿伐那非。在勃起的过程中，细胞内 NO 浓度增高，通过第二信使 cGMP 使平滑肌松弛，阴茎海绵体内动脉血流增加，进而产生勃起。cGMP 可被 PDE5 降解，PDE5 抑制剂可通过抑制该酶的活性而增高细胞内 cGMP 浓度，改善勃起功能。PDE5 抑制剂的不良反应主要是头痛、面部潮红、心动过速、消化不良、鼻塞、头晕、腹泻和视觉异常，4 种 PDE5 抑制剂不良反应的发生率和严重程度无显著差异，其中，他达那非半衰期最长，1 次给药可维持正常勃起功能 2 天，明显优于其他药物（表 30-3）。

表 30-3　PDE5 抑制剂的药代动力学参数

药名	剂量（mg）	起效时间（分钟）	半衰期（小时）	持续时间（小时）
西地那非	25，50 或 100 必要时	30～60	3～5	＜12
伐他那非	5，10 或 20 必要时	30～60	4～5	＜10
他达那非	10 或 20 必要时	60～120	17.5	＜36
阿伐那非	50，100 或 200 必要时		3	＜6

育亨宾、曲唑酮、阿扑吗啡、酚妥拉明均有助于改善勃起功能。育亨宾是一种 α_2 受体阻滞剂，它使海绵体神经末梢释放较多的去甲肾上腺素，减少阴茎静脉回流，利于充血勃起。曲唑酮为四环类非典型抗抑郁药，可作为 α_2 肾上腺素拮抗剂发挥作用。育亨宾与曲唑酮联用，效果可能更佳。阿扑吗啡为多巴胺受体激动剂，也逐渐开始应用于临床。

阴茎海绵体内注射血管活性药物已在临床上应用多年，包括罂粟碱、α 受体阻滞剂、前列腺素 E 和血管活性肠肽，但应注意，这种注射治疗有导致阴茎持续勃起的风险，如发生，需在 6 小时内紧急处理。海绵体内注射的禁忌证：①重度心血管疾病和严重心律失常；②低血压；③有出血倾向和出血性疾病；④高龄体弱。前列腺素 E 也可经尿道给药，即通过一细长的给药器插入尿道注入前列腺素，相比于海绵体注射治疗的有创性，经尿道给药更容易被患者接受，但尿道内给药出现阴茎疼痛的比例较高。此外，外用前列地尔乳膏同样有助于改善勃起功能。

如以上治疗效果均不佳，可选用手术治疗，包括阴茎假体植入、阴茎纤维化矫正手术和动静脉手术。其中，阴茎假体包括半硬和可膨胀式两种，需注意，假体有发生机械故障、感染及阴茎变形的风险，手术前需向患者明确交代并发症。

三、糖尿病合并女性性功能障碍

（一）流行病学

女性性功能障碍（female sexual dysfunction，FSD）是一种常见的影响女性生活质量的疾病，其发病主要受年龄、绝经、慢性疾病、精神心理等诸多因素的影响。目前，临床上关于女性糖尿病性功能障碍的研究相对较少。波兰一项研究显示，18～55 岁女性糖尿病患者 FSD 的发病率达 32.6%。中国香港一项调查显示，37.9% 的女性糖尿病患者存在性功能障碍。国内另一项研究显示，女性糖尿病患者 FSD 的发病率为 36.6%，且与年龄密切相关，20～39 岁 FSD 发病率为 55%，40～49 岁为 63%，而 50～60 岁为 84%。此外，在女性糖尿病患者中，出现性欲减低的比例为 75.1%，性唤起障碍的比例为 59.3%，阴道湿润障碍的比例为 55.2%，性高潮缺失的比例为 62.5%，满意度下降的比例为 61.1%，性交疼痛的比例为 68.4%，明显高于非糖尿病患者。

（二）发病机制

1. 血管因素　阴道由阴部内动脉供应血供，阴蒂由阴蒂背动脉和海绵体动脉提供血供，在性唤起时，外生殖器官血流增加，阴蒂、阴唇充血膨胀，同时阴道黏膜下毛细血管网血流增加,有利于性活动。而女性糖尿病患者中,长期慢性高血糖可影响生殖系统动脉血供,进而出现性功能障碍。

2. 神经因素 女性正常的性反应需要完整的感觉和自主神经系统,以确保其对性刺激产生适时的反应。糖尿病患者中,躯体感觉神经和自主神经系统均受损,导致阴道、阴蒂感觉功能下降,性刺激的传导发生异常,最终导致性唤起障碍、性高潮障碍和性交疼痛,其具体机制尚需进一步研究证实。

3. 内分泌因素 女性糖尿病患者血清雌激素水平的降低与性功能障碍息息相关。长期缺乏雌激素,可导致阴道上皮层变脆弱,阴蒂皱缩,阴道敏感度下降,从而引起阴道紧缩、性交困难、性高潮缺失等。此外,肥胖与 FSD 密切相关,可引起女性体内一系列激素改变,如高胰岛素血症、胰岛素抵抗、芳香化酶 P450 活性增高、促性腺激素分泌异常、高雄激素血症、SHBG 减少、瘦素增加等,从而导致性功能异常。而长期血糖控制不佳会导致腺垂体功能受损,并促进微血管病变和神经病变的发生,加重性功能减退。

4. 精神心理因素 女性糖尿病患者性功能减退与社会心理因素有较大关系,其中情绪抑郁及夫妻感情状态与其关系最为密切。

（三）临床表现

糖尿病性 FSD 是一种常见疾病,主要表现为性唤起障碍、性欲减退、性高潮缺乏、性交疼痛、阴道润滑障碍等,常严重影响患者的身心健康及生活质量。此外,糖尿病女性多伴有卵巢功能异常,表现为初潮年龄推迟、月经不规律、妊娠不良转归如流产、死胎的风险增高。

（四）诊断与治疗

与男性患者不同,女性糖尿病患者即便合并很严重的自主神经病变,仍可很好地维持性生活,由此可知,糖尿病性 FSD 不能完全归因于内皮功能异常和自主神经病变,其与情绪抑郁及夫妻关系情况等密切相关,因此对于糖尿病性 FSD 应全面考虑。

对于 FSD,雌激素替代疗法有助于抑制异常的促性腺激素分泌,重建下丘脑-垂体-卵巢轴功能,进而改善性功能状态。FSD 患者多数在 50 岁以上,通常处于绝经期,而绝经期也可以因为性激素水平明显下降而导致阴道干涩和性交不快,这与 FSD 从症状上通常很难区分,但两者的治疗方案基本相同,局部使用雌激素或阴道润滑凝胶可良好地改善性生活。性欲减退及性高潮缺乏机制较复杂,通常与社会心理因素关系十分密切,因此对于存在抑郁和夫妻关系不和的患者可进行心理疏导。PDE5 抑制剂理论上可提高性兴奋及阴道润滑度,但相关研究指出,应用 PDE5 抑制剂并不能很好地改善女性性功能满意的程度,因此对于女性糖尿病 FSD 患者,PDE5 抑制剂的作用可能有限。

此外,女性糖尿病患者容易合并泌尿生殖系统的感染,阴道念珠菌多见,在血糖控制不佳时更易出现,导致外阴瘙痒及不适,明显影响性生活。对于此类患者,应积极使用抗真菌药物控制感染,同时积极控制血糖水平,以降低感染的风险。

由于糖尿病女性妊娠可增加胎儿畸形和死亡的风险,血糖控制不佳时风险更高。因此,建议血糖控制不佳的糖尿病女性患者尽可能采取避孕措施。常用的避孕手段都是安全有效的，但推荐口服避孕药物，因其应用简单、效果良好，且患者依从性较好。

综上所述，性功能障碍已成为糖尿病的常见并发症，随着社会进步和医疗水平的提高，性功能障碍问题也逐渐受到人们的关注。男性性功能障碍与肥胖、SHBG 下降、促性腺激素水平下降、睾丸间质细胞分泌功能低下、细胞因子介导的睾酮分泌抑制、芳香化酶活性增加导致的雌二醇相对过多等因素相关，而 FSD 与社会心理因素存在更为密切的相关性。性功能障碍可严重影响夫妻关系和家庭和谐，了解糖尿病性功能障碍的特点及危险因素，尽早进行预防和诊治，对改善患者生活质量有重要意义。

（谷秀莲　窦京涛）

参 考 文 献

陈光，窦京涛，2016. 肥胖与性腺功能. 药品评价，13（3）：19-23.

陈敏，窦京涛，2011. 糖尿病与性腺疾病. 中国实用内科杂志，31（4）：260-262.

崔佳，窦京涛，2014. 性腺功能减退症治疗疗效的评估. 药品评价，11（5）：13-19.

崔仁杰，傅强，包玉倩，2013. 2 型糖尿病男性患者性功能及性激素水平的临床研究. 中国糖尿病杂志，21（12）：1108-1111.

黄青会，蒋德琴，李静波，2017. 2 型糖尿病女性患者伴性功能障碍的特点及其危险因素分析. 中国糖尿病杂志，25（7）：621-625.

江鱼，2002. 谈糖尿病与性功能障碍. 中国男科学杂志，16（2）：80-85.

李江源，2007. 糖尿病与勃起功能障碍. 中华内分泌代谢杂志，23（5）：472-474.

廖二元，2012. 内分泌代谢病学. 第 3 版. 北京：人民卫生出版社.

王功玲，2016. 女性 2 型糖尿病患者性功能障碍的相关危险因素研究. 济南：山东大学.

张波，杨文英，2016. 钠-葡萄糖共转运蛋白 2 抑制剂（SGLT2i）在治疗 2 型糖尿病中的有效性和安全性. 中华内分泌代谢杂志，32（2）：171-176.

郑仁东，刘超，2016. 糖尿病合并男性性腺功能减退症的识别与处理. 国际内分泌代谢杂志，36（6）：394-396.

周洁，吴敏，楼青青，等，2012. 女性糖尿病性功能障碍. 中华内分泌代谢杂志，28（8）：684-687.

Agarwal PK, Singh P, Chowdhury S, et al, 2017. A study to evaluate the prevalence of hypogonadism in Indian males with Type-2 diabetes mellitus. Indian J Endocrinol Metab, 21（1）：64-70.

Akinloye O, Blessing PB, Bolanle AM, et al, 2014. Hypogonadism and metabolic syndrome in nigerian male patients with both type 2 diabetes and hypertension. Int J Endocrinol Metab, 12（1）：e10749.

Al Hayek AA, Khader YS, Jafal S, et al, 2013. Prevalence of low testosterone levels in men with type 2 diabetes mellitus：a cross-sectional study. J Family Community Med, 20（3）：179-186.

Al Hayek AA, Robert AA, Alshammari G, et al, 2017. Assessment of hypogonadism in men with type 2 diabetes：a cross-sectional study from Saudi Arabia. Clin Med Insights Endocrinol Diabetes, 10：1-7.

Bashin S, Cunningham GR, Hayes FJ, et al, 2006. Testosterone therapy in adult men with androgen deficiency syndromes：endocrine Society Clinical practice guideline. J Clin Endocrinol Metab, 91（6）：1995-2010.

Baumgart J, Nilsson K, Evers AS, et al, 2013. Sexual dysfunction in women on adjuvant endocrine therapy after breast cancer. Menopause, 20（2）：162-168.

Bhasin S, Cunningham GR, Hayes FJ, et al, 2010. Testosterone therapy in men with androgen deficiency syndromes：an Endocrine Society clinical practice guideline. J Clin Endocrinol Metab, 95（6）：2536-2559.

Burul-Bozkurt N, Pekiner C, Kelicen P, 2010. Diabetes alters aromatase enzyme levels in gonadal tissues of rats. Naunyn Schmiedebergs Arch Pharmacol, 382（1）：33-41.

Caronia LM, Dwyer AA, Hayden D, et al, 2013. Abrupt decrease in serum testosterone levels after an oral glucose load in men：implications for screening for hypogonadism. Clin Endocrinol, 78（2）：291-296.

Cheng JY, Ng EM, Chen RY, et al, 2007. Alcohol consumption and erectile dysfunction：meta-analysis of population-based studies. Int J Impot Res, 19（4）：343-352.

Chrysant SG, 2015. Antihypertensive therapy causes erectile dysfunction. Curr Opin Cardiol, 30（4）：383-390.

Chueh KS, Huang SP, Lee YC, et al, 2012. The comparison of the aging male symptoms（AMS）and androgen deficiency in the aging male（ADM）questionnaire to detect androgen deficiency in middle-aged men. J Androl，33（5）：817-823.

Cunningham GR，2015. Testosterone and metabolic syndrome. Asian J Androl，17（2）：192-196.

Daka B，Langer RD，Larsson CA，et al，2015. Low concentrations of serum testosterone predict acute myocardial infarction in men with type 2 diabetes mellitus. BMC Endoer Disord，15（1）：1-7.

El Saghier EO，Shebl SE，Fawzy OA，et al，2015. Androgen deficiency and erectile dysfunction in patients with type 2 diabetes. Clinical Medicine Insights：Endocrinology and Diabetes，8：55-62.

Grossmann M，2014. Testoseterone and glucose metabolism in men：current concepts and controversies. J Endocrinol，220（3）：37-55.

Holt R，Cockram C，Flyvbjerg A，et al，2017. Textbook of Diabetes. 5th ed. New York：John Wiley & Sons Inc.

Kovac JR，Labbate C，Ramasamy R，et al，2015. Effects of cigarette smoking on erectile dysfunction. Andrologia，47（10）：1087-1092.

Magnussen LV，2017. Testosterone therapy of men with type 2 diabetes mellitus-a randomized，double-blinded，placebo-controlled study. Dan Med J，64（7）：B5396.

Nehra A，Moreland RB，2001. Neurologic erectile dysfunction. Urol ClinNorth Am，28（2）：289-308.

Nieschlag E，Swerdloff R，Behre HM，et al，2005. Investigation，treatment and monitoring of late-onset hypogonadism in males：ISA，ISSAM and EAU recommendations. Int J Androl，28（3）：125-128.

Nowosielski K，Skrzypulec-Plinta V，2011. Mediators of sexual functions in women with diabetes. J Sex Med，8（9）：2532-2545.

Pontiroli AE，Cortelazzi D，Morabito A，2013. Female sexual dysfunction and diabetes：a systematic review and meta-analysis. J Sex Med，10（4）：1044-1051.

Zhang H，Yip PS，2012. Female sexual dysfunction among young and middle-aged women in Hong Kong：prevalence and risk factors. J Sex Med，9（11）：2911-2918.

第三十一章　糖尿病与骨质疏松症

2018 年调查显示，我国 50 岁以上人群骨质疏松症患病率为 19.2%，65 岁以上老年人骨质疏松患病率高达 32%。迄今我国糖尿病、骨质疏松、骨质疏松性骨折的有效防控仍然面临巨大的挑战。作为慢性代谢性疾病，糖尿病常伴有骨组织代谢异常的并发症，发生骨结构或质量的改变，导致糖尿病相关性骨质疏松的发生。骨质疏松相关性骨折的致残率、致死率高，因此被称为静悄悄的流行病，是比糖尿病更严重的"沉默杀手"。

一、糖尿病合并骨质疏松症的特点

糖尿病患者发生骨质疏松及骨折的风险均明显高于非糖尿病患者，包括 1 型和 2 型糖尿病。已有大量研究显示，1 型糖尿病可导致骨密度下降，引起骨量减少或骨质疏松。而 2 型糖尿病与骨密度的相关性受多种继发因素影响，目前尚无统一的结论，可表现为正常、升高或降低。但已有数据显示，2 型糖尿病是骨密度下降相关性骨折的危险因素，其髋骨骨折的发生风险较非糖尿病患者增加 1.7 倍。

骨质疏松以骨强度下降为特点，其诊断主要依靠双能 X 线吸收法测定骨密度，然而有些与骨强度相关的因素如骨微结构在骨密度检测中测不出。2 型糖尿病患者通常以低骨转换性骨质疏松为特点，成骨细胞活性下降，骨修复能力受损，难以通过骨密度检测，2 型糖尿病对骨骼的影响还表现在骨基质、骨结构与骨代谢上，因此骨密度对于预测糖尿病患者的骨折风险具有局限性。作为老年患者中较为常见的两大代谢性疾病，2 型糖尿病与骨质疏松症相互并存、相互影响，引发糖尿病性骨质疏松的发生。以色列对 87 224 名骨质疏松患者的调查显示，18% 患有糖尿病，与非糖尿病患者相比，所有主要部位骨折（包括髋部、椎体，肱骨和前臂）的患病率显著升高（44% vs. 32%），糖尿病患者的骨密度高于非糖尿病患者。Ramingham 对 1069 例社区人群进行高分辨率外周骨定量 CT（HR-pQCT）扫描，结果显示，与非糖尿病患者相比，老年 2 型糖尿病患者骨皮质骨密度下降，胫骨微结构损伤，横截面积更小。

骨质疏松性骨折的危害巨大，是老年患者致残和致死的主要原因之一。发生髋部骨折后 1 年之内，20% 患者会死于各种并发症，约 50% 患者致残，生活质量明显下降。西班牙对于 65～80 岁 126 035 例人群调查显示，与非糖尿病患者相比，男性 2 型糖尿病患者髋部骨折后死亡率升高 28%，女性升高 57%。骨质疏松症及骨折的医疗和护理，需要投入大量的人力、物力和财力，造成沉重的家庭和社会负担。因此，骨质疏松的终极治疗目标是防范脆性骨折的发生或再发生，这是降低死亡率及社会经济负担的重要途径。

二、糖尿病合并骨质疏松发病机制及影响因素

糖尿病患者长期的高血糖状态、胰岛素抵抗或缺乏、胰岛素样生长因子减少、晚期糖基化终末产物（AGE）、微血管及神经并发症、性腺功能减退、维生素 D 缺乏等可使机体多系统的结构和功能发生改变，从而影响骨代谢；此外有些降糖药物也会影响骨代谢。

传统观念认为骨骼是具有支持、保护和运动等功能的惰性器官，是接受机体其他部位分泌的激素调控的靶器官。近年来，随着对骨骼研究的逐渐深入，骨骼被视为一种新型的内分泌器官。骨骼主要由成骨细胞、骨细胞和破骨细胞组成。这些细胞除了发挥骨形成、骨吸收和骨重建，以及维持体内钙磷代谢平衡的作用外，还能合成并分泌多种小分子蛋白，参与能量及糖脂代谢的调控，形成了骨骼与机体其他器官组织之间联系和对话的纽带。

成骨细胞和骨细胞分泌的骨钙素不仅是反映骨代谢的指标，而且能进入血液循环发挥调节能量及糖脂代谢的作用。近年来的研究表明，骨钙素与糖尿病、血管钙化、动脉粥样硬化的发生及心血管事件密切相关。

此外，肠道菌群可以通过影响宿主新陈代谢、免疫系统、运动系统和神经系统等多种方式调节糖代谢和骨代谢。

三、糖尿病合并骨质疏松的诊断

糖尿病患者的骨骼状态和骨折风险可能通过骨密度、临床危险因素、骨折概率、骨微结构和骨强度来评估。

传统的双能 X 线骨密度仪（DXA）测定骨密度会低估糖尿病患者的骨折风险。研究显示，与非糖尿病患者相比，糖尿病患者在相同的骨密度 T 值时髋部骨折和非椎体骨折风险更高。FRAX 评分时纳入了 1 型糖尿病风险，但是并未纳入 2 型糖尿病，一项前瞻性研究及一项回顾性研究均显示该评分会低估 2 型糖尿病患者的骨折风险。因此目前骨密度检测和 FRAX 评分对于糖尿病患者骨折风险的评估均不能满足临床需求。DXA 图像分析小梁骨评分（TBS）有助于评估骨质量。Leslie 等研究显示，与非糖尿病患者相比，糖尿病患者尽管椎体及髋部骨密度较高，但是 TBS 更低。TBS 可以预测骨折风险。

我国近年来积极开展定量 CT（QCT）骨密度测量的研究与临床应用，取得了国际认可的成绩。《中国 QCT 骨质疏松症诊断指南（2018）》指出 QCT 诊断骨质疏松只需做一个部位即可，根据临床需要选择做脊柱或髋部 QCT。QCT 测量的是真正的体积骨密度，单位是 mg/cm^3，能更敏感地反映骨质疏松的骨密度变化。与面积骨密度相比，QCT 骨密度测量不受脊柱增生退变和血管钙化等因素的影响，可以避免上述因素影响造成的平面投影骨密度测量技术的假阴性结果。

四、糖尿病管理对骨质疏松的影响

（一）血糖管理对骨质疏松的影响

良好的血糖控制对于预防很多糖尿病并发症具有重要意义，然而在骨质疏松方面的作用存在争议。一项荟萃分析纳入 65 项研究，并未发现 HbA1c 与骨密度相关。近来另一项研究甚至发现血糖控制差与骨密度高相关。天津对 50 岁以上 1222 例 2 型糖尿病患者的调查显示，2 型糖尿病患者中骨质疏松和骨量减少的患病率分别为 9.2% 和 41.3%，患病率随年龄增加，男性 2 型糖尿病患者中血糖控制差（HbA1c＞7.5%）与血糖控制好者相比，骨质疏松和骨量减少风险增加 63%，女性患者中二甲双胍的应用与骨质疏松患病风险降低相关。这可能与长期高血糖破坏成骨细胞功能相关。

（二）降糖药物对骨骼的影响

二甲双胍可以增加成骨细胞转录因子 RUNX2 的表达，促进成骨细胞分化。一项为期 2 年的前瞻性研究发现，二甲双胍治疗的糖尿病患者 I 型原胶原 N 端前肽下降。有研究显示二甲双胍可能与骨折减少相关。磺脲类药物易引起低血糖，可能增加骨折风险。临床研究关于磺脲类药物和骨折风险的相关性并不一致。噻唑烷二酮类药物相关研究发现，其可能增加骨吸收和骨折风险。一项随机双盲安慰剂对照研究发现，吡格列酮治疗的糖尿病患者骨折风险显著增加。胰岛素可能通过增加低血糖风险而增加骨折，也可能通过改善血糖控制而降低骨折风险，目前的临床数据结论尚不一致。目前资料显示，DPP-4 对骨折的影响是中性的。有研究显示 GLP-1 对骨折的影响与其种类相关，一项对照研究发现对于非糖尿病肥胖患者，利拉鲁肽可以增加 PINP，并且减少骨密度的降低。SGLT-2 促进尿糖排出可能影响钙磷代谢，但是目前荟萃分析并未发现其对骨折风险有影响。

（三）糖尿病大血管病变与骨质疏松

以色列研究显示，在调整年龄、骨密度、风湿性关节炎、糖皮质激素、饮酒和吸烟等危险因素后，糖尿病合并骨质疏松的女性骨折患病率与心血管疾病密切相关（HR 1.22，95% CI 1.10～1.36）。

（四）糖尿病微血管病变与骨质疏松

糖尿病微血管并发症可能影响骨代谢。糖尿病肾病是主要的糖尿病微血管并发症之一。研究发现糖尿病微血管损伤可能导致小梁骨微循环障碍和缺血、缺氧改变。尿白蛋白排泄率是糖尿病肾病的主要临床表现，也能反映糖尿病患者的早期肾脏病变，研究发现糖尿病肾病可造成肾小管损伤，1α 羟化酶活性减弱，影响维生素 D 活化，可能造成骨密度下降。北京一项对 297 例 2 型糖尿病患者的回顾性研究发现，在糖尿病肾病早期，骨密度改变和骨转换加速就可能发生，并且骨转换加速的发生早于骨密度改变，因此学者们认为在糖尿病肾病早期监测骨转换标志物非常重要。上海一项研究纳入 2170 例 2 型糖尿病患者，分析显示糖尿病微血管病变（包括糖尿病肾病及糖尿病视网膜病变）与绝经后女性糖尿病患者的骨密度曾呈负相关。福建一项研究显示，糖尿病视网膜病变是老年男性糖尿病患者椎体骨折的独立危险因素。韩国一项研究显示，绝经后女性糖尿病视网膜病变与骨密度下降密切相关。以色列研究显示，糖尿病合并骨质疏松的女性骨折患病率与视网膜病变显著相关（HR 1.24，95% CI 1.05～1.47）。糖尿病患者跌倒风险增加，从而增加骨质疏松性骨折风险。日本一项研究显示，糖尿病病史长、合并神经病变、外周血管病变和既往跌倒史与跌倒风险呈显著正相关；而低体重指数，神经病变和跌倒风险与任何部位骨折风险呈正相关。

（五）体重与骨质疏松

肥胖是 2 型糖尿病的重要危险因素，控制体重也是糖尿病管理的重要内容。BMI 可能通过增加负重、脂肪因子如瘦素、高的芳香化酶活性等与骨密度呈正相关。然而，有些脂肪贮备可能对骨骼有负面影响，来自内脏脂肪的一些细胞因子如 IL-6、TNF-α 可促进骨吸收，高的肌内脂肪含量与肌肉功能差有关，减弱负荷的效应，并且增加跌倒风险。大多数证据表明，肥胖患者股骨近端和椎体骨折风险较低，但是并非所有部位骨折的风险均低，包括肱骨近端（RR 1.28）、股骨上段（OR 1.7）和踝部骨折（OR 1.5）在内的非椎体骨折风险增高，因此肥胖对骨折的影响具有部位特异性。一项研究发现，3 年的唑来膦酸治疗可以使 BMI>25kg/m^2 的绝经后女性椎体骨折风险下降，效果优于 BMI<25kg/m^2 者。Freedom 研究发现，狄诺塞麦使用 3 年，椎体骨折风险下降与 BMI 不相关，但是对于 BMI>25kg/m^2 的绝经后女性，非椎体骨折风险降低的不显著。体重的管理要综合考虑益处和害处，肥胖带来的高骨密度不足以抵抗肥胖患者跌倒时的力度。

五、糖尿病合并骨质疏松的治疗

对于糖尿病合并骨质疏松患者治疗时，需要考虑骨质疏松的诊断方法及抗骨质疏松药物干预阈值，糖尿病患者抗骨质疏松药物的有效性，降糖药物的治疗选择及其他糖尿病并发症。

在骨质疏松的治疗过程中，一方面，由于抗骨质疏松药物治疗起效慢，药物服用方法复杂、患者对长期治疗的疗效存疑、担心药物副作用等因素，治疗依从性差；另一方面，老年人常存在机体的反应速度和能力下降，自我防控能力下降，使治疗风险升高。《糖尿病患者骨折风险管理中国专家共识》指出，虽然不必因为糖尿病而刻意调整抗骨质疏松治疗方案，但需注意到糖尿病患者的特殊性。降糖治疗时要尽量减少低血糖风险，从而降低跌倒风险，控制体重同时应该适当增加负重锻炼，并保证足够营养。对糖尿病合并骨质疏松症患者个体化综合评估基础上的合理干预治疗可能会增加治疗的针对性和依从性，降低药物不良反应，提高生活质量。

（卢艳慧　李春霖）

参 考 文 献

程晓光，王亮，曾强，等，2019. 中国定量 CT（QCT）骨质疏松症诊断指南（2018）. 中国骨质疏松杂志，25（6）：733-737.

中华医学会骨质疏松和骨矿盐疾病分会，中华医学会内分泌学分会，中华医学会糖尿病学分会，等，2019. 糖尿病患者骨折风险管理中国专家共识. 中华糖尿病杂志，11（7）：445-456.

Abdulameer SA，Sulaiman SA，Hassali MA，et al，2012. Osteoporosis and type 2 diabetes mellitus：what do we know，and what we can do? Patient Prefer Adherence，6（6）：435-448.

BotellaMartinez S，Varo Cenarruzabeitia N，Escalada SanMartin J，et al，2016. The diabetic paradox：bone mineral density and fracture in type 2 diabetes. Endocrinol Nutr，63（9）：495-501.

Compston JE，Watts NB，Chapurlat R，et al，2011. Obesity is not protective against fracture in postmenopausal women：GLOW. Am J Med，124（11）：1043-1050.

Eastell R，Black DM，Boonen S，et al，2009. Effect of once-yearly zoledronic acid five milligrams on fracture risk and change in femoral neck bone mineral density. J Clin Endocrinol Metab，94（9）：3215-3225.

Fraser LA，Pritchard J，Ioannidis G，et al，2011. Clinical risk factors for fracture in diabetes：a matched cohort analysis. J Clin Densitom，14（4）：416e21.

Giangregorio LM，Leslie WD，Lix LM，et al，2012. FRAX underestimates fracture risk in patients with diabetes. J Bone Miner Res，27（2）：301-308.

Goldshtein I，Gerber Y，Ish-Shalom S，et al，2018. Fracture risk assessment with FRAX using real-world data in a population based cohort from Israel. Am J Epidemiol，187（1）：94-102.

Goldshtein I，Nguyen AM，dePapp AE，et al，2018. Epidemiology and correlates of osteoporotic fractures among type 2 diabetic patients. Arch Osteoporos，13（1）：15.

He H，Liu R，Desta T，et al，2004. Diabetes causes decreased osteoclastogenesis，reduced bone formation，and enhanced apoptosis of osteoblastic cells in bacteria stimulated bone loss. Endocrinology，145（1）：447-452.

Iepsen EW，Lundgren JR，Hartmann B，et al，2015. GLP-1 receptor agonist treatment increases bone formation and prevents bone loss in weight-reduced obese women. J Clin Endocrinol Metab，100（8）：2909-2917.

Jackuliak P，Payer J，2014. Osteoporosis，fractures，and diabetes. Int J Endocrinol，2014：820615.

Koh WP，Wang R，Ang LW，et al，2010. Diabetes and risk of hip fracture in the Singapore Chinsese health study. Diabets Care，33（8）：1766-1770.

Kohler S，Kaspers S，Salsali A，et al，2018. Analysis of fractures in patients with type 2 diabetes treated with empagliflozin in pooled data from placebo-controlled trials and a head-to-head study versus glimepiride. Diabetes Care，41（8）：1809-1816.

Leslie WD，Aubry-Rozier B，Lamy O，et al，2013. TBS（trabecular bone score）and diabetes-related fracture risk. J Clin Endocrinol Metab，98（2）：602-609.

Lim Y，Chun S，Lee JH，et al，2016. Association of bone mineral density and diabetic retinopathy in diabetic subjects：the 2008-2011 Korea National Health and Nutrition Examination Survey. Osteoporos Int，27（7）：2249-2257.

McClung MR，Boonen S，Torring O，et al，2012. Effect of denosumab treatment on the risk of fractures in subgroups of women with postmenopausal osteoporosis. J Bone Miner Res，27（1）：211-218.

Oei L，Zillikens MC，Dehghan A，et al，2013. High bone mineral density and fracture risk in type 2 diabetes as skeletal complications of inadequate glucose control：the Rotterdam Study. Diabetes Care，36（6）：1619-1628.

Prieto-Alhambra D，Premaor MO，Fina Aviles F，et al，2012. The association between fracture and obesity is site-dependent：a population-based study in postmenopausal women. J Bone Miner Res，27（2）：294-300.

Samelson EJ，Demissie S，Cupples LA，et al，2018. Diabetes and deficits in cortical bone density，microarchitecture，and bone size：Framingham HR-Pqct study. J Bone Miner Res，33（1）：54-62.

Schwartz AV，Vittinghoff E，Bauer DC，et al，2011. Association of BMD and FRAX score with risk of fracture in older adults with type 2 diabetes. J Am Med Assoc，305（21）：2184-2192.

Tang HL，Li DD，Zhang JJ，et al，2016. Lack of evidence for a harmful effect of sodium-glucose co-transporter 2（SGLT2）inhibitors on fracture risk among type 2 diabetes patients：a network and cumulative meta-analysis of randomized controlled trials. Diabetes Obes Metab，18（12）：1199-1206.

Tebé C，Martínez-Laguna D，Carbonell-Abella C，et al，2019. The association between type 2 diabetes mellitus，hip fracture，and post-hip fracture mortality：a multi-state cohort analysis. Osteoporos Int，30（12）：2407-2415.

Tuominen JT，Impivaara O，Puukka P，et al，1999. Bone mineral density in patients with type 1 and type 2 diabetes. Diabetes Care，22（7）：1196-1200.

Vestergaard P，2007. Discrepancies in bone mineral density and fracture risk in patients with type 1 and type 2 diabetes a meta-analysis. Osteoporos Int，18（4）：427-444.

Viscoli CM，Inzucchi SE，Young LH，et al，2017. Pioglitazone and risk for bone fracture：safety data from a randomized clinical trial. J Clin Endocrinol Metab，102（3）：914-922.

Wen J，Tang K，Zhu F，et al，2017. Is retinal microvascular abnormalities an independent risk factor of vertebral fractures? a prospective study from a Chinese population. JBMR Plus，1（2）：107-115.

Xu H，Wang Z，Li X，et al，2020. Osteoporosis and osteopenia among patients with type 2 diabetes aged ≥50：role of sex and clinical characteristics. Clin Densitom，23（1）：29-36.

Yokomoto-Umakoshi M，Kanazawa I，Kondo S，et al，2017. Association between the risk of falls and osteoporotic fractures in patients with type 2 diabetes mellitus. Endocr J，64（7）：727-734.

Zhao X，Zhang XM，Yuan N，et al，2019. Associations of bone mineral density and bone metabolism indices with urine albumin to creatinine ratio in Chinese patients with type 2 diabetes. Exp Clin Endocrinol Diabetes，127（1）：50-55.

Zhong N，Zhang YY，Pu XL，et al，2018. Microangiopathy is associated with bone loss in female type 2 diabetes mellitus patients. Diab Vasc Dis Res，15（5）：433-441.

第六篇

糖尿病未来研究方向

第三十二章 新药开发

第一节 胰岛素及其类似物的开发

20 世纪 70 年代末至 80 年代初强化治疗的出现为 1 型糖尿病（T1DM）的治疗带来了曙光。十余年以后，DCCT 最终证明了强化治疗在延缓或预防疾病早期微血管和神经病变并发症方面的益处。在 DCCT 结束后的数年中，T1DM 的治疗取得了许多成就，如速效和长效胰岛素类似物的出现。尽管如此，绝大多数 T1DM 患者的 HbA1c 仍不能达标，严重低血糖和糖尿病酮症酸中毒等急性并发症仍然是其面临的突出问题。

多项临床研究尝试利用各种免疫活性药物，保留新发糖尿病中残余 B 细胞的功能，但并未能成功。胰岛素强化治疗依然是 T1DM 获益最大的治疗方法。大量新型胰岛素类似物被合成，它们的起效时间比现有速效胰岛素更短，或比现有的基础胰岛素作用更平稳、更持久。虽然有更新的胰岛素及类似物使 T1DM 患者安全地实现 HbA1c 达标，但除非能够建立胰岛素-血糖的反馈调控，否则仍无法避免低血糖的发生。

外源性胰岛素的特点之一是其不能完全吻合生理胰岛素的分泌规律。在过去的 50 年里，胰岛素发展迅速。与人胰岛素相比，胰岛素类似物通过重排人胰岛素氨基酸位置，使外源性胰岛素更接近于内源性胰岛素的生物特性。本节总结了一些近年来在胰岛素及其类似物研发中的重要进步。

一、超长效胰岛素

基础胰岛素控制空腹血糖是糖尿病管理的重要组成部分。理想的基础胰岛素应在禁食期间实现内源性葡萄糖产生和使用速率之间的平衡。其持续作用时间更长，每日变异性更低。现有基础胰岛素的缺点主要包括：可导致意外血糖波动，以及需每天注射 1 次或 2 次。较小变异和较长持续时间的超长效胰岛素可提高患者的依从性。胰岛素治疗的目标之一是降低或消除胰岛素作用的峰值，以减少部分基础胰岛素引起的夜间低血糖。

德谷胰岛素是超长效胰岛素代表药物之一，其结构为去掉人胰岛素 B 链第 30 位苏氨酸，再通过 1 个谷氨酸连接子，将 1 个 16 碳脂肪二酸的侧链连接到 B29 位上。其在制剂中为澄清可溶的双六聚体，皮下注射后，随着制剂中苯酚的迅速弥散，德谷胰岛素通过脂肪二酸侧链自我聚集形成多六聚体长链，并于注射部位形成储存库；此后，随着锌离子逐渐离散，由多六聚体缓慢解离为六聚体，直至解离为二聚体、单体，通过毛细血管进入血液循环，添加的脂肪二酸侧链与血浆白蛋白发生可逆性结合，进一步减缓其向靶组织和血液循环扩散的速度，以发挥其长效降糖作用。皮下注射后 10～12 小时德谷胰岛素达到最大血浆浓度，平均终末半衰期为 17～25 小时。每天给药 1 次，2～3 天后达到稳定状态，在此期间每天注射剂量等于每天消除的胰岛素量。药物动力学研究报道，德谷胰岛素血糖控制稳定，受试者每天的变异系数为 20%，而对照组甘精胰岛素为 82%。基于对照甘精胰岛素 U100 的荟萃分析显示，使用德谷胰岛素的 TIDM 和 T2DM 患者夜间低血糖风险较低。

二、甘精胰岛素 U300

甘精胰岛素是在人胰岛素的 21 位用天冬酰胺替换甘氨酸，并在 B 链上添加两个精氨酸合成的。甘精胰岛素 U300 是胰岛素甘精胰岛素的浓缩形式（U300，1ml∶300U 甘精胰岛素；U100，1ml∶100U 甘精胰岛素），其吸收曲线较慢。U300 被逐渐释放到循环中，其峰值作用和波动较小（峰谷比为 1.8），作用持续时间超过 24 小时。甘精胰岛素 U300 在糖尿病患者体内每日变异性较低，低血糖风险较低。稳态钳夹研究表明，给予 U300 后 2～16 小时葡萄糖输注速率增加，18 小时后轻度下降，36 小时后达到稳定。U300 的临床试验显示其夜间低血糖发生率减低 10%。一些临床研究观察到，与 U100 相比，使用 U300 的患者体重轻微增加（0.2～0.6kg），不同组间不良事件无显著差异。总之，尽管需要增加一定的胰岛素剂量，U300 与 Ul00 相比似乎低血糖风险更低，并且可以减少体重增加。

三、超速效胰岛素

通过替代胰岛素 B 链远端的氨基酸合成的速效胰岛素，在皮下注射后可使六聚体快速解离成二聚体和单体，达到更快吸收的效果。速效胰岛素类似物较早地产生血胰岛素高峰，与常规胰岛素相比作用持续时间较短。虽然比常规人胰岛素具有明显的优势，但速效胰岛素时间-效应曲线与生理胰岛素分泌的特点相比仍有差距。目前速效胰岛素的局限性之一是皮下吸收和起效不足，导致餐后血糖偏差过大。与速效胰岛素相比，新的超速效胰岛素类似物起效更快、作用时间更短。超速效胰岛素能够克服常规胰岛素的缺点，是十分有前景的药物。特别是结合自动或半自动闭环胰岛素泵，能减少 T1DM 患者低血糖的风险，使血糖达标更安全。

1. 超速效门冬胰岛素　其中含有烟酰胺和精氨酸，用以稳定胰岛素制剂。与门冬胰岛素相比，超速效门冬胰岛素起效更快，达峰更快，使早期葡萄糖降低更显著。此外，与门冬胰岛素相比，超速效门冬胰岛素通过皮下胰岛素泵的方式能够更好地控制餐后血糖。

2. VIAject（Linjeta；Biodel Inc.）　是一种超速效胰岛素，吸收速度明显快于常规人胰岛素或赖脯胰岛素。VIAject 用乙二胺四乙酸（EDTA）螯合锌，使胰岛素六聚体失去稳定性。与常规人胰岛素或赖脯胰岛素相比，VIAject 可以减少血糖波动。目前已经开发出这种化合物的 pH 中性制剂，与赖脯胰岛素相比起效快，注射部位疼痛更少。但与赖脯胰岛素相比，很多使用 VIAject 的参与者出现了不适感受。目前正在开发的制剂 BIOD-531，它是一种 U400 剂型，含有 EDTA、柠檬酸盐、硫酸镁，以期改善患者的不适感受。

3. 速效吸入型胰岛素（Technosphere 胰岛素）　胰岛素皮下注射容易引起注射部位疼

痛和局部注射反应,所以研究者一直致力于寻找新的胰岛素输送方式。肺泡表面积大,且可以快速吸收药物。吸入式胰岛素可使胰岛素吸收更快,起效更快,为治疗提供了新的选择。

Technosphere 胰岛素(Afrezza;MannKind 公司)是一种吸入式制剂,由 fumaryl diketopiperazine(FDKP)组成高密度多孔颗粒-Technosphere 颗粒,重组人胰岛素吸附其上。Technosphere 颗粒在肺的生理 pH 下立即溶解,胰岛素和 FDKP 可被全身吸收。全身吸收的胰岛素快速产生血胰岛素高峰,该高峰出现的时间介于静脉胰岛素和皮下常规/速效胰岛素的高峰出现时间之间,大约在给药后 30 分钟出现,并能模拟生理第一相胰岛素分泌,这正是糖尿病患者中缺乏的。在 T2DM 患者中的研究证实,Technosphere 胰岛素可有效控制餐后血糖。Ⅱ期临床研究显示 Technosphere 胰岛素联合甘精胰岛素治疗可诱导血糖和 HbA1c 水平的剂量依赖性降低。随后的Ⅲ期临床研究显示,对比门冬胰岛素 30 及门冬胰岛素,Technosphere 胰岛素联合甘精胰岛素治疗在控制 HbA1c 方面无显著性差异。而 Technosphere 胰岛素组的体重增加和低血糖均少于门冬胰岛素及门冬胰岛素 30。2014 年,FDA 批准 Technosphere 胰岛素用于治疗 T1DM 和 T2DM 患者,但在哮喘和慢性阻塞性肺疾病患者中观察到,Technosphere 胰岛素可诱发急性支气管痉挛,因此不能用于这类患者或吸烟人群。

4. 新一代智能胰岛素 智能胰岛素作用的基本原理是根据血糖水平的不同,将胰岛素释放到循环中,以严格维持稳定的血糖。智能胰岛素是含有脂肪酸和苯基硼酸(PBA)的小分子。缀合物中的 PBA 可作为葡萄糖感应元件。最终产品是一种葡萄糖感应的、可溶的、可被循环中血糖水平所调节的胰岛素分子。动物实验证明,这种智能胰岛素可使糖尿病小鼠对葡萄糖变化的反应增强,并可在健康小鼠中减少低血糖发生。目前有计划在人体试验中进一步研究,将这种胰岛素与胰岛素泵、输液泵或其他能控制释放物质结合使用,可进一步提高其性能。

胰岛素的研发,一直侧重于如何使其更加接近生理状态下胰岛素的作用特点。这包括通过改变胰岛素结构及探寻新的给药方式。未来胰岛素治疗的主要目标是提供更接近内源性胰岛素分泌特点的胰岛素或类似物,同时较少引起低血糖,可降低餐后高血糖,增加患者依从性。因此,仍需要延长释放的基础胰岛素,以及更快吸收和起效的超速效胰岛素类似物。

第二节　2 型糖尿病的新药开发

T2DM 的治疗强调早期、有效、个体化的血糖控制,以减少并发症的出现或加重。虽然已有多种不同类型的降糖药上市,但很少能持续维持正常血糖,超过 1/3 的 T2DM 患者未能达到理想血糖。本章回顾了正在研发的用于改善 T2DM 的一些新的治疗方法,包括临床前研究中的创新概念,以及尚在开发中的新药物。T2DM 复杂的发病机制涉及多个组织和系统,这为寻找潜在的控制血糖方法提供了可能。糖尿病的治疗通常是终身的,且多数 T2DM 伴有合并症,需要多种药物共同治疗。因此新的药物应当是安全有效的,理想情况下,这些药物通过互补的方式延续现有药物的降糖功效,同时降低严重低血糖风险,减少肥胖并改善心血管危险因素,如血脂异常和高血压。

一、促进胰岛细胞功能

T2DM 的突出特征是早期发生胰岛 B 细胞功能障碍、晚期出现 B 细胞功能衰竭。胰岛素促泌剂（如磺酰脲类）、DPP-4 抑制剂和 GLP-1 受体激动剂针对 T2DM 的这一特点，在治疗中增强了早期胰岛素的敏感性，同时改善了后期胰岛素的分泌量下降。然而，低血糖和体重增加的风险是磺脲类和格列奈类药物使用中最常见的不良反应。对于 DPP-4 抑制剂，葡萄糖降低的幅度最初可能小于磺脲类，但低血糖或体重增加的风险较低。GLP-1 受体激动剂作用持久，体重减轻和低血糖风险较低，但是需要皮下注射，部分患者会出现明显的消化道症状如恶心等。尽管动物试验中 GLP-1 受体激动剂可保护 B 细胞、增加胰岛素合成，但在 T2DM 的治疗中这一作用仍不十分明确。

许多增加胰岛素释放的药物已经进行了动物试验和前期临床研究，但是将胰腺 B 细胞作为靶点而不干扰其他细胞仍有困难。这些药物包括作用于增加三磷酸腺苷（ATP）产生，关闭 K^+-ATP 通道，去极化 B 细胞膜，增加细胞内钙离子浓度，增强环腺苷酸（cAMP）或蛋白质激酶 C（PKC）的活性，或抑制 α_2 肾上腺素能受体等。

1. 葡萄糖激酶激活剂 激活葡萄糖激酶（glucokinase，GK）的药物因可增加 B 细胞葡萄糖代谢、增加胰岛素分泌而受到关注。此前曾有许多类似药物有希望进入临床，但都因易导致低血糖、治疗数月后失效而退出。GK 在肝中也有表达，但与其在胰腺 B 细胞中的调节方式不同。在 B 细胞中当葡萄糖与调节性结合蛋白分离时 GK 被激活，但在肝中不需要像在胰腺 B 细胞中，GK 快速活化和失活，而可以通过长期上调 GK，阻止其与抑制性结合蛋白结合，或促进其与抑制性结合蛋白解离。2003 年罗氏公司首次公布了小分子 GK 异位调控激活剂（glucokinase activator，GKA），截至今日，已有 20 多种 GKA 进入临床研发阶段。目前正在临床阶段的 GKA 产品，主要包括华领医药的 HMS5552（Dorsagliatin）（Ⅲ期临床）、辉瑞（Pfizer）的 PF-04937319（Ⅱ期临床）、Advinus 的 GKM-001（Ⅱ期临床）、TransTech Pharma 的 TTP399/GK 1-399（Ⅱ期临床）、第一三共（Daiichi-Sankyo）的 DS-7309（Ⅰ期临床）等。目前在研的几种选择性肝 GK 激活剂，都可增加肝葡萄糖摄取，同时避免低血糖，但是其在肝中沉积过量糖原和增加脂肪生成的风险仍需在人类 T2DM 中进行评估。

2. 脂肪酸受体激动剂 胰腺 B 细胞表达各种脂肪酸的 G 蛋白偶联受体，特别是 GPR40（FFAR1）和 GPR119。这些受体的小分子激动剂以不同方式增加胰岛素分泌。GPR40 激活后通过磷脂酶 C 产生细胞内信号，进而产生胞质内 Ca^{2+} 流，启动胰岛素分泌，增加由营养素所致的胰岛素释放。GPR40 激动剂（TAK-875）由于存在对肝的副作用而终止进一步研究，其他 GPR40 激动剂尚在研发中。GPR40 和 GPR119 还可在多种肠内分泌细胞（如 K 细胞，L 细胞和 I 细胞）上表达，以类似于 GLP-1 的方式，通过腺苷酸环化酶激活 GPR119，增加 cAMP 活性和胰岛素分泌，因此这些受体的激动剂可增加葡萄糖依赖的促胰岛素肽（GIP）、GLP-1、多肽 YY（PYY）和胆囊收缩素的分泌，提高肠促胰岛素效应，增加饱腹感。另外，胰腺 A 细胞表达的活性 GPR40 可降低胰高血糖素分泌，而 GPR119 激动剂可能会提高胰高血糖素水平。而脂肪酸受体 GPR120（FFAR4）主要表达于脂肪组织，GPR120 的激动剂可促进脂肪形成，并通过增加胰岛素敏感性、减少异位脂肪分布来改善糖耐量受损。

3. Imeglimin 是一种三嗪类化合物，通过延迟线粒体通透性转换孔的开放，改变线粒体能量代谢。在 T2DM 患者中的研究表明，它有助于增加葡萄糖诱导的胰岛素分泌，还可以改善胰岛素敏感性、减少肝葡萄糖生成。

4. 肠促胰岛素 最主要的肠降血糖素激素 GLP-1 可以通过增加营养素诱导的胰岛素分泌，在葡萄糖升高时抑制胰高血糖素的分泌，延缓胃排空，增加饱腹感，有助于控制体重。GLP-1 因 DPP-4 迅速失活，因此 GLP-1 受体激动剂旨在防止被 DPP-4 降解。目前上市的 GLP-1 受体激动剂均为皮下注射制剂，包括艾塞那肽（每天 2 次或每周 1 次），利拉鲁肽和利司那肽（每天 1 次），以及度拉糖肽鲁肽和阿必鲁肽（每周 1 次）。如连续 1 周给予 GLP-1 受体激动剂，就使可 GLP-1 水平持续升高，HbA1c 显著降低。已开发了植入皮下的微型泵（火柴杆大小），可以 80μg/d 的剂量持续递送艾塞那肽共 48 周。在 T2DM 人群中的试验表明，40μg/d 可使 HbA1c 降低＞1%、体重下降＞3kg（基线值分别为 HbA1c 8%、体重 93kg）；恶心症状持续的时间较短。约 10%的参与者出现抗体，但并不影响疗效。另有 GLP-1 受体激动剂的口服片剂索马鲁肽，该制剂已经进入Ⅲ期临床试验。

鉴于 GLP-1 受体激动剂（主要针对餐后高血糖）和基础胰岛素（主要针对基础高血糖）的互补作用，可将两种肽以固定比例组合进行皮下注射。IDegLira 含有利拉鲁肽和德谷胰岛素（比例为 3.6mg∶100U）。与基础胰岛素相比，联合用药的效果更好。研究发现，使用 IDegLira 的 T2DM 患者的 HbA1c 降幅大于单药的降幅（IDegLira 较基线平均下降 1.8%～8.3%，单用利拉鲁肽下降 1.2%，单用胰岛素下降 1.4%）。联合用药（平均剂量 39U）需要的胰岛素用量较单用德谷胰岛素（62U）少，低血糖风险降低，体重增加减少。研发中的 Lixilan 含有利司那肽和甘精胰岛素，比例为 50μg∶100U。

二、复 合 肽

减重手术后出现血糖下降和体重减轻，这种改善与几种胃肠激素分泌的改变有关（如肠 L 细胞分泌的 GLP-1，PYY$_{3-36}$ 和胃泌酸调节素等），包括餐后肠 L 细胞分泌激素增加，生长素释放肽降低，以及 GIP 和胃泌素变化不一致等。因此，原则上，如果将这些肽混合起来形成复合物，可以达到协同作用。目前已经合成了几种复合肽，并开展相关研究。例如，在动物研究中，GLP-1、GIP 和胰高血糖素激动剂复合肽可以降低葡萄糖、减轻体重，通过调整设计增加其与受体结合的亲和力，能够进一步增强其作用。尽管复合肽中加入的胰高血糖素可以通过增加肝葡萄糖输出来升高血糖水平，但它同时可以增加脂肪降解、降低食欲、增加产热，起到增加能量消耗的作用。所以，如果复合肽可以利用胰高血糖素消耗能量的优势，那么复合肽中的 GLP-1 就可以通过降低胰岛素分泌、抑制内源性胰高血糖素，与胰高血糖素升高血糖的作用形成互补。尽管，还需要解决复合肽在体内失活和免疫学方面的问题，将高选择性激动剂和抑制剂的结合形成作用互补的复合物的理念为糖尿病的治疗提供了新思路。

三、DPP-4 抑制剂

DPP-4 抑制剂已经广泛用于 T2DM 的治疗,主要包括西格列汀、维格列汀、沙格列汀、利格列汀和阿格列汀等,多为每天 1 次(或维格列汀每天 2 次)的片剂。这些药物除肠促胰岛素外还延长了很多生物肽的半衰期。这类药物不良反应相对较少,长效的 DPP-4 抑制剂奥格列汀和曲格列汀每周服用 1 次,与西他列汀有类似的疗效和耐受性,这在此类药物研发中是一个重要的进步。

除在 T2DM 中使用外,也有研究将 DPP-4 抑制剂联合胰岛素治疗用于 T1DM 患者。在一项 8 周的双盲、安慰剂对照研究中,T1DM 患者联用西格列汀和皮下胰岛素。结果发现,使用西格列汀后患者胰岛素的使用剂量减少,24 小时平均血糖和餐后血糖显著改善。Garg等通过双盲、安慰剂对照试验证明,使用西格列汀可增加内源性 GLP-1 水平,同时抑制 GIP 和胰高血糖素。

四、胆汁酸受体激动剂

TGRS(GP-BAR1)胆汁酸受体在肠 L 细胞和棕色脂肪组织中表达,激活这些受体可以增加 GLP-1 的分泌,增加能量消耗,降低血糖。然而,过量的 TGRS 激动剂可以使胆囊平滑肌松弛,导致胆囊过度充盈。这促使人们对选择性的 TGRS 激动剂展开进一步研究,旨在找到可以选择性激活位于肠道远端的 L 细胞,进而增加 GLP-1 的分泌,因为 TGRS 受体主要位于 L 细胞的基底膜上,所以可能需要增大这类药物的剂量才能达到增加 GLP-1 分泌的目的。

五、抑制胰高血糖素分泌的药物

自 20 世纪 70 年代开始的临床前研究已经证实了胰高血糖素抗体在降低血糖中的作用,随后的临床前和临床研究进一步评估了胰高血糖素拮抗剂、胰高血糖素受体反义寡核苷酸和多种 A 细胞分泌胰高血糖素抑制剂的治疗潜力(如生长抑素类似物等),然而,没有一项研究能够顺利完成,主要是因为由于对低血糖反馈的调节受损,出现了较高比例的低血糖反应。许多小分子胰高血糖素受体拮抗剂一旦停用,胰高血糖素就会代偿性升高,出现高血糖,并导致肝损伤,影响治疗。虽然胰高血糖素除调节葡萄糖稳态以外有广泛的生物学效应,在研发药物中存在一定挑战,但抑制胰高血糖素的作用,仍然是控制 T2DM 的有前景的方法之一。

六、胰岛素模拟剂

胰岛素抵抗是大多数 T2DM 的共同特征,是多种有害因素累积破坏胰岛素受体和受体后信号通路的表现。但是 T2DM 临床表现多样，而且随疾病的进展，寻找合适的药物越来越困难。小分子化合物很难复制胰岛素受体胞外 α 亚基与胰岛素结合的部分。然而，胰岛素结合后产生的受体构象变化可以通过其他方式实现，如将单克隆受体结合到胰岛素受体上的非胰岛素结合位点，产生类似于胰岛素结合后的构象变化，达到模拟胰岛素、改善动物体内胰岛素抵抗的目的。最近发现，一种真菌代谢物（chaetochromin A）可以与胰岛素受体的细胞外部分相互作用，不依赖于胰岛素与受体结合，实现胰岛素样作用。该代谢物还能够协同胰岛素诱导的胰岛素受体磷酸化，降低糖尿病动物的血糖水平。这就提出了一种可能：小分子物质可引起胰岛素受体胞外位点的构象变化，独立于胰岛素结合的位点，并且可以部分模拟胰岛素的作用。另一种情况是，这些物质选择了非受体胞外的结合位点。例如，另一种真菌代谢物（demethylasterriquinone）与胰岛素受体 β 亚基的胞质区域相互作用，激活受体信号通路，控制糖尿病动物的高血糖。这些结果为进一步开发可替代胰岛素的口服活性小分子提供了依据。

七、胰岛素增强剂

部分研究发现，在胰岛素结合受体产生受体构象改变，使 β 亚基的酪氨酸磷酸化之后，部分药物可以增强胰岛素的作用。磷酸化酶可通过受体酪氨酸的去磷酸化终止受体信号转导，包括酪氨酸磷酸酶 1B（protein tyrosine phosphatase-1B，PTP1B）抑制剂和低特异性的磷酸酶抑制剂，如钒化合物。尽管这部分药物在一些初期的临床研究中已经显示出作用，但"脱靶效应"一直阻碍着它们的发展。另有一些分子可以增加胰岛素受体和胰岛素受体底物（IRS）蛋白质的酪氨酸磷酸化，但其机制尚不清楚，目前暂未将其作为降糖药物，如治疗糖尿病周围神经病的抗氧化剂 α-硫辛酸。

延长胰岛素受体激活和 IRS 蛋白信号通路的转导时间，可以阻断胰岛素作用通路中更下游分子的负反馈作用。PKC 的某些亚型使胰岛素受体和 IRS 蛋白在丝氨酸或苏氨酸位点发生磷酸化，进而减轻过量脂肪酸、三酰甘油和糖毒性产物带来的负面影响。尽管一些 PKC 抑制剂能够增强胰岛素的作用，在糖尿病视网膜病和神经病的治疗中有一定前景，但尚未证明其对血糖控制足够有效。其他通过丝氨酸磷酸化抑制胰岛素受体或 IRS 蛋白活性的信号转导中间体，也可以作为治疗靶点，包括通过产生细胞因子参与胰岛素抵抗的 IKKβ、c-JNK 等，以及介导 AKT 负反馈的 mTOR。补充受体后通路中的底物可以增强胰岛素的作用，如甲基地昔糖醇（松脂醇），在胰岛素抵抗和胰岛素缺乏的动物模型中，通过促进磷脂酰肌醇 3-激酶（PI3K）的信号转导，改善了血糖水平。

1. 脂肪细胞因子　脂肪组织产生的多肽和其他产物可影响胰腺内分泌系统，影响胰岛素作用，以及摄食、能量的消耗，其中部分脂肪细胞因子已成为潜在的药物靶点。例如，瘦素能够调节中枢产生饱腹感并产热，能够直接作用于外周组织改善胰岛素抵抗、抑制胰高血糖素分泌、减轻体重。但治疗剂量的瘦素和瘦素类似物会导致瘦素抵抗，严重影响长期疗效。

脂联素有很多有益的作用，包括增加胰岛素敏感性，改善血管内皮功能、减轻炎症。在超重和肥胖的 T2DM 患者中，脂肪组织释放的脂联素明显减少。补充脂联素并不可行，但却可以应用脂联素受体的小分子激动剂 AdipoR1 和 AdipoR2 作为替代方法。临床前研究表明，这种方法可以改善胰岛素抵抗，有利于血糖控制。其他几种脂肪细胞因子虽与 T2DM 发病有关，但它们的治疗潜力仍有待研究。例如，抵抗素和视黄醇结合蛋白 4 可降低胰岛素敏感性，而网膜素和内脂素则能改善胰岛素敏感性。许多脂肪细胞因子参与炎症过程，一些重要的促炎性脂肪因子与胰岛素抵抗有关，但这些因子能否作为药物靶点仍不清楚。

2. 成纤维细胞生长因子　在成纤维细胞生长因子（FGF）中，FGF21 及其类似物已成为 T2DM 的治疗靶点。FGF21 在肝、脂肪和肌肉组织中分泌。动物试验中 FGF21 类似物除了在禁食期间促进脂肪酸氧化和肝糖异生以外，还能够提高胰岛素敏感性、增加 B 细胞的存活率。有研究表明，FGF21 代谢作用的发挥，部分是由于它提高了脂联素的水平。

八、过氧化物酶体增殖物激活受体 γ 激动剂

噻唑烷二酮类药物（吡格列酮和罗格列酮）主要激活过氧化物酶体增殖物激活受体 γ（PPARγ），实现增加胰岛素敏感性和其他有益代谢的作用。其他噻唑烷二酮类和非噻唑烷二酮类 PPARγ 激动剂由于严重的不良反应，如体液潴留、体重增加等，限制了其在临床中的使用。PPARγ 和 PPARα 的双重激动剂（glitazars）可以发挥 PPARα 的降脂和抗炎作用，但其副作用也影响了它的常规使用。此外，在动物模型中已经进行了三联 PPARγ/α/β 激动剂（泛 PPARs）的相关研究。PPARs 可以增加能量消耗、促使体重减轻。研究发现，PPAR 激动剂分子结构的变化可以完全改变其结合受体的特性，以达到维持理想治疗效果、减少不良反应的目的。这一发现可进一步对选择性 PPAR 调节剂进行研发，减少当前 PPARγ 的部分副作用。

九、维生素与矿物质

关于维生素和矿物质补充剂是否应在 T2DM 中作为辅助治疗一直存在争议。维生素 D 缺乏与胰岛素抵抗和 B 细胞功能障碍相关，在缺乏维生素 D 的个体中使用有获益。抗氧化维生素的缺乏，特别是维生素 C（抗坏血酸）、维生素 E（α-生育酚）和 β-胡萝卜素，在 T2DM 中并不少见，但补充这部分维生素对改善心血管事件及控制血糖的价值仍不明确。硫胺素（维生素 B₁）和生物素（维生素 H）也可适度改善糖代谢。

T2DM 常出现镁、铬和锌水平的降低，适当补充可改善其血糖水平。动物实验中发现，在 T2DM 动物模型中补充硒、钼、钨、汞和镉，也可以改善糖代谢，但机制尚不清楚，而且药物的治疗指数较小，毒性风险较高。锂可以改善胰岛素敏感性，也可能减少胰岛素分泌，但效果难以预测。

十、羟基类固醇脱氢酶 1 抑制剂

糖皮质激素水平升高可增加体重、增加胰岛素抵抗、升高血糖，而降低糖皮质激素水平可预防甚至逆转这些变化。11β-羟基类固醇脱氢酶 1（11β-HSD1）是体内糖皮质激素代

谢过程中的重要代谢酶,可在肝脏和脂肪组织内将无活性的皮质酮转化为有活性的皮质醇,从而放大细胞内糖皮质激素的作用。因此原则上,特异性抑制这种酶的制剂可以在不影响血皮质醇的情况下,减少这些组织内生成的皮质醇。研究发现,这些抑制剂可以改善胰岛素敏感性,血糖、血脂水平,同时减轻体重,但循环中皮质醇也减少,促使 ACTH 代偿性增加。

11β-HSD1 抑制剂已进入临床Ⅱ期研发阶段。一项为期 12 周的双盲安慰剂随机对照临床试验,给予二甲双胍单药治疗失败的 2 型糖尿病患者 11β-HSD1 选择性抑制剂 INCB13739,评价其治疗效果。结果显示,INCB13739 可显著降低患者的 HbA1c 水平及空腹血糖水平,改善胰岛素抵抗。该研究还观察到,INCB13739 具有降低总胆固醇、低密度脂蛋白及三酰甘油的水平的作用,且未发现明显的药物副作用。

十一、溴 隐 亭

许多证据表明,下丘脑视交叉上核(suprachiasmatic nucleus, SCN)及腹内侧核(VMH, ventromedial nucleus)的内源性多巴胺参与调节机体的胰岛素敏感性。溴隐亭是交感神经 D_2 多巴胺激动剂,其通过调节中枢神经系统的多巴胺能和交感神经,发挥对糖脂代谢的调节作用。在胰岛素抵抗的小鼠研究中发现,溴隐亭可降低糖异生及糖输出,减少组织脂质分解,改善小鼠的胰岛素敏感性。人群研究发现,溴隐亭可通过提高下丘脑多巴胺水平,抑制中枢神经系统交感兴奋性,抑制肝葡萄糖产生,促进葡萄糖平衡稳态,增加胰岛素敏感性。

现有的临床研究评价了溴隐亭对 2 型糖尿病的疗效。研究数据表明,溴隐亭用作单药疗法,或与二甲双胍或磺脲类药物联合应用,可降低 HbA1c 0.5%~0.7%。在一项为期 52 周的安全性研究中,溴隐亭降低 40%心血管事件的发生率。2009 年 5 月 5 日,美国 FDA 批准溴隐亭速释片甲磺酸溴隐亭(Cycloset)用于 T2DM 的治疗。该药可用于单一治疗或联合用药,也可与二甲双胍或磺脲类等药物合用,改善糖尿病患者的血糖。溴隐亭代表着 T2DM 治疗中的一种作用机制独特的新型制剂,需要更多的临床试验评估该药在 T2DM 中的应用前景。目前,溴隐亭速释片在国内尚未上市。

十二、钠-葡萄糖共转运蛋白抑制剂

钠-葡萄糖共转运蛋白(sodium glucose co-transporter, SGLT)在葡萄糖的摄入和清除中起着重要作用。葡萄糖通过 SGLT-1 在肠细胞刷状缘进行转运,大部分经过滤的葡萄糖(约90%)在近端小管起始段经 SGLT-2 被重吸收,其余部分通过 SGLT-1 在远端近曲小管被重吸收。目前临床使用的 SGLT 抑制剂(如卡格列净、达格列净和恩格列净)主要抑制 SGLT-2,降低葡萄糖的肾阈值。这种非胰岛素依赖的降糖机制降低了血糖、消耗了热量,有助于减轻体重。伴随尿糖的渗透性利尿作用还可部分降低血压。其他 SGLT-2 抑制剂正在开发中,还有一些类型可同时抑制 SGLT-2 和 SGLT-1(如索格列净)。索格列净可以延缓葡萄糖在肠道远端的吸收,降低门静脉中葡萄糖的浓度。然而,索格列净必须被完全吸收,或通过增加剂量以避免未吸收的葡萄糖进入结肠。

还有一些研究集中在 SGLT-2 抑制剂能否作为 T1DM 的辅助手段。在为期 8 周的恩格列净开放标签研究中，使用胰岛素的参与者在实现体重减轻的同时，其每天平均 HbA1c、空腹血糖和每天总胰岛素剂量均有降低。此外，在 12 名参与者中进行了为期 24 周的达格列净研究，证实了平均 HbA1c 和空腹血糖的下降；然而，没有观察到体重减轻和胰岛素剂量减少。

已有一些 SGLT-2 抑制剂联合胰岛素治疗 T2DM 和 T1DM 的使用经验，但在治疗过程中患者每天总胰岛素剂量需减少 20%～30%。这种胰岛素需求量的降低可能增加脂肪分解速率，增加糖尿病酮症酸中毒（DKA）的发生概率。事实上，FDA 最近发布了一个警告，用 SGLT-2 抑制剂联合胰岛素治疗的 T2DM 患者可能增加 DKA 的风险。因此，有必要进一步探索这些药物在治疗中出现急性并发症的对策。

十三、抑制葡萄糖生成

任何可以抑制肝糖原异生和（或）糖原分解的措施都能够降低血糖，但其作用必须在低血糖时部分缓解并及时逆转，以避免干扰反馈调节。动物实验发现，使用糖原磷酸化酶抑制剂可减少糖原储备，降低血糖。尽管实验中采用不同机制的抑制剂，但其疗效均不能维持。葡萄糖 6-磷酸激酶抑制剂可在糖原分解和糖异生的最后一步中阻止葡萄糖生成，它虽然能够有效地降低血糖，但其活性不易终止，容易增加低血糖的风险。这些抑制剂的研究提示，由于代偿性糖原分解增加，肝葡萄糖输出量可部分减少，相关的临床研究正在进行中。

十四、直接促进葡萄糖代谢的药物

许多化合物可直接刺激肌肉和脂肪组织摄取和利用葡萄糖，但很少有学者将它们用于 T2DM 的治疗，这主要是因为其降糖效果难以控制，并有一定的不良反应，如二氯乙酸盐、精胺、二酰胺、过氧化物、维生素 K5、脱氧富伦菌素、冈田酸和几种佛波醇酯等。糖原合成酶抑制剂在胰岛素抵抗的糖尿病动物中能够增加糖原合成、降低血糖，但对细胞分裂的潜在不利影响限制了它在 T2DM 中的应用。

AMPK 激动剂也成为 T2DM 的一个治疗靶点。AMPK 是一种重要的调控能量代谢的酶，也可能是二甲双胍、PPARγ 受体激动剂、脂联素受体拮抗剂等药物的靶点之一。它在细胞能量下降和 AMP 浓度升高时被激活，进而促进葡萄糖和脂肪酸的摄取和氧化以恢复 ATP 的生产。AMPK 还能减少糖异生和脂肪生成，还有一定抑制肿瘤的作用。AMP 的类似物如 5-氨基咪唑-4-甲酰胺-1β-D-呋喃核糖苷（AICAR）可激活 AMPK，改善胰岛素抵抗动物的血糖水平。此外，α-硫辛酸、多酚类、水杨酸盐和其他小分子也可作为 AMPK 的激活剂。

十五、减 肥 药 物

众所周知，无论是通过"管住嘴，迈开腿"的行为方式改变体重，或是其他能够长期减少体脂含量的措施，都可以带来改善胰岛素敏感性、控制血糖的益处。事实上，减重手术已经在这方面取得了可喜的成果。然而药物干预并没有达到满意的效果。公认的能够减轻体重的药物包括肠内脂肪酶抑制剂奥利司他，以及在部分地区上市的饱腹感诱导剂芬特明。新的饱腹感诱导剂包括高剂量的 GLP-1 受体激动剂（利拉鲁肽）、5-羟色胺受体激动剂（氯卡色林）、苯丁胺托吡酯组合（Qsymia）和安非他酮-药物纳曲酮组合（Contrave）等。对肥胖 T2DM 患者的研究表明，这些药物同样可以降低血糖。GLP-1 受体激动剂和 SGLT-2 抑制剂已经将降糖和降体重结合起来。今后的研究方向应更注重于同时解决肥胖和血糖的问题。

十六、去乙酰化酶

去乙酰化酶包括依赖组蛋白脱乙酰酶的烟酰胺腺嘌呤二核苷酸（NAD）和腺苷二磷酸（ADP）核糖基转移酶。这些酶能够改变组蛋白的结构和染色质的稳定性，在动物模型中调控能量代谢基因的转录，调节胰岛素分泌和营养代谢，限制热量摄取，并预防体重增加，最终延缓糖尿病和心血管疾病的发生发展。已有若干种去乙酰化酶的小分子激动剂，在糖尿病动物模型中能发挥一定作用，但这些作用还需在后续研究中进一步证实。

十七、药物基因组学

通过研究基因突变与降糖药物之间的关系，我们可以预测特定药物对个体的有效性、耐受性、不良反应发生的风险。转运蛋白和药物代谢酶的基因突变可影响药物的吸收、在细胞中的分布及药物的清除，药物代谢的变化又会改变某些特定基因进而影响疾病进程。对药物进行个性化的药物基因组学（pharmacogenomics）检测尚处于起步阶段，今后有希望用于改善药物与个体之间的相容性，避免无效或有害的干预措施。

综上，本章讨论了降糖药物的开发和潜在的新型 T2DM 治疗靶点。值得注意的是，T2DM 的治疗通常需要一系列不同作用的药物共同组成治疗方案，这些药物可随着疾病的进展而逐步联用。今后，新药开发会更注重肥胖、能量消耗和炎症等方面的问题，而传统的基于胰岛素、胰高血糖素和肠促胰岛素作用的药物仍将延续。药物基因组学的发展，会给个体化的细胞治疗带来更"智能化"的治疗效果。

（陈　弘　李小英）

参 考 文 献

Agius L, 2007. New hepatic targets for glycaemic control in diabetes. Best Pract Res Clin Endocrinol Metab, 21（4）: 587-605.

Aldekhail NM, Logue J, McLoone P, et al, 2015. Effect of orlistat on glycaemic control in overweight and obese patients with type 2 diabetes mellitus: a systematic review and meta-analysis of randomized controlled trials. Obes Rev, 16（12）: 1071-1080.

Aminorroaya A, Janghorbani M, Ramezani M, et al, 2004. Does bromocriptine improve glycemic control of obese type-2 diabetics? Horm Res, 62（2）: 55-59.

Anderson A, Walker BR, 2013. 11beta-HSD1 inhibitors for the treatment of type 2 diabetes and cardiovascular disease. Drugs, 73（13）:

1385-1393.

Andrade-Oliveira V，Camara NO，Moraes-Vieira PM，2015. Adipokines as drug targets in diabetes and underlying disturbances. J Diabetes Res，2015：681612.

Bailey CJ，2007. Treating insulin resistance：future prospects. Diab Vasc Dis Res，4（1）：20-31.

Bailey CJ，2013. Interpreting adverse signals in diabetes drug development programs. Diabetes Care，36（7）：2098-2106.

Bailey CJ，2015. The current drug treatment landscape for diabetes and perspectives for the future. Clin Pharmacol Ther，98（2）：170-184.

Bhaskar V，Goldfine ID，Bedinger DH，et al，2012. A fully human，allosteric monoclonal antibody that activates the insulin receptor and improves glycemic control. Diabetes，61（5）：1263-1271.

Bode BW，McGill JB，Lorber DL，et al，2015. Inhaled technosphere insulin compared with injected prandial insulin in type 1 diabetes：a randomized 24-week trial. Diabetes Care，38（12）：2266-2273.

Boss AH，Petrucci R，Lorber D，2012. Coverage of prandial insulin requirements by means of an ultra-rapid-acting inhaled insulin. J Diabetes Sci Technol，6（4）：773-779.

Buckingham B，Beck RW，Ruedy KJ，et al，2013. Effectiveness of early intensive therapy on beta-cell preservation in type 1 diabetes. Diabetes Care，36（12）：4030-4035.

Campbell JE，Drucker DJ，2015. Islet alpha cells and glucagon--critical regulators of energy homeostasis. Nat Rev Endocrinol，11（6）：329-338.

Cao Y，Jiang X，Ma H，et al，SIRT1 and insulin resistance. J Diabetes Complications，30（1）：178-183.

Cengiz E，2012. Undeniable need for ultrafast-acting insulin：the pediatric perspective. J Diabetes Sci Technol，6（4）：797-801.

Cengiz E，2013. Closer to ideal insulin action：ultra fast acting insulins. Panminerva Med，55（3）：269-275.

Cengiz E，Sherr JL，Weinzimer SA，et al，2011. New-generation diabetes management：glucose sensor-augmented insulin pump therapy. Expert Rev Med Devices，8（4）：449-458.

Cengiz E，Weinzimer SA，Sherr JL，et al，2013. Acceleration of insulin pharmacodynamic profile by a novel insulin infusion site warming device. Pediatr Diabetes，14（3）：168-173.

Cengiz E，Weinzimer SA，Sherr JL，et al，2014. Faster in and faster out：accelerating insulin absorption and action by insulin infusion site warming. Diabetes Technol Ther，16（1）：20-25.

Chalkiadaki A，Guarente L，2012. Sirtuins mediate mammalian metabolic responses to nutrient availability. Nat Rev Endocrinol，8（5）：287-296.

Charron MJ，Vuguin PM，2015. Lack of glucagon receptor signaling and its implications beyond glucose homeostasis. J Endocrinol，224（3）：R123-130.

Chou DH，Webber MJ，Tang BC，et al，2015. Glucose-responsive insulin activity by covalent modification with aliphatic phenylboronic acid conjugates. Proc Natl Acad Sci U S A，112（8）：2401-2406.

Coppari R，Bjorbaek C，2012. Leptin revisited：its mechanism of action and potential for treating diabetes. Nat Rev Drug Discov，11（9）：692-708.

Coughlan KA，Valentine RJ，Ruderman NB，et al，2014. AMPK activation：a therapeutic target for type 2 diabetes? Diabetes Metab Syndr Obes，7：241-253.

Davies MJ，Bergenstal R，Bode B，et al，2015. Efficacy of liraglutide for weight loss among patients with type 2 diabetes：the SCALE diabetes randomized clinical trial. JAMA，314（7）：687-699.

De Ceuninck F，Kargar C，Ilic C，et al，2013. Small molecule glucokinase activators disturb lipid homeostasis and induce fatty liver in rodents：a warning for therapeutic applications in humans. Br J Pharmacol，168（2）：339-353.

Defronzo RA，2009. Banting Lecture. From the triumvirate to the ominous octet：a new paradigm for the treatment of type 2 diabetes mellitus. Diabetes，58（4）：773-795.

Defronzo RA，2011. Bromocriptine：a sympatholytic，d2-dopamine agonist for the treatment of type 2 diabetes. Diabetes Care，34（4）：789-794.

Diabetes C，Complications Trial Research G，Nathan DM，et al，1993. The effect of intensive treatment of diabetes on the development and progression of long-term complications in insulin-dependent diabetes mellitus. N Engl J Med，329（14）：977-986.

Dorajoo R，Liu J，Boehm BO，2015. Genetics of type 2 diabetes and clinical utility. Genes（Basel），6（2）：372-384.

Duan H，Ning M，Zou Q，et al，2015. Discovery of intestinal targeted TGR5 agonists for the treatment of type 2 diabetes. J Med Chem，58（8）：3315-3328.

Duboc H, Tache Y, Hofmann AF, 2014. The bile acid TGR5 membrane receptor: from basic research to clinical application. Dig Liver Dis, 46（4）: 302-312.

Dunmore SJ, Brown JE, 2013. The role of adipokines in beta-cell failure of type 2 diabetes. J Endocrinol, 216（1）: T37-45.

Erion DM, Lapworth A, Amor PA, et al, 2014. The hepatoselective glucokinase activator PF-04991532 ameliorates hyperglycemia without causing hepatic steatosis in diabetic rats. PLoS One, 9（5）: e97139.

Finan B, Yang B, Ottaway N, et al, 2015. A rationally designed monomeric peptide triagonist corrects obesity and diabetes in rodents. Nat Med, 21（1）: 27-36.

Fosgerau K, Hoffmann T, 2015. Peptide therapeutics: current status and future directions. Drug Discov Today, 20（1）: 122-128.

Franks PW, Pearson E, Florez JC, 2013. Gene-environment and gene-treatment interactions in type 2 diabetes: progress, pitfalls, and prospects. Diabetes Care, 36（5）: 1413-1421.

Gaich G, Chien JY, Fu H, et al, 2013. The effects of LY2405319, an FGF21 analog, in obese human subjects with type 2 diabetes. Cell Metab, 18（3）: 333-340.

Gault VA, Bhat VK, Irwin N, et al, 2013. A novel glucagon-like peptide-1（GLP-1）/glucagon hybrid peptide with triple-acting agonist activity at glucose-dependent insulinotropic polypeptide, GLP-1, and glucagon receptors and therapeutic potential in high fat-fed mice. J Biol Chem, 288（49）: 35581-35591.

Gaziano JM, Cincotta AH, O'Connor CM, et al, 2010. Randomized clinical trial of quick-release bromocriptine among patients with type 2 diabetes on overall safety and cardiovascular outcomes. Diabetes Care, 33（7）: 1503-1508.

Gough SC, Bode BW, Woo VC, et al, 2015. One-year efficacy and safety of a fixed combination of insulin degludec and liraglutide in patients with type 2 diabetes: results of a 26-week extension to a 26-week main trial. Diabetes Obes Metab, 17（10）: 965-973.

Gregg B, Connor CG, Ruedy KJ, et al, 2015. Body mass index changes in youth in the first year after type 1 diabetes diagnosis. J Pediatr, 166（5）: 1265-1269.

Grimsby J, Sarabu R, Corbett WL, et al, 2003. Allosteric activators of glucokinase: potential role in diabetes therapy. Science, 301（5631）: 370-373.

Gross B, Staels B, 2007. PPAR agonists: multimodal drugs for the treatment of type-2 diabetes. Best Pract Res Clin Endocrinol Metab, 21（4）: 687-710.

Hardie DG, 2013. AMPK: a target for drugs and natural products with effects on both diabetes and cancer. Diabetes, 62（7）: 2164-2172.

Heinemann L, Hompesch M, Flacke F, et al, 2011. Reduction of postprandial glycemic excursions in patients with type 1 diabetes: a novel human insulin formulation versus a rapid-acting insulin analog and regular human insulin. J Diabetes Sci Technol, 5（3）: 681-686.

Heise T, Hovelmann U, Brondsted L, et al, 2015. Faster-acting insulin aspart: earlier onset of appearance and greater early pharmacokinetic and pharmacodynamic effects than insulin aspart. Diabetes Obes Metab, 17（7）: 682-688.

Heise T, Hovelmann U, Nosek L, et al, 2015. Comparison of the pharmacokinetic and pharmacodynamic profiles of insulin degludec and insulin glargine. Expert Opin Drug Metab Toxicol, 11（8）: 1193-1201.

Heise T, Morrow L, Hompesch M, et al, 2014. Safety, efficacy and weight effect of two 11beta-HSD1 inhibitors in metformin-treated patients with type 2 diabetes. Diabetes Obes Metab, 16（11）: 1070-1077.

Heise T, Nosek L, Bottcher SG, et al, 2012. Ultra-long-acting insulin degludec has a flat and stable glucose-lowering effect in type 2 diabetes. Diabetes Obes Metab, 14（10）: 944-950.

Heise T, Nosek L, Klein O, et al, 2015. Insulin degludec/insulin aspart produces a dose-proportional glucose-lowering effect in subjects with type 1 diabetes mellitus. Diabetes Obes Metab, 17（7）: 659-664.

Henry RR, Rosenstock J, Logan D, et al, 2014. Continuous subcutaneous delivery of exenatide via ITCA 650 leads to sustained glycemic control and weight loss for 48 weeks in metformin-treated subjects with type 2 diabetes. J Diabetes Complications, 28（3）: 393-398.

Home PD, Bolli GB, Mathieu C, et al, 2015. Modulation of insulin dose titration using a hypoglycaemia-sensitive algorithm: insulin glargine versus neutral protamine Hagedorn insulin in insulin-naive people with type 2 diabetes. Diabetes Obes Metab, 17（1）: 15-22.

Juvenile Diabetes Research Foundation Continuous Glucose Monitoring Study Group, Tamborlane WV, Beck RW, et al, 2008. Continuous glucose monitoring and intensive treatment of type 1 diabetes. N Engl J Med, 359（14）: 1464-1476.

Kalra S, Baruah MP, Niazi AK, 2012. Degludec: a novel basal insulin. Recent Pat Endocr Metab Immune Drug Discov, 6（1）: 18-23.

Koren S, Fantus IG, 2007. Inhibition of the protein tyrosine phosphatase PTP1B: potential therapy for obesity, insulin resistance and type-2 diabetes mellitus. Best Pract Res Clin Endocrinol Metab, 21（4）: 621-640.

Krasner A，Pohl R，Simms P，et al，2012. A review of a family of ultra-rapid-acting insulins：formulation development. J Diabetes Sci Technol，6（4）：786-796.

Li K，Husing A，Sookthai D，et al，2015. Selecting high-risk individuals for lung cancer screening：a prospective evaluation of existing risk models and eligibility criteria in the German EPIC cohort. Cancer Prev Res（Phila），8（9）：777-785.

Makki K，Froguel P，Wolowczuk I，2013. Adipose tissue in obesity-related inflammation and insulin resistance：cells，cytokines，and chemokines. ISRN Inflamm，2013：139239.

Mancini A D，Poitout V，2013. The fatty acid receptor FFA1/GPR40 a decade later：how much do we know? Trends Endocrinol Metab，24（8）：398-407.

Mancini A D，Poitout V，2015. GPR40 agonists for the treatment of type 2 diabetes：life after 'TAKing' a hit. Diabetes Obes Metab，17（7）：622-629.

Maruthur NM，Gribble MO，Bennett WL，et al，2014. The pharmacogenetics of type 2 diabetes：a systematic review. Diabetes Care，37（3）：876-886.

Meek CL，Lewis HB，Reimann F，et al，2016. The effect of bariatric surgery on gastrointestinal and pancreatic peptide hormones. Peptides，77：28-37.

Menting JG，Whittaker J，Margetts MB，et al，2013. How insulin engages its primary binding site on the insulin receptor. Nature，493（7431）：241-245.

Miller KM，Foster NC，Beck RW，et al，2015. Current state of type 1 diabetes treatment in the U.S.：updated data from the T1D Exchange clinic registry. Diabetes Care，38（6）：971-978.

Nakamura A，Terauchi Y，2015. Present status of clinical deployment of glucokinase activators. J Diabetes Investig，6（2）：124-132.

Nankar RP，Doble M，2013. Non-peptidyl insulin mimetics as a potential antidiabetic agent. Drug Discov Today，18（15/16）：748-755.

Nauck MA，Petrie JR，Sesti G，et al，2016. A phase 2，randomized，dose-finding study of the novel once-weekly human GLP-1 analog，semaglutide，compared with placebo and open-label liraglutide in patients with type 2 diabetes. Diabetes Care，39（2）：231-241.

Nunez DJ，Bush MA，Collins DA，et al，2014. Gut hormone pharmacology of a novel GPR119 agonist（GSK1292263），metformin，and sitagliptin in type 2 diabetes mellitus：results from two randomized studies. PLoS One，9（4）：e92494.

Oh DY，Walenta E，Akiyama TE，et al，2014. A Gpr120-selective agonist improves insulin resistance and chronic inflammation in obese mice. Nat Med，20（8）：942-947.

Ohishi T，Yoshida S，2012. The therapeutic potential of GPR119 agonists for type 2 diabetes. Expert Opin Investig Drugs，21（3）：321-328.

Okada-Iwabu M，Yamauchi T，Iwabu M，et al，2013. A small-molecule AdipoR agonist for type 2 diabetes and short life in obesity. Nature，503（7477）：493-499.

Onishi Y，Ono Y，Rabol R，et al，2013. Superior glycaemic control with once-daily insulin degludec/insulin aspart versus insulin glargine in Japanese adults with type 2 diabetes inadequately controlled with oral drugs：a randomized，controlled phase 3 trial. Diabetes Obes Metab，15（9）：826-832.

Pacini G，Mari A，Fouqueray P，et al，2015. Imeglimin increases glucose-dependent insulin secretion and improves beta-cell function in patients with type 2 diabetes. Diabetes Obes Metab，17（6）：541-545.

Popov D，2011. Novel protein tyrosine phosphatase 1B inhibitors：interaction requirements for improved intracellular efficacy in type 2 diabetes mellitus and obesity control. Biochem Biophys Res Commun，410（3）：377-381.

Qiang G，Xue S，Yang JJ，et al，2014. Identification of a small molecular insulin receptor agonist with potent antidiabetes activity. Diabetes，63（4）：1394-1409.

Ritzel R，Roussel R，Bolli GB，et al，2015. Patient-level meta-analysis of the EDITION 1，2 and 3 studies：glycaemic control and hypoglycaemia with new insulin glargine 300 U/ml versus glargine 100 U/ml in people with type 2 diabetes. Diabetes Obes Metab，17（9）：859-867.

Rosenstock J，Banarer S，Fonseca VA，et al，2010. The 11-beta-hydroxysteroid dehydrogenase type 1 inhibitor INCB13739 improves hyperglycemia in patients with type 2 diabetes inadequately controlled by metformin monotherapy. Diabetes Care，33（7）：1516-1522.

Rosenstock J，Lorber DL，Gnudi L，et al，2010. Prandial inhaled insulin plus basal insulin glargine versus twice daily biaspart insulin for type 2 diabetes：a multicentre randomised trial. Lancet，375（9733）：2244-2253.

Sadry SA，Drucker DJ，2013.Emerging combinatorial hormone therapies for the treatment of obesity and type 2 diabetes. Nat Rev Endocrinol，9（7）：425-433.

Sahebkar A，Chew GT，Watts GF，2014. New peroxisome proliferator-activated receptor agonists：potential treatments for atherogenic dyslipidemia and non-alcoholic fatty liver disease. Expert Opin Pharmacother, 15（4）: 493-503.

Sammons MF, Lee EC, 2015. Recent progress in the development of small-molecule glucagon receptor antagonists. Bioorg Med Chem Lett, 25（19）: 4057-4064.

Scheen AJ, Van Gaal LF, 2014. Combating the dual burden: therapeutic targeting of common pathways in obesity and type 2 diabetes. Lancet Diabetes Endocrinol, 2（11）: 911-922.

Schmitz-Peiffer C, Biden TJ, 2008. Protein kinase C function in muscle, liver, and beta-cells and its therapeutic implications for type 2 diabetes. Diabetes, 57（7）: 1774-1783.

Sheu WH, Gantz I, Chen M, et al, 2015. Safety and efficacy of omarigliptin（MK-3102）, a novel once-weekly DPP-4 inhibitor for the treatment of patients with type 2 diabetes. Diabetes Care, 38（11）: 2106-2114.

Tahrani AA, Barnett AH, Bailey CJ, 2013. SGLT inhibitors in management of diabetes. Lancet Diabetes Endocrinol, 1（2）: 140-151.

Tambascia MA, Eliaschewitz FG, 2015. Degludec: the new ultra-long insulin analogue. Diabetol Metab Syndr, 7: 57.

Tamez HE, Tamez AL, Garza LA, et al, 2015. Dapagliflozin as an adjunct therapy to insulin in the treatment of patients with type 1 diabetes mellitus. J Diabetes Metab Disord, 14（1）: 1-3.

Tooley JE, Waldron-Lynch F, Herold KC, 2012. New and future immunomodulatory therapy in type 1 diabetes. Trends Mol Med, 18（3）: 173-181.

Valentine V, Goldman J, Shubrook JH, 2017. Rationale for, initiation and titration of the basal insulin/GLP-1RA fixed-ratio combination products, IDegLira and IGlarLixi, for the management of type 2 diabetes. Diabetes Ther, 8（4）: 739-752.

van Poelje PD, Potter SC, Erion MD, 2011. Fructose-1, 6-bisphosphatase inhibitors for reducing excessive endogenous glucose production in type 2 diabetes. Handb Exp Pharmacol, 2011（203）: 279-301.

Verma MK, Biswas S, Chandravanshi B, et al, 2014. A novel GPR40 agonist, CNX-011-67, suppresses glucagon secretion in pancreatic islets under chronic glucolipotoxic conditions in vitro. BMC Res Notes, 7: 595.

von Karstedt S, Conti A, Nobis M, et al, 2015. Cancer cell-autonomous TRAIL-R signaling promotes KRAS-driven cancer progression, invasion, and metastasis. Cancer Cell, 27（4）: 561-573.

Webster NJ, Park K, Pirrung MC, 2003. Signaling effects of demethylasterriquinone B1, a selective insulin receptor modulator. Chembiochem, 4（5）: 379-385.

Weinger K, Beverly EA, 2010. Barriers to achieving glycemic targets: who omits insulin and why? Diabetes Care, 33（2）: 450-452.

Woo YC, Xu A, Wang Y, et al, 2013. Fibroblast growth factor 21 as an emerging metabolic regulator: clinical perspectives. Clin Endocrinol（Oxf）, 78（4）: 489-496.

Yki-Jarvinen H, Bergenstal R, Ziemen M, et al, 2014. New insulin glargine 300 units/mL versus glargine 100 units/mL in people with type 2 diabetes using oral agents and basal insulin: glucose control and hypoglycemia in a 6-month randomized controlled trial（EDITION 2）. Diabetes Care, 37（12）: 3235-3243.

Zhou JY, Chan L, Zhou SW, 2014. Omentin: linking metabolic syndrome and cardiovascular disease. Curr Vasc Pharmacol, 12（1）: 136-143.

Zisser H, Jovanovic L, Markova K, et al, 2012. Technosphere insulin effectively controls postprandial glycemia in patients with type 2 diabetes mellitus. Diabetes Technol Ther, 14（11）: 997-1001.

第三十三章　胰腺移植和胰岛移植

第一节　胰　腺　移　植

目前，胰腺移植是治疗糖尿病最有效的方法。自 1966 年 Kelly 和 Lillehei 完成首例胰腺移植至 2017 年底，全世界已实施 50 000 余例胰腺移植。胰腺移植开展初期，由于移植后糖尿病患者获益不明显，且术后并发症多，其发展速度和规模不如肝、肾等实体脏器移植。笔者认为，其原因有如下三点：①胰腺移植非救命器官移植。②胰腺由于其复杂的生理和解剖，即既有内分泌功能又有外分泌功能，胰腺为腹膜间位器官，无完整包膜，多重血运供应，手术困难。③胰腺移植至今没有统一的手术方式。

20 世纪 90 年代末，随着外科手术技术的发展和新型免疫抑制的应用，胰腺移植开始迅速发展与成熟，胰腺移植后受者长期生存获益开始显现。胰腺移植包括单纯胰腺移植（pancreas transplantation alone，PTA）、肾移植后胰腺移植（pancreas after kidney transplantation，PAK）和同期胰肾联合移植（simultaneous pancreas-kidney transplantation，SPK）。PAK 指胰腺和肾来自不同供者，先期植入肾，待肾功能恢复后，再择期植入胰腺；SPK 指同期植入的胰腺和肾来自同一供者。其中 SPK 占 70%，PAK 占 22%，PTA 仅占 8%，所有类型胰腺移植的受者 1 年存活率超过 95%，移植胰腺平均 1 年存活率（停用胰岛素）达 85%；SPK、PAK 和 PTA 胰腺 1 年存活率分别为 89%、86% 和 82%，5 年存活率分别为 71%、65% 和 58%。国际胰腺移植登记中心数据显示，胰腺移植术后受者 5 年存活率超过 83%，术后存活时间超过 10 年者达 70%。随着新型免疫抑制剂的开发和联合方案的应用，排斥反应导致的移植物失功率明显下降，1 年移植物失功率在单独胰腺移植中为 6.0%，在 SPK 中仅为 1.8%~3.7%。

我国于 1982 年施行首例 PAK，1989 年施行首例 SPK，早期例数不多，受者和移植胰腺 1 年存活率均不足 5%。自 2000 年以来，40 多个移植中心共施行 3 例 PAK、300 余例 SPK，手术成功率有了显著提高，受者和移植胰腺 1 年存活率达 95% 和 90%。长期存活率亦明显改善，受者 3 年、5 年和 8 年存活率分别为 90.1%、89.1% 和 80.0%，移植胰腺 3 年、5 年和 8 年存活率分别为 86.8%、84.6% 和 60.0%。2010 年天津市第一中心医院在国内首先采用了 Tso 等报道的新术式行胰肾联合移植，即胰肾同侧联合移植、胰腺静脉体循环回流、外分泌经肠道引流，减少了移植并发症的发生率，长期存活率也明显提高。2017~2019 年，我国连续 3 年胰腺移植例数均超过 100 例，新一轮胰腺移植的发展浪潮已经来临。

自 1966 年开展首例胰腺移植至今，胰腺移植尚无统一手术方式，争论最多的就是胰腺外分泌引流处理（膀胱/肠内引流）和静脉回流的类型（体静脉/门静脉回流），另外就是移植胰腺的体积（全器官/节段性移植）和移植物的放置（腹膜外/腹膜内）。膀胱引流的优点是可以检测尿淀粉酶作为排斥反应的标准，并发症总的发生率及严重并发症发生率较低。但因为其为非生理性吻合，可导致多种代谢和泌尿系的并发症，如代谢性酸中毒和脱水，泌尿系感染率高，血尿，泌尿生殖器受刺激，反流性胰腺炎等，另外尿液可能对移植的十二指肠有致癌作用。肠内引流是符合生理的外引流技术，无技术相关的代谢或泌尿系并发症；其缺点是无法检测胰腺外分泌，并发症发生率高且严重，不便于经皮穿刺活检。门静脉回流至体静脉还是门静脉也各有优缺点：体静脉回流是低流速器官向受者高流速体循环的静脉回流，使得移植胰腺血栓形成危险性相对降低；胰腺位于下腹部，可采用膀胱或肠内引流胰腺外分泌液，更容易进行胰腺穿刺活检；但由于其不经过肝，体静脉回流会导致外周高胰岛素血症和门静脉低胰岛素血症，外周高胰岛素血症通过刺激血管平滑肌增长和升高血脂，导致动脉硬化发生；另外，外周高胰岛素血症与胰岛素抵抗有关，导致基础肝糖原的生成增加，降低外周葡萄糖的利用，减少胰岛素刺激的葡萄糖的储存，抵抗胰岛素的抗降脂作用。门静脉回流的优点是胰岛素水平正常，能改善脂质和蛋白代谢，可能比体静脉回流有更低的排斥反应发生率；其缺点是血栓发生率更高，由于移植胰腺位于中腹部，不便于穿刺活检。全胰腺移植或节段胰腺移植：胰腺移植初期，由于节段性胰腺移植手术简单安全，实施比较多；但由于节段胰腺移植移植的胰岛数量少，其代谢控制方面不能令人满意，移植术后一年的血糖水平明显升高，其移植物生存率也低于全胰腺移植。因此从20世纪90年代初，全胰腺移植逐渐代替节段性胰腺移植。目前大多数的移植胰腺被放置在腹膜内，只有少数中心经低位侧切口将胰肾放置在腹膜外。

一、适应证与禁忌证

1. 胰腺或胰肾联合移植手术适应证　①1 型糖尿病：并发终末期肾衰竭（尿毒症期）；②2 型糖尿病：并发终末期肾衰竭（尿毒症期），需大剂量胰岛素治疗；③肾移植后糖尿病、移植肾衰竭。

2. 禁忌证

（1）胰腺移植绝对禁忌证：难以控制的全身性感染（包括结核病、活动性肝炎）；未治愈的溃疡病；合并严重的心、肺、脑等重要器官的器质性病变；近期（<6 个月）心肌梗死史；恶性肿瘤未治疗或治愈后未满 1 年者；获得性免疫缺陷综合征（AIDS）；进行性周围肢端坏死、卧床不起；严重胃肠功能紊乱、不能服用免疫抑制剂者；伴有精神病或心理异常；经多学科干预仍无法控制的高度不依从性；有嗜烟、酗酒、药物滥用史。

（2）胰腺移植相对禁忌证：年龄<18 岁或>59 岁；近期视网膜出血；有症状的脑血管或外周血管病变；$BMI<17.5kg/m^2$ 或 $>30kg/m^2$；乙型肝炎表面抗原阳性或丙型肝炎抗体阳性而肝功能正常者；人类免疫缺陷病毒（HIV）携带者。

二、术前评估与准备

胰腺移植受者的术前评估与准备：移植前应对患者的全身状况、糖尿病所致血管病变、重要器官功能及糖尿病并发症情况进行全面、综合评估，尤其应重视心脑血管病变的评估。

1. 一般评估　①一般健康状况评估：生命体征、身高、体重、BMI、水肿、糖尿病足等。②一般实验室检测和免疫学检测：参见《中国胰腺移植诊疗指南》。③辅助检查：上腹部 B 超，正侧位胸部 X 线检查，胃镜或钡餐，肺功能，双侧髂血管和下肢血管 B 超，必要时行头颅、胸、腹部 CT 或 MRI。

2. 胰腺功能评估　①查询患者近期血糖记录，检查糖化血红蛋白水平，全面了解患者入院前血糖控制情况。②口服糖耐量试验、胰岛素水平及 C 肽释放试验，必要时检查胰岛素抗体，了解胰腺内分泌功能，确定糖尿病类型（1 型或 2 型），以利于围手术期选择不同治疗方法控制血糖。③血清淀粉酶、脂肪酶、尿淀粉酶测定。

心血管病变及心功能评估：冠心病是导致胰腺移植受者死亡的常见原因，明显影响受者和移植物的存活率。术前已伴有心绞痛、心肌梗死、脑卒中、糖尿病足或外周肢体坏疽的患者，移植术后早期病死率进一步增高。因此，术前必须进行相关辅助检查，评估心血管病变及心功能状态。①心电图或 24 小时动态心电图。心电图异常者需进一步检查。②24 小时动态血压测定，了解昼夜血压变化情况。③心脏彩色超声检查，了解有无心包积液、心脏大小、左心室射血分数。④必要时做心脏 CTA，了解心脏冠状动脉狭窄情况。另外还要行神经系统及眼部并发症检查。

胰腺供者评估：胰腺供者年龄应<40 岁，无高血压、糖尿病史，BMI<25kg/m^2，无胰腺外伤，血淀粉酶、脂肪酶正常；血流动力学和氧合状态相对稳定，主要器官功能评估符合肾捐献者要求。

三、手 术 方 式

供体胰腺的切取：多数采用腹腔多器官联合切取技术。所以，胰腺修整前，需将胰腺自肝及双肾分离。在分离胰腺前，应认真检查供体胰腺灌注状况及有无损伤。如有严重损伤，应果断放弃胰腺。在左肾静脉上缘，游离并横断肝下下腔静脉。将器官翻转，从腹主动脉背侧纵行剖开腹主动脉。将肾动脉与腹腔干肠系膜上动脉分离、剪断，注意有无肾动脉分支开口。紧贴左肾上级，将肾脏与胰腺分离，分离肝十二指肠韧带组织。紧贴十二指肠，剪断胆总管，近十二指肠端结扎。游离肝总动脉、肝固有动脉及胃十二指肠动脉分叉部，以 6-0 血管线分别缝合标记，距离分插部 0.5cm 处分别剪断肝总动脉及胃十二指肠动脉，游离剪断门静脉，近胰腺侧组织妥善结扎，将胰腺与肝分离。

胰腺的修整：①切除供体脾、脾动脉及脾静脉残端，进行双重结扎。②沿胰腺上缘，剔除相应的脂肪组织。注意不要损伤脾动脉。在游离过程中，应注意脾动脉的分支胃后动脉。③游离腹腔干及肠系膜上动脉，注意妥善结扎腹腔干的分支、胃左动脉及膈下动脉。④游离十二指肠，剔除胰头部脂肪组织，在胰腺钩突水平游离肠系膜根部。双重结扎肠系膜上静脉及肠系膜上动脉，剔除胰腺下缘脂肪。注意不要损伤脾静脉，并妥善游离结扎肠系膜下静脉。⑤动脉重建，以 7-0 血管线端端吻合肝总动脉及胃十二指肠动脉。⑥门静脉重建，如供体胰腺门静脉过短，可使用供体髂总静脉或髂外静脉予以适当延长。⑦保留供体十二指肠约 10cm，十二指肠两端闭合包埋。

受体手术：根据外引流处理方式和静脉回流方式及是否全胰腺或节段胰腺移植，是否同时联合肾移植，胰腺移植之前是否行肾移植等。胰腺移植术式分多种方式，主要有体静脉回流和膀胱引流的全胰十二指肠移植术，体静脉回流和膀胱引流的胰肾联合移植术，体静脉回流和膀胱引流的节段性胰腺移植术，体静脉回流和肠内引流的全胰十二指肠移植术，体静脉回流和肠内引流的全胰肾联合移植术，体静脉回流和肠内引流的节段性胰腺移植术，门静脉回流和肠内引流的全胰腺十二指肠移植术，以及门静脉回流和肠内引流的节段性胰腺十二指肠移植术，还有目前已经淘汰的手术方式，如胰管注射堵塞、胰管输尿管吻合引流、胰管胃引流、开放胰管引流和胰管结扎等。本章主要介绍右侧体静脉回流和空肠引流的全胰十二指肠移植术，利用供者髂动脉搭桥的腔静脉回流回肠引流式胰肾联合移植术、门静脉回流回肠引流式胰肾联合移植和腔静脉回流回肠引流式胰肾联合移植。

右侧体静脉回流和膀胱引流的全胰十二指肠移植术：中下腹部正中切口，在右侧腹腔内显露、游离髂总动、静脉及髂外动、静脉上段，移植胰植入腹腔内，将胰头部朝向头侧，带腹腔干和肠系膜上动脉开口的 Carrel 修片与髂外动脉或髂总动脉端侧吻合，移植胰门静脉与髂外静脉或髂总静脉端侧吻合，开放血流后，移植胰表面止血。供胰带十二指肠节段可与受者 Roux-en-Y 空肠作侧侧吻合或端侧吻合，亦可直接与受者空肠直接作侧侧吻合。供体十二指肠和受者空肠侧侧吻合更简便，可缩短手术时间并可减少腹腔污染机会。吻合时，后壁用 Vicryl 4-0 可吸收线全层连续缝合，浆肌层丝线间断缝合，全壁黏膜层和浆肌层分别用 Vicryl 4-0 可吸收线连续内翻缝合，浆肌层丝线间断缝合加固。最后，经空肠吻合口远侧的受者空肠壁插入 14 号硅胶导管至吻合口旁，经腹壁切口内侧腹壁引至体外。此引流管可引流减压，预防吻合口漏，术后还可通过该引流管观察吻合口出血、移植胰外分泌功能（检测引流液淀粉酶含量）。

利用供者髂动脉搭桥的腔静脉回流回肠引流式胰肾联合移植术：全身麻醉后取平卧位，手术切口选用腹部右侧经腹直肌切口进入腹腔，游离右侧髂外动脉、髂外静脉及腔静脉下段备用。将供肾静脉与受者髂外静脉行端侧吻合，将供体髂总动脉与受者髂外动脉行端侧吻合，供体髂外动脉以动脉夹暂时夹闭，开放血管恢复移植肾血供（修整肾时将肾动脉和供体髂内动脉做端端吻合）。右侧髂窝侧腹膜行十字切开后钝性游离，将供肾置于腹膜外，缝合腹膜数针以固定供肾，切开膀胱区腹膜约 4cm，将供肾输尿管经腹膜外隧道穿至膀胱底与膀胱吻合，缝合膀胱区腹膜。取供体胰腺，将供体胰腺门静脉与受者腔静脉行端侧吻合，将腹腔干-肠系膜上动脉之腹主动脉袖片与备用之供体髂外动脉残端行端端吻合，开放胰腺血流，彻底止血。供体十二指肠与受者的距回盲部 50cm 回肠段，行侧侧吻合。腹腔内彻底止血后放置胰头后胰体后方及盆腔引流管。

门静脉回流回肠引流式胰肾联合移植：全身麻醉后取平卧位，手术切口选用腹部右侧经腹直肌切口进入腹腔，游离右侧髂外动脉、髂外静脉及下段腔静脉备用。将供肾静脉与受者髂外静脉行端侧吻合，将供体髂总动脉与受者髂外动脉行端侧吻合，供体髂外动脉以动脉夹暂时夹闭，开放血管恢复移植肾血供（修整肾时将肾动脉和供体髂内动脉做端端吻合）。右侧髂窝侧腹膜行十字切开后钝性游离，将供肾置于腹膜外，缝合腹膜数针以固定供肾，切开膀胱区腹膜约 4cm，将供肾输尿管经腹膜外隧道穿至膀胱底与膀胱吻合，缝合膀胱区腹膜。牵拉横结肠及其系膜，暴露小肠系膜根部，解剖游离肠系膜上静脉，取供体胰腺，将供体胰腺门静脉与受者肠系膜上静脉行端侧吻合，将腹腔干-肠系膜上动脉之腹主动脉袖片与备用之供体髂外动脉残端行端端吻合，开放胰腺血流，彻底止血。供体十二指肠与受者的空肠段行侧侧吻合术。腹腔内彻底止血后放置胰头后胰体后方及盆腔引流管。

腔静脉回流回肠引流式胰肾联合移植：先行肾移植。移植肾置于左侧髂窝，移植肾静脉与左侧髂外静脉行端侧吻合，移植肾动脉与左髂外动脉行端侧吻合，开放血流，移植肾输尿管与膀胱左上外侧行抗逆行缝合，内置单J管1根，单J管末端缝1根丝线，以便将来随尿液排出，拔管。再行胰腺移植。取右下腹腹直肌旁切口，供胰植入右侧髂窝腹腔内，纵向放置，胰头朝向上方，供胰动脉、静脉与受者右髂外动、静脉行端侧吻合，开放血管后胰腺充盈呈粉红色，切开十二指肠侧壁可见胰液流出。胰腺连同十二指肠降部与受者距Treitz韧带40～80cm处回肠行双层侧侧十二指肠空肠吻合。

四、术后处理

（一）术后一般处理

术后保留胃肠减压，待患者胃肠道功能恢复后拔除胃管。术中及术后采用第三代头孢菌素及甲硝唑预防感染，如出现感染，则根据细菌培养及药敏结果调整抗菌药物。每4小时测血糖1次，每6小时测血清及引流液淀粉酶1次，每天超声监测胰腺及肾血流。生长抑素0.1mg皮下注射，每8小时1次，2周后停用。术后常规给予低分子量肝素钠或阿加曲班抗凝，术后1周加用阿司匹林肠溶片100mg，每晚1次，手术后常规用更昔洛韦预防巨细胞病毒感染，醋酸卡泊芬净预防真菌感染，复方磺胺甲噁唑预防卡氏肺孢子虫肺炎。

（二）免疫抑制方案

免疫诱导采用抗胸腺细胞球蛋白（ATG）减激素方案：手术当天及术后1、2、3天给予ATG，总量6mg/kg，术后4天开始口服泼尼松20mg/d，术后1天开始加用吗替麦考酚酯750mg，每12小时1次，血清肌酐下降至270μmol/L后加用他克莫司（FK506）或环孢素。免疫抑制维持治疗方案，全球胰腺移植后最常用的维持治疗方案（>80%）为他克莫司+霉酚酸（VIIIA）+糖皮质激素三联用药，出现药物相关的不反应时，可考虑将他克莫司转换为环孢素和（或）西罗莫司（SRL）。

（三）胰腺移植术后相关并发症

1. 出血 是胰腺移植后常见外科并发症之一，发生率为7%～13%。早期腹腔出血都是外科源性的，如血管吻合口或未结扎的胰周或胰腺血管出血。也有一部分患者是因为凝血机制受损，弥漫性渗血。但严重出血或出血处理不当，可能导致移植失败，甚至危及患者生命。相当一部分患者出血是因为预防血栓形成而抗凝过度。

2. 血栓形成 移植胰腺发生血栓形成是术后早期移植胰腺功能丧失的主要原因之一，发生率为4%～8%。胰腺属于低流量血液循环器官，大约只占1.3%的心输出量，脾动脉、静脉结扎后，脾动脉血流量减少、血管残端血流淤滞。因此，任何可以造成移植物灌注降低的因素都可以诱发血管栓塞，如：①供者因素为年龄较大、肥胖、动脉粥样硬化、循环不稳定；②受者因素为高凝状态、血管病变；③器官切取时超量灌洗、冷缺血时间＞15小时；④排斥反应；⑤手术损伤引起胰腺组织水肿；⑥胰腺缺血和再灌注损伤激活凝血系统并消耗抗凝血酶Ⅲ（ATⅢ）；⑦移植胰胰腺炎；⑧血管扭曲或受压。血栓形成高危受者，可酌情选用阿加曲班、右旋糖酐、低剂量阿司匹林，肝素治疗可选择普通肝素或低分子量肝素。如移植胰腺动脉完全栓塞，移植胰腺很快缺血坏死，应该尽早切除移植胰腺。如有供胰，在切除移植胰腺时可行再次胰腺移植。

3. 移植胰胰腺炎　胰腺炎是术后最常见的并发症之一，微循环的损伤是移植胰胰腺炎的一个重要危险因素。其诱因包括供者危险因素，如血流动力学不稳定，应用血管升压素，供胰切取损伤，灌注损伤（灌注液容量过多或压力过大），保存损伤和再灌注损伤等。胰腺切取时采用无损伤技术、缩短缺血时间、应用WisconSin大学保存液（UW液）、保持胰周引流通畅等措施有利于预防移植胰胰腺炎。如果高水平的血淀粉酶突然下降，应警惕移植胰大面积坏死或并发移植胰血栓形成，及时作移植胰影像学检查。术后早期可选用胰外分泌抑制剂如生长抑素持续静脉注射，或奥曲肽皮下注射。怀疑坏死性胰腺炎时，应及早手术，清除移植胰及周围坏死组织，并充分引流，积极治疗腹腔感染。

4. 胰瘘　并不常见，供胰修整时胰腺实质的损伤、吻合口张力过大，移植胰腺胰腺炎，排斥反应，血液供应障碍导致的胰腺组织或十二指肠残端坏死，移植胰腺周围感染，输出道狭窄、梗阻等均可引起胰瘘。如胰周引流通畅，一般几周后胰瘘大多可自行闭合。胰瘘局限后亦可能形成瘘道或假性胰腺囊肿。

5. 腹腔感染　由于术后免疫抑制剂用量较大，且术后常并发胰腺炎、胰瘘等，极易引起腹腔感染，导致胰腺周围积液、脓肿、腹膜炎等，严重感染也可导致移植胰腺功能丧失，选用广谱抗生素，积极治疗胰腺炎、胰瘘等，发现胰周脓肿时应及时经皮引流，必要时手术清理胰腺周围坏死组织，引流积液，保持引流通畅。

（王建立）

第二节　临床同种异体胰岛移植

临床同种异体胰岛移植应追溯到1977年，Najarian等在明尼苏达大学报道了首例临床胰岛移植的病例，此后胰岛移植的临床研究在多个中心逐渐开展起来。由于临床胰岛移植技术要求简单，仅通过注射方式来完成移植，手术安全性高，创伤小，即使移植失败也仅仅是移植物失功，而不会危及患者生命，因此胰岛移植逐渐成为治疗1型糖尿病的一个主要研究方向。2000年以前，国际上共有355位患者接受了胰岛移植，但仅有11%的患者在移植后1年还可以脱离胰岛素治疗，其中疗效最佳的胰岛移植病例是一位胰岛、肾联合移植的患者，该患者在移植后6年内保持脱离胰岛素治疗。2000年加拿大阿尔伯塔大学的研究团队在新英格兰杂志报道7例成功进行胰岛移植的病例，在改良免疫抑制方案（无激素方案，使用达利珠单抗作为诱导药物，应用低剂量他克莫司联合西罗莫司），使用多个供体胰岛进行移植后，患者移植后均达到脱离胰岛素治疗的效果，该方案被命名为 Edmonton 方案并一直沿用至今。经过近十年的发展，在 Edmonton 方案的基础上进行了改良，并且胰岛分离纯化、移植技术及移植后管理均取得了长足的进步，使得胰岛移植的疗效得到进一步提高。目前在一些经验丰富的胰岛移植中心，胰岛移植 5 年后脱离外源性胰岛素治疗的比例接近 60%，胰岛移植的中、长期疗效已经接近胰腺移植，提示胰岛移植已经从实验性治疗阶段过渡到临床治疗难治性糖尿病的常规治疗手段。据国际胰岛移植联合登记处（CITR）最新公开数据显示，北美、欧洲、澳大利亚和韩国（2015IPITA，IXA，CTS 墨尔本联合会议）的 50 个胰岛移植中心，总计共完成 1055 例同种异体胰岛移植。

我国临床胰岛移植发展较晚，但近年来多家中心已经或正在积极筹备开展临床胰岛移植工作，迄今我国已经成功开展临床胰岛移植的单位有第九○○医院、上海市第一人民医院、中国医科大学附属第一医院、四川省人民医院、天津市第一中心医院、中日友好医院、江苏省人民医院、上海长征医院、中南大学湘雅三医院、武汉大学中南医院、中山大学附属第一医院等。

（一）胰岛移植的适应证、禁忌证

1. 胰岛移植适应证

（1）单独胰岛移植：主要为治疗效果欠佳的 1 型糖尿病。患者接受胰岛素强化治疗后，血糖仍不稳定，包括频发低血糖或前 12 个月至少发生过 1 次严重低血糖事件。单独胰岛移植受者入选标准：1 型糖尿病发病超过 5 年，年龄＞18 周岁，空腹、刺激后 C 肽水平＜0.3ng/ml。但如果患者在其他治疗方案或干预措施下，仍然不能避免严重低血糖发作，并因此存在不可逆脑损伤甚至死亡的风险，则可以不受年龄限制选择胰岛移植治疗。

（2）其他器官移植后胰岛移植：器官移植后患者由于已经接受免疫抑制药物治疗，胰岛移植的适应证可以适当扩大。1 型或 2 型糖尿病患者如果已经接受肝、肾等实体器官移植，移植后糖尿病治疗效果不佳或因服用免疫抑制药物的因素等导致的移植后新发糖尿病，这些患者在诊断时基本已经出现胰岛功能受损，并且由于免疫抑制药的毒副作用等因素，胰岛功能将进一步下降，这些患者均可考虑接受胰岛移植治疗。

2. 胰岛移植禁忌证

（1）肾功能异常，肾小球滤过率＜40ml/（min·1.73m²），或尿白蛋白/肌酐＞300mg/g，并出现尿蛋白。

（2）肝炎、结核等传染病活动期。

（3）终末期肺病、肝硬化、严重冠心病。

（4）恶性肿瘤。

（5）严重心理及精神疾病等。

（6）术后无法坚持服用免疫抑制剂等。

一般来说，患者 BMI＞30kg/m² 也不适合接受胰岛移植，但患者经过积极减重并且 BMI 下降至 30kg/m² 以下时，可以重新纳入胰岛移植的等待名单。患者如果胰岛素需要量＞1.0U/kg，说明胰岛素抵抗情况严重，需要积极治疗后方可考虑胰岛移植治疗。

（二）供体胰岛制备及移植前处理

1. 供体胰腺选择及获取 胰岛移植胰腺供体基本要求同其他器官移植，即供体既往史、个人史良好，身体检查合格，实验室检查符合多器官供者的标准，传播疾病的概率很低。当供体患有下列疾病时不能用于同种异体胰岛移植：糖尿病，胰腺外伤，颅外肿瘤，AIDS，乙肝、丙肝活动性感染或及全身性感染。

供体年龄应为 20～50 岁，糖化血红蛋白低于 6.5%，器官捐献时血压在正常范围内。供体 BMI 应在 20kg/m² 以上，研究证实器官捐献者 BMI 越大胰岛制备的成功率越高，甚至一些胰岛移植中心基本选用 BMI 超过 27kg/m² 的捐献者。但在我国器官捐献者如果 BMI 水平越高，潜在的 2 型糖尿病或胰岛素分泌功能缺陷的风险越高，在评估供体时应结合血糖、空腹 C 肽及糖化血红蛋白水平进行综合评估。

供体胰腺的获取过程必须保持高度谨慎以确保胰腺腺体的完整，但也应尽量缩短处理时间，尽量在主动脉关闭前保留更多的含氧血量。胰岛移植在获取供体胰腺时没必要保存血管，经过 UW 保存液灌注胰腺后，整条胰腺与部分十二指肠需整块切取，置于 4℃ UW 液中无菌运输至胰岛制备中心，冷缺血时间应小于 12 小时。

2. 临床胰岛细胞分离、纯化和移植前培养 临床胰岛细胞制备整个过程需在优良制造标准（good manufacturing practices，GMP）实验室中完成。当供体胰腺到达 GMP 实验室后，首先检查胰腺是否完整，灌注是否充分，是否存在水肿、纤维化等。确认供体胰腺适合进行胰岛细胞分离后，应尽可能去除胰腺周围脂肪组织、淋巴结。但在此过程中应完整保留胰腺外膜，以保证灌注消化液时达到良好的效果。

胰岛消化过程应用胶原酶化学消化联合机械振动方法进行。将胶原酶溶液通过主胰管灌注到胰腺内部，整个灌注过程保持一定的灌注压力，使得胰腺膨胀良好、胶原酶充分灌注至胰岛周围。充分灌注后将胰腺组织切成 3cm×3cm×3cm 大小的组织块，连同胶原酶溶液一并转入 Ricordi 消化罐中进行消化。消化胰腺的整个过程维持温度在 37℃ 左右，以发挥胶原酶的最大活性，同时以一定的力度、频率摇晃 Ricordi 消化罐，当样本中组织量增多，胰腺腺泡变小，大多数胰岛细胞与胰腺腺泡分离时，即可停止消化。然后应用冷却的细胞培养液稀释消化罐中的胶原酶，降低胶原酶的活性。同时保持一定的力度、频率继续摇晃 Ricordi 消化罐。将消化产物收集到含 10% 人白蛋白的冷却细胞培养液中，反复离心，收集沉淀物，清洗后悬浮于冷却的 UW 液中，30 分钟后进行纯化。

胰岛纯化方法采用连续密度梯度离心法。利用 Cobe2991 细胞分离机纯化胰腺的消化产物，介质一般采用聚蔗糖（ficoll）或碘克沙醇（iodixanol），离心后将纯化产物根据密度不同分别收集到 12 个离心管中，再分别提取每个离心管中的样品做纯化鉴定，根据每管中胰岛细胞的纯度可以将纯化产物分为高纯度（大于或等于 70%）、中等纯度（40%～69%）和低纯度产物（30%～39%）。胰岛细胞分离后可以立即移植或培养一定时间后移植。培养时应用含有 10%～15% 人血清白蛋白的 CMRL1066 培养液（糖浓度为 5.5mmol/L），将胰岛细胞悬浮培养于 37℃含 5% CO₂培养箱中过夜、而后在 22℃ 条件下继续培养 24～48 小时。

胰岛移植前应进行胰岛质量评估：①首次胰岛移植时胰岛数量应大于 5000 胰岛当量

（islets equivalent quantity，IEQ/kg），再次移植时胰岛数量应大于 4000IEQ/kg；②胰岛纯度大于 30%；③胰岛活性高于 70%；④胰岛培养液细菌、真菌镜检为阴性；⑤胰岛移植液中内毒素含量低于 5U/（kg·h）。

（三）胰岛细胞移植手术及移植前、后治疗

1. 术前准备

（1）心理准备：术前患者会对于胰岛移植疗效及终身服用免疫抑制剂感到焦虑，需向患者介绍移植的目的和意义，给予患者心理支持，建立医患间相互信任，使患者主动配合治疗。

（2）完成心、肝、肺等重要脏器的功能评估。

（3）糖尿病病情评估：完成糖耐量试验，C 肽激发试验，评价剩余胰岛细胞功能，测定糖化血红蛋白水平，检测糖尿病自身抗体。患者还需评估糖尿病慢性并发症情况，常规化验肾功能、行肾超声检查、必要时进行肾穿刺活检，评价外周神经功能，检查眼底，评价糖尿病视网膜病变程度。

（4）移植相关治疗检测：完成血型、HLA 配型、群反应抗体（panel reactive antibodies，PRA）检测，供受体淋巴毒实验应为阴性。

（5）移植当天检测：完成患者血常规、血生化、凝血指标及输血全项检测，常规进行心电图、胸部 X 线检查。

2. 胰岛移植手术　理想的胰岛移植的部位要求移植手术操作方便、安全性高、胰岛移植物易于存活、符合胰岛素的生理引流途径等特点。迄今已经在临床中尝试选用门静脉、大网膜、骨髓、胃黏膜等部位实施胰岛移植，其中经皮经肝门静脉穿刺胰岛移植是目前常规的胰岛移植手术方案。

介入科或超声科医生实施经皮经肝门静脉穿刺。腋中线、腋前线 9～10 肋间隙或剑突下作为穿刺部位，局部麻醉后选择 22G Chiba 针在 X 线或超声引导下穿刺至肝内开始注入造影剂，确定 Chiba 针进入门静脉分支后，将细导丝通过 Chiba 针送入门静脉主干，然后再用 4～6 French 套鞘替换 Chiba 针。测量门静脉压力，如果门静脉压力小于 20mmHg，无其他异常，即可开始缓慢输注含有肝素（70U/kg 受者体重）的胰岛悬液。每 5～10 分钟测量一次门静脉压力，防止因输注速度过快导致急性门静脉高压。撤管时可用明胶海绵、弹簧圈甚至止血凝胶等将肝实质的穿刺路径栓塞，预防胰岛移植后肝脏穿刺孔出血。

如果患者因患有肝血管瘤等原因，经皮经肝门静脉穿刺的风险较高时可以选择通过脐静脉再通后插管至门静脉实施胰岛移植，或者行开腹手术后选择大网膜静脉或肠系膜静脉将胰岛细胞注入门静脉系统。

虽然目前肝门静脉系统是大多数胰岛移植中心所采用的移植部位，但门静脉系统作为胰岛移植的部位也存在一定的弊端。研究证实门静脉胰岛移植后会发生经血液介导的立即炎症反应（instant blood-mediated inflammatory，IBMIR），接近 50% 的胰岛会在移植后 2 小时内遭到破坏，严重影响胰岛移植的整体疗效。另外由于胰岛移植后必须服用免疫抑制药物，而这些药物在门静脉系统保持较高的血药浓度，将会对胰岛移植物造成不利的影响。而且研究发现，胰岛细胞被输注入门静脉系统内，胰岛移植物血管化的程度也维持在较低

的水平，将对胰岛移植物的长期功能性存活造成一定的影响。为此研究者尝试了不同部位实施胰岛移植，以期提高胰岛移植的疗效。最近的临床研究显示，利用大网膜作为胰岛移植的部位并结合生物材料的使用，患者在移植后取得了较好的临床疗效。由于大网膜生物支架胰岛移植手术安全性较高，并且可以在肝、肾移植的同时实施，具有较好的临床推广应用价值。

3. 胰岛移植术后处理

（1）一般处理：胰岛移植术后，患者须卧床 8 小时，监测脉搏、呼吸及体温，监测患者血常规、血生化、凝血指标及肝功能，术后第 2 天常规接受 B 超检查以确定肝内无血肿或门静脉血栓发生。患者在接受胰岛移植后常规给予短期抗凝治疗，通常在 48 小时内给予肝素泵入，维持活化部分凝血活酶时间（activated partial thromboplastin time，APTT）在 50～60 秒，而后在 1 周内给予低分子量肝素抗凝治疗。术后患者常规接受预防感染治疗，给予抗细菌、抗真菌及抗病毒治疗。

（2）免疫抑制药物应用：目前胰岛移植免疫抑制治疗是以 Edmonton 方案为基础，不使用激素类药物，使用 ATG 或巴利昔单抗作为诱导治疗，低剂量他克莫司联合西罗莫司或霉酚酸酯作为免疫抑制维持治疗。

首次胰岛移植：应用 ATG 诱导，在移植前，移植后 1 天、2 天、3 天分别给予 ATG（总剂量为 6mg/kg，静脉滴注），维持治疗给予口服低剂量他克莫司（药物浓度 4～6ng/ml）联合西罗莫司（药物浓度 8～12ng/ml）或霉酚酸酯（750mg，每天 2 次）。

再次胰岛移植：应用巴利昔单抗（移植前，移植后第 4 天分别给予 20mg，静脉滴注），如果第三次胰岛移植在第二次移植后的 30～70 天内，则不额外给予巴利昔单抗治疗，如果第三次移植在第二次移植后的 70 天以后，则给予双倍剂量巴利昔单抗治疗。维持治疗给予口服低剂量他克莫司（药物浓度 4～6ng/ml）联合西罗莫司（药物浓度 8～12ng/ml）或霉酚酸酯（750mg，每天 2 次）。

（3）预防 IBMIR 治疗：IBMIR 以天然免疫反应为特征，当胰岛与血液直接接触后，迅速出现血栓形成/炎症反应，其机制主要为迅速激活凝血和补体系统，活化血小板于胰岛细胞表面结合，白细胞在胰岛内浸润。胰岛被凝血块包绕，胰岛内浸润大量白细胞（主要是多核淋巴细胞），破坏了胰岛细胞完整性。研究表明，门静脉内胰岛移植后 2 小时内可以因为 IBMIR 而使近 50% 的胰岛遭到破坏，严重影响胰岛移植的治疗效果。

（4）抑制血栓形成的治疗：门静脉内胰岛移植时，胰岛悬液内加入 70U/kg 的肝素抗凝，移植后迅速给予静脉泵入肝素，维持 APTT 在 50～60 秒。

（5）抗肿瘤坏死因子（TNF-α）治疗：胰岛移植前，给予 TNF-α 拮抗剂可以在一定程度上抑制 IBMIR 的发生，减少非特异性胰岛 B 细胞的损失，显著提高移植胰岛物的存活。目前较为常用的 TNF-α 拮抗剂为依那西普，属于融合蛋白类 TNF-α 抑制剂，临床研究已证实依那西普能够显著减轻 IBMIR，目前已广泛应用于临床胰岛移植。在实施门静脉内胰岛移植前，常规给予静脉输注依那西普（50mg），移植后 3 天、7 天、10 天分别给予皮下注射依那西普（25mg）。

（6）胰岛素应用和血糖控制：胰岛移植后，由于患者病情和胰岛功能均存在差异，患者在移植后短时间内血糖波动幅度可能较大。通常认为胰岛移植物血管化需要 2～4 周完成，才能发挥正常的生理学功能。所以接受胰岛移植治疗的患者术后需继续使用胰岛素控制血糖，以避免胰岛移植物因血糖过高而影响其恢复生理学功能。胰岛移植后尽可能利用动态血糖监测设备密切观察患者的血糖水平，同时给予患者静脉泵入胰岛素控制患者血糖在 6～8mmol/L，如果血糖水平下降，可以适当减少胰岛素的用量，移植 2 天后改为皮下注射胰岛素或应用胰岛素泵继续稳定患者血糖水平。如果患者在不使用胰岛素治疗的情况下，连续 3 天餐后 2 小时血糖均低于 10mmol/L 则达到脱离胰岛素治疗的标准。

4. 胰岛移植术后检测　胰岛移植后的监测主要包括免疫状态和胰岛功能监测。

（1）免疫状态监测：与其他器官移植不同的是，胰岛移植后如果发生排斥反应，胰岛移植物将在很短时间内被免疫系统"摧毁"，基本很难有机会进行挽救性抗排斥反应治疗，因此胰岛移植后对于患者的免疫状态监测尤为重要。胰岛移植后常用的监测指标包括 T 细胞亚群、PRA 等。另外如果接受胰岛移植的患者原发病为 1 型糖尿病，则要考虑自身免疫病的因素，在胰岛移植后常规检测胰岛素抗体、胰岛细胞抗体和谷氨酸脱羧酶抗体等糖尿病自身抗体指标。

（2）胰岛功能监测：是评判胰岛移植疗效的重要指标，虽然胰岛功能监测无法预知早期排斥反应，但如果胰岛功能快速下降甚至消失可以作为排斥反应是否发生的依据。综合来说，胰岛移植物活检非常难以实现，因此胰岛移植病理学检查很少在临床中应用。通过检测血糖、糖化血红蛋白、C 肽水平及胰岛素用量可以有效评估胰岛移植后疗效。

如果患者在接受胰岛移植后，C 肽水平上升至正常人水平，在不依赖胰岛素的情况下血糖水平、糖化血红蛋白水平在正常值范围内，可以判定胰岛移植后获得治愈性效果。但如果患者只接受 1 次胰岛输注，存在不能完全脱离胰岛素治疗的可能性，则根据胰岛素需求量下降为移植前的 50%，C 肽水平较移植前显著升高，并能维持一定血糖水平，使糖化血红蛋白水平保持在 7% 以内，提示胰岛移植成功，但未达到完全治愈。无论是否能脱离胰岛素治疗，患者在接受胰岛移植后发生严重低血糖的概率显著降低，生活质量得到显著提升。即使胰岛移植后患者不能获得脱离胰岛素的治疗效果，但胰岛移植物可以分泌 C 肽，这些内源性分泌的 C 肽对于改善患者的微循环具有十分重要的意义，可以显著延缓糖尿病并发症的发展。

随着影像学技术的快速发展，为胰岛移植物提供了有效的检测方法。目前可以利用 MRI、正电子发射计算机断层显像（positron emission tomography，PET）来对胰岛移植物进行影像学分析，来判断胰岛移植物的生存情况，在判断胰岛移植治疗效果方面具有较好的临床应用潜能。

（四）胰岛移植并发症防治

胰岛移植治疗安全性较高是胰岛移植能持续发展的重要因素之一。目前已经完成的临床胰岛移植绝大多数是经皮经肝门静脉穿刺胰岛移植方案，通常情况下仅在皮肤穿刺点局麻下即可完成手术，创伤较小。尽管胰岛移植术后发生并发症的概率很小，但根据临床研究显示，胰岛移植后仍可能出现以下并发症。

1. 穿刺针道出血或血栓形成　目前胰岛移植手术期间及术后给予充分抗凝，以抑制因凝血反应而造成的 IBMIR，以及预防门静脉分支血栓形成，患者凝血指标中 APTT 需维持在 50～60 秒。如果穿刺针道封堵不确切或肝脏表面存在多个穿刺针孔，可能导致肝脏表明穿刺点持续出血，严重者需要输血甚至外科干预进行止血治疗。预防胰岛移植后出血最为根本的措施是在穿刺时尽可能在肝脏表面只留一个穿刺孔，并且在胰岛输注结束后使用弹簧圈或止血凝胶确切封堵针道。

如果患者在胰岛移植时或移植后因抗凝力度不充分，或者 IBMIR 发生程度较剧烈，可能导致胰岛移植物局部形成大量血栓，严重者可能导致门静脉系统大量血栓。预防血栓形成最重要的治疗措施是胰岛移植手术期间内及移植后给予充分抗凝，并且联合使用 TNF 等药物减轻 IBMIR 发生的程度。

2. 其他并发症　胰岛移植后可能引起插入肝内导管入口处瞬时的不适或偶尔适度的疼痛，还可能出现由于横膈膜被刺激引发的右肩牵涉性疼痛，大多数情况下，常规止疼药物可以使疼痛在 24～48 小时内解除。肝内胰岛移植的另一个风险是丙氨酸转氨酶和天冬氨酸转氨酶升高，发生率可达 50%，升高的幅度常超过正常值上限 2～3 倍，通常在 1 个月后即完全恢复正常。近 20% 胰岛移植受者可出现轻微肝脂肪变性。胰岛移植另一个风险是因供体存在感染造成胰岛移植物携带少量微生物污染，虽然在整个胰岛制备的过程中可以有效去除可能存在的微生物，而且在移植前也需确认镜检无细菌及真菌，但细菌及真菌培养需要较长时间，无法在移植前获得培养的结果，因此胰岛输注给患者后还是可能造成感染，因此患者在移植后应常规给予预防感染治疗。

胰岛移植后有可能出现对供体 HLA 抗原的过敏，尤其是当移植多个供体胰岛时出现致敏的可能性会增加。虽然目前使用的抗排斥药物可以有效降低胰岛移植后过敏的发生，特别是使用 T 细胞清除药物作为诱导方案后可以将致敏的可能性显著降低，但仍需在胰岛移植前、后常规监测患者 PRA，如果患者在移植前 PRA 是弱阳性，应根据 PRA 细筛结果选择避开阳性位点的供体，并且移植前常规进行供-受体淋巴毒实验，结果为阴性时才可以接受胰岛移植。如果患者 PRA 为中阳性，应取消胰岛移植手术。

门静脉胰岛移植后因 IBMIR 的发生，可以在很短时间破坏大量胰岛，患者可能因胰岛素大量释放而出现严重低血糖发作。因此在胰岛移植手术中和术后应监测血糖，如果血糖持续下降应给予葡萄糖静脉滴注，严重者给予静脉推注高糖来纠正低血糖。

胰岛移植后患者需终身服用免疫抑制药物，长期免疫力下降可能引起机会性感染和肿瘤发生。因此在胰岛移植前应向患者阐明长期服用免疫抑制药物的副作用及注意事项，定期复查各项指标，做到早发现、早处理。

目前经皮经肝门静脉穿刺主要是在 X 线介导下完成的，由于穿刺时无法精准定位穿刺针道，可能出现误伤胆囊的风险，导致胆囊穿孔。因此推荐在穿刺时应结合 X 线和 B 超引导，提高穿刺的精准程度，避免误伤胆囊的情况出现。

（五）结语

经过近 30 年的发展，胰岛移植已经成功应用于临床治疗难治性糖尿病，加拿大、澳大利亚等国家已经将胰岛移植正式纳入医保，美国及欧洲多个国家已经完成临床试验，正在积极申请将胰岛移植列入正规临床诊疗技术。近年来我国开展临床胰岛移植的单位数量逐渐增加，胰岛移植的疗效也有较明显的进步。2017 年初国家卫生和计划生育委员会正式出台《同种胰岛移植技术管理规范》，标志着中国胰岛移植技术已经作为正式治疗项目应用于临床。

目前我国糖尿病患者数量已经超过 1 亿，其中相当一部分患者出现胰岛功能衰竭，可能需要胰岛移植或胰腺移植治疗。另外我国接受器官移植手术的患者糖尿病比例较高，并且移植后因服用免疫抑制药物导致糖尿病进一步加重，即使患者在接受器官移植前无糖尿病病史，在移植后新发糖尿病的比例仍然较高，严重影响患者移植的治疗效果，胰岛移植为这些患者提供了安全有效的治疗技术，具有十分广阔的临床应用前景。

（王树森）

参 考 文 献

陈实，2012. 移植学. 北京：人民卫生出版社.

明长生，2009. 胰液空肠引流式胰、肾联合移植的手术技巧. 国际外科学杂志，36（9）：644-646.

明长生，陈中华，2008. 临床胰肾移植研究进展. 中华肝胆外科杂志，143（3）：206-208.

明长生，罗鲜樟，宫念樵，等，2012. 胰肾联合移植 53 例术后长期存活的临床观察. 中华器官移植杂志，33（9）：523-527.

宋文利，郑建明，赵杰，等，2014. 利用供者髂动脉搭桥的腔静脉回流式胰肾联合移植术. 实用器官移植电子杂志，2（6）：350-355.

王树森，裴广辉，王金山，等，2016. 经大网膜生物支架胰岛移植技术的探索. 实用器官移植电子杂志，4（6）：378-380.

中华医学会器官移植学分会，中国医师协会器官移植医师分会，2016. 中国胰腺移植诊疗指南（2016 版）. 中华器官移植杂志，37（10）：627-634.

Baidal DA，Ricordi C，Berman DM，et al，2017. Bioengineering of an intraabdominal endocrine pancreas. N Engl J Med，376（19）：1887-1889.

Bellin MD，Barton FB，Heitman A，et al，2012. Potent induction immunotherapy promotes long-term insulin independence after islet transplantation in type 1 diabetes. Am J Transplant，12（6）：1576-1583.

Berney T，Ferrari-Lacraz S，Bühler L，et al，2009. Long-term insulin-independence after allogeneic islet transplantation for type 1 diabetes：over the 10-year mark. Am J Transplant，9（2）：419-423.

Eriksson O，Selvaraju R，Eich T，et al，2016. Positron emission tomography to assess the outcome of intraportal islet transplantation. Diabetes，65（9）：2482-2489.

Gibly RF，Graham JG，Luo X，et al，2011. Advancing islet transplantation：from engraftment to the immune response. Diabetologia，54（10）：2494-2505.

Gmessner AC，2013. The current state of pancreas transplantation. Nat ReV Endocrinol，9（9）：555-562.

Gruessner RWG，Sutherland DER，2007. 胰腺移植. 刘永峰，译. 北京：人民卫生出版社.

Hering BJ，Clarke WR，Bridges ND，et al，2016. Phase 3 trial of transplantation of human islets in type 1diabetes complicated by severe hypoglycemia. Diabetes Care，39（7）：1230-1240.

Hering BJ，Kandaswamy R，Ansite JD，et al，2005. Single-donor, marginal-dose islet transplantation in patients with type 1 diabetes. JAMA，293（7）：830-835.

Hering BJ，Kandaswamy R，Harmon JV，et al，2004. Transplantation of cultured islets from two-layer preserved pancreases in type 1 diabetes with anti-CD3 antibody. Am J Transplant，4（3）：390-401.

Jenssen T，Hartmann A，2015. Emerging treatments for post-transplantation diabetes mellitus. Nat Rev Nephrol，11（8）：465-477.

Lau J，Carlsson PO，2009. Low revascularization of human islets when experimentally transplanted into the liver. Transplantation，87（3）：322-325.

Malosio ML，Esposito A，Brigatti C，et al，2015. MR imaging monitoring of iron-labeled pancreatic islets in a small series of patients：islet fate in successful, unsuccessful, and autotransplantation. Cell Transplant，24（11）：2285-2296.

Najarian JS，Sutherland DE，Matas AJ，et al，1997. Human islet transplantation：a preliminary report. Transplantation Proceedings，9（1）：233-236.

Ng MC，Lee SC，Ko GT，et al，2001. Familial early-onset type 2 diabetes in Chinese patients：obesity and genetics have more significant roles than autoimmunity. Diabetes Care，24（4）：663-671.

Nilsson B，Ekdahl KN，Korsgren O，et al，2011. Control of instant blood-mediated inflammatory reaction to improve islets of Langerhans engraftment. Curr Opin Organ Transplant，16（6）：620-626.

O'Gorman D，Kin T，Murdoch T，et al，2005. The standardization of pancreatic donors for islet isolation. Transplantation Proceedings，37（2）：1309-1310.

Pepper AR，Bruni A，Shapiro AMJ，2018. Clinical islet transplantation：is the future finally now? Curr Opin Organ Transplant，23：428-439.

Qi M，Kinzer K，Danielson KK，et al，2014. Five-year follow-up of patients with type 1 diabetes transplanted with allogeneic islets：the UIC experience. Acta Diabetol，51（5）：833-843.

Ryan EA，Paty BW，Senior PA，et al，2004. Risks and side effects of islet transplantation. Curr Diabetes Rep，4（4）：304-309.

Schuetz C，Markmann JF，2016. Islet cell transplant：update on current clinical trials. Curr Transplant Rep，3（3）：254-263.

Shapiro AM，Lakey JR，Ryan EA，et al，2000. Islet transplantation in seven patients with type 1 diabetes mellitus using a glucocorticoid-free immunosuppressive regimen. N Engl J Med，343（4）：230-238.

Shapiro AM，Pokrywczynska M，Ricordi C，2017. Clinical pancreatic islet transplantation. Nat Rev Endocrinol，13（5）：268-277.

Thompson DM，Meloche M，Ao Z，et al，2011. Reduced progression of diabetic microvascular complications with islet cell transplantation compared with intensive medical therapy. Transplantation，91（3）：373-378.

Vallabhajosyula P，Korutla L，Habertheuer A，et al，2017. Tissue-specific exosome biomarkers for noninvasively monitoring immunologic rejection of transplanted tissue. J Clin Invest，127（4）：1375-1391.

Venturini M，Angeli E，Maffi P，et al，2005. Technique，complications，and therapeutic efficacy of percutaneous transplantation of human pancreatic islet cells in type 1 diabetes：the role of US. Radiology，234（2）：617-624.

Wiseman AC，2010. The role of kidney-pancreas transplantation in diabetic kidney disease. Curr Diab Rep，10（5）：385-391.

Yoshimatsu G，Takita M，Kanak MA，et al，2016. MiR-375 and miR-200c as predictive biomarkers of islet isolation and transplantation in total pancreatectomy with islet autotransplantation. J Hepatobiliary Pancreat Sci，23（9）：585-594.

第三十四章　糖尿病干细胞治疗

　　1 型糖尿病（T1DM）通常在起病时即可出现胰岛 B 细胞显著破坏，表现为胰岛素分泌绝对不足。2 型糖尿病（T2DM）在诊断时 B 细胞功能即可丧失 50% 或以上，随着病程进展，B 细胞功能进行性下降，通常最终也需补充外源性胰岛素进行治疗。因此，通过细胞替代治疗重建功能性胰岛 B 细胞总量是治愈糖尿病的潜在希望。胰岛移植治疗糖尿病患者已积累了一定的成功经验，但其面临着胰岛组织来源不足、免疫排斥反应等难题。干细胞具有较强的增殖潜能，可提供足量的细胞来源，故成为当前的研究热点。本章将对干细胞相关技术治疗糖尿病研究领域的重要进展及其临床应用前景进行介绍。

一、胰腺胚胎发育和胰岛结构

（一）胰腺胚胎发育

　　胰腺和胰岛的胚胎发育过程常被干细胞的定向分化研究所借鉴。胰腺分为头、体、尾三部分，由外分泌腺和内分泌腺组成。胰腺的外分泌腺即腺泡部分，占胰腺体积的 95% 以上。胰腺的内分泌腺即胰岛，分布在腺泡之间，胰尾中胰岛的数量较胰体或胰头多。在胚胎发育初期，原肠作用使胚胎形成内、中、外三个胚层，胰腺来源于内胚层。在人胚胎发育第 4 周，前肠内胚层出现背胰和腹胰的原基。第 5 周开始出现原始胰管分支。第 6～7 周，腹胰随胃十二指肠的转位与背胰融合形成完整的胰腺，胰管合并成为一条主导管。第 9～10 周，胰管管壁局部上皮细胞增生，向外突出为胰岛原基。第 12 周，管旁细胞团呈现内分泌激素染色阳性的 A、B、D 等细胞，但胰岛结构不典型，细胞内未见分泌颗粒。第 14～20 周，较大导管旁可见结缔组织包绕的第一代大型胰岛。20 周后，胰腺小叶内形成第二代胰岛，其中内分泌细胞分布与成人胰岛相似。值得注意的是，背胰和腹胰形成的胰岛是有差别的。背胰发育成较大的胰岛，这些胰岛中产生胰岛素、胰高血糖素的细胞较多，产生胰多肽的细胞较少；而腹胰主要发育成为外分泌腺的腺泡细胞和散在分布的较小的胰岛，这些胰岛中产生胰多肽的细胞较多，提示胰岛具有较大的异质性。

（二）胰岛的结构

　　成年人胰腺有 100 万个以上的胰岛，约占胰腺体积的 1.5%。胰岛通常呈椭圆形，由若干个圆形或多边形细胞排列成岛状或巢状。胰岛体积大小不一，小则由几个、十几个细胞组成，大则包含上万个细胞。胰岛细胞是构成胰岛实质的主要部分，胰岛细胞主要有五种类型，即 A、B、D、PP、E 细胞，分别产生胰高血糖素、胰岛素、生长抑素、胰多肽及生长激素释放肽（ghrelin）。在大多数哺乳动物中，胰岛的结构和细胞排列特点相似，即绝大部分细胞为 B 细胞，位于胰岛中心，周围由其他类型细胞构成非连续性的细胞层。在人类和非人灵长类动物中，胰岛细胞排列更为复杂。在成人胰岛中，B 细胞占胰岛细胞总量的 70%～80%，A 细胞占 15%～20%，D 细胞约占 5%，PP 细胞约占 1%，E 细胞占不到 1%。胰岛内分布着丰富的毛细血管网，可使其分泌的各种激素通过毛细血管网迅速进入血循环，从而精确调控血糖代谢和发挥其生理功能。

二、胰岛移植的进展和困境

1973 年，Ballinger 等首次报道了大鼠胰岛移植可逆转糖尿病大鼠的高血糖，Lacy 等同年也证实了相同的研究结论。然而，由于胰岛常在分离和纯化过程中丢失，从单一供体胰腺难以获得足够数量的纯化胰岛，故在 21 世纪之前胰岛移植的成功率远低于胰腺移植。1988 年，Ricordi 等发明了自动胰岛分离的新技术，解决了胰岛分离和纯化的技术障碍，为提高胰岛移植成功率奠定了基础。

2000 年，Shapiro 等加拿大学者提出的 Edmonton 方案使胰岛移植取得了突破性进展，通过该方案进行胰岛移植可使 T1DM 患者完全停用胰岛素治疗超过 1 年以上。Edmonton 方案的核心内容包括：①胰岛分离纯化后立刻进行移植；②移植足够数量的胰岛组织，每次移植需要 2 个或 2 个以上供体胰腺；③抗免疫排斥治疗采用非类固醇激素类药物和单克隆抗体的联合用药方案。2004 年，Edmonton 方案的国际多中心临床试验结果显示，胰岛移植术后 1 年以上不依赖胰岛素治疗者达 64%。新近的研究显示，因低血糖感知受损而频繁发生严重低血糖事件的 T1DM 患者，在接受胰岛移植治疗后 1 年，42%的患者未再发生严重低血糖事件，胰岛移植使患者低血糖感知明显恢复，消除了严重低血糖事件对患者心理的影响，患者生活质量显著改善。

胰岛移植治疗每次的细胞量需要来自 2 个或 2 个以上的供体胰腺，且移植后需要长期的抗免疫排斥治疗，故而限制胰岛移植的广泛开展。干细胞技术可能是解决胰岛移植的组织来源不足和免疫排斥反应两大问题的最佳途径。

三、干细胞的分类及其向胰岛 B 细胞定向分化

干细胞是机体各种组织细胞的初始来源，其最显著的生物学特征是既有自我更新和不断增殖的能力，又有多向分化的潜能。根据不同的来源，干细胞可分为胚胎干（embryonic stem，ES）细胞、诱导性多能干（induced pluripotent stem，iPS）细胞及成体干细胞。将干细胞在体外诱导分化为具有胰岛素分泌功能的胰岛细胞后移植至糖尿病患者体内，或将干细胞直接在体内定向分化为胰岛细胞，理论上是治愈糖尿病的潜在希望。然而，迄今为止，在几乎所有的研究中，干细胞分化而来的子代细胞不仅胰岛素含量和分泌能力远低于原代成人胰岛 B 细胞，而且其细胞生物学特征也与成人胰岛 B 细胞存在明显差异，故该细胞通常被称为胰岛素产生细胞（insulin producing cells，IPC）或胰岛 B 样细胞。

在评价干细胞分化获得的 IPC 时，单独检测胰岛素的含量和释放反应可能出现假阳性结果，应联合采用不同的检测方法进行鉴定。常用的鉴定方法：①调控胰岛 B 细胞发育和

胰岛素合成的转录因子的表达，如胰十二指肠同源盒因子 1（Pdx1）、配对盒因子 4（Pax4）、Nkx2.2、Nkx6.1、NeuroD1、Isl1、MafA 等；②葡萄糖感受分子、胰岛素剪切和分泌标志物的表达，如葡萄糖激酶（GK）、葡萄糖转运子 2（Glut2）、激素原转化酶 1/3（PC1/3）、ATP-敏感性钾通道亚单位 Kir6.2 等；③与胰岛素释放相关的事件，如细胞内钙离子浓度增加、高糖等刺激物激发下的胰岛素或 C 肽释放反应等；④电镜显示胰岛素分泌颗粒；⑤移植至体内后可长期存活并逆转糖尿病动物模型的高血糖。

（一）自然囊胚来源的 ES 细胞

ES 细胞是从着床前的早期胚胎（囊胚）内细胞团中分离得到的一种干细胞，理论上具有发育和分化为机体内几乎所有组织细胞类型的潜能。ES 细胞具有以下特征：①体外扩增培养条件下具有强大的增殖能力，并且保持稳定的正常二倍体染色体核型和带型；②具有较高的端粒酶活性和碱性磷酸酶的表达；③具有转录因子 Oct4 的表达；④具有阶段特异性胚胎抗原 3、阶段特异性胚胎抗原 4 等特异性表面抗原的表达；⑤具有分化的多潜能性，将 ES 细胞注射到裸鼠皮下可形成含有 3 个胚层的畸胎瘤，注射到囊胚可形成嵌合体动物。1981 年，ES 细胞的分离和培养首先在小鼠中获得成功。随后，牛、羊等大动物的 ES 细胞分离和培养也相继获得成功。1998 年，人 ES（hES）细胞系首次被成功建立，推动了干细胞研究热潮的兴起。目前，hES 细胞已被证实可定向分化为神经细胞、心肌细胞、胰岛细胞等几乎所有的组织细胞类型。

2001 年，Assady 等的研究显示，hES 细胞形成的拟胚体中有 1%～3% 细胞呈胰岛素阳性染色，首次证实 hES 细胞具有自发分化为胰岛 B 细胞的潜能。为提高 ES 细胞分化为 B 细胞的效率，常用的体外诱导定向分化策略包括：①利用遗传学手段向 ES 细胞内转入与胰岛发育相关的关键基因或蛋白，启动其定向分化；②采用胎儿胰岛或发育增殖的胰腺组织制备的条件培养基或与上述组织共培养或共移植诱导 ES 细胞定向分化；③在培养体系中添加各种生物因子或小分子化合物，经多个步骤分化方案诱导 ES 细胞定向分化为胰岛细胞。

Pdx1、神经元素 3（Ngn3）、Pax4 等多种转录因子在胰岛发育的不同时期发挥关键作用。同样，这些转录因子也可诱导或加速 ES 细胞向胰腺前体细胞或 IPC 分化。2000 年有研究显示，利用转染胰岛素原基因的方法，可诱导小鼠 ES 细胞定向分化为 IPC，移植到链脲佐菌素（STZ）所致的糖尿病小鼠体内，可使其血糖恢复正常。随后，采用 Pax4、Pdx1、Nkx2.2 等基因转染技术，均可促进 ES 细胞向 IPC 分化。此外，采用体外蛋白质转导技术，将 Pdx1 蛋白导入到 hES 细胞内，导入的 Pdx1 蛋白激活下游基因，促使 hES 细胞分化为 IPC。将体外诱导定向分化获得的 IPC 移植到糖尿病模型小鼠体内后可发挥一定的降糖作用，甚至可使血糖水平恢复正常。

采用胎儿胰岛或发育增殖的胰腺组织制备的条件培养基或与上述组织共培养或共移植也可诱导 ES 细胞分化为 IPC。研究显示，采用小鼠胚胎胰芽制备含有可溶性因子的条件培养基，或与小鼠 B 细胞系共培养，可在体外培养条件下诱导小鼠 ES 细胞定向分化为 IPC。同样，采用大鼠胰腺部分切除后的再生胰腺组织制备含有可溶性因子的条件培养基，也可诱导大鼠骨髓间充质干细胞（mesenchymal stem cell，MSC）分化为 IPC。与绿色荧光蛋白转基因小鼠胚胎背胰共移植到免疫缺陷小鼠体内，hES 细胞自发分化而来的胰腺前体细胞可进一步分化为胰岛 B 样细胞。上述结果提示，干细胞与其分化微环境之间的相互作用也是决定干细胞向胰岛 B 细胞分化和成熟的一个关键因素。

在胰腺胚胎发育过程中，胰岛细胞的分化除依赖特定转录因子及其定时激活外，还需要细胞间关键性的分子信号在不同阶段发挥调控作用。因此，在 ES 细胞培养体系中，使用不同的培养基和细胞外基质或添加不同的生物因子、小分子化合物等来改变其生长条件，采取分阶段诱导的方式，可将 ES 细胞定向分化为 IPC。2001 年，Lumelsky 等首次建立了稳定的 5 步法体外诱导定向分化方案（ES 细胞扩增→拟胚体形成→巢蛋白阳性的胰腺前体细胞筛选→胰腺前体细胞扩增→诱导向 IPC 分化），可将小鼠 ES 细胞在体外先后诱导分化为巢蛋白阳性的前体细胞和 IPC，但该 IPC 的降糖作用非常有限。同样，采用该分化方案，也可将 hES 细胞诱导分化为 IPC，移植到体内后可长期存活，并可发挥一定的降糖作用。然而，有关通过巢蛋白阳性细胞途径诱导 ES 细胞定向分化为 IPC 的策略，目前尚存在争议。

近年来，体外诱导 ES 定向分化最常用的策略是模拟体内胰岛 B 细胞发育过程。2006 年，D'Amour 等采用改良的 5 步法体外定向分化方案（hES 细胞→定型内胚层→肠管内胚层→胰腺内胚层和内分泌前体细胞→表达激素的内分泌细胞），将 hES 细胞诱导分化为产生胰岛素、胰高血糖素、生长抑素、胰多肽及生长激素释放肽的胰岛样细胞。在 ES 细胞来源的胰岛样细胞中，虽然胰岛素合成接近成人胰岛的水平，但其 C 肽释放能力类似于胎儿胰岛 B 细胞，即在体外条件下对葡萄糖刺激的释放反应极为微弱。随后的研究证实，该方案中的诱导因子活化素 A 和全反式维 A 酸在 hES 细胞向定型内胚层分化和随后向胰腺内分泌前体细胞分化中分别发挥了至关重要的作用。另有报道显示，一些小分子化合物也可调控 ES 细胞的分化，如定型内胚层分子 1 和 2 可诱导人和小鼠 ES 细胞向定型内胚层分化，效率高于活化素 A，小分子物质 Indolactam V 可促进定型内胚层细胞向胰腺前体细胞的高效转化，这为 ES 细胞向 IPC 的分化提供了新思路。

体外诱导 hES 细胞定向分化为 IPC 研究距离临床应用尚有一定的距离。现行的诱导分化方案不仅诱导分化效率低，而且分化细胞存在多激素共表达、成熟度低、移植后可发生免疫排斥反应等问题。近期，Melton 教授团队采用三维悬浮培养体系对 hES 细胞进行大规模分化培养，并筛选了 70 多个化合物的 150 余种组合，涉及 Wnt、活化素、hedgehog、表皮生长因子、转化生长因子 β、甲状腺素、维 A 酸、γ-分泌酶抑制剂等信号通路或信号分子，最终选择 11 个化合物添加至改良的 5 步法诱导分化方案中，获得了数量巨大的分化细胞团，这些细胞团中绝大多数细胞表达 C 肽，少部分表达胰高血糖素，多为表达单一种激素，仅有约 7.7%的 C 肽阳性细胞同时表达胰高血糖素，约 4.7%的 C 肽阳性细胞同时表达生长抑素；重要的是，细胞团块在直径大小、IPC 比例、特异性转录因子表达、细胞钙离子流、葡萄糖和氯化钾刺激的胰岛素分泌反应、胰岛素分泌颗粒等方面均与原代成人胰岛非常相似，移植至糖尿病小鼠体内，小鼠空腹和葡萄糖负荷后的血糖水平均可恢复正常，效果与移植成人胰岛相似。因此，通过 hES 细胞规模化制备功能性胰岛 B 细胞，有望为细胞替代治疗糖尿病提供充足的细胞来源。

为促进分化细胞的进一步成熟，D'Amour 等将 hES 细胞诱导分化为胰腺内胚层细胞

（pancreatic endoderm cells，PEC）后即移植到 STZ 糖尿病小鼠体内，经体内的进一步分化，移植物在特异性转录因子表达、胰岛素原加工、胰岛素分泌颗粒等方面表现出功能性胰岛 B 细胞的特征，不仅能够分泌胰岛素和 C 肽，而且还可发挥明显的降糖效应。此外，将 hES 细胞来源的 PEC 接种到隔离包囊，再移植至糖尿病小鼠体内，移植 7 周后可检测到人胰岛素的分泌，移植 15 周后胰岛素分泌量增加了 17 倍，到移植 20 周时 PEC 可分泌足够的胰岛素，逆转糖尿病小鼠的高血糖状态。采用生物发光成像技术检测发现，移植后 60～154 天，移植的 PEC 均在包囊内。因此，移植包囊化的 PEC 既可促进其进一步分化为功能性 IPC，又可保证移植物的安全。

（二）体细胞核移植来源的 ES 细胞

治疗性克隆是指采用体细胞核移植（somatic cell nuclear transfer，SCNT）技术将患者体细胞的细胞核注入供体去核卵母细胞，在体外激活形成克隆胚胎，培养至囊胚阶段，分离携带患者基因型的 ES 细胞，进而在体外诱导分化为某种特定的组织细胞用于疾病治疗。2000 年，SCNT 来源的小鼠 ES 细胞建系成功，该细胞系在体内和体外均具有多向分化潜能，并且将该细胞系注入囊胚后，可形成嵌合体小鼠。2007 年，Mitalipov 研究团队首次在非人灵长类动物中建立了 SCNT 来源的 ES 细胞系。SCNT 来源的 hES 细胞（SCNT-hES 细胞）与自然囊胚来源的 hES 细胞具有相同的生物学特征，但由于促进 SCNT 胚胎发育的关键因素尚未解析，故数年来 SCNT-hES 细胞建系技术一直处于探索阶段。2013 年，Mitalipov 研究团队成功将人类皮肤成纤维细胞的细胞核移植到去核卵母细胞，从而在形成人类囊胚后建立了 SCNT-hES 细胞系。

理论上，通过 SCNT 技术制备患者特异性的 hES 细胞并将其诱导分化为 IPC 是同时解决胰岛细胞移植中供体胰岛细胞来源不足和免疫排斥反应两大难题最有希望的途径。2014 年，T1DM 患者特异性的 SCNT-hES 细胞系建系成功，为患者个性化的多能干细胞用于治疗糖尿病奠定了重要基础。新近，T1DM 患者特异性的 SCNT-hES 细胞已被诱导定向分化为功能性胰岛 B 细胞。该 SCNT-hES 细胞在体外诱导分化后，C 肽阳性细胞的比例达 55%，可表达 MafA、Nkx6.1 等成熟 B 细胞标志物，且葡萄糖刺激的胰岛素分泌反应良好；将分化细胞移植到免疫缺陷小鼠体内，可形成包含 C 肽和 MafA 染色阳性细胞的血管化岛状结构；将 SCNT-hES 来源的 B 细胞移植至小鼠皮下 1 周时即可测到较低水平的人 C 肽，移植 90 天时小鼠摄食后人 C 肽水平显著高于空腹水平；注射葡萄糖 30 分钟后人 C 肽水平升高约 2 倍；在 STZ 糖尿病小鼠中，将 SCNT-hES 来源的 B 细胞和成人胰岛分别移植至小鼠肾囊内，均可使小鼠血糖恢复正常。上述结果提示，SCNT-hES 来源的 B 细胞在降糖方面的能力与成人胰岛类似，是用于 T1DM 细胞替代治疗的理想细胞来源。

hES 细胞的建系均需要破坏囊胚，SCNT-hES 细胞建系的技术尚不成熟，需耗费大量人类卵母细胞，且 SCNT 技术有导向生殖性克隆的潜在风险。因此，不论是自然囊胚来源的 hES 细胞还是 SCNT-hES 细胞，均面临较大的伦理学争议。

（三）体细胞重编程来源的 iPS 细胞

为了避开 hES 细胞和 SCNT 技术研究存在的伦理学争议，日本科学家于 2006 年首次提出通过体外基因转染技术可诱导体细胞转变为 iPS 细胞。该研究团队将 Oct4、Sox2、c-Myc、Klf4 等 4 个转录因子导入小鼠成纤维细胞中，可将其诱导转化为 iPS 细胞。该颠覆性研究首次揭示，既往认为处于终末分化的成体细胞可被重编程，从而再次获得多潜能性。2007 年，该团队与美国另一个团队几乎同时宣布成功获得了人 iPS 细胞。迄今为止，小鼠、大鼠、猪、猴、人等不同物种的 iPS 细胞均已成功建系。iPS 细胞与 ES 细胞之间在许多生物学特征方面存在高度的相似性，如细胞形态、生长特性、表面标志物、注射到裸鼠皮下可形成包含 3 个胚层组织结构的畸胎瘤等。此外，在 DNA 甲基化、基因表达谱、染色质状态、形成嵌合体动物等方面，iPS 细胞也与 ES 细胞完全相似。近年来，iPS 细胞的制备技术也在不断改进。为避免原癌基因 *c-Myc* 和 *Klf4* 形成肿瘤的潜在风险，通过添加组蛋白去乙酰化酶的抑制剂丙戊酸，仅导入 Oct4 和 Sox2 两个转录因子即可将人类原代成纤维细胞重编程为 iPS 细胞。采取 mRNA 转染技术或小分子化合物干预，可将人类皮肤成纤维细胞等多种类型体细胞重编程为 iPS 细胞，消除了基于 DNA 载体与宿主整合技术所引发的相关风险，且显著提高了 iPS 细胞的制备效率。此外，已成功建立了来源于脐带血的 iPS 细胞，降低了成体细胞随器官寿命的延长而积累的基因突变的风险。近年来，国内学者在该领域的研究中也取得了可喜的进步。裴端卿教授团队的研究显示，维生素 C 可通过诱导组蛋白 H3K36me2/3 去甲基化，从而大幅度提高体细胞重编程为 iPS 细胞的效率，并深入探讨了细胞重编程的机制。邓宏魁教授团队的研究发现，仅采用小分子化合物体外培养即可成功诱导成纤维细胞转变为 iPS 细胞，这些小分子物质包括酶抑制剂、信号通路激活剂或抑制剂等，可通过影响信号通路、代谢途径或表观遗传学修饰而诱导细胞的重编程。近期，该研究团队在国际上首次建立了具有全能性特征的多潜能干细胞系，通过小分子化合物筛选策略，制备具有胚胎内和胚胎外发育潜能的小鼠和人类干细胞系（常规的 ES 细胞和 iPS 细胞仅具备胚胎内发育潜能，不能产生胚胎外组织），将其命名为潜能扩展的多潜能干细胞。

基于 iPS 细胞与 ES 细胞具有很大的相似性，且既往在 ES 细胞定向分化研究中已经具有较深厚的技术积淀，故 iPS 细胞的定向分化研究进展迅速。Alipio 等将小鼠皮肤成纤维细胞制备的 iPS 细胞诱导分化为 IPC，并将该细胞经肝门静脉注入 T1DM 和 T2DM 小鼠体内，可提高胰岛素分泌水平，改善小鼠的高血糖状态，从而使糖化血红蛋白水平恢复正常。已有研究显示，人 iPS 细胞在体外可被诱导定向分化为 IPC，其与 hES 细胞来源的 IPC 在细胞形态、基因和蛋白表达谱、葡萄糖刺激的胰岛素分泌反应等方面类似。2008 年，Park 等建立了多种疾病特异性的 iPS 细胞系，包括 T1DM 患者特异性的 iPS 细胞系。随后，Maehr 等成功将 T1DM 患者特异性的 iPS 细胞定向分化为 IPC。新近的研究显示，去甲基化处理可大幅度提高 T1DM 患者特异性的 iPS 细胞定向分化为 IPC 的效率，IPC 移植至免疫缺陷糖尿病小鼠体内可发挥降糖作用。

（四）成体干细胞

成体干细胞是存在于机体内某个组织或器官中的干细胞，理论上在特定条件下可分化为特定的细胞、组织或器官，是修复和再生的基础。在几乎所有的组织或器官中，均可发现特异性的成体干细胞。通常情况下，成体干细胞倾向于分化为自身组织的细胞类型，以维持组织细胞在生长、发育、妊娠、肥胖、创伤等各种条件下的动态平衡。成体干细胞具有三大生物学特征：①注入体内后有明显的趋化性，可定植于受损伤的部位；②在损伤部位局部微环境的诱导下，可向损伤组织修复所急需的细胞类型分化，促进损伤组织的修复；③注入体内后形成肿瘤风险极低。对于未来的临床应用而言，可从浅表组织或其他容易获取的组织中分离患者的自体干细胞，如从脂肪组织分离脂肪干细胞、从骨髓或外周血中分离造血干细胞等，进而诱导定向分化为所需的细胞类型。成体干细胞可用于胰岛细胞再生治疗，且采用患者自身的成体干细胞进行移植治疗可克服免疫排斥问题。干细胞治疗糖尿病临床前研究目前常用的成体干细胞包括胰腺干细胞、肝脏干细胞、小肠干细胞、间充质干细胞等。

1. 胰腺干细胞 在快速生长、发育、妊娠、肥胖等特殊条件下，胰岛细胞可发生增殖、分化及新生，以适应机体代谢变化的需要。虽然胰腺干细胞（前体细胞）的确切位置和表型特征尚不清楚，但胰腺干细胞来源的胰岛新生仍是该领域的研究热点。研究显示，大鼠胰岛中巢蛋白阳性细胞可被诱导分化为胰腺内分泌和外分泌细胞。谱系示踪方法证实，碳酸酐酶Ⅱ阳性的胰导管细胞在出生后和在胰腺受损伤的情况下可形成胰岛和腺泡细胞。另有研究显示，胰导管结扎诱导的胰腺新生来源于导管内 Ngn3 阳性细胞，并且这些细胞在体外也可诱导分化为功能性胰岛细胞。从灵长类糖尿病模型动物的胰腺中可分离胰腺前体细胞，胰腺前体细胞可在体外进行扩增，并诱导分化为功能性胰岛细胞。同样，成人胰管上皮来源的干细胞也可被诱导形成功能性的胰岛样细胞团。细胞周期依赖性蛋白 5 选择性抑制可促进胰导管前体细胞生成胰岛 B 样细胞。此外，将表达细胞角蛋白 19 的成人胰导管来源的干细胞诱导分化为胰岛样细胞，这些分化细胞具有葡萄糖刺激的胰岛素分泌反应，移植到裸鼠肾囊内可分化为胰腺的内分泌和外分泌细胞。笔者所在课题组从胎儿胰腺组织中分离并建立了单克隆胰腺前体细胞，其在体外具有很强的增殖能力，并可被诱导分化为胰岛样细胞。

2. 与胰腺胚胎组织起源相近的成体干细胞 胰岛细胞也可能来源于其他组织特异性的成体干细胞的转分化（trans-differentiation），如肝干细胞、小肠干细胞等。肝与胰腺均来自内胚层，表达许多相同的转录因子，故理论上可从肝干细胞产生胰岛细胞。已有研究显示，胎儿肝前体细胞在导入 *Pdx1* 基因后，可定向分化为胰岛 B 细胞，该分化细胞存在葡萄糖刺激的胰岛素分泌反应，移植后可纠正糖尿病小鼠的高血糖状态。在高糖或活化素 A 等细胞因子的诱导下，肝卵圆细胞也可分化为 IPC，该分化细胞可表达 B 细胞特异性的转录因子，移植到糖尿病模型动物体内可降低血糖水平。Suzuki 等用胰高血糖素样肽 1（GLP-1）处理离体培养的成体小肠上皮细胞，可使其分化为具有葡萄糖反应性的 IPC，移植到糖尿病小鼠体内可使血糖恢复正常。

3. 间充质干细胞（MSC） 是一类具有多向分化潜能的成体干细胞，分布在全身组织或器官的间质中，增殖能力较强，免疫原性较弱。在适当的诱导分化条件下，MSC 可分化为成骨细胞、成肌细胞等中胚层细胞，还可分化为神经细胞等外胚层细胞及肝细胞等内胚层细胞。因此，研究 MSC 向 IPC 分化将为细胞替代治疗糖尿病提供重要的细胞来源。MSC 分化为胰岛 B 细胞的基本原理是借助生物因子启动 MSC 中胰岛特异性转录因子的表达，改变其原有形态，从而产生特异性的胰岛激素。已有研究显示，骨髓来源的干细胞在体外和体内均可分化为 IPC，该分化细胞具有类似胰岛的形态结构，可表达胰岛素、胰高血糖素等胰岛特异性标志物，具有成熟 B 细胞的超微结构，存在葡萄糖刺激的胰岛素分泌反应，移植后具有降糖效应。

4. 其他　其他类型的成体干细胞（如脂肪干细胞等）在体外也可诱导分化为功能性胰岛样细胞。然而，在体外分化培养条件下制备的某些细胞缺乏胰岛细胞正常发育所需的信号，导致制备的分化细胞存在部分功能缺失。例如，虽然能够分泌胰岛素，但并不能精确模拟胰岛 B 细胞的生理性调节作用。因此，有必要从形态特征、超微结构、生理学作用等方面对分化细胞进行全面鉴定。

四、干细胞治疗糖尿病的临床研究进展

hES 细胞用于治疗糖尿病已进入临床试验阶段，患者特异性的 iPS 细胞在其他疾病的治疗学领域也已启动临床试验。在成体干细胞中，骨髓干细胞（如造血干细胞、MSC 等）用于治疗血液系统疾病的技术已较为成熟，其在治疗糖尿病中似乎也具有良好的应用前景。

（一）hES 细胞用于治疗糖尿病的临床研究进展

自 2009 年起，全球先后批准了多项 hES 细胞治疗疾病的临床研究，标志着 hES 细胞向临床应用迈出了关键性一步。美国某生物技术公司利用 hES 细胞制备的 PEC 产品已获准进入 I/II 期临床试验阶段，这是干细胞治疗糖尿病领域的重大事件。

一项 PEC 移植治疗 T1DM 的临床试验由美国加州大学圣迭戈分校和该生物技术公司联合开展，在这项为期 2 年的非随机、开放标签的 I/II 期临床试验（注册号：NCT 03163511）中，PEC 及其细胞载体（PEC-Direct）被移植至 T1DM 患者皮下，评估移植 2 个剂量的 PEC-Direct 治疗 T1DM 的安全性、耐受性及有效性，终点指标包括治疗后的所有不良反应、C 肽水平改善等。考虑到该细胞产品存在免疫排斥反应，患者可能需终身使用抗免疫排斥药物，故该临床试验仅纳入低血糖感知受损、频繁发生严重低血糖事件的 T1DM 患者。该临床试验自 2017 年 6 月开始实施，计划纳入 55 例 18～65 岁的受试者，目前尚无相关研究数据的报道。

为克服免疫排斥反应，该生物技术公司将 PEC 接种入多聚四氟乙烯免疫隔离包囊装置，制成细胞移植产品 PEC-Encap。2014 年，美国 FDA 批准了 PEC-Encap 移植治疗 T1DM 的临床试验（注册号：NCT 02239354）。该研究是一项为期 2 年的非随机、开放标签的 I/II 期临床试验，计划入选 40 例 18～55 岁的 T1DM 患者，评估皮下移植 PEC-Encap 的安全性、耐受性及有效性，并进行不同剂量的探索，试验终点指标包括治疗后的不良反应、C 肽水平改善等。该临床试验计划在美国和加拿大进行，目前尚无相关研究数据的报道。

（二）人 iPS 细胞临床应用的研究进展

2017 年，日本学者报道了 1 例 iPS 细胞来源的视网膜色素上皮细胞移植治疗黄斑变性临床试验的初步结果。在这项临床试验（注册号：UMIN000011929）中，研究者使用 1 例年龄相关性黄斑变性的女性患者的皮肤成纤维细胞制备 iPS 细胞，在体外定向分化为视网膜色素上皮细胞薄层后，再将该细胞薄层移植至视网膜黄斑中央凹之下。结果显示，移植治疗后患者黄斑、水肿迅速消失，但随访至 4 个月时重新出现，水肿程度与基线时相似；

移植 1 年时，移植物保持完好，未见细胞增殖、局部或全身性肿瘤形成，患者的最佳矫正视力既无改善也无恶化。值得注意的是，该患者移植后 1 年随访时的荧光素眼底血管造影显示，移植物中存在微量的荧光信号，但其究竟是否为新生血管，目前尚不清楚。

　　理论上，iPS 细胞可解决胰岛细胞移植存在的组织细胞来源不足、免疫排斥反应等问题。此外，患者（疾病）特异性的 iPS 细胞可为深入研究糖尿病的发病机制提供理想的疾病模型，还可在新药研发中作为药物筛选的工具。然而，迄今尚无 iPS 细胞治疗糖尿病的临床试验，故 iPS 细胞距离最终在治疗糖尿病中的临床应用还有很长的路要走。首先，体细胞重编程的具体过程和导入的转录因子的作用机制尚不十分清楚，这些问题的解决将有助于改进重编程的操作体系并提高患者特异性 iPS 细胞的制备效率。其次，不同 iPS 细胞系之间的定向分化潜能可能存在差异，其中有些 iPS 细胞并不能高效分化为 IPC。最后，iPS 细胞来源的 IPC 用于糖尿病患者细胞替代治疗的安全性尚不清楚。

（三）骨髓干细胞移植治疗糖尿病的临床研究进展

　　骨髓干细胞包含造血干细胞、MSC、内皮祖细胞等多种干细胞亚群，具有多向分化的潜能。骨髓干细胞是一种被广泛研究和应用的成体干细胞，采用患者自体骨髓干细胞进行移植可克服免疫排斥问题。动物实验显示，骨髓干细胞移植可促进受体小鼠胰岛细胞增殖，使胰岛素阳性细胞数量增多，胰岛结构改善，胰岛素分泌量增多。非肥胖糖尿病（NOD）小鼠在自身免疫性糖尿病发病之前进行骨髓移植可阻止其发生糖尿病。Ianus 等利用谱系示踪实验发现，骨髓来源的干细胞可迁移至胰腺并形成 IPC。然而，另有研究显示，这些 IPC 并非骨髓来源，而是残存 B 细胞的自我复制，推测骨髓干细胞移植可释放细胞因子或重建胰腺局部的免疫平衡状态，从而缓解糖尿病。

　　2007 年，巴西研究团队在 15 例新诊断、无酮症酸中毒（DKA）病史的 T1DM 患者中给予大剂量免疫抑制剂后进行自体非清髓造血干细胞移植（autologous nonmyeloablative hematopoietic stem cell transplantation，AHST），14 例达到停用胰岛素注射，最长者达 35 个月，其中 13 例 HbA1c 水平维持在 7% 以下；与移植前相比，移植后 6 个月 C 肽释放反应明显增加，谷氨酸脱羧酶（GAD）抗体滴度明显降低，12 和 24 个月时几乎保持不变。2009 年，该研究团队将病例数增加至 23 例，并延长了随访时间，进一步证实，受试者在胰岛素停用或减量的同时，C 肽释放反应水平显著升高，并可长期保持。来自波兰的研究也显示，8 例接受 AHST 治疗的 T1DM 患者均可停用胰岛素注射，1 例患者在移植后 7 个月重新开始小剂量胰岛素注射，6 例患者服用阿卡波糖即可获得良好的血糖控制。宁光教授团队在我国新诊断、无 DKA 病史的 T1DM 患者中也证实了巴西研究的结论，并且发现 AHST 可下调 T 淋巴细胞的数量，改变外周血单核细胞的基因表达谱。朱大龙教授团队在 13 例新诊断 T1DM 患者（其中 10 例伴有 DKA）中给予大剂量环磷酰胺后进行 AHST，并随访 31～54 个月。结果显示，移植后血清胰岛自身抗体和 IL-1、IL-17、TNF-α 等促炎性细胞因子的水平下降。11 例患者胰岛素需要量显著下降，伴有 HbA1c 水平下降和 C 肽水平升高，其中有 3 例患者停用胰岛素注射达 7～54 个月。这两个国内研究团队将所有 28 例接受 AHST 治疗的 T1DM 患者进行资料汇总后发现，15 例（53.6%）患者停用胰岛素，其中 8 例患者停用胰岛素达 2 年，并且诊断时有无 DKA 病史是影响 AHST 疗效的决定性因素。上述结果表明，AHST 可通过重建机体的免疫功能，从而改善 B 细胞功能，残存 B 细胞功能水平是决定 AHST 疗效的关键因素。

谭建明教授团队开展了一项开放标签的随机对照临床研究，旨在评估干细胞联合移植治疗 T1DM 的有效性和安全性。该研究共纳入 42 例 T1DM 受试者，随机分为移植组及对照组，移植组通过胰腺动脉插管将脐带 MSC 和自体骨髓单核细胞联合移植至患者体内，移植后不使用免疫抑制治疗，对照组采用标准治疗，每 3 个月随访 1 次。结果显示，在随访 1 年时，移植组 C 肽分泌反应自基线增加 105.7%，而对照组则下降 7.7%；移植组 HbA1c 自基线降低 1.26%，而对照组则升高 1.2%；移植组的胰岛素需要量减少 29.2%，而对照组则未见显著变化；两组间上述 3 个指标均有统计学差异。此外，移植组的耐受性良好，未报告严重不良事件。

Estrada 等对 T2DM 患者进行经胰腺动脉自体骨髓干细胞移植与高压氧联合治疗，每 3 个月随访 1 次，1 年后患者的代谢控制较基线显著改善，表现为空腹血糖和 HbA1c 显著降低，空腹 C 肽水平和 C 肽/血糖值明显升高，胰岛素需要量减少。Bhansali 等采用选择性胃十二指肠动脉内输注自体骨髓干细胞治疗 10 例需要胰岛素治疗的 T2DM 患者，7 例患者达到一级终点，即胰岛素剂量减少≥50%判断为有效，其中 3 例患者可完全脱离胰岛素；平均 HbA1c 下降 1.0%，在 7 例有效患者中有 3 例 HbA1c＜7%。在总体和有效亚组中，空腹和胰高血糖素刺激的 C 肽释放水平均显著增高，稳态模型评估法（HOMA）的 B 细胞功能指数（HOMA-B）显著升高，HOMA 的胰岛素抵抗指数（HOMA-IR）则未见显著变化。随后，该团队又开展了一项随机、单盲对照临床试验，以明确自体骨髓干细胞治疗的安全性和有效性。22 例 T2DM 患者（3 种口服降糖药治疗无效，需每天注射胰岛素≥0.4U/kg 才能达到 HbA1c＜7.5%，维持至少 1 年）随机分为两组，随访 12 个月。干预组（胰十二指肠上动脉 6 例、胃十二指肠动脉 4 例、胰十二指肠下动脉 1 例）靶向注射自体骨髓干细胞（单核细胞），12 周后应用粒细胞集落刺激因子动员采集外周血单核细胞并进行肘前静脉输注；对照组采取相同的操作流程，注射生理盐水。一级终点为胰岛素剂量减少≥50%。干预组 82%（9/11）患者达到一级终点，平均胰岛素剂量减少 62%，对照组全部未达到一级终点，平均胰岛素剂量减少 23.4%，组间差异具有统计学意义；与对照组相比，干预组胰高血糖素刺激的 C 肽释放水平显著增加，并且胰岛素需要量减少幅度与 C 肽水平呈正相关；此外，干预组 HbA1c 水平维持稳定，而对照组则显著升高。上述结果提示，自体骨髓干细胞移植可改善 T2DM 患者的胰岛 B 细胞功能。

总之，骨髓干细胞移植治疗糖尿病在小型临床研究中似乎具有一定的疗效，但目前的研究证据级别较低，故其长期疗效和安全性尚需在高质量的大型随机对照临床试验中加以明确。

五、基于干细胞技术的糖尿病治疗策略的研究进展

（一）胰腺、肝脏及肠道细胞在体内重建胰岛 B 细胞

如前所述，SCNT 和 iPS 的研究均证实，终末分化的体细胞核可被重编程。因此，胰岛 B 细胞再生的另一种策略是借鉴干细胞相关技术，从患者体内终末分化细胞的增殖、分化或转化着手，重建功能性 B 细胞，从而避开干细胞建系、体外定向分化等技术面临的伦

理争议和技术瓶颈，并避免异体细胞移植的免疫排斥问题。

1. 胰腺其他类型细胞在体内直接转化为胰岛 B 细胞 腺泡和导管细胞占胰腺的95%以上，在多种刺激条件下具有增殖能力，这使它们成为体内胰岛 B 细胞再生的重要细胞来源。Zhou 等的研究显示，成年小鼠胰腺外分泌细胞导入 3 个调控 B 细胞发育的关键性转录因子 Ngn3、Pdx1 及 MafA 后，可被重编程为 IPC。这些 IPC 与原代胰岛 B 细胞在形态、体积、超微结构、分子标志物等方面未见显著差异，可表达 B 细胞功能所必需的基因，重塑局部的血管分布，分泌胰岛素，缓解 STZ 糖尿病小鼠的高血糖状态。上述结果提示，在成体器官中可利用特定因子将体细胞重编程，直接完成细胞间的体内转化，而不必先将体细胞在体外逆转到多潜能干细胞状态后再进行诱导分化，这不仅免除了诱导分化的烦琐步骤，而且避免了干细胞的成瘤性和定向分化的低效率。此外，胰腺外分泌细胞与胰岛 B 细胞在表观遗传学上具有较多的相似性，两者之间的转变仅需进行较少的遗传学修饰。然而，值得注意的是，这种方法诱导形成的 IPC 不能形成典型的胰岛样结构。

成熟胰岛 A 细胞与 B 细胞存在一些共同的转录因子（如 Isl1、Pax6 等），在葡萄糖感知和激素分泌的调控机制上也非常相似。此外，在成熟胰岛中，A 细胞位于 B 细胞周边，且在糖尿病等代谢异常状态下 A 细胞总量不变甚至代偿性增加。因此，在体内将 A 细胞转变为 B 细胞具有良好的研发前景。Thorel 等利用谱系示踪方法发现，在白喉毒素条件性诱导 B 细胞几乎完全缺失的情况下，A 细胞可转化为 B 细胞，提示在成体胰岛细胞之间存在自发的细胞转化，但显著的 B 细胞新生通常需要几个月后才能出现。另有研究显示，应用胰导管结扎联合四氧嘧啶可在 2 周内完成 B 细胞新生，新生的 B 细胞主要来源于 A 细胞。在该动物模型中，虽然 B 细胞新生迅速有效，但血糖水平却仍未恢复正常。在 A 细胞（胰高血糖素启动子控制下）过表达 Pax4（决定 B 细胞谱系分化的转录因子），可诱导 A 细胞向 B 细胞转化。在 STZ 诱导 B 细胞大量丢失的情况下，Pax4 过表达介导的 A 细胞向 B 细胞转化可重建 B 细胞总量，恢复小鼠的血糖稳态，延长小鼠的寿命。此外，在小鼠 A 细胞持续性敲除 Arx（决定 A 细胞分化命运的关键转录因子）也可促进 A 细胞向 B 细胞转化，重建功能性 B 细胞总量，逆转糖尿病。新近的研究显示，在正常小鼠和 STZ 诱导的 T1DM 小鼠中，腹腔注射 γ-氨基丁酸（gamma-aminobutyric acid，GABA）可下调 A 细胞标志物 Arx 表达，上调 B 细胞标志物 Pax4 表达，促进 A 细胞向 B 细胞转化，进而动员胰导管上皮形成 Ngn3 阳性前体细胞，引起 A 细胞新生；新生的 A 细胞进而又可转化为 B 细胞，最终导致 B 细胞大量再生。此外，GABA 干预可多次逆转 STZ 反复注射所诱导的高血糖。然而，要完全恢复到 STZ 损伤之前的 B 细胞总量，大约需要注射 GABA 治疗 3 个月。另一项研究显示，抗疟药青蒿素类化合物可通过激活 A 型 GABA 受体，促进斑马鱼、小鼠、大鼠、人等种属的 A 细胞转化为 B 细胞，但该效应在啮齿类动物中通常需要数周到数月才能显现。值得注意的是，A 细胞向 B 细胞的转化在成年小鼠中不受年龄限制，即使在年老小鼠中也存在 A 细胞向 B 细胞的转化。同样，D 细胞也可转化为 B 细胞，但该转化仅发生于青春期前的小鼠。

总之，促进胰腺外分泌细胞、胰岛 A 或 D 细胞向 B 细胞转化是在体内重建功能性 B 细胞总量的重要策略，研发安全有效的促进 A 细胞向 B 细胞转化的药物是治疗或逆转糖尿病的潜在希望。GABA 和青蒿素均为已在临床上应用的药物，但这些药物在开展糖尿病治疗的临床研究之前，必须严格评估其在人体长期使用的安全性。

2. 肝细胞和肠道细胞在体内直接转化为胰岛 B 细胞 在胚胎发育中，肝和胰腺均来自肠管内胚层，故在转录因子表达等方面具有许多相似之处。肝是胰岛素作用的主要靶器官，可感知体内血糖水平的变化。此外，成体肝有一定的再生能力。因此，将体内的肝细胞转化为能够分泌胰岛素的细胞是非常有前景的研发方向。研究显示，将 Pdx1、Ngn3 等转录因子导入成年 STZ 糖尿病小鼠的肝细胞，可将肝细胞转变为 IPC，从而缓解模型动物的高血糖状态。然而，这种方法所产生的 IPC 并不是完全成熟的胰岛 B 细胞。

胰腺前体细胞和肠道前体细胞均可表达 Ngn3。胰腺前体细胞主要在胚胎发育期形成，但在生理条件下的成体中极为少见。然而，肠道前体细胞在成体中持续存在，以维持肠道内分泌细胞群的不断更新。研究显示，肠道特异性敲除 *FoxO1* 基因可增加 Ngn3 阳性的肠道前体细胞及其子代细胞的数量，在肠上皮中可生成 IPC，这些细胞具有胰岛 B 细胞特异性标志物的表达，具有葡萄糖刺激的胰岛素分泌反应，并且分泌的胰岛素可降低血糖。在 STZ 糖尿病小鼠中，*FoxO1* 基因敲除可诱导肠道形成 IPC。肠道生成 IPC 的这一现象在胚胎期和成年的动物中均可发生。进一步研究证实，这类 IPC 并非由肠道细胞转分化而来，而是因为 Ngn3 阳性细胞向 IPC 分化的抑制过程被消除所致。由于肠道细胞具有较高的更新率，损伤后肠道 IPC 可快速再生，并且肠道细胞具有部分免疫豁免效应，故肠道中生成的 IPC 可免受免疫系统的攻击和破坏。

3. 胰岛 B 细胞的去分化和再分化 近年来，动物和人体研究均提示，胰岛 B 细胞去分化是 T2DM 发生和发展的机制之一。研究显示，*FoxO1* 活性降低介导的 B 细胞去分化是 B 细胞功能下降的一个重要病理生理基础。多产次、老龄化、胰岛分离纯化、体外培养等生理或病理应激因素均可诱发 B 细胞去分化。B 细胞去分化可能是细胞应对各种损伤因素的一种自发性保护反应，一旦这些因素消除，可重新回到具有感知血糖和分泌胰岛素功能的状态。如果机体持续存在应激因素，B 细胞可能持续处在去分化状态甚至转化为其他类型的胰腺细胞，使糖尿病进一步恶化。一项对 3 例新诊断糖尿病患者的胰腺组织进行的免疫荧光染色研究发现，胰高血糖素、胰岛素分别与 MSC 标志物波形蛋白存在共表达现象，提示糖尿病患者也存在 B 细胞去分化和转分化为 A 细胞的可能性。

由于去分化的 B 细胞并未进入退行性改变的过程，相反还具备多向分化潜能，故应用现有的干细胞诱导定向分化策略，可使去分化细胞再分化为功能性 B 细胞，从而恢复 B 细胞功能稳态。另有研究显示，对新诊断的 T2DM 患者进行短期胰岛素强化治疗可使血糖水平快速恢复正常，解除糖毒性对 B 细胞功能恢复具有积极作用。短期胰岛素强化治疗可能通过阻止 B 细胞去分化和（或）促进去分化细胞再分化而改善 B 细胞功能。

近期，美国哥伦比亚大学 Accili 教授团队已着手筛选和研发选择性 FoxO1 抑制剂。这类药物的理想目标是既能够逆转 T2DM 患者的胰岛 B 细胞去分化、促进其再分化为功能性 B 细胞，又可使 T1DM 患者肠道前体细胞转分化为功能性 B 细胞。若能研发成功，糖尿病治疗必将取得颠覆性的重大突破。

（二）促进胰岛 B 细胞新生的生物因子

在大多数哺乳动物中，体内胰岛 B 细胞的凋亡与新生之间保持动态平衡。业已证实，多种生长因子和激素可在体外或体内促进 B 细胞新生，减少 B 细胞凋亡，为胰岛再生治疗带来新的希望。

近期的研究发现，肠促胰岛素在胰岛再生中发挥重要作用。GLP-1 是一种重要的肠促胰岛素，主要由末端空肠、回肠及结肠的 L 细胞分泌。GLP-1 可促进胰岛 B 细胞增殖，抑制其凋亡，还可诱导 B 细胞体内或体外新生。GLP-1 及其受体激动剂 Exendin-4 可增加正常和糖尿病小鼠的 B 细胞总量，GLP-1 可改善年龄相关性糖耐量受损，GLP-1、Exendin-4 或利拉鲁肽（另一种 GLP-1 受体激动剂）均可阻止或延缓 db/db 小鼠发生糖尿病，降低 STZ 或胰腺部分切除小鼠的糖尿病的严重程度。此外，GLP-1 不仅可诱导胰腺的导管细胞和腺泡细胞转化为 IPC，还可诱导巢蛋白阳性的胰腺前体细胞分化为表达胰岛素和胰高血糖素的细胞。

葡萄糖依赖性促胰岛素多肽（GIP）是另一种肠促胰岛素，由十二指肠和空肠的 K 细胞分泌，具有强烈的葡萄糖依赖性促胰岛素分泌作用。研究显示，GIP 不仅可促进第一时相胰岛素分泌，还具有促进脂肪合成、抑制胃酸分泌等作用。与 GLP-1 相似，GIP 也可促进胰岛 B 细胞增殖和新生，抑制 B 细胞凋亡，从而增加 B 细胞总量。

促胃液素、表皮生长因子、胰岛素样生长因子 1、胰岛素样生长因子 2、血小板衍生生长因子等生物因子在特定条件下均可促进胰岛 B 细胞有丝分裂，使 B 细胞增殖明显增加，阻止 STZ 处理小鼠发生糖尿病。然而，上述生物因子对糖尿病患者 B 细胞再生是否具有类似的促进作用，目前尚不清楚。

（三）囊胚互补技术

将一个物种的多潜能干细胞注入另一个物种的囊胚，可产生两个物种的嵌合体，多潜能干细胞来源的细胞可在嵌合体动物的各个器官中分布并且发挥相应的功能，该技术称为种间囊胚互补技术（interspecific blastocyst complementation）。利用囊胚互补技术再造个体特异性组织器官可能是解决器官移植供体来源的理想策略。

日本科学家在 Pdx1 基因敲除的胰腺发育缺失的小鼠囊胚中注入大鼠 ES 细胞或 iPS 细胞，成功在小鼠体内形成大鼠胰腺，该胰腺的形态、结构及功能完全正常，但其体积仅相当于小鼠胰腺的大小。近期，该研究团队采用相同的技术在胰腺发育缺失的大鼠囊胚中注入小鼠 iPS 细胞，成功在大鼠体内形成小鼠胰腺，从该胰腺中分离胰岛后，将胰岛移植至与 iPS 细胞同品系的糖尿病小鼠体内，可使其血糖完全恢复正常并维持 370 天以上，且未发生免疫排斥反应。同样，在胰腺发育缺失（Pdx1 启动子控制之下过表达 Hes1 基因）的雄性猪的桑椹胚中注入正常雌性猪桑椹胚阶段的卵裂球，可形成嵌合体胚胎，并且在雄性猪体内成功获得雌性猪基因型的胰腺，提示在大动物体内利用囊胚互补技术获得目标器官是可行的。

新近的研究显示，将人 iPS 细胞注入大动物牛、猪的囊胚中，可在体外培养条件下存活；将含人 iPS 细胞的猪囊胚移植至体内发育形成妊娠 21～28 天的胚胎后，50% 以上的猪胚胎发育迟缓；在发育正常的胚胎中，仅有 20% 左右的胚胎可发现绿色荧光蛋白标记的人类细胞。上述结果提示，人 iPS 细胞嵌合至大动物胚胎可能影响胚胎正常发育，且形成嵌合体胚胎的比例极低，不同的人 iPS 细胞系形成嵌合体的成功率也存在较大差异。

不难预测，未来极有可能在大型哺乳动物体内培育出完整的人类胰腺并用于治疗糖尿病。然而，嵌合体胚胎的器官不仅含有目标细胞，还含有血管、神经等其他组织，这些组织来源于宿主，仍可能存在异种免疫排斥的风险。此外，人类多潜能干细胞来源的细胞可能出现在嵌合体动物的各个器官，包括大脑和性腺，故可能面临极大的伦理学争议。

六、总结与展望

ES 细胞是目前研究最广泛、最成熟的干细胞体系，hES 细胞向胰岛 B 细胞分化的研究为细胞替代治疗提供了理论和技术积淀，SCNT-hES 细胞可解决免疫排斥的难题；已有探索性的临床试验评估 hES 细胞用于治疗 T1DM 的有效性和安全性，并尝试通过免疫隔离技术解决免疫排斥问题。然而，hES 细胞和 SCNT-hES 细胞仍存在伦理学争议，可能制约其临床应用的快速发展。iPS 细胞有望同时解决伦理学争议和免疫排斥反应两大难题，建立糖尿病患者特异性的 iPS 细胞系并在体外诱导分化为 B 细胞后进行临床应用令人期待。患者自体的成体干细胞不存在伦理学争议和免疫排斥问题，并且具有来源广泛、安全性好等特点，已成为目前临床研究应用最多的干细胞。自体骨髓干细胞移植治疗糖尿病在小型临床试验中已初步显示出良好疗效。胰腺其他类型细胞、肝和肠道等终末分化细胞向 B 细胞转化，囊胚互补技术等干细胞相关技术可能具有一定的应用前景。此外，干细胞相关技术在研究胰腺胚胎发育、糖尿病的发病机制、药物筛选、基因治疗等方面也具有潜在的应用价值。

目前干细胞技术治疗糖尿病正处于基础理论和关键技术亟待突破的阶段，要达到最终的广泛临床应用仍需一定时间。第一，如何有效诱导干细胞向 B 细胞分化的关键技术问题还没有彻底解决。第二，目前研究成果大多数是在啮齿类动物模型中得到的，故其用于治疗糖尿病的安全性尚不清楚。当前迫切需要开展的工作：明确调控胰腺和胰岛 B 细胞正常胚胎发育的关键信号分子；发现促进胰岛 B 细胞分化的特异性诱导因子（尤其是小分子化合物），对体外诱导分化方案进行优化；对糖尿病细胞替代治疗进行严格的有效性和安全性评价；建立患者特异性的干细胞库；针对干细胞技术治疗糖尿病的临床应用问题制定合理的操作规程和管理规范。随着干细胞研究的深入开展和技术的不断完善，相信干细胞技术必将为糖尿病治疗学领域开辟一片崭新的天地。

（洪天配　魏　蕊）

参 考 文 献

洪天配，2005. 胰腺干细胞研究的现状与展望. 世界华人消化杂志，13（3）：286-289.

洪天配，2005. 治疗性克隆研究的现状与展望. 国外医学. 内分泌学分册，25（3）：193-194.

洪天配，2006. 胰岛移植的研究现状与应用进展. 中国实用内科杂志，26（17）：1311-1313.

魏蕊，洪天配，2010. 自体骨髓干细胞移植治疗糖尿病的研究现状. 中国糖尿病杂志，18（9）：710-713.

魏蕊，洪天配，2011. 干细胞技术治疗糖尿病的研究进展与应用前景. 世界华人消化杂志，19（5）：441-450.

杨进，刘国强，洪天配，2009. 治疗性克隆与体细胞重编程：殊途同归. 生理科学进展，40（2）：101-105.

杨进，魏蕊，洪天配，2014. 2 型糖尿病发病机制的新视角：胰岛 β 细胞去分化. 中华糖尿病杂志，6（9）：692-695.

Alipio Z, Liao W, Roemer EJ, et al, 2010. Reversal of hyperglycemia in diabetic mouse models using induced-pluripotent stem（iPS）-derived pancreatic beta-like cells. Proc Natl Acad Sci USA, 107（30）: 13426-13431.

Ben-Othman N, Vieira A, Courtney M, et al, 2017. Long-term GABA administration induces alpha cell-mediated beta-like cell neogenesis. Cell, 168（1/2）: 73-85.

Bhansali A, Asokumar P, Walia R, et al, 2014. Efficacy and safety of autologous bone marrow derived stem cell transplantation in patients with type 2 diabetes mellitus: a randomized placebo-controlled study. Cell Transplant, 23（9）: 1075-1085.

Cai J, Wu Z, Xu X, et al, 2016. Umbilical cord mesenchymal stromal cell with autologous bone marrow cell transplantation in established type 1 diabetes: a pilot randomized controlled open-label clinical study to assess safety and impact on insulin secretion. Diabetes Care, 39（1）: 149-157.

Collombat P, Xu X, Ravassard P, et al, 2009. The ectopic expression of Pax4 in the mouse pancreas converts progenitor cells into alpha and subsequently beta cells. Cell, 138（3）: 449-462.

Courtney M, Gjernes E, Druelle N, et al, 2013. The inactivation of Arx in pancreatic alpha-cells triggers their neogenesis and conversion into functional beta-like cells. PLoS Genet, 9（10）: e1003934.

D'Amour KA, Bang AG, Eliazer S, et al, 2006. Production of pancreatic hormone-expressing endocrine cells from human embryonic stem cells. Nat Biotechnol, 24（11）: 1392-1401.

Hou P, Li Y, Zhang X, et al, 2013. Pluripotent stem cells induced from mouse somatic cells by small-molecule compounds. Science, 341（6146）: 651-654.

Li J, Casteels T, Frogne T, et al, 2017. Artemisinins target GABAA receptor signaling and impair alpha cell identity. Cell, 168（1/2）: 86-100.

Liu KC, Leuckx G, Sakano D, et al, 2018. Inhibition of Cdk5 promotes beta-cell differentiation from ductal progenitors. Diabetes, 67（1）: 58-70.

Lumelsky N, Blondel O, Laeng P, et al, 2001. Differentiation of embryonic stem cells to insulin-secreting structures similar to pancreatic islets. Science, 292（5520）: 1389-1394.

Maehr R, Chen S, Snitow M, et al, 2009. Generation of pluripotent stem cells from patients with type 1 diabetes. Proc Natl Acad Sci USA, 106（37）: 15768-15773.

Mandai M, Watanabe A, Kurimoto Y, et al, 2017. Autologous induced stem-cell-derived retinal cells for macular degeneration. N Engl J Med, 376（11）: 1038-1046.

Pagliuca FW, Millman JR, Gurtler M, et al, 2014. Generation of functional human pancreatic beta cells in vitro. Cell, 159（2）: 428-439.

Park IH, Arora N, Huo H, et al, 2008. Disease-specific induced pluripotent stem cells. Cell, 134（5）: 877-886.

Sui L, Danzl N, Campbell SR, et al, 2018. Beta-cell replacement in mice using human type 1 diabetes nuclear transfer embryonic stem cells. Diabetes, 67（1）: 26-35.

Tachibana M, Amato P, Sparman M, et al, 2013. Human embryonic stem cells derived by somatic cell nuclear transfer. Cell, 153（6）: 1228-1238.

Takahashi K, Tanabe K, Ohnuki M, et al, 2007. Induction of pluripotent stem cells from adult human fibroblasts by defined factors. Cell, 131（5）: 861-872.

Takahashi K, Yamanaka S, 2006. Induction of pluripotent stem cells from mouse embryonic and adult fibroblast cultures by defined factors. Cell, 126（4）: 663-676.

Talchai C, Xuan S, Kitamura T, et al, 2012. Generation of functional insulin-producing cells in the gut by Foxo1 ablation. Nat Genet, 44（4）: 406-412, S401.

Talchai C, Xuan S, Lin HV, et al, 2012. Pancreatic beta cell dedifferentiation as a mechanism of diabetic beta cell failure. Cell, 150（6）: 1223-1234.

Wei R, Hong T, 2016. Lineage reprogramming: a promising road for pancreatic beta cell regeneration. Trends Endocrinol Metab, 27（3）: 163-176.

Wei R, Yang J, Liu GQ, et al, 2013. Dynamic expression of microRNAs during the differentiation of human embryonic stem cells into insulin-producing cells. Gene, 518（2）: 246-255.

Wells JM, Melton DA, 1999. Vertebrate endoderm development. Annu Rev Cell Dev Biol, 15: 393-410.

White MG, Marshall HL, Rigby R, et al, 2013. Expression of mesenchymal and alpha-cell phenotypic markers in islet beta-cells in recently diagnosed diabetes. Diabetes Care, 36（11）: 3818-3820.

Wu J, Platero-Luengo A, Sakurai M, et al, 2017. Interspecies chimerism with mammalian pluripotent stem cells. Cell, 168（3）:

473-486.

Yamada M, Johannesson B, Sagi I, et al, 2014. Human oocytes reprogram adult somatic nuclei of a type 1 diabetic to diploid pluripotent stem cells. Nature, 510 (7506): 533-536.

Yamaguchi T, Sato H, Kato-Itoh M, et al, 2017. Interspecies organogenesis generates autologous functional islets. Nature, 542 (7640): 191-196.

Yang Y, Liu B, Xu J, et al, 2017. Derivation of pluripotent stem cells with *in vivo* embryonic and extraembryonic potency. Cell, 169 (2): 243-257.

Yu F, Wei R, Yang J, et al, 2018. FoxO1 inhibition promotes differentiation of human embryonic stem cells into insulin producing cells. Exp Cell Res, 362 (1): 227-234.

Zhang L, Hu J, Hong TP, et al, 2005. Monoclonal side population progenitors isolated from human fetal pancreas. Biochem Biophys Res Commun, 333 (2): 603-608.

Zhou Q, Brown J, Kanarek A, et al, 2008. In vivo reprogramming of adult pancreatic exocrine cells to beta-cells. Nature, 455 (7213): 627-632.

第三十五章　糖尿病的基因治疗

基因治疗是近年来现代医学与分子生物学相结合而诞生的，是一种基于基因修饰，通过引入外源性遗传物质来预防、纠正或改善疾病症状的治疗方法。将遗传物质引入，不仅局限于基因表达的增加，还包括在转录和转录后水平上对基因表达进行诱导、抑制和调节，以及最近的基因组编辑技术等。为了实现基因治疗的目的，全长基因、互补脱氧核糖核酸（complementary DNA，cDNA），以及各种各样的调节和干扰核糖核酸（ribonucleic acid，RNA）和脱氧核糖核酸（deoxyribonucleic acid，DNA）分子，包括反义 RNA、短发夹 RNA（short hairpin RNA，shRNA）、微小 RNA（micro RNA，miRNA）和 miRNA 靶序列等都被纳入其中。基因疗法可分为以下两种亚型：一种是体外基因疗法，即在移植到患者之前，靶细胞在体外进行基因改造，而后进行基因转移；另外一种是体内基因疗法，这种方法即直接进行基因转移。

糖尿病是由遗传和环境因素共同参与并相互作用而引起的因胰岛素分泌缺陷或作用障碍所致的以高血糖为基本特征的复杂性疾病。我国糖尿病人群正在逐年迅速增加，糖尿病所致的大血管、微血管及神经系统慢性并发症使得其致残率和致死率增加。虽然 20 世纪胰岛素及其类似物的应用挽救了无数糖尿病患者的生命，但外源性胰岛素及其类似物的补充治疗仍存在需多次注射、严密监测血糖及无法按生理需求分泌等缺陷。即使是到了其治疗策略已更新换代的现代，糖尿病仍未能得到有效根治。人们对于单基因糖尿病等认识的逐渐深入，启动基因治疗可能给患者带来巨大的获益。糖尿病基因治疗的研究从体外基因重组、胰岛素的加工处理、靶细胞的选择、转基因技术、基因编辑技术，到胰岛素分泌的调节都取得了一定的进展。治疗目的包括预防和延缓糖尿病的发生、纠正胰岛素的相对缺乏及改善周围组织对胰岛素的敏感性等。

一、1 型糖尿病的基因治疗

1 型糖尿病是一种特异性针对胰岛 B 细胞的自身免疫性疾病，患者需终身依赖外源性胰岛素替代治疗，外源性胰岛素注射给患者带来痛苦和不便，同时也无法模拟正常生理胰岛素分泌，不受血糖等代谢物变化调节。胰腺或胰岛移植技术替代功能丧失的胰岛，虽取得了一定的疗效，但由于供体来源不足、存在免疫排斥及需长期免疫抑制治疗等不足，其临床应用受到限制。近年来，随着基因重组及转基因技术的迅速发展，利用基因工程再造胰岛素分泌细胞，为 1 型糖尿病患者的治疗提供了新途径。1 型糖尿病的基因治疗策略主要包括：①通过替代细胞恢复胰岛素生产。②阻止胰岛 B 细胞的自身免疫损伤，抑制胰岛 B 细胞的凋亡。③提高葡萄糖的处理能力。

（一）胰岛素的合成和分泌

人类胰岛素基因位于第 11 号染色体的短臂，包含 1355 个碱基对，编码区域由 3 个外显子组成。成人胰岛素的基础分泌量约为 1U/h，每餐刺激胰岛素分泌量约为 8U，因此每天基础及三餐的刺激引起的胰岛素分泌总量约为 50U，其中 95% 为胰岛素，仅有 5% 以未转化的胰岛素原或者裂解胰岛素原的形式被分泌。正常情况下，B 细胞内的胰岛素基因只能编码胰岛素原。胰岛素原的生物学活性是成熟胰岛素的 10%，须经内肽酶处理、加工为成熟的胰岛素后方能发挥正常的生物学活性。在体内能够将激素原转化为激素的内源性蛋白酶统称内肽酶。其中弗林蛋白酶（Furin）和成对氨基酸转化酶-4（paired basic amino acid enzyme 4，PACE4）存在于非内分泌细胞，前蛋白转化酶 1/3（proprotein convertase1/3，PC1/3）和前蛋白转化酶 2（proprotein convertase 2，PC2）存在于内分泌或神经内分泌细胞。在 B 细胞内，PC1/3 作用于胰岛素的 B 链与 C 肽连接处，PC2 作用于 C 肽与 A 链连接处，使 B 链与 A 链去除 C 肽，仅靠二硫键相连。在非内分泌细胞内，弗林蛋白酶作为一种转化酶完全可以承担 PC1/3 与 PC2 的功能，但弗林蛋白酶对氨基酸序列的识别有特殊要求，即只能识别 "Arg-X-Arg/Lys-Arg" 序列（X 代表任意一种氨基酸），而人或鼠的胰岛素原在 B-C 和 C-A 连接处都不符合上述要求。因此，如果选择非 B 细胞作为靶细胞，在体外基因重组时必须设法引入胰岛素基因，使其编码产物能够在 B-C 和 C-A 连接处包含 "Arg-X-Arg/Lys-Arg" 序列，从而被弗林蛋白酶识别处理。正常 B 细胞内形成的胰岛素与 C 肽储存在同一颗粒囊泡中，并以等分子释放，刺激胰岛素分泌的最主要因素是血糖浓度，葡萄糖通过葡萄糖转运蛋白 2（GLUT2）进入 B 细胞，在 B 细胞内经葡萄糖激酶（GK）的作用磷酸化并刺激胰岛素分泌，而葡萄糖磷酸化的阻遏物可抑制 B 细胞的葡萄糖分解和胰岛素分泌。葡萄糖的代谢过程可触发电化学反应，包括 ATP 依赖的 K^+ 通道关闭、膜去极化、Ca^{2+} 通道开放、Ca^{2+} 内流可刺激已形成的胰岛素颗粒胞吐分泌胰岛素，大量研究证实，GLUT2 及 GK 在这个过程中起重要作用。GK 在胰岛素释放调节中的重要性从与 GK 基因突变密切相关的青年发病的成人型糖尿病（MODY）中得到进一步证实。GLUT2 是在 B 细胞中表达的一种葡萄糖转运蛋白异构体，属于跨膜转运蛋白的一种，介导细胞外葡萄糖的跨膜转运，这是胰岛素代谢信号转导途径中级联反应的主要限速步骤，该蛋白受损会导致葡萄糖转运受限，最终导致血糖升高。

（二）胰岛素基因表达的调控及胰岛素分泌的调节

目前，将目的基因导入体内并在靶细胞中表达并不十分困难，但是要使胰岛素基因的表达及胰岛素的分泌能够针对血糖实际水平做出恰当的生理性反应则是一个难题。理想的糖尿病基因治疗方案应具备：①生理性葡萄糖敏感的胰岛素合成。②胰岛素原转录、翻译后能在分泌颗粒囊泡内成熟为胰岛素。③胰岛素分泌受血糖水平的调控。④基因转染载体安全有效。在先期进行的一些转基因治疗糖尿病的动物实验中，胰岛素的分泌缺乏针对葡萄糖浓度变化的反应性，有的甚至使动物出现致死性低血糖。

迄今，对胰岛素基因转录的调节主要是采用特异性转录启动子的方法，即在体外构建基因重组体时，将胰岛素基因置于某种特殊启动子控制之下，该启动子对葡萄糖浓度敏感，可根据血糖浓度来决定是否启动胰岛素基因的转录。目前肝细胞及胰岛 B 细胞同源的胃肠道 K 细胞能实现胰岛素的可控分泌,这将是具有广阔前景的胰岛素基因治疗途径。

肝细胞中存在与胰岛 B 细胞相同的"葡萄精感受器"GLUT2 和 GK,另外肝细胞中许多参与糖代谢的酶基因中存在葡萄糖反应元件(glucose inducible regulatory element,GIRE)。因此,肝可能是胰岛素基因异位表达的最佳靶器官。磷酸烯醇式丙酮酸羧激酶(phosphoenolpyruvate carboxykinase,PEPCK)是肝特异性表达的糖异生关键酶,其活性受胰岛素和胰高血糖素的双重调控。PEPCK 启动子区含有 cAMP 反应元件(cAMP responsive elements,CRE)、P3 元件和糖皮质激素反应区。因此,利用这一启动子调节胰岛素的分泌有望达到血糖水平的生理性调节。在利用 PEPCK 启动子调节人胰岛素基因表达的转基因鼠模型中,当胰岛被广泛破坏时仍可测到一定水平的 C 肽,提示在 PEPCK 启动子控制下,胰岛素基因可受到血糖水平的调控而呈现生理性表达模式。肝中 L 丙酮酸激酶(L-pyruvate kinase,L-PK)的转录也受血糖的调节,将 *L-PK* 基因启动子与胰岛素基因重组可使胰岛素成功地在转基因小鼠的肝表达,提示通过对肝中葡萄糖反应元件进行基因修饰有望使得肝细胞等非 B 细胞的胰岛素分泌受到血糖的调控。

肠道 K 细胞与胰岛 B 细胞共同起源于前肠内胚层,在原始细胞阶段具有同源性。因此,肠道 K 细胞具有转化为 B 细胞的潜能。K 细胞还有与 B 细胞类似的葡萄糖反应性分泌作用,故 K 细胞在糖尿病的基因治疗方面具有良好的发展前景。肠道 K 细胞位于胃、十二指肠及空肠上段,具有分泌葡萄糖依赖的促胰岛素多肽(glucose-dependent insulinotropic polypeptide,GIP)的能力,该多肽对餐后胰岛素的释放具有促进作用。其释放的 GIP 与胰岛素水平平行,进食后数分钟之内释放 GIP,2 小时后恢复到基础水平。另外,此种细胞具有"葡萄糖感受器"GK 和 GLUT2,并且表达蛋白酶 PC2 和 PC1/3,能加工胰岛素原成为成熟胰岛素。将 GIP 启动子与胰岛素原基因重组转染克隆的 K 细胞,即可促进葡萄糖依赖性成熟胰岛素的释放。研究表明,带有此种基因的转基因糖尿病小鼠的葡萄糖耐量可恢复正常。因此,K 细胞可能是糖尿病基因治疗较理想的靶细胞。

(三)基因工程细胞治疗 1 型糖尿病

基因工程细胞治疗糖尿病是指将经过基因改造的功能性细胞植入机体以治疗糖尿病。基因工程细胞分为三类:①基因工程 B 细胞系。②基因工程非 B 细胞系。③基因工程胰岛干细胞系。

1. 基因工程 B 细胞系 成年动物胰岛细胞属终末分化细胞,在培养时不再生长和分裂,但是通过将分离的胰岛进行 X 线照射、SV-40 转化或制作转癌基因小鼠等方法,可以获得一些可无限生长的胰岛 B 细胞系。这些细胞系的优点是具有胰岛 B 细胞表型,包括胰岛素的合成、分泌及相关基因的表达;不足之处是多数 B 细胞系经体外培养传代后逐渐失去对葡萄糖刺激的正确应答能力,而且在移植后仍有可能受到移植受体胰岛自身免疫破坏机制的损伤。

为了获得功能性胰岛 B 细胞系,需首先恢复其对葡萄糖刺激的应答能力,胰岛 B 细胞对葡萄糖刺激的胰岛素分泌反应与 B 细胞内高 K_m 值的 GLUT2 和 GK 的表达水平密切相关。使基因转化的 B 细胞系稳定表达 *GLUT2* 和 *GK* 基因,有可能使细胞获得对葡萄糖刺激的应答能力。Feber 等首先报道，以 GLUT2 稳定转染的大鼠 B 细胞系 RIN 可对生理及亚生理水平的葡萄糖刺激产生胰岛素分泌反应，但是细胞单独表达 GK 则无此作用。另外还发现，GLUT2 转染的 B 细胞中 GK 活性提高。该结果进一步证实 GLUT2 和 GK 在细胞产生葡萄糖刺激的胰岛素分泌反应中是缺一不可的。研究还表明，抑制细胞的己糖激酶活性可刺激细胞分泌胰岛素，维持葡萄糖浓度趋于生理水平。B 细胞系移植在实践中应用还需克服细胞在体内无限制生长的问题，防止分泌过量胰岛素使受体最终因低血糖而死亡。目前的解决途径之一是通过控制移植细胞的生长来调节胰岛素释放量。方法是建立条件转化的 B 细胞系，使其含有一个遗传开关，该开关能够控制细胞生长。目前研究比较成功的是 Efrat 等利用细菌四环素操纵调节系统条件转化的 B 细胞系。

2. 基因工程非 B 细胞系　1 型糖尿病的主要病因是自身免疫对于胰岛 B 细胞的破坏。目前采用非 B 细胞系进行 1 型糖尿病基因治疗的方法包括：①将具有启动子的胰岛素原 cDNA 转移到胰腺以外的部位，进行异位胰岛素分泌。②刺激非 B 细胞分泌胰岛素。

1 型糖尿病最简单直接的基因治疗方法是通过载送胰岛素原的 cDNA 来替代死亡 B 细胞的功能。如使用腺相关病毒载送 cDNA 到 STZ 糖尿病小鼠的肝中，小鼠胰岛素分泌增加，能长时间维持血糖正常。通过基因修饰非 B 细胞，使其替代体内功能不足的胰岛细胞分泌胰岛素，是胰岛替代治疗的另一种策略，如采用胰岛发育因子如神经元 3，神经分化因子（neurogenicdifferentiation，Neuro D）/B 细胞 E 盒反式激活因子 2（B-cell E-box transactivator-2，BETA-2），胰十二指肠同源异型盒基因 1（pancreatic and duodenal homeobox-1，PDX-1）等促使非内分泌细胞转变为胰岛 B 细胞；通过引入 Ngn 3 使终末分化的肝细胞短暂分泌胰岛素等。它的主要优点是替代的非胰岛细胞不会受到机体针对胰岛细胞的免疫伤害，但胰岛素的合成、分泌过程及其调节涉及许多精细调节机制，故要在非 B 细胞中启动胰岛素基因表达是非常困难的，通过在胰岛素基因中引进非胰岛细胞的蛋白裂解酶酶切位点，已经使许多非胰岛细胞能够分泌成熟的胰岛素，这些可被基因修饰的非胰岛细胞包括成纤维细胞、肌细胞、神经内分泌细胞、肝细胞和角化细胞等。

（1）成纤维细胞：这种细胞具有容易获得，方便培养，易于移植等优势。目前已经有很多研究将它作为基因转移的靶细胞，其中包括原代细胞和细胞株，其主要缺点是该细胞不含有任何葡萄糖感受元件及调节分泌途径，导致其胰岛素分泌不受血糖的调节。另外，大多数非胰岛细胞（包括成纤维细胞）缺乏将胰岛素原转化为成熟胰岛素的酶系，使得表达产物主要为胰岛素原，由于它仅有成熟胰岛素 10% 的生物活性，很难使糖尿病个体恢复到正常血糖水平。但也有研究发现，给实验动物移植基因工程改造的成纤维细胞可显著降低血糖水平，甚至导致低血糖死亡。成纤维细胞作为糖尿病基因治疗的靶细胞还有待进一步研究。

（2）神经内分泌细胞：由于神经内分泌细胞与胰岛 B 细胞有许多相似之处，一些神经元或神经内分泌细胞已经被用来表达胰岛素。与胰岛细胞相似，这些细胞内也含有可调节的分泌途径，通过引入胰岛素原处理酶 PC2 和 PC1/3，使细胞具有将胰岛素原转化为成熟胰岛素的能力。例如，通过腺相关病毒（adeno-associated virus，AAV）载体将蛋白 Pdx-1 与肌腱膜纤维肉瘤癌基因同系物 A（muscu-loaponeurotic fibrosarcoma oncogene homolog A，MafA）转入 I 型糖尿病小鼠的胰腺内，对 A 细胞进行重编程，使其转变为能够产生胰岛素的 B 细胞，体内实验结果表明该疗法能够在 4 个月内维持小鼠的血糖水平稳定。此外，该疗法在体外也能成功地将人源 A 细胞转变为 B 细胞。但应用这些细胞的缺点是它们还分泌自身固有的其他激素，并且也缺乏对葡萄糖的敏感性。

神经内分泌细胞由于具有可调节的分泌途径，以及可将胰岛素原裂解成胰岛素内肽酶的特点，在基因治疗研究中最先得到应用，但这些细胞分泌的其他功能性肽类激素，有可能对胰岛素产生拮抗作用，因此在应用方面存在一定的限制。

（3）肝细胞：肝是胰岛素作用的主要器官，对血糖的调控起着重要作用，且肝细胞具有与胰岛 B 细胞类似的特点：能够表达 B 细胞分泌胰岛素所需的 GLUT2 和 GK，故肝细胞是糖尿病基因治疗较为理想的靶细胞。但同成纤维细胞一样缺乏加工胰岛素原的酶。为此，有学者根据大多数非内分泌细胞含有弗林蛋白酶的特点，通过基因改造使胰岛素原酶解位点突变成为能被弗林蛋白酶识别的序列，使大多数非内分泌细胞也获得加工胰岛素原的能力，以提高基因治疗的效率。Jun 等将人胰岛素原的 C 肽侧链用一个七肽短链（Gly-Gly-Gly-Pro-Gly-Lys-Arg）代替，并将编码这一胰岛素类似物的基因导入糖尿病鼠肝细胞内，结果发现此胰岛素类似物具有正常胰岛素 20%～30%的生物学活性，可有效降低血糖达 40 天。Ngn 3 具有使门静脉周围的肝祖细胞、肝卵圆细胞转化为胰岛样细胞团块的作用，研究发现这些新生胰岛细胞团块可分泌血糖调节性胰岛素、B 细胞特异性转录因子及全部 4 种主要胰岛激素。因此引入 Ngn 3 有望实现从肝细胞谱系向胰岛细胞谱系的转化。胰十二指肠同源盒基因 1（PDX-1）编码的蛋白质是胰岛 B 细胞分化的重要转录因子，也是胰岛素基因的活化因子。具有调节胰岛素基因表达的作用，并参与多种基因在胰岛细胞中特异性表达的过程。应用基因重组技术构建腺病毒载体 AdCMV/PDX-1，注射到 BALB/c和 C57BL/6 小鼠体内后，发现其肝细胞有 *PDX-1* 基因和胰岛素基因的表达，血浆中可测到胰岛素活性增加 3 倍。提示 *PDX-1* 基因的异位表达可使小部分肝细胞向胰岛 B 细胞转化。但由于不清楚能进行这种分化的肝细胞的确切特点，这种分化的肝细胞是否能作为 1 型糖尿病 B 细胞破坏后自身分泌胰岛素的替代细胞有待进一步研究。

（4）肌细胞：容易获得，且将基因通过直接或静脉注射到体内即可被其摄取表达，因此许多研究已经把肌细胞作为基因转移的靶细胞。目前已有将含有胰岛素基因的腺病毒表达载体直接注射于肌细胞，在巨细胞病毒（CMV）启动子的操纵下表达胰岛素的相关研究，具有重要意义的发现是成肌细胞可将合成的胰岛素原完全转换为胰岛素并发挥作用。由于成肌细胞含有控制细胞增殖分化的天然开关，如果转染的成肌细胞分化成肌管后仍可分泌胰岛素，则提供了一个可移植的良好的胰岛素分泌系统。基因工程骨骼肌细胞产生的胰岛素较胰岛素制剂能更有效地维持两餐之间血糖水平的稳定，且可减少胰岛素抵抗和大血管并发症。因此，以肌细胞为靶细胞的糖尿病基因治疗方法将成为今后的研究热点。

3. 基因工程胰岛干细胞系　干细胞工程是当今生命科学领域最热门的话题。对干细胞在体外进行改造和修饰用来治疗疾病的干细胞工程技术近几年得到了快速发展。干细胞是一种具有自我复制和分化能力的独特细胞群体，可分为胚胎干细胞、成体干细胞及诱导多能干（induced pluripotent stem，iPS）细胞。

（1）胚胎干细胞：研究发现，将胰岛素基因转移到小鼠胚胎干细胞，在体外诱导小鼠胚胎干细胞定向分化为胰岛素分泌细胞后，将其移植到 STZ 所致的糖尿病小鼠体内，可使小鼠血糖恢复正常。Soria 等建立了一整套体外培养、诱导分化及筛选方法，使 R1 大鼠的胚胎干细胞转变为可分泌胰岛素的 B 细胞。从未发病的成年糖尿病小鼠的胰腺导管上皮结构中分离出胰岛干细胞，后者经体外诱导分化为胰岛后，移植到已发病小鼠的肾囊或皮下组织，能够逆转其糖尿病。

（2）成体干细胞：存在于人体的各个组织器官中，在特定条件下可自我复制和更新，并保留分化潜能。目前，用于治疗 1 型糖尿病的成体干细胞主要有胰腺干细胞、间充质干细胞和造血干细胞等。胰腺干细胞是胚胎发育中没有进行终末分化的胰腺细胞，Ramiya 研究团队在胰腺导管中获得了胰腺干细胞，该细胞可分化为胰岛样细胞团，将这些细胞团移植到非肥胖糖尿病（NOD）鼠，可显著降低其血糖。间充质干细胞具有多向分化潜能，将人脐血来源的间充质干细胞进行体外诱导分化，得到胰岛样细胞团，在这些细胞群中可以检测到胰岛素和其他胰岛 B 细胞相关基因的表达，将其移植到 STZ 处理的大鼠体内，高血糖显著改善。造血干细胞除可以分化为各系血细胞外，还可以分化为多种非造血组织的细胞，如肌细胞、肝细胞、神经细胞等。Chan 等把正常 NOD 鼠的造血干细胞进行体外基因转染，使其表达胰岛素原，移植给 NOD 鼠，糖尿病的发生率和严重程度均明显降低。

（3）诱导多能干（iPS）细胞：定向诱导 iPS 细胞分化为胰岛 B 样细胞成为近年来的研究热点，通过体细胞重编程转变为多能状态，患者特异性 iPS 细胞系可用作自体移植的胰岛 B 样细胞。其中成纤维细胞是最常用的 iPS 细胞系原材料。通过一些转录因子如 Oct4、Sox2、Kruppel 样转录因子 4 等作用于成纤维细胞，诱导其转化为多能状态，进而诱导其分化为胰岛 B 样细胞，该胰岛 B 样细胞表达胰岛 B 细胞相关表面标志物，具有一定的分泌胰岛素的能力，且受葡萄糖水平的调节，能成功降低糖尿病小鼠的血糖水平。还有研究将糖尿病患者的尿细胞来源的 iPS 细胞诱导分化过程进行了优化，即将小分子与自体尿源性细胞共培养，该方法极大提高了人尿源性干细胞成功培养 iPS 细胞的重编程效率。

（4）另外，随着基因编辑技术的发展，具有高效率和高保真的 *CRISPR/Cas9* 基因编辑技术迅速兴起。CRISPR/Cas9 核酸酶可在哺乳动物细胞中进行基因组编辑，实现对靶基因的敲除、突变、插入及基因抑制和激活等。该技术具有质粒构建容易、操作简单、可在大部分细胞和个体中实现基因组编辑、同时对多个靶点进行修饰等优势。该方法具有修补患者 iPS 细胞基因缺陷的能力，确保自体诱导的胰岛 B 样细胞的存活，有望用作治疗糖尿病的新途径。这种分泌胰岛素的克隆细胞可在体内持续表达，将胰岛素原加工为成熟胰岛素，并针对血糖变化做出生理性调节反应。近年来，研究人员在 1 型糖尿病小鼠模型中设计出其规律间隔成簇短回文重复序列及其相关核酸酶 9（clustered regularly interspaced short palindromic repeats/CRISPR-associated nuclease 9，CRISPR/Cas9）系统来增强可逆转疾病症状的内源性基因的表达，旨在增强能够产生 B 细胞（即一种分泌胰岛素的细胞）的基因的活性。该方法成功地降低了 1 型糖尿病小鼠模型中的血糖水平。

（四）1 型糖尿病基因免疫治疗

1. 诱导免疫耐受 自身免疫是 1 型糖尿病发病机制的重要组成部分。T 细胞介导的细胞破坏是细胞抗原的耐受性破坏所致。因此，为治疗 1 型糖尿病而开发的许多基因治疗方法旨在增加调节 T 细胞（T-regulatory cell）的数量和（或）激活和（或）降低 T 细胞的活性，通过自身抗原诱导 B 细胞特异性 T 淋巴细胞的免疫耐受，进而阻止疾病的发展。免疫耐受及自身免疫抑制作用的形成部位在胸腺，因此，可将编码自身抗原的基因导入糖尿病易感患者的胸腺内来诱导免疫耐受，即造成识别胰岛或 B 细胞特异抗原的胸腺克隆细胞缺失。研究发现，腺病毒载体可将目的基因导入胸腺，且可诱导对病毒编码蛋白的耐受。1 型糖尿病的自身抗原有许多种，一般认为胰岛素及其前体（胰岛素原）是唯一的 B 细胞特异性自身抗原，如果在淋巴细胞发育早期接触胰岛素原就可能诱导 B 细胞特异性的免疫耐受。基于上述认识，有学者将鼠胰岛素原Ⅱ基因置于主要组织相容性抗原（MHC）Ⅱ启动子下，建立了糖尿病鼠（NOD）转基因模型。胰岛素原基因可以在携带 MHC Ⅱ类分子的细胞，包括胸腺细胞内表达，以便去除胰岛素原反应性 T 细胞。结果发现，在转基因 NOD 鼠中，胰岛内无单核细胞渗出，糖尿病发生被阻止，而唾液腺单核细胞渗出及对卵清蛋白的免疫反应无改变。表明转基因的保护效应是胰岛特异性的，而总的免疫功能未受影响，胰岛素原的早期表达可诱导胰岛素原特异性 CD4+（cluster of differentiation 4）和 CD8+（cluster of differentiation 8）T 细胞产生耐受。同时，研究发现在淋巴细胞中，通过反转录病毒介导的胰岛素或谷氨酸脱羧酶 65（glutamate decarboxylase 65，GAD65）的表达具有诱导抗原特异性耐受性作用，对 1 型糖尿病患者胰岛 B 细胞破坏具有抑制作用。另外，细胞间黏附分子-1（intercelluar adhesion molecule-1，ICAM-1）在促进炎症部位的粘连性及调节机体免疫反应中起重要作用，研究发现 AAV 介导的糖尿病小鼠 *ICAM-1* 基因表达可使小鼠自身免疫受到抑制。重组人胰岛素样生长因子-Ⅰ（insulin like growth factor-Ⅰ，IGF-Ⅰ）是一种免疫调节剂，其在 B 细胞表达或通过皮下注射可防止自身免疫性糖尿病的发生，其主要机制为抑制与减少胰腺炎和胰岛 B 细胞凋亡、增加 B 细胞增殖和改善 B 细胞质量。

DNA 疫苗是近几年兴起的一种转基因治疗手段。对于一些糖尿病高危个体，其体内被证实有遗传学和体液性致病标志物存在，但是尚未进入 B 细胞的自身免疫损坏阶段。此时可以利用 DNA 疫苗预防糖尿病的发生和进展。研究发现，将含有谷氨酸脱羧酶（GAD）基因结构的 DNA 疫苗注射到大鼠体内后可引起体液免疫（GAD 是 1 型糖尿病发病机制中的一个关键性自身抗原）。如果 DNA 疫苗的方法能够引起免疫耐受，B 细胞损坏也许是可以避免的。

尽管上述研究尚处于实验研究阶段，但初步的研究结果表明，通过转基因手段实现特异性 T 细胞免疫耐受及抑制或阻断胰腺局部的免疫损害，可能会成为最具希望的 1 型糖尿病预防及早期治疗方法。

2. 改变抗原提呈细胞（antigen-presenting cell，APC）**功能及活性**　在体内，APC 细胞一般呈安静状态，一旦组织损伤，APC 通过传递组织抗原，介导和增强免疫反应。在胰岛周围，巨噬细胞和树突状细胞是主要的 APC，因此它们将作为基因运载系统的靶细胞。APC 转基因表达的分子必须具有以下作用：①阻止 APC 活化；②阻止抗原的传递及炎性介质的产生；③限制黏附分子上调；④促进 APC 反应，淋巴细胞凋亡。

例如，在巨噬细胞活化的早期可产生 IL-1β，IL-1β 可通过诱导 B 细胞一氧化氮（NO）的产生，以及触发细胞表面 Fas 表达来介导 B 细胞凋亡。因此，可通过基因手段阻断 IL-1β 与其信号受体的相互作用或阻断诱导型一氧化氮合酶（iNOS）基因的表达，来阻止胰岛炎症的发生。已证实，将携带 IL-1β 受体拮抗蛋白基因的载体转染离体培养的人胰岛，可阻止 IL-1β 诱导 B 细胞 NO 的产生和细胞表面 Fas 的表达，从而避免 IL-1β 介导的 B 细胞损伤，并纠正糖耐量异常。TNF-α 也是一种潜在的 APC 活性调节因子，它可以直接引起胰岛功能障碍。目前已经通过转基因技术使 NOD 小鼠胰岛 B 细胞分泌一种可溶性 TNF-α 的受体蛋白，用它来结合体内的 TNF-α 因子，使之作为一道生物屏障限制胰岛周围 APC 的活性，防止胰岛炎症的发生。此外，通过向 APC 细胞中导入具有抑制作用的突变基因，可明显降低 APC 中 IL-1β 等细胞因子的转录活性，从而减弱对胰岛的破坏作用。通过反转录病毒基因转移技术对树突状细胞进行基因加工，使其能够表达高水平的 IL-β，可以降低细胞表面 MHC 抗原的表达，减少免疫协同刺激因子的产生，从而使 T 细胞的反应性减弱。研究发现在自体免疫糖尿病小鼠模型中，AAV 介导的细胞因子 IL-2、IL-4、IL-10 或趋化因子 CCL22 等转基因鼠的血糖得到了改善。在胰岛细胞移植中，胰岛细胞通常受宿主的免疫抑制排斥反应，为克服这一移植排斥反应，有学者考虑利用基因重组技术将有免疫抑制作用的细胞因子 IL-10、TGF-β 和 IL-12 P40 等基因分别导入用于移植的胰岛细胞中，从而在一定程度上预防或减轻宿主对外源性胰岛细胞的排斥反应，而且仅引起局部免疫抑制效应，不对全身免疫系统产生影响。这是基因治疗的新途径，它赋予基因治疗以新的使命，可能成为移植免疫抑制治疗的新辅助途径。

3. 抑制细胞凋亡 现在的观点认为，无论 1 型糖尿病还是 2 型糖尿病，胰岛细胞衰竭的共同途径是细胞凋亡。凋亡是一个受 Fas 抗原和 Fas 配体介导的细胞死亡过程。Fas 配体只在某些有免疫特权的组织（如睾丸和角膜组织等）中表达。睾丸、角膜被认为是免疫盲区，这可能是由于 Fas 浸润的 T 细胞与组织表达的 Fas 配体作用后自身被清除，因此干扰 Fas 触发的凋亡及其后通路亦可保护胰岛细胞。*Foxp3* 是叉状头转录因子家族中的一个成员，被认为是调节 T 细胞（Treg）的标志性分子，*Foxp3* 基因突变能引起严重的自身免疫性疾病，因此 *Foxp3* 在调节机体免疫自稳中起关键作用。*Foxp3* 作为一个转录调控因子，通过直接调控多种基因来调节 Treg 的活性。通过体外慢病毒或反转录病毒介导的 *Foxp3* 基因转移，可调节 T 细胞的细胞破坏作用。此外，细胞毒性 T 淋巴细胞相关抗原 4（cytotoxic T lymphocyte associated antigen-4，CTLA-4）是一种白细胞分化抗原，也是 T 细胞上的一种跨膜受体，与 CD28 共同享有 B7 分子配体。CTLA-4 对移植排斥反应及各种自身免疫性疾病有显著的治疗作用，被认为是目前较有希望的新的免疫抑制药物。通过对该基因的编码表达可抑制自体 T 细胞的活性，极大降低了 1 型糖尿病的发生率。

动物实验证实，大鼠胰岛细胞与表达 Fas 配体的生肌细胞共同移植，可明显延长胰岛细胞在宿主体内的存活时间。将抗凋亡基因转入胰岛细胞也是一种有效保护胰岛功能的治疗策略。体外实验证明，通过疱疹病毒载体将抗凋亡基因 *Bcl-2* 转入大鼠的胰岛细胞，可使后者拮抗 IL-1β、TNF-α 和 IFN-γ 等细胞因子诱导的细胞凋亡。近来发现许多其他干扰凋亡级联的分子可作为胰岛基因转染的候选分子，来阻止凋亡的激活。例如，新近克隆的一种被称为 A20 的细胞内锌指蛋白，可阻止 TNF 和 Fas 介导的凋亡。另外，胰岛素抵抗小鼠模型中，微小 RNA miR-338-3p 在胰岛中的水平是降低的，包括妊娠期小鼠，肥胖鼠和 *db/db* 鼠。miR-338-3p 敲除的转基因鼠可有效增加胰岛 B 细胞的增殖并抑制 B 细胞凋亡。

二、2 型糖尿病的基因治疗

1 型糖尿病基因治疗的最大问题是建立模拟正常 B 细胞功能的胰岛素分泌细胞系。2 型糖尿病（T2DM）主要的发病机制是外周组织包括骨骼肌、脂肪组织和肝等组织的胰岛素抵抗，而胰岛素分泌的增加并不能有效地代偿胰岛素抵抗。因此，2 型糖尿病的基因治疗主要着眼于改善外周组织的胰岛素抵抗，或提高胰岛素的产量，或者增强胰岛 B 细胞的功能和质量。

（一）胰岛素抵抗的基因治疗

胰岛素抵抗主要发生于肌肉和脂肪组织，胰岛素可促进肌肉和脂肪组织中葡萄糖载体 GLUT4 转移至细胞膜表面并使葡萄糖快速吸收。对胰岛素受体和 *GLUT4* 候选基因的研究虽已发现几种罕见胰岛素受体突变病例，如 A 型胰岛素抵抗和矮妖精综合征。但 2 型糖尿病患者胰岛素受体基因及表达一般是正常的。至于 GLUT4，现发现 2 型糖尿病患者肌肉和脂肪组织在接受胰岛素刺激后，葡萄糖吸收能力明显下降，但这种缺陷的遗传或病理生理基础在两种组织中不同：GLUT4 表达减少伴葡萄糖转运能力下降仅出现于脂肪组织，而脂肪组织只占全部葡萄糖吸收的 15%～20%，因此脂肪细胞 GLUT4 的低表达不能完全解释 2 型糖尿病的胰岛素抵抗状态。所以导致肌肉胰岛素抵抗的特殊分子缺陷有待深入研究。2 型糖尿病肌肉组织存在糖原合成障碍，MRI 发现 2 型糖尿病患者的肌肉中 6-磷酸葡萄糖水平较正常人低，6-磷酸葡萄糖的减少可能与葡萄糖的转运减少有关，但更可能与己糖激酶（HK）的活性变化相关。因此除了 HK 外，糖原合成酶、糖原磷酸化酶及相应的调节激酶和磷酸酶均已被看作是胰岛素抵抗的候选基因。其他候选基因很可能从对胰岛素受体介导的信使传递机制的进一步研究中发现。可能的作用因子包括 G 蛋白系统、酪氨酸激酶活性蛋白质，以及参与胰岛素介导的磷酸化瀑布的一系列中间底物。如果肌组织胰岛素抵抗的易感基因被确立，该组织的基因治疗将成为可能。近年已有两种方法将目的基因转移至肌细胞：一种方法是直接将含有目标基因的质粒 DNA 注射到骨骼肌，并在肌细胞中表达目的基因 2 个月，这避免了外源细胞移植需应用免疫抑制剂的问题，但仍需了解这种低效基因转移方法在 2 型糖尿病治疗中的有效率；另一种方法是体外成肌细胞转染目的基因，然后再注入肌组织，目的基因表达持续 3 个月，该方法将来也许会作为 2 型糖尿病肌组织胰岛素抵抗和其他胰岛素抵抗综合征的一种有效治疗措施。有研究表明，T2DM 患者骨骼肌和脂肪组织中富含星形胶质细胞富含的磷脂蛋白 15（phosphoprotein enriched in diabetes/phosphoprotein enriched in astrocyte，PED/PEA-15），这是一种通过与磷脂酶 D1（phospholipase D1，PLD1）相互作用而导致胰岛素抵抗的蛋白质。通过腺病毒介导的在糖尿病小鼠肝脏、胰腺和骨骼肌可溶形式 D4 的高表达，可扰乱 PLD1 和 PED/PEA-15 在组织水平上的联系，进而具有改善胰岛素敏感性和维持糖代谢平衡的作用。此外，因肥胖、胰岛素抵抗和脂肪肝患者胆固醇水平增加，ABCG5 ABCG8（G5G8）甾醇转运蛋白可将胆固醇排泄到胆汁和肠腔内。腺病毒介导的将 *G5G8* 基因传递到 *db/db* 小鼠的肝后，小鼠胆固醇和甾醇水平增加，血糖和三酰甘油水平降低，这些变化与脂代谢相关基因的表达减少有关，进而减轻了内质网应激，并恢复了肝脏胰岛素信号的转导。过氧化物酶体增殖物激活受体（PPAR）是调节目标基因表达的核内受体转录因子超家族成员，其与脂肪细胞分化、机体免疫及胰岛素抵抗关系密切，是胰岛素增敏剂噻唑烷二酮类药物（TZDs）作用的靶分子，成为近年来的研究热点。已有研究提示，PPAR 的激活具有保护胰腺细胞免受棕榈酸盐毒性的作用。利用腺相关病毒（dsAAV8），诱导 PPAR 的过表达，可有效改善肥胖小鼠的糖代谢。胰岛素抵抗的基因治疗将是今后 2 型糖尿病基因治疗的主要研究方向。

（二）增强胰岛 B 细胞分泌功能的基因治疗

对于 B 细胞功能障碍的基因治疗，首先是确立致病基因，其次主要考虑原位基因治疗，因为对于一个可能发病的患者行手术切除胰腺分离胰岛是不实际的。重组腺病毒载体技术被认为是一种有效的治疗手段。腺病毒不同于其他病毒载体，对目的基因的表达不需要病毒 DNA 的整合，意味着目的基因可以有效地转移到低分裂活性细胞（如肝和胰岛细胞）中。静脉注射腺病毒于动物体内，结果显示重组腺病毒对许多组织有感染性，甚至那些远离注射部位的组织。因此可以预料，胰岛细胞外源基因的直接表达可通过组织特异性启动子和受体介导技术的应用而达到。经证实，通过腺病毒、慢病毒或 AAV 载体介导的肝细胞生长因子（HGF）、GLP-1、热休克因子、脂联素、金属硫蛋白及 PPARα 等胰腺内转基因治疗可增强胰岛素分泌，减少内质网（ER）应激导致的胰岛 B 细胞凋亡。例如，HGF 和 GLP-1 等转基因技术可有效改善 2 型糖尿病大鼠的胰岛 B 细胞质量。大量研究证实，2 型糖尿病存在 B 细胞功能障碍，但其分子遗传机制尚不明确。另外，影响 B 细胞功能障碍的其他候选基因，如 *GK*、*HK*、Ca^{2+}通道等，尚无相应模型的评价。目前已明确的是，*GK* 基因突变与 MODY 发生有关。所有 *GK* 基因突变的 MODY 患者均为杂合子，即一个正常基因和一个突变的等位基因。大量 *GK* 基因突变调查显示，*GK* 活性变化可从完全无活性到几乎正常活性。不同糖尿病表型是否完全可由不同等位基因突变致葡萄糖磷酸化能力减少来解释，或是否一些等位基因以更直接的方式干扰有效的葡萄糖代谢尚待研究。

（三）减少脂肪含量及减轻脂肪组织炎症反应的基因治疗

鉴于 2 型糖尿病与肥胖之间的紧密联系，许多转基因技术研究针对肥胖，脂肪细胞功能障碍和（或）脂肪组织炎症反应，最终达到提高胰岛素敏感性和改善糖耐量的目的。如应用腺相关病毒作为载体在脑室内编码瘦素预防高脂饮食导致的肥胖，降低血糖和胰岛素水平，并通过发热增加能量消耗。研究表明，这种效应是由下丘脑细胞介导的。无翅型MMTV 整合位点家族成员 10b（wingless-type MMTV integration site family，member 10b，Wnt10b）是一种最近报道的 Wnt 家族成员，具有抑制脂肪生成、减少脂肪量并改善肥胖小鼠体内葡萄糖和能量稳态的作用。在人类，Wnt10b 的突变与肥胖有关，某些转录因子，如 *TCF7L2* 基因是 Wnt 信号通路的另一种成员，该基因突变可增加 2 型糖尿病的患病风险。腺相关病毒可介导皮下脂肪组织表达一种蛋白 mito NEET，该蛋白是一种存在于线粒体外膜的蛋白质，可调节线粒体铁含量。mito NEET 转基因小鼠脂肪垫可得到良性扩张，减轻脂肪组织炎症且可保持高脂饮食小鼠的胰岛素敏感性。分泌型 Frizzled 相关蛋白（secreted frizzled related protein 5，Sfrp5）是一种抗炎脂肪因子，是联系肥胖和糖尿病模型小鼠 Wnt

信号通路表达的重要物质。腺病毒介导的 Sfrp5 转基因治疗可减少各种肥胖和糖尿病模型小鼠的脂肪含量并减轻脂肪组织炎症，提高糖耐量和胰岛素敏感性。另外，给肥胖糖尿病小鼠进行腺病毒载体编码 GLP-1 的转基因治疗，可增加循环中 GLP-1 水平，进而抑制巨噬细胞浸润和脂肪组织炎症反应，说明 GLP-1 调节脂肪组织抗炎作用的机制可能通过改善组织胰岛素敏感性达到。干扰素调节因子（interferon regulator factor，IRF）属于 9 转录因子家族，具有调节哺乳动物 I 型干扰素表达和先天免疫的作用。这些蛋白质似乎在新陈代谢中起着重要作用。例如，饮食诱发和遗传导致的肥胖动物中，肝脏表达的 IRF3 减少，腺病毒介导肝特异性的 IRF3 或 IRF9 的过度表达，可改善糖脂代谢，且可减轻糖尿病和 ob/ob 鼠肝和系统性炎症反应。2 型糖尿病和肥胖的另一种具有前景的治疗方法是脂联素基因治疗。脂联素具有改善胰岛素敏感性和抗炎作用。在人类，脂联素水平与脂肪含量、胰岛素抵抗及 2 型糖尿病呈负相关。通过腺相关病毒介导的转基因技术增加肌肉和肝脂联素的表达可改善胰岛素敏感性、减轻胰岛素抵抗、减少肝糖异生和减轻体重。同样的，腺病毒介导的 C1q/TNF 相关蛋白 12 的表达，可改善肥胖糖尿病小鼠糖耐量和胰岛素敏感性，维持血糖和胰岛素水平正常。胰岛素敏感性是由脂肪组织和肝脏中的胰岛素信号激活介导的。人们一直认为肥胖的发生与脂肪组织缺氧相关，脂肪组织血流减少可导致脂肪组织缺氧，进而触发胰岛素抵抗和脂肪组织炎症的产生，且可改变脂肪因子的表达及脂肪组织的分化。腺病毒介导的将促血管生成因子 VEGF 转移到脂肪垫的研究发现，该方法可增加小鼠的组织血管化，而 VEGF 在脂肪组织的高表达可预防肥胖和胰岛素抵抗，因此该转基因技术可能是一种治疗 2 型糖尿病的有效方法。Mito NEET 是一种线粒体膜蛋白，在白色脂肪组织中过度表达，在代谢的调节中具有重要作用，通过给小鼠皮下注射 mito NEET，致转基因鼠具有较强的抗炎作用。因此，通过对 Wnt 家族成员基因、血管表达相关基因等的基因治疗来减轻脂肪组织炎症反应将是今后 2 型糖尿病基因治疗的研究方向。

（四）改善葡萄糖处理能力基因治疗

肌肉组织可以当作接受胰岛素基因转移组织，用以实现血糖依赖性胰岛素分泌来降低血糖。选择骨骼肌作为靶器官的原因：首先，肌肉可分泌蛋白质入血，并具有根据葡萄糖消耗来调节代谢的能力，可处理餐后 70% 的葡萄糖。其次，肌肉组织很容易进行非侵入性的操作，且可将转基因的作用限制到该器官中，减少转基因导致的其他生物学作用。正常情况下，胰岛素可刺激骨骼肌上 GLUT4 对细胞膜上葡萄糖的转运，葡萄糖被转运至骨骼肌细胞内后，通过己糖激酶 II（HK-II）进行磷酸化。HK-II 处理葡萄糖的 K_m 低，且可被葡萄糖-6-磷酸酶抑制，因此限制了葡萄糖的摄取。与此相反，肝 GK 处理葡萄糖的 K_m 高（大约 8mmol/L），不受葡萄糖-6-磷酸酶的抑制，与葡萄糖水平具有动态协同作用。糖尿病患者因胰岛素缺乏，肌细胞的细胞膜上 GLUT4 和 HK-II 的活性降低，损害骨骼肌在进餐后处理葡萄糖的能力。因此一种新的糖尿病基因治疗方法诞生，即建立骨骼肌中胰岛素和葡萄糖激酶的共表达。该方法具有可行性：①表达恒定，低胰岛素水平可确保 GLUT4 转移到细胞膜，无致低血糖的风险；②低浓度的胰岛素也足够预防酮症酸中毒；③GK 在血糖水平高的情况下使得葡萄糖进入肌肉细胞。因此，这两个基因的结合产生了一个具有"葡萄糖传感器"的骨骼肌，只有当循环葡萄糖水平上升时才会吸收大量的葡萄糖，如餐后；

在生理葡萄糖浓度时 GK 活性被抑制，因此不导致低血糖。这种转基因方法被用在小鼠中，小鼠血糖正常且无并发症。之后，胰岛素和 *GK* 基因被转入小鼠骨骼肌中，与未经治疗的糖尿病小鼠相比，转基因鼠可维持空腹和长期血糖稳定。同时，转基因鼠骨骼肌葡萄糖摄取增加、肝葡萄糖代谢改善（增加葡萄糖摄取和糖原合成并减少肝葡萄糖的产生）、糖耐量改善。建立骨骼肌中胰岛素和葡萄糖激酶的共表达研究证实，通过增加基础胰岛素水平并增强骨骼肌处理葡萄糖的能力，可以达到血糖的良好控制。该实验进一步的研究用犬作为实验对象，研究该转基因技术的可行性、治疗效果、治疗效果的持续时间和安全性问题。转基因糖尿病犬的空腹血糖正常，且处理血糖的能力增强，该作用可持续大于 4 年；且无低血糖发作，甚至在运动期间也无低血糖发作。正常葡萄糖代谢对于体重及糖化血红蛋白稳定、减少糖尿病慢性并发症具有重要意义。相比于胰岛素和葡萄糖激酶的共表达，单独的胰岛素或 *GK* 基因的转基因技术则无法完全维持血糖正常，表明胰岛素和 GK 的协同作用在维持糖代谢稳定的过程中至关重要。

三、糖尿病相关并发症的基因治疗

糖尿病慢性并发症是糖尿病致残、致死的主要原因，主要包括：①大血管并发症，如脑血管、心血管和下肢血管的病变等。②微血管并发症，如肾脏病变和眼底病变。③神经病变，如感觉神经和自主神经病变等。

（一）糖尿病大血管病变

糖尿病患者大多存在组织细胞内葡萄糖磷酸化功能障碍，转基因鼠 GK 表达及活性增加，可促进葡萄糖磷酸化，纠正血糖升高所致的一系列大血管并发症。通过转基因的方法将血管内皮生长因子（VEGF）转入 NOD 鼠中，可促进转基因鼠缺血组织中 VEGF 的表达，促进组织中新生血管的形成，改善血液供应，进而改善胰岛素抵抗，改善糖尿病慢性并发症。另外，将载脂蛋白 E（ApoE）转入小鼠体内，肝内表达 ApoE 可以帮助降低血浆三酰甘油和胆固醇水平，阻止动脉壁脂肪酸斑块的形成，提示转基因治疗可以预防糖尿病大血管并发症的发生。

（二）糖尿病肾病

糖尿病患者血糖长期处于高水平状态，可损伤血管导致心血管并发症，并危及肾、眼、周围神经、足等导致糖尿病慢性并发症，其中糖尿病肾病是糖尿病患者最常见的慢性并发症。炎症反应在糖尿病肾病的发生发展中起到至关重要的作用。Mohamed 等构建肾小管特异的抗炎症分子 *netrin-1* 转基因小鼠。相比于对照组小鼠，*netrin-1* 转基因小鼠中性粒细胞和巨噬细胞浸润减少、趋化因子表达下降；同时肾管状上皮细胞凋亡减少。该研究提示 *netrin-1* 转基因技术有望用于糖尿病肾病治疗。此外，间充质干细胞因具有帮助修复肾脏、保护肾功能的作用而被应用于糖尿病肾病的基因治疗。澳大利亚对 30 名 70 岁的糖尿病肾病患者用间充质干细胞治疗，发现肾功能[估算肾小球滤过率（eGFR）]和测得肾小球滤过率（measured glomerular filtration rate，mGFR）明显改善。

（三）糖尿病视网膜病变

糖尿病视网膜病变是糖尿病的严重微血管并发症之一。针对糖尿病视网膜病变的基因靶向治疗主要围绕抑制视网膜新生血管的形成来进行。VEGF 是一种具有高度特异性的血管内皮细胞有丝分裂素，具有促进内皮细胞增殖、诱导血管形成、增加血管通透性等多种生物学功能，通过与特异性受体结合而发挥其生物学功能。生理状态下，视网膜的周细胞、内皮细胞、色素上皮细胞均表达 VEGF，维持眼血管的完整性。在缺血、缺氧等情况下，VEGF 表达升高，使得视网膜新生血管形成增加。糖尿病视网膜病变的治疗策略主要集中在抑制 VEGF 活性方面。可溶性受体 Fms 样酪氨酸激酶-1（Fms-like tyrosine kinase，Flt-1）是 VEGF 特异性抑制剂。研究发现，注射 *FLT-1* 基因到视网膜下腔，有效地抑制了视网膜内微血管的形成。色素上皮衍生因子（pigment epithelium derived factor，PEDF）具有抑制新生血管、抗炎、抗氧化、神经营养和神经保护作用。有研究显示，PEDF 可以显著降低 VEGF 在视网膜毛细血管内皮中的表达。此外，血管抑素（angiostatin，AS）、内皮抑素（endostatin，ES）也被发现具有特异性抑制血管内皮细胞增殖并诱导其凋亡的作用。有研究通过给糖尿病视网膜病变小鼠模型玻璃体内注射携带 *Es* 基因的腺病毒载体，成功抑制视网膜新生血管形成。

（四）糖尿病神经病变

糖尿病神经病变是糖尿病的常见慢性并发症，包括周围神经病变、自主神经病变等，该病变使得糖尿病患者的生活质量显著下降。近十年来学者们针对糖尿病神经病变进行了一系列的基因靶向治疗研究。研究发现，给糖尿病鼠皮下注射表达血管内皮生长因子 2（*VEGF2*）基因的单纯疱疹病毒（HSV）相关性载体 4 周后，感觉神经振幅的衰减明显降低。糖尿病神经病变可致感觉功能减退，因此可通过鼠对外界热环境的反应时间来评估其神经病变程度。注射表达 VEGF2 的 HSV 载体的实验鼠反应时间明显缩短，显示其神经病变的改善。自主神经病变是糖尿病神经病变的主要形式之一，可通过注射毛果芸香碱后汗滴生成情况评估病变程度。表达外源性 VEGF2 的基因工程实验动物汗滴生成数明显增加，提示 *VEGF2* 基因治疗具有改善自主神经功能的作用。随后，Chattopadhyay 等进行了神经营养因子 3（neurotrophic 3，NT3）糖尿病神经病变的相关研究：给糖尿病鼠皮下注射表达 *NT3* 基因的 HSV 相关性载体，6 个月后，相比于对照组，转基因糖尿病鼠感觉和运动神经振幅均得到改善；神经传导速度有所恢复；对热的敏感性升高；自主神经功能也有所好转。因此研究人员认为 *NT3* 基因治疗具有保护神经功能、改善神经病变的作用。糖尿病神经病变的基因治疗目前还处于研究起始阶段，还有待于今后进一步的研究予以推进。

四、结　　语

糖尿病基因治疗经过多年的实验研究已经取得许多进展，有关糖尿病基因靶向治疗的研究取得了长足进步，并积累了宝贵的经验。由于胰岛 B 细胞功能调控及糖尿病病因的复杂性，这些研究还局限于动物实验，短时期内尚难以在临床治疗中发挥作用。但随着人类基因组计划的完成，对糖尿病易感基因的不断筛选鉴定，对胰岛素分泌调节机制的研究不断深入，转基因治疗整体水平及基因调控技术研究的不断发展，细胞工程和基因疗法将为糖尿病治疗开拓广阔的前景。

（付俊玲　肖新华）

参 考 文 献

董白霞，王家瑶，包永琴，等，2018. EPA 治疗后对糖尿病性视网膜病变大鼠视网膜组织 VEGF、flk-1、bax、bcl-2 表达的影响. 河北医科大学学报，39（3）：313-317.

刘利，田竟生，张玉海，等，2002. 基因治疗糖尿病的研究进展. 解剖学报，33：557-560.

游硕，张清，2011. 糖尿病基因治疗的研究新进展. 国际病理科学与临床杂志，（1）：69-72.

Alam T, Wai P, Held D, et al, 2013. Correction of diabetic hyperglycemia and amelioration of metabolic anomalies by minicircle DNA mediated glucose-dependent hepatic insulin production. PloS One, 8（6）: e67515.

Anguela XM, Tafuro S, Roca C, et al, 2013. Nonviral-mediated hepatic expression of IGF- I increases treg levels and suppresses autoimmune diabetes in mice. Diabetes, 62（2）: 551-560.

Callejas D, Mann CJ, Ayuso E, et al, 2013. Treatment of diabetes and long-term survival after insulin and glucokinase gene therapy. Diabetes, 62（5）: 1718-1729.

Cito M, Pellegrini S, Piemonti L, et al, 2018. The potential and challenges of alternative sources of beta cells for the cure of type 1 diabetes. Endocrine Connections, 7（3）: R114-R125.

Ferreira V, Twisk J, Kwikkers K, et al, 2014. Immune responses to intramuscular administration of alipogene tiparvovec（AAV1-LPL（S447X）) in a phase II clinical trial of lipoprotein lipase deficiency gene therapy. Human Gene Therapy, 25（3）: 180-188.

Hartemann A, Bensimon G, Payan CA, et al, 2013. Low-dose interleukin 2 in patients with type 1 diabetes: a phase 1/2 randomised, double-blind, placebo-controlled trial. Lancet Diabetes Endocrinol, 1（4）: 295-305.

High KA, Aubourg P, 2011. rAAV human trial experience.Methods in Molecular Biology（Clifton, N.J.), 807: 429-457.

Ho PP, Lahey LJ, Mourkioti F, et al, 2018. Engineered DNA plasmid reduces immunity to dystrophin while improving muscle force in a model of gene therapy of Duchenne dystrophy. Proceedings of the National Academy of Sciences of the United States of America, 115（39）: E9182-E9191.

Hogh KLN, Uy CE, Asadi A, et al, 2013. Overexpression of peroxisome proliferator-activated receptor α in pancreatic β-cells improves glucose tolerance in diet-induced obese mice. Experimental Physiology, 98（2）: 564-575.

Jacovetti C, Jimenez V, Ayuso E, et al, 2015. Contribution of intronic miR-338-3p and its hosting gene AATK to compensatory β-cell mass expansion. Molecular Endocrinology, 29（5）: 693-702.

Josefowicz SZ, Lu LF, Rudensky AY, 2012. Regulatory T cells: mechanisms of differentiation and function. Annual Review of Immunology, 30: 531-564.

Kaur G, Thompson LA, Babcock RL, et al, 2018. Sertoli cells engineered to express insulin to lower blood glucose in diabetic mice. DNA and Cell Biology, 37（8）: 680-690.

Kokki E, Karttunen T, Olsson V, et al, 2018. Human vascular endothelial growth factor A165 expression induces the mouse model of neovascular age-related macular degeneration. Genes, 9（9）: 438.

Kusminski CM, Park J, Scherer PE, 2014. Mitoneet-mediated effects on browning of white adipose tissue. Nature Communications, 5: 3962.

Long W, Ju Z H, Fan Z, et al, 2014. The effect of recombinant adeno-associated virus-adiponectin（rAAV2/1-Acrp30）on glycolipid dysmetabolism and liver morphology in diabetic rats. General and Comparative Endocrinology, 206: 1-7.

Mobarra N, Soleimani M, Pakzad R, et al, 2018. Three-dimensional nanofiberous PLLA/PCL scaffold improved biochemical and molecular markers hiPS cell-derived insulin-producing islet-like cells. Artif Cells Nanomed Biotechnol, 46（sup3）: S685-S692.

Nathwani AC, Reiss UM, Tuddenham EG, et al, 2014. Long-term safety and efficacy of factor ix gene therapy in hemophilia B. The New England Journal of Medicine, 371（21）: 1994-2004.

Nathwani AC, Tuddenham EG, Rangarajan S, et al, 2011. Adenovirus-associated virus vector-mediated gene transfer in hemophilia B. The New England Journal of Medicine, 365（25）: 2357-2365.

Packham DK，Fraser IR，Kerr PG，et al，2016. Allogeneic Mesenchymal Precursor Cells(MPC)in diabetic nephropathy：a randomized，placebo-controlled，dose escalation study. EBioMedicine，12：263-269.

Song S，Lu Y，Elshikha AS，2018. In vivo analysis of alpha-1-antitrypsin functions in autoimmune disease models. Genes，1826：143-155.

Su K，Sabeva NS，Wang Y，et al，2014. Acceleration of biliary cholesterol secretion restores glycemic control and alleviates hypertriglyceridemia in obese db/db mice. Arteriosclerosis，Thrombosis，and Vascular Biology，34（1）：26-33.

XiaoXW，Guo P，Shiota C，et al，2018. Endogenous reprogramming of alpha cells into beta cells，induced by viral gene therapy，reverses autoimmune diabetes.Cell Stem Cell，22（1）：78-90.

Xu Y，Wang Y，Song Y，et al，2018. Generation and phenotype identification of PAX4 gene knockout rabbit by CRISPR/Cas9 system. G3（Bethesda，Md），8（8）：2833-2840.

Yao X，Salingova B，Dani C，2018. Brown-like adipocyte progenitors derived from human ips cells：a new tool for anti-obesity drug discovery and cell-based therapy? Handbook of Experimental Pharmacology，251：97-105.

Zhou H，Yue Y，Wang J，et al，2018. Melatonin therapy for diabetic cardiomyopathy：a mechanism involving syk-mitochondrial complex I -SERCA pathway. Cellular Signalling，47：88-100.

第三十六章 糖尿病与肠道菌群

人类肠道中含有大量不同的微生物，包括至少 10^{14} 种属，约 1 000 种细菌。肠道菌群是一类定居在肠道的高度复杂的细菌群落，它构成了巨大的微生物种群和遗传变异性，其组成和代谢物及组分的变化引发显著不同的宿主反应。迄今为止，已有大量证据证实肠道菌群在饮食诱导的代谢疾病中起到了致病和（或）介导作用。肠道微生物群由厚壁菌门（Firmicutes）和拟杆菌门（Bacteroidete）占主导地位。也有少量变形杆菌（Proteobacteria）、放线菌（Actinomycetes）、梭状芽孢杆菌（Fusobacteria）、蓝藻菌（Cyanobacteria）和疣微菌门（Verrucomicrobia）等。肠道菌群与代谢性疾病表型相关联的特点：①从群种的比例上，厚壁菌门/拟杆菌门明显增加；②变形菌门（Proteobacteria）扩增；③阿克曼菌（Akkermansia）丰度降低。胰岛素抗性表型还表现出普氏菌（Prevotella copri）和普通拟杆菌（Bacteroides vulgatus）的明显增殖，并伴有支链氨基酸的循环水平升高。肠道菌群结构的改变，可能通过各种代谢信号转导机制调节能量摄取，并与宿主免疫、内分泌、神经系统之间相互作用。因此，揭示这些机制为糖尿病、肥胖症和其他代谢性疾病的治疗提供了独特的解决方案。

一、肠道菌群影响糖尿病发生发展的病理生理机制

关于肠道菌群在调节宿主能量稳态和肥胖中的作用的第一个明确证据来自 Gordon 等的小组实验：他们注意到无菌小鼠（即在没有微生物的情况下饲养）与传统饲养的小鼠相比，即使它们的热量摄入量比常规饲养的动物高 29%，体内总脂肪却减少 40%。无菌小鼠的常规化（即其肠道与盲肠来源的远端微生物群落定殖）2 周内，总体脂肪增加 57%，肝脏三酰甘油增加 2.3 倍，并且在不影响食物消耗或能量消耗的情况下，显著增加了胰岛素抵抗。在另一个关键实验中，Backhed 等给无菌和常规小鼠喂养高脂肪、高碳水化合物的西方饮食。8 周后，无菌小鼠的体重和脂肪量显著低于常规小鼠，并且免受西方饮食诱导的葡萄糖耐受不良和胰岛素抵抗的影响。与之前的实验相反，无菌和常规小鼠的粪便中具有相似的能量含量，这表明从饮食中获得更有效的能量收获可能不是导致常规小鼠脂肪量增加的唯一因素。研究人员提出了一些可能相关的基础机制：①常规化使小肠毛细血管密度增加一倍，增加单糖从肠道吸收进入门静脉血液，刺激碳水化合物反应元件结合蛋白（carbohydrate response element binding protein，CREBP）和甾醇反应元件结合蛋白-1（sterol responsive element binding protein-1，SREBP1）介导的肝脏和脂肪组织脂肪生成，最终促进脂肪积聚在肝脏和脂肪组织中。②通过抑制脂肪组织脂蛋白脂肪酶抑制剂称为空腹诱导的脂肪因子（fasting-induced adipose factor，FIAF），又称为血管生成素样蛋白 4

（angiopoietin- like protein 4）的肠道分泌，促进循环三酰甘油进入脂肪细胞存储。同样的，FIAF 缺乏的常规化喂养小鼠的总体脂肪仅增加 10%，野生型小鼠增加 57%。饲喂高脂肪、高碳水化合物饮食的无菌 FIAF KO 小鼠明显受到饮食诱导的肥胖的影响。因此，降低的 FIAF 表达可能导致脂肪细胞中的三酰甘油积累和常规无菌小鼠的脂肪组织肥大。③无菌小鼠显示肝脏和肌肉脂肪酸氧化途径的活化增强，这是由两种互补和独立的机制介导的：AMP 活化蛋白激酶的活性增加，激活线粒体脂肪酸的关键酶酸氧化，包括乙酰辅酶 A 羧化酶（acetyl-CoA carboxylase）和肉碱棕榈酰转移酶Ⅰ（carnitine palmitoyltransferase Ⅰ）；增加的 FIAF 诱导的核转录因子过氧化物酶体增殖物激活受体辅激活物-1α（nuclear transcription factor peroxisomal proliferator-activated receptor coactivator-1α）的表达。

其后，学者们的研究进一步对肥胖肠道微生物组从饮食中获取能量的能力及其与 2 型糖尿病（T2DM）之间的相关性提供了进一步的机制解释，目前主要有以下几个方面。

（1）肥胖肠道微生物组耗尽了与运动有关的基因（趋化因子、运动蛋白、鞭毛组装），并富含糖苷水解酶，能够分解其他难以消化的营养多糖；参与进口单糖的磷酸转移酶，包括葡萄糖、果糖和 N-乙酰-半乳糖胺；在 β-果糖苷酶中，能够将含果糖的碳水化合物如蔗糖降解为乳酸盐、丁酸盐或乙酸盐；并且有其他转运蛋白和发酵酶可以进一步处理分解产物。在高脂饮食状态下，肠道菌群可以将膳食胆碱转化为甲胺，降低胆碱的生物利用度，影响 VLDL 的组装和分泌，促进胰岛素抵抗和脂质过氧化，最终导致肝脏脂肪变性的发生。另外，肠道菌群可通过改变胆汁酸结合模式调节宿主肝和全身脂质代谢，直接影响胆汁酸的乳化和吸收特性，并通过胆汁酸信号间接影响肝脂肪储存和脂质过氧化。

（2）哺乳动物在出生时呈现无菌胃肠道，并且它们的微生物群在出生后通过与乳汁和环境的物理接触而逐渐累积。饮食调节肠道菌群的重要因素，营养过剩等饱和和多不饱和脂肪酸或寡糖的短缺和植物化学物质可以修改细菌代谢活性。受拟杆菌属支配的肠道菌群可以消耗大量的蛋白质和动物脂肪，而以普氏菌属为主的肠道菌群则消耗更多的纤维和碳水化合物。高脂肪饮食改变肠道菌群的结构，导致肠道通透性增加和对微生物抗原的易感性，最终与代谢性内毒素血症和胰岛素抵抗的发生相关。

（3）代谢性疾病的特征是代谢组织如肝、脂肪、肌肉和胰岛中的慢性亚临床炎症。在过去的十年中，由于涉及多种信号转导途径和免疫应答，肠道菌群在这种炎症状态中的致病作用已经日益确立。已知高脂肪饮食（HFD）可诱导脂多糖（LPS）富集的肠道微生物群，其结果是血浆中 LPS 浓度升高，其特征为代谢性内毒素血症。LPS 可引起肠道黏膜屏障功能障碍。具体而言，HFD 通过激活 LPS 诱导的 Toll 样受体（TLR）-4 途径，损害紧密连接蛋白的表达，诱导肠道通透性的增加。HFD 也降低了黏液层的厚度。有证据显示，HFD 通过改变肠道菌群结构造成肠道 T 辅助细胞（Th）17 细胞的丢失。肠道微生物群干扰抗原提呈细胞诱导的 Th17 细胞，导致肠道防御功能和完整性降低。另外，HFD 还损害 IL-22 的诱导，其在引发抗微生物免疫和维持肠内黏膜屏障完整性中起重要作用。此外，已经证明，与 HFD 相关的回肠微生物提取物的免疫反转可部分逆转肠道微生物群的生态失调，并且可能通过增强肠道 CD4$^+$T 细胞的增殖减轻 HFD 引起的胰岛素抵抗和高血糖。细菌移位的机制涉及微生物相关分子模式的宿主识别受体，包括结合细菌 LPS 的 CD14 和肽聚糖（peptidoglycan，PG）传感器 NOD1。当移位到代谢组织时，LPS 通过主要由 TLR-4

介导的途径引起促炎反应，在 TLR-2 和 TLR-9 的参与下，拮抗胰岛素信号并增加肥胖和 T2DM 的风险。

学者们也注意到了肠道菌群在 1 型糖尿病（T1DM）发生机制中的作用。T1DM 是由胰腺的 B 细胞（T 细胞）介导的自身免疫性破坏引起的自身免疫性疾病。Giongo 等进行了首次在人类 T1DM 中的肠道菌群研究。研究纳入了 4 名芬兰儿童，均为 HLA-DR 阳性，并随时间发展出现胰岛自身免疫和 T1DM，同时选取 4 名 HLA-DQ 和年龄匹配的儿童作为对照。结果发现 T1DM 儿童肠道菌群中梭菌数量较对照组明显升高。虽然病例数较少，但第一次发现拟杆菌的增加与 T1DM 自身免疫病理学一致。De Goffau 等的 T1DM 儿童研究分析发现，拟杆菌门、拟杆菌科和拟杆菌属在自身抗体阳性儿童中比在自身抗体阴性同伴中更常见。该杆菌属与自身抗体阳性有关。自身抗体数量较多的儿童短链脂肪酸生产者数量低于对照儿童。笔者推测，某些细菌与阳性自身抗体数量的相关性可能表明生态失调在自身免疫过程向临床疾病进展中发挥 B 细胞自身免疫调节剂的作用。尽管难以确定个体因果因素，但微生物群和免疫系统动态变化在早期儿童时期与 T1DM 相关自身抗体的首次测量结果相吻合，这可通过对高风险 HLA 单倍型儿童的前瞻性出生队列研究得到证实。T1DM 是 T 细胞介导的疾病，并且自身抗体的发展是易感个体向 T1DM 发展的重大事件。T1DM 风险基于多个变量计算，包括家族史和遗传风险、年龄及针对一个或多个胰岛自身抗体的存在。在疾病发作之前识别有风险的个体是建立纵向研究队列的关键，这对于揭示自身免疫的环境决定因素是必不可少的。

与 T1DM 相关的分子机制：①用于研究 T1DM 的最广泛使用的动物模型是 NOD 小鼠模型。NOD 模型在发病机制，被识别的自身抗原和遗传易感基因座方面显示出与人类疾病的显著相似性。人类基因和 NOD 小鼠模型 DNA 序列分析表明，T1DM 易感性的最有效遗传决定因素是在 MHC Ⅱ 类基因编码的 DQβ 链和 IAβ 链变异。小鼠模型中的功能性研究提供了直接证据，即 T1DM 相关的 MHC Ⅱ 类基因影响胰岛来源肽向 T 细胞的呈递。研究表明，NOD 小鼠的 T1DM 发病率高度依赖于环境暴露。早在 NOD 模型的研究中，研究人员指出，在 NOD 小鼠，T1DM 发病率很大程度上受到菌群暴露影响，以及暴露于多种微生物和微生物来源的产物能有效抑制 T1DM 的发生和发展。在机制上发现 TLR4 和 TLR2 微生物群依赖性信号转导分别介导 T1DM 保护和易感性增强。但目前尚不清楚，TLR 信号通路是否直接影响 T1DM 的发生，或直接导致微生物群失调，或在下游起作用。②性别差异。许多人类自身免疫性疾病表现出强烈的女性易感，而 T1DM 则没有。人们对控制这些性别依赖性自身免疫差异的机制知之甚少。尽管在大多数人类 T1DM 中未观察到性别偏见，但在 T1DM 发病率中，NOD 小鼠表现出性别偏差（雌鼠比雄鼠多）。机制还需要进一步研究。③抗生素的干扰。抗生素在农业和医学中的使用在过去 50 年大幅度增加，并且被认为与包括肥胖症和一些代谢性疾病相关。由广谱抗生素（链霉素、黏菌素和氨苄西林）或单独使用万古霉素治疗的母鼠所生的 NOD 幼仔显示出成年期 T1DM 发病率增加。16S rDNA 测序发现，抗生素诱导的肠道微生物群组成的主要的改变，包括埃希氏菌属、乳酸杆菌属和萨特菌的扩增，以及毛姆菌、梭菌、理研菌科及普雷沃氏菌的减少。微生物群落中的这些变化与抗生素处理的小鼠肠道固有层中产生 IL-17 的 T 细胞的丧失相关，表明微生物组的改变导致黏膜免疫系统的相应变化。

微生物和 T1DM 的纵向队列研究说明了肠道微生物对于 T1DM 发病风险的影响。在芬兰建立了 2 项饮食干预研究，降低有遗传风险的 IDDM 的试验（trial to reduce IDDM in the genetically at risk, TRIGR）研究和芬兰饮食干预预防 T1DM 试验（finnish dietary intervention trial for the prevention of type 1 diabete, FINDIA）研究的结果表明，血清转化阳性的儿童的肠道微生物群中有拟杆菌增加，双歧杆菌种类减少和产生乳酸和丁酸盐的细菌丰度较低的特征。对来自年轻人糖尿病的环境决定因素（the environmental determinant of diabete in the young, TEDDY）队列的 90 名高风险前驱糖尿病婴儿进行的初步研究显示，微生物组组成受很强的地理因素干扰。在调整早期生活方式和生活方式变量后，这些差异和组成的差异仍然很大，并表明未来基于微生物组的治疗策略应根据地理位置进行调整。

二、针对肠道菌群的潜在治疗方向

1. 益生菌　是活的微生物，当摄入足量时，可能对其宿主产生特定的健康益处。由于人们普遍接受肠道微生物群的干扰涉及代谢疾病的发展，因此通过益生菌改变微生物群似乎是预防和治疗糖尿病的潜在策略。益生菌的抗糖尿病作用已被广泛研究，并在动物研究中被证实。一项研究探讨了干酪乳杆菌的抗糖尿病作用。4 周后，益生菌组在 30 分钟时表现出改善的高脂饮食和低剂量 STZ 诱导的 T2DM 小鼠的糖耐量水平。益生菌也可以改善 STZ 诱导的胰岛细胞损伤，PI3K/Akt 信号通路，全身炎症，如改善 TNF-α、IL-6 和 IL-10 水平，以及 SCFA/肠道所示微生物群途径。经过遗传修饰产生 GLP-1 的乳酸乳球菌菌株能够改善葡萄糖耐受性并刺激小鼠的胰岛素分泌。

益生菌对糖尿病改善的效率与肠道环境和微生物群的局部变化，肠道通透性的降低和预防全身循环中细菌脂多糖（LPS）的转运及刺激 SCFA 的分泌有关。结肠中的丁酸和肠促胰岛素分泌增加。此外，其还有抗氧化、抗炎和免疫调节作用。在 Park 等的一项研究中，鼠李糖乳杆菌 GG 减少了脂肪组织中巨噬细胞的浸润和活化。在鼠李糖乳杆菌 GG 处理的小鼠中，脂毒性得到缓解。

与动物研究相当明确的结果相反，临床研究中有关益生菌补充和对 T2DM 的影响存在争议。在几个不同的研究中，已经证明益生菌的使用可降低胰岛素抵抗、空腹血糖和 HbA1c 水平。最近由 Firouzi 等进行的一项研究探讨了多重益生菌补充剂对 136 名 T2DM 患者的血糖控制、炎症标志物、血脂谱和血压的影响，并发现补充嗜酸乳杆菌、干酪乳杆菌、乳酸乳球菌、双歧杆菌等治疗 12 周后，其 HbA1c 水平较对照组有适度降低。此外，补充益生菌组的胰岛素水平较对照组降低。益生菌的应用对炎症标志物或脂质谱和血压没有影响。同样，Ostadrahimi 等的另一项研究中发现，含有干酪乳杆菌、嗜酸乳杆菌和乳双歧杆菌的益生菌发酵乳 8 周可降低糖尿病患者的 HbA1c。

与这些发现相反，Ivey 等通过使用相同的益生菌菌株作为单独的酸奶或与益生菌胶囊组合使用 6 周，观察到对超重参与者的血糖控制参数没有影响。此外，罗伊氏乳杆菌的应用可诱导 GLP-1 和胰岛素分泌增加而不改变代谢健康的超重参与者的葡萄糖耐量和胰岛素敏感性。在另一项研究中，Mobini 等发现，罗伊氏乳杆菌 DSM17938 的补充对 HbA1c、肝脂肪变性、肥胖或微生物群组成没有影响。即使是接受最高剂量的 T2DM 患者，也只表现出胰岛素敏感指数（ISI）增加和继发性胆汁酸（脱氧胆碱酸）升高的趋势。此外，研究表明，改善 ISI 的个体在基线时表现出更高的微生物多样性。从临床试验中获得的结果的不一致可能归因于所研究的集体的异质性，包括种族、代谢状态、治疗和糖尿病持续时间及干预期和益生菌菌株。因此，在一般的饮食干预和特别是益生菌补充的反应中存在大的个体间差异。未来期待更多的研究在这一领域中进行证明。

2. 代谢手术的提示　减肥手术导致快速和重大的体重减轻，并且许多 T2DM 患者在手术后数天内达到正常的葡萄糖和胰岛素调节，表现出 BMI 非依赖性效应。减肥手术导致许多重要的生理变化包括肠道菌群组成的短期和长期变化。已发现变形菌在手术患者中增加，血浆胆汁酸升高，胆汁酸组成的变化与微生物群的组成变化有关。变形杆菌的变化，减肥手术后的胆汁酸的变化被认为独立于手术对葡萄糖代谢的影响。然而，仍然需要确定减肥手术的许多生理效应的精确分子机制，并且这些信息是否可以用于治疗 T2DM 的新型非手术干预仍有待观察。

3. 粪便微生物群移植（faecal microbiota transplantation，FMT）　是一种将病例或对照微生物群移植到无菌小鼠中以研究粪便微生物群对独立于其他环境和微生物相互作用的影响的技术。FMT 通常被用来证明菌群的因果关系。例如，只有人体肠道微生物的一个子集是能移植到无菌小鼠的肠道。在 18 名受试者的一项人体研究中，瘦人的粪便微生物群移植到代谢综合征男性后，导致外周胰岛素敏感性的显著改善，以及受者的粪便微生物群中产生丁酸盐的细菌的增加，这与观察性研究的结果一致，健康个体的粪便中富含生产丁酸盐的细菌。然而，我们必须强调这项研究很小，它没有报告干预过程中葡萄糖水平的数据，且尚未被其他研究者证实。此外，并非所有参与者都对 FMT 做出回应，再次提出了一个问题，即为什么有些人有反应，而有些人却没有。因此，目前 FMT 作为改善血糖控制和（或）胰岛素敏感性的治疗工具的证据非常有限。此外，这种方法仍然是非常新的，因此必须对 FMT 进行更多的研究，以探索与其对肠道微生物群调节的巨大生理功能的影响相关的潜在风险，并消除病原菌移植的威胁。

4. 转基因微生物群　改变微生物组的一种新策略是将表达治疗因子的遗传修饰细菌掺入微生物群中。最近，经过遗传修饰以产生 GLP-1 的重组乳酸乳球菌菌株显示出刺激胰岛素分泌并改善小鼠的葡萄糖耐量的作用。乳酸被用于许多发酵食品中，并且通常被认为是安全的，尽管缺乏人类证据表明其通过作为宿主生产、分泌和递送肠促胰岛素（或其他化合物）而产生治疗糖尿病的能力。肠道中产生 IL-10 的重组细菌已被证明在克罗恩病患者的 I 期临床试验中是安全的。小鼠中的其他研究表明，由转基因结肠细菌产生的治疗性化合物可以在肠道以外的组织中具有额外的治疗效果，如肝。与野生型益生菌相比，使用遗传修饰的肠道微生物群具有明显的优点，因为它能够选择有效的"定植者"作为载体细菌，并产生所需的治疗化合物。此外，重组细菌可以设计为响应特定的信号，如饮食因素。

肠道菌群与糖尿病是一个新兴的研究方向，为未来糖尿病的治疗开启了新的方向，提供了新的靶位。然而，未来还需要更多的研究进一步阐明其机制和治疗安全性。

（代　喆　徐焱成）

参 考 文 献

Amar J，Chabo C，Waget A，et al，2011. Intestinal mucosal adherence and translocation of commensal bacteria at the early onset of type 2 diabetes：molecular mechanisms and probiotic treatment. EMBO Mol Med，3（9）：559-572.

Arora T，Bäckhed F，2016. The gut microbiota and metabolic disease：current understanding and future perspectives. J Intern Med，280（4）：339-349.

Arora T，Wegmann U，Bobhate A，et al，2016. Microbially produced glucagon-like peptide 1 improves glucose tolerance in mice. Mol Metab，5（8）：725-730.

Bach JF，2002. The effect of infections on susceptibility to autoimmune and allergic diseases. N Engl J Med，347（12）：911-920.

Bäckhed F，Ding H，Wang T，et al，2004. The gut microbiota as an environmental factor that regulates fat storage. Proc Natl Acad Sci U S A，101（44）：15718-15723.

Bäckhed F，Manchester JK，Semenkovich CF，et al，2007. Mechanisms underlying the resistance to diet-induced obesity in germ-free mice. Proc Natl Acad Sci U S A，104（3）：979-984.

Braat H，Rottiers P，Hommes DW，et al，2006. A phase I trial with transgenic bacteria expressing interleukin-10 in Crohn's disease. Clin Gastroenterol Hepatol，4（6）：754-759.

Burrows MP，Volchkov P，Kobayashi KS，et al，2015. Microbiota regulates type 1 diabetes through Toll-like receptors. Proc Natl Acad Sci U S Am，112（32）：9973-9977.

Candon S，Perez-Arroyo A，Marquet C，et al，2015. Antibiotics in early life alter the gut microbiome and increase disease incidence in a spontaneous mouse model of autoimmune insulin-dependent diabetes. PLoS One，10（5）：e0125448.

Cani PD，Amar J，Iglesias MA，et al，2007. Metabolic endotoxemia initiates obesity and insulin resistance. Diabetes，56（7）：1761-1772.

Cani PD，Bibiloni R，Knauf C，et al，2008. Changes in gut microbiota control metabolic endotoxemia-induced inflammation in high-fat diet-induced obesity and diabetes in mice. Diabetes，57（6）：1470-1481.

Chen Z，Guo L，Zhang Y，et al，2014. Incorporation of therapeutically modified bacteria into gut microbiota inhibits obesity. J Clin Invest，124（8）：3391-3406.

de Goffau MC，Luopajärvi K，Knip M，et al，2013. Fecal microbiota composition differs between children with β-cell autoimmunity and those without. Diabetes，62（4）：1238-1244.

Dumas ME，Barton RH，Toye A，et al，2006. Metabolic profiling reveals a contribution of gut microbiota to fatty liver phenotype in insulin-resistant mice. Proc Natl Acad Sci U S A，103（33）：12511-12516.

Everard A，Belzer C，Geurts L，et al，2013. Cross-talk between Akkermansia muciniphila and intestinal epithelium controls diet-induced obesity. Proc Natl Acad Sci U S A，110（22）：9066-9071.

Evers SS，Sandoval DA，Seeley RJ，2017. The physiology and molecular underpinnings of the effects of bariatric surgery on obesity and diabetes. Annu Rev Physiol，79：313-334.

Firouzi S，Majid HA，Ismail A，et al，2017. Effect of multi-strain probiotics（multi-strain microbial cell preparation）on glycemic control and other diabetes-related outcomes in people with type 2 diabetes：a randomized controlled trial. Eur J Nutr，56（4）：1535-1550.

Garidou L，Pomié C，Klopp P，et al，2015. The gut microbiota regulates intestinal CD4 T cells expressing RORγt and controls metabolic disease. Cell Metab，22（1）：100-112.

Giongo A，Gano KA，Crabb DB，et al，2011. Toward defining the autoimmune microbiome for type 1 diabetes. ISME J，5（1）：82-91.

Goodman AL，Kallstrom G，Faith JJ，et al，2011. Extensive personal human gut microbiota culture collections characterized and manipulated in gnotobiotic mice. Proc Natl Acad Sci U S A，108（15）：6252-6257.

Guo S，Nighot M，Al-Sadi R，et al，2015. Lipopolysaccharide regulation of intestinal tight junction permeability is mediated by TLR4 signal transduction pathway activation of FAK and MyD88. J Immunol，195（10）：4999-5010.

Hagopian WA，Erlich H，Lernmark A，et al，2011. The Environmental Determinants of Diabetes in the Young（TEDDY）：genetic criteria and international diabetes risk screening of 421 000 infants. Pediatr Diabetes，12（8）：733-743.

Ivey KL，Hodgson JM，Kerr DA，et al，2014. The effects of probiotic bacteria on glycaemic control in overweight men and women：a randomized controlled trial. Eur J Clin Nutr，68（4）：447-452.

Kaska L，Sledzinski T，Chomiczewska A，et al，2016. Improved glucose metabolism following bariatric surgery is associated with increased circulating bile acid concentrations and remodeling of the gut microbiome. World J Gastroenterol，22（39）：8698-8719.

Knip M，Virtanen SM，Seppä K，et al，2010. Dietary intervention in infancy and later signs of beta-cell autoimmunity. N Engl J Med，363（20）：1900-1908.

Kovatcheva-Datchary P, Nilsson A, Akrami R, et al, 2015. Dietary fiber-induced improvement in glucose metabolism is associated with increased abundance of prevotella. Cell Metab, 22（6）: 971-982.

Krischer JP, Lynch KF, Schatz DA, et al, 2015. The 6 year incidence of diabetes-associated autoantibodies in genetically at-risk children: the TEDDY study. Diabetologia, 58（5）: 980-987.

Li X, Wang E, Yin B, et al, 2017. Effects of Lactobacillus casei CCFM419 on insulin resistance and gut microbiota in type 2 diabetic mice. Benef Microbes, 8（3）: 421-432.

Martin FP, Wang Y, Sprenger N, et al, 2008. Probiotic modulation of symbiotic gut microbial-host metabolic interactions in a humanized microbiome mouse model. Mol Syst Biol, 4: 157.

Mobini R, Tremaroli V, Ståhlman M, et al, 2017. Metabolic effects of Lactobacillus reuteri DSM 17938 in people with type 2 diabetes: a randomized controlled trial. Diabetes Obes Metab, 19（4）: 579-589.

Ostadrahimi A, Taghizadeh A, Mobasseri M, et al, 2015. Effect of probiotic fermented milk(kefir)on glycemic control and lipid profile in type 2 diabetic patients: a randomized double-blind placebo-controlled clinical trial. Iran J Public Health, 44（2）: 228-237.

Park KY, Kim B, Hyun CK, 2015. Lactobacillus rhamnosus GG improves glucose tolerance through alleviating ER stress and suppressing macrophage activation in db/db mice. J Clin Biochem Nutr, 56（3）: 240-246.

Pedersen HK, Gudmundsdottir V, Nielsen HB, et al, 2016. Human gut microbes impact host serum metabolome and insulin sensitivity. Nature, 535（7612）: 376-381.

Pozzilli P, Signore A, Williams AJ, et al, 1993. NOD mouse colonies around the world--recent facts and figures. Immunol Today, 14（5）: 193-196.

Qin J, Li Y, Cai Z, et al, 2012. A metagenome-wide association study of gut microbiota in type 2 diabetes. Nature, 490（7418）: 55-60.

Ridaura VK, Faith JJ, Rey FE, et al, 2013. Gut microbiota from twins discordant for obesity modulate metabolism in mice. Science, 341（6150）: 1241214.

Simon MC, Strassburger K, Nowotny B, et al, 2015. Intake of Lactobacillus reuteri improves incretin and insulin secretion in glucose-tolerant humans: a proof of concept. Diabetes Care, 38（10）: 1827-1834.

Tian P, Li B, He C, et al, 2016. Antidiabetic（type 2）effects of Lactobacillus G15 and Q14 in rats through regulation of intestinal permeability and microbiota. Food Funct, 7（9）: 3789-3797.

Tonucci LB, Olbrich Dos Santos KM, Licursi de Oliveira L, et al, 2017. Clinical application of probiotics in type 2 diabetes mellitus: A randomized, double-blind, placebo-controlled study. Clin Nut, 36（1）: 85-92.

Tremaroli V, Karlsson F, Werling M, et al, 2015. Roux-en-Y gastric bypass and vertical banded gastroplasty induce long-term changes on the human gut microbiome contributing to fat mass regulation. Cell Metab, 22（2）: 228-238.

Turnbaugh PJ, Bäckhed F, Fulton L, et al, 2008. Diet-induced obesity is linked to marked but reversible alterations in the mouse distal gut microbiome. Cell Host Microbe, 3（4）: 213-223.

Turnbaugh PJ, Ridaura VK, Faith JJ, et al, 2009. The effect of diet on the human gut microbiome: a metagenomic analysis in humanized gnotobiotic mice. Sci Transl Med, 1（6）: 6ra14.

Vaarala O, Ilonen J, Ruohtula T, et al, 2012. Removal of bovine insulin from cow's milk formula and early initiation of beta-cell autoimmunity in the FINDIA pilot study. Arch Pediatr Adolesc Med, 166（7）: 608-614.

Vrieze A, Van Nood E, Holleman F, et al, 2012. Transfer of intestinal microbiota from lean donors increases insulin sensitivity in individuals with metabolic syndrome. Gastroenterology, 143（4）: 913-916.e7.

Wang X, Ota N, Manzanillo P, et al, 2014. Interleukin-22 alleviates metabolic disorders and restores mucosal immunity in diabetes. Nature, 514（7521）: 237-241.

Wu GD, Chen J, Hoffmann C, et al, 2011. Linking long-term dietary patterns with gut microbial enterotypes. Science, 334（6052）: 105-108.

Zhang L, Bahl MI, Roager HM, et al, 2017. Environmental spread of microbes impacts the development of metabolic phenotypes in mice transplanted with microbial communities from humans. ISME J, 11（3）: 676-690.

Ziegler AG, Nepom GT, 2010. Prediction and pathogenesis in type 1 diabetes. Immunity, 2（4）: 468-478.

第七篇

糖尿病的中医诊治

第三十七章　糖尿病前期与糖尿病的辨证论治

糖尿病，中医称为糖络病，分为脾瘅（肥胖型）和消瘅（消瘦型）两大类型，脾瘅多以过食肥甘、久坐少动为始动因素，以中满内热为核心病机，包括大部分 2 型糖尿病；消瘅多以脏腑柔弱、情志怫郁或卫分郁热为始动因素，以气分热盛为核心病机，包括 1 型糖尿病及小部分 2 型糖尿病。糖尿病全程分为郁、热、虚、损四个自然演变分期（图 37-1）。郁阶段多见于糖尿病前期，热阶段多见于糖尿病的早、中期，虚阶段多见于糖尿病的中、后期，损阶段多见于糖尿病晚期。

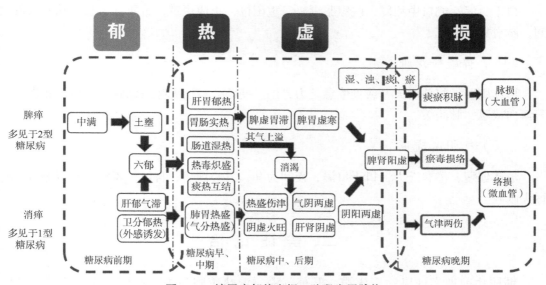

图 37-1　糖尿病郁热虚损四阶段发展脉络

第一节　糖尿病前期

糖尿病前期多属郁的阶段，多数肥胖型糖尿病患者在此期体重快速增加，其发病机制多为过食和少动形成以食郁为先导的气、血、痰、火、湿、食六郁。过食则谷气壅滞中焦，胃纳太过，脾运不及，土壅进而导致木郁，肝气郁滞不行，加之少动，全身气机涩滞不畅，肝之疏泄不能，脾胃升降受阻，土壅木郁更甚。其临床表现为肥胖，多食，不耐疲劳。消瘦型糖尿病患者因脏腑柔弱，机体调节能力较差，于内则食入易积，遇事易郁，于外则易受风寒湿等邪气，故机体处于郁滞状态。其临床表现为消瘦，情绪波动，精神焦虑，易外感。

一、辨证分型

（一）脾胃壅滞证

腹型肥胖，脘腹胀满，嗳气、矢气频频，得嗳气、矢气后胀满缓解，大便量多，舌质淡红，舌体胖大，苔白厚，脉滑。

（二）肝郁气滞证

形体中等或偏瘦，口干口渴，情绪抑郁，喜太息，遇事易紧张，胁肋胀满，大便干结，舌淡红，苔薄白，脉弦。

（三）湿热蕴脾证

口干口渴，或口中甜腻，脘腹胀满，身重困倦，小便短黄，舌质红，苔厚腻或微黄欠润，脉滑数。

（四）脾虚痰湿证

形体肥胖，腹部增大，或见倦怠乏力，纳呆便溏，口淡无味或黏腻，舌质淡有齿痕，苔薄白或腻，脉濡缓。

（五）气阴两虚证

形体偏瘦，倦怠乏力，口干口渴，夜间为甚，五心烦热，自汗，盗汗，气短懒言，心悸失眠。

二、辨证论治

糖尿病前期实证以脾胃壅滞、肝郁气滞、湿热蕴脾为主，虚证以脾虚痰湿、气阴两虚为主。治疗时重在早期预防，阻止疾病进一步发展为糖尿病。同时，根据不同病情选用不同治法，有利于提高临床疗效。脾胃壅滞者治以行气导滞，肝郁气滞者治以疏肝解郁，湿热蕴脾者治以清热化湿，脾虚痰湿者治以健脾化痰，气阴两虚者治以益气滋阴。

糖尿病前期各证型用药如下。①脾胃壅滞证：建议口服厚朴三物汤（《金匮要略》）加减。②肝郁气滞证：建议口服四逆散（《伤寒论》）加减，或越鞠丸。③湿热蕴脾证：建议口服半夏泻心汤（《伤寒论》）加减。④脾虚痰湿证：建议口服六君子汤（《医学正传》）加减，或参术调脾颗粒。⑤气阴两虚证：建议口服玉液汤（《医学衷中参西录》）加减，或天芪降糖胶囊、芪药消渴胶囊。

第二节　糖　尿　病

　　肥胖型糖尿病是以肥胖为主要特征的一类糖尿病，血糖升高的同时常伴有血脂异常、血压升高、血尿酸升高等，多因长期过食肥甘厚味、醇酒炙煿，加之久坐少动，致饮食水谷堆积壅滞，日久化热而成，一般为按现代医学标准分类的 2 型糖尿病，是临床糖尿病的主体人群。根据《素问·奇病论》"帝曰：'有病口甘者，病名为何？何以得之？'岐伯曰：'此五气之溢也，名曰脾瘅。夫五味入口，藏于胃，脾为之行其精气，津液在脾，故令人口甘也。此肥美之所发也，此人必数食甘美而多肥也。肥者令人内热，甘者令人中满，故其气上溢，转为消渴"的论述，以及肥胖型糖尿病的特点，可将以过食肥甘为始动因素，以肥胖为根源的肥胖型糖尿病归属脾瘅范畴。脾瘅阶段若不能得到有效控制，可发展为古代所论之"消渴"。若消渴日久，变证百出，则进入后期并发症阶段。肥胖（或超重）—脾瘅—消渴—消渴并发症是肥胖型糖尿病的自然发展进程。

　　消瘦型糖尿病是以消瘦为主要特征的一类糖尿病，患者通常体弱偏虚，并且病程始末均不出现肥胖，其发病多与遗传、体质、情志等因素相关，包括按现代医学标准分类的 1 型糖尿病和部分 2 型糖尿病。起病即瘦的消瘦型糖尿病应归属"消瘅"范畴。《灵枢·五变》曰："人之善病消瘅者，何以候之？少俞答曰：五脏皆柔弱者，善病消瘅……此人薄皮肤而目坚固以深者，长冲直扬，其心刚，刚则多怒，怒则气上逆，胸中蓄积，血气逆留，髋皮充肌，血脉不行，转而为热，热则消肌肤，故为消瘅。"王冰注："瘅，谓热也。"杨上善《太素·卷第十五》注："瘅，热也，内热消瘦，故曰消瘅。"张志聪《灵枢集注》注曰："盖五脏主藏精者也，五脏皆柔弱，则津液竭而善病消瘅矣。"结合《黄帝内经》论述及各家注释，可知，先天禀赋薄弱是消瘅发病的先决条件，情志郁怒是促使其发病的重要因素，化"热"是其主要病机，消瘦是其基本特征，消瘦型糖尿病临床特征与消瘅类似，故可将消瘦糖尿病归属"消瘅"范畴。若消瘅日久，内热持续耗灼阴液，则可发展为消渴，如《灵枢·本脏》："肝脆脾脆，则善病消渴易伤"，提示了先天不足者发为消渴的情况。消渴日久，亦将归于后期并发症阶段，故消瘅—消渴—消渴并发症是消瘦型糖尿病的自然发展进程。

一、辨　证　分　型

（一）郁

　　1. 中土（脾胃）壅滞证　腹型肥胖，脘腹胀满，嗳气、矢气频频，得嗳气、矢气后胀满缓解，大便量多，舌质淡红，舌体胖大，苔白厚，脉滑。

　　2. 肝郁气滞证　情绪抑郁，喜太息，遇事易紧张，胁肋胀满，舌淡苔薄白，脉弦。

（二）热

　　1. 肝胃郁热证　脘腹痞满，胸胁胀闷，面色红赤，形体偏胖，腹部胀大，心烦易怒，口干口苦，大便干，小便色黄，舌质红，苔黄，脉弦数。

2. 痰热互结证 形体肥胖，腹部胀大，胸闷脘痞，口干口渴，喜冷饮，饮水量多，心烦口苦，大便干结，小便色黄，舌质红，舌体胖，苔黄腻，脉弦滑。

3. 肺胃热盛证 口大渴，喜冷饮，饮水量多，易饥多食，汗出多，小便多，面色红赤，舌红，苔薄黄，脉洪大。

4. 胃肠实热证 脘腹胀满，痞塞不适，大便秘结难行，口干口苦，或有口臭，口渴喜冷饮，饮水量多，多食易饥，舌红，苔黄，脉数有力，右关明显。

5. 肠道湿热证 脘腹痞满，大便黏腻不爽，或臭秽难闻，小便色黄，口干不渴，或有口臭，舌红，舌体胖大，或边有齿痕，苔黄腻，脉滑数。

6. 热毒炽盛证 口渴引饮，心胸烦热，体生疖疮、痈、疽，或皮肤瘙痒，便干溲黄。舌红，苔黄。

（三）虚

1. 热盛伤津证 口大渴，喜冷饮，饮水量多，汗多，乏力，易饥多食，尿频量多，口苦，溲赤便秘，舌干红，苔黄燥，脉洪大而虚。

2. 阴虚火旺证 五心烦热，急躁易怒，口干口渴，时时汗出，少寐多梦，小便短赤，大便干，舌红赤，少苔，脉虚细数。

3. 气阴两虚证 消瘦，疲乏无力，易汗出，口干口苦，心悸失眠，舌红少津，苔薄白干或少苔，脉虚细数。

4. 脾虚胃滞证 心下痞满，呕恶纳呆，水谷不消，便溏，或肠鸣下利，干呕呃逆，舌淡胖苔腻，舌下络瘀，脉弦滑无力。

5. 上热下寒证 心烦口苦，胃脘灼热，或呕吐，下利，手足及下肢冷甚，舌红，苔根部腐腻，舌下络脉瘀闭。

（四）损

1. 肝肾阴虚证 小便频数，浑浊如膏，视物模糊，腰膝酸软，眩晕耳鸣，五心烦热，低热颧红，口干咽燥，多梦遗精，皮肤干燥，雀目，或蚊蝇飞舞，或失明，皮肤瘙痒，舌红少苔，脉细数。

注：在糖尿病中本证主要见于糖尿病合并视网膜病变。

2. 阴阳两虚证 小便频数，夜尿增多，浑浊如脂如膏，甚至饮一溲一，五心烦热，口干咽燥，神疲，耳轮干枯，面色黧黑；腰膝酸软无力，畏寒肢凉，四肢欠温，阳痿，下肢水肿，甚则全身皆肿，舌质淡，苔白而干，脉沉细无力。

注：本证主要见于糖尿病肾脏疾病、糖尿病合并周围神经病变等的后期。

3. 脾肾阳虚证 腰膝酸冷，夜尿频，畏寒身冷，小便清长或小便不利，大便稀溏，或见水肿，舌淡胖大，脉沉细。

（五）兼证

除以上证候外，痰、湿、浊、瘀是本病常见的兼证，兼痰主要见于肥胖糖尿病患者，兼湿主要见于糖尿病胃肠病变，兼浊主要见于糖尿病血脂、血尿酸较高的患者，兼瘀主要见于糖尿病血管病变。

1. 兼痰 嗜食肥甘，形体肥胖，呕恶眩晕，恶心口黏，头重嗜睡，食油腻则加重，舌体胖大，苔白厚腻，脉滑。

2. 兼湿 头重昏蒙，四肢沉重，遇阴雨天加重，倦怠嗜卧，脘腹胀满，食少纳呆，大便溏泄或黏滞不爽，小便不利，舌胖大，边齿痕，苔腻，脉弦滑。

3. 兼浊 腹部肥胖，实验室检查示血脂或血尿酸升高，或伴脂肪肝，舌胖大，苔腐腻，脉滑。

4. 兼瘀 肢体麻木或疼痛，胸闷刺痛，或中风偏瘫，语言謇涩，或眼底出血，或下肢紫暗，唇舌紫暗，舌有瘀斑或舌下青筋暴露，苔薄白，脉弦涩。

二、辨 证 论 治

糖尿病多因禀赋异常、过食肥甘、多坐少动及精神因素而成。其病因复杂，变证多端，辨证当明确郁、热、虚、损等不同病程特点。本病初始多为气、血、痰、湿、食、火六郁相兼为病，宜辛开苦降，行气化痰。郁久化热，肝胃郁热者，宜开郁清热；热盛者宜苦酸制甜，根据肺热、肠热、胃热诸证辨证治之。燥热伤阴，壮火食气，终致气血阴阳俱虚，需益气养血，滋阴补阳润燥。脉损、络损诸证更宜及早、全程治络，应根据不同病情选用辛香疏络法、辛润通络法，或活血通络法，有利于提高临床疗效。

（一）郁

1. 中土（脾胃）壅滞证 建议口服厚朴三物汤（《金匮要略》）加减。
2. 肝郁气滞证 建议口服逍遥散（《太平惠民和剂局方》）加减。

（二）热

1. 肝胃郁热证 建议口服大柴胡汤（《伤寒论》）加减。
2. 痰热互结证 建议口服小陷胸汤（《伤寒论》）加减。
3. 肺胃热盛证 建议口服白虎汤（《伤寒论》）加减，或桑白皮汤（《古今医统》）合玉女煎（《景岳全书》）加减。
4. 胃肠实热证 建议口服大黄黄连泻心汤（《伤寒论》）加减，或小承气汤（《伤寒论》）加减。
5. 肠道湿热证 建议口服葛根芩连汤（《伤寒论》）加减。
6. 热毒炽盛证 建议口服三黄汤（《千金翼》）合五味消毒饮（《医宗金鉴》）加减。

（三）虚

1. 热盛伤津证 建议口服白虎加人参汤（《伤寒论》），或消渴方（《丹溪心法》）加减。
2. 阴虚火旺证 建议口服知柏地黄丸（《景岳全书》）加减。
3. 气阴两虚证 建议口服生脉散（《医学启源》）合增液汤（《温病条辨》）加减，或天芪降糖胶囊、津力达颗粒、消渴丸、参芪降糖颗粒。

4. 脾虚胃滞证 建议口服半夏泻心汤（《伤寒论》）加减，或干姜黄芩黄连人参汤（《伤寒论》）加减。

5. 上热下寒证 建议口服乌梅丸（《伤寒论》）加减。

（四）损

1. 肝肾阴虚证 建议口服杞菊地黄丸（《医级》）加减。

2. 阴阳两虚证 建议口服金匮肾气丸（《金匮要略》）加减。

3. 脾肾阳虚证 建议口服附子理中丸（《伤寒论》）加减。

（五）兼证

1. 兼痰 建议口服二陈汤（《太平惠民和剂局方》）加减。

2. 兼湿 建议口服平胃散（《太平惠民和剂局方》）加减。

3. 兼浊 建议口服消膏降浊方加减。

4. 兼瘀 建议口服桃红四物汤（《医宗金鉴》）加减，以眼底或肾脏络脉病变为主者，宜口服抵挡汤（《伤寒论》）加减或芪蛭降糖胶囊。

（仝小林　刘文科）

参 考 文 献

安良毅，韦海涛，张相珍，等，2015. 越鞠丸口服用于糖尿病前期患者"治未病"的临床研究. 中国中医基础医学杂志，21（4）：429-431.

常柏，潘从清，孟东，等，2011. 抵挡汤对 2 型糖尿病患者血管内皮功能影响的临床研究. 天津中医药，28（6）：457-458.

陈红梅，扈腾腾，陈凯，2014. 玉女煎加味方治疗胃热炽盛型 2 型糖尿病 60 例临床疗效观察. 中医临床研究，6（15）：50-54.

陈利国，马民，屈援等，2005. 糖尿病血瘀证研究进展. 中华中医药杂志，20（2）：114-116.

陈双双，王楚媛，孔令芳，等，2016. 天麦消渴片治疗 2 型糖尿病的临床效果及安全性观察. 山东医药，56（12）：39-40.

陈欣燕，金末淑，姬航宇，等，2013. 仝小林教授运用干姜黄芩黄连人参汤治疗 2 型糖尿病 80 例临床观察. 中华中医药杂志，28（2）：463-465.

崔红艳，陈艳玲，2015. 大柴胡汤加味治疗 2 型糖尿病临床观察. 河北中医，37（8）：1195-1197.

代波，欧之洋，2005. 杞菊地黄丸对老年期肝肾阴虚型 2 型糖尿病的治疗作用. 中医药临床杂志，17（6）：544-545.

范红霞，钟安桥，2015. 芪药消渴胶囊治疗初发 2 型糖尿病患者的疗效观察. 陕西中医，36（11）：1475-1476.

傅静波，2012. 消渴方治疗阴虚热盛型 2 型糖尿病的临床研究. 哈尔滨：黑龙江中医药大学.

高思华，龚燕冰，倪青，等，2009. 肝脾肾同治法辨证治疗 2 型糖尿病的临床研究. 中华中医药杂志，24（8）：1007-1010.

高悉航，牟淑敏，王德双，等，2014. 乌梅丸治疗糖尿病黎明现象 60 例. 光明中医，29（5）：942-943.

郭雅琼，杨小红，吴丹，2015. 用知柏地黄汤化裁治疗 2 型糖尿病效果研究. 当代医药论丛，13（18）：238-241.

国家中医药管理局，1994. 中华人民共和国中医药行业标准—中医病症诊断疗效标准. 南京：南京大学出版社.

憨兰，赵淑英，2008. 桃红四物汤合黄芪桂枝五物汤治疗糖尿病周围神经病变 32 例. 浙江中医杂志，43（2）：92.

霍达，任明，翟静波，等，2015. 糖尿病前期证型分类的文献研究及系统评价. 辽宁中医杂志，42（1）：446-449.

琚婉君，杨宏杰，吴家胜，等，2011. 益气养阴方治疗 2 型糖尿病气阴两虚证患者的临床观察. 上海中医药大学学报，25（6）：30-34.

李井彬，王定坤，陆付耳，等，2013. 津力达颗粒治疗 2 型糖尿病的疗效与安全性评价. 中国医院用药评价与分析，13（7）：591-594.

李君玲，田佳星，张宸，等，2013. 仝小林治疗高尿酸血症 140 例疗效分析. 中华中医药杂志，28（7）：1997-2000.

李可建，马丽虹，2009. 生脉散制剂治疗 2 型糖尿病随机对照试验的系统评价. 中成药，31（1）：20-23.

李可健，2009. 消渴丸治疗 2 型糖尿病随机对照试验系统评价. 医药导报，28（2）：257-258.

李世杰，2015. 小陷胸汤治疗 2 型糖尿病痰热互结证 57 例. 河南中医，35（7）：1493-1495.

李水花，吴农田，2012. 玉泉丸联合二甲双胍治疗 2 型糖尿病临床观察. 辽宁中医药大学学报，14（12）：163-164.

李兴，常红叶，2010. 玉兰降糖胶囊治疗 2 型糖尿病临床疗效观察. 中西医结合心脑血管病杂志，8（9）：1046-1048.

李雅茜，周晓燕，韦文明，2011. 中西医结合治疗肥胖型糖尿病前期临床观察 60 例. 中国医药指南，9（29）：326-327.

李颜，郭澄，2010. 三黄泻心汤的现代药理研究进展. 中国药房，21（11）：1048-1050.

连凤梅，李瑶，孙晓芳，等，2011. 天芪降糖胶囊联合二甲双胍治疗 2 型糖尿病随机、双盲、平行对照、多中心临床研究. 中
　　国糖尿病杂志，19（8）：600-602.

连凤梅，仝小林，白煜，等，2008. 中药降糖复方与二甲双胍对照治疗 2 型糖尿病的临床研究. 中国临床药理学杂志，24（6）：
　　501-504.

连凤梅，魏子孝，吕肖锋，等，2008. 开郁清热降浊方治疗肥胖 2 型糖尿病多中心、随机对照降糖作用的临床研究. 世界中西
　　医结合杂志，3（1）：32-35.

梁晓春，郭赛珊，1999. 生津消渴胶囊治疗气阴两虚型糖尿病患者的临床观察. 中国临床医生，27（9）：41-42.

廖春分，丁洪成，廖勇敢，等，2012. 糖尿灵片治疗阴虚热盛型 2 型糖尿病的疗效及安全性观察. 西部中医药，25（8）：4-6.

刘得华，2004. 金匮肾气丸治疗阴阳两虚型 2 型糖尿病 62 例临床观察. 新中医，36（7）：31-32.

刘俊，郭毅，刘晴，等，2013. 超重、肥胖与 2 型糖尿病相关性的 Meta 分析. 中国循证医学杂志，13（2）：190-195.

刘莉莉，2009. 渴乐宁联合二甲双胍治疗 2 型糖尿病分析. 中华中医药学刊，27（3）：671-672.

卢敏，2015. 加味生脉散治疗 2 型糖尿病胰岛素抵抗的临床观察. 北方药学，12（2）：25.

路志敏，曹清慧，杨艳玲，等，2002. 消糖灵胶囊合二甲双胍治疗 2 型糖尿病 150 例疗效观察. 河北中医，24（8）：563-565.

马原野，2007. 糖乐胶囊对优降糖联合盐酸二甲双胍继发性失效 2 型糖尿病 70 例临床疗效观察和机理分析. 黔东南民族职业技
　　术学院学报，3（2）：15-16.

毛春红，于粉红，2013. 六味地黄丸治疗糖尿病肝肾两虚 50 例疗效分析. 上海医药，34（8）：25-26.

倪青，张效科，崔娜，2012. 芪药消渴胶囊干预 2 型糖尿病前期患者 76 例的临床观察. 中国中西医结合杂志，32（12）：1628-1631.

庞博，赵进喜，王颖辉，等，2011. 糖尿病清热解毒治法探讨. 中华中医药杂志，26（7）：1471-1474.

彭金兰，印嫄，汪彬，等，2013. 金芪降糖片治疗 2 型糖尿病的有效性和安全性. 医药报道，32（6）：796-800.

乔媛，2015. 天麦消渴片联合盐酸二甲双胍片治疗 2 型糖尿病临床研究. 河南中医，35（8）：1922-1924.

石青，毛以林，2007. 加味白虎汤治疗 2 型糖尿病 55 例临床观察. 新中医，39（2）：75-76.

孙伟岳，周爱明，李绿亚，2014. 加味半夏泻心汤治疗脾虚胃热型 2 型糖尿病 40 例观察. 浙江中医杂志，49（11）：813.

田佳星，赵林华，连凤梅，等，2015. 中医药防治糖尿病研究进展述评. 中医杂志，56（24）：2093-2097.

仝小林，2014. 糖络杂病论. 第 2 版. 北京：科学出版社.

仝小林，2014. 糖尿病中医防治标准（草案）. 北京：科学出版社.

仝小林，刘文科，王佳，等，2012. 糖尿病郁热虚损不同阶段辨治要点及实践应用. 吉林中医药，32（5）：442-445.

仝小林，倪青，连凤梅，等，2009. 糖敏灵丸治疗 2 型糖尿病随机双盲平行对照多中心临床试验. 中国临床药理学杂志，25（2）：
　　104-108.

汪杰，刘涛，张建明，等，2005. 降糖通脉胶囊治疗糖尿病 75 例疗效观察. 中国煤炭工业医学杂志，8（9）：996-997.

王高雷，2014. 减味乌梅丸在 2 型糖尿病（上热下寒证）胰岛素强化治疗中的作用. 哈尔滨：陕西中医学院.

王评，2010. 温肾健脾法对脾肾阳虚型糖尿病疗效及生存质量的临床研究. 广州：广州中医药大学.

王琰，金沈蓉，赵亚娟，等，2009. 玉泉丸治疗消渴气阴两虚证 136 例临床观察. 长春中医药大学学报，25（4）：529-530.

王自辉，王晓媛，张雅兰，等，2013. 清热解毒活血通络法治疗糖尿病足的研究. 中国中西医结合杂志，33（4）：480-483.

魏军平，刘芳，周丽波，等，2010. 北京市糖耐量异常和糖尿病危险因素及中医证候流行病学调查. 北京中医药，29（10）：731-735.

魏军平，周丽波，刘芳，等，2007. 2 型糖尿病患者体型与证候特点研究. 中华中医药学刊，25（12）：2653-2655.

吴深涛，闫冬雪，2009. 从浊毒论糖尿病血脂异常之防治. 中华中医药杂志，24（8）：1047-1049.

徐爱生，2014. 知柏地黄丸辅助治疗阴虚发热型糖尿病 39 例临床观察. 中医药导报，20（9）：55-57.

徐之也，夏伟，朱明锦，等，2013. 消渴丸治疗 2 型糖尿病随机对照试验 Meta 分析. 辽宁中医药大学学报，15（1）：137-140.

杨叔禹，李学军，王丽英，等，2011. 糖尿病胃肠病中医诊疗标准. 世界中西医结合杂志，6（5）：450-454.

杨晓明，2011. 金匮肾气丸治疗 2 型糖尿病 120 例. 中国实验方剂学杂志，17（17）：261-263.

姚丹，程时杰，2015. 加减人参白虎汤治疗 2 型糖尿病的临床疗效分析. 中药药理与临床，31（1）：300.

姚庆春，2014. 金芪降糖片联合二甲双胍治疗 2 型糖尿病的临床研究. 现代药物与临床，29（7）：786-790.

叶丽芳，王旭，尚文斌，等，2013. 三黄汤对肥胖 2 型糖尿病胰岛素抵抗和炎症因子的影响. 中国实验方剂学杂志，19（7）：
　　289-292.

詹锐文，2004. 养阴降糖片联合二甲双胍治疗 2 型糖尿病 120 例疗效观察. 河北中医，26（10）：748-749.

张国庆，张聚府，赵金伟，2011. 芩连平胃散治疗湿热困脾证 2 型糖尿病及对血糖和血脂的影响. 陕西中医，32（4）：425-426.

张晓慧，任平，2009. 芪药消渴胶囊联合盐酸二甲双胍片治疗 2 型糖尿病患者 150 例多中心随机对照临床观察. 中医杂志，50（6）：519-521.

张聿涛，2011. 半夏泻心汤加减方对糖尿病前期湿热困脾证的临床干预研究. 济南：山东中医药大学.

赵林华，姬航宇，冀博文，等，2012. 葛根芩连汤治疗糖尿病理论探讨. 中华中医药杂志，27（2）：280-283.

郑俊付，范玮，张玉双，等，2008. 养阴降糖片治疗气阴两虚型 2 型糖尿病 36 例疗效观察. 河北中医药学报，23（4）：28-29.

郑筱萸，2002. 中药新药临床研究指导原则（试行）. 北京：中国医药科技出版社：240-241.

郑艳霞，张沧霞，魏宝丰，2011. 桃红四物汤在激光治疗糖尿病性黄斑水肿中的应用. 中国中医眼科杂志，21（3）：159-161.

中华中医药学会，2009. 糖尿病中医防治指南. 北京：中国中医药出版社：15.

周水平，仝小林，徐远，2002. 络病的基本概念与病理特点探析. 中医药学刊，20（6）：724-726.

邹耀武，2014. 半夏泻心汤治疗脾虚胃热型消渴病 60 例疗效观察. 云南中医中药杂志，35（2）：34-36.

Cao H，Ren M，Guo L，et al，2010. JinQi-Jiangtang tablet，a Chinese patent medicine，for pre-diabetes：a randomized controlled trial. Trials，11：27.

Fang Z，Zhao J，Shi G，et al，2014. Shenzhu Tiaopi granule combined with lifestyle intervention therapy for impaired glucose tolerance：a randomized controlled trial. Complement Ther Med，22（5）：842-850.

Gao Y，Zhou H，Zhao H，et al，2013. Clinical research of traditional chinese medical intervention on impaired glucose tolerance . Am J Chin Med，41（1）：21-32.

Ji LN，Tong XL，Wang HY，et al，2013. Efficacy and safety of traditional chinese medicine for diabetes：a double-blind，randomised，controlled trial. PLoS One，8（2）：e56703.

Li JL，Li M，Pang B，et al，2014. Combination of symptoms，syndrome and disease：treatment of refractory diabetic gastroparesis. World J Gastroenterol，20（26）：8674- 8680.

Lian F，Li G，Chen X，et al，2014. Chinese herbal medicine tianqi reduces progression from impaired glucose tolerance to diabetes：a double-blind，randomized，placebo-controlled，multicenter trial. J Clin Endocrinol Metab，99（2）：648-655.

Lian FM，Tian JX，Chen XY，et al，2015. The efficacy and safety of Chinese herbal medicine Jinlida as add-on medication in type 2 diabetes patients ineffectively managed by metformin monotherapy：a double-blind，randomized，placebo-controlled，multicenter trial. PLos One，10（6）：e0130550.

Tong XL，Dong L，Chen L，et al，2012. Treatment of diabetes using traditional Chinese medicine：past，present and future. Am J Chin Med，40（5）：877-886.

Tong XL，Wu ST，Lian FM，et al，2013. The safety and effectiveness of TM81，a Chinese herbal medcine，in the treatment of type 2 diabetes：a randomized double-blind placebo-controlled trial. Diabetes Obes Metab，15（5）：448-454.

Tong XL，Zhao LH，Lian FM，et al，2011. Clinical observations on the dose-effect relationship of Gegen Qin lian decoction on 54 out-patients with type 2 diabetes. Journal of Traditional Chinese Medicine，31（1）：56-59.

Xu J，Lian FM，Zhao LH，et al，2015. Structural modulation of gut microbiota during alleviation of type 2 diabetes with a Chinese herbal formula. International Society for Microbial Ecology，9（3）：552-562.

第三十八章 糖尿病并发症的中医诊治

糖尿病血管并发症是糖尿病的主要慢性并发症，包括大血管并发症和微血管并发症。其中大血管并发症主要涉及心、脑、下肢大血管及糖尿病足的病变；微血管病变主要表现为视网膜、肾、神经组织及皮肤等的病变，是糖尿病的特异性损害。血管并发症是糖尿病致死、致残的主要原因，直接影响糖尿病的预后。因此，防治血管并发症，降低致死、致残率，是糖尿病治疗的重要内容和最终目标。这也是我们将糖尿病的中医病名改为糖络病的重要原因之一，糖络病概括了糖尿病的临床特征和病理发展结局，即以血糖升高为特点，最终进展为络病，核心在于强调糖尿病的发展结局和防治目标。

第一节 糖尿病肾病

糖尿病肾病是由糖尿病发展而来，糖尿病日久，气血阴阳亏损，内有瘀滞，外伤于六淫邪气，内外合邪，伤及先天之本，发为糖尿病肾病。本病基本特点为本虚标实，本虚为气（脾气虚、肾气虚）阴（肝肾阴虚）两虚，标实为湿热浊瘀。所及脏腑以肾、肝、脾为主，病程较长，兼证、变证蜂起。本病发病早期，阴虚为本，涉及肝肾；消渴日久，阴损耗气，以致肾气虚损；发病中期，阴损及阳，伤及心脾，脾肾阳虚，水湿潴留；病至晚期，肾阳衰败，浊毒内停，水湿泛滥。

一、辨 证 分 型

糖尿病肾病临床可分为主证、兼证及变证。不同中医证候的演变规律为主证以本虚为主，标实不明显，兼证则以本虚标实为特点，变证则湿浊毒邪更为显著。

（一）主证

1. 气阴两虚证 尿浊，神疲乏力，气短懒言，咽干口燥，头晕多梦，或尿频尿多，手足心热，心悸不宁，舌体瘦薄，质红或淡红，苔少而干，脉沉细无力。

2. 肝肾阴虚证 尿浊，眩晕耳鸣，五心烦热，腰膝酸痛，两目干涩，小便短少，舌红少苔，脉细数。

3. 气血两虚证 尿浊，神疲乏力，气短懒言，面色㿠白或萎黄，头晕目眩，唇甲色淡，心悸失眠，腰膝酸痛，舌淡脉弱。

4. 脾肾阳虚证 尿浊，神疲畏寒，腰膝酸冷，肢体水肿，下肢尤甚，面色苍白，小便清长，夜尿增多，或五更泄泻，舌淡体胖有齿痕，脉沉迟无力。

（二）兼证

1. 湿热证　兼见胸满烦闷，纳呆泛恶，小便灼热涩痛，口苦口黏，头沉重，大便黏腻，舌苔黄腻，脉滑数。

2. 血瘀证　兼见面色黧黑或口唇青紫，舌色紫暗，舌下静脉迂曲，瘀点、瘀斑，脉沉弦涩。

3. 阴虚阳亢证　兼见头晕头痛，口苦目眩，脉弦有力。

（三）变证

1. 浊毒犯胃证　恶心呕吐频发，头晕目眩，周身水肿，或小便不行，舌质淡暗，苔白腻，脉沉弦或沉滑。

2. 溺毒入脑证　神志恍惚，目光呆滞，甚则昏迷，或突发抽搐，鼻衄齿衄，舌质淡紫有齿痕，苔白厚腐腻，脉沉弦滑数。

3. 水气凌心证　气喘不能平卧，心悸怔忡，肢体水肿，下肢尤甚，咳吐稀白痰，舌淡胖，苔白滑，脉细小短促无根或结代。

二、辨 证 论 治

糖尿病肾病为本虚标实之证，气阴两虚为本，瘀血、痰浊、水湿为标。虚、瘀、浊是其主要病机，而虚是始动因素，瘀是全程表现，浊是最终结局。主要因饮食不节、情志失调、劳逸过度等导致脏腑功能虚损，阴阳气血失调、局部络脉瘀阻而为病，发展至晚期则可见病理产物积聚，形成瘀毒痰浊内停、水湿泛溢等证候表现。所及脏腑以肾、肝、脾为主，病程较长，兼证、变证蜂起。本病发病初期，阴虚为本，涉及肝肾；日久阴损耗气，以致肾气虚损；病至中期，肾气亏虚，无以推动，瘀血内停，致阴损及阳，伤及心脾，脾肾阳虚，湿浊潴留；病至晚期，肾阳衰败，浊毒内停，水湿泛滥。因此，糖尿病肾病的治疗以益气养阴、活血通络为基本原则，结合证候特点，进行相应的健脾、温阳、养血、活血、行水、利湿、化浊、解郁等治疗。

（一）主证

1. 气阴两虚证　建议口服参芪地黄汤（《沈氏尊生书》）加减，或芪药消渴胶囊、肾炎康复片。

2. 肝肾阴虚证　建议口服杞菊地黄丸（《医级》），或六味地黄丸（《小儿药证直诀》）加减。

3. 气血两虚证　建议口服当归补血汤（《兰室秘藏》）合济生肾气丸（《济生方》）加减，或芪蛭降糖胶囊。

4. 脾肾阳虚证　建议口服附子理中丸（《太平惠民和剂局方》）合真武汤（《伤寒论》），或大黄附子汤（《金匮要略》）加减，或肾炎康复片。

（二）兼证

1. 湿热证　建议口服薏苡附子败酱散合四妙丸（《成方便读》），或黄葵胶囊。

2. 血瘀证　建议口服桃红四物汤（《玉机微义》）加减，或抵挡汤（《伤寒论》）加减，或三黄益肾颗粒、芪蛭降糖胶囊。

3. 阴虚阳亢证　建议口服镇肝熄风汤（《医学衷中参西录》）加减，或天麻钩藤饮（《杂病证治新义》）加减。

（三）变证

1. 浊毒犯胃证　建议口服旋覆代赭汤（《伤寒论》）合小半夏加茯苓汤（《金匮要略》），或黄连温胆汤（《六因条辨》）加减。

2. 溺毒入脑证　建议口服石菖蒲郁金汤（《温病全书》）送服安宫牛黄丸（《温病条辨》）加减。

3. 水气凌心证　建议口服葶苈大枣泻肺汤（《金匮要略》）合五苓散（《伤寒论》），或生脉散（《医方考》）加减。

第二节　糖尿病视网膜病变

糖尿病视网膜病变，属糖络病眼部并发症，属于中医眼科"视瞻昏渺""云雾移睛""暴盲""血灌瞳神"等内障眼病范畴。刘河间在《三消论》中，首次提到此病可致盲："夫消渴者，多变聋盲，疮癣，痤痱之类，皆肠胃燥热怫郁，水液不能浸润于周身故也"，提出燥热伤阴为病机，并在《黄帝素问宣明论方·燥门》中更进一步指出："又如同周身燥热怫郁，故变为雀目或内障，痈疽疮疡……为肾消也。此为三消病也"。

一、辨　证　分　型

1. 阴津不足，燥热内生证　病变为临床分级 1～3 级；口渴多饮，口干咽燥，消谷善饥，大便干结，小便黄赤；舌质红，苔微黄，脉细数。

2. 气阴两虚，络脉瘀阻证　目睛干涩，病变为临床分级 1～4 级；神疲乏力，气短懒言，口干咽燥，自汗，便干或稀溏，舌胖嫩、紫暗或有瘀斑，脉沉细无力。

3. 肝肾亏虚，目络失养证　目睛干涩，病变为临床分级 1～3 级；头晕耳鸣，腰膝酸软，肢体麻木，大便干结，舌暗红少苔，脉细涩。

4. 脾失健运，水湿阻滞证　病变为临床分级 2～4 级；面色萎黄或无华，神疲乏力、头晕耳鸣，小便量多清长；舌质淡，脉弱。

5. 阴阳两虚，血瘀痰凝证　目睛干涩，病变为临床分级 4～5 级；神疲乏力，五心烦热，失眠健忘，腰酸肢冷，手足凉麻，阳痿早泄，下肢水肿，大便溏结交替；舌淡胖少津或有瘀点，或唇舌紫暗，脉沉细无力。

二、辨 证 论 治

本病以眼底出血、渗出、水肿、增殖为主要临床表现。其主要病机为气血阴阳失调，以气阴两虚、肝肾不足、阴阳两虚为本，脉络瘀阻、痰浊凝滞为标。以益气养阴，滋养肝肾，阴阳双补治其本；通络明目，活血化瘀，化痰散结治其标。临证要全身辨证与眼局部辨证相结合，首当辨全身虚实、寒热，根据眼底出血时间，酌加化瘀通络之品。早期出血以凉血化瘀为主，出血停止 2 周后以活血化瘀为主，后期加用化痰软坚散结之剂。微血管瘤、水肿、渗出等随症加减。

1. 阴津不足，燥热内生证　建议口服玉泉丸（《中国中成药优选》）合知柏地黄丸（《医宗金鉴》）加减。

2. 气阴两虚，络脉瘀阻证　建议口服生脉散（《内外伤辨惑论》）合杞菊地黄丸（《医级》）加减，或芪明颗粒。

3. 肝肾亏虚，目络失养证　建议口服六味地黄丸（《小儿药证直诀》）加减，或石斛夜光丸、明目地黄丸、芪明颗粒。

4. 脾失健运，水湿阻滞证　建议口服补中益气汤（《脾胃论》）合五苓散（《伤寒论》）加减。

5. 阴阳两虚，血瘀痰凝证　建议偏阴虚者选左归丸（《景岳全书》）加减，偏阳虚者选右归丸（《景岳全书》）加减。

瘀血证明显者可选用复方丹参滴丸、银杏叶片。

第三节　糖尿病周围神经病变

糖尿病周围神经病变属于中医"血痹""麻木""脉痹""痿证"等范畴。其病因多为禀赋不足、饮食失常、情志失调、劳欲过度等，多由于糖尿病日久，耗伤气阴，阴阳气血亏虚，血行瘀滞，脉络痹阻，属本虚标实证。本病病位在肌肤、筋肉、脉络，内及肝、肾、脾等脏腑，以气血阴阳亏虚为本，痰瘀阻络为标。糖尿病周围神经病变的治疗以补虚泻实为总原则，化瘀通络为关键。

一、辨 证 分 型

1. 气虚血瘀证　手足麻木，如有蚁行，肢末时痛，多呈刺痛，下肢为主，入夜痛甚；气短乏力，神疲倦怠，自汗畏风，易于感冒，舌质淡暗，或有瘀点，苔薄白，脉细涩。

2. 阳虚寒凝证　肢体麻木不仁，四末冷痛，得温痛减，遇寒痛增，下肢为著，入夜更甚；乏力懒言，神疲倦怠，畏寒怕冷，舌质暗淡或有瘀点，苔白滑，脉沉紧。

3. 阴虚血瘀证　腿足挛急，肢体麻木，酸胀疼痛，或肢体灼热；五心烦热，失眠多梦，皮肤干燥，腰膝酸软，头晕耳鸣；口干少饮，多有便秘，舌质嫩红或暗红，苔花剥少津，脉细数或细涩。

4. 痰瘀阻络证　麻木不仁，常有定处，足如踩棉，肢体困倦，头重如裹，昏蒙不清，体多肥胖，口黏乏味，胸闷纳呆，腹胀不适，大便黏滞。舌质紫暗，舌体胖大有齿痕，苔白厚腻，脉沉滑或沉涩。

5. 肝肾亏虚证　肢体痿软无力，肌肉萎缩，甚者痿废不用，腰膝酸软，骨松齿摇，头晕耳鸣，舌质淡，少苔或无苔，脉沉细无力。

二、辨 证 论 治

本病治疗应注重辨证。首先应辨虚实主次。本病属本虚标实之证，本虚以气阴两虚为主，渐至阴阳两虚，标实则责之瘀血、痰浊等病理产物，总以脉络不通为主。其次应辨脏腑病位。本病初起多关乎脾肾，以脾气虚伴肾阴虚为主证，后期可出现肝肾阴虚，甚至脾肾阳虚，应注意结合脏腑病位随证遣药。临床治疗时应了解瘀血贯穿糖尿病周围神经病变病程的始终，应酌情选加化瘀通络之品，取其以通为补、以通为助之义。

同时本病在治疗手段的选择上，除口服、注射等常规方法外，当灵活选用熏、洗、灸、针刺、推拿、治疗仪等外治法，内外同治，以提高疗效，缩短疗程。

1. 气虚血瘀证　建议口服黄芪桂枝五物汤（《金匮要略》）加减。

2. 阳虚寒凝证　建议口服当归四逆汤（《伤寒论》）加减。

3. 阴虚血瘀证　建议口服芍药甘草汤（《伤寒论》）合四物汤（《太平惠民和剂局方》）加味，或筋脉通胶囊。

4. 痰瘀阻络证　建议口服二陈汤（《太平惠民和剂局方》）合桃红四物汤（《医宗金鉴》），或活络效灵丹（《医学衷中参西录》）加减。

5. 肝肾亏虚证　建议口服六味地黄丸（《小儿药证直诀》）加减。

第四节　糖尿病勃起功能障碍

中医学对糖尿病勃起功能障碍虽无单独论述，但对勃起功能障碍的认识较早。勃起功能障碍属于中医"阳痿"范畴。以"阳痿"之意而立病名最早见于《黄帝内经》，将其称为"阴痿"、"宗筋弛纵"和"筋痿"，认为伤肝或伤肾是导致阳痿的两大原因。后世医家多遵《黄帝内经》之意来认识本病的成因，至明代张景岳首次以"阳痿"命名本病，并且指出"阴痿者，阳不举也"，明确指出过去的阴痿即是阳痿，并对其病因病机、辨证论治进行了详细论述。近年来随着中医药治疗糖尿病勃起功能障碍的临床与实验研究的不断深入，认识到消渴病原本多与肾虚密切相关，加之消渴病调治失当，或思虑忧郁而气阴耗伤，加之消渴病久致精微随尿而泄，不能充养脾肾宗筋，更虚其肾而失作强之功。

一、辨 证 分 型

糖尿病勃起功能障碍发生是病久积损，兼恣情纵欲、劳伤心脾、情志不遂、嗜好烟酒肥甘等，导致湿瘀内阻、气血不畅、气血生化不足、肾虚精亏、宗筋失养、作强不能、阳事不举。其病因多有肾虚、脾虚、肝郁、血瘀。其辨证应首分虚实。因实致痿者常见病因有湿热、气郁、痰浊和血瘀，辨证施以祛湿、理气、活血等治法。因虚致痿者常见病因有肾虚、心脾两虚、气阴两虚，辨证施以滋补肾阴、温肾壮阳、补益心脾、益气养阴之法。虚实夹杂者常见肾虚血瘀，辨证施以疏肝解郁，化瘀通络，益肾起痿治法。糖尿病性阳痿属"糖络病"和"阳痿"的交叉范畴，辨证应综合"消渴"和"阳痿"的特点，各个证型之间并不是绝对独立的，常呈现相互兼夹的趋势。

1. 湿热下注证　阴囊潮湿，阴囊瘙痒腥臭，睾丸坠胀作痛，小便赤涩灼痛，胁胀腹闷，肢体困倦，泛恶口苦，舌红苔黄腻，脉滑数。

2. 肝气郁结证　阳事不起或起而不坚，精神抑郁，胸胁胀痛，急躁易怒，脘闷不适，食少便溏，舌红苔薄白，脉弦。

3. 气滞血瘀证　阴茎不能勃起，经久不愈，少腹、睾丸刺痛，会阴胀感，肌肤粗糙失润，口唇紫暗，面色晦暗，舌暗或有瘀斑瘀点，脉沉涩。

4. 心脾两虚证　阳痿不举，神疲乏力，阳痿劳累后加重，面色萎黄，心悸失眠，食少纳呆，脘闷便溏，舌淡苔白，脉细弱。

5. 阴阳两虚证　性欲减退，口渴引饮，神疲乏力，食少便溏，小便频数，混浊如脂膏，头晕耳鸣，舌质淡红，苔薄白而干，脉沉细数。

二、辨 证 论 治

本病有虚实之分，或虚实夹杂，故治疗应首辨虚实。标实者需区别湿热、气郁、血瘀；本虚则应辨气血阴阳虚损之差别，病变脏器之不同；虚实夹杂者，先辨虚损之脏器，后辨夹杂之病邪。糖尿病阳痿是继发于糖尿病基础之上的并发症之一，糖尿病为本，阳痿是标。治病求本，辨治时还需把握降糖与治痿的因果、主次关系，有效地控制血糖，是治疗本病的关键前提；或按照本症与并发症的轻重缓急，标本兼顾，以祛痿之病。

1. 湿热下注证　建议口服龙胆泻肝汤加减。

2. 肝气郁结证　建议口服逍遥散加减，或疏肝益阳胶囊。

3. 气滞血瘀证　建议口服少腹逐瘀汤加减。

4. 心脾两虚证　建议口服八味肾气丸合归脾汤加减。

5. 阴阳两虚证　建议口服二仙汤（《中医方剂临床手册》）加减，或（合）肾气丸《金匮要略》加减。

第五节　糖尿病心脏病

糖尿病合并心脏病属于中医"胸痹心痛""真心痛""心悸""水肿"等范畴。糖尿病合并心脏病为糖尿病迁延日久，累及心脏，因心气阴虚或心脾两虚，致痰浊、瘀血内阻心络，或素体心阴阳亏虚，或久病而致心肾阳虚。其病位在心，涉及肺、脾、肝、肾。其病性为本虚标实，虚实夹杂，以气血阴阳亏虚为本，以痰浊、血瘀为标。其治则应补其不足，泻其有余。

一、辨 证 分 型

1. 气阴两虚证　胸闷隐痛，时作时止，心悸气短，神疲乏力，气短懒言，自汗，盗汗，口干欲饮，舌偏红或舌淡暗，少苔，脉虚数或细弱无力或结代。

2. 痰浊阻滞证　胸闷痛如窒，痛引肩背，心下痞满，倦怠乏力，肢体重着，形体肥胖，痰多，舌体胖大或边有齿痕，舌质淡或暗淡，苔厚腻或黄腻，脉滑。

3. 心脉瘀阻证　心痛如刺，痛引肩背、内臂，胸闷心悸，舌质紫暗，脉细涩或结代。

4. 阴阳两虚证　眩晕耳鸣，心悸气短，大汗出，畏寒肢冷，甚则晕厥，舌淡，苔薄白或如常，脉弱或结代。

5. 心肾阳虚证　猝然心痛，宛若刀绞，胸痛彻背，胸闷气短，畏寒肢冷，心悸怔忡，自汗出，四肢厥逆，面色㿠白，舌质淡或紫暗，苔白，脉沉细或沉迟。

6. 水气凌心证　气喘，咳嗽吐稀白痰，夜睡憋醒，或夜寐不能平卧，心悸，动辄加剧，畏寒，肢冷，腰酸，尿少，面色苍白或见青紫，全身水肿，舌淡胖，苔白滑，脉沉细或结代。

二、辨 证 论 治

本病以气血阴阳两虚为本，痰浊、血瘀为标。针对本病的病机表现为本虚标实，虚实夹杂，发作期以标实为主，缓解期以本虚为主的特点，其治则应补其不足，泻其有余。虚证当以益气养阴为主，根据兼瘀、痰、水的不同，分别采用活血通络、健脾祛痰、宣痹通阳、温阳利水等标本同治的原则。病到后期，虚中有实，病情复杂，则宜标本兼顾，攻补兼施；一旦发生脱证之先兆，如疼痛剧烈、四肢厥冷或脉微欲绝等，必须尽早投用益气固脱之品，并予积极抢救。

1. 气阴两虚证　建议口服生脉散（《内外伤辨惑论》）合丹参饮（《医宗金鉴》）加减，或参松养心胶囊。

2. 痰浊阻滞证　建议口服瓜蒌薤白半夏汤（《金匮要略》）合涤痰汤（《济生方》）加减。

3. 心脉瘀阻证　建议口服血府逐瘀汤（《医林改错》）加减，或通心络胶囊、参松养心胶囊、复方丹参滴丸、麝香保心丸。

4. 阴阳两虚证　建议口服炙甘草汤（《伤寒论》）合参附汤（《妇人良方》）加减。

5. 心肾阳虚证　建议口服参附汤（《校注妇人良方》）合真武汤（《伤寒论》）加减。

6. 水气凌心证　建议口服葶苈大枣泻肺汤（《金匮要略》）合真武汤（《伤寒论》）。

第六节　糖尿病胃肠病变

糖尿病胃肠病变属于中医"痞满""呕吐""泄泻""便秘"范畴，其病因多与饮食失节、情志刺激、脾胃虚弱有关，病位在胃与肠，与肝、脾、肾密切相关，病性多虚实夹杂，本虚标实，脾虚为本，标实为气郁、痰阻、湿热、食滞。糖尿病胃肠病变的治疗以补虚泻实为总原则，以恢复中焦气机正常升降为关键。

一、辨 证 分 型

（一）糖尿病性胃轻瘫

1. 痰湿内阻证 脘腹痞闷，闷塞不舒，胸膈满闷，头晕目眩，身重肢倦，恶心呕吐，不思饮食，口淡不渴，小便不利，舌体大，边有齿痕，苔白厚腻，脉濡弱或滑。

2. 寒热错杂证 胃脘痞满，遇冷加重，嗳气，纳呆，嘈杂泛酸，或呕吐，口干口苦，肢冷便溏，舌淡，苔白或微黄，脉弦或缓。

3. 脾胃虚寒证 脘腹痞闷，喜温喜按，恶心欲吐，纳呆，身倦乏力，大便稀溏，舌淡苔白，脉沉细。

4. 胃阴不足证 口干咽燥，食后饱胀或疼痛，饥不欲食，时有干呕，呃逆，或便秘纳差，舌红少津，苔薄黄，脉细数。

5. 瘀血停滞证 胃脘疼痛，痛如针刺，食后腹胀，面色晦暗，恶心，大便时干时溏，或见吐血、黑便，舌质紫暗，或有瘀斑，脉涩。

（二）糖尿病性泄泻

1. 肝脾不和证 泄泻腹痛，每因情志不畅而发或加重，泻后痛缓，胸胁胀闷，嗳气，食欲不振，舌淡红，苔薄白，脉弦。

2. 脾胃虚弱证 大便时溏时泻，饮食稍有不慎即发或加重，食后腹胀，痞闷不舒，纳呆食少，身倦乏力，四肢不温，少气懒言，舌淡苔白，脉细弱。

3. 脾肾阳虚证 消渴病病程较长，黎明之前脐腹作痛，或无痛性腹泻，肠鸣即泻，泻下完谷，可有大便失禁，伴乏力倦怠，身体消瘦，形寒肢冷，腰膝酸软，舌淡苔白，脉沉细无力。

（三）糖尿病性便秘

1. 胃肠积热证 大便干结，腹胀腹痛，面红身热，口干口臭，心烦不安，小便短赤，舌红苔黄，脉滑数。

2. 气虚便秘证 大便干结，或便质不硬但临厕努挣乏力，便难解出，汗出气短，面白神疲，倦怠乏力，舌淡苔白，脉虚弱。

3. 阴虚肠燥证 大便干结如羊屎，形体消瘦，头晕耳鸣，盗汗颧红，腰膝酸软，失眠多梦，舌红少苔，脉细数。

4. 阳虚便秘证 大便干或不干，排出困难，小便清长，面色㿠白，四肢不温，腹中冷痛，得热则减，腰膝冷痛，舌淡苔白，脉沉迟。

二、辨证论治

糖尿病性胃轻瘫应当根据病因、病位、寒热、虚实之不同而辨证论治，病机关键在于胃气不和。本病治则当以和胃降逆为法。糖尿病性泄泻以排便次数增多，粪便清稀为特征。在辨证时，首先应区分寒、热、虚、实。根据寒热虚实的不同，分别予以温阳散寒、清热祛湿、益气健脾、抑肝扶脾等治法。糖尿病性便秘有虚实之别，实证又有热结、气郁之不同，虚证又有气血阴阳之异。根据虚实之不同，分别给予清热润肠、顺气行滞、益气润肠、养血润燥、滋阴增液、温阳通便等治法，有利于指导临床，提高疗效。

（一）糖尿病性胃轻瘫

1. 痰湿内阻证　建议口服二陈平胃散（《症因脉治》）加减。

2. 寒热错杂证　建议口服半夏泻心汤（《伤寒论》）加减。

3. 脾胃虚寒证　建议口服附子理中汤（《太平惠民和剂局方》）加减。

4. 胃阴不足证　建议口服益胃汤（《温病条辨》）加减。

5. 瘀血停滞证　建议口服失笑散（《太平惠民和剂局方》）合丹参饮（《时方歌括》）加减。

（二）糖尿病性泄泻

1. 肝脾不和证　建议口服痛泻要方（《景岳全书》引刘草窗方）加减。

2. 脾胃虚弱证　建议口服参苓白术散（《太平惠民合剂局方》）加减。

3. 脾肾阳虚证　建议口服附子理中汤（《太平惠民和剂局方》）合四神丸（《证治准绳》）加减。

（三）糖尿病性便秘

1. 胃肠积热证　建议口服麻子仁丸（《伤寒论》）加减，或枳实导滞丸。

2. 气虚便秘证　建议口服黄芪汤（《金匮翼》）加减。

3. 阴虚肠燥证　建议口服增液承气汤（《温病条辨》）加减，或苁蓉润肠口服液、麻仁软胶囊。

4. 阳虚便秘证　建议口服济川煎（《景岳全书》）加减。

第七节　糖尿病泌汗异常

糖尿病泌汗异常属于中医"汗症"范畴。其病因多为素体薄弱、忧思过度，饮食失节等致表卫失司，或津液不藏或火热逼液外泄，可见于糖尿病的各个阶段。汗证古分自汗、盗汗，今本病常兼见，故多并论之。其主要病机是人体阴阳失调，营卫不和，腠理不固，腠理开阖不利引起汗液外泄失常。就其病性而言，以阴津失摄外泄为核心，但其证有实有虚，实多因火因湿；虚则多责气血阴阳失和，正气不能固摄营阴，故其治疗应首辨阴阳虚实，实当清泄，虚则补益收敛，病久则更需详辨虚实盛衰，治疗应标本兼顾。

一、辨 证 分 型

1. 营卫不和证 时自汗出，周身汗出或以头部、胸部汗出为主，或但头汗出，肢体酸楚，身体微热，舌质淡，苔薄白，脉浮缓。

2. 卫表不固证 汗出恶风，活动后加重，乏力倦怠，舌质淡，苔薄白，脉弱。

3. 阴虚火旺证 盗汗，五心烦热，腰膝酸软，口干不多饮，舌质红，少苔，脉细数。

4. 湿热蕴蒸证 头部蒸蒸汗出，身热不扬，口腻作渴，脘闷困重，舌红，苔黄腻，脉濡数或滑数。

5. 肺胃热盛证 多饮多食或兼烦热，进餐时头面手足汗出蒸蒸，小便黄赤，大便干结，舌质红、苔黄而干，脉滑数或浮数。

6. 心血不足证 白天或夜间汗出均明显，心悸气短，神倦少寐，面色不华，舌淡，脉细。

7. 瘀血阻滞证 自汗或盗汗，久汗不愈，面唇青紫，或肢体麻木或发凉、疼痛、感觉消失。口干而不欲饮，舌暗红或紫、苔薄白，脉弦或涩，或有结代脉。

二、辨 证 论 治

汗证的辨证论治规律是首辨阴阳虚实，次辨脏腑经络，就临床而言，汗证以虚证或虚实夹杂者为多，虽有因热邪内蒸或湿热瘀血为病者，仍以自汗多气虚、盗汗多阴虚，但病久则多虚实相兼。并且气虚亦有盗汗者，阴虚亦可兼自汗，而气阴两虚者则自盗汗，而兼瘀血者亦可见之等。如张景岳所说："自汗、盗汗亦各自有阴阳之证，不得谓自汗必属阳虚，盗汗必属阴虚，"临证不可不察。本病的核心病机当属气虚热郁，实当清热泄浊，虚则补益固摄，病久则更需详辨虚实盛衰，标本兼顾。

1. 营卫不和证 建议口服桂枝汤（《伤寒论》）加减。

2. 卫表不固证 建议口服玉屏风散（《丹溪心法》）加减。

3. 阴虚火旺证 建议口服当归六黄汤（《兰室秘藏》）加减。

4. 湿热蕴蒸证 建议口服三仁汤（《温病条辨》）加减。

5. 肺胃热盛证 建议口服白虎加人参汤（《伤寒论》）加减。

6. 心血不足证 建议口服归脾汤加减。

7. 瘀血阻滞证 建议口服血府逐瘀汤加减。

第八节 糖尿病神经源性膀胱

传统医学依据糖尿病神经源性膀胱临床表现，将其属于中医"癃闭"、"淋证"的范畴。

糖尿病日久，耗气伤阴，阴伤气耗，脾肾亏虚，肾虚不能蒸腾气化，膀胱气化无权，脾虚运化无力，无以升清降浊，小便不利，而致癃闭。

一、辨 证 论 治

1. 脾肾亏虚证 小便不甚赤涩，但淋沥不已，时作时止，遇劳即发，腰酸膝软，神疲乏力，舌质淡，脉细弱。

2. 肾阳不足证 小便不利甚或点滴不出，神疲肢冷，遇寒加重，得温则缓，腰膝酸软，舌质淡，苔白，脉沉。

3. 膀胱湿热证 小便不利疼痛、甚或点滴不出，小腹胀痛，尿道灼热疼痛，口苦咽干，舌质红，苔黄腻，脉滑数。

4. 血瘀水停证 小便不利甚或点滴不出，小腹刺痛胀满，舌质紫暗，脉细或涩。

5. 肺气郁闭证 小便不利甚或点滴不出，胸闷憋气，胸胁胀满，情志抑郁，舌质红或暗红，苔薄或薄黄，脉弦。

二、辨 证 论 治

糖尿病神经源性膀胱的治疗要标本兼顾，积极治疗感染等原发病，控制血糖水平。糖尿病神经源性膀胱可表现为癃或闭或劳淋等，其病位在膀胱，但与肺、脾、肾、肝、三焦等脏腑相关，治疗时要分清脏腑虚实。要根据病情的轻重、病程的长短，急则治其标，"开鬼门，洁净府"，利尿以通水道，及时配合导尿与排尿训练；缓则治其本，健脾补肾益气，助膀胱气化，即能固摄尿液，同时又能通畅水道。应当积极采取综合疗法，将中药内服和针灸等外治法相结合。还要注意调节情志，舒畅气机，仲景有谓"大气一转，其气乃散"，以通调水道。癃闭日久，蓄水酿毒，可生他疾，必须及时治疗。

1. 脾肾亏虚证 建议口服补中益气汤（《脾胃论》）加减。

2. 肾阳不足证 建议口服金匮肾气丸（《金匮要略》）加减，或济生肾气丸（《济生方》）。

3. 膀胱湿热证 建议口服八正散（《太平惠民和剂局方》）加减。

4. 血瘀水停证 建议口服抵挡汤合五苓散（《金匮要略》）加减。

5. 肺气郁闭证 建议口服清肺饮（《证治汇补》）。

第九节 糖 尿 病 足

中医古籍对糖尿病足没有相应的病名，《灵枢·痈疽》曰："愿尽闻痈疽之形……发于足指，名脱痈。其状赤黑，死不治；不赤黑，不死。不衰，急斩之，不则死矣。"这是关于糖尿病足最早的记载。晋代龚庆宣《刘涓子鬼遗方》中有"发于足趾，名曰脱疽"的记载，首次提出了"脱疽"的病名。

一、辨 证 分 型

1. 湿热毒盛证　面红气粗，口渴欲饮，患足局部红肿、灼热，筋腐如絮，溃流脓液。趺阳脉可触及或减弱，局部皮温偏高。舌质红，苔黄腻，脉洪滑。

2. 痰瘀阻络证　患肢麻木、疼痛，状如针刺，肌肤甲错，足部皮肤暗红或见紫斑，或间歇性跛行，或患足肉芽生长缓慢，四周组织红肿已消，舌质紫暗或有瘀斑，苔薄白，脉细涩，趺阳脉弱或消失，局部皮温凉。

3. 阳虚寒凝证　患足发凉，皮肤苍白或潮红，足趾冰凉，趾端色暗紫或发黑干瘪，足部疼痛，夜不能眠，形寒肢冷，腰膝酸软，大便稀溏，舌淡，苔薄白，脉沉弦。

4. 气阴两虚证　足部溃疡，肉芽浅淡，生长缓慢，脓液稀少，经久不愈，神疲乏力，面色萎黄，少气懒言，口渴欲饮，纳少，舌淡胖色暗，苔薄白，脉细无力。

二、辨 证 分 期

1. 初期　患肢麻木、沉重、怕冷、步履不便（间歇性跛行），即行走时小腿或足部抽掣疼痛，需休息片刻才能继续行走。患足皮色苍白，皮温降低，趺阳脉（足背动脉）搏动减弱。本期相当于西医的局部缺血期。

2. 中期　患肢疼痛加重，入夜尤甚，日夜抱膝而坐。患肢畏寒，常需厚盖、抚摩。剧烈静息痛往往是溃烂先兆。患足肤色暗红，下垂位明显，抬高立即变苍白，严重时可见瘀点及紫斑，足背动脉搏动消失。皮肤干燥无汗，毳毛脱落，趾甲增厚变形。舌质暗有瘀斑，苔薄白，脉沉涩。本期相当于西医的营养障碍期。

3. 末期　患部皮色由暗红变为青紫，肉枯筋萎，呈干性坏疽。若遇邪毒入侵，则肿胀溃烂，流水污臭，并且向周围蔓延，五趾相传，或波及足背，痛若汤泼火燃，药物难解。伴有全身发热，口干纳呆，尿黄便结等症。经治疗后，若肿消痛减，坏死组织与正常皮肤分界清楚，流出薄脓，或腐肉死骨脱落，创面肉芽渐红，是为佳兆。反之，患部肿痛不减，坏疽向近端及深部组织浸润蔓延，分界不清，伴有发热寒战，烦躁不安，此为逆候。

三、辨 证 论 治

糖尿病病久，阴伤耗气损阳，导致气阴两伤或阴阳俱虚；气为血之帅，气阴两虚，不能推动血液，阴亏不能潘养血液，阳虚不能温养血液，阴虚暗耗血液均可致血瘀。过食肥甘，湿热内生，湿性重浊黏滞，湿热下注。若寒邪凝滞脉络，营卫壅滞，郁久化热，或患肢破损，外感邪毒，热毒蕴结则为肢端坏疽继发感染，而致肉腐、筋烂、骨脱。总之本病以正虚为本，以邪实为标，是本虚标实的错综复杂证候。

1. 湿热毒盛证　建议口服四妙勇安汤（《验方新编》）加减。

2. 痰瘀阻络证　建议口服血府逐瘀汤（《医林改错》）加减。

3. 阳虚寒凝证　建议口服阳和汤（《外科证治全生集》）加减。

4. 气阴两虚证　建议口服生脉饮（《内外伤辨惑论》）合补中益气汤（《脾胃论》）加减。

（仝小林　刘文科）

参考文献

毕焕洲，赵永厚，2013. 阳痿中医诊治的循证医学研究. 中国性科学，22（1）：47-51.

边秀娟，2010. 加味黄芪桂枝五物汤治疗糖尿病周围神经病变的理论、临床和实验研究. 南京：南京中医药大学.

曹海利，2013. 参苓白术散治疗脾虚型糖尿病泄泻40例. 中国中医药现代远程教育，5（21）：7-8.

陈丽兰，伊娜，李慧枝，2011. 加味四逆瓜蒌薤白半夏汤治疗糖尿病性冠心病30例总结. 湖南中医杂志，27（6）：3-5.

陈欣燕，连凤梅，朱妍，等，2012. 中医综合干预治疗210例糖耐量减低合并 代谢综合征患者. 中华中医药杂志，4（27）：1155-1160.

董明，闻梓钧，宋艳琴，2015. 木丹颗粒治疗糖尿病周围神经病变的疗效观察. 辽宁中医杂志，42（7）：1278-1279.

葛近峰，林育红，汪莹，等，2011. 通心络胶囊治疗糖尿病周围神经病变临床疗效评价. 中国中医基础医学杂志，17（10）：1121-1123.

何川，2014. 生脉散合丹参饮加减方治疗糖心病气阴两虚兼血瘀证的临床研究. 济南：山东中医药大学.

何立明，何立华，栾玉杰，等，2014. 复方丹参滴丸治疗糖尿病周围神经病变 70 例临床分析. 北华大学学报（自然科学版），15（4）：507-510.

黄培基，毛小红，王燕萍，等，2011. 脑心通及弥可保干预对不同中医证型糖尿病周围神经病变电生理的影响. 中国中西医结合杂志，31（8）：1051-1056.

吉金荣，高彩霞，孙金梅，2012. 丹蒌片对代谢综合征患者血管内皮功能的影响. 中国实用医药，7（25）：172-174.

贾冕，赵进喜，董超，2015. 三黄益肾颗粒干预糖尿病肾病 IV期的临床研究. 世界中医药，10（6）：845-848.

蒋晓林，孙晓晖，顾宇重，等，2010. 参松养心胶囊治疗老年糖尿病心律失常的临床观察. 河北中医，32（7）：1046-1048.

李明，王小强，张华军，2015. 参芪地黄汤治疗早期糖尿病肾病临床研究. 中医学报，30（8）：1116-1118.

李显筑，郭力，王丹，等，2011. 糖尿病泌汗异常中医诊疗标准. 世界中西医结合杂志，6（3）：274-276.

刘峻宏，焦安钦，2015. 黄连温胆汤加减治疗慢性肾衰竭30例临床观察. 大家健康，9（3）：37-38.

刘骏，吴露露，张青蓝，2009. 葛根芩连汤合平胃散加味方配合西药治疗代谢综合征30例临床研究. 江苏中医药，41（5）：28-29.

刘丽楠，李敬华，王素莉，等，2015. 当归活血汤治疗糖尿病肾病临床研究. 中医学报，30（10）：1414-1416.

刘荣东，黄如萍，张玉辉，2008. 加味半夏白术天麻汤对痰湿壅盛型代谢综合征的影响. 中华中医药学刊，10（10）：2242-2245.

刘乡，2011. 血府逐瘀汤加减辨证治疗糖尿病足临床疗效观察. 中国中医基础医学杂志，20（9）：1035.

刘晓博，崔雷，韩海涛，等，2013. 黄芪汤治疗脾虚气弱型便秘30例. 中国中医药现代远程教育，20（3）：34-35.

刘岩，韩易言，郑曲，2014. 参松养心胶囊治疗糖尿病心脏自主神经病变随机平行对照研究. 实用中医内科杂志，28（3）：50-58.

刘志广，2014. 复方丹参滴丸治疗糖尿病合并无症状性心肌缺血的效果及机制探讨. 山东医药，54（28）：77-78.

倪青，姜山，肖月星，2013. 芪药消渴胶囊治疗早期糖尿病肾病多中心、随机、双盲、安慰剂对照临床观察. 中华中医药杂志，28（8）：2479-2482.

潘卓文，张绍芬，李从谊，2014. 大黄䗪虫胶囊治疗非增生期糖尿病视网膜病变的疗效观察. 北方药学，11（7）：40-41.

彭宁，雷鹏，王万贵，等，2005. 辨证施治糖尿病神经源性膀胱功能障碍24例. 陕西中医，2（26）：1337-1338.

隋艳波，刘莉，2015. 黄连温胆汤治疗代谢综合征的临床疗效观察. 中西医结合心脑血管病杂志，5（13）：581-582.

孙朦朦，陈慧，倪青，2013. 糖尿病周围神经病变病证结合研究现状及思路探讨. 长春中医药大学学报，29（2）：240-241.

孙榕，回世洋，2015. 芪黄明目胶囊对早期糖尿病视网膜病变患者视觉诱发电位 P100 的影响及其临床意义. 世界中医药，10（11）：1704-1707.

孙榕，回世洋，2016. 化瘀明目汤治疗不同时期糖尿病视网膜病变疗效对比观察及其对 VEGF 的影响. 世界中医药，11（1）：75-78.

汪爱虎，浦介麟，齐小勇，2012. 参松养心胶囊治疗阵发性心房颤动的多中心临床研究. 中国社区医师，28（13）：9.

王丽，袁全才，李亮，2015. 通心络胶囊治疗72例糖尿病心肌病的临床观察. 河北医学，21（4）：665-668.

吴强，戴宁，2012. 糖尿病勃起功能障碍的中医发病机制及中医药研究进展. 江西中医药，43（7）：72-75.

夏世澄，2005. 清肺饮治疗糖尿病神经原性膀胱37例疗效观察. 新中医，37（6）：41-42.

许家骏，梅冰逸，张南，2012. 复方血栓通对早期糖尿病视网膜病变的疗效观察. 中华中医药杂志，27（12）：3247-3249.

杨海峰，李丽敏，王楠楠，等，2013. 津力达颗粒治疗代谢综合征 44 例临床观察. 中国医药指南，11（21）：683-684.

张加华，2015. 血府逐瘀汤辨证治疗糖尿病合并冠心病临床研究. 亚太传统医药，11（20）：127-128.

张其兰，2014. 炙甘草汤加减治疗糖尿病性心脏病心律失常 42 例. 内蒙古中医药，33（2）：9.

张煜敏，杨丽萍，沈波，2012. 金水宝胶囊治疗糖尿病肾病的系统评价. 现代中西医结合杂志，21（23）：2509-2512.

张增建，2011. 加味大黄附子汤治疗慢性肾功能不全 53 例. 中国中医急症，20（6）：988.

赵静，崔德芝，2015. 半夏泻心汤治疗糖尿病胃轻瘫的系统评价. 山东中医药大学学报，20（2）：14-16.

周英，2012. 四君子汤合四逆散加味治疗肝郁脾虚型代谢综合征的临床疗效. 中医药导报，18（8）：29-31.

朱惠明，江玉，李玲，等，2013. 丹红化瘀口服液治疗单纯型糖尿病视网膜病变. 中国实验方剂学杂志，19（17）：320-323.

Lian F, Wu L, Tong X, et al, 2015. The effectiveness and safety of a danshen-containing Chinese herbal medicine for diabetic retinopathy: A randomized, double-blind, placebo-controlled multicenter clinical trial. J Ethnopharmacol, 164: 71-78.

Liu YF, Li N, Jia ZH, et al, 2014. Chinese medicine shensongyangxin is effective for patients withbradycardia: results of a randomized, double-blind, placebo-controlled multicenter trial. Evid Based Complement Alternat Med, 2014: 605714.

Luo XX, Duan JG, Liao PZ, et al, 2009. Effect of qiming granule on retinal blood circulation of diabetic retinopathy: a multicenter clinical trial. Chin J Integr Med, 15（5）: 384-388.

RoccoM V, Berns JS, 2012. KDOQI clinical practice guideline for diabetes and CKD: 2012 update. Am J Kidney Dis, 60（5）: 850-886.

Tong Y, Hou H, 2006. Effects of Huangqi Guizhi Wuwu Tang on diabetic peripheral neuropathy. J Altern Complement Med, 12（6）: 506-509.

Yang YJ, 2010. No-reflowprotection and long-term efficacy for acute myocardialinfarction with Tongxinluo: a randomized double-blind placebo-controlled multicenter clinical trial（ENLEAT Trial）. Chin Med J, 123（20）: 2858-2864.

Zou JG, Zhang J, Jia ZH, et al, 2011. Evaluation of the traditional Chinese medicineShensongyangxincapsule on treating premature ventricular contractions: a randomized, double-blind, controlled multicenter trial. Chin Med J, 124（1）: 76-83.